詹韦免疫生物学

（原书第九版）

JANEWAY'S
IMMUNO
BIOLOGY

9TH EDITION

〔美〕 K. 墨菲（Kenneth Murphy）

C. 韦弗（Casey Weaver） 主编

周 洪 主译

周光炎 姚 堃 主审

科学出版社

北 京

图字：01-2020-1681号

内 容 简 介

本书是《詹韦免疫生物学》(*Janeway's Immunobiology*)第九版的中译本。本书在介绍基本概念的同时，注重新知识的引入，使本书既具有系统性、完整性，又不失科学性和前沿性。

本书主要分为五大部分：第一部分"免疫生物学和固有免疫概论"，介绍了免疫学的基本概念及固有免疫系统的组成和功能；第二部分"抗原的识别"，介绍了免疫细胞表面抗原识别受体产生及其识别抗原的过程；第三部分"成熟淋巴细胞受体库的产生"，主要介绍免疫细胞发育的过程及涉及的相关信号通路；第四部分"适应性免疫应答"，包括T细胞介导的免疫应答、体液免疫应答、固有免疫与适应性免疫的动态整合等，并对黏膜免疫进行了阐述。第五部分"健康与疾病中的免疫系统"，对疾病预防及治疗中的相关免疫学原理进行了阐述。

本书可供医学及相关专业的本科生、研究生，以及免疫学研究人员阅读、学习，也可供对免疫学感兴趣的读者参考、借鉴。

图书在版编目(CIP)数据

詹韦免疫生物学：原书第九版/(美)K. 墨菲(Kenneth Murphy)，(美)C. 韦弗(Casey Weaver)主编；周洪主译. — 北京：科学出版社，2022.1(2025.3 重印)
书名原文：Janeway's Immunobiology(9th Edition)

ISBN 978-7-03-068171-3

Ⅰ. ①詹… Ⅱ. ①K… ②C… ③周… Ⅲ. ①医学－免疫学－生物学－研究 Ⅳ. ①R392.1

中国版本图书馆CIP数据核字(2021)第035752号

责任编辑：闵 捷 朱 灵 / 责任校对：谭宏宇
责任印制：黄晓鸣 / 封面设计：殷 靓

科学出版社 出版
北京东黄城根北街16号
邮政编码：100717
http://www.sciencep.com
上海雅昌艺术印刷有限公司印刷
科学出版社发行 各地新华书店经销
*
2022年1月第 一 版 开本：889×1194 1/16
2025年3月第八次印刷 印张：41 1/4
字数：1 365 000
定价：300.00元
(如有印装质量问题，我社负责调换)

《詹韦免疫生物学》
（原书第九版）
译者名单

主 译

周 洪

副主译

何 睿 王晓明 李 斌 苏兆亮

主 审

周光炎 姚 堃

译 者

（按姓氏笔画排序）

丁 强 马瑜婷 王 会 王 静 王玉刚 王保龙 王晓明

王婷婷 付清玲 毕玉晶 吕 伟 刘光伟 刘星光 孙 逊

严大鹏 苏兆亮 李 斌 杨 硕 吴凤娇 邱 菊 何 睿

沈传来 张进平 张明顺 陈 云 陈 志 陈广洁 陈允梓

陈玮琳 邵晓轶 周 洪 郝冰涛 胡维国 侯 晋 聂 红

贾鑫明 钱 莉 郭振红 鲁林荣 温 爽 赖玉平 路丽明

吴玉章序

周洪教授主译的《詹韦免疫生物学》（原书第九版）行将出版，承蒙周教授邀请作序，值此书将要问世之际，谨赠数语，藉表祝贺。

免疫学是研究人体免疫系统组成、结构和功能的科学，主要探讨免疫系统识别危险信号产生免疫应答保持机体自稳的规律及其与健康和疾病相关的生理、病理过程与原理。免疫学在疾病研究中具有特殊地位，是连接基础生命学科与临床学科的桥梁学科。对许多疾病的整体认知的突破均无法离开免疫学的理论和技术进步，医学教科书中几乎所有重大疾病均有"免疫学说"。这就需要我们在宏观上对免疫学有一个系统的、整体的、全面的学习和了解。

耶鲁大学 Chaeles A. Janeway 教授等主编的 *Janeway's Immunobiology* 一书，是久负盛名的免疫学经典著作，已经成为许多国家生命科学和医学及其相关专业使用的经典教材之一。该书第九版（Kenneth Murphy 与 Casey Weaver 主编）中译本的推出，将有助于国内免疫学研究者及对免疫学感兴趣的读者较为充分地了解免疫学基本理论及学科发展的前沿动态。中译本在周光炎教授和姚堃教授的指导与帮助下，由周洪教授与四十多位中青年免疫学者共同努力翻译而成。该书内容非常系统、插图简洁、概念清晰，便于学习，对于想从事免疫学研究或者对免疫学感兴趣的有志之士将会大有帮助。因此，可以预言该书的出版，将会受到广大医务工作者、科研工作者、教师及学生的欢迎。

吴玉章
中国免疫学会理事长
2021 年 11 月 20 日

译者的话

　　免疫学成为一门独立的学科已有一百多年的历史，它是研究生物体对抗原物质启动免疫应答以维持生理平衡的一门生物医学科学。现代生物医学的许多重要成就，如疫苗与抗毒素的应用、血型的检测与输血，以及器官移植的开展等，都是免疫学不断进步与发展的结果。在过去的二十余年中，随着分子生物学等相关学科与技术的飞速发展，目前进展较快的是为研究与诊断提供重要工具，以及为普遍存在的人类疾病提供治疗方法的领域。因此，学习、理解并掌握免疫学的基础知识，了解免疫学发展的最新动态和发展趋势，是所有生物医学相关领域的科研工作者和对免疫学感兴趣者应该具备的基本素养。

　　《詹韦免疫生物学》是为学生设计的教材，但其深度和广度也使其成为免疫学研究人员的经典工具书。本书是《詹韦免疫生物学》原著第九版的中译本。本书在介绍基本概念的同时，注重新知识的引入，使其具有系统性、完整性的同时，又不失科学性和前沿性。希望中译本的推出能够帮助国内免疫学研究者及其他对免疫学感兴趣的读者更加清晰地了解免疫学研究现状，启迪大家从免疫学的角度对问题进行深入的思考。由于篇幅所限，原著中的致谢部分、补充资料在中译本中不作翻译，感兴趣的读者可以扫描封底二维码阅读相关内容。

　　本书是在科学出版社积极组织和支持下，由各位译者共同努力完成的，本书每一个章节都由 2 ～ 3 名教授翻译并反复校读。书稿翻译、审校历时两年，期间也得到了广大免疫学界前辈和同仁的热心指导和大力帮助，特别是中国人民解放军海军军医大学邓捷文、马晓天，中国医学科学院系统医学研究院李培培、黄恩厚，南京医科大学刘博远、周泽伟、蔡振明、卢燕来，上海交通大学医学院李丹，浙江大学赵帆，南方医科大学秦利涛、张燕，华东师范大学梁韵宁，同济大学医学院于垚，中国医科大学王笑，复旦大学基础医学院李慢慢、陈郁，中山大学附属第一医院樊星亮，深圳大学赵西宝、肖月，以及安徽医科大学张双双、韩慕天、李高翔、王菲、耿瑾珂、饶佳。在此，对大家的支持与帮助表示衷心的感谢。

　　免疫学的发展日新月异，医学教育的理念和技术水平在不断进步，我们在免疫学知识修养和教学经验上也存在着不断改进的空间，本书如存在不足之处，希望各位读者提出宝贵意见，以便为我们进一步完善。

周　洪

2021 年 12 月 8 日

原书序

《詹韦免疫生物学》是为学生学习撰写的教材，其深度和广度使它也可以作为免疫学家的工具书。本书从宿主与微生物对抗的过程来叙述"免疫学"与"微生物学"的差异。免疫学中的其他领域，如自身免疫、免疫缺陷、过敏、移植排斥和癌症免疫治疗等，本书也有涉及。

第九版保留了之前版本的 5 个部分和第 16 章，删除并更新了部分内容，并增加了 100 多幅图片。第一部分（第 1～3 章）更新了固有免疫应答机制的最新发展，包括固有淋巴细胞的新发现和"免疫效应模块"的概念。趋化因子网络的概念已在全书中进行了更新（第 3 章和第 11 章）。第二部分（第 4～6 章）中，我们增加了 γ:δ T 细胞识别机制和激活诱导的胞苷脱氨酶（AID）类别重组等内容。第三部分（第 7 章和第 8 章）做了大量更新，包括整合素激活、细胞骨架重组、Akt 和 mTOR 信号转导等内容。第四部分拓宽了 CD4⁺ T 细胞亚群的范围（第 9 章），包括具有调节类别转换和亲和力成熟功能的滤泡辅助 T 细胞（第 10 章）。第 11 章主要围绕免疫应答的效应模块，系统地介绍了机体对病原体的固有和适应性免疫应答，以及新发现的组织驻留记忆性 T 细胞。第九版彻底更新了第 12 章，以跟上黏膜免疫领域的飞速进展。在最后一部分中，我们对原发性和继发性免疫缺陷的内容进行了重组和更新，增加了艾滋病病毒感染 / 艾滋病病毒免疫逃逸的治疗内容（第 13 章）。第 14 章中我们对过敏和变态反应性疾病的知识进行了更新。第 15 章介绍了自身免疫和移植免疫。最后，我们在第 16 章拓展了癌症免疫治疗的新进展，包括对"免疫检查点"的阻断和嵌合抗原受体（CAR）T 细胞治疗等内容。

第九版完全更新了每章结尾的练习题。在附录 I 中，随着 CRISPR/Cas9 系统和质谱 / 蛋白质组学等新技术的加入，免疫学家的"工具箱"经历了一次全面的更新。

我们再次感谢 Allan Mowat 对第 12 章的修订，同时感谢 David Chaplin 和 Leslie Berg 的帮助。David 运用他的临床和基础免疫知识修订了第 14 章。Leslie 将她的信号专业知识应用到了第 7 章和第 8 章及附录 I。特别感谢 Gary Grajales 编写了每章结尾的练习题，我们从免疫学学生中得到了对最新版本中个别章节和附录 II～IV 的反馈，感谢我们的同事审读了第八版，在致谢部分由衷地感谢他们所有人。

我们有幸与 Garland Science 的优秀团队一起工作。在此感谢我们的开发编辑 Monica Toledo，他协调了整个项目。在 Allie Bochicchio 和 Claudia Acevedo–Quiñones 的帮助下，我们整个过程步入正轨。感谢我们的出版人 Denise Schanck，她提供了指导和支持。感谢 Adam Sendroff，他将这本书的信息传递给世界各地的免疫学家。之前的版本中，Matt McClements 将作者的草图加工为美丽的插图。我们感谢新的文字编辑 Elizabeth Zayetz，她接替了我们的前任编辑 Eleanor Lawrence。感谢我们的同事 Theresa 和 Cindy Lou，他们花费了大量时间，用自己在编辑上的见解和耐心支持这项工作。

　　我们希望第九版《詹韦免疫生物学》能继续让学生们感受到免疫学的美丽。本书难免存在缺点和不足之处，恳请使用本书的广大师生给与批评指正，以便今后不断完善。祝大家阅读快乐！

Kenneth Murphy

Casey Weaver

目录

第三部分　成熟淋巴细胞受体库的产生

第五部分　健康与疾病中的免疫系统

13 机体防御失败的机制 388

14 过敏和过敏性疾病 435

第一部分
免疫生物学和固有免疫概论

1. 免疫学基本概念
2. 固有免疫：第一道防线
3. 诱导性的固有免疫

免疫学基本概念

1

免疫学是研究机体抗感染的学科。我们时刻暴露在含有致病微生物的环境中，却很少生病。感染发生时，我们的机体是如何消灭入侵者保护自己的？为什么我们经历过许多感染后，机体能对其产生持久的免疫力？免疫学这门学科将在细胞和分子水平上研究机体如何对抗感染，从而回答上面的（科学）问题。

Edward Jenner（图 1.1）在 18 世纪末的工作标志着免疫学成为一门独立的学科。自古希腊以来，免疫的概念就为人所知，它是指从疾病中存活下来，随之产生更强抵抗力的状态。从 15 世纪开始，在中东地区和中国，人们将天花脓疱中的物质吸出或转移到皮肤表面创口上（人痘接种），作为预防天花的手段，这种做法后来为 Jenner 所知。同时，他也观察到一个现象：相对温和的牛痘似乎可以预防致命的天花。1796 年，他让接种牛痘两个月后的接种者故意接触天花病毒，并证实了接种牛痘能保护被接种者免受天花的危害。

Jenner 将上述这个过程称为疫苗接种（vaccination）。这个被沿用至今的术语是指健康个体接种弱毒或减毒的病原，以保护个体免遭疾病的感染。尽管 Jenner 此次大胆的尝试最终取得了成功，但天花疫苗在全球的普及还是花了近两个世纪，直至 1979 年世界卫生组织（WHO）宣布天花在全球被消灭，这是现代医学史上最伟大的胜利（图 1.2）。

19 世纪末，许多伟大的微生物学家拓展了 Jenner 的疫苗接种策略：Robert Koch 发现传染病是由特定的病原微生物所引起；19 世纪 80 年代，Louis Pasteur 设计了针对鸡的霍乱疫苗。随后，他用研制的狂犬病疫苗在被疯狗咬伤的男孩身上进行了试验，获得了巨大的成功。

这些实践的成功促使人们去探索疫苗接种的保护机制，也进一步推动了免疫学的发展。19 世纪 90 年代初，Emil von Behring 和 Shibasaburo

本章概要：

脊椎动物免疫细胞的来源

固有免疫原理

适应性免疫原理

免疫应答的效应机制

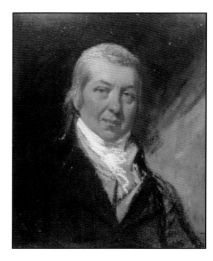

图1.1　Edward Jenner
John Raphael Smith绘制的肖像画。转载自耶鲁大学Harvey Cushing/John Hay Whitney医学图书馆。

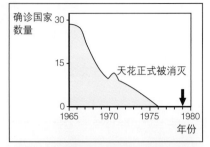

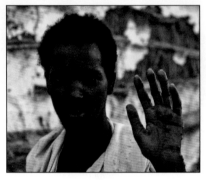

图1.2   接种疫苗消灭天花

上图：无天花病例报告3年后，WHO于1979年宣布消灭天花，疫苗接种也随即停止。然而，一些实验室的天花病毒毒株被保留了下来，有人担心这些库存可能导致天花病毒感染的重新出现。

下图：1977年，索马里青年Ali Maow Maalin成为世界上最后一例天花患者并存活下来，照片由Jason Weisfeld博士提供。

Kitasato 发现，使用白喉或破伤风杆菌免疫后的动物血清有特殊的"抗毒活性"，可短暂保护人体免受白喉或破伤风毒素的影响。这种活性后来被确认来自一类称为抗体的蛋白质，它可以特异性地与毒素结合，并中和其毒性。1899 年，Jules Bordet 发现了血清中的另一种成分——补体，它能与抗体协同消灭致病菌。这个发现进一步佐证了抗体在免疫应答中的关键作用。

机体对潜在病原感染会产生特异性应答，例如对特定的病原产生抗体，是个体出生后为适应该病原感染而发生的适应过程，称为适应性免疫应答。俄罗斯免疫学家 Elie Metchnikoff 发现了能够吞噬和消化多种微生物的细胞，并称之为"巨噬细胞"，这些细胞可以及时抵御非特异性感染。适应性免疫应答具有高度特异性，但启动适应性免疫应答需要一定的时间。von Behring 发明白喉血清疗法时，固有免疫和适应性免疫之间的区别就已经广为人知。

后来，人们发现许多物质都可以诱导机体产生特异性抗体，这些物质称为抗原。如今，"抗原"一词是指可被适应性免疫系统识别的任何物质。典型的抗原包括常见的蛋白质、糖蛋白、病原体的多糖，更广泛的抗原包括金属（如镍）、药物（如青霉素）和有机化合物（如毒葛叶子含有的漆酚，十五烷儿茶酚的混合物）等其他物质。Paul Ehrlich 推动了抗血清作为白喉治疗药物的进程，并将血清疗法标准化。Metchnikoff 和 Ehrlich 则因在免疫学中的贡献共同获得了 1908 年的诺贝尔奖。

本章将介绍固有免疫和适应性免疫的原理、免疫细胞及其发育和循环的场所。同时，我们也将阐述参与抵御感染的各种类型细胞的特殊功能。

脊椎动物免疫细胞的来源

机体通过免疫系统中多种效应细胞和分子的共同作用抵御病原体及其毒素的侵害。固有免疫应答和适应性免疫应答都依赖于白细胞的功能。免疫细胞大多来源于骨髓，部分在骨髓中发育成熟。但有些免疫细胞，特别是在组织中驻留的巨噬细胞（如中枢神经系统内的小胶质细胞），在胚胎发育期间起源于卵黄囊或胎儿肝脏。这些巨噬细胞在个体出生前便定居于组织中，可自我更新、独立存活，存在于个体的整个生命周期。免疫细胞成熟以后，即可驻留于外周组织，也可在血液或淋巴管中循环，后者称为淋巴系统。淋巴系统依靠淋巴液将细胞外液和免疫细胞从组织中转运回血液系统。

血液中的所有细胞，包括运输氧气的红细胞、在受损组织中促进血液凝固的血小板以及免疫系统中的白细胞，最初都来源于骨髓中的造血干细胞（hematopoietic stem cell，HSC）。因其可发育成所有类型的血细胞，又称为多能造血干细胞。这些细胞直接产生有限分化潜力的祖细胞，分别再分化为红细胞、血小板和白细胞的两大谱系（淋巴样谱系和髓样谱系）。图 1.3 总结了各种类型的血细胞及其之间的谱系关系。

固有免疫原理

在这一部分，我们将概述固有免疫应答发生的原理，并介绍参与抵御病原体入侵的分子和细胞。虽然淋巴细胞拥有最强大的识别和攻击病原微生物的能力，但它们需要固有免疫系统的共同参与才能启动攻击。事实上，适应性免疫应答和固有免疫应答消灭入侵病原具有许多相同的机制。

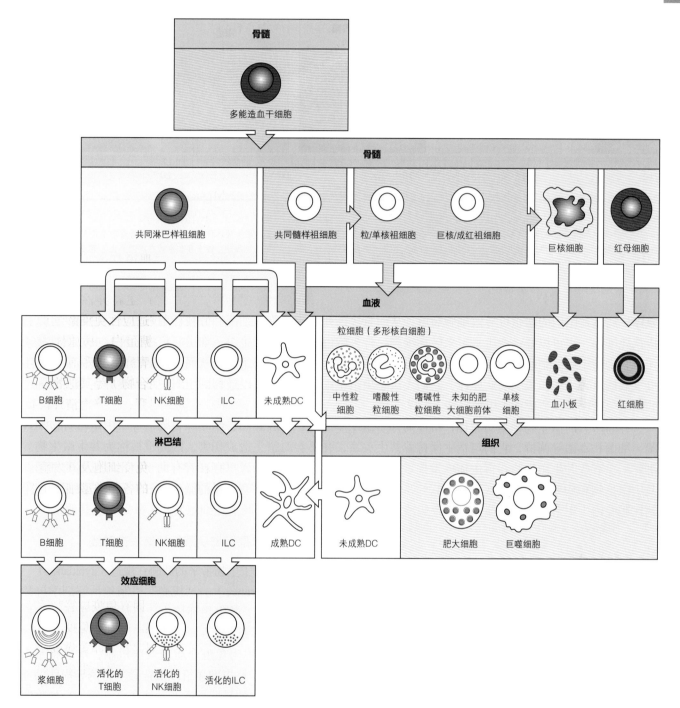

图1.3　血液中的所有细胞组分都来自骨髓中的多能造血干细胞

多能造血干细胞可分化为两种类型的干细胞——淋巴系干细胞和髓系干细胞。淋巴系干细胞可继续分化为淋巴样谱系（蓝色背景），包括固有淋巴样细胞（ILC）、自然杀伤（NK）细胞、T细胞和B细胞。髓系干细胞继续分化为髓系细胞（粉红色和黄色背景），包括其他白细胞、红细胞和巨核细胞。巨核细胞产生血小板，在血液凝固过程中起重要作用。T细胞和B细胞与其他白细胞不同，它们表达抗原受体，而且在不同器官分化成熟（胸腺和骨髓）。B细胞接触抗原后分化为分泌抗体的浆细胞，而T细胞则分化为具有多种功能的效应T细胞。与T细胞和B细胞不同，ILC和NK细胞不识别特异的抗原。其他的白细胞包括单核细胞、树突状细胞（DC）、中性粒细胞、嗜酸性粒细胞和嗜碱性粒细胞。后三者参与血液循环，在血涂片中，因它们的胞质染色呈特殊的颗粒状，而被称为粒细胞；其中，中性粒细胞拥有不规则形状的细胞核，也被称为多形核白细胞。未成熟DC（黄色背景）是组织内的吞噬片细胞，在接触病原体后成熟。大部分DC源于髓系干细胞，但也有一部分源于淋巴系干细胞。单核细胞进入组织后分化成吞噬性巨噬细胞或DC。肥大细胞也在进入组织后成熟。

1-1　共生的微生物对宿主几乎无害，而病原体则可通过多种机制伤害宿主组织

　　病原体大致可分为四大类：病毒、细菌（和古菌）、真菌及寄生虫（图1.4）。这些微生物大小各异，破坏宿主组织的方式也不同。病原体中最小的是病毒，其大小从5纳米（nm）到几百纳米不等，为胞内病

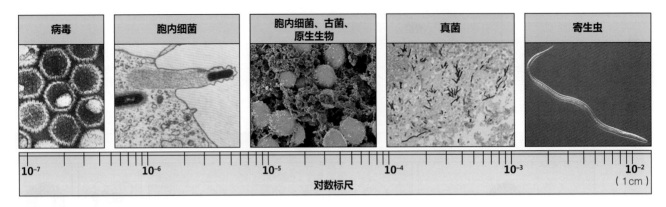

图1.4　病原体的大小和生活方式差异较大

胞内病原体包括病毒，如单纯疱疹病毒（第一组），以及多种细菌，如单核细胞李斯特菌（第二组）等。许多细菌如金黄色葡萄球菌（第三组），以及真菌如曲霉菌（第四组），可以在胞外生长并直接侵入组织，一些古菌和原生动物（第三组）也是如此。许多寄生虫如粪类圆线虫（第五组）是大型多细胞生物，生命周期较复杂，并可在宿主全身迁移。第二组照片由Dan Portnoy提供。第五组照片由James Lok提供。

原体。病毒在胞内的增殖可导致细胞裂解，从而直接杀死细胞。胞内细菌和分枝杆菌则稍大，它们既可以直接杀死细胞，也可以通过产生毒素来破坏细胞。许多胞内的单细胞寄生虫，如引起疟疾的疟原虫，能直接杀死被感染的细胞。细胞外的致病菌和真菌可将毒素释放入血液或局部组织，从而引发脓毒血症及休克。寄生虫（或蠕虫）是体积最大的病原体，它们无法感染宿主细胞，但却可以迁移到组织中形成囊肿，诱发破坏性的细胞免疫应答，造成宿主组织损伤。

　　并非所有的微生物都是病原体，机体的许多组织（皮肤、口腔黏膜、结膜和胃肠道等）内定植着包括古菌、细菌和真菌等菌群，它们与宿主保持着共生关系，并不会对宿主造成伤害，因此也被称为共生微生物。事实上，有些共生微生物在宿主体内发挥重要功能，比如在反刍动物胃里存在着有助于消化纤维素的细菌。共生微生物和病原体之间的区别在于它们是否会引起损伤。肠道中含有大量的微生物，它们被黏液保护层限制在肠腔内，不会造成任何损伤；而致病菌可以穿透肠道屏障，损伤肠上皮细胞，并扩散到下层其他组织。

1-2　物理屏障和化学屏障是抵御病原体的第一道防线

　　宿主通常采取三种策略应对微生物带来的威胁：规避（avoidance）、抵抗（resistance）和耐受（tolerance）。"规避"机制包括解剖学屏障和行为矫正，可防止机体暴露于微生物环境中。机体被感染后，"抵抗"可减少或消除病原体。为了抵御不同种类的微生物，免疫系统包含众多调控分子和功能性细胞，称为免疫介质或效应机制，本书将重点描述这一方面的内容。"耐受"是指增强组织抵抗微生物诱导损伤的能力。"耐受性"被广泛用于植物的易感性而非动物免疫。例如，植物应对损伤的常见"耐受"机制是通过激活休眠的分生组织来促进更新，即未分化细胞分化为植物的新生部分。这应与术语"免疫耐受"进行区分，"免疫耐受"是指阻止针对宿主自身组织的免疫应答。

　　解剖学和化学屏障是抵抗感染的最初屏障（图1.5）。皮肤和黏膜属于一种"规避"策略，可防止机体内部组织暴露于微生物环境中。在大多数解剖学屏障中，"抵抗"策略进一步增强了宿主的防御能力。例如，黏膜表面会产生多种抗菌蛋白，可作为天然抗生素防止微生物进入人体。

　　如果这些屏障被破坏，固有免疫系统的其他组分将立即发挥作用，比如前面提到的补体。补体系统由30余种协同作用的蛋白质分子组成，是血清和间质组织中最重要的免疫分子之一。补体不仅能与抗体协同作用，还可以在没有特异性抗体存在时直接结合外来抗原，因

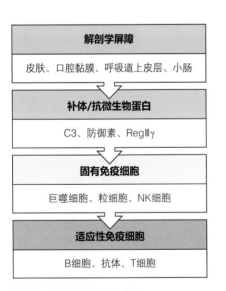

图1.5　抵御病原体的防御等级

机体的第一道防线是体表上皮细胞形成的物理屏障；其次是包括补体在内的各种化学屏障和酶类系统，它们可在上皮细胞周围直接发挥抗菌效应。

在上皮破损时，附近的固有淋巴样细胞可以快速发挥防御作用。如果病原体穿越了上述屏障，适应性免疫应答这种慢性防御机制将会发挥作用，以抵御病原体的入侵。

此，它在固有免疫应答和适应性免疫应答中都发挥重要作用。我们将在第 2 章中更详细地介绍物理屏障、抗菌蛋白和补体。

1-3 致炎成分激活免疫系统，提示存在病原入侵或组织损伤

病原体突破宿主的解剖学和化学屏障之后，将面对固有免疫细胞的防御，感知细胞在监测到致炎成分之后立即启动细胞免疫应答（图 1.6）。参与此应答的细胞具有多样性，它们都通过表达的固有识别受体来感知病原。这些受体的编码基因数量较少，一生恒定。触发这些受体的致炎成分包括细菌和病毒特有的分子结构，如细菌脂多糖（lipopolysaccharide，LPS）和正常情况下不出现在胞外的 ATP 分子。触发这些受体可激活固有免疫细胞，分泌多种介质以直接杀伤入侵的病原体。这些介质也可作用于其他细胞，增强机体的免疫应答。例如，巨噬细胞可以通过直接吞噬或产生降解酶、活性氧中间体等有毒化学介质来杀死病原体。树突状细胞（dendritic cell，DC）可以分泌多种细胞因子激活靶组织（如上皮组织），使其更有效地抵抗或杀死入侵的病原微生物。我们将在第 3 章详细讨论这些受体和介质。

机体接触病原体后，可迅速启动固有免疫应答（图 1.7），适应性免疫应答的启动则需要数天。适应性免疫系统中的淋巴细胞对抗原识别具有高度特异性，因此能够更有效地清除感染。固有免疫细胞的受体库容量有限，而淋巴细胞表达大量高度特异的抗原受体，共同组成

致炎成分
细菌脂多糖、ATP、尿酸盐结晶

感知细胞
巨噬细胞、中性粒细胞、DC

介质
细胞因子、细胞毒性

靶组织
产生抗菌蛋白，诱导产生胞内抗病毒蛋白，杀死感染的细胞

图1.6　细胞免疫的演进步骤

致炎成分是具有化学结构的物质，它们的出现提示有微生物入侵或产生了微生物导致的细胞损伤。感应细胞可以表达多种固有识别受体来检测这些致炎成分，继而产生多种能够直接防御病原体或增强免疫应答的介质。这些介质包括各种细胞因子，可作用于各类靶组织（如上皮组织），诱导产生抗菌蛋白并抑制胞内病毒的增殖，也可作用于其他免疫细胞如ILC，促其分泌其他细胞因子增强免疫应答。

免疫应答过程			
	应答	感染后开始应答的时间	持续时间
固有免疫应答	炎症、补体激活、吞噬、损伤病原体	数分钟	数天
适应性免疫应答	抗原提呈DC与抗原特异性T细胞之间的相互作用：抗原识别、黏附、共刺激、T细胞增殖分化	数小时	数天
	抗原特异性B细胞激活	数小时	数天
	效应细胞和记忆T细胞形成	数天	数周
	T细胞与B细胞相互作用形成生发中心。效应B细胞（浆细胞）和记忆B细胞形成，抗体产生	数天	数周
	效应淋巴细胞从外周淋巴器官迁出	几天	数周
	效应细胞和抗体清除病原体	几天	数周
免疫记忆	维持记忆B细胞和T细胞，维持血清或黏膜表面的抗体水平；防止再次感染的发生	数天到数周	可终生

图1.7　免疫应答的时相

一个特异性丰富的受体库。这使得适应性免疫系统能够对任何病原体做出应答并有效地清除固有免疫系统无法处理的病原体。接下来的几节内容将介绍固有免疫系统的主要组成部分，随后将介绍适应性免疫系统。

1-4 固有免疫细胞多属于髓样谱系

髓系干细胞是巨噬细胞、粒细胞（包括中性粒细胞、嗜酸性粒细胞和嗜碱性粒细胞）、肥大细胞和 DC 的共同前体。其中，巨噬细胞、粒细胞和 DC 是具有吞噬功能的免疫细胞。此外，髓系干细胞还能产生巨核细胞和红细胞。髓系细胞的组成如图 1.8 所示。

巨噬细胞几乎存在于所有组织中。在胚胎发育期，组织内就已出现驻留的巨噬细胞。而在成熟的个体中，巨噬细胞由骨髓来源的单核细胞分化而来，这些单核细胞在血液中循环流动，并不断迁移到组织中，最终分化为巨噬细胞。巨噬细胞是生存周期相对较长的免疫细胞，在固有免疫应答和适应性免疫应答过程中发挥不同的作用。首先是吞噬和杀死入侵的微生物，这种吞噬功能为固有免疫提供了第一道防线；其次，巨噬细胞还可处理由适应性免疫应答杀灭的病原体和受到感染的细胞。单核细胞和巨噬细胞都属于吞噬细胞，但大多数感染发生在组织中，因此，巨噬细胞发挥了更重要的保护功能。巨噬细胞的另一个重要作用是调节免疫应答：它们诱导炎症的产生，这正是免疫应答产生的先决条件；同时，它们也产生炎症介质激活其他免疫细胞，并招募它们共同参与免疫应答。

激活的补体可以激发局部炎症和对侵入细菌的吞噬作用：细菌表面成分可以直接激活补体系统，诱导补体蛋白裂解的级联反应，补体系统内特定蛋白质片段可以结合微生物，并被巨噬细胞和中性粒细胞上的补体受体所识别，继而调理微生物的吞噬和破坏。除了在免疫应答中发挥作用外，巨噬细胞也可作为体内的清道夫，清除死亡细胞和细胞碎片。

粒细胞因其细胞质中存在致密染色颗粒而得名，同时，它们也因为拥有形状奇特的细胞核而被称为多形核白细胞（polymorphonuclear leukocytes，PMN）。根据颗粒的不同染色特性，粒细胞可被分为三类：中性粒细胞、嗜酸性粒细胞和嗜碱性粒细胞，它们发挥不同的功能。粒细胞的寿命相对较短，只能存活几天。它们在骨髓中成熟，在免疫应答期间增殖并迁移到感染或炎症部位。在固有免疫应答中，中性粒细胞数量最多，也最重要：它们能够捕获和吞噬微生物，并利用细胞囊泡中的酶类和存储在胞质颗粒中的抗菌物质杀死微生物。遗传性中

巨噬细胞
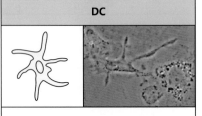
吞噬作用和杀菌机制的激活，抗原提呈

DC
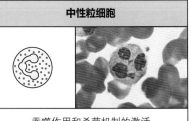
在外周部位吞噬抗原，抗原提呈

中性粒细胞
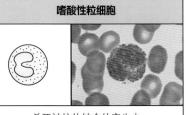
吞噬作用和杀菌机制的激活

嗜酸性粒细胞
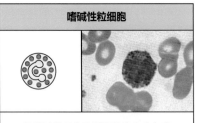
杀死被抗体结合的寄生虫

嗜碱性粒细胞
促进过敏反应和增强抗寄生虫免疫

肥大细胞
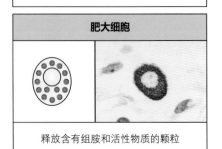
释放含有组胺和活性物质的颗粒

图1.8 固有免疫应答和适应性免疫应答中的髓系细胞

图左侧所示，这些髓系细胞的示意图将用于本书其他地方，右侧是这些细胞的显微照片。巨噬细胞和中性粒细胞是主要的吞噬细胞，能吞噬病原体并在胞内囊泡中将它们破坏。这种吞噬功能在固有免疫和适应性免疫中均发挥重要作用。未成熟的DC是具有吞噬功能的，它们可以摄取病原体。成熟后，它们作为专职抗原提呈细胞将病原体的抗原提呈给T细胞，激活T细胞并启动适应性免疫应答。巨噬细胞也可以将抗原提呈给T细胞，并激活T细胞。其他髓系细胞主要是分泌型细胞，可被适应性免疫应答中产生的抗体激活，分泌大量的颗粒。嗜酸性粒细胞参与攻击被抗体包被的寄生虫，如蠕虫；嗜碱性粒细胞也能参与抗寄生虫免疫应答；肥大细胞释放生物活性物质，作用于局部血管，在组织局部对抗原产生炎症反应。因此，肥大细胞、嗜酸性粒细胞和嗜碱性粒细胞参与过敏反应。照片由N. Rooney，R. Steinman和D. Friend提供。

性粒细胞功能不全的患者面对较强感染时，无法组织有效的防御，如不及时治疗，将会危及生命。中性粒细胞的作用将在第 3 章中进一步讨论。

与中性粒细胞相比，嗜酸性粒细胞和嗜碱性粒细胞数量较少。但与中性粒细胞一样，活化后能够释放胞浆颗粒中的酶类和细胞毒性蛋白质。寄生虫个体大，不能被巨噬细胞或中性粒细胞吞噬，嗜酸性粒细胞和嗜碱性粒细胞主要在抵御寄生虫感染方面发挥重要作用。嗜酸性粒细胞和嗜碱性粒细胞也可以在过敏反应中发挥作用，通常对机体是有害的。

肥大细胞在骨髓中发育，尚未成熟时即开始迁移到外周组织（如皮肤、肠和气道黏膜）并发育成熟。肥大细胞的胞内颗粒中也含有许多炎症介质，如组胺和各种蛋白酶，能保护黏膜表面免受病原体（包括寄生虫）的伤害。我们将在第 10 章和 14 章中进一步介绍嗜酸性粒细胞、嗜碱性粒细胞和肥大细胞在过敏反应中的作用。

20 世纪 70 年代，Ralph Steinman 发现了 DC，并于 2011 年获得诺贝尔奖，这些细胞（还包括一些功能仍未阐明的相关谱系）组成了免疫系统中的第三类吞噬细胞。大多数 DC 的细胞膜具有精细的膜性突起（membranous process），类似于神经细胞的树突（dendrite）。未成熟的 DC 通过循环系统从骨髓迁移进入外周组织。它们通过吞噬作用摄取颗粒物质，通过胞饮作用吸收大量的细胞外液。DC 会降解摄取的病原体，但它们在免疫系统中的主要作用不是清除微生物，而是作为主要的感应细胞，与病原体接触后产生激活其他免疫细胞。DC 的发现归功于它们在适应性免疫应答中能激活特定种类的淋巴细胞——T 细胞。在第 1–15 节中讨论 T 细胞的激活时，我们将再次介绍这部分内容。DC 及其产生的介质在固有免疫的细胞应答中也发挥着关键作用。

1–5　感应细胞表达模式识别受体，初步区分自己与非己

在发现固有免疫识别机制之前，人们认为纯化的抗原如蛋白质通常不能引起免疫应答，也就是说它们不具有免疫原性。但是加入微生物的成分如灭活的细菌和细菌提取物后则能够诱导机体产生强烈的免疫应答（见附录 I，第 A–1 ～ A–4 节）。这些被添加的物质称为佐剂（adjuvant），能加强机体对于抗原的应答（adjuvant 来源于拉丁语 *adjuvare*，意思是"帮助"）。在没有感染的情况下，需要佐剂活化不同类型抗原提呈细胞上的固有免疫受体，从而诱导 T 细胞的激活。

巨噬细胞、中性粒细胞和 DC 是重要的感应细胞，他们不仅感知感染，还能通过产生炎症介质来启动免疫应答。其他适应性免疫系统的细胞也可发挥感知作用。如第 1–3 节所述，感应细胞通过表达数量有限、结构稳定的固有识别受体感知病原体及其引起的损伤。这些受体称为模式识别受体（pattern recognition receptor，PRR），这种识别仅针对微生物中的简单而带有规律性格局的分子结构——病原体相关分子模式（pathogen associated molecular pattern，PAMP）。PAMP 是多种微生物的组分，包括富含甘露糖的低聚糖、肽聚糖、细菌细胞壁 LPS，以及存在于许多病原体中未甲基化的 CpG DNA，它们并不存在于宿主自身细胞中。PAMP 是机体 PRR 识别病原体的绝佳靶标，因为这些结构在进化过程中保守且不发生改变（图 1.9）。部分 PRR 如 Toll 样受体（Toll-like receptor，TLR）是跨膜蛋白，能够检测胞外和被吞入囊泡的细菌。Jules Hoffman 在黑腹果蝇中首次发现 Toll 受体在免疫应答中的作用，后来 Janeway 和 Bruce Beutler 对小鼠的同源 TLR 进行了研究。Hoffman 和 Beutler 因其在激活固有免疫方面的研究共享了 2011 年的诺贝尔奖（见第 1–4 节）。其他 PRR 是胞内蛋白，如感知入侵细菌的 NOD 样受体（NOD-like receptor，NLR），这些胞内受体能比较宿主和微生物核酸之间的结构和定位差异来感知病毒感染的存在。感应细胞表达的其他受体能够检测病原体诱导的细胞损伤，而不是病原体本身。在过去的 15 年内人们才逐步认识固有免疫的识别方式，这个领域

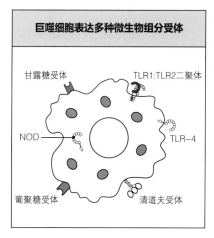

图1.9　巨噬细胞表达大量识别不同病原体的受体

巨噬细胞表达多种受体，每种都能够识别特定的微生物成分。甘露糖、葡聚糖和清道夫受体能够结合细菌及真菌细胞壁的糖类。TLR是一类存在于巨噬细胞、DC和其他免疫细胞上的重要模式识别受体。它们识别不同的微生物成分：例如，TLR-1和TLR-2的异二聚体识别革兰氏阳性菌的某些脂肽，TLR-4识别革兰氏阴性菌的LPS和革兰氏阳性菌的脂磷壁酸。

仍然具有很大的探索空间。本书第 3 章将进一步描述固有免疫系统，第 16 章将介绍佐剂在疫苗中的应用。

1-6 感应细胞通过产生趋化因子和细胞因子等介质诱导炎症反应

激活巨噬细胞和中性粒细胞等感应细胞上的 PRR 可以直接诱导这些细胞发挥功能，如吞噬和降解细菌。感应细胞还可以通过产生炎症介质增强炎症反应。细胞因子和趋化因子是两类重要的炎症介质，它们都是分泌型蛋白质，其作用方式类似于激素——向其他免疫细胞传递重要信号。

细胞因子是指由免疫细胞分泌的，能够与表达相应受体的邻近细胞结合，并影响其行为的蛋白质。目前已发现 60 多种不同的细胞因子，大多数细胞因子由多种细胞产生，也有部分细胞因子由某些特定类型的细胞产生。细胞因子作用于多种细胞，另一些只能作用于少数细胞。细胞因子在靶细胞中诱导的连锁反应与靶细胞效应机制的放大有关。

在本书中，我们将在介绍免疫细胞和免疫应答的同时逐个介绍细胞因子。附录 III 中列出了细胞因子的种类、产生细胞因子的细胞和其作用的靶细胞，以及细胞因子的常见功能。

趋化因子是一类特殊的分泌型蛋白质，可作为化学诱导物，吸引表达趋化因子受体的细胞，如趋化、招募中性粒细胞和单核细胞从血液进入感染组织（图 1.10）。此外，趋化因子还辅助淋巴组织中各种细胞进入免疫应答的特定区域。目前已经发现有 50 多种不同的趋化因子。附录 IV 列出了趋化因子的相关信息。我们将在介绍细胞免疫应答时继续介绍趋化因子。

炎症是指由活化的巨噬细胞释放细胞因子和趋化因子，将血液中的白细胞招募到感染部位的过程。这一过程有助于消灭病原体。炎症能够促进淋巴液的流动，将携带抗原的微生物或细胞从感染部位输送到邻近的淋巴组织，启动适应性免疫应答。适应性免疫应答一旦启动，炎症也会将效应成分募集到感染部位。

临床上用拉丁文 *calor*、*dolor*、*rubor* 和 *tumor* 来描述炎症，意思为发热、疼痛、发红和肿胀。每一个特征都反映了细胞因子或其他炎症介质对于局部血管的影响。炎症时血管扩张、通透性增加，引起局部血流增加，体液和血浆蛋白渗漏到组织中，导致发红、发热、疼痛和肿胀。细胞因子（和补体片段）对血管内皮有重要作用。血管内皮细胞本身也会产生抗感染的细胞因子，从而改变内皮的黏附性，使得循环的白细胞能够黏附在内皮细胞上，并被趋化因子吸引而迁移到感染部位。细胞的迁移及其局部作用是炎症部位产生疼痛的原因。

参与炎症反应初期的主要细胞类型是巨噬细胞和中性粒细胞，因此这两者也被称为炎症细胞。在炎症反应初期，大量中性粒细胞被招募到受感染的组织中，随后单核细胞进入组织并迅速分化为巨噬细胞，从而使固有免疫应答得以持续。如果炎症继续，嗜酸性粒细胞也会迁移到炎症组织中清除入侵的微生物。

1-7 固有淋巴样细胞和 NK 细胞是与适应性免疫系统内淋巴样谱系相似的效应细胞

适应性免疫应答中的淋巴细胞和固有免疫中的许多细胞都来源于骨髓中的共同淋巴样前体细胞（common lymphoid progenitor，CLP）。早在 20 世纪 60 年代人们就发现了适应性免疫系统中的 T 细胞和 B 细胞，但直到 70 年代，固有免疫细胞中的自然杀伤（natural killer，NK）细胞（图 1.11）才被发现。NK 细胞是一种

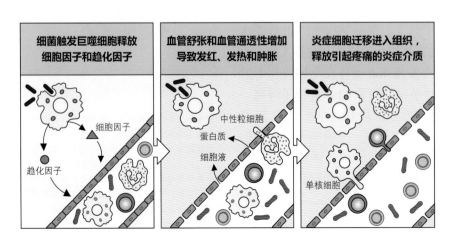

图1.10 感染引起的炎症反应
巨噬细胞遇到细菌等微生物会释放细胞因子（左图），增加血管的通透性，使液体和蛋白质得以进入组织（中图）。巨噬细胞也会产生趋化因子招募中性粒细胞迁移到感染部位。此外，血管内皮细胞的黏附性也会改变，在免疫系统中循环的细胞可以黏附于血管壁，进而迁出血管。血液中的中性粒细胞和单核细胞首先进入组织（右图），随后体液和细胞可积聚在感染部位，导致发红、肿胀、发热和疼痛，这些症状统称为炎症反应。中性粒细胞和巨噬细胞是主要的炎症细胞。之后，免疫应答中激活的淋巴细胞也能促进炎症的发生。

体积较大的淋巴样细胞，含有独特的胞质颗粒。之所以被称为自然杀伤细胞，是因为它能直接识别并杀死某些肿瘤细胞和被疱疹病毒感染的细胞。最初，对于 NK 细胞和 T 细胞之间的区别认知不清，现在认为 NK 细胞的发育也源自骨髓中的淋巴样祖细胞，但和 T 细胞属于不同谱系。NK 细胞缺乏表达于适应性免疫细胞的抗原特异性受体，但在细胞应激和多种特定病毒感染的状态下表达各种固有免疫受体。病毒感染后，在适应性免疫应答开始之前，NK 细胞就已经发挥重要作用。

最近，人们发现了与 NK 细胞相关的其他细胞谱系——固有淋巴细胞（innate lymphoid cell，ILC）。ILC 来源于淋巴系干细胞，定居在肠道等外周组织中，也是炎症反应介质的重要来源。我们将会在第 3 章介绍 NK 细胞和 ILC 的功能。

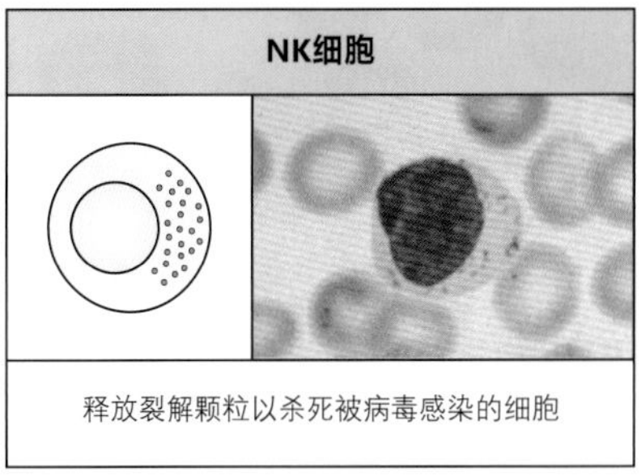

图 1.11　NK细胞

属于淋巴样细胞胞体大，呈颗粒状，在固有免疫尤其是胞内感染中起重要作用，能够杀死其他细胞。但是与淋巴细胞不同，它们缺乏抗原特异性受体。照片由B. Smith提供。

【小结】

规避、抵抗和耐受是机体应对病原体的不同方式。物理屏障和各种化学屏障属于规避的一种原始形式，补体和抗菌蛋白是防止共生微生物和病原体突破宿主组织的第一道防线。一旦这道防线被突破，脊椎动物就会采取抵御措施，表现为以致炎成分作用于感知细胞受体，进而向免疫系统发出感染信号。诱导炎症产生的可以是微生物特有的 PAMP，也可以是组织损伤释放的化学信号。这些信号作用于感应细胞的相应受体，将信号向胞内传递。感应细胞通常是固有免疫细胞，如巨噬细胞和 DC。感应细胞既可以直接产生效应，也可以通过分泌细胞因子和趋化因子作用于其他免疫细胞（NK 细胞和 ILC），发挥间接免疫效应。NK 细胞和 ILC 继而被招募到靶组织中，启动特定类型的免疫应答：如细胞杀伤或直接产生具有抗病毒活性的细胞因子，以清除病原体感染。组织中炎症介质也可诱导不同类型炎症细胞的产生，用于清除病毒、胞内菌、胞外病原体或寄生虫。

适应性免疫原理

现在我们来介绍由抗原特异性淋巴细胞组成的适应性免疫系统。除有特殊说明外，术语"淋巴细胞"仅指抗原特异性的淋巴细胞。淋巴细胞借助其表面表达的高度可变的抗原受体识别并结合抗原，从而保证机体一生中可以针对入侵病原体的大部分抗原做出免疫应答，并产生免疫记忆。每一个成熟淋巴细胞的受体结构，都是抗原受体原型中的某种独特的变异体，因此整个淋巴细胞群形成了抗原结合部位高度多样化的巨大的受体库，从而保证了人体循环系统中的数十亿淋巴细胞在任何时候总是有部分淋巴细胞能够识别、结合非己抗原。

适应性免疫系统的特性是它能够产生免疫记忆，即一个人感染了某种病原体，随后机体接触同样的病原体抗原会立即触发更强的免疫应答，也就是说机体获得了针对该种病原体的保护性免疫。如何在不感染病原体的情况下使得机体获得针对病原体持久的免疫力是免疫学家现今面临的最大挑战之一。

1-8　抗原和抗原受体之间的相互作用诱导淋巴细胞获得免疫效应和免疫记忆功能

脊椎动物的免疫系统中主要有两种淋巴细胞：B 细胞和 T 细胞。20 世纪 60 年代，科学家发现这些表达不同类型抗原受体的淋巴细胞在免疫应答过程中扮演不同的角色。体内循环的大多数淋巴细胞胞质中细胞器很少，核染色质浓缩，处于未激活状态（图 1.12）。直到淋巴细胞遇到特异性抗原并与其表达的抗原受体发生相互作用之前，淋巴细胞都表现微弱的功能性活动。尚未被抗原激活的淋巴细胞称为初始淋巴细胞；而那些被抗原激活，进一步分化为功能齐全的淋巴细胞称为效应淋巴细胞。

B 细胞和 T 细胞可以根据细胞表面表达的抗原受体的结构差异来区分。B 细胞抗原受体（B cell antigen receptor）或 B 细胞受体（B cell receptor，BCR），是由与抗体相同的基因进行编码的，这类蛋白质也称为免疫球蛋白（immunoglobulin，Ig）（图 1.13）。因此，BCR 也称为膜免疫球蛋白（mIg）或表面免疫球蛋白（sIg）。T 细胞抗原受体（T cell antigen receptor）或 T 细胞受体（T cell receptor，TCR）与免疫球蛋白相

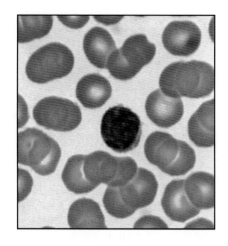
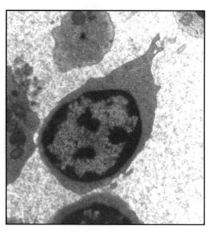

图1.12 淋巴细胞大多是小而不活跃的细胞
左图是一个被红细胞（没有细胞核）包围的小淋巴细胞的显微照片，其细胞核被苏木精-伊红染成紫色。注意深紫色的斑点是淋巴细胞细胞核的浓缩染色质，提示转录不活跃和细胞质的相对缺乏。
右图是一个小淋巴细胞的透射电子显微照片。图中可见染色质浓缩，细胞质不足，糙面内质网缺失，提示淋巴细胞功能不活跃。照片由N. Rooney提供。

关，但具有截然不同的结构和识别功能。

抗原与BCR结合后，B细胞增殖并分化为浆细胞。浆细胞是B细胞的效应细胞，分泌的抗体与BCR具有相同的抗原特异性。因此，那些活化B细胞并促进B细胞分化为浆细胞的抗原就成为浆细胞产生的抗体的靶标。

当T细胞第一次遇到其受体可以结合的抗原时，它会增殖并分化为功能不同的效应T细胞。当效应T细胞再次遭遇抗原后，可产生三种主要的功能：① 细胞毒性T细胞（cytotoxic T cell，CTL）可以杀伤被病毒感染，或胞内带有该病原体抗原的细胞；② 辅助性T细胞（helper T cell，Th）通过分泌特定细胞因子为其他免疫细胞的活化提供信号，如促进B细胞抗体的产生和促进巨噬细胞杀伤内吞的病原；③ 调节性T细胞（Treg）抑制其他淋巴细胞的活化，从而限制过度免疫应答可能造成的损伤。我们会在第9、11、12和15章分别介绍CTL、辅助性T细胞和调节性T细胞的具体功能。

部分抗原活化的B细胞和T细胞将分化成为记忆性细胞，这些记忆细胞可使个体在接触病原后或者接种疫苗后产生长期的免疫力。记忆性细胞再次接触同样的抗原后会迅速分化为效应细胞。在第11章中会详细介绍免疫记忆。

1-9 抗体和T细胞受体由恒定区和可变区组成，各自发挥不同的功能

DNA重组技术为膜结合形式的BCR和TCR的研究提供了便利，在这之前，人们主要利用传统的生化技术来研究抗体。早期研究发现，抗体分子由两个截然不同的区域构成：一个是恒定区，也被称为可结晶片段或Fc区，仅有四五个不同的构成模式（图1.13）。相反，可变区由大量不同的氨基酸序列构成，使得抗体能识别不同的抗原分子。1972年，Gerald Edelman和Rodney Porter通过X射线晶体衍射分析发现了抗体分子的恒定Fc区和可变区，阐释了抗体的结构并获得了诺贝尔奖。

抗体分子由两条相同的重链和两条相同的轻链组成。重链和轻链都含有恒定区和可变区。重链和轻链的可变区联合构成抗原结合部位，决定了抗体的抗原结合特异性。每个抗体有两个相同的可变区域，所以有

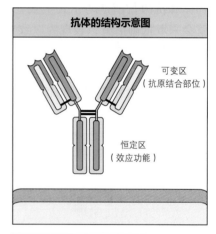

抗体的结构示意图

可变区（抗原结合部位）

恒定区（效应功能）

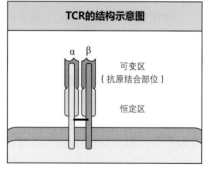

TCR的结构示意图

α β

可变区（抗原结合部位）

恒定区

图1.13 抗原受体结构示意图
上图：抗体分子，由活化的B细胞分泌，是结合抗原的效应分子。BCR是抗体分子的膜结合形式（图中没有显示）。抗体由两条相同的重链（绿色）和两条相同的轻链（黄色）组成。每条链都有一个恒定段（蓝色阴影区）和一个可变段（红色阴影区）。每个抗体臂由一条轻链和重链组成，两条链的可变段联合形成可变区，是抗原结合部位。抗体的主干部由重链的恒定段构成，其种类有限。恒定区参与清除抗原。
下图：TCR也是由两条链——α链（黄色）和β链（绿色）组成，其中每条链都有可变段和恒定段。与抗体分子一样，两条链的可变段构成可变区，形成抗原结合部位。TCR没有分泌形式。

两个相同的抗原结合部位。恒定区则决定抗体的效应功能，抗体与各种免疫细胞发生相互作用来进一步处理已结合的抗原。

TCR 相较于 BCR 和抗体结构上有许多相似之处（图 1.13）。它也由两条链——α 链和 β 链构成，两条链长度大致相同，且都横跨 T 细胞膜。和抗体类似，每个 TCR 链都有可变区和恒定区，α 链和 β 链的可变区共同形成单一的抗原结合位点。抗体和 TCR 结构将在第 4 章详述，抗体恒定区的功能特性将在第 5 章和第 10 章讨论。

1－10 抗体和 T 细胞受体通过不同的机制识别抗原

原则上，几乎所有形式的化学结构分子都能作为抗原被适应性免疫系统所识别，通常情况下，机体感染病原体后，免疫细胞识别的抗原多是病原体的蛋白质、糖蛋白和多糖成分。抗原受体或抗体识别抗原分子结构的那一小部分结构称为抗原决定簇或表位（图 1.14）。通常，蛋白质和糖蛋白有多种不同的抗原表位，可被不同的抗原受体识别。

抗体和 BCR 直接识别血清或细胞中天然抗原表位。不同的抗体可以同时识别同一抗原的不同抗原表位，这样有利于提高抗体对抗原的结合和清除效率。虽然抗体可以识别几乎任何类型的化学结构形式的抗原分子，但 TCR 仅识别蛋白质抗原，而且识别模式与抗体不同。TCR 识别部分降解的蛋白质肽表位，而且必须是与特定的细胞表面的糖蛋白（即 MHC 分子）相结合的抗原肽（图 1.15），该糖蛋白家族成员主要由一组称为"主要组织相容性复合体（major histocompatibility complex，MHC）"的基因调控。T 细胞识别胞内病原体，如病毒的抗原蛋白或胞外病原体的蛋白抗原。与抗体不同的是，TCR 没有分泌形式，TCR 的功能仅仅是将抗原信号传递给 T 细胞，活化 T 细胞发挥免疫效应。第 6 章将进一步描述抗原肽如何与 MHC 分子相结合，第 9 章将阐述 T 细胞如何发挥免疫功能。

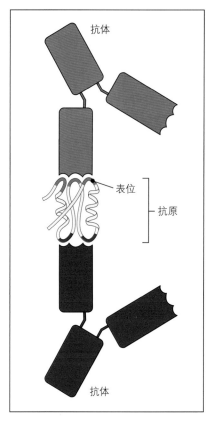

图1.14　抗原是免疫应答识别的分子，而表位是抗原内部与抗原受体结合的部位
抗原可以是复杂的大分子如蛋白质，黄色所示。大多数抗原比抗体或抗原受体结合的部位大，实际的结合部位称为抗原决定簇或表位。大型抗原蛋白可以包含多个抗原决定基（红色和蓝色），因此可被不同的抗体结合（抗体与相结合的表位显示相同的颜色）。一般来说，抗体识别抗原表面的抗原表位。

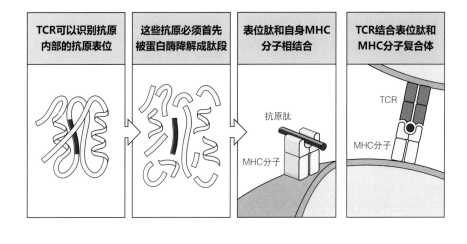

图1.15　细胞受体结合由抗原片段和自身分子组成的复合体
与大多数抗体不同，TCR 可以识别抗原内部的抗原表位（图一）。这些抗原必须首先被蛋白酶降解（图二），然后抗原肽与自身分子MHC分子相结合（图三），最后抗原肽与MHC分子形成复合体后被TCR识别（图四）。

1－11 抗原受体基因由部分受体基因片段经体细胞基因重排组合而成

固有免疫系统通过种类有限（少于 100 种）的感受器（如 TLR 和 NOD 蛋白）检测炎症刺激。适应性免疫系统中的抗原受体看似具有无数的抗原特异性，却由有限数量的基因编码而成。1976 年，Susumu Tonegawa 发现了产生这种广泛的抗原特异性的遗传学基础，并获得诺贝尔奖。免疫球蛋白可变区由一系列基因片段编码，每个基因片段各自编码免疫球蛋白多肽链可变区的部分氨基酸序列。B 细胞生长发育期间，这些基因片段通过不可逆转的 DNA 重组，形成可编码完整可变区的 DNA 片段。T 细胞在胸腺的生长发育过程中，也发生相似的抗原受体基因重排过程以形成 TCR 基因。

这样，只需几百个基因片段，就可以通过不同的组合方式形成千万种不同的抗原受体链。这种组合的多样性使得少量的遗传物质可编码种类惊人的不同抗原受体。在重组过程中，基因片段连接的随机加减也额外增加了多样性（称为连接多样性）。由于每个抗原受体有两条不同的可变链，而每一条可变链由不同的基因片段编码，从而进一步增加了多样性。我们将在第 5 章描述从基因片段组装形成完整的抗原受体基因的基因重排过程。

1-12　淋巴细胞被抗原活化后产生克隆性免疫效应细胞，介导适应性免疫应答

淋巴细胞发育的两个关键特征可以将适应性免疫与固有免疫区分开来：① 仅表达单一特异性受体的淋巴细胞，在发育过程中通过对基因片段的组装，使每个成熟淋巴细胞具有不同的抗原受体特异性，这就是淋巴细胞抗原受体表达的"克隆化"特点。而固有免疫细胞表达许多 PRR，识别众多病原体共有的结构。② 因为基因重排过程不可逆地改变了淋巴细胞的 DNA 组，所有它的后代均表达相同的抗原特异性受体。因为这种特异性可遗传给增殖的后代细胞，所以每个淋巴细胞可增殖成表达相同抗原受体的一个细胞"克隆"。

人体内至少有 10^8 种特异性抗原受体组成淋巴细胞受体库。这些淋巴细胞不断经历类似于自然选择的过程：只有那些遭遇过抗原，并以其受体与之结合的淋巴细胞才能增殖分化为免疫效应细胞。这种选择性机制在 20 世纪 50 年代首次由 Macfarlane Burnet 提出，他认为机体内存在多种具有分泌抗体潜能的细胞，每一个细胞表达膜结合形式的抗体，能以受体形式与抗原结合。一旦与抗原结合，这个细胞即被活化、分裂并产生众多相同的子代细胞，这个过程被称为克隆扩增。同一克隆来源的细胞可以分泌克隆型抗体，这些抗体的特异性与当时激发细胞活化及克隆扩增的膜受体相同（图 1.16）。Burnet 称之为抗体产生的克隆选择学说。

淋巴细胞的克隆选择是适应性免疫中最重要的原理，图 1.17 列出四个基本原则。

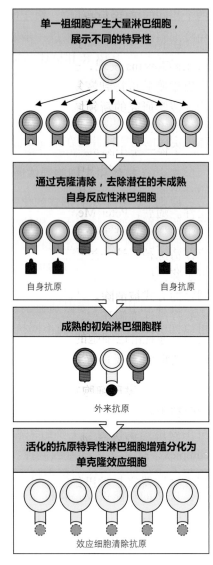

图1.16　克隆选择

每个淋巴祖细胞产生大量的淋巴细胞，每一个表达不同的抗原受体。在淋巴细胞成熟过程中，与自身抗原相结合的淋巴细胞被清除，以确保对自身抗原的免疫耐受。当一个外来抗原（红点）与发育成熟的初始淋巴细胞上的抗原受体发生相互作用后，淋巴细胞被激活，开始分裂。它产生相同的克隆后代表达的所有受体均结合相同的抗原。当后代细胞增殖并分化成效应细胞，这种抗原特异性依然保留。一旦抗原被这些效应细胞清除，免疫应答停止，只留下部分淋巴细胞维持免疫记忆的功能。

克隆选择学说
每个淋巴细胞表达单一抗原特异性受体
外来抗原与能与淋巴细胞受体之间的相互作用会导致淋巴细胞的活化
由一个活化淋巴细胞增殖分化而来的所有效应细胞与母代淋巴细胞表达具有相同抗原特异性的受体
表达自身抗原特异性受体的淋巴细胞在淋巴细胞发育的早期阶段即被清除，因此成熟淋巴细胞库中不存在此类细胞

图1.17　克隆选择的四个基本原则

1–13 携带自身反应性受体的淋巴细胞通常在发育或未活化状态下被清除

Burnet 提出他的理论时，人们对抗原受体和淋巴细胞的功能尚一无所知。直至 20 世纪 60 年代初，James Gowans 发现，去除淋巴细胞的大鼠会丧失所有的适应性免疫应答能力，而这些免疫应答能力在回输淋巴细胞后可得到恢复。科学家由此确认淋巴细胞是克隆选择的基本单位，淋巴细胞的生物学特性成为细胞免疫学研究的新领域。

对表述不同受体的淋巴细胞进行克隆选择充分地解释了适应性免疫，但随之产生了一个重要的概念性问题。个体一生中随机产生了如此多样的抗原受体，有些受体可能会对自身抗原做出应答。那么淋巴细胞是如何避免识别机体组织中的自身抗原，从而避免对其实施攻击的呢？20 世纪 40 年代末，Ray Owen 发现，共用一个胎盘的不同遗传背景的双胎犊牛，由于共享血液循环，出现对彼此组织的免疫无反应性，亦即免疫耐受性。随后，Peter Medawar 在 1953 年发现，小鼠胚胎发育过程中给予外来组织抗原的刺激会导致小鼠对这些组织产生免疫耐受。Burnet 提出，那些具有潜在自身反应性（autoreactivity）的淋巴细胞在成熟之前会被机体清除掉，这一过程称为克隆清除。Medawa 和 Burnet 由于在免疫耐受领域的贡献共同获得了 1960 年诺贝尔奖。后来这些过程皆被实验所证实。一些在发育过程中接收抗原受体信号过多或过少的淋巴细胞，皆以凋亡的方式被消除。"凋亡"（apoptosis）一词源于希腊语，意思是树叶的凋零。这种细胞死亡的方式也被称为程序性细胞死亡。此后，其他免疫耐受的机制，如诱导非活化状态，即失能（anergy），或者主动抑制自身反应性淋巴细胞的机制也陆续被发现。第 8 章将描述淋巴细胞的发育和耐受机制是如何参与淋巴细胞受体库的形成。第 14 章和第 15 章将讨论免疫耐受在一定情况被打破的机制。

1–14 淋巴细胞在骨髓或胸腺中成熟，然后分布于全身的淋巴组织中

淋巴细胞在血液和淋巴液中循环，也在淋巴组织或淋巴器官中大量存在，这些淋巴组织或淋巴器官是淋巴细胞有组织的聚集体。淋巴器官大致分为产生淋巴细胞的中枢或初级淋巴器官，维持成熟的初始淋巴细胞和启动适应性免疫应答的外周或次级淋巴器官。中枢淋巴器官包括骨髓和位于上胸部的胸腺。外周淋巴器官则包括淋巴结、脾脏和肠道、鼻腔和呼吸道、泌尿生殖道和其他黏膜组织。主要淋巴组织的位置如图 1.18 所示。本章后面将更详细地介绍各外周淋巴器官。淋巴结通过淋巴管系统相互连接，淋巴管系统携带组织的细胞外液，穿过淋巴结，并将其运输回血液中。

产生 B 细胞和 T 细胞的祖细胞起源于骨髓。B 细胞在骨髓中完成发育。B 细胞中的"B"最初代表"法氏囊"英语（bursa of Fabricius）的第一个字母，因为幼鸟的法氏囊是淋巴细胞成熟的淋巴器官，后也用于代指骨髓（bone marrow），因其英语第一个字母也是"B"，便于记忆。未成熟 T 细胞前体迁移到胸腺并在那里完成发育。一旦发育成熟，这两类淋巴细胞作为成熟的初始淋巴细胞进入血流，并在外周淋巴组织中持续循环。

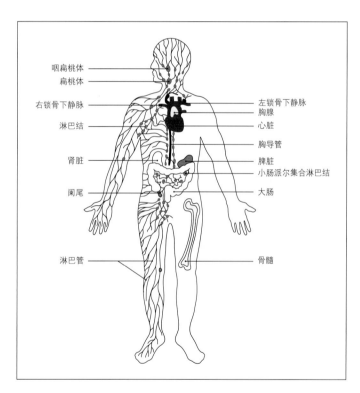

图1.18　机体淋巴组织分布

淋巴细胞来自骨髓干细胞并在中枢淋巴器官分化（黄色）——B细胞在骨髓，T细胞在胸腺。它们从这些组织中迁出，并通过血运进入外周淋巴器官（蓝色）。外周淋巴器官包括淋巴结、脾脏和黏膜相关淋巴组织，如扁桃体、派尔集合淋巴结和阑尾。外周淋巴器官是抗原激活淋巴细胞的场所，淋巴细胞在血液和这些器官中不断循环，直至遇到各自的特异性抗原。淋巴管携带外周组织排出的细胞外液，通过淋巴结，经由胸导管流入左锁骨下静脉。淋巴管内的液体被称为淋巴液，将已摄取抗原的DC和巨噬细胞携带到淋巴结，并把淋巴结中的淋巴细胞携带到血液中。淋巴组织也包括其他黏膜组织，如支气管黏膜（未显示）。

1－15 次级淋巴组织内的抗原和抗原提呈细胞引发适应性免疫应答

　　B细胞或T细胞与其受体特异性结合的抗原后启动适应性免疫应答，其中尚需要合适的炎症信号促进其激活。对于T细胞，这种激活依赖于DC，后者在感染部位吞噬抗原并迁移到次级淋巴组织。在感染部位，PAMP刺激DC表面的PRR，促其活化，使之吞噬病原体并在胞内降解。巨噬细胞还通过不依赖受体的巨胞饮作用摄取胞外物质，包括病毒颗粒和细菌。这些过程导致DC表面的MHC分子提呈抗原肽，同时激活淋巴细胞表面的抗原受体。PRR的激活也会触发DC表面共刺激分子的表达，从而促进T细胞增殖分化并行使功能（图1.19）。因此，DC被称为抗原提呈细胞（antigen presenting cell，APC），并成为连接固有免疫应答和适应性免疫应答的关键组分（图1.20）。

　　在特定情况下，巨噬细胞和B细胞也可以作为APC，但是DC在启动适应性免疫应答方面具有专职性。游离抗原也能够刺激B细胞表面受体，但大多数B细胞需要活化的辅助性T细胞的"帮助"才能产生最佳的抗体应答。因此，在几乎所有的适应性免疫应答中，初始T细胞的激活都是必不可少的启动阶段。我们将在第6章讨论DC摄取抗原提呈给T细胞的具体过程，在第7～9章介绍共刺激分子和淋巴细胞活化，在第10章描述辅助B细胞活化的辅助性T细胞。

1－16 淋巴细胞在外周淋巴器官内接触抗原并产生应答

　　抗原和淋巴细胞最终在外周淋巴器官（淋巴结、脾脏和黏膜淋巴组织）中相遇（图1.18）。成熟的初始淋巴细胞通过这些组织不断再循环，并在其中接触被DC从感染部位携带至淋巴组织的病原体。外周淋巴器官能够滞留携带抗原的DC，并启动适应性免疫应答。外周淋巴组织包含着由基质细胞框架支撑的淋巴细胞，这种框架提供组织的基本结构及维持淋巴细胞的存活。除了淋巴细胞，外周淋巴器官也含有驻留的巨噬细胞和DC。

　　当组织（如皮肤）存在感染时，游离抗原以及携带抗原的DC会通过感染部位的输入淋巴管进入引流淋巴结（图1.21），并激活抗原特异性淋巴细胞。活化的淋巴细胞经过增殖分化后，大多数作为效应细胞通过输出淋巴管离开淋巴结。之后淋巴细胞进入血液（图1.18），再经过血液循环到达组织中发挥作用。从抗

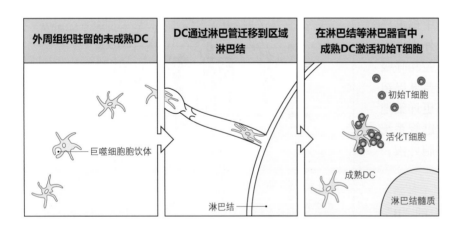

图1.19　DC是适应性免疫应答的始动者
组织驻留的DC通过巨胞饮作用和受体介导的内吞作用吞噬病原体及其抗原，通过识别病原体被活化后，经淋巴管迁移到局部淋巴结成完全成熟的非吞噬性DC。这种细胞既表达抗原，也表达激活能够识别抗原的初始T细胞所必需的共刺激分子。图示为DC刺激淋巴细胞增殖和分化的过程。

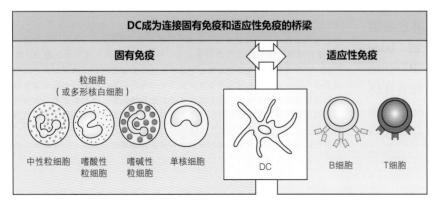

图1.20　DC成为固有免疫应答和适应性免疫应答的关键环节
与固有免疫细胞一样，在感染早期，DC通过细胞表面固定的受体识别病原体分子并被这些刺激物激活。组织中的DC具有吞噬功能；它们专门摄取各种病原体并将其抗原以T细胞可以识别的方式递呈在细胞表面。

原被识别开始，整个过程需要 4～6 天，这就意味着，在感染一周左右才能产生针对之前未曾遇到的抗原的适应性免疫应答（图 1.7）。同时，不能识别抗原的初始淋巴细胞也会通过输出淋巴管进入血液，继续进行淋巴循环，最终遭遇可识别的抗原，或者死亡。

淋巴结是高度组织化的淋巴器官，位于淋巴系统管道的汇聚点。淋巴系统广泛收集组织中的细胞外液，并将其送回至血液中（图 1.18）。这种不断从血液中滤出的细胞外液称为淋巴液。淋巴液在持续的压力下从外周组织不断渗出，汇入淋巴管或者淋巴腺中。淋巴管中存在的单向阀可以防止淋巴液逆向流动。身体部位之间的相对运动对于淋巴液的流动有重要作用。

如上所述，输入淋巴管将淋巴液从组织中引出，并将病原体和携带抗原的细胞从感染部位转运到淋巴结（图 1.22）。游离抗原通过细胞外液扩散到淋巴结，而 DC 则在趋化因子的吸引下迁移到淋巴结。这些趋化因子也将淋巴细胞从血液中招募出来，通过挤压穿越高内皮细胞小静脉（high endothelial venule，HEV）血管壁到达淋巴结。与其他血管壁的扁平内皮细胞相比，HEV 管壁内皮细胞更高而厚。在淋巴结内，B 细胞主要定植在构成淋巴结外层皮质的淋巴滤泡内，而 T 细胞更加广泛分布在副皮质区，因此又称深皮层或者 T 细胞区（图 1.22）。淋巴细胞从血液迁移到淋巴结，首先进入副皮质区，由于趋化因子的作用，具有抗原提呈功能的 DC 和巨噬细胞也定植在这里。通过淋巴结扩散的游离抗原会被 DC 和巨噬细胞摄取。这种抗原、APC 和 T 细胞在 T 细胞区共存的情况为初始 T 细胞结合特定抗原并被激活创造了良好的环境。如前所述，B 细胞的活化不仅需要能够与其受体

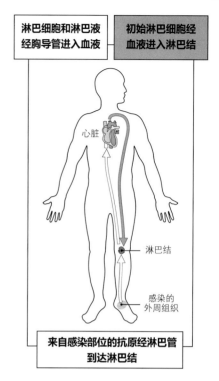

图1.21　循环淋巴细胞在外周淋巴器官中遭遇抗原

初始淋巴细胞通过外周淋巴组织不断再循环，图示为腘窝淋巴结——位于膝关节后方的淋巴结。当存在足部感染时，腘窝淋巴结会成为引流淋巴结，淋巴细胞可在此接触其特定抗原并被激活。活化及未活化的淋巴细胞都会通过淋巴系统返回血流。

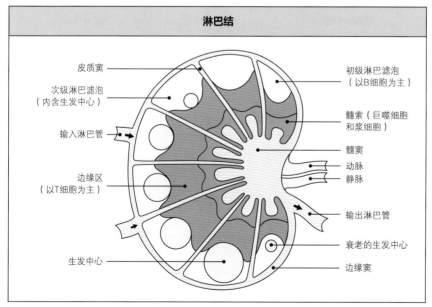

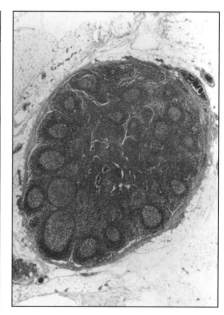

图1.22　淋巴结结构

左图为淋巴结纵切面示意图，淋巴结由外侧皮质和内部的髓质构成。皮质主要包括B细胞构成的外层淋巴滤泡以及由T细胞和DC构成的副皮质区。免疫应答发生时，部分次级淋巴滤泡中心区域的B细胞大量增殖形成生发中心。这种反应非常剧烈，但最终会随着生发中心的衰老而消失。来自机体胞外空间的淋巴液，通过输入淋巴管将携带抗原的DC和巨噬细胞转运进淋巴结中。这种迁移通常直接通过窦到达淋巴结细胞区中，最后淋巴液通过髓质的输出淋巴管流出。淋巴结髓质由巨噬细胞和分泌抗体的浆细胞组成，又称髓索。初始淋巴细胞通过毛细血管后微静脉自血液循环进入淋巴结，之后通过输出淋巴管随淋巴液离开淋巴结。右图为淋巴结横切面的光镜显微照片，可见含有生发中心的淋巴滤泡。放大倍数：7倍。照片由N. Rooney提供。

结合的抗原，还需要活化的辅助性 T 细胞（效应 T 细胞的一种）。B 细胞和 T 细胞在淋巴结中的分布可根据其激活状态动态调节。当其被激活时，B 细胞和 T 细胞会分别移动到滤泡和 T 细胞区的边缘，在此 T 细胞可以首先为 B 细胞提供辅助。部分 B 细胞滤泡存在于生发中心（germinal center），在这里 B 细胞经历增殖分化形成浆细胞。这些机制将在第 10 章中详细描述。

在人体中，脾脏是一个位于胃后部的、拳头大小的器官（图 1.18），它与淋巴系统并没有直接连接。但是，脾脏从血液中收集抗原，并参与对血源性病原体的免疫应答。淋巴细胞通过血管进入和离开脾脏。同时，脾脏也收集并处理衰老红细胞（图 1.23）。脾脏大部分由红髓构成，红髓是处理红细胞的部位。穿过脾脏的小动脉被淋巴细胞包绕，形成孤立的白色髓样区域，称白髓（white pulp）。

小动脉周围存在由 T 细胞组成的淋巴细胞鞘，称围动脉淋巴鞘（periarterial lymphatic sheath，PALS），淋巴鞘周围间隔分布着由 B 细胞组成的淋巴滤泡。在滤泡周围是被称为边缘区的组织，该区域几乎没有 T 细胞，却富含巨噬细胞，并且还有一个常驻的、非循环的 B 细胞群，称边缘区 B 细胞。这种 B 细胞能够迅速对细菌荚膜多糖产生低亲和力的抗体，能够在适应性免疫应答完全激活之前提供一定程度的保护，这些内容将在第 8 章详细叙述。血液中的微生物、可溶性抗原以及抗原 - 抗体复合物被巨噬细胞和未成熟 DC 在边缘区摄取。与未成熟 DC 从外周组织向淋巴结 T 细胞区迁移一样，脾脏边缘区 DC 在识别抗原并活化后向 T 细胞区迁移，并将携带的抗原提呈给 T 细胞。

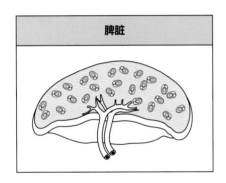

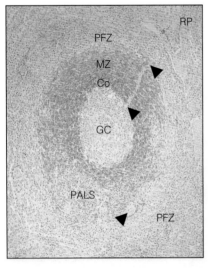

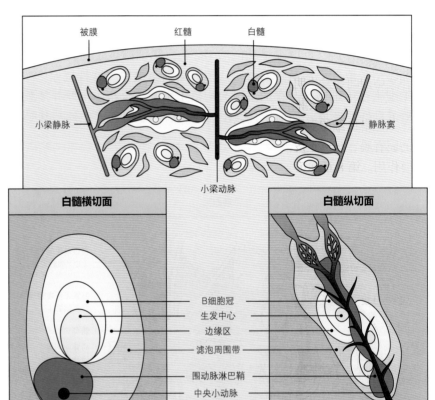

图1.23　脾脏淋巴组织的结构

左上方的示意图显示脾脏由红髓（粉红色区域）构成，其间散在分布着白髓。红髓是处理红细胞的部位。人类脾脏的放大图（右上）显示了中央小动脉周围分散的白色髓样区域（黄色和蓝色）的排列。在脾脏横切面上可以看到大多数白髓。下图是白髓横切面（下中心）和纵切面（右下角）的放大图。围绕中央小动脉的是由 T 细胞组成的围动脉淋巴鞘（PALS）。淋巴细胞和携带抗原的 DC 聚集在这里。滤泡主要由 B 细胞组成；在次级滤泡中，生发中心被 B 细胞冠包围。在白髓，携带淋巴细胞和抗原的血液从血窦流入中央小动脉，以中央小动脉为中心，较小的血管呈扇形散开，最终在脾脏一个称为滤泡周区（PFZ）的特殊区域终止，滤泡周区包有边缘区。此后细胞和抗原通过滤泡周围充满血液的开放空间进入白髓。在右下角的光镜图示显示人脾脏白髓的横切面，其中成熟 B 细胞免疫染色。滤泡和 PALS 都被滤泡周围区包围。滤泡小动脉（底部箭头）在 PALS 处穿过滤泡，穿过边缘区并进入滤泡周围区（顶部箭头）。Co，滤泡 B 细胞冠；GC，生发中心；MZ，边缘区；RP，红髓；箭头，中央小动脉。照片由 N. M. Milicevic 提供。

1–17　黏膜表面具有特殊的免疫结构，可协调对环境微生物的应答

大多数病原体通过表面黏膜进入人体，同时黏膜也暴露于来自空气、食物和人体自然微生物群落等许多潜在抗原。黏膜表面受到广泛的淋巴组织系统的保护，统称为黏膜免疫系统或黏膜相关淋巴组织（mucosal-associated lymphoid tissue，MALT）。总的来说，黏膜免疫系统包含的淋巴细胞和身体其他部分的淋巴细胞一样多，它们遵循着与外周淋巴器官来源的淋巴细胞不同的再循环规则。肠道相关淋巴组织（gut-associated lymphoid tissue，GALT）包括扁桃体、腺样体、阑尾和小肠中称为派尔集合淋巴结（Peyer's patch）的特殊结构，负责收集胃肠道上皮表面的抗原。派尔集合淋巴结是重要的黏膜免疫组织，含有微褶细胞或 M 细胞（图 1.24），以及由 B 细胞组成的中央隆起和周围环绕着的少量 T 细胞。M 细胞是负责收集抗原的一种特殊上皮细胞。位于派尔集合淋巴结内的 DC 可将抗原提呈给 T 细胞。淋巴细胞从血液中通过 HEV 进入派尔集合淋巴结，并可通过输出淋巴管离开派尔集合淋巴结。其中，产生的效应淋巴细胞通过淋巴系统进入血液，并从血液中迁移回黏膜组织发挥作用。

呼吸道和其他黏膜组织存在类似但更为分散的淋巴细胞聚集区，例如鼻相关淋巴组织（nasal-associated lymphoid tissue，NALT）和支气管相关淋巴组织（bronchial-associated lymphoid tissue，BALT）。和派尔集合淋巴结一样，这些黏膜淋巴组织也被 M 细胞覆盖，可捕获吸入的微生物和抗原。本书第 12 章将介绍黏膜免疫系统。

尽管在外观上有很大的不同，但淋巴结、脾脏和 MALT 都具有相同的基本结构。它们从感染部位捕获抗原，APC 将抗原提呈给流动的小淋巴细胞，从而诱导适应性免疫应答。对于未接触过特异性抗原的淋巴细胞，免疫器官和组织可提供维持生存的信号，保证其存活并继续循环。

由于外周淋巴组织参与启动适应性免疫应答，因此淋巴组织结构不是静态的，可因感染与否而呈现结构上的显著变化。弥散性黏膜淋巴组织会随着感染的出现而呈现，随着感染的清除而消失。有些器官化淋巴组织在感染期间会发生明显的结构变化。如当 B 细胞增殖形成生发中心时，淋巴结的 B 细胞区滤泡的结构发生扩张（图 1.22），导致淋巴结增大，此现象称为腺体肿胀。

某些淋巴细胞群和 ILC 除了出现于淋巴组织和器官中，还可以分布在身体的某些特定部位，包括肝脏、肠道的固有膜、肠道上皮基膜、生殖上皮以及小鼠的表皮。这些淋巴细胞群体在保护这些组织免受感染中发挥着重要作用。第 8 章和第 12 章将对此做进一步描述。

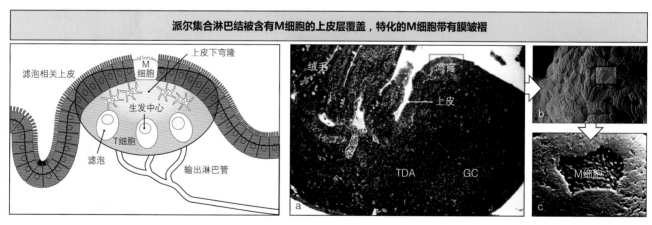

图1.24　肠黏膜派尔集合淋巴结的结构

如左图所示，派尔集合淋巴结含有大量的B细胞滤泡和生发中心。滤泡之间的区域被T细胞占据，称为T细胞依赖区。表皮和滤泡之间的细胞层称为上皮下穹隆，富含DC、T细胞和B细胞。派尔集合淋巴结没有输入淋巴管，抗原直接从肠道穿越由微褶细胞（M细胞）组成的特殊上皮细胞层进入。尽管这个结构与其他淋巴器官看似完全不同，但其仍然保持淋巴器官的基本结构。在淋巴结中，淋巴细胞从血液中穿过HEV壁（未显示）进入派尔集合淋巴结，并通过输出淋巴管离开。

图a光镜图显示了小鼠肠壁里的派尔集合淋巴结切片。在上皮组织下面可以看到派尔集合淋巴结。GC，生发中心；TDA，T细胞相关区域。

图b为图a中的滤泡相关上皮的扫描电镜图，显示M细胞与正常上皮细胞相比缺乏微绒毛和黏液层。每个M细胞在上皮表面呈凹陷状。

图c是图b中框出部分的高倍放大图，显示了M细胞的特征性皱褶表面。M细胞是许多病原体和其他颗粒抗原进入肠道的门户。

图a. 苏木精-伊红染色，×100；图b. ×5000；图c. ×23000。

1–18 抗原激活的淋巴细胞在外周淋巴器官增殖，产生效应细胞和免疫记忆

淋巴细胞受体库丰富多样，针对任一外来抗原，体内都会有表达相应特异性受体的淋巴细胞。实验表明，针对每种抗原若仅有几百个淋巴细胞产生应答，是不足以清除病原体的。为了产生足够的抗原特异性效应淋巴细胞来对抗病原感染，需要激活抗原受体特异性淋巴细胞的增殖。只有当大量表达相同抗原受体的细胞发生克隆性增殖后，才能最终分化成可产生效应的淋巴细胞，这一过程通常需要 4～5 天。这意味着在感染几天后，体内才会产生对病原体的适应性免疫应答。

在识别 APC 上的特异性抗原后，初始淋巴细胞停止迁移，细胞核和细胞质体积增大，合成新的 mRNA 和蛋白质。几个小时之后，细胞转化为淋巴母细胞。增殖的淋巴细胞可每 24 小时分裂 2～4 次，持续 3～5 天，这样一个初始淋巴细胞可产生 1000 个具有相同抗原特异性的克隆子代细胞，并继续分化成效应性淋巴细胞。其中，B 细胞的效应细胞为分泌抗体的浆细胞，T 细胞的效应细胞是可杀死受感染细胞的 CTL，或是能辅助激活免疫系统中其他细胞的辅助性 T 细胞（见第 1–8 节）。

效应淋巴细胞不像初始淋巴细胞可参与再循环。一些效应 T 细胞检测到感染后，从血液中迁移到这些感染部位；其他效应 T 细胞则留在淋巴组织中辅助激活 B 细胞。虽然部分分泌抗体的浆细胞会仍然存在于周围淋巴器官中，但大多数在淋巴结和脾脏产生的浆细胞会迁移并定居到骨髓后向血液中分泌大量抗体。黏膜免疫系统中产生的效应细胞则通常停留在黏膜组织内。免疫应答中克隆扩增产生的大多数淋巴细胞最终都会走向死亡。然而，仍有相当数量的活化抗原特异性 B 细胞和 T 细胞（记忆淋巴细胞），会在抗原被清除后继续存活，形成免疫记忆。记忆淋巴细胞比初始淋巴细胞更易被激活，使得机体免疫系统再次遭遇相同病原体时能产生更快速、更有效的免疫应答，提供更加持久的免疫保护。

通过比较机体针对同一抗原产生的初次和再次的抗体应答，我们可以了解免疫记忆的特征。如图 1.25 所示，再次应答时，抗体应答滞后期较短，且抗体水平明显高于初次应答。同时，因在再次应答中，B 细胞可在生发中心发生"亲和力成熟"，从而可使产生的抗体表达出更高的亲和力或结合强度（见第 1–16 节）。其中，辅助性 T 细胞是"亲和力成熟"这一过程所必需的，但辅助性 T 细胞的 TCR 本身并不经历亲和力成熟。与初始 T 细胞相比，记忆 T 细胞的激活阈值较低。但这是由于记忆 T 细胞的抗原反应性发生了变化，而不是 TCR 本身的变化。第 5 章和第 10 章将详述"亲和力成熟"的机制。

免疫记忆的基础是诱导抗原特异性淋巴细胞的克隆扩增和分化，因此记忆有抗原特异性。免疫记忆使疫苗接种成为可能，从而可防止被适应性免疫应答清除的病原体的再次感染。第 11 章将再次介绍免疫记忆，这是适应性免疫中最重要的生物学成果。

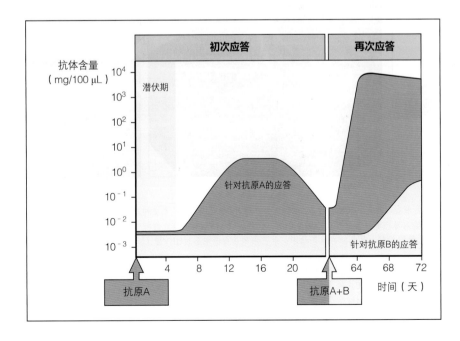

图1.25　抗体应答的典型过程
首次接触抗原产生初次应答。在0时刻引入的抗原A在血清中几乎没有特异性抗体。滞后期（淡蓝色）后出现A抗体（深蓝色）；浓度上升到平台期后逐渐下降，这是典型的初次应答。当检测血清中对另一种抗原B（黄色）的反应时，则几乎没有抗体出现。当动物稍后受到混合抗原A和抗原B的攻击时，对抗原A产生非常快速和强烈的再次抗体应答，出现了免疫记忆。这是初次接种疫苗后需要进行加强注射的主要原因。注意，由于这是首次接触抗原B，因此对抗原B的应答类似于对抗原A的初次应答。

【小结】

固有免疫系统以恒定的 PRR 检测微生物共同结构或它们诱发的损伤信号，而适应性免疫则依靠抗原受体库来识别病原体的特定结构。这一特点使适应性免疫具有更高的敏感性和特异性。抗原反应性淋巴细胞的克隆扩增造就了免疫记忆性，防止机体被同一病原体再感染。

适应性免疫应答主要依赖于两种淋巴细胞。B 细胞在骨髓中成熟，是循环抗体的来源。T 细胞在胸腺中成熟，识别由感染细胞或 APC 表面 MHC 分子提呈的病原体抗原肽。

适应性应答涉及淋巴细胞克隆选择和扩增，这些淋巴细胞具有识别外来抗原的受体。克隆选择为理解适应性免疫应答中的所有关键特征提供了理论依据。

每个淋巴细胞表面都表达单一的抗原特异性受体。这些受体是由可变受体基因片段的随机重组和各种蛋白链配对产生的：后者指免疫球蛋白的重链和轻链，或 TCR 的两条链。淋巴细胞庞大的抗原受体库几乎可以识别任何抗原。当固有免疫应答不能清除感染时，特异性免疫应答开始启动，激活后的 APC（典型者如携带病原体抗原和共刺激分子的 DC）就会迁移到淋巴组织。

免疫应答通常起始于外周淋巴组织。脾脏是血源性抗原的过滤器。淋巴结参与引流各种组织，黏膜和肠道相关淋巴组织（MALT 和 GALT）等特定区域的抗原，让 T 细胞和 B 细胞可以被 APC 或辅助性 T 细胞有效激活。循环淋巴细胞在外周淋巴组织中接触到相应抗原后，增殖分化为效应 T 细胞和 B 细胞，从而清除感染。这些增殖淋巴细胞的部分细胞可分化成记忆细胞，当机体再次遇到相同的病原体，记忆细胞可迅速做出应答。淋巴细胞的抗原识别、细胞发育和分化过程的细节构成了本书三个核心部分的主要内容。

免疫应答的效应机制

针对每种病原，活化的固有免疫细胞和适应性免疫细胞必须采用最恰当的效应机制破坏病原中有感染能力的成分。不同病原的生活方式不同，免疫系统识别及破坏它们的方式也各异（图 1.26）。为抵御不同类型病原的入侵，免疫系统中形成了独特的效应模块（effector module），以靶向不同类型的、有不同的生活方式的病原体。这些效应模块集合了固有免疫和适应性免疫、体液免疫和细胞免疫的组分，能够以综合机制有效地清除特定的病原。例如，吞噬细胞和 B 细胞可参与针对胞外病原的防御免疫应答，两者都可识别胞外抗原，其中 B 细胞可分化为浆细胞并分泌抗体到胞外环境中。在针对胞内病原的免疫应答中，T 细胞识别感染细胞提呈的肽。有些 T 细胞可以直接杀伤被病毒感染的细胞。除此之外，活化 T 细胞还可以分化为三种分泌不同类型细胞因子的辅助性 T 细胞亚群。这三种细胞亚群主要促进对特定类型病原的防御性应答：清除胞内感染、破坏胞外细菌及真菌、建立针对寄生虫的免疫防御屏障。T 细胞也可以促进 B 细胞产生抗体，从而增强对细胞外病原的防御性应答。具体内容详见后述。

免疫系统应对四种病原体的防御作用		
病原体的种类	**示例**	**相应的疾病**
病毒（胞内）	天花病毒 流感病毒 水痘病毒	天花 流感 水痘
胞内菌，原生动物，寄生虫	麻风分枝杆菌 利什曼原虫 恶性疟原虫 弓形虫	麻风 利什曼病 疟疾 弓形体病
胞外菌，寄生虫，真菌	肺炎链球菌 破伤风梭菌 布氏锥虫 杰氏肺孢菌	肺炎 破伤风 昏睡病 肺孢菌肺炎
寄生蠕虫（胞外）	蛔虫 血吸虫	蛔虫病 血吸虫病

图1.26　免疫系统面对的主要病原类型，及其引发的部分

多数适应性免疫应答在清除病原时利用与固有免疫应答相同的效应机制，并需要固有免疫细胞如巨噬细胞、中性粒细胞及一些蛋白质（如补体）的参与。特异性识别可能是脊椎动物在无脊椎动物已具备的固有免疫防御机制的基础上进化而获得的。与该假说相符，最近的研究发现有一群 ILC 也像 T 细胞那样可以分化为分泌不同细胞因子的亚群。本节介绍的抗体的效应方式都依赖于固有免疫细胞或分子的动员才得以实现。

1-19　固有免疫应答可以通过选择若干效应模块防御不同种类的病原

我们在第 1-7 节中曾提到，固有免疫系统中的 NK 细胞和 ILC，与适应性免疫系统的淋巴细胞（尤其是 T 细胞）有诸多相似性。NK 细胞虽缺乏 T 细胞的特异性抗原识别受体，却具备像杀伤性 T 细胞的细胞毒性作用，能分泌杀伤性的细胞因子。ILC 也缺乏特异性抗原识别受体，它们和 NK 细胞都来源于骨髓中的同一种祖细胞。新近的研究表明，ILC 由相互之间密切关联的若干谱系组成，活化后分泌不同种类的细胞因子。上文中提到，ILC 亚群和辅助性 T 细胞亚群在细胞因子表达谱上呈现惊人的相似性。ILC 像是辅助性 T 细胞的固有同系物（innate homolog），而 NK 细胞则是杀伤性 T 细胞的固有同系物。

我们在第 1-6 节中列举了大量功能不同的细胞因子（见附录Ⅲ）。这些细胞因子分别促进不同的效应模块，我们可以以此将细胞因子的效应进行归类。有些细胞因子增强对胞内病原的免疫应答，如 γ 干扰素（IFN-γ）可促使吞噬细胞更有效地杀伤胞内病原，并促进其靶向组织对细胞内病原的抵抗，称为Ⅰ型免疫应答。IFN-γ 由部分固有或适应性淋巴细胞亚群产生。可产生 IFN-γ 的 ILC 亚群称为 ILC1。其他 ILC 亚群借助细胞因子及相关效应模块所产生的应答称为Ⅱ型及Ⅲ型免疫应答，分别介导抗寄生虫感染及清除细胞外病原。免疫应答"效应模块"的这一特点将在本书中被反复提及，其要点是：不论是固有免疫系统还是适应性免疫系统的感应细胞，被激活后可进一步活化 ILC 或者适应性淋巴细胞亚群，继而放大特定的免疫效应模块，靶向杀伤不同种类的病原（图 1.27）。

1-20　抗体防御胞外病原及其毒性产物

抗体多存在于血浆或细胞外液，因而由抗体介导的免疫应答也称为体液免疫（humoral immunity）。抗体是含有两个相同抗原结合位点和一个恒定区（Fc）的 Y 形分子。在第 1-9 节中我们提到，抗体恒定区有 5 种类型，以此区分抗体不同的类（class）或型（isotype）。恒定区决定了抗体的功能特性，即它以何种方式对所识别的抗原执行效应功能。每一类抗体采用独特的效应机制执行特定的功能。我们将在第 5 章和第 10 章中详述抗体的种类及其作用方式。

抗体抵御病原及其有害产物的首要的、也是最直接的方式是与其结合，从而阻止病原入侵并感染靶细胞（图 1.28，左列），这称为中和作用。中和作用在抗病毒感染中发挥重要作用，可阻止病毒侵入细胞和在细

效应模块	细胞种类、功能与机制
细胞毒性作用	NK细胞、CD8$^+$T细胞
	清除病毒感染及代谢应激状态的细胞
胞内免疫（1型）	ILC1、Th1细胞
	清除细胞内病原体，激活巨噬细胞
黏膜与屏障免疫（2型）	ILC2、Th2细胞
	清除寄生虫；募集嗜酸性粒细胞、嗜碱性粒细胞、肥大细胞
胞外免疫（3型）	ILC3、Th17细胞
	清除胞外菌和真菌；募集并激活中性粒细胞

图1.27　固有免疫和适应性免疫淋巴细胞有多种相同的功能
固有免疫和适应性免疫在启动不同效应模块上有类似之处。因而每组对应的"ILC-T细胞"针对特定类型的病原可行使相似的功能。

胞内复制，也可清除细菌毒素，同时也是疫苗接种后的免疫保护效应的主要机制。

抗体与细菌结合并不足以阻止细菌繁殖。但抗体可作用于吞噬细胞（如巨噬细胞或中性粒细胞），促进其对细菌的吞噬和清除。很多细菌表面有荚膜包被，不能被吞噬细胞表面的 PRR 识别，从而逃避固有免疫系统的监视。然而抗体可识别衣壳中的抗原成分，抗体的恒定区则与吞噬细胞表面的 Fc 受体结合，促进对细菌的吞噬（图 1.28，中列）。这种抗体与病原和外来异物进行表面结合，继而增强其与吞噬细胞表面受体亲和力的效应，称为调理作用。

抗体的第三个功能是激活补体。在第 1-2 节中，我们简单地提到了 Bordet 发现血清因子补体对抗体活性有"补充"作用。虽然微生物表面成分可以不经抗体而直接激活补体，从而导致某些补体成分在细菌表面以共价结合的方式沉积。但如果抗体先与细菌表面结合，抗体的恒定区可以介导比抗体与细菌单独作用要更强、更高效的补体激活。因此，一旦有抗体产生，针对病原的补体激活效应就大大增强。

某些沉积在细菌表面的补体成分可以直接裂解细菌的细胞膜，这种机制对防御某些细菌感染非常重要（图 1.28，右列）。然而，补体的主要功能是帮助吞噬细胞摄取并破坏那些它们本身不能识别的细菌。多数吞噬细胞都表达识别补体蛋白的补体受体。补体受体与沉积在细菌表面的补体蛋白结合，促进对细菌的吞

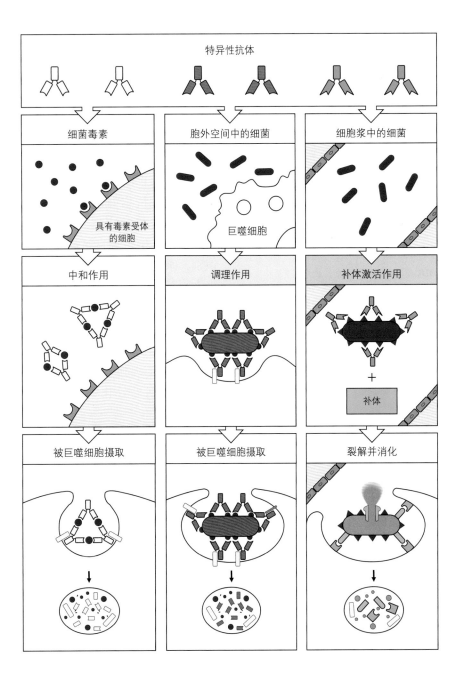

图1.28　抗体通过三种主要途径参与宿主的免疫防御

左图显示抗体通过结合和中和细菌毒素，阻止毒素接触宿主细胞、导致疾病。游离毒素可以与宿主细胞表面的受体结合，而毒素–抗体复合物却不能。抗体也能中和完整的病毒颗粒和细菌并对其灭活。抗原–抗体复合物最终被巨噬细胞清除并降解。抗体包被抗原后，使其可以被吞噬细胞（巨噬细胞和中性粒细胞）所识别、吞噬、破坏，该过程称为调理作用。中图显示了对细菌胞体的调理作用和吞噬作用。抗体首先通过可变区识别细菌表面的抗原（红色），以其Fc段与巨噬细胞和其他吞噬细胞的Fc受体（黄色）结合，促进吞噬过程。右图显示覆盖菌体的抗体对补体系统的激活效应。该抗体提供了一个平台，可激活补体系统中第一个蛋白质，从而使得补体蛋白（蓝色）在细菌表面沉积，这会直接导致细菌细胞壁上形成小孔，使细菌裂解。多数情况下，细菌表面的补体蛋白被吞噬细胞的补体受体识别后，吞噬细胞吞噬并破坏细菌。因此，抗体主要通过吞噬细胞实现其对所靶向的病原及其毒性物质的清除作用。

噬。部分补体蛋白也能增强吞噬细胞对细菌的杀伤功能，其结果是所有与抗体结合的、不结合的病原均可被吞噬细胞吞噬、降解和清除（图1.28，底排）。抗体募集的补体系统和吞噬细胞本身并不具有抗原特异性识别能力，但均可通过特异性抗体来识别该颗粒是否具有异质性。

1–21 T细胞调控细胞免疫及B细胞对多数抗原的应答

抗体存在于血液和细胞外空间，所以无法接触在细胞内复制的所有病毒以及部分细菌与寄生虫。破坏胞内入侵者的任务由T细胞通过适应性免疫中的细胞免疫应答完成。T细胞参与对细胞内外微生物等多种病原的应答，所以其发挥效应的方式也广泛多样。

发育自胸腺的T细胞有多种类型，各自表达不同的TCR及特定的表面标记。最主要的两种T细胞分别在其表面表达CD4和CD8两种分子。这两种分子并非随机表达，而是参与T细胞与其他细胞间的相互作用，是T细胞的重要功能执行者。在第1–10节提到，外源的多肽由MHC分子提呈于细胞表面后被T细胞识别。CD4与CD8参与这一抗原识别过程，可各自识别MHC分子的不同区域，并参与TCR识别抗原后的信号传导。所以，CD4和CD8也称为"协同受体"，参与决定CD4$^+$与CD8$^+$T细胞在功能上的差异。

MHC分子主要分为Ⅰ类分子和Ⅱ类分子。二者在结构上略有差别，但在其表面都有可结合肽段的狭长凹槽（图1.29）。MHC分子在细胞内合成组装时，抗原肽被嵌入该凹槽，继而抗原肽：MHC复合物被运输到APC表面并提呈给T细胞（图1.30）。由于CD8识别MHCⅠ类分子，而CD4识别MHCⅡ类分子，因此，CD4$^+$T细胞和CD8$^+$T细胞在功能上存在差异。区分两类T细胞：CD8$^+$T细胞选择性识别与MHCⅠ类分子结合的肽，而CD4$^+$T细胞识别与MHCⅡ类分子结合的肽。T细胞发挥作用最直接的方式是细胞毒性。CTL是一类可以直接作用于病毒感染的靶细胞的效应T细胞。病毒来源的抗原在被感染的细胞内复制，并被提呈于细胞表面，被CTL的抗原识别受体所识别。继而T细胞直接杀伤被病毒感染的细胞，从而阻止病毒复制和新病毒的释放，发挥抗感染效应（图1.31）。因CTL表达CD8，识别MHCⅠ类分子所提呈的抗原，而人体大多数细胞表面都有MHCⅠ类分子表达。因此，携带病毒抗原肽的MHCⅠ类分子被表达CD8分子的CTL识别，杀伤各种被感染的细胞。由此可见，MHCⅠ类分子在抗病毒感染方面至关重要（图1.32）。

CD4$^+$T细胞即本章前文中提到的辅助性T细胞。CD4$^+$T细胞识别被MHCⅡ类分子提呈抗原肽。表达MHCⅡ类分子的细胞主要是免疫系统中的专职APC，如DC、巨噬细胞和B细胞等（图1.33）。所以CD4$^+$T细胞主要识别通过吞噬作用从细胞外环境中摄取的抗原。CD4$^+$T细胞可分化为多种效应性细胞亚群如Th1、Th2、Th17等，

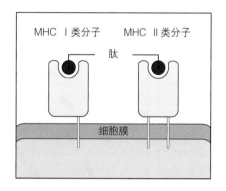

图1.29 MHC分子在细胞表面提呈抗原肽片段
MHC分子是一种膜蛋白，胞外远端结构域形成一个可以和多肽片段结合的凹槽。这些多肽片段来源于细胞内降解的蛋白质，既有自身成分，也有外源蛋白抗原。这些多肽在到达细胞表面之前和新合成的MHC分子结合。MHC分子主要有两种，MHCⅠ类分子和MHCⅡ类分子。两者结构上都是三聚体，由两条蛋白链与自己或非己的肽段结合，本图为简图，上述结构特征没有展示出来。

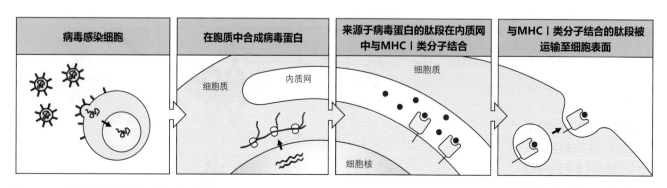

图1.30 MHCⅠ类分子提呈来源于胞质蛋白的抗原
病毒感染细胞后，病毒蛋白在胞质中合成。病毒蛋白来源的肽段被转运到内质网与MHCⅠ类分子结合后，被运输到细胞表面。

被病毒感染的细胞	CTL杀伤感染的细胞

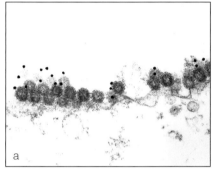
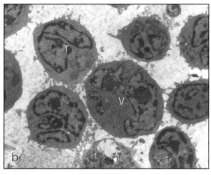

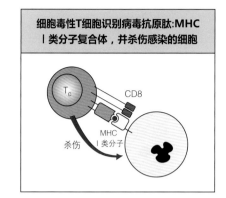

图1.32　CD8 CTL识别MHC Ⅰ类分子提呈的抗原，杀伤靶细胞
被病毒感染的细胞表面存在抗原肽:MHC Ⅰ类分子复合物，可被抗原特异性的所识别。CTL启动杀伤程序对靶细胞进行杀伤。

图1.31　细胞内病毒感染的宿主防御机制

CTL识别并直接杀伤被病毒感染的细胞。杀伤机制包括胱天蛋白酶（caspase）的激活，该酶在其活性部位含有半胱氨酸，可以切割靶蛋白的天冬氨酸位点。胱天蛋白酶转而激活胞质内的核酸酶，对被感染细胞内的宿主DNA及病毒DNA进行切割。

图a是一张扫描透射电镜图片，展示了流感病毒感染的CHO细胞（中国仓鼠卵巢细胞系）的细胞膜表面存在的病毒颗粒。图中的黑点是用金颗粒偶联的抗病毒蛋白单抗进行染色的结果。

图b是CTL围绕在被病毒感染的细胞（V）周围的扫描透射电镜图片。可以看到左上角的CTL（T）和被病毒感染的细胞的细胞膜之间的紧密接触。同时，在CTL内部，细胞核与被感染细胞的接触面之间的胞质中，出现细胞器的聚集。

图a由M. Bui和A. Helennius友情提供，图b由N. Rooney友情提供。

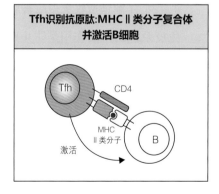

图1.33　CD4 T细胞识别由MHC Ⅱ类分子提呈的抗原

Th1识别被感染的巨噬细胞表面的特异性抗原后，激活巨噬细胞破坏胞内菌（上图）。滤泡辅助性T细胞（Tfh）识别B细胞表面提呈的抗原后（下图），激活B细胞，促进其增殖并分化为产生抗体的浆细胞。

它们与ILC亚群表达相似的功能性细胞因子，激活多种效应分子的表达，抵御不同病原的感染。CD4⁺ T细胞亚群主要在外周感染或损伤的部位发挥作用。在淋巴组织内还有被称为滤泡辅助性T细胞（T follicular helper cell，Tfh）的CD4⁺ T细胞亚群，它们可与B细胞相互作用，并调控免疫应答过程的抗体生成。有关不同辅助性T细胞亚群的内容，我们将在第9章详述。例如，CD4 Th1亚群辅助清除定植于巨噬细胞内、膜包被的囊泡中的细菌。Th1与ILC1类似，都产生IFN-γ，激活巨噬细胞并增强巨噬细胞杀伤胞内菌的能力。这类感染中最重要的两类疾病是结核杆菌感染导致的结核，以及麻风分枝杆菌感染导致的麻风病。细胞内的溶酶体中含有大量的消化酶和抗菌物质，分枝杆菌可以阻止囊泡和溶酶体结合，因此可在细胞内存活（图1.34）。但被感染的巨噬细胞表面存在多种分枝杆菌抗原成分，可被活化的Th1细胞识别，Th1继而分泌特殊类型的细胞因子激活巨噬细胞，使巨噬细胞逆转分枝杆菌对囊泡融合的阻碍作用。Th2和Th17产生的细胞因子则专职杀灭寄生虫、胞外细菌及真菌。CD4⁺ T细胞及其亚群对适应性免疫应答起引导作用，我们将在本书第8、9、11和12章详述这些内容。

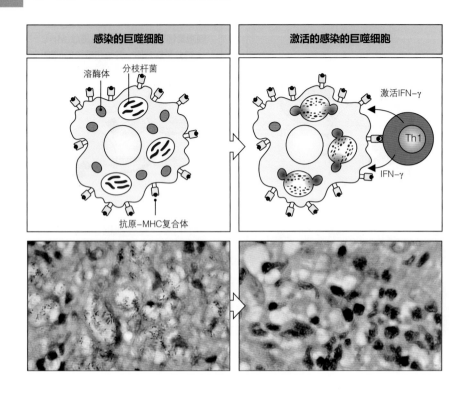

图1.34　宿主抗胞内分枝杆菌感染的机制
巨噬细胞的溶酶体内含有杀菌成分。分枝杆菌被巨噬细胞吞噬后停留在胞内囊泡中，并阻止囊泡和溶酶体的融合，从而抵抗巨噬细胞对病原的杀伤。当巨噬细胞处于静息状态时，分枝杆菌可在巨噬细胞中的囊泡中存活。然而，当吞噬细胞被Th1细胞激活后，吞噬囊泡即与溶酶体融合而杀伤细菌。巨噬细胞的激活状态由Th1调控，既节省了能量，又避免对组织的损伤。下图光学显微镜图片显示被分枝杆菌感染的巨噬细胞分别处于静息和激活状态。用酸性红染料对这些细胞内的分枝杆菌进行染色，红色棒状的分枝杆菌在静息的巨噬细胞中明显可见（左图），而在激活的巨噬细胞中被清除（右图）。图片由G. Kaplan友情提供。

1 – 22　遗传性及适应性免疫系统缺陷导致机体对感染的易感性

人体的免疫系统虽有足够能力抵御病原，阻止感染和感染复发，但也存在免疫系统部分失灵而罹患免疫缺陷性疾病的个体。其中，最严重的情况是适应性免疫系统完全缺失。此时，除非对患者采取非常的治疗手段，否则患者在婴幼儿时期就会因为严重感染而死亡。对于其他非致命性的、不同类型的免疫系统缺陷，则可能造成某些特殊类型病原的频发感染。免疫缺陷多数是基因缺陷所导致，通过研究这些不同类型的免疫缺陷，有助于认识到人类免疫系统中不同成分的特定功能。熟知正常免疫系统的作用机制对了解免疫缺陷是必需的，因此我们将把大部分免疫缺陷的介绍推后到第 13 章，这样可以将两者结合起来阐述。

30 多年前，一种致命的免疫缺陷性疾病出现，即适应性免疫缺陷综合征（acquired immune defificiency syndrome，AIDS），也称为艾滋病。其感染因素是人类免疫缺陷病毒 HIV-1 和 HIV-2。这种病毒破坏表达 CD4 的 T 细胞、DC 和巨噬细胞，导致胞内细菌或其他病原感染。此为这种广泛流行的免疫缺陷性疾病致死的主要因素，我们将在第 13 章详细讨论 AIDS 及其他遗传性免疫缺陷疾病。

1 – 23　了解适应性免疫应答对治疗变态反应性疾病、自身免疫病及器官移植后排斥至关重要

免疫系统的主要作用是防止感染。然而，医学上很多重要的疾病往往伴随着非感染条件下由不恰当抗原引起的免疫应答。在变态反应中，机体针对的不是感染因子而是无害的外源物质；在自身免疫病中，则出现了针对自身抗原的免疫应答；而在移植物排斥反应中，抗原来自植入的供体器官或外来细胞（将在第 15 章讨论）。事实上，引起移植物排斥反应的主要抗原是 MHC 分子。人群有不同变体形式的 MHC 分子，即显示高度多态性。大部分无亲缘关系个体所表达的 MHC 分子，之间差异较大，称作"组织型"。在 20 世纪30 年代 MHC 最早由 Peter Goren 在小鼠中发现，定位于小鼠的 *H-2* 基因位点，决定了宿主接受还是排斥移植的肿瘤。后来 George Snell 构建了不同品系的小鼠，这些小鼠仅在 MHC 基因位点存在差异，以此来研究这些基因的作用。人类 MHC 分子是在二战时期被发现的，当时人们试图对严重烧伤的飞行员或受爆炸伤的人进行皮肤移植。由于免疫系统认为这些移植物是属于"异己"的，患者对移植物产生了排斥反应。判断免疫应答是成功还是失败，以及免疫应答对个体是有利还是有害，并不取决于免疫应答本身，而更多地取决于免疫应答中抗原的特性，以及免疫应答发生的具体情况（图 1.35）。由于他们在 MHC 研究领域中的贡献，Snell、Baruj Benacerraf 和 Jean Dausset 等在 1980 年共同获得了诺贝尔奖。

包括哮喘在内的各种变态反应性疾病在发达国家中逐渐增多，危害着人类的健康。自身免疫应答也可引

发多种重要疾病。针对胰岛β细胞的自身免疫应答是导致青年时期糖尿病发生的首要因素。无论是变态反应性疾病还是自身免疫病，都是由于患者适应性免疫系统的过度防御造成了严重的组织损伤。

由无害抗原、机体组织及器官移植物引发的免疫应答，与其他免疫应答一样，具有高度的特异性。目前针对这些应答的常用治疗手段是使用免疫抑制药物，而受到抑制的是所有免疫应答，包括合意的（有利的）和不合意的（有害的）。如果能够让那些针对不合意应答的淋巴细胞克隆被抑制，就可以在不危及保护性免疫的情况下治愈疾病和保护器官移植物，但这些抗原特异性免疫调节手段尚未能用于临床治疗。不过近年来许多新药已研制成功，提供了更多的选择性免疫抑制剂，用于控制自身免疫和其他不良的免疫应答（见第 16章），应用高度特异的单克隆抗体是其中之一，George Kohler 和 Cesar Milstein 凭借相关研究获得了 1984 年诺贝尔奖。变态反应、自身免疫病、移植物排斥、免疫抑制药物和单抗等新进展的内容将在第 14 ～ 16 章介绍。第15 章将专论免疫调节机制，包括功能性淋巴细胞亚群及细胞因子的调节。

1-24 疫苗接种是控制感染最有效的方法

自 Jenner 的开创性实验以来，通过免疫或疫苗接种而主动激发免疫应答在近 200 年来已经获得成功。群体免疫的实施基本消灭了过去有较高致病率和死亡率的疾病（图 1.36）。人们认为疫苗接种是十分安全的，以至于在美国的大多数州，儿童需要接

抗原	针对抗原的效应性应答	
	正常应答	应答缺陷
感染物	保护性免疫	反复感染
无害物质	变态反应	无应答
移植的器官	排斥	接受
自身器官	自身免疫	自身耐受
肿瘤	肿瘤免疫	癌症

图1.35　免疫应答是有利或是有害取决于抗原的属性
有利的免疫应答用白底色标识，有害的免疫应答标记为红底色。有利的免疫应答的缺失，也被认为是有害的。

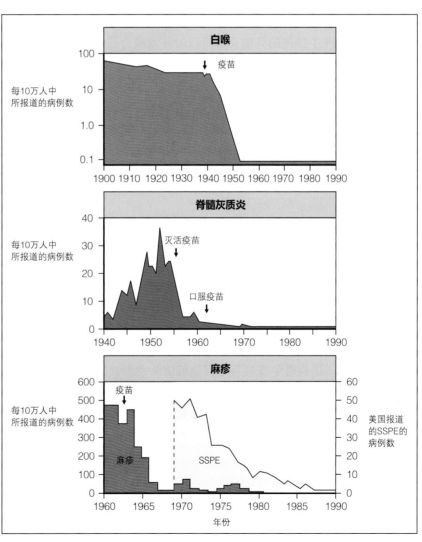

图1.36　计划性疫苗接种获得成功
图中显示，白喉、脊髓灰质炎及麻疹在美国已经基本被消灭。有一些麻疹感染晚期的患者会发生亚急性硬化性全脑炎（subacute sclerosing panencephalitis, SSPE）。在有效预防麻疹发病的15～20年后，SSPE也消失了。然而这些疾病在世界范围内尚未根除，疫苗接种还要继续进行，防止再次流行。

种多达 7 种的常见儿童疾病疫苗。虽然目前疫苗接种已有了瞩目的成就，但很多疾病仍然缺乏有效的疫苗。与此同时，虽然疫苗在发达国家得以有效使用，但在发展中国家，由于技术或经济因素导致如麻疹疫苗等疫苗无法普及，因此仍存在较高的致死率。

在第 16 章，我们将讨论近来人们如何利用现代免疫学和分子生物学的技术生产新疫苗、改进旧疫苗。人民的健康状况得到保障是增强人口素质和经济增长的关键。每个人只需少量的花费，即可减轻疾病的痛楚，疫苗对于疾病的防治有着令人振奋的前景。

很多致病力强的病原体由于能逃避或者破坏适应性免疫应答的保护机制，对疫苗接种产生了抵抗。第 13 章将论及病原体的这些逃逸机制。为了征服世界上很多全球性重大的疾病，包括疟疾、腹泻（儿童致死的主要疾病之一）以及近期带来威胁的 AIDS，需要对病原本身以及它们与免疫系统之间的相互作用进行更深入的了解。

【小结】

针对不同的病原体，抗感染免疫应答可被归类于不同的效应模块。固有免疫系统中的感知细胞检测到感染发生，激活 ILC 和 T 细胞，后者再放大免疫效应、并激活不同的效应模块。ILC 包含产生各种细胞因子、激活独特的效应模块的亚群。T 细胞根据其表面表达的共受体主要分为 CD8 T 细胞和 CD4 T 细胞两类，分别识别 MHC Ⅰ类分子和 MHC Ⅱ类分子提呈的抗原。这些 T 细胞亚群如同其对应的 ILC 亚群，能分别提高促进不同效应模块的活性。其中，NK 细胞和 CD8 T 细胞针对胞内感染（如病毒感染）发挥细胞毒性作用。而 ILC 和辅助性 T 细胞的其他亚群可以分泌效应介质，激活其他效应功能，包括靶向胞内菌、胞外菌、真菌和寄生虫。T 细胞也可以通过一些信号通路辅助调节 B 细胞，并促进其产生抗体。特异性抗体可以清除、消灭可溶性毒素和细胞外病原。抗体不仅可以作用于微生物来源的抗原和毒素，其 Fc 段还可以与吞噬细胞表面表达的 Fc 特异性受体结合。补体蛋白沉积于微生物表面，抗体可以促进它们与吞噬细胞表面表达的补体蛋白的受体结合。遗传性缺陷或免疫系统重要组分受到感染可导致免疫力的丧失。错误的免疫应答（如自身免疫病、变态反应及移植物排斥）会造成组织损伤。疫苗接种仍然是免疫系统抵御疾病最强大的工具。除此之外，还出现了一些新方法和新技术，如 20 多年来在临床上日趋重要的单克隆抗体药物。

第1章总结

免疫系统赋予宿主抵御感染的能力。固有免疫是免疫防御的第一道防线，但对某些病原体缺乏识别能力，也不能提供可抵御二次感染的特异保护性免疫。适应性免疫应答的基础作用机制是对淋巴细胞库进行克隆选择，其中的淋巴细胞带有高度可变的抗原特异性受体，使得免疫系统能够识别任何外来抗原。在适应性免疫应答发生时，抗原特异性淋巴细胞扩增并分化为不同的效应细胞克隆以清除病原。图 1.7 总结了免疫应答的时相及其大致的时程。宿主防御需要不同的识别系统和多样的效应机制，寻找和破坏那些藏于机体内、外表面的病原。适应性免疫应答不仅能够清除病原，并且在该过程中通过克隆选择，产生分化的记忆性淋巴细胞，为二次感染出现时产生更迅速有效的应答提供了条件。对免疫应答进行调节既包括激发保护性应答防治传染病，也包括抑制有害应答。这是免疫学研究用于临床的主要目标。

练习题

1.1　**选择题**：以下描述中，哪项属于疫苗接种的例子?
A. 给一个人接种牛痘预防天花
B. 取白喉毒素致敏的动物的血清，注射给感染白喉毒素的患者，从而防止白喉毒素的有害影响
C. 细菌感染引起的补体激活和病原破坏
D. 一个曾经感染水痘病毒的人，由于产生了对水痘病毒的免疫记忆不会再次发生水痘

1.2　**选择题**：以下哪项是对免疫记忆的恰当的定义?
A. 一种防止个体针对其自身组织产生免疫应答的机制
B. 一种防止个体接触到微生物的机制
C. 个体在经过初次感染清除病原后，识别该病原的淋

巴细胞，以及针对该病原的特异性抗体仍然持续存在，从而对二次感染起预防作用

D. 抑制或者清除病原的过程

1.3　**判断题**：TLR 识别胞内菌，而 NLR 识别胞外菌。

1.4　**配对题**：从起源上将以下细胞分为淋巴系或髓系。

A. 嗜酸性粒细胞

B. B 细胞

C. 中性粒细胞

D. NK 细胞

E. 肥大细胞

F. 巨噬细胞

G. 红细胞

1.5　**选择题**：免疫学家的"肮脏的小秘密"认为可以通过摄入微生物的组分，刺激免疫系统产生对感兴趣的目标抗原蛋白的强力免疫应答。以下哪项不是识别微生物产物从而促进强力免疫应答产生的受体或受体家族？

A. TLR

B. TCR

C. NLR

D. PRR

1.6　**判断题**：HSC 可以发育成体内任何类型的细胞。

1.7　**配对题**：将以下名词和对其描述最贴切的短语配对。

A. 变态反应　　　1. 针对移植物来源的细胞所产生的抗原的免疫应答

B. 免疫耐受　　　2. 针对无害的外来物质来源的抗原产生的免疫应答

C. 自身免疫病　　3. 阻止对自身组织产生免疫应答的过程

D. 移植排斥　　　4. 针对自身抗原的免疫应答

1.8　**选择题**：以下哪项不是维持免疫耐受的机制？

A. 克隆清除

B. 失能

C. 克隆扩增

D. 对自身反应性淋巴细胞的抑制

1.9　**配对题**：将以下器官按中枢 / 初级淋巴器官和外周 / 次级淋巴器官进行分类。

A. 骨髓

B. 淋巴结

C. 脾脏

D. 胸腺

E. 阑尾

1.10　**配对题**：将以下区域、结构、从属结构组分与其所存在的字母编号的器官进行配对。

A. 淋巴结

B. 脾脏

C. 小肠黏膜

1. 围动脉淋巴鞘

2. 派尔集合淋巴结

3. 高内皮细胞小静脉

1.11　**选择题**：以下哪项不是在炎症发生时的事件？

A. 细胞因子的分泌

B. 趋化因子的分泌

C. 招募固有免疫细胞

D. 血管收缩

1.12　**填空题**：_____T 细胞可以杀伤感染的细胞，而_____T 细胞可以激活免疫系统中的其他细胞。

1.13　**判断题**：在免疫应答过程中，TCR 和 BCR 都会经过亲和力成熟，从而获得对抗原的高亲和力。

1.14　**判断题**：每个淋巴细胞的表面受体同时具有对多种抗原的特异性。

1.15　**选择题**：以下哪种细胞建立了固有免疫应答和适应性免疫应答的重要联系？

A. DC

B. 中性粒细胞

C. B 细胞

D. ILC

1.16　**选择题**：以下哪项不是抗体防御病原感染的机制？

A. 中和作用

B. 共刺激 T 细胞

C. 调理作用

D. 补体激活 / 沉积

1.17　**判断题**：Th2 不表达 MHC Ⅰ类分子。

（周　洪　郭振红　邱菊译，周光炎校）

参考文献

固有免疫：
第一道防线

2

正如第 1 章中介绍的，微生物入侵人体后数分钟或数小时内就能被人体的固有免疫防御机制检测和清除，这一过程并不依赖于抗原特异性淋巴细胞的扩增。固有免疫系统利用数目有限的分泌蛋白或细胞表面受体来探知感染，并区分病原体和宿主，这些蛋白质也被称为固有免疫受体，因为它们是与生俱来的，其编码基因来自个体的父母双方，并且不会像淋巴细胞一样发生受体基因片段的重排（在第 1-11 节中有记述）。固有免疫的重要性体现在固有免疫系统的缺陷将会导致多种严重的免疫缺陷，即使在适应性免疫系统完好的情况下，也会增加对疾病的易感性。我们将在第 13 章中进一步讨论。

如图 1.5 所示，感染起始于病原体突破宿主的物理屏障，这会立刻激发固有免疫应答（图 2.1），其中包括一些早已存在的效应分子，它们存在于细胞外液、血液及上皮分泌物中，具备消灭或削弱病原体的功能。例如，部分抗菌酶（如溶菌酶）能消化细菌的细胞壁；抗菌肽（如防御素）能直接溶解细菌的细胞壁。存在于血浆中的补体系统可通过溶解病原体或通过调理巨噬细胞的吞噬作用来消除病原体。如果这些效应分子不能有效地清除感染，固有免疫细胞则通过 PRR 识别微生物的 PAMP 并被激活，活化后的固有免疫细胞可通过一系列的效应机制清除感染。固有免疫应答不具有记忆性。如果以上两道防线都未能清除病原体，机体则启动适应性免疫应答，相应的淋巴细胞发生病原体抗原特异性的克隆扩增，产生具有免疫记忆功能的淋巴细胞，提供长期的特异性保护。

本章将主要讨论固有免疫应答的第一时相。我们将先介绍防止感染的解剖学屏障和能够产生快速应答的可溶性因子。解剖学屏障主要由上皮细胞，以及位于上皮下面的吞噬细胞组成。上皮细胞可以分泌多种因子，包括抗菌酶和抗菌肽。吞噬细胞能够直接吞噬和消化微生物。接下来我们将介绍补体系统，以及它们如何直接杀死微生物或通过促进吞噬细胞清除微生物。补体系统及其他一些可溶性抗菌物质可

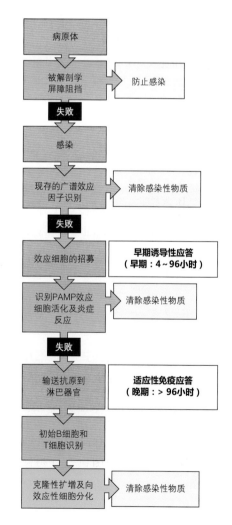

图2.1　感染发生后的三个时相

包含了固有时相、固有免疫应答及适应性免疫应答。前两个时相依赖于固有免疫系统拥有的胚系基因编码的受体对病原体的识别，适应性免疫系统通过基因重排产生抗原特异性的受体。适应性免疫应答发生较晚，这是因为针对入侵病原体的特异性B细胞和T细胞数量稀少，因此要先通过克隆扩增，然后分化为效应性淋巴细胞，最终迁移到感染部位并清除感染。每个时相中清除感染所产生的效应因子是相似的。

合并称为体液固有免疫。如果这些早期的防御机制不能清除病原体，在感染部位的吞噬细胞会招募新的细胞和效应因子，这一过程又叫作炎症反应，我们将在第 3 章中详细讨论。

解剖学屏障与化学防御

能够诱发疾病，或对组织造成损伤的微生物称为病原微生物，简称为病原体。病原微生物可入侵身体的各个部位，并突破不同的机制导致疾病。固有免疫可有效地清除偶然通过解剖学屏障的微生物，故而病原体必须向对宿主固有防御系统产生耐受的方向进化。一旦感染发生，机体使用固有和适应性免疫应答来清除病原体。即使在适应性免疫发挥作用的时候，固有免疫应答依然在减少病原体数量上发挥十分重要的作用。本章节的第一部分，我们将简单地描述不同种类的病原体及其入侵策略，接着将探讨防止致病微生物建立感染的固有防御机制。

2-1 感染性疾病由病原体在宿主体内的自我增殖造成

引起感染的病原体可分为五大类：病毒、细菌、真菌、原虫和蠕虫。原虫和蠕虫通常又统称为寄生虫，属于寄生虫学研究的对象，而病毒、细菌和真菌属于微生物学研究的对象。图 2.2 中列出了几种不同种类的微生物和寄生虫，以及它们能引起的疾病。病原体的特性是指它们各自不同的传染方式、复制方式、发病机制及宿主产生应答的方式。不同病原体的特征及生活周期差别较大，因此需要不同的固有及适应性免疫应答机制来消灭这些病原体。

病原体可以在身体的各个部位发生增殖（图 2.3）。在第 1 章中我们了解到病原体增殖的场所可以分为细胞内和细胞外。固有免疫和适应性免疫以不同的方式应对存在于这两个部位的病原体。很多细菌都在细胞外生存和复制：或者是在组织中，或者是在覆盖于体腔的上皮细胞表面。这些胞外细菌往往容易被固有免疫的重要武器——吞噬细胞消灭。但是有一些病原体，如葡萄球菌属和链球菌属，其表面有一层多聚糖荚膜，能保护它们不被吞噬。在某种程度上，固有免疫系统的另一成分——补体可以使细菌变得更容易被吞噬。适应性免疫应答发生时，在抗体和补体的双重作用下，细菌也更容易被吞噬。

病原体的感染途径				
侵入路径	传播方式	病原体	疾病	病原体种类
黏膜表面				
口腔和呼吸道	吸入或摄入感染性物质（如唾液）	麻疹病毒 流感病毒 水痘-带状疱疹病毒 EB病毒 酿脓链球菌 流感嗜血杆菌 脑膜炎奈瑟菌	麻疹 流感 水痘、疱疹病毒 单核细胞增多症 扁桃体炎 肺炎，脑膜炎 脑膜炎球菌性脑膜炎	副黏病毒 正黏病毒 疱疹病毒 疱疹病毒 革兰氏阳性菌 革兰氏阴性菌 革兰氏阴性菌
	孢子	炭疽杆菌	吸入性炭疽病	革兰氏阳性菌
消化道	污染的食物或水	轮状病毒 甲型肝炎 肠炎沙门菌 鼠伤寒沙门菌 霍乱弧菌 伤寒沙门菌 毛首鞭形线虫	腹泻 黄疸 食物中毒 霍乱 伤寒热 鞭虫病	轮状病毒 细小核糖核酸病毒 革兰氏阴性菌 革兰氏阴性菌 革兰氏阴性菌 蠕虫
生殖系统和其他路径	性传播/血液传播	乙型肝炎病毒 人类免疫缺陷病毒	乙型肝炎 艾滋病	嗜肝DNA病毒 反转录病毒
	性传播	淋病奈瑟菌 梅毒螺旋体	淋病 梅毒	革兰氏阴性菌 螺旋体细菌
机会性感染	微生物群	白念珠菌	黏球菌病，真菌性口炎	真菌
	肺部微生物群	卡式肺囊虫	肺炎	真菌
体表上皮				
体表	物理接触	毛癣菌	足癣	真菌
伤口和擦伤	皮肤轻微擦伤 穿透伤 与感染动物接触	炭疽杆菌 破伤风杆菌 土拉杆菌	皮肤炭疽 破伤风 兔热病	革兰氏阳性菌 革兰氏阳性菌 革兰氏阳性菌
昆虫叮咬	蚊子叮咬（埃及伊蚊） 蜱虫叮咬 蚊子叮咬（疟蚊）	黄病毒 伯氏疏螺旋体 疟原虫	黄热病 莱姆病 疟疾	病毒 螺旋体细菌 原虫

图2.2　能够引起疾病的微生物
病原性微生物有五个主要类型：病毒、细菌、真菌、原虫和蠕虫。表中列出了常见的病原体。

	细胞外		细胞内	
	间质、血液、淋巴	上皮表面	胞浆	囊泡
感染部位	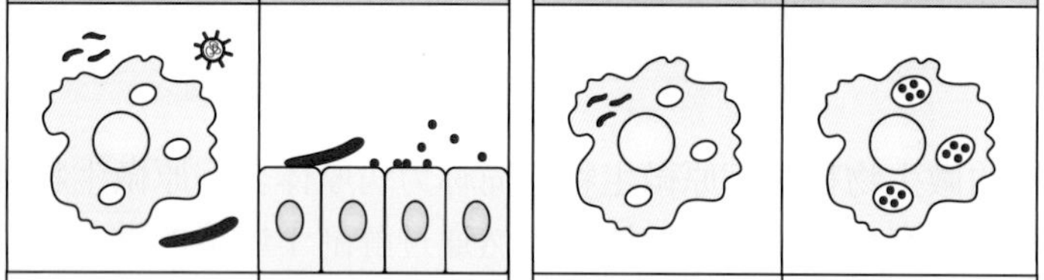			
微生物	病毒 细菌 原虫 真菌 蠕虫	淋病奈瑟菌 肺炎链球菌 霍乱弧菌 幽门螺杆菌 白念珠菌 蠕虫	病毒 衣原体 立克次体 原虫	分枝杆菌 鼠疫耶尔森菌 嗜肺军团菌 新型隐球菌 利什曼原虫
保护性免疫	补体 吞噬作用 抗体	抗菌肽 抗体 （特别是IgA）	NK细胞 杀伤性T细胞	T细胞和NK细胞 介导的巨噬细胞 活化

图2.3　病原体存在于人体的各个部分，并面临不同的宿主防御机制

所有病原体都存在细胞外时相，易于被固有免疫的效应因子和细胞，以及适应性免疫产生的抗体所识别。这些效应因子及抗体主要通过促进吞噬细胞的吞噬能力来消灭病原体。当病原体（如病毒）侵入细胞后，上述效应因子不再起作用，取而代之的是NK细胞或杀伤性T细胞能够攻击受感染的细胞。此外，NK细胞或T细胞还可以活化巨噬细胞，使巨噬细胞杀死寄生于胞内囊泡的病原体。

　　病原体复制的场所及对组织的损伤决定了传染性疾病的症状和结果（图 2.4）。存活于细胞内的病原体往往会对宿主产生损伤或杀伤。专性胞内病原体（如病毒），必须通过入侵宿主细胞进行复制；而兼性胞内病原体，如分枝杆菌，既可以在胞内复制也可以在胞外复制。固有免疫系统主要采用以下两种策略来防御胞内病原体：首先是在病原体感染细胞前就消灭病原体，主要通过释放如抗菌肽等物质，或直接吞噬并消化病原体；其次固有免疫系统能识别和消灭被病原体感染的细胞，NK 细胞就担任这样的角色，它们能够在杀伤性 T 细胞发挥效应之前对病毒感染起监视作用。细胞内病原体又可以被进一步分为在细胞内进行自由复制，如病毒和某些细菌（如衣原体、立克次体、李斯特菌），以及在胞内囊泡内进行复制的病原体，如分枝杆菌等。NK 细胞或 T 细胞可以活化巨噬细胞，杀死生存在其囊泡内的病原体。

　　大部分胞外细菌类病原体通过释放蛋白质毒素引起疾病，这些分泌的毒素也叫作外毒素（图 2.4）。固有免疫系统基本上不具备抵御这种毒素的能力，这就需要适应性免疫应答产生具有高度特异性的抗体来中和这些毒素（图 1.28）。由感染所造成的损伤也取决于病原体存在的部位，例如，肺炎链球菌在肺中能够引起肺炎，而进入血液中就可能引起肺炎球菌脓毒症，一种致命的系统性疾病。相比之下，某些细菌的非分泌性成分通过激活吞噬细胞释放细胞因子，引起局部或全身性的效应，这种非分泌性的成分称为内毒素。LPS 是在医学上非常重要的一类内毒素，它是沙门菌等革兰氏阴性菌的细胞外壁成分。这类细菌感染所引起的大部分临床症状，如发烧、疼痛、红疹、出血、感染性休克，都与 LPS 的作用有关。

　　大部分病原性微生物能够对抗固有免疫系统应答而持续增殖，引发疾病。此时就需要适应性免疫应答来清除它们，并防止再次感染。有些病原体一旦感染，则永远不能被免疫系统完全清除，会长期潜伏在宿主体内。但大部分病原体感染并不是致命的，尤其是那些已经和人类共存了几千年的病原体，经过进化已经学会了利用宿主。如果它们改变了自己的致病性，则必然会打乱它们和人类免疫系统之间形成的相互耐受。

　　对于病原体，快速杀死其感染的宿主或者在其能感染其他宿主之前就被免疫系统清除，对它们的长期生存来说都是不利的。简单地说，我们和很多微生物都是共生。尽管如此，一些高度致病性禽流感病毒的出现，以及 2002 ～ 2003 年由蝙蝠冠状病毒对人类的感染而引起的严重呼吸综合征的爆发，提醒我们新兴乃至致死的感染源能够从动物传播到人类。2014 ～ 2015 年在西非爆发的埃博拉病毒也是由此传播方式引起的。这类感染被称为动物源性感染，我们必须时刻警惕新病原体的出现和对健康的威胁。人类在来势凶猛的病原体面前是十分脆弱的，能够导致 AIDS 的人类免疫缺陷病毒就是一个极好的例子（第 13 章中将详细讨论）。

	病原体直接损伤组织			病原体间接损伤组织		
	外毒素	**内毒素**	**直接的细胞伤害性**	**免疫复合物**	**抗宿主抗体**	**细胞介导的免疫反应**
致病机制	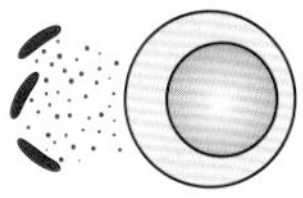	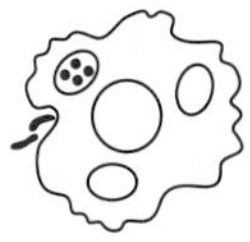	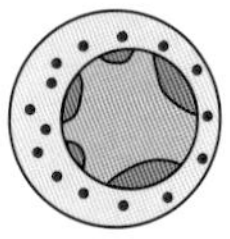	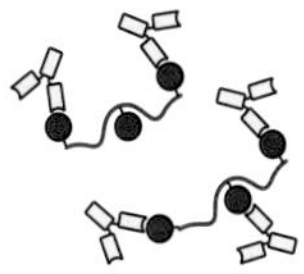	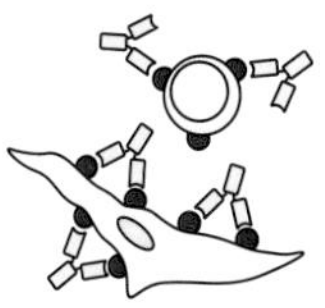	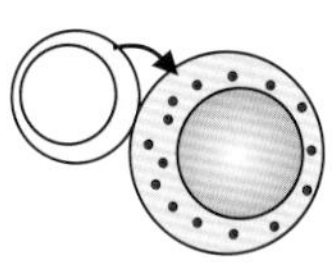
感染原	酿脓链球菌 金黄色葡萄球菌 白喉杆菌 破伤风杆菌 霍乱弧菌	大肠杆菌 流感嗜血杆菌 伤寒杆菌 志贺菌 绿脓杆菌 鼠疫杆菌	天花病毒，带状疱疹病毒 乙肝病毒 脊髓灰质炎病毒 麻疹病毒 流感病毒 单纯疱疹病毒 8型疱疹病毒（HHV8）	乙型肝炎病毒 疟原虫 酿脓链球菌 苍白密螺旋体 大多数急性感染病原体	酿脓链球菌 肺炎支原体	淋巴细胞脉络丛脑膜炎病毒 单纯疱疹病毒 分枝杆菌 麻风分枝杆菌 伯氏疏螺旋体 血吸虫
疾病	扁桃体炎 猩红热疮 中毒性休克综合征 白喉 破伤风 霍乱	革兰氏阴性菌败血症 脑膜炎　肺炎 伤寒热 细菌性疟疾 伤口感染 瘟疫	天花 水痘，带状疱疹 肝炎 脊髓灰质炎 麻疹，亚急性硬化全脑炎 流感 唇疱疹 卡波西肉瘤	肾脏疾病 血管沉积 肾小球肾炎 二期梅毒中的肾损伤 暂时性肾脏沉积	风湿热 溶血性贫血	无菌性脑膜炎 疱疹间质性角膜炎 结核病 麻风 莱姆关节炎 利什曼原虫病

图2.4　病原体通过不同方式损伤组织

图中列出了具有代表性的病原体、其致病机制，以及这些病原体感染诱发的疾病的名称。微生物释放的外毒素通过结合宿主细胞表面的受体发挥作用。作为病原体组分之一的内毒素激活巨噬细胞释放细胞因子，引起局部或全身症状。很多病原体都可以直接损伤其感染的细胞。对病原体的适应性应答所产生的抗体能导致抗原–抗体复合物的产生。抗原–抗体复合物可以活化中性粒细胞和巨噬细胞，抗体对宿主组织可以产生交叉反应，T细胞能杀死感染细胞，所有这些反应都可能对宿主组织自身造成损伤。另外，中性粒细胞作为早期应对感染数量最多的细胞，在活化后会释放大量炎性小分子和蛋白质，在控制感染的同时也对组织造成损伤。

2-2 人体表面的上皮组织是感染的第一道防线

我们的体表被上皮细胞覆盖，上皮能够提供防止外界病原体入侵体内的屏障，也构成了皮肤及体内所有管状结构的轮廓，包括呼吸系统、泌尿系统及消化系统。这些不同组织中的上皮细胞有其特异的功能，并且根据它们所接触的微生物的不同而产生特殊的防御机制（图2.5，图2.6）。

	皮肤	**肠道**	**肺**	**眼鼻口腔**
基本屏障	紧密结合的表皮层			
	表面气流和液流	表面气流和液流	纤毛运动	泪液　鼻腔纤毛
化学屏障	脂肪酸	低 pH	肺泡表面活性物质	泪液和唾液中的酶（溶菌酶）
		酶（胃蛋白酶）		
	β–防御素 层状小体 cathelicidin	α–防御素（隐窝素） Reg Ⅲ（凝集杀菌素） cathelicidin	α–防御素 cathelicidin	组胺素 β–防御素
微生物屏障	正常菌群			

图2.5　阻止病原体穿过上皮层及在组织中形成菌落的多种屏障

表中列举了防止入侵的物理屏障、化学屏障及微生物屏障。

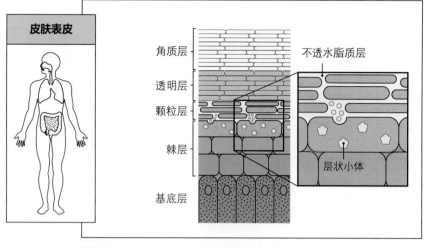

皮肤表皮

角质层
透明层
颗粒层
棘层
基底层

不透水脂质层

层状小体

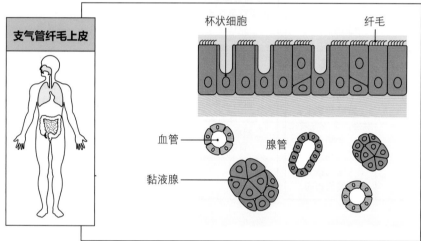

支气管纤毛上皮

杯状细胞　　纤毛

血管　　　腺管
黏液腺

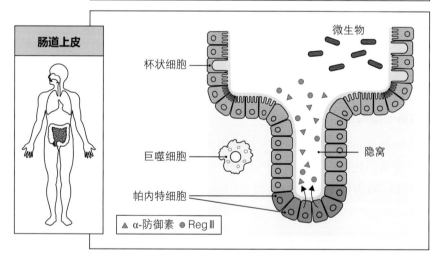

肠道上皮

微生物

杯状细胞

巨噬细胞

帕内特细胞

隐窝

▲ α-防御素　● RegⅢ

图2.6　身体中不同部位的上皮层为防止感染提供的物理及化学屏障。

上图，表皮由多层角质形成细胞组成。这些角质形成细胞处于分化的不同阶段，但都是由基层的干细胞分化而来。棘球层中分化的角质形成细胞产生β-防御素和抗菌肽cathelicidin，随后被包裹在称为层状小体的分泌型亚细胞器中（黄色），随后被分泌到细胞间的空隙处，从而形成富含抗菌物质的防水脂质层（角质层）。

中图：在肺脏中，气道周围是一层带有纤毛的上皮细胞。杯形细胞分泌的黏液随着纤毛的运动在上皮表面流动，捕捉和排除病原体。肺泡中的Ⅱ型肺泡壁细胞也会分泌抗菌肽防御素（图中未显示）。

底图：在消化道中，上皮隐窝处的帕内特细胞又称（潘氏细胞）能产生多种抗菌蛋白，如α-防御素（隐窝素）及凝集杀菌素RegⅢ。

　　上皮细胞通过紧密连接把外界环境封锁在外。体内的上皮也称为黏膜上皮，这些细胞可以分泌含有糖蛋白和黏蛋白的透明状黏液。黏液有多种保护作用。被黏液包裹的微生物不容易附着于上皮，在呼吸道中，微生物还会随着黏液被上皮的纤毛清除（图2.7）。肺部黏液的流动对于清除感染十分重要。在先天性囊性纤维化患者中，由于上皮细胞上编码氯离子通道的基因 *CFTR* 缺陷，黏液层变厚并且由于脱水变得很黏稠。在这些患者中，细菌会在上皮表面形成菌落，但是不会穿过上皮，造成频繁的肺感染（图2.7）。在肠道中，肠道的蠕动能够使食物和感染性物质通过身体，肠道蠕动失常，往往伴随着病原性细菌在消化道内腔的过度增殖。

大多数健康的上皮表面存在大量的非致病性细菌，这些细菌称为共生菌或正常菌群，它们能够帮助机体抵御病原体的入侵。共生菌也可以分泌抗菌物质，如阴道乳酸杆菌属可以分泌乳酸，有些菌株还会分泌抗菌肽（细菌素）。共生微生物也能够刺激上皮细胞分泌抗菌肽，从而增强上皮的保护功能。

抗生素处理会杀死共生微生物，这时，病原体就会替代共生微生物并且引起疾病（图 12.20）。某些情况下共生微生物本身的增殖失控或免疫系统缺陷也能够致病。在第 12 章中，我们会进一步讨论共生微生物在调控免疫，特别是肠道免疫方面的重要作用；在第 15 章中，我们会讲到在免疫缺陷条件下，这些通常非致病的微生物是如何引起疾病的。

2-3 病原体必须跨越宿主的固有免疫防御建立感染

我们的身体时刻与外界环境中的微生物及他人所携带的传染性物质发生接触，这种接触既可能发生在体表，也可能发生在体内的上皮表面。在感染宿主之前，微生物首先要黏附或穿过上皮入侵身体（图 2.8）。外伤、烧伤或者体内上皮完整性的缺失均能造成上皮损伤，在这种情况下，感染是主要的致病及致死原因。虽然人体可以迅速修复受损的上皮表面，但是即使没有上皮损伤，病原体也可以特异地附着在上皮表面，通过形成菌落来建立感染，这可以使它们不会被上皮表面流动的空气或液体清除。

当微生物能够逃逸或压制宿主固有防御，它们会在局部建立感染，复制并进一步传播至身体的其他地方，进而引起疾病的发生和发展。呼吸道上皮为空气中的微生物提供了入口，消化道上皮为食物和水中的微生物提供了入口。例如，引起伤寒热的肠道病原微生物沙门菌及引起霍乱的霍乱弧菌分别是通过受粪便污染的食物和水进行传播的。昆虫叮咬及外伤能够使微生物穿过皮肤，人与人之间的接触也为皮肤、肠道和呼吸道介导的感染提供了条件（图 2.2）。

尽管我们有许多接触病原体的机会，但感染性疾病并非频繁发生。大部分穿过上皮表面的微生物能有效地被组织中的固有免疫系统清除，以阻止感染的建立。这种清除方式不会引起任何症状，因此很难被察觉到。

总的来说，病原微生物与环境中大量存在的其他微生物的不同之处在于它们有某些特殊的方式来逃避免疫系统的监视。例如，能引起足癣的真菌，往往保持在局部感染部位，不会引起明显的病理表现。其他一些病原体，如引起破伤风的破伤风杆菌能分泌神经毒素，后者能通过淋巴系统或血液循环扩散、入侵组织，扰乱身体的正常机能，造成严重的疾病。

病原体在传播时会引起炎症反应，包括招募更多的固有免疫细胞和效应分子从循环系统中进入组织；触动凝血机制封堵微小血管，从而阻止微生物通过血液循环扩散（图 2.8）。固有免疫应答一般持续数日，在这期间如果病原体来源的抗原被 DC 呈递到局部淋巴组织，适应性免疫应答也会随之启动（见第 1–15 节）。固有免疫应答能非特异性地清除部分感染，而适应性免疫可以特异性地去攻击某些菌株和病原体的变异体，防止宿主再次感染，这些功能是通过效应 T 细胞或者免疫记忆性抗体来实现的。

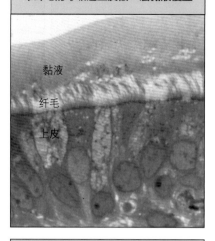

带纤毛的呼吸道上皮被一层黏液覆盖

黏液

纤毛

上皮

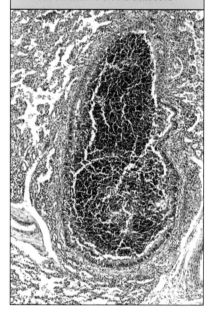

先天性囊性纤维化患者的肺部

图2.7　带有纤毛的呼吸道上皮不断推动黏液层的流动来清除外界微生物

上图：呼吸道中带有纤毛的上皮被黏液层覆盖。纤毛推动黏液向外运动，防止气道中的细菌形成菌落。

下图：囊性纤维化患者的肺部切片。由于脱水而过于黏稠的黏液不能被纤毛推动，细菌乘虚而入，增殖形成菌落并导致气道炎症（图片由 J. Ritter惠赠）。

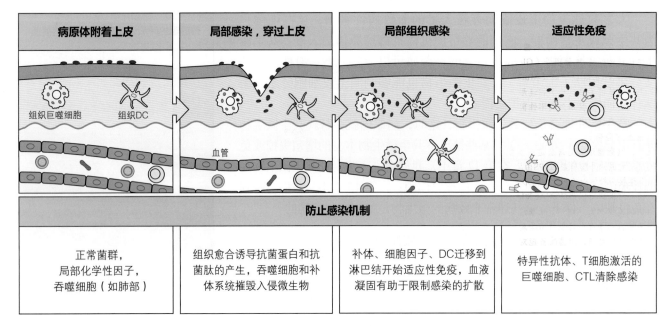

图2.8 感染及对感染的应答可以分为几个阶段

图示感染性物质入侵皮肤的伤口及发生感染后的反应。感染性物质首先需要附着在上皮细胞上，然后穿过表皮层。局部的免疫应答会启动以防止感染建立。如果感染仍然未能被阻止，那么局部免疫应答一方面抑制感染的扩散，另一方面通过淋巴系统和DC将抗原递送到淋巴结启动适应性免疫应答，最终清除感染。

2–4 上皮细胞和吞噬细胞分泌数种抗菌蛋白

上皮表面不仅仅为抵抗感染提供了物理屏障，它们还能分泌各种具有杀菌或抑菌活性的化学物质。例如，胃中的低 pH 环境和消化酶，以及上消化道中的胆汁盐、脂肪酸、溶血脂能够为抵抗感染提供化学屏障（图 2.5）。尤其重要的是，具有抗菌作用的蛋白酶（如泪液、唾液及吞噬细胞分泌的溶菌酶和分泌型磷脂酶 A2），能够降解细菌胞壁的特异化学成分。溶菌酶可以选择性切断细菌胞壁的肽聚糖糖链之间的 β–1，4 糖苷键。肽聚糖是一种由 N – 乙酰葡萄糖胺与 N – 乙酰胞壁酸交替连接形成的多聚体，它们由肽链桥联而形成立体网状结构（图 2.9）。在革兰氏阳性菌中，肽聚糖裸露在外，而在革兰氏阴性菌中肽聚糖被 LPS 包围，因此溶菌酶能更有效地杀灭革兰氏阳性菌。溶菌酶也可以由帕内特细胞分泌，这是一种存在于小肠隐窝处的特殊的上皮细胞，能够向肠腔中分泌多种抗菌物质（图 2.6）。帕内特细胞还产生分泌型磷脂酶 A2，这种酶可穿过细菌的细胞壁，水解其细胞膜上的磷脂而杀灭细菌。

上皮细胞和吞噬细胞分泌的第二类抗菌物质叫作抗菌肽。上皮细胞将抗菌肽分泌到黏膜表面的黏液中，吞噬细胞将抗菌肽分泌到组织中。哺乳动物中最重要的几类抗菌肽分别是防御素、cathelicidin 和组胺素。

防御素是进化保守的一类抗菌肽，广泛存在于真核组织中，包括哺乳动物，昆虫和植物（图 2.10）。它是由 30 ~ 40 个氨基酸残基组成的阳离子短肽，通常带有 3 个二硫键以稳定其两性结构，两性结构是指同时具有亲水性和疏水性。防御素能在数分钟内破坏细菌或真菌的细胞膜或某些病毒的包膜，它能结合膜表面的疏水性区域并形成孔洞，使膜破损（图 2.10）。大部分多细胞生物能够合成多种防御素。拟南芥能合成 13 种，果蝇能合成至少 15 种。人类的帕内特细胞能合成大约 21 种不同的防御素，大部分是由 8 号染色体上的基因群编码。

基于氨基酸序列的不同，防御素分为三个亚型 α、β、θ。每个亚型的分子都有其特殊的活性，可分别针对革兰氏阳性菌、革兰氏阴性菌，或真菌。包括防御素在内的所有抗菌肽都是由不具活性的多肽原经蛋白质水解生成的（图 2.11）。发育中的中性粒细胞通过蛋白酶从含有约 90 个氨基酸的初始前肽中去除一个阴离子前肽，从而产生一种成熟的阳离子防御素，储存在初级颗粒中。初级颗粒是一种由膜包围的囊泡结构，类似于溶酶体，含有各种抗菌物质。我们在第 3 章中还会讲到当中性粒细胞吞噬细胞后，初级颗粒如何与吞噬囊泡（吞噬体）融合以杀死细菌。帕内特细胞产生的 α – 防御素又称隐窝素，经小鼠的金属蛋白酶或人的胰蛋白酶加工后分泌到肠腔。β – 防御素没有前体，只有在对微生物产生应答时才被合成。β – 防御素和部分

图2.9　溶菌酶消化革兰氏阳性菌和阴性菌的细胞壁

上图：细菌胞壁的成分肽聚糖是由β-1，4糖苷键连接的N-乙酰葡糖胺（GlcNAc，青色六角形）和N-乙酰胞壁酸（MurNAc，紫色圆圈），由肽链（红色柱）相连形成一个致密的三维网状结构。在革兰氏阳性菌中（左上），外层的肽聚糖中嵌入了其他分子如磷壁酸和细胞膜上的脂磷壁酸。在革兰氏阴性菌中（右上），肽聚糖形成的薄层进一步由LPS和蛋白质所构成的外膜覆盖。LPS由脂质A（青色圆圈）连接多糖核心（青色六角形）组成。

下图：溶菌酶可以将GlcNAc和MurNAc之间的β-1，4连接切断，破坏肽聚糖结构，使下面的细菌细胞膜暴露在其他抗菌物质中。由于更容易接触到肽聚糖，溶菌酶更能对革兰氏阳性菌发挥作用。

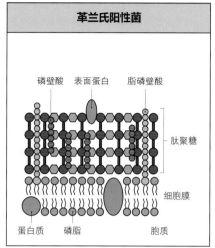
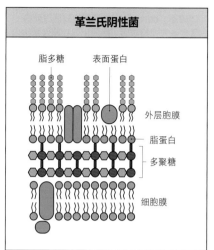

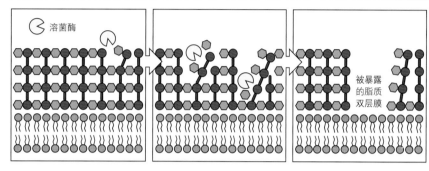

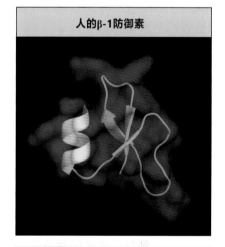

人的β-1防御素

静电吸引力及跨膜电场的存在使防御素能够进入脂质双层膜

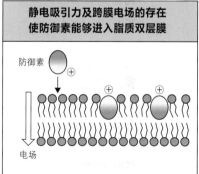

防御素的肽链形成孔洞

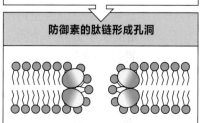

α-防御素在呼吸道、尿道、皮肤和口腔上皮中合成。表皮中的角质形成细胞和肺中的Ⅱ型肺泡上皮细胞生成的β-防御素被包裹在称为层状小体的结构中（图2.6）。层状小体是一种富含脂类的分泌型亚细胞器，能够释放内容物到胞外，在表皮形成脂质防水层，形成肺泡表面活性物质。θ-防御素存在于灵长类动物中，但人的θ-防御素基因由于基因突变而不具备活性。

cathelicidin家族的抗菌肽不像防御素一样具备二硫键。人和鼠各有一个编码cathelicidin的基因，其他哺乳动物如牛和羊，则有多个基因。感染后cathelicidin可由中性粒细胞、巨噬细胞、表皮角质形成细胞、肺部和小肠上皮细胞产生。它们由两个互相连接的结构域组成无活性的多肽原，分泌时会被进一步加工（图2.11）。中性粒细胞中无活性的cathelicidin多肽原被储存在次级颗粒中。次级颗粒与初级颗粒及吞噬体相遇时融合，使初级颗粒中的弹性蛋白酶作用于cathelicidin多肽原，酶解后将多肽原的两个结构域分解开，这些分解后的多肽将继续储存在吞噬体中，或通过胞吐作用释放到胞外。多肽C端的片段是带有阳离子的两性肽段，能够损伤细胞膜并杀伤微生物。N端的多肽片段的结构和抗微生物肽前体（cathelin）极为相似，后者是组织蛋白酶L的抑制剂

图2.10　防御素的两性结构能够破坏微生物的细胞膜

上图所示为人β-防御素的结构，它由α螺旋（黄色）及三个反向平行的β片层（绿色）组成，产生分别带有极性及疏水性的两性分子肽。植物和昆虫来源的防御素也都具有这种结构特性。这种两性结构使带有极性的一端与细胞膜相互作用并插入到脂质双分子层中（中图）。防御素在细胞膜上能形成孔洞，破坏细胞膜的完整性，但其具体机制未明（下图）。

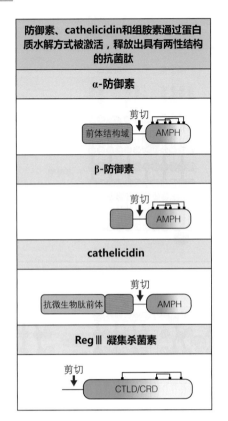

防御素、cathelicidin和组胺素通过蛋白质水解方式被激活，释放出具有两性结构的抗菌肽

α-防御素

前体结构域　　AMPH

β-防御素

AMPH

cathelicidin

抗微生物肽前体　　AMPH

Reg Ⅲ 凝集杀菌素

CTLD/CRD

图2.11　防御素、cathelicidin和Reg Ⅲ 蛋白通过蛋白质水解被激活

α-防御素和β-防御素在合成时包含信号肽（图中未显示）、前体结构域（蓝色，β-防御素较短），以及两性结构域（AMPH，绿黄色）。前体结构域对两性结构域插入细胞膜起抑制作用。防御素被细胞释放或进入吞噬体后，会被蛋白酶剪切，从而释放出有活性的两性结构。新合成的cathelicidin包含信号肽、抗微生物肽前体结构域、短的前体结构域和两性结构域。它们同样被蛋白酶剪切而激活。Reg Ⅲ包含C型凝集素结构域，也被称为碳水化合物识别结构域，当信号肽被去除后，蛋白酶的进一步剪切同样对激活Reg Ⅲ也非常重要。

（组织蛋白酶 L 是定位于溶酶体的参与抗原加工和蛋白质降解的蛋白酶）。但其 N 端片段在免疫防御中的功能未知。在角质形成细胞中，cathelicidin 和 β - 防御素都在层状小体中储存与加工。

口腔中的腮腺，舌下腺及下颌下腺能持续分泌另一类富含组氨酸、带正电荷的抗菌短肽——组胺素，它能够有效杀死新型隐球菌和白念珠菌等真菌病原。最近还发现它能有效促进口腔黏膜的修复，但其机制未明。

上皮细胞产生的另一类抗菌蛋白是糖基结合蛋白，又称为凝集素。C 型凝集素带有碳水化合物识别结构域，在钙离子的存在下能够与糖类分子结合。凝集素中的 Reg Ⅲ 家族是人和小鼠肠道上皮分泌的抗菌蛋白。在小鼠中，帕内特细胞分泌 Reg Ⅲ γ 进入肠道，Reg Ⅲ γ 与细菌胞壁的肽聚糖结合直接杀死细菌。Reg Ⅲ γ 也是由无活性的状态经过胰蛋白酶的加工，去除一小段 N 端氨基酸残基来活化的（图 2.11）。人体中 Reg Ⅲ α（又称为肝癌、肠、胰腺/胰腺炎相关蛋白 HIP/PAP）能够在细菌胞壁上形成六聚体小孔，从而直接杀死细菌（图 2.12）。Reg Ⅲ 家族需要结合细菌外壁的肽聚糖发挥作用，因此它们优先杀伤革兰氏阳性菌。革兰氏阴性菌的 LPS 会抑制 Reg Ⅲ α 的成孔能力，因此，Reg Ⅲ 对革兰氏阳性菌的杀伤功能是具有选择性的。

【小结】

哺乳动物对于外来入侵微生物的免疫应答分为三个时相。首先是快速的固有防御，然后进入早期的诱导性应答阶段，最后进入适应性免疫应答。第一时相由预存的效应分子作用于病原体。上皮表面除了提供物理屏障外，还有一些特殊的机制（如黏膜表面分泌黏液及高度分化的上皮）可防止微生物的聚集和入侵。除防止细菌附着外，上皮细胞还分泌抗菌酶和抗菌肽，以及通过纤毛的运动发挥防御作用。

抗菌肽和属于凝集素的 Reg Ⅲ 蛋白以无活性的前体形式存在，经过蛋白酶的加工被激活，通过在胞壁打孔发挥杀菌作用。这些抗菌酶和抗菌肽都需要通过识别细菌特定的糖/碳水化合物结构。因此，这些抗菌酶和抗菌肽既是效应分子，也是 PRR，代表了固有免疫应答中最简单的一种形式。

补体系统与固有免疫

当病原体突破宿主上皮屏障和最初的抗微生物防御体系以后，下一步将面对固有免疫的主要成分——补体系统，也称补体（complement）。补体是多种存在于血液和其他体液中可溶性蛋白的

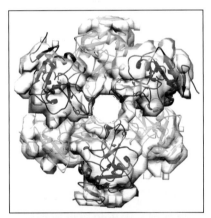

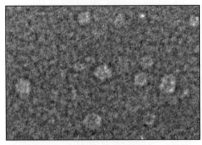

图2.12　人源Reg Ⅲ α形成的孔洞

上图：通过将人源pro-Reg Ⅲ a的结构（PDB ID:1UV0，显示为紫色和绿松石色的带状图）对接到Reg Ⅲ a纤维的冷冻电镜显微图中，生成了Reg Ⅲ a的孔洞模型。LPS阻止Reg Ⅲ a形成孔洞的活性，解释了它对革兰氏阳性菌而不是革兰氏阴性菌的选择性杀菌活性。

下图：在脂质双分子层中组装的Reg Ⅲ a孔洞的电子显微镜图像。

上图中的结构由 L. Hooper提供。

总称。早在 1890 年代，Jules Bordet 就已经发现正常血浆中存在一种不耐热的物质，该物质能够"补充"免疫血清的杀菌活性。调理吞噬效应同时也参与杀菌过程，它是指病原体被抗体和（或）补体蛋白标记以后更易被吞噬细胞摄取和杀灭。虽然补体最初是作为抗体应答中的一种效应分子被发现，但它其实是作为固有免疫的一部分而进化产生，在缺乏抗体的情况下，通过更为古老的补体激活途径在感染早期为机体提供保护。

补体系统由 30 余种血浆蛋白分子组成，它们主要由肝脏合成。机体无感染时，这些蛋白质以无活性的形式循环于血液和体液中。当机体存在病原体感染时，无论它们是否与抗体结合，补体系统均被激活。特定的补体蛋白相互作用激活不同的补体途径，最终直接或通过调理吞噬效应间接杀灭病原体，同时诱发炎症反应以对抗感染。补体激活有三条途径，抗体介导的补体激活途径最早被发现，故称为经典途径。随后被发现的是旁路途径，它可仅由病原体单独激活。最晚发现的是凝集素途径，通过凝集素蛋白识别病原体表面的糖类物质而被激活。

第 2–4 节内容曾阐述蛋白质水解可作为激活抗菌蛋白的一种方式。补体系统通过蛋白质水解而被激活是其固有特性，大多数补体蛋白可作为蛋白酶依次切割并活化另一种蛋白质。补体系统的蛋白酶以无活性的酶原形式被合成，通常被另一个补体蛋白水解切割后才具有酶活性。某些蛋白质可发挥 PRR 功能，检测病原体的存在，并激活补体。这些蛋白质检测到病原体存在后，激活初始的酶原，触发级联水解反应，补体酶原被依次激活，转换成有活性的蛋白酶，裂解并激活下游的其他酶原，通过级联效应放大补体激活信号，以激活炎症反应、调理吞噬、形成攻膜复合物（membrane attack complex，MAC）三种不同的生理效应清除病原体。即使检测到少量的病原体，机体也能以这种方式在每个阶段显著放大补体级联信号，以快速应对病原体的入侵。图 2.13 是补体系统效应过程概览。

补体蛋白的命名看似令人困惑，其实不然。首先被发现的补体蛋白属于经典途径，它们均按照大写字母"C"后面加一个数字来命名。天然无活性的补体酶原蛋白均有一个简单的数字编号，如 C1、C2，但遗憾的是它们是按照被发现的顺序，而非酶级联反应的顺序来命名。例如，经典途径的反应顺序是 C1、C4、C2、C3、C5、C6、C7、C8 及 C9（应注意这些蛋白质并非都是蛋白酶）。其酶解反应产物则在原有名称后面再添加一个小写字母后缀，如 C3 酶解反应产生的小片段蛋白称为 C3a，而余下的大片段蛋白质则称为 C3b。按照传统定义，酶解反应产生的大片段均在原有名称后再添加后缀小写字母"b"来命名，但也有极少数例外。C2 的发现者把 C2 酶解后的大片段蛋白质命名为 C2a，且在后续文献中这一命名得以保留，因此在本书中也沿用这一命名。另外一个例外是 C1q、C1r、C1s 的命名，它们并非 C1 的酶解产物，而是它们共同组装成 C1。旁路途径中的补体蛋白发现得更晚，它们以不同的大写字母命名，如 B 因子和 D 因子。它们的酶解产物也是在原有名称后面添加后缀"a"或"b"，因此 B 因子大片段被称为"Bb"，而小片段则被称为"Ba"。活化的补体组分有时会在名称上方标注一条水平线，如"C2a"，但我们在此不会使用这种命名习惯。所有补体组分均列于图 2.14。

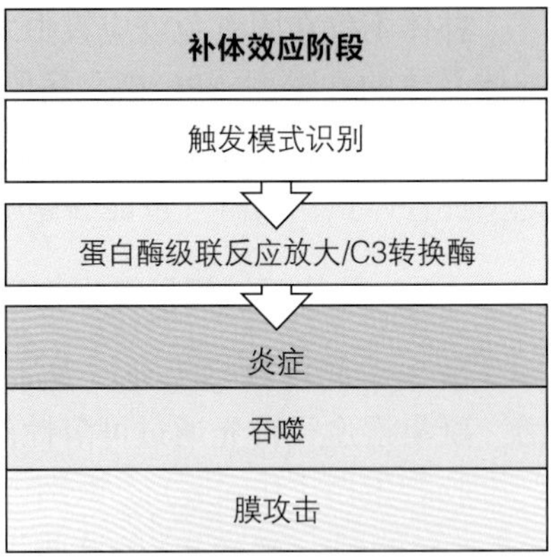

补体效应阶段
触发模式识别
蛋白酶级联反应放大/C3转换酶
炎症
吞噬
膜攻击

图2.13　补体系统清除微生物的效应过程
可区分自身与微生物表面物质的蛋白质（黄色）激活酶解级联放大效应，形成一个具有关键酶活性的C3转换酶蛋白家族（绿色），其酶活性是补体三大生理效应手段的门户：诱导炎症（紫色）、调理吞噬（蓝色）、攻膜（粉色）。我们将在本章中使用这种配色方案来说明每种补体蛋白各自参与的上述效应阶段。

补体系统中的蛋白质功能分类	
与抗原–抗体复合物或病原体表面结合	C1q
与糖类结构结合，如微生物表面的甘露糖或N–乙酰葡糖胺	甘露糖结合凝集素 纤维胶凝蛋白 备解素 （P因子）
活化的酶类*	C1r　D因子 C1s　MASP-1 C2a　MASP-2 Bb　MASP-3
表面结合蛋白及调理素	C4b C3b
炎症介质	C5a C3a C4a
攻膜蛋白	C5b　C8 C6　C9 C7
补体受体	CR1　CR4 CR2　CRIg CR3
补体调控蛋白	C1INH　H因子 C4BP　I因子 CR1/CD35　P因子 MCP/CD46　CD59 DAF/CD55

图2.14　补体系统蛋白功能分类
*本书中，C2a是指C2水解后大的、有活性的片段。

补体不仅在固有免疫应答中发挥作用，也可以影响适应性免疫应答。补体的调理吞噬效应可以促进表达补体受体的吞噬型 APC 摄取病原体，增强其抗原提呈能力，我们将在第 6 章对此进行详述。B 细胞表达补体受体可以增强 B 细胞对补体包被抗原的应答，我们将在第 10 章对此进行论述。另外，在第 11 章我们将讨论多种补体蛋白酶解片段能够影响 APC 产生细胞因子，从而影响随后的适应性免疫应答。

2-5 补体系统识别微生物表面特征并通过 C3b 对其进行标记以便于杀灭微生物

图 2.15 高度概括了补体激活的启动机制及其激活后产生的生理效应。补体途径通过三种不同的方式激活。凝集素途径首先通过可溶性的糖类结合蛋白——甘露糖结合凝集素（mannose-binding lectin，MBL）和纤维胶凝蛋白（ficolin），识别微生物表面特定糖类结构。随后，MBL 相关丝氨酸蛋白酶（MBL-associated serine protease，MASP）与这些识别蛋白质相互作用，继而触发补体蛋白的酶解，激活凝集素途径。经典途径通过 C1 启动——C1 包含识别部分（C1q）和相应的蛋白酶部分（C1r 及 C1s）。C1 直接识别微生物表面物质，或间接地与已经结合到病原体的抗体结合后，启动经典途径。旁路途径可通过 C3 自动水解激活后的产物，直接结合到微生物表面而启动补体系统的激活。

上述三条途径在补体激活的中心和最重要的步骤汇合。当任何一条途径的相应补体组分与病原体表面相互作用时，都能产生具有活性的 C3 转换酶。不同的补体激活途径可产生不同类型的 C3 转换酶，但每种类型的 C3 转换酶都由具有蛋白酶活性的多种亚基组成，并可以酶解切割 C3。C3 转换酶共价结合到病原体表面后，通过切割 C3 产生大量的补体系统主要效应分子 C3b，以及可以结合到特定受体并诱发炎症的 C3a 短肽。

酶解切割 C3 是补体激活中的关键步骤，C3 可直接或间接地激活所有的补体生理效应（图 2.15）。C3b 作为一种调理素共价结合于微生物表面，便于表达 C3b 受体的吞噬细胞摄取并杀灭微生物。本章稍后将描述与此功能有关的不同 C3b 受体，以及 C3b 如何被血清中的蛋白酶降解为无活性的小片段 C3f 和 C3dg。C3b 可与经典途径以及凝集素途径产生的 C3 转换酶进一步结合，形成 C5 转换酶，后者酶解切割 C5，释放具有高度促炎活性的短肽 C5a，同时产生 C5b。C5b 启动补体激活的后期事件，当其他的补体蛋白与 C5b 蛋白相互结合后，在病原体表面组装成攻膜复合物，后者使细胞膜表面穿孔，最终导致细胞的裂解（图 2.15，右下角）。

C3b 具有与微生物表面共价结合的能力，使得对微生物的固有免疫识别可以转化为效应反应。其共价结合源于 C3b 的高反应性硫酯键。正常条件下它被隐藏在折叠的 C3 蛋白中，因此不会产生共价反应。只有在 C3 被酶解切割成 C3b 时才暴露。当 C3 转换酶切割 C3 并释放 C3a 片段后，C3b 发生显著的空间构象变化，使得硫酯键暴露并与微生物表面的羟基或者氨基基团发生反应（图 2.16）。如果没有形成硫酯键，硫酯则被迅速水解，使 C3b 失活，这也是正常条件下抑制旁路途径的一种方法。在不同补体激活途径中，C3 和 C5 转换酶中一些组分也不相同，这些差异参见图 2.17。

这些补体激活途径可诱导产生强烈的炎症反应和破坏性效果，并具有一系列固定的级联放大步骤，因此它们对机体非常危险，需要严格调控。其中一种重要的保护措施是迅速降解、失活关键的活性补体成分（除非它们激活并同时结合于病原体表面）。本章节随后还会提到，作用于补体激活途径不同阶段的补体调控蛋白，可阻止补体在健康的宿主细胞表面激活，以免受补体激活的意外损伤。但补体系统也可以被死亡的细胞激活，例如缺血性损伤局部的细胞，以及正经历凋亡或程序性死亡的细胞。在这些条件下，补体的标记和包被可以帮助吞噬细胞清理这些已经死亡或濒死的细胞，减少释放的细胞内容物触发自身免疫应答的风险（在第 15 章中讨论）。

前面已经介绍了一些主要的补体成分，后续我们将对三条补体途径作更详细的说明。为了帮助描述本章其余各表中各补体组分所执行功能的类型，我们将使用在图 2.13 和图 2.14 中颜色：黄色代表识别和激活，绿色代表级联放大，紫色代表炎症诱导，蓝色代表吞噬效应，粉色代表攻膜。

2-6 凝集素途径通过可溶性受体识别微生物表面物质激活补体级联反应

微生物表面经常表达重复结构模式的分子，通常称为 PAMP。例如，革兰氏阳性和阴性菌细胞壁由一系列重复序列的蛋白质、糖类和脂类构成（图 2.9）。动物细胞不具有革兰氏阳性菌细胞壁上的脂磷壁酸或革

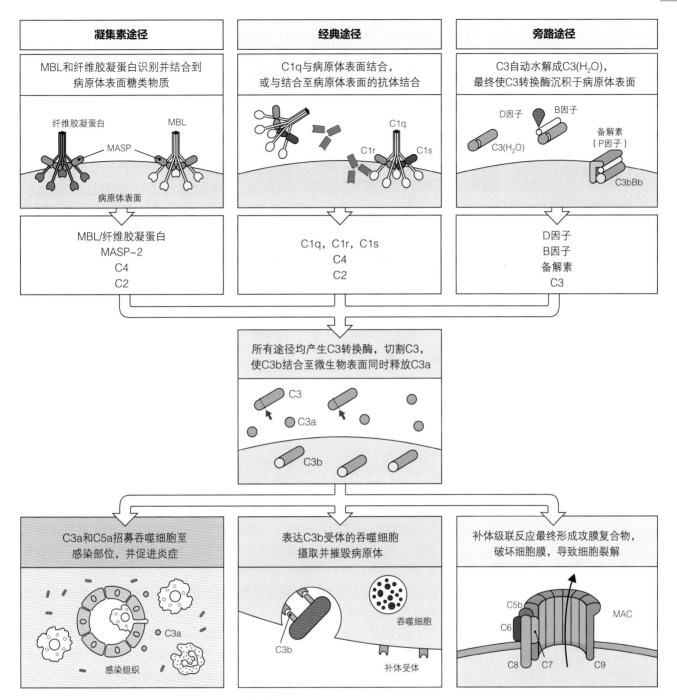

图2.15　补体是一个由可溶性PRR和能够检测并摧毁微生物的效应分子组成的系统

上图展示三条补体激活途径的病原体识别机制，以及参与酶解级联反应形成C3转换酶的补体组分。中图展示C3转换酶切割C3成C3a和C3b，C3b共价结合到病原体表面。补体组分在图2.14已经按生化功能分类列出，并将在后图中详细描述。凝集素途径的激活（左上图）是由MBL或纤维胶凝蛋白结合到微生物细胞壁和荚膜表面的糖类残基而触发。经典途径的激活（上中图）是由C1与病原体表面结合或与结合了病原体的抗体结合而触发。在旁路途径（右上图）中，可溶性C3在液相中经过自动水解产生C3（H₂O），通过与B因子、D因子、P因子（备解素）相互作用这一反应被进一步放大。下图展示所有补体途径均汇合于结合至病原体表面的C3b，继而产生补体各种效应功能。结合至病原体的C3b作为调理素发挥功能，使表达C3b受体的吞噬细胞更易摄取已被补体标记的微生物（下中图）。同时，C3b与C3转换酶结合形成C5转换酶，切割C5成C5a和C5b。C5b启动C6、C7、C8、C9组装成攻膜复合物，破坏病原体膜（右下图）。C3a和C5a作为趋化因子招募免疫细胞至感染部位并诱发炎症（左下图）。

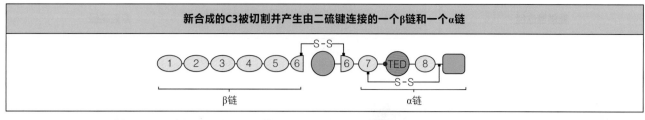

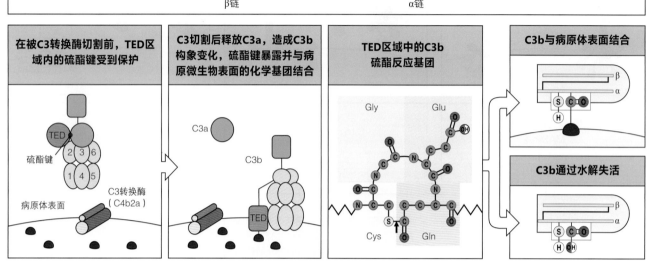

图2.16   C3转换酶切割C3成C3a和C3b，C3b暴露出高反应性的硫酯键，并通过它共价结合于微生物表面

上图：血浆中C3由一个二硫键连接一个α链与一个β链（由天然C3多肽通过蛋白酶解加工而成）组成。α链内的含硫酯键结构域（thioester-containing domain，TED）包含一个潜在的高反应性硫酯键（红点）。

左下图：通过C3转换酶（此处显示的是凝集素途径转换酶C4b2a）从α链氨基酸末端切割并且释放C3a，导致C3b构象改变，暴露硫酯键，硫酯键与微生物表面的羟基或者氨基基团发生反应，使C3b共价结合于膜表面。

右下图：硫酯反应示意图。如果硫酯键没有结合在微生物表面，它将被快速水解，导致C3b失活。

C3转换酶	
凝集素途径	C4b2a
经典途径	C4b2a
旁路途径	C3bBb
液相	C3(H₂O)Bb

C5转换酶	
凝集素途径	C4b2a3b
经典途径	C4b2a3b
旁路途径	C3b₂Bb

图2.17   补体途径中的C3和C5转换酶
旁路途径中的C5转换酶包含两个C3b亚基和一个Bb亚基。

兰氏阴性菌外膜上的 LPS，这些基团对于固有免疫系统识别细菌非常重要。与此类似，酵母表面蛋白聚糖末端通常为甘露糖残基，而脊椎动物细胞表面蛋白聚糖末端为唾液酸残基（N-乙酰神经氨酸）（图2.18），因此凝集素途径利用微生物表面的这些特征对微生物进行识别并产生生物学效应。

凝集素途径可由循环于血液和细胞外液中四种不同 PRR 中的任何一种激活，这些受体均可识别微生物表面的糖类。这类受体中首先被发现的是肝脏中合成的 MBL（图2.19）。MBL 是一种多聚化蛋白，由含有氨基端胶原样结构域和羧基端 C 型凝集素结构域的单体构成（见第 2-4 节），这类蛋白质称为胶原凝集素（collectin）。MBL 单体通过胶原样结构域形成三螺旋的方式组装成三聚体，三聚体再通过富含半胱氨酸的胶原结构域形成二硫键从而组装成多聚体。血液中 MBL 由 2～6 个三聚体组成，人类 MBL 的主要形式为三聚体和四聚体。MBL 的单个糖类识别结构域对微生物聚糖中的甘露糖、岩藻糖以及 N-乙酰葡糖胺（N-acetylglucosamine，GlcNAc）残基有较低的亲和性，也并不结合脊椎动物聚糖末端的唾液酸残基。多聚 MBL 对部分微生物，包括革兰氏阳性菌、革兰氏阴性菌、分枝杆菌、酵母和病毒，以及寄生虫表面出现的重复糖类结构都具有很高的亲和力，但不与宿主细胞反应。MBL 在大多数个体血浆中以低浓度形式存在，但是在感染的急性反应期，MBL 产生会增加。这是固有免疫应答诱导阶段的一部分，将在第 3 章讨论。

图2.18　酵母和脊椎动物糖蛋白上的糖侧链末端为不同种类的糖类

真菌和动物天冬酰胺（Asn，N）糖基化过程由添加共同的寡糖前体，Glc3–Man9–GlcNAc2（左图）至天冬酰胺残基起始。在很多酵母细胞中，进一步加工成富含甘露糖的聚糖（中图）。相反，在脊椎动物中，最初的聚糖经过修剪和加工，天冬酰胺连接的糖蛋白末端为唾液酸残基（右图）。

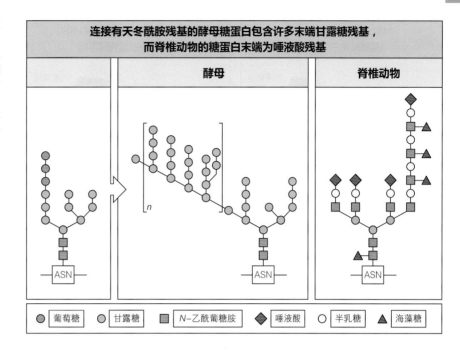

连接有天冬酰胺残基的酵母糖蛋白包含许多末端甘露糖残基，而脊椎动物的糖蛋白末端为唾液酸残基

| 酵母 | 脊椎动物 |

ASN　　ASN　　ASN

| ● 葡萄糖 | ● 甘露糖 | ■ N–乙酰葡糖胺 | ◆ 唾液酸 | ○ 半乳糖 | ▲ 海藻糖 |

　　凝集素途径中其他三种病原识别分子称为纤维胶凝蛋白。虽然整体形状及功能与 MBL 相关，它们均有一个纤维蛋白原样结构域，而非凝集素结构域，与胶原样茎部连接（图 2.19）。纤维蛋白原样结构域使纤维胶凝蛋白对含有乙酰化糖的寡糖具有特异性识别能力，但它不与含甘露糖的糖类结合。人类有三种纤维胶凝蛋白：M 型纤维胶凝蛋白（ficolin-1），L 型纤维胶凝蛋白（ficolin-2）和 H 型纤维胶凝蛋白（ficolin-3）。M 型纤维胶凝蛋白由肺和血细胞合成和分泌，而 L 型和 H 型纤维胶凝蛋白由肝脏合成并在血液中循环。

　　血浆中的 MBL 与 MASP-1、MASP-2 和 MASP-3 形成复合物，此时 MASP 为无活性的酶原。当 MBL 与病原体表面结合时，MASP-1 发生构象变化，切割并激活同一 MBL 复合物中的 MASP-2 分子。激活的 MASP-2 可以切割补体成分 C4 和 C2（图 2.20）。与 MBL 类似，纤维胶凝蛋白能够形成多聚体，并和 MASP-1、MASP-2 形成复合物，这个复合物可以通过纤维胶凝蛋白识别微生物表面物质类似的方式激活补体。C4 与 C3 类似，也包含一个隐藏的硫酯键。当 MASP-2 切割 C4 后，释放 C4a，使 C4b 构象发生变化，从而暴露出像 C3b 所含的反应性硫酯（图 2.16）。C4b 通过该硫酯键共价结合到附近的微生物表面，然后再结合一个 C2 分子（图 2.20）。C2 被 MASP-2 切割产生活性丝氨酸蛋白酶 C2a，C2a 与 C4b 结合形成 C4b2a，即凝集素途径的 C3 转换酶（请记住，C2a 是补体命名法中的例外）。后续 C4b2a 可将大量 C3 分子切割成 C3a 和 C3b。形成的 C3b 片段与病原体表面共价结合，C3a 则引发局部炎症反应。纤维胶凝蛋白激活的补体途径与 MBL 凝集素途径类似（图 2.20）。

　　MBL 或者 MASP-2 缺陷的个体在儿童早期经常遭受由常见细胞外细菌引起的呼吸道感染，表明凝集素途径对宿主防御的重要性。这种易感性也说明固有免疫防御机制在幼儿时期的重要性，在这个时期，机体适应性免疫应答尚未发育完全，而通过胎盘和母乳转运而来的母体抗体也已经消失。胶原凝集素蛋白家族的其他蛋白质还包括表面活性蛋白 SP-A 和 SP-D，它们存在于包裹肺上皮表面的液体中。当它们覆盖在病原体的表面时，病原体更容易被离开皮下组织进入肺泡的巨噬细胞吞噬。由于 SP-A 和 SP-D 不与 MASP 相互作用，所以它们不会激活补体。

　　在此我们把 MBL 描述为凝集素途径的标准激活剂，但是纤维胶凝蛋白在血浆中的含量比 MBL 更丰富，因此实际上纤维胶凝蛋白可能更为重要。L 型纤维凝胶蛋白可以识别乙酰化的糖类，如 N–乙酰葡糖胺（GlcNAc）和 N–乙酰半乳糖胺（N-acetylgalactosamine，GalNAc），并且可以特异性识别脂磷壁酸，这是一个含有 GalNAc 的革兰氏阳性细菌细胞壁的组成成分。L 型纤维凝胶蛋白也能与各种携带包膜的细菌结合之后激活补体。M 型纤维凝胶蛋白也可以识别乙酰化糖类残基；H 型纤维凝胶蛋白对结合 D–岩藻糖和半乳糖显示出更有限的结合特异性，而且只与抗革兰氏阳性细菌绿色气球菌（Aerococcus viridans）（诱发细菌性心内膜炎的病原菌）的活性有关。

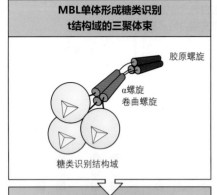

MBL单体形成糖类识别t结构域的三聚体束

胶原螺旋

α螺旋
卷曲螺旋

糖类识别结构域

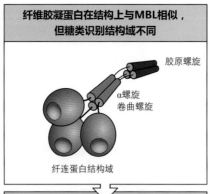

纤维胶凝蛋白在结构上与MBL相似，但糖类识别结构域不同

胶原螺旋

α螺旋
卷曲螺旋

纤连蛋白结构域

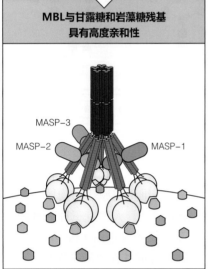

MBL与甘露糖和岩藻糖残基具有高度亲和性

MASP-3

MASP-2   MASP-1

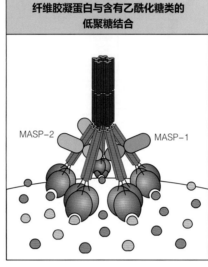

纤维胶凝蛋白与含有乙酰化糖类的低聚糖结合

MASP-2   MASP-1

图2.19　MBL和纤维胶凝蛋白与丝氨酸蛋白酶形成复合物并且识别微生物表面特定的糖类 MBL（左图）是一个多聚化蛋白，包括2~6束可结合糖类的头部，中心部分的茎部，以及胶原样尾部。每个MBL单体由一个胶原区域（红色），一个α螺旋颈部区域（蓝色）和一个糖类识别结构域（黄色）组成。三个MBL单体结合形成一个三聚体，二到六个三聚体组装形成一个成熟的MBL分子（左下图）。每个MBL分子都与MBL相关丝氨酸蛋白酶（MASP）结合。MBL结合在表面携带甘露糖或者岩藻糖特殊结构的细菌表面。纤维胶凝蛋白（ficolin）整体结构上类似MBL（右图），与MASP-1和MASP-2相连，与微生物表面的糖类分子结合后激活C4和C2。凝胶蛋白的糖类结合结构域是一种纤维蛋白原样结构域，而不是MBL呈现的凝集素结构域。

2-7　经典途径由激活的 C1 复合物启动，并与凝集素途径同源

总体而言，除了利用 C1 复合物，或称 C1 作为病原菌感受器之外，经典途径和凝集素途径类似。因为 C1 可以直接与一些病原体相互作用，也可以与抗体相互作用，使得经典途径在固有免疫反应和适应性免疫反应（将在第 10 章详细讨论）中都发挥作用。

与 MBL–MASP 复合物类似，C1 复合物由作为识别病原体的大亚基（C1q）和两种初始无活性状态的丝氨酸蛋白酶（C1r 和 C1s）组成（图 2.21）。C1q 是一个由 6 个三聚体组成的六聚体，每个三聚体都由含有氨基端球状结构域和羧基端胶原样结构域的单体组成，并通过胶原样结构域之间的相互作用组装在一起，其球状结构域聚集在一起形成球状头部。上述 6 个三聚体组装在一起形成完整的 C1q 分子，它有 6 个球状的头，由它们的胶原样尾巴连接在一起。C1r 和 C1s 与 MASP-2 相关性更高，而与 MASP-1 和 MASP-3 相关性较弱。这五种酶似乎由一种共同的前体基因复制进化而来。C1r 和 C1s 以非共价键的形式相互作用形成四聚体，折叠插入 C1q 的四个臂中，使 C1s:C1r 复合物至少有部分结构暴露在 C1q 外部。

C1 的识别功能来自 C1q 的六个球状头部。当两个或多个球状头部与一个配体相互作用时，会导致 C1r:C1s 复合物的构象变化，进而引起 C1r 自催化酶活性的激活。激活的 C1r 切割与其相连的 C1s，产生有活性的丝氨酸蛋白酶。激活的 C1s 作用于经典途径随后的两个组分，C4 和 C2。C1s 切割 C4 产生 C4b，与前面所描述的凝集素途径一样，C4b 再共价结合于病原体表面（图 2.20）。C4b 也可以与一个 C2 分子结合，然后 C2 被 C1s 切割生成丝氨酸蛋白酶 C2a，产生有活性的 C3 转换酶 C4b2a。C4b2a 是凝集素途径和经典途径共同的 C3 转换酶。由于 C4b2a 最初作为经典途径的组分被发现，所以通常被称为经典 C3 转换酶（图 2.17）。图 2.22 列出了参与经典途径的蛋白质及其活性形式。

C1q 可以通过几种不同的方式附着于病原体表面。第一种是直接与某些细菌表面成分结合，如细菌细胞壁的特定蛋白质和革兰氏阳性菌上的脂磷壁酸等多阴离子结构。第二种是通过与 C 反应蛋白结合。C 反应蛋

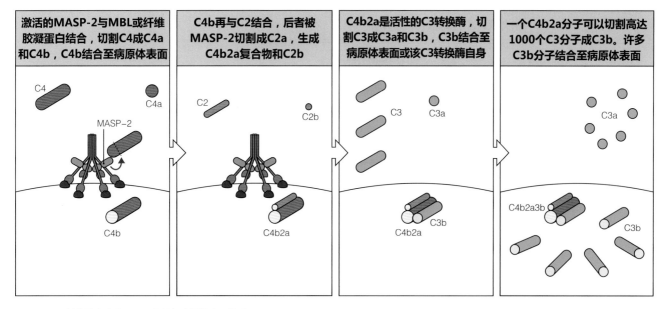

激活的MASP-2与MBL或纤维胶凝蛋白结合，切割C4成C4a和C4b，C4b结合至病原体表面	C4b再与C2结合，后者被MASP-2切割成C2a，生成C4b2a复合物和C2b	C4b2a是活性的C3转换酶，切割C3成C3a和C3b，C3b结合至病原体表面或该C3转换酶自身	一个C4b2a分子可以切割高达1000个C3分子成C3b。许多C3b分子结合至病原体表面

图2.20　C3转换酶产生大量C3b分子与病原体表面结合
MBL或纤维胶凝蛋白与微生物表面的糖类配体结合，诱导MASP-1切割并激活MASP-2，MASP-2切割C4，暴露C4b中的硫酯键，使其与病原体表面发生共价反应。C4b再与C2结合，使C2易被MASP-2切割，生成C3转换酶C4b2a。C2a是C3转换酶的活性蛋白酶成分，可切割许多C3分子，产生结合于病原体表面的C3b，以及炎症介质C3a。C3b和C4b与病原体表面的共价结合对于将补体活性限制于病原体表面非常重要。

白是人类血浆中的一种急性期蛋白，它能与细菌表面分子（如肺炎球菌 C 型多糖）的磷胆碱残基结合，因此得名 C 反应蛋白。我们将在第 3 章详细介绍急性期蛋白。然而，C1q 在免疫应答中的主要功能是利用与抗体的恒定区，即 Fc 区（见第 1-9 节）相结合的特性，与通过抗原结合位点锚定于病原体的抗体结合。因此，C1q 将补体的效应功能与适应性免疫应答的识别功能有机地联系起来。由此看来，在抗感染的第一阶段，适应性免疫应答产生病原体特异性抗体之前，C1q 的功能受到了限制。但是，天然抗体是由免疫系统在无明显感染的情况下产生的。这些抗体对许多微生物病原体的亲和力较低，具有高度的交叉反应性，可以识别常见的膜成分（如磷胆碱），甚至可以识别机体自身细胞的一些抗原（即自身抗原）。天然抗体可能产生于对共生菌群或自身抗原的应答，但似乎不是适应性免疫应答针对病原体感染的产物。大多数天然抗体都是同型或同类抗体，即 IgM 类抗体（见第 1-9 节和第 1-20 节），代表了人体 IgM 总量相当大的一部分。IgM 是能最有效结合 C1q 的一类抗体，使天然抗体可以在机体感染后迅速在微生物表面有效激活补体，并在细菌（如肺炎双球菌）感染恶化之前清除它们。

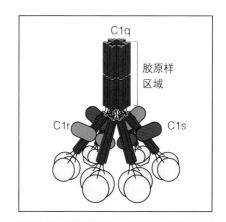

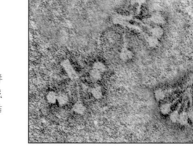

图2.21　补体激活经典途径中的第一个蛋白质是C1，它是由C1q、C1r和C1s组成的复合物
如图画和显微照片所示，C1q由六个相同的亚基组成，其头部呈球状（黄色），尾部呈长胶原样（红色）；它被形容为看起来像"一束郁金香"。尾巴联合起来与两个分子的C1r和C1s结合，形成C1复合物C1q:C1r2:C1s2。头部可以与免疫球蛋白分子的恒定区结合，也可以直接与病原体表面结合，引起C1r构象改变，从而裂解并激活C1s酶原。C1复合物整体结构与MBL-MASP复合物相似，功能相同，切割C4和C2形成C3转换酶C4b2a（图2.20）。照片（×500,000）由K. B. M. Reid提供。

图2.22   补体经典途径激活参与的蛋白质

补体经典途径激活参与的蛋白质		
天然组分	活性形式	活性形式的功能
C1 （C1q: C1r$_2$:C1s$_2$）	C1q	直接与病原体表面结合或间接与结合于病原体的抗体结合，从而使C1r自动激活
	C1r	切割C1s成活性蛋白酶
	C1s	切割C4和C2
C4	C4b	与病原体共价结合并发挥调理作用 结合并通过C1s切割C2
	C4a	短肽炎症介质（弱活性）
C2	C2a	经典途径C3/C5转换酶的活性酶：切割C3和C5
	C2b	血管活性物质C2激肽的前体
C3	C3b	与病原体表面结合发挥调理素作用 通过旁路途径启动级联放大作用 结合并通过C2a切割C5
	C3a	短肽炎症介质（中等活性）

2-8 补体激活启动过程在很大程度上被限制于膜表面

凝集素途径和经典途径是在补体蛋白与病原体表面物质结合以后才启动补体激活。在随后被触发的酶级联反应过程中，激活事件被限制在同一位置很重要，这可以确保C3的激活仅发生于病原体表面，而非血浆中或者宿主细胞表面，这主要是通过C4b片段共价结合于病原体表面来实现。

在固有免疫应答中，纤维胶凝蛋白或MBL复合物结合于病原体表面后催化C4裂解，裂解产物C4b可结合邻近的病原体表面蛋白质或糖类。若C4b不能快速完成这种结合，则其硫酯键被水解，从而引起C4b不可逆的失活。这有助于防止C4b从位于微生物表面的活化位点扩散至其他正常宿主细胞。

只有当C2与C4b结合时，C2才易于被C1s切割，因此活化的C2a丝氨酸蛋白酶也被局限于病原体表面，并保持与C4b的结合，形成C3转换酶C4b2a。因此，C3被切割形成C3a和C3b的过程也同样发生在病原体表面。同C4b类似，C3b在暴露其硫酯键后快速完成共价结合，否则也会被水解失活（图2.16），所以只有在补体活化的局部才能发挥调理吞噬效应。由于吞噬细胞除表达可结合抗体Fc区域的Fc受体外，还表达可以结合补体的受体（见第1-20节和第10-20节），所以当抗体结合于病原体表面时，C3b的调理作用将更加有效。由于具有反应活性的C3b和C4b可以与相邻的任何蛋白质或糖类发生共价结合，因此当补体被抗体激活后，部分C3b或C4b能结合抗体分子，从而最有效地触发吞噬效应。

2-9 在病原体存在的条件下，旁路途径通过备解素加速C3b形成，形成一种级联放大环路

尽管旁路途径可能是最早存在的一种补体激活途径，但因为它是在经典激活途径首先被发现之后，作为第二条或"替补"激活途径才被发现，因此命名为旁路途径。旁路途径的关键特性在于它可以自动激活。与凝集素和经典途径的C4b2a转换酶不同，该途径具有独特的C3转换酶，即旁路途径C3转换酶（图2.17）。旁路途径C3转换酶是由C3b自身与血浆蛋白B因子的切割片段Bb结合形成。这种C3转换酶，特指C3bBb，一旦形成后将不断产生新的C3b并结合Bb。这意味着一旦任何补体途径被激活并产生C3b，旁路途径即可形成级联放大环路（amplification loop）快速产生C3b，这点在补体激活中具有特殊地位。

旁路途径可以通过两种不同的方式激活。第一种是通过凝集素或经典途径激活，它们产生的C3b共价结合于微生物表面并与B因子结合（图2.23），并改变B因子的构象，促使血浆蛋白酶D因子切割B因子

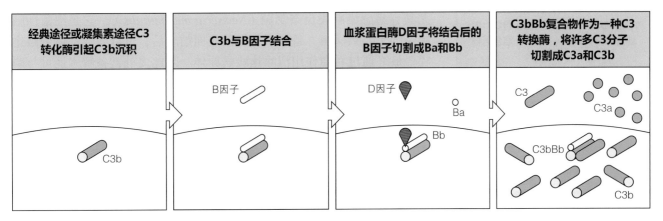

图2.23　旁路途径激活补体后形成替补C3转换酶，在病原体上沉积更多C3b分子，从而放大经典途径和凝集素途径
经典或凝集素途径沉积的C3b可以与B因子结合，使B因子易于被D因子切割。C3bBb复合物是补体旁路途径激活形成的C3转换酶，与C4b2a类似，形成后引起大量C3b分子在病原体表面沉积。

成 Ba 和 Bb，其中 Bb 与 C3b 稳定结合并形成 C3 转换酶 C3bBb。旁路途径的第二种激活方式如图 2.24，它与 C3 硫酯键的持续缓慢自动水解（也称为"tickover"）形成 C3（H_2O）有关。血浆中富含 C3，它的持续缓慢自动水解，维持稳定低水平的 C3（H_2O）。C3（H_2O）可以与 B 因子结合，结合后 B 因子被 D 因子切割，形成短暂存在的液相 C3 转换酶 C3（H_2O）Bb。尽管 C3（H_2O）Bb 仅以 C3 缓慢自动水解的方式少量形成，但仍能将很多 C3 切割成 C3a 和 C3b，其中大部分 C3b 又因水解而失活，只有部分 C3b 可通过硫酯键共价结合于微生物表面。这种方式生成的 C3b 与凝集素或经典途径激活后产生的 C3b 并无不同，在与 B 因子结合后即介导 C3 转换酶的形成并增加 C3b 的产生（图 2.23）。

就其本身而言，旁路途径的 C3 转换酶，C3bBb 和 C3（H_2O）Bb 存在时间非常短暂，但是与血浆蛋白备解素（properdin，P 因子）结合后可稳定存在（图 2.25）。备解素由中性粒细胞产生并贮存于次级颗粒中。在中性粒细胞被病原体激活后，备解素即被释放出来，结合于某些微生物表面，因此它具备 PRR 的某些特征。备解素缺陷的患者

图2.24　C3的自动激活可以激活旁路途径
补体组分C3可以在血浆中不断自动水解产生C3（H_2O），C3（H_2O）与B因子结合后，使结合的B因子被D因子切割（左图）。由此产生的"可溶性C3转换酶"将C3切割成C3a和C3b，其中C3b可以附着在宿主细胞或病原体表面（中图）。共价结合于细胞表面的C3b再与B因子结合，随后D因子切割结合的B因子成Ba和Bb，其中Bb仍然与C3b结合形成C3转换酶（C3bBb），而Ba则被释放（右图）。该转换酶在旁路途径中的作用与经典途径和凝集素途径中的C3转换酶C4b2a作用相同（图2.17）。

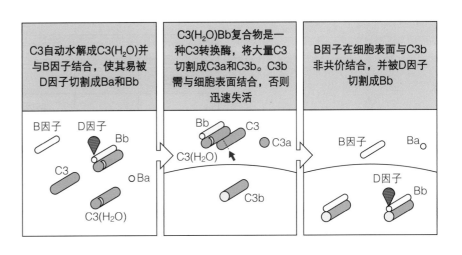

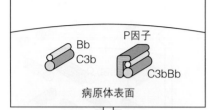

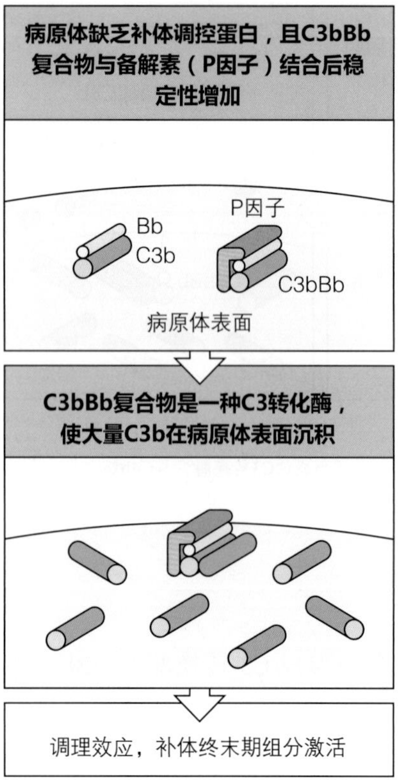

病原体缺乏补体调控蛋白，且C3bBb 复合物与备解素（P因子）结合后稳定性增加

病原体表面

C3bBb复合物是一种C3转化酶，使大量C3b在病原体表面沉积

调理效应，补体终末期组分激活

图2.25　备解素增加旁路途径C3转化酶的病原体表面稳定性
细菌表面不表达补体调控蛋白且倾向于与稳定C3bBb转换酶的备解素（P因子）结合，这种转换酶的活性与经典途径激活后的C4b2a类似。C3bBb切割大量C3分子，产生的C3b结合并包被病原体表面。

尤其容易感染脑膜炎奈瑟菌（*Neisseria meningitidis*），它是细菌性脑膜炎的主要致病菌。备解素与细菌表面结合后，可以激活补体旁路途径，最终通过吞噬作用清除这些病原体。除此之外，备解素还可与凋亡、缺血损伤或改变、被病毒感染或与抗体结合的哺乳动物细胞相结合，导致这些细胞出现C3b沉积，并最终通过吞噬作用而被清除。旁路途径的独特组分列于图 2.26。

2-10　多种膜蛋白和血浆蛋白调控 C3 转换酶的形成和稳定，决定了补体的活化程度

多种机制确保了补体激活仅局限于病原体或受损宿主细胞表面，而不发生于正常宿主细胞和组织。补体激活被启动后，旁路途径的级联放大程度关键取决于 C3 转换酶 C3bBb 的稳定性，这种稳定性由正性和负性调控蛋白所调节。前面已对备解素在细菌或受损宿主细胞表面如何作为正向调控和稳定 C3bBb 进行了描述。

在血浆和宿主细胞膜上存在一些负向调控蛋白，保护健康宿主细胞免受其表面补体异常激活导致的损伤效应。这些补体调控蛋白与 C3b 相互作用，或阻止转换酶的形成，或加速其解离（图 2.27）。例如，锚定于细胞膜的降解加速因子（decay-accelerating factor，DAF 或 CD55）可与 B 因子竞争结合至位于细胞表面的 C3b，从已形成的 C3bBb 转换酶中取代替换 Bb。血浆蛋白酶 I 因子与作为辅助因子的 C3b 结合蛋白，如另一种宿主细胞膜蛋白——蛋白水解膜辅助因子（membrane cofactor of proteolysis，MCP 或 CD46）（图 2.27）共同作用，可将 C3b 切割成无活性的衍生物 iC3b，最终阻止转换酶的形成。细胞膜表面的 1 型补体受体（complement receptor type 1，CR1 或 CD35）作用类似于 DAF 和 MCP，抑制 C3 转换酶形成并促进 C3b 裂解为非活性产物，但其组织分布有限。H 因子是血浆中另一种可结合 C3b 的补体调控蛋白，与 CR1 类似，它可以与 B 因子竞争结合 C3b，并取代 C3bBb 转换酶中的 Bb。此外，H 因子还可作为 I 因子的辅助因子发挥作用。由于 H 因子与脊椎动物细胞表面的唾液酸残基亲和力较强，可优先与这些细胞表面的 C3b 结合（图 2.18）。因此，旁路途径的级联放大环路效应只在病原体或损伤的宿主细胞表面进行，而非表达负向调控蛋白的正常宿主细胞或组织。

图2.26　参与补体旁路途径激活的蛋白质

参与补体旁路途径激活的蛋白质		
天然组分	**活性片断**	**功能**
C3	C3b	与病原体表面结合；结合并由D因子切割B因子；C3bBb是C3转换酶，C3b2Bb是C5转换酶
B因子（B）	Ba	B因子的小片段，功能未知
	Bb	Bb是C3转换酶C3bBb和C5转换酶C3b2Bb的活性酶片段
D因子（D）	D	血浆丝氨酸蛋白酶，与C3b结合后将B切割成Ba和Bb
备解素（P）	P	一种与细菌表面结合并稳定C3bBb转换酶的血浆蛋白

经典途径和凝集素途径激活后形成的 C3 转换酶（C4b2a）与旁路途径的 C3 转换酶（C3bBb）分子组成不同。但理解不同补体蛋白之间密切的进化关系，有助于提高对补体系统的认识（图 2.28）。补体酶原 B 因子和 C2，两者密切相关，由人类 6 号染色体 MHC 区域前后排列的同源基因编码。此外，它们各自的结合蛋白 C3 和 C4 均含有硫酯键，可将 C3 转换酶共价连接到病原体表面。

在旁路途径中，只有一个组分在经典途径和凝集素途径中完全找不到功能上对等的类似物，即启动激活的丝氨酸蛋白酶 D 因子。D 因子作为一种活性酶而非酶原循环于血液，也是补体系统中唯一天然具有激活功能的蛋白酶，这对于旁路途径的启动（通过裂解与自动激活的 C3 相结合的 B 因子）和对宿主的安全都是必要的，因为 D 因子除了与 C3b 结合的 B 因子之外，没有其他的底物。这意味着只有底物存在于病原体表面，且同时底物在血浆中的水平极低时，D 因子才识别底物，并激活补体旁路途径。

2-11 补体在多细胞生物进化的早期形成

最初我们只在脊椎动物中了解补体系统，但在无脊椎动物中发现了 C3 和 B 因子的同源物以及典型的"旁路途径"。这并不奇怪，因为可被丝氨酸蛋白酶切割和激活的 C3 在进化上与丝氨酸蛋白酶抑制剂 α_2-巨球蛋白有关，后者最早可能出现于所有现代脊椎动物的祖先。旁路途径的级联放大环路也有一个远古起源，因为它存在于棘皮动物（包括海胆和海星），并且也基于由棘皮动物 C3 和 B 因子同源物形成 C3 转换酶。这些因子由体腔液中被称为阿米巴体腔细胞的吞噬细胞所表达，当细菌存在时，这些细胞表达 C3 水平提高。这一简单的系统似乎对细菌和其他外来颗粒发挥调理吞噬效应，有利于它们被体腔细胞所摄取。无脊椎动物中的 C3 同源物明显彼此相关，它们都含有独特的硫酯键并组成一个硫酯蛋白（thioester protein，TEP）家族。感染可诱导按蚊产生 TEP1 蛋白，它可直接结合到革兰氏阴性细菌表面并介导细菌的吞噬。某些形式的 C3 活性甚至可能早于双侧对称性动物的进化，扁形虫就是最远古的当代代表，因为在珊瑚虫（珊瑚和海葵）中已发现存在 C3、B 因子和一些后期补体效应组分的基因组证据。

补体系统出现后，似乎一直在向获得新的激活途径方面进化，从而可对微生物表面进行特异性攻击。第一个进化的可能是纤维胶凝蛋白途径，它既存在于脊椎动物，也存在于一些无脊椎动物中，如尾索动物。进化角度上，纤维胶凝蛋白要早于胶原凝集素，它最早也出现在尾索动物中。MBL 和经典途径组分 C1q 的同源物，都属于胶原凝集素，已在尾索动物海鞘的基因组中鉴定出来。无脊椎动物的两种哺乳动物 MASP 同源物也已经在海鞘中得到鉴定，它们很可能能够切割和激活 C3。因此，棘皮动物中最低限度的补体系统在尾索动物中似乎得到了发展，后者可募集特异性的激活系统，靶向沉积于微生物表面的 C3。这也表明，当相较于固有免疫晚得多的适应性免疫进化时，原始的抗体分子利用已经出现多样化的 C1q 样胶原凝集素家族蛋白来激活补体途径，并且补体激活系统利用胶原凝集素及其相关的 MASP 进一步进化，产生启动经典补体激活途径中的补体组分 C1q、C1r 和 C1s。

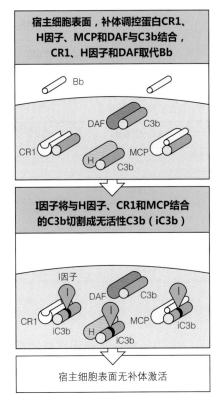

图2.27　补体调控蛋白保护宿主细胞免受补体激活的攻击

如果C3bBb在宿主细胞表面形成，宿主细胞表达的补体调控蛋白，1型补体受体（CR1）、降解加速因子（DAF）和蛋白水解膜辅助因子（MCP）可迅速失活C3bBb。宿主细胞表面也倾向于与血浆中的H因子结合。CR1、DAF和H因子可取代C3bBb转换酶中的Bb。另外血浆蛋白酶I因子催化切割与CR1、MCP和H因子结合的C3b成无活性C3b（iC3b）。

激活步骤	通路中蛋白质发挥的作用			关系
	旁路途径	凝集素途径	经典途径	
启动激活的丝氨酸蛋白酶	D	MASP	C1s	同源物（C1s与MASP）
与细胞表面共价结合	C3b	C4b		同源物
C3/C5转换酶	Bb	C2a		同源物
激活的调控	CR1 H	CR1 C4BP		相同同源物
调理素	C3b			相同
效应途径的启动	C5b			相同
局部炎症	C5a, C3a			相同
稳定	P	无		唯一

图2.28　补体激活的旁路途径、凝集素途径和经典途径之间存在密切的进化关系

补体激活的三条途径中，大多数因子或者完全相同，或者是基因复制再分化的同源物。C4和C3同源，并且含有不稳定的硫酯键，它们的大片段产物C4b和C3b通过该硫酯键与膜共价结合。C2和B因子的编码基因与基因组MHC区相邻，由基因复制产生。补体调控蛋白H因子、CR1和C4BP共享许多补体调控蛋白共有的重复序列。三种途径之间最大的差异在于它们的起始阶段：经典途径中，C1复合物与特定病原体或与之结合的抗体结合，与抗体结合时，它将抗体结合转化为特定膜表面上的酶活性；凝集素途径中，MBL与丝氨酸蛋白酶结合，激活MASP，发挥C1r:C1s相同的功能；旁路途径中，D因子提供酶活性。

2-12 病原体表面结合的 C3 转换酶产生大量 C3b 并沉积于膜表面，进而产生 C5 转换酶

补体三条途径激活的汇聚点是 C3 转换酶的形成。凝集素和经典途径的转换酶 C4b2a 和旁路途径的转换酶 C3bBb 将 C3 裂解成 C3b 和 C3a。C3b 通过硫酯键与病原体表面相邻分子共价结合，否则会被水解失活。C3 是血浆中含量最丰富的补体蛋白，浓度为 1.2 mg/mL，单个活性 C3 转换酶可结合周围多达 1000 个 C3b 分子（图 2.23）。因此，补体激活的主要效应是在感染病原体的表面沉积大量的 C3b 分子，C3b 再组成一种共价黏合的被膜，向吞噬细胞传导最终摧毁杀灭病原体的信号。

补体级联反应的下一步是产生 C5 转换酶。C5 与 C3、C4、α2-巨球蛋白以及无脊椎动物 TEP 是同一蛋白质家族成员。C5 在合成过程中不形成活性硫酯键，但与 C3 和 C4 一样，C5 被特定蛋白酶切割成 C5a 和 C5b 片段，它们对放大补体下游的级联反应发挥特殊作用。经典和凝集素途径中的 C5 转换酶是由 C3b 与 C4b2a 结合而形成的 C4b2a3b，旁路途径中的 C5 转换酶是由 C3b 与 C3bBb 转换酶结合而形成的 C3b2Bb。C5 转换酶复合物通过位于 C3b 的受体位点结合并捕获 C5，而 C2a 或 Bb 丝氨酸蛋白酶活性则使 C5 容易被切割。由于 C5 只有在与 C3b 结合时才能被切割，然后 C3b 再与 C4b2a 或 C3bBb 结合形成活性 C5 转换酶复合物。总之，C5 生成 C5b 和 C5a 的裂解反应要比 C3 裂解反应受到的限制更多。因此，三种补体途径激活后导致大量的 C3b 结合于病原体表面，以及产生数量相对更少的 C5b，同时释放 C3a 和数量更少的 C5a（图 2.29）。

2-13 结合于病原体的补体蛋白受体介导吞噬细胞摄取经补体标记的病原体

吞噬细胞上的补体受体特异性识别病原体所结合的补体组分，从而促进吞噬细胞对病原体的摄取和杀灭，这是补体最重要的作用之一。这些补体受体与被补体组分调理后的病原体结合，病原体的调理

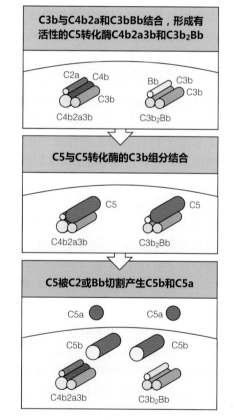

图2.29　补体组分C5被C5转换酶复合物中的C3b捕获后再被切割

当C3b与经典或凝集素途径C3转换酶C4b2a结合形成C4b2a3b，或与旁路途径C3转换酶C3bBb形成C3b2Bb时，即形成C5转换酶（上图）。C5与这些复合物中的C3b结合（中图）。C5被C2a或Bb活性切割形成C5b和炎性介质C5a（下图）。与C3b和C4b不同，C5b不以共价方式与细胞表面结合，C5b启动终末期补体组分的组装。

是 C3b 及其水解衍生物的主要功能。C4b 也是一种调理素，但发挥的作用相对较小，这在很大程度上是因为 C3b 产生的数量要比 C4b 多得多。

已结合于病原体表面的补体组分 C5a 和 C3a 的受体及其功能与分布如图 2.30 所示。C3b 的受体 CR1（第 2-10 节已描述），是一种补体激活的负调控蛋白，CR1 表达于多种类型的免疫细胞表面，包括巨噬细胞和中性粒细胞。C3b 与 CR1 的结合本身并不能刺激巨噬细胞的吞噬，但在其他可激活巨噬细胞的免疫介质存在时，可诱发细胞吞噬效应。例如，C5a 可激活巨噬细胞摄取与巨噬细胞 CR1 受体结合的细菌（图 2.31）。C5a 与巨噬细胞另一个受体 C5aR 结合，该受体有七个跨膜结构域，可通过细胞内 G 蛋白偶联受体（GPCR）传递信号（将在第 3-2 节讨论）。中性粒细胞和巨噬细胞表达的 C5L2（GPR77）是一种非信号受体，可作为 C5a 的诱饵受体调节 C5aR 的活性。细胞外基质相关的蛋白质，如纤维连接蛋白，也参与促进吞噬细胞的活化，当吞噬细胞被招募到结缔组织时，这些蛋白质也可活化巨噬细胞。

其余四种补体受体——CR2（即 CD21）、CR3（CD11b:CD18）、CR4（CD11c:CD18）和 CRIg（免疫球蛋白家族补体受体）——可与 I 因子裂解后形成的且仍附着在病原体表面的多种 C3b 结构形式结合。与补体的其他几个关键组分一样，C3b 活性也受到调节，C3b 可被裂解成衍生物 iC3b，不能形成有补体激活活性的转换酶。结合于微生物表面的 C3b 可被 I 因子和 MCP 裂解，释放出小片段 C3f，使其以无活性的 iC3b 形式与表面结合（图 2.32）。iC3b 可被多种补体受体——CR2、CR3、CR4 和 CRIg 识别。不同于 C3b 与 CR1 的结合，iC3b 与受体 CR3 的结合本身就足以促进吞噬作用。I 因子和 CR1 裂解 iC3b 而释放出 C3c，剩余的 C3dg 部分仍然与病原体结合，C3dg 仅能被受体 CR2 识别。作为共受体复合物的一部分，CR2 发现于 B 细胞表面，该复合物可增强经抗原特异性免疫球蛋白受体传递的信号。因此，如果该抗原或病原体被 C3dg 结合，病原体的抗原特异性的 B 细胞与抗原结合后将接受很强的信号刺激，因此补体的激活可有助于 B 细胞产生强烈的抗体应答。

C3b 及其无活性衍生物通过调理吞噬效应清除胞外病原体的重要性，可通过不同补体组分缺失的后果来

图2.30　细胞表面补体受体的分布和功能

多种补体受体特异性结合C3b及其裂解产物（iC3b和C3dg）。在细菌表面结合有补体成分时，CR1和CR3在诱导细菌吞噬时发挥重要作用。CR2主要表达于B细胞，是B细胞共受体复合物的一部分。CR1和CR2与结合C3b和C4b的补体调控蛋白具有共同的结构特征。CR3和CR4分别由整合素β2与整合素αM（CD11b）或整合素αX（CD11c）组成（见附录Ⅱ）；CR3（也称Mac-1）对于白细胞黏附和迁移很重要（在第3章描述），而CR4仅在吞噬效应中发挥作用。C5aR和C3aR是七次跨膜G蛋白偶联受体。FDC：滤泡树突状细胞，不参与固有免疫应答，将在后面的章节中讨论。

受体	特异性	功能	细胞类型
CR1 （CD35）	C3b C4bi	促进C3b和C4b降解，刺激吞噬（需要C5a），红细胞转运免疫复合物	红细胞、巨噬细胞、单核细胞、多形核白细胞、B细胞、FDC
CR2 （CD21）	C3d iC3b C3dg	B细胞共受体的一部分，增强B细胞对抗原的应答，结合C3d、iC3b或C3dg分子，EB病毒受体	B细胞、FDC
CR3 （Mac-1） （CD11b:CD18)	iC3b	刺激吞噬	巨噬细胞、单核细胞、多形核白细胞、FDC
CR4 （gp150, 95） （CD11c:CD18）	iC3b	刺激吞噬	巨噬细胞、单核细胞、多形核白细胞、DC
CRIg	C3b, iC3b	吞噬循环病原体	细胞驻留巨噬细胞、肝窦巨噬细胞
C5aR （CD88）	C5a	结合C5a，激活G蛋白	中性粒细胞、巨噬细胞、内皮细胞、肥大细胞
C5L2 （GPR77）	C5a	诱饵受体、调节C5aR	嗜中性粒细胞、巨噬细胞
C3aR	C3a	结合C3a，激活G蛋白	巨噬细胞、内皮细胞、肥大细胞

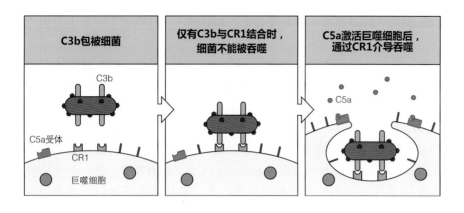

图2.31　过敏毒素C5a可以增强固有免疫应答中对微生物的调理吞噬作用

补体激活导致C3b在微生物表面沉积（左图）。C3b可以与吞噬细胞表面上的补体受体CR1结合，但还不足以诱导吞噬效应（中图）。吞噬细胞还表达过敏毒素C5a的受体，并且与C5a结合将激活吞噬细胞吞噬通过其CR1受体结合的微生物（右图）。

体现。例如，C3 或催化 C3b 结合分子缺失的个体，会增加对肺炎链球菌在内的多种细胞外细菌感染的易感性。我们将在第 13 章中介绍不同补体分子缺失及其缺失所导致的疾病。

2－14　一些补体蛋白的小片段可诱发局部炎症反应

小补体片段 C3a 和 C5a 可作用于内皮细胞和肥大细胞上的特异性受体（图 2.30），诱发局部炎症反应。与 C5a 相似，C3a 也通过 G 蛋白偶联受体传递信号，相关内容在第 3 章中有更详细的讨论。C4 切割产生的小片段 C4a 并不能有效地诱发炎症，不能结合并激活 C3a 和 C5a 受体，似乎也缺乏自身受体。当机体产生或全身注射大量的 C3a 和 C5a，可引起全身循环衰竭，诱发休克样综合征，类似于第 14 章中讨论的由 IgE 类抗体介导的全身过敏反应，称为过敏性休克（anaphylactic shock），这些补体小片段通常也被称为过敏毒素（anaphylatoxin）。C5a 生物活性具有最高的特异性，但 C3a 和 C5a 均可诱导平滑肌收缩，增加血管通透性，并作用于血管内皮细胞，诱导黏附分子的合成。此外，C3a 和 C5a 可以激活黏膜下层的肥大细胞，释放炎症介质，如组胺和肿瘤坏死因子 α（TNF-α），也能产生类似的效应。C5a 和 C3a 可招募抗体、补体和吞噬细胞至感染部位（图 2.33），并且组织中增加的液体可加速携带病原体的 APC 向局部淋巴结迁移，有助于迅速启动适应性免疫应答。

C5a 可直接作用于中性粒细胞和单核细胞，增加它们对血管壁的黏附能力，对抗原沉积部位的趋化能力，以及吞噬颗粒的能力；同时，C5a 也可增加 CR1 和 CR3 在这些细胞表面的表达水平。通过这种方式，C5a 及 C3a 和 C4a（后两者程度较弱）与其他补体组分共同协调，加速吞噬细胞对病原菌的清除。

2－15　补体终末期蛋白多聚化，在细胞膜上形成孔洞，杀灭特定的病原体

补体激活的一个重要作用是补体终末期蛋白组分的组装（图 2.34），形成攻膜复合物。其过程如图 2.35 所示。最终结果是在脂质双分子层细胞膜上形成孔洞，破坏膜的完整性。该复合物的形成可破坏病原体细胞内外的 H⁺ 梯度，杀灭病原体。

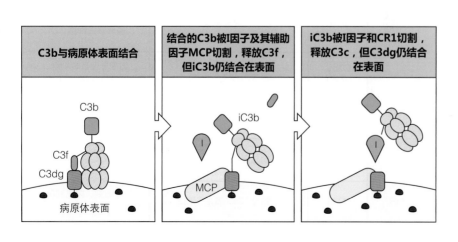

图2.32　C3b的切割产物可被不同的补体受体识别

C3b沉积于病原体表面后，可以经历各种构象变化，改变其与补体受体的相互作用。I因子和MCP可切割C3b释放C3f片段，产生iC3b，iC3b是补体受体CR2、CR3、CR4和CRIg的配体，但不与CR1结合。I因子和CR1切割iC3b以释放C3c，产物C3dg仍与病原体表面结合。沉积的C3dg可被补体受体CR2识别。

图2.33　补体小片段，尤其是C5a，可诱导局部炎症反应

不同补体小片段活性不同：C5a 的活性强于 C3a，C4a 活性较弱甚至无活性。C5a 和 C3a 通过直接作用于局部血管，增加血流，血管通透性和吞噬细胞与内皮细胞结合，从而诱发局部炎症反应。C3a 和 C5a 还能够激活肥大细胞（未显示）释放炎症介质（如组胺和 TNF-α），促进炎症反应。血管直径和通透性的增加可促使外周组织中的液体和蛋白质积累，从而增加淋巴引流，将病原体及其抗原成分带至附近的淋巴结。由此招募的抗体，补体和免疫细胞通过增强吞噬作用参与病原体清除。另外，补体小片段也可以直接增加吞噬细胞的活性。

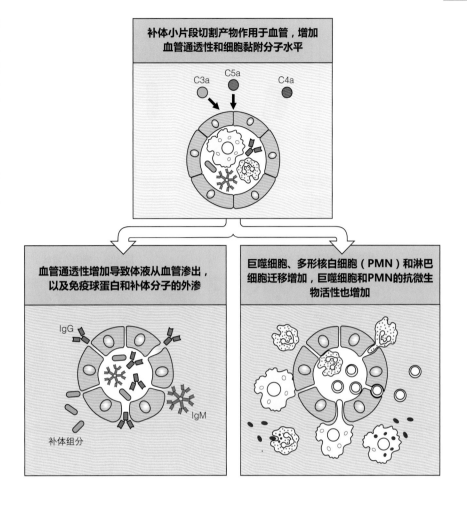

形成 MAC 的第一步是 C5 在 C5 转换酶作用下裂解，释放 C5b（图 2.29）。下一步（图 2.35），C5b 启动后续的补体组分组装和插入细胞膜。整个过程起始于 C5b 分子与 C6 分子的结合，形成 C5b6 复合物，后者再与 C7 分子结合，形成 C5b67 复合物，并导致组成该复合物的分子发生构象变化，暴露 C7 的一个疏水位点，使复合物可以插入细胞膜的磷脂双分子层中。当 C8 和 C9 与上述复合物结合时也会暴露出类似的疏水位点，使得这些蛋白质也可以插入脂质双分子层中。C8 是 C8β 和 C8α-γ 两个蛋白质亚基的复合物，C8β 可与 C5b 结合，意味着 C8β 能与膜结合的 C5b67 复合物结合，而 C8α-γ 的疏水基团则可插入脂质双分子层

形成膜攻击复合物的终末期补体成分		
天然蛋白	活性组分	功能
C5	C5a	短肽炎症介质（高活性）
	C5b	启动MAC的组装
C6	C6	与C5b结合；形成C7受体
C7	C7	与C5b6结合；双亲性复合物插入脂质双分子层
C8	C8	与C5b67结合；启动C9多聚化
C9	$C9_n$	与C5b678多聚化形成跨膜通道；裂解细胞

图2.34　终末补体成分

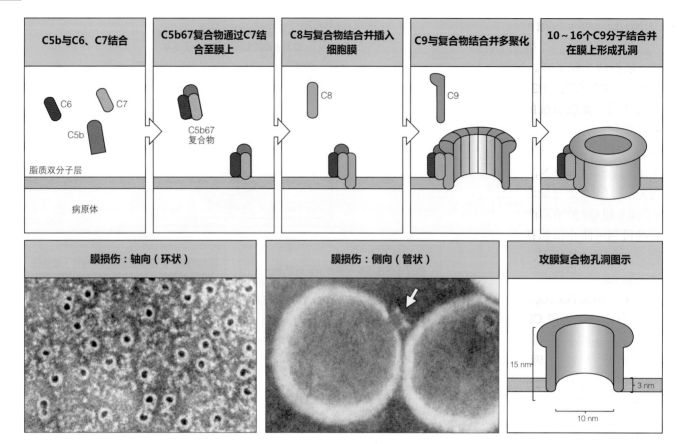

图2.35 MAC的组装在脂质双分子层膜上形成一个孔洞
组装的步骤及其大致形态如上图所示。C5b触发复合物按C6、C7、C8顺序依次组装。其中C7、C8经历构象改变，暴露疏水结构域插入细胞膜。该复合物本身即可导致细胞膜中度损伤，也可诱导C9暴露疏水位点并多聚化。多达16个C9分子加入组装，在细胞膜上产生一个直径10 nm的通道。该通道可破坏细菌胞膜，并杀死细菌。电子显微照片显示红细胞膜攻膜复合物的两个方向，轴向与侧向。照片由S. Bhakdi和J. Tranum-Jensen提供。

中。最后，C8α-γ可以诱导10～16个C9分子多聚化，形成一个称为MAC的孔状结构。攻膜复合物的外表面为疏水性，允许它与脂质双分子层结合，而内部通道为亲水性。该通道的直径约为10 nm，可允许溶质和水自由地穿过脂质双分子层。该孔洞对脂质双分子层的损伤可导致细胞稳态的丧失、细胞内外H^+梯度的破坏、溶菌酶等蛋白酶渗透进入细胞，最终导致病原菌死亡。

尽管MAC的效果非常显著，尤其是在实验演示时，抗红细胞膜抗体被用来触发补体级联反应，但是这些组分在宿主防御中的重要性似乎有限。迄今，发现补体组分C5-C9的缺失只与奈瑟菌（*Neisseria*）的易感性有关，这种细菌会导致性传播疾病淋病和一种常见的细菌性脑膜炎。因此，补体级联反应的早期组分所发挥的调理吞噬效应和炎症诱导效应对宿主防御感染显然更为重要。正如我们将在第15章提及的，尽管攻膜复合物很可能在免疫病理学中发挥重要作用，但是该复合物似乎只能杀灭某些病原体。

2–16 补体调控蛋白控制补体三种途径的激活，保护宿主免受其毁伤效应

补体激活通常在病原体表面启动，所产生的活化补体片段也就在病原体表面结合，或被水解而迅速失活。即便如此，所有补体组分在血浆中都以较低的速率自动激活，这些激活的补体成分有时也会与宿主细胞表面的蛋白质结合。第2-10节介绍了调控补体旁路途径的可溶性宿主蛋白I因子和H因子，以及膜结合蛋白MCP和DAF。此外，其他可溶性的和膜结合的补体调控蛋白可以在补体级联反应的不同阶段调节补体的激活，保护正常的宿主细胞，并使补体只在病原体表面激活（图2.36）。

C1的激活受C1抑制剂（C1INH）调控，它是一种血浆丝氨酸蛋白酶抑制剂（serine protease inhibitor），也称Serpin。C1INH与活性蛋白酶C1r:C1s结合，使其与C1q解离，而C1q仍与病原体结合（图2.37）。通过这种方式，C1INH限制了活性C1s裂解C4和C2的时间。同样，C1INH也限制了血浆中C1的自动活化。

C1INH 缺乏可导致遗传性血管性水肿（hereditary angioedema，HAE），在该疾病中，补体慢性自动激活可产生过量的 C4 和 C2 裂解片段。裂解片段通常会形成 C3 转换酶 C4b2a，但由于 C4b 在血浆中水解后迅速失活，转换酶无法形成，因此不会损伤这类患者的宿主细胞。然而，C2 的小裂解片段 C2b，进一步裂解成一种多肽，C2 激肽。C2 激肽会造成全身各组织的肿胀，最危险的是喉部局部肿胀，可导致窒息。由于缺乏对激肽酶（激肽系统的一种成分，也是另一种血浆蛋白酶）的抑制（见第 3-3 节），缓激肽在本病中也以不受控制的方式产生，其作用与 C2 激肽相似。激肽酶在组织损伤时激活，同时也受 C1INH 调控。通过替换 C1INH 可以完全纠正遗传性血管性水肿。另一种类似的、极为少见的人类疾病是由于部分缺乏羧肽酶 N（carboxypeptidase N，CPN）。CPN 是一种金属蛋白酶，可使过敏反应蛋白 C3a 和 C5a 以及缓激肽和激肽酶失活。CPN 部分缺乏的患者由于血清 C3a 和缓激肽的延迟性失活而出现反复发作的血管性水肿。

C3 和 C4 激活后产生的高反应性硫酯键不能区分宿主细胞与外源病原体表面的受体群，但进化中产生的某些机制可防止沉积在宿主细胞表面的少量 C3 和 C4 分子完全启动补体的激活。我们在旁路途径调控的内容中介绍了这些机制，但它们同时也是经典途径转换酶的重要调控蛋白（图 2.37）。第 2-10 节介绍了使结合在宿主细胞上的 C3b 和 C4b 失活的蛋白质，包括血浆 I 因子及其辅助因子膜蛋白 MCP 和 CR1。可溶性 I 因子是一种活性丝氨酸蛋白酶，但只有与 MCP 和 CR1 结合的 C3b 和 C4b 才会被 I 因子切割。在这些条件下，I 因子首先将 C3b 降解为 iC3b，进一步降解为 C3dg，从而使其永久失活。同样，C4b 被切割为 C4c 和 C4d 而失活。微生物细胞壁缺乏 MCP 和 CR1，因此不能促进 C3b 和 C4b 的降解，反而为 B 因子及 C2 提供了结合位点，并促进补体的激活。I 因子的重要性可通过 I 因子基因缺失的人群体现。他们的补体不受控制地激活，造成补体蛋白迅速被耗竭，因而这类人群易反复遭受细菌的感染，尤其是化脓性细菌。

还有一些血浆蛋白具有 I 因子的辅助因子活性，最值得注意的是 C4b 结合蛋白（C4b–binding protein，C4BP）（图 2.36），它与 C4b 结合，主要作为经典途径的调控蛋白在液相中发挥作用。另一个是 H 因子，它既可以结合液相中的 C3b，也可以结合细胞膜上的 C3b，协助区分宿主细胞表面和细菌表面的 C3b。H 因子对宿主细胞膜糖蛋白中的唾液酸残基具有更高的亲和力，使得它可以替换宿主细胞上 C3b 结合的 B 因子。此外，细胞膜上的 C3b 与辅助因子 DAF 及 MCP 结合。

经典途径与旁路途径中的调控蛋白			
可溶性补体调控蛋白			
名称	配体/结合因子	作用	缺失后的病理反应
C1 抑制剂（C1INH）	C1r, C1s (C1q)；MASP-2(MBL)	取代 C1r/s 和 MASP-2，抑制 C1q 和 MBL 的激活	遗传性血管性水肿
C4 结合蛋白（C4BP）	C4b	取代 C2a；作为 I 因子的辅助因子切割 C4B	
CPN1（羧肽酶 N）	C3a, C5a	失活 C3a 和 C5a	
H 因子	C3b	取代 Bb，I 因子的辅助因子	年龄相关性黄斑变性，非典型溶血性尿毒症
I 因子	C3b, C4b	丝氨酸蛋白酶；切割 C3b 和 C4b	低 C3 水平，溶血性尿毒症综合征
S 蛋白	C5b67 复合物	抑制 MAC 形成	
膜结合补体调控蛋白			
名称	配体/结合因子	作用	缺失后的病理反应
CRIg	C3b, iC3b, C3c	抑制替补途径激活	增加血源感染的易感性
补体受体 1（CR1, CD35）	C3b, C4b	I 因子的辅助因子；从 C3b 上取代 Bb，从 C4b 上取代 C2a	
降解加速因子（DAF, CD55）	C3 转换酶	从 C3b 上取代 Bb，从 C4b 上取代 C2a	阵发性睡眠性血红蛋白尿
膜辅助因子蛋白（MCP, CD46）	C3b, C4b	I 因子的辅助因子	非典型溶血性贫血
保护素（CD59）	C8	抑制 MAC 形成	阵发性睡眠性血红蛋白尿

图 2.36　调节补体活性的可溶性和膜结合蛋白

补体系统的调控过程

C1q与抗原-抗体复合物结合，激活C1r和C1s	C1抑制剂（C1INH）将C1r和C1s从活性C1复合物中解离出来

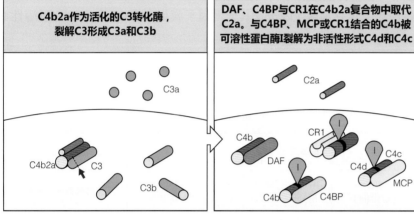

C4b2a作为活化的C3转化酶，裂解C3形成C3a和C3b

DAF、C4BP与CR1在C4b2a复合物中取代C2a。与C4BP、MCP或CR1结合的C4b被可溶性蛋白酶I裂解为非活性形式C4d和C4c

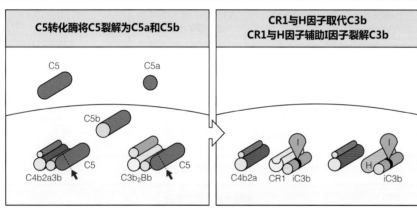

C5转化酶将C5裂解为C5a和C5b	CR1与H因子取代C3b CR1与H因子辅助I因子裂解C3b

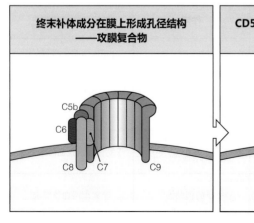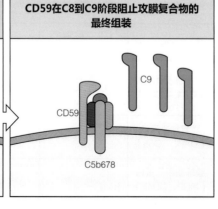

终末补体成分在膜上形成孔径结构 ——攻膜复合物	CD59在C8到C9阶段阻止攻膜复合物的最终组装

图2.37 补体激活受多种蛋白质的调控，保护宿主细胞免受补体激活的意外损伤

补体调节蛋白作用于补体级联反应的不同阶段，解离复合物，或催化共价结合的补体蛋白酶解。左图表示补体级联的各个阶段，右图表示相应的调节反应。旁路途径的C3转换酶同样受DAF、CR1、MCP和H因子的调控。

H 因子、DAF 和 MCP 一起与 B 因子竞争性结合已锚定于宿主细胞的 C3b，因此，这些已经与细胞膜结合的 C3b 被 I 因子分解为 iC3b 和 C3dg，最终抑制补体激活。相反，B 因子更倾向于与微生物膜表面的 C3b 结合，因为微生物不表达 DAF 或 MCP，也缺乏可以吸引 H 因子的唾液酸修饰。聚集在微生物表面的 B 因子越多，C3 转换酶 C3bBb 就越多，因而补体激活就越被放大。

在携带调控蛋白 MCP、I 因子或 H 因子基因杂合突变的人群中，这些调控蛋白表达水平下降，补体激活与抑制之间的平衡则向激活方向倾斜，导致这些人群容易罹患以血小板和红细胞损伤以及肾炎为特征的非典型溶血性尿毒症（atypical hemolytic uremic syndrome，aHUS），这充分证实在细胞表面维持补体激活与抑制之间的平衡极其重要。另一个与补体功能异常相关的健康问题是罹患老年性黄斑变性（age-related macular degeneration，AMD）的风险显著增加，它是发达国家老年人群失明的主要原因，研究证明 AMD 主要与 H 因子基因核苷酸多态性相关。另外，还发现其他补体组分的基因多态性对这种疾病也具有促进或预防的作用。因此，即使补体这个强大的效应系统发生微小的改变，无论是激活还是抑制，都可以诱发退行性疾病或炎症性疾病。

宿主细胞抑制补体激活第二种机制的一个例子是 DAF 或 MCP 与 B 因子竞争膜结合型 C3b。通过结合细胞表面的 C3b 和 C4b，这些补体调控蛋白竞争性地抑制 C2 与 C4b 结合，或抑制 B 因子与 C3b 结合，从而抑制转换酶的形成。DAF 和 MCP 还通过第三种机制介导补体抑制和自我保护，即促进已经形成的转换酶（C4b2a、C3bBb）解离。与 DAF 一样，宿主细胞膜蛋白 CR1 也通过上述两种机制，即促进转换酶的解离和表现出辅助因子活性来调控补体的激活。所有可结合同源 C4b 和 C3b 分子的蛋白质都有一个或多个拷贝的结构元件，称为短共有重复序列（short consensus repeat，SCR），或者补体控制蛋白（complement control protein，CCP）重复序列，或者寿司结构域（尤其是在日本）。

除了阻止 C3 转换酶形成以及阻止 C3 和 C4 沉积在细胞膜等机制之外，还有阻止 MAC 随机插入细胞膜的抑制性机制。在第 2-15 节我们了解到，MAC 多聚至 C5 转换酶产生的 C5b 分子上。MAC 主要插入至细胞膜邻近 C5 转换酶的位置，也就是接近补体在病原体激活的位置。然而，一些新形成的 MAC 可能从补体活化部位扩散，并插入邻近的宿主细胞膜。多种血浆蛋白，尤其是玻连蛋白（vitronectin，也称为 S 蛋白），可与 C5b67、C5b678 和 C5b6789 复合物结合，从而帮助它们随机插入邻近的细胞膜。宿主细胞膜也表达一种固有蛋白 CD59，或称为保护素（protectin），可以抑制 C9 与 C5b678 复合物的结合（图 2.37，下排）。像许多其他外周膜蛋白一样，CD59 和 DAF 都通过糖基磷脂酰肌醇（glycosylphosphatidylinositol，GPI）尾部与细胞表面连接的。其中一个参与 GPI 尾部合成的蛋白酶由位于 X 染色体的 PIGA 基因编码，单克隆 HSC 中该基因发生体细胞突变的个体，CD59 和 DAF 均不能正常发挥功能，导致阵发性睡眠性血红蛋白尿症（paroxysmal nocturnal hemoglobinuria，PNH），其特点是补体激活引起的阵发性血管内红细胞裂解。CD59 缺失的红细胞也会由于补体级联反应的自动激活而易于裂解。

2-17 病原体产生多种能抑制补体激活的蛋白质

细菌病原体已经进化出各种不同的策略来避免激活补体，从而避免被固有免疫防御的第一道防线清除（图 2.38）。许多病原体采用的一种策略是模仿宿主细胞，吸引宿主补体调控蛋白至其表面，为达此目的，其中一种机制是表达可溶性补体调控蛋白如 C4BP，H 因子相结合的膜蛋白，例如，革兰氏阴性脑膜炎奈瑟菌可以表达 H 因子结合蛋白（factor H binding protein，fHbp）并招募 H 因子（见第 2-10 节），以及表达可以结合 C4BP 的外膜蛋白 PorA。通过招募 H 因子和 C4BP 到病原体膜，病原体能够灭活沉积在其表面的 C3b，从而避免补体激活的后果。补体在防御脑膜炎双球菌感染中发挥重要作用，一些补体组分的缺失与这种病原体易感性增加有关。

病原体采用的另一种策略是分泌可直接抑制补体组分的蛋白质。革兰氏阳性金黄色葡萄球菌（Staphylococcus aureus）为此提供了实例。葡萄球菌蛋白 A（Spa）与免疫球蛋白的 Fc 段结合可干扰 C1 的招募和激活，这种特异性结合被早期的生物化学技术用于纯化抗体。葡萄球菌激酶（staphylokinase，SAK）可以切割与病原体膜结合的免疫球蛋白，阻止补体激活，从而避免被吞噬。葡萄球菌补体抑制剂（staphylococcal complement inhibitor，SCIN）与经典途径 C3 转换酶 C4b2a 和旁路途径 C3 转换酶 C3bBb 结合，并抑制其活性。补体激活的其他阶段包括 C5 转换酶的形成等，这些激活过程中的关键步骤也是病原体所

病原体	逃逸分子	宿主靶点	作用机制
膜蛋白			
脑膜炎奈瑟菌	H因子结合蛋白	H因子	失活结合的C3b
伯氏疏螺旋体	外膜蛋白E（OspE）	H因子	失活结合的C3b
肺炎链球菌	肺炎球菌表面蛋白C（PspC）	H因子	失活结合的C3b
分泌蛋白			
脑膜炎奈瑟菌	PorA	C4BP	失活结合的C3b
金黄色葡萄球菌	凝集因子A（ClfA）	I因子	失活结合的C3b
金黄色葡萄球菌	葡萄球菌蛋白A（Spa）	免疫球蛋白	与Fc区域结合和干扰C1激活
金黄色葡萄球菌	葡萄球菌激酶（SAK）	免疫球蛋白	切割免疫球蛋白
金黄色葡萄球菌	补体抑制蛋白（SCIN）	C3转换酶（C3b2a，C3bBb）	抑制转换酶活性

图2.38 各种病原体产生的补体逃逸蛋白

产生的蛋白质干预补体激活的靶点。我们将在第13章讨论免疫系统如何失败或如何被病原体逃逸时，再次回到补体调控的主题。

【小结】

在宿主将对病原体的识别有效地转化为对最初感染发挥防御功能过程中，补体系统是其中主要的机制之一。补体是一种血浆蛋白系统，可以被病原体直接激活，也可以被病原体结合的抗体间接激活，从而在病原体表面发生级联反应，并产生具有多种效应功能的活性成分。补体激活有三种途径：由模式识别受体MBL和纤维胶凝蛋白触发的凝集素途径；由抗体与病原体表面结合直接触发的经典途径；以及被微生物表面自动沉积的C3b激活并被备解素放大的旁路途径，旁路途径同时为其他两条途径提供了级联放大环路。所有补体激活途径的早期都包括一系列的裂解反应，其中较大的裂解产物与病原体表面共价结合，并参与下一个组分的激活。这些途径都汇聚于形成C3转换酶，这种酶切割C3，产生活性补体组分C3b，大量的C3b分子与病原体结合是补体激活的核心。与病原体结合的补体组分，尤其是结合的C3b及其失活片段，可被吞噬细胞表面的相应受体所识别，吞噬这些被C3b及其失活片段所调理的病原体。C3和C5的小裂解片段C3a和C5a作用于特定的三聚体G蛋白偶联受体，招募吞噬细胞如中性粒细胞至感染部位，这些效应共同促进吞噬细胞对病原体的摄取和清除。与C3转换酶结合的C3b分子自身会启动补体级联反应的后期事件，即结合C5使其容易被C2a或Bb切割。较大的切割片段C5b会触发攻膜复合物的组装，从而导致特定病原体的裂解。由可溶性的、膜结合的补体调控蛋白组成的补体调控体系，其功能是限制补体在宿主组织中的激活，以防止激活的补体组分与宿主细胞间的意外结合，或血浆中补体成分的自动激活对宿主组织造成损伤。许多病原体也能产生多种可溶性及膜相关蛋白，这些蛋白质可以干预补体的激活，并有助于微生物对宿主建立感染。

第2章总结

本章描述了固有免疫系统的构成成分。机体的上皮表面是阻止病原体入侵的连续屏障，并通过特定的方式，如纤毛、各种抗菌分子和黏液，提供最简单的固有免疫防御。补体系统是一种更专业的系统，它将对微生物的直接识别与复杂的效应系统结合起来。在激活补体的三条途径中，有两条与固有免疫有关。凝集素途径依赖于可识别微生物膜的PRR，而旁路途径则依赖于补体的自动激活，这种自动激活被表达在自身细胞膜上的宿主分子下调。补体激活的主要事件是在微生物膜上累积C3b，再被吞噬细胞上的补体受体所识别，以促进通过C3a和C5a招募到感染部位的吞噬细胞对微生物进行清除。此外，C5b可直接启动裂解微生物的攻膜复合物的组装。补体级联反应被严格调控，以防止它对宿主组织的攻击，调控通路中的遗传变异可导致自身免疫综合征和年龄相关的组织损伤。

练习题

2.1　**选择题**：广泛使用的 β–内酰胺类抗生素主要对革兰氏阳性菌具有活性，抑制了合成肽聚糖的转位步骤。肽聚糖是细菌细胞壁的主要成分，对微生物的生存至关重要。以下哪一项是一种抗菌酶，其功能是破坏与 β–内酰胺最终靶向的相同的细菌结构？
A. 磷脂酶 A
B. 溶菌酶
C. 防御素
D. 组胺素

2.2　**简答题**：为什么 MBL 三聚体的再多聚化对其功能很重要？

2.3　**单选题**：以下哪个选项对纤维胶凝蛋白的描述是正确的？
A. C 型凝集素结构域，对糖类如岩藻糖和 N–乙酰葡糖胺有亲和力，在肝脏中合成
B. 纤维蛋白原样结构域，对含有乙酰化糖的低聚糖有亲和力，在肝脏中合成
C. C 型凝集素结构域，对含有乙酰化糖的低聚糖有亲和力，在肝脏中合成
D. 纤维蛋白原样结构域，对糖类如岩藻糖和 N–乙酰葡糖胺有亲和力，在肝脏和肺中合成

2.4　**填空题**：从下面的列表中选出的最合适的词语填空，完成句子。并不是所有的词语都会被使用，且每个词语只能使用一次。
像 MBL 一样，纤维胶凝蛋白与 ＿＿＿＿＿ 和 ＿＿＿＿＿ 形成多聚体，这种相互作用允许多聚体切割补体组分 ＿＿＿＿＿ 和 ＿＿＿＿＿。一旦被切割，它们将形成 ＿＿＿＿＿，一种 C3 转换酶，它裂解 ＿＿＿＿＿ 并允许攻膜复合物的形成。
MASP-1，C2，MASP-2，C4a，C4，C4b2a，C4b2b，C3，C2a，C3b

2.5　**简答题**：旁路途径激活的一种方式是通过通常用于共价附着到病原体表面的 C3 硫酯键的自动水解。如果启动这个过程的 C3 转换酶是可溶的，那么旁路途径如何继续形成 MAC？

2.6　**填空题**：阵发性睡眠性血红蛋白尿症是一种以阵发性血管内红细胞裂解为特征的疾病，是由于红细胞失去了 ＿＿＿＿＿ 和 ＿＿＿＿＿ 的表达，这使得它们容易被补体系统的 ＿＿＿＿＿ 途径溶解。
CD59，C3b，经典，DAF，凝集素，旁路，I 因子，C1INH

2.7　**配对题**：将下列补体调控蛋白与该因子有缺陷时可能出现的病理表现进行配对。

A. C1INH　　　　　　　1. 非典型性溶血性尿毒综合征

B. H 因子和 I 因子　　2. 遗传性血管性水肿

C. DAF　　　　　　　　3. 阵发性睡眠性血红蛋白尿症

2.8　**单选题**：冷球蛋白血症和系统性红斑狼疮等疾病通常由于经典途径的激活，血液中 C3 和 C4 水平较低。相反，诸如致密沉积病或 C3 肾小球肾炎之类的疾病通常由于旁路途径的激活，导致 C3 水平较低，那么致密沉积病或 C3 肾小球肾炎患者 C2 和 C4 的预期水平是多少？
A. 正常
B. 高
C. 低
D. C2 水平高，C4 水平低

2.9　**判断题**：黏膜表面分泌的黏蛋白具有直接的杀菌活性。

2.10　**简答题**：分别解释脑膜炎奈瑟菌和金黄色葡萄球菌如何阻止补体激活。

2.11　**判断题**：肠道的中性粒细胞和帕内特细胞只有在受到刺激时才分泌抗菌肽，如防御素。

2.12　**简答题**：C3 转换酶的两个产物是什么？列举三个下游事件，这些事件可以由于这些产物的形成而导致微生物的清除。

2.13　**判断题**：CD21（CR1）是一种在 B 细胞上表达的补体受体，与 C3dg（一种 C3b 分解产物）结合，作为放大信号和触发更强烈抗体反应的辅助受体。

（胡维国　王　静译，姚　堃　汤华民校）

参考文献

诱导性的固有免疫

3

在第 2 章中，我们介绍了固有防御（如上皮屏障、抗菌蛋白和补体系统），其在微生物入侵时发挥作用以保护机体免受感染。我们还介绍了位于上皮屏障下方的吞噬细胞，它们随时准备吞噬和消化被补体标记的入侵微生物。这些吞噬细胞还可以启动下一阶段的固有免疫应答，将新的吞噬细胞和循环效应分子募集到感染部位，从而诱导炎症反应。

在本章中，我们将进一步介绍固有免疫系统的吞噬细胞如何识别微生物及其导致的细胞损伤，如何清除这些病原体，如何通过分泌的细胞因子和趋化因子调控下游炎症反应。我们还将介绍固有免疫系统中的 ILC，包括参与防御病毒和其他胞内病原体的 NK 细胞。在机体抗感染阶段，如果固有免疫应答不能清除感染，DC 还会启动适应性免疫应答，诱导完整的免疫应答机制发挥作用。

本章概要：

固有免疫系统细胞的模式识别

诱导针对感染的固有免疫应答

固有免疫系统细胞的模式识别

人们对适应性免疫系统卓越的抗原识别能力早有认知。相比之下，固有免疫系统对微生物产物的识别直到 20 世纪 90 年代后期才被发现。最初，固有识别被认为仅限于特定几种 PAMP，如在第 2 章中介绍过的补体识别微生物表面分子。在过去几年中，随着越来越多的能够识别各类 PAMP 的固有免疫受体的发现，人们逐渐认识到，固有免疫识别的范畴要比以前认为的广泛得多。

本章的第一部分将介绍识别病原体的细胞受体及启动细胞性固有免疫应答所需要的信号。许多微生物都存在共同的分子结构模式，但该分子结构模式在宿主细胞中却不存在。巨噬细胞、中性粒细胞和 DC 表达 PRR，与第 2 章提到的分泌型分子如聚糖素和组氨素类似。这些 PRR 与适应性免疫系统中的抗原特异性受体的一般特征不同（图 3.1）。最新的观点认为，宿主自体衍生的分子会被诱导成一些警示性结构，提示体内出现了细胞感染、损伤、应激或恶变，而固有性受体会识别这些蛋白质结构从而介导固有免疫细胞参与的免疫应答。这些警示性分子称为"损伤相关分子模式"（damage-associated molecular pattern，DAMP）。其中一部分能被参与病原体识别的受体（如 TLR）所识别。

固有免疫应答的协调依赖于多种类型受体提供的信息。PRR 根据其细胞定位及功能分为四大类：血清游离受体如聚糖素和组氨素（见

图3.1　固有免疫和适应性免疫系统识别分子的特征比较

固有免疫系统使用胚系基因编码的受体，而适应性免疫系统采用在淋巴细胞发育期间由不完整基因片段组装编码而成的具有独特特异性的抗原受体。适应性免疫系统的抗原受体以克隆形式分布在各个淋巴细胞及其子代细胞。通常，固有免疫系统的受体呈现非克隆性表达，即它们在特定类型的所有细胞上表达。然而，NK细胞表达来自多个家族的不同组合的NK细胞受体，从而使得每个NK细胞彼此不同。特定的NK细胞受体可能不会在所有NK细胞上表达。

受体特征	固有免疫	适应性免疫
特异性在胚系基因中遗传	是	否
表达于特定类型的所有细胞（如巨噬细胞）	可变的	否
触发急性应答	是	否
识别广泛的病原体	是	否
与特定类型的一系列分子结构结合	是	否
由多基因片段编码	否	是
需要基因重排	否	是
克隆性分布	否	是
能够识别病原体相关的分子结构	是	是

第2章）、膜结合吞噬性受体、膜结合信号转导受体和胞质信号转导受体。吞噬性受体识别微生物，为吞噬这些微生物提供信号。包括趋化因子在内的多种受体可引导免疫细胞至感染部位，而其他受体（包括 PRR 和细胞因子受体）可以调控效应分子在感染部位的活性。

在本章中，我们将首先介绍吞噬性受体和信号受体的识别特点，了解其如何激活并杀伤所吞噬的微生物。我们还将介绍在进化上比较古老的病原体识别和信号转导系统即 TLR 系统，这是人类发现的首个固有类感知系统。再介绍最近发现的通过识别微生物胞壁成分、外源 RNA 或 DNA 感知胞内感染的系统。

3-1　多数微生物在进入组织后被吞噬细胞识别、吞噬和杀伤

在大多数情况下，微生物穿过上皮屏障并开始在宿主组织中复制时，会立即被该部位的吞噬细胞识别。固有免疫系统中的吞噬细胞主要包括巨噬细胞、单核细胞、粒细胞和 DC。巨噬细胞是正常组织处于稳态时驻留在其中的主要吞噬细胞群，它们可以来自胚胎发育期间进入组织的祖细胞，并在稳定状态下进行自我更新；也可以由循环的单核细胞分化而成。研究表明，胚胎来源的祖细胞来自胎肝、卵黄囊以及胚胎中被称为主动脉 - 性腺 - 中肾（aorta-gonad-mesonephros，AGM）的背主动脉附近区域，但这些起源目前仍存在争议。结缔组织中存在大量巨噬细胞，如胃肠道黏膜下层、支气管黏膜下层、肺间质 - 气囊（肺泡）外周组织和细胞间隙及肺泡本身、肝脏部分血管周围，以及整个脾脏（巨噬细胞在此清除衰老的血细胞）。不同组织中的巨噬细胞被冠以不同的名称，如神经组织中称为小胶质细胞，肝脏中称为库普弗细胞。这两类细胞的自我更新依赖于细胞因子 IL-34，IL-34 产生于这些组织并与巨噬细胞集落刺激因子（macrophage colony stimulating factor，M-CSF）受体结合发挥作用。

在感染或炎症发生后，单核细胞离开外周循环进入组织并分化形成巨噬细胞。人和小鼠的单核细胞均在骨髓中发育，并在外周血液中循环。人体外周血液循环中 90% 的单核细胞是表达 CD14 的"经典"单核细胞（CD14 是 PRR 的共同受体）。在感染期间，循环中的单核细胞进入组织，并活化形成炎性单核细胞或巨噬细胞从而发挥功能。小鼠单核细胞高表达细胞表面标志物 Ly6C。有一小群单核细胞，不在血液中自由循环，而是沿着内皮游走，称为巡逻单核细胞，它们表达 CD14 和 Fc 受体 CD16（FcγRⅢ；见第 10-21 节）。这群细胞能识别内皮损伤，但不分化成组织巨噬细胞。在小鼠中，这群细胞低表达 Ly6C。

吞噬细胞的第二个主要家族成员是粒细胞，包括中性粒细胞、嗜酸性粒细胞和嗜碱性粒细胞。其中，中性粒细胞具有较强的吞噬活性，是参与抗感染细胞中动员最为迅速的固有免疫细胞，这种细胞也被称为多形核白细胞，其寿命较短，在血液中大量存在但不存在于健康组织中。巨噬细胞和粒细胞在固有免疫中发挥重要作用，它们可以在缺乏适应性免疫应答协助的情况下识别、摄取和破坏病原体。吞噬细胞吞噬入侵病原体是

一种保守的固有免疫机制，这种机制存在于无脊椎动物和脊椎动物中。

免疫系统中第三类吞噬细胞是存在于淋巴器官和外周组织中的未成熟 DC。DC 主要有两种类型：经典树突状细胞（cDC）和浆细胞样树突状细胞（pDC）。这两类 DC 均由骨髓内具有髓系分化潜能的祖细胞分化而来。DC 通过血液迁移至全身各个组织和外周淋巴器官，吞噬和破坏病原体。不同于巨噬细胞和中性粒细胞，在免疫防御中，DC 并非直接介导病原体杀伤的一线免疫细胞。cDC 的主要功能是加工摄入的病原体，产生可以激活 T 细胞并诱发适应性免疫应答的抗原肽。在识别病原体的过程中，DC 分泌细胞因子协助其他免疫细胞的活化并参与抵抗病原体入侵。因此，cDC 被认为是固有免疫应答和适应性免疫应答之间的桥梁。pDC 是 I 型干扰素（又称为抗病毒干扰素）的主要分泌细胞，是固有免疫的重要组成部分。本章稍后将进行详细介绍。

由于大多数微生物通过肠道黏膜和呼吸系统、皮肤或泌尿生殖道进入体内，黏膜下层组织中的巨噬细胞首先与病原体接触，随后大量中性粒细胞迁移至感染部位。巨噬细胞和中性粒细胞的细胞表面受体通过结合病原体表面分子识别病原体。尽管都具备吞噬功能，巨噬细胞和中性粒细胞在固有免疫应答中具有不同的特性和功能。

当吞噬细胞（通常是巨噬细胞、中性粒细胞或 DC）表面某些受体与病原体表面配体相互结合时，细胞吞噬过程随之启动。结合后的病原体首先被吞噬细胞质膜包围，形成大的膜封闭内吞囊泡，称为吞噬体。吞噬体将病原体内化。吞噬体与细胞内一个或多个溶酶体融合产生吞噬溶酶体，使溶酶体内容物被释放到吞噬溶酶体中。同时，吞噬溶酶体内环境也会发生酸化，抗菌肽和酶经历酶促激活过程，产生高反应性的超氧化物和一氧化氮自由基，协同杀死微生物（图 3.2）。中性粒细胞含有不同类型的胞质颗粒——初级颗粒和次级颗粒，可以高效地杀死胞内微生物（这部分内容在第 2-4 节已有描述）。这些颗粒与吞噬体融合，释放出更多的酶和抗微生物的抗菌肽以攻击微生物。另一途径是通过受体介导的内吞作用。细胞外物质（包括微生物产物）可被内吞至细胞的内体中进行降解。受体介导的内吞作用并不是吞噬细胞所独有的。DC 和其他吞噬细胞也可以通过巨胞饮作用，非特异性摄入大量细胞外液及其内容物。

巨噬细胞和中性粒细胞组成性地表达多种表面受体。这些受体促进吞噬，以便在胞内杀伤与之结合的微生物。当然，部分吞噬受体也会通过其他途径触发免疫应答（如促进细胞因子产生）。这些吞噬受体包括 C 型凝集素样家族成员（图 3.2）。其中的 Dectin-1 高表达于巨噬细

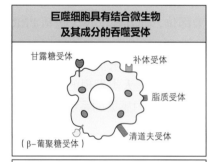

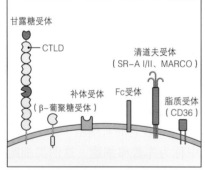

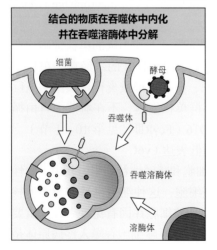

图3.2 巨噬细胞表达的膜受体通过吞噬作用摄取微生物

上图：全身分布的巨噬细胞最先遇到病原体并产生应答。它们表达的膜受体结合微生物上各种分子，特别是碳水化合物和脂质，并吞噬与之结合的物质。

中图：Dectin-1 属于 C 型凝集素样家族成员，含有一个 C 型凝集素样结构域（CTLD）。凝集素通常含有识别碳水化合物的结构域（CRD）。巨噬细胞甘露糖受体含有众多 CTLD，并在其氨基末端含有纤连蛋白样结构域和富含半胱氨酸的区域。A 类清道夫受体如 MARCO 由胶原样结构域构成并形成三聚体。受体蛋白 CD36 是 B 类清道夫受体，识别并内化脂质。各种补体受体结合并内化补体包被的细菌。

下图：受体结合的物质在吞噬作用下进入胞内吞噬体，后者与溶酶体融合形成酸化的吞噬溶酶体。其中溶酶体水解酶分解摄入的物质。

胞和中性粒细胞，参与识别真菌细胞壁的常见组分 β-1，3 - 葡聚糖（葡萄糖聚合物）。DC 也表达 Dectin-1 及其他几种 C 型凝集素样吞噬性受体。我们将在第 9 章中讨论其与病原体摄取及后续抗原加工和提呈的相关性。甘露糖受体是另一种 C 型凝集素，它表达于巨噬细胞和 DC，识别各种存在于真菌、细菌和病毒上的甘露糖化配体。甘露糖受体曾被认为在抵抗微生物方面发挥重要作用，然而缺乏该受体的小鼠实验否定了这个观点。现在认为，巨噬细胞甘露糖受体主要作为宿主糖蛋白（如 β - 葡糖醛酸糖苷酶和溶酶体水解酶）的清除受体。这些糖蛋白具有含甘露糖的碳水化合物侧链，其细胞外浓度在炎症期间升高。

巨噬细胞上第二类吞噬受体称为清道夫受体，能识别各种阴离子聚合物和乙酰化低密度脂蛋白。这些受体具有结构异质性，由至少六种不同的家族分子组成。A 类清道夫受体是由胶原样结构的三聚体组成的膜蛋白（图 3.2），包括 SR-AⅠ、SR-AⅡ 和 MARCO（具有胶原样结构的巨噬细胞受体）。尽管我们对它们的特性知之甚少，但发现它们都能结合各种细菌细胞壁成分并有助于内化细菌。B 类清道夫受体结合高密度脂蛋白并内化脂质。CD36 属于该类受体，能结合包括长链脂肪酸在内的众多配体。

在巨噬细胞和中性粒细胞吞噬作用中至关重要的第三类受体是补体受体和 Fc 受体（见第 1 章和第 2 章）。这些受体通过与补体包被的微生物结合，或与结合在微生物表面的抗体结合，从而促进对各种微生物的吞噬。

3 - 2 吞噬细胞 G 蛋白偶联受体协同识别微生物并增强胞内杀伤效率

巨噬细胞和中性粒细胞对微生物的吞噬通常伴随着吞噬细胞内微生物的死亡。除了吞噬性受体，巨噬细胞和中性粒细胞还表达可促进杀伤微生物的其他受体。这些受体由保守的 G 蛋白偶联受体（GPCR）家族进化而来，其特征在于有七个跨膜结构域。该受体家族成员对免疫系统的功能至关重要，因为它们也会介导对过敏毒素（如补体片段 C5a，见第 2-14 节）和多种趋化因子免疫应答，募集吞噬细胞至感染部位，促进炎症反应。

甲酰甲硫氨酸 - 亮氨酸 - 苯丙氨酸构成的三肽（fMet-Leu-Phe，fMLF）受体是一种 G 蛋白偶联受体，可通过识别独特的细菌多肽，感知细菌的存在。细菌中蛋白质的合成通常由 N - 甲酰甲硫氨酸（fMet）残基起始，该氨基酸在原核生物而非真核生物中存在。尽管 fMLF 受体也结合其他的肽基序，但该受体对 fMLF 具有高亲和力，并由此得名。细菌多肽与该受体结合后激活细胞内信号通路，从而介导免疫细胞向细菌多肽最密集的部位迁移。fMLF 受体介导的信号通路激活可诱导吞噬溶酶体中杀菌活性氧（reactive oxygen species，ROS）的产生。当微生物存在时，补体的经典途径或凝集素途径被激活，产生 C5 小片段。C5a 受体能识别这些小片段（见第 2-14 节），并通过与 fMLF 受体类似的途径发出信号。因此，激活这些受体不仅能介导单核细胞和中性粒细胞向感染部位聚集，同时又能增强抗菌活性。这些细胞可被接触的细菌产物，或借助之前免疫细胞识别微生物产生的 C5a 等信使分子激活。

G 蛋白偶联受体之所以如此命名，是因为其与配体的结合能激活一类称为 G 蛋白的细胞内 GTP 结合蛋白。这种 G 蛋白有时被称为异源三聚体 G 蛋白，以区别于 Ras 所代表的"小"GTP 酶家族。异源三聚体 G 蛋白由三个亚基组成：Gα、Gβ 和 Gγ，其中 α 亚基与小 GTP 酶相似（图 3.3）。在静息状态下，G 蛋白是无活性的，未与受体结合，仅有一 GDP 分子与其 α 亚基结合。配体结合后会诱导 G 蛋白偶联受体构象变化，使其结合 G 蛋白，从而导致 GTP 将 GDP 从 G 蛋白置换出来。活性 G 蛋白解离成两个组分，Gα 亚基和由 Gβ 和 Gγ 亚基组成的复合物。每一亚基都可与细胞内其他信号分子相互作用以传递和放大信号。G 蛋白可以激活多种下游酶促靶点，如腺苷酸环化酶，产生第二信使环 AMP 和磷脂酶 C，后者活化形成第二信使 1，3，5 - 三磷酸肌醇（IP_3）并促进 Ca^{2+} 的释放。

fMLF 和 C5a 受体的信号传导通过激活 Rho 家族中小 GTP 酶蛋白，影响细胞运动、代谢、基因表达和细胞分裂。活化的 G 蛋白 α 亚基间接激活 Rac 和 Rho，而 βγ 亚基间接激活小 GTP 酶 Cdc42（图 3.3）。这些 GTP 酶的活化受鸟嘌呤核苷酸交换因子（guanine nucleotide exchange factor，GEF）的调控（图 7.4），使得 GTP 置换与 GTP 酶结合的 GDP。fMLF 介导活化的 G 蛋白激活 GEF 蛋白 PREX1（磷脂酰肌醇 - 3，4，5 - 三磷酸酯依赖的 Rac 交换蛋白 1）。PREX1 可直接激活 Rac。其他 GEF 蛋白包括受其他类型受体调控的 Vav 家族蛋白质（第 7-19 节）。这些 GEF 蛋白也可激活 Rac，并与 fMLF 和 C5a 协同发挥作用。

Rac 和 Rho 的活化有助于增强巨噬细胞和中性粒细胞对微生物的摄取和杀伤能力。吞噬微生物后，巨噬细胞和中性粒细胞产生多种有毒产物，辅助清除内吞的微生物（图 3.4）。其中最重要的是第 2-4 节中介绍

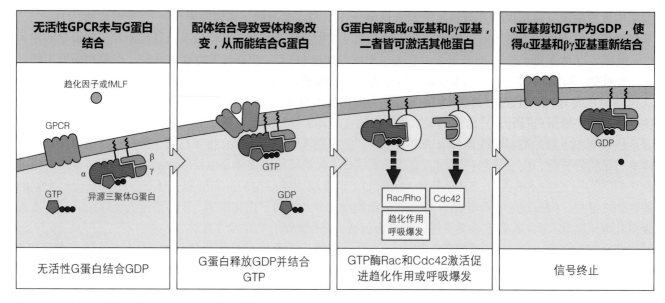

无活性GPCR未与G蛋白结合	配体结合导致受体构象改变，从而能结合G蛋白	G蛋白解离成α亚基和βγ亚基，二者皆可激活其他蛋白	α亚基剪切GTP为GDP，使得α亚基和βγ亚基重新结合
无活性G蛋白结合GDP	G蛋白释放GDP并结合GTP	GTP酶Rac和Cdc42激活促进趋化作用或呼吸爆发	信号终止

图3.3　G蛋白偶联受体与胞内异源三聚体G蛋白偶联结合传导信号

第一张图：G蛋白偶联受体（GPCR）如趋化因子或fMLF受体通过GTP结合蛋白，即异源三聚体G蛋白，传导信号。在无活性状态下，G蛋白的α亚基与GDP结合并与β亚基和γ亚基相连。

第二张图：配体与受体结合诱导构象变化，使得受体与G蛋白相互作用，从而导致GTP置换GDP并与α亚基结合。

第三张图：GTP结合触发G蛋白解离成α亚基和βγ亚基，各自分别激活胞膜内侧其他信号蛋白。以巨噬细胞和中性粒细胞中fMLF信号传导为例，活化的G蛋白的α亚基间接激活GTP酶Rac和Rho，而βγ亚基间接激活GTP酶Cdc42。这些蛋白质促使NADPH氧化酶组装，进而导致呼吸爆发。趋化因子信号传导通过类似途径发挥作用并激活趋化性。

第四张图：当内源GTP酶α亚基的活性将GTP水解为GDP，并且α和βγ亚基重新结合时，激活反应随即终止。α亚基的内源性GTP水解速率相对较慢，并且其信号传导受到其他GTP酶活化蛋白（未显示）的调控，从而增强GTP水解速率。

的抗菌肽、活性氮物质如 NO，以及 ROS 如 O_2^- 和 H_2O_2。NO 由一氧化氮合酶即诱导性 NOS_2（$iNOS_2$）产生。$iNOS_2$ 的表达受多种刺激物诱导调控，其中包括 fMLF。

fMLF 和 C5a 受体的激活直接导致 ROS 产生。超氧化物由多组分、膜相关的 NADPH 氧化酶产生，这种氧化酶也称为吞噬细胞氧化酶。在未受刺激的吞噬细胞中，该酶未完成组装，因此是无活性的。一组称为细胞色素 b558 复合物的亚基（包括 p22 和 gp91）位于静息巨噬细胞和中性粒细胞的细胞膜上，并且在吞噬

吞噬细胞的抗菌机制		
机制类别	巨噬细胞产物	中性粒细胞产物
酸化	pH≈3.5~4.0，抑菌或杀菌	
有毒的氧衍生物	超氧离子 O_2^-、过氧化物H_2O_2、单态氧 $^1O_2$、羟自由基 OH、次卤酸盐 OCl$^-$	
有毒的氮氧化合物	NO	
抗菌肽	组织杀菌素、巨噬细胞弹性蛋白酶衍生肽	α-防御素（HNP1-4）、β-防御素 HBD4、cathelicidin、天青杀素、细菌通透性诱导蛋白质（BPI）、乳铁蛋白
酶	溶菌酶：消化一些革兰氏阳性菌的细胞壁；酸水解酶（如弹性蛋白酶和其他蛋白酶）：分解摄入的微生物	
竞争物		乳铁蛋白（螯合Fe^{2+}）、维生素B$_{12}$结合蛋白

图3.4　摄取微生物后吞噬细胞产生或释放的杀菌成分

列出的大多数成分对微生物具有直接毒性，可在吞噬溶酶体中直接发挥作用。它们也可以分泌到细胞外环境中，并且这些物质大多对宿主细胞有毒。吞噬细胞其他产物在细胞外环境中螯合必需营养素，使微生物难以获取这些营养素，从而抑制微生物生长。除了直接抑菌或杀菌外，溶酶体的酸化还可激活许多能降解液泡内容物的酸性水解酶。

溶酶体成熟后出现在溶酶体中。其他组分 p40、p47 和 p67 位于胞质溶胶中。吞噬细胞的活化能诱导胞质亚基与膜相关细胞色素 b558 结合，在吞噬溶酶体膜中形成完整的功能性 NADPH 氧化酶（图 3.5）。fMLF 和 C5a 受体通过激活 Rac 参与该过程，其中 Rac 起到促进胞质组分向膜运动以组装有活性 NADPH 氧化酶。

NADPH 氧化酶反应导致细胞的氧耗瞬时增加，称为呼吸爆发。它在吞噬溶酶体腔内产生超氧阴离子，并由超氧化物歧化酶（superoxide dismutase，SOD）转化为 H_2O_2。进一步的化学和酶促反应会产生衍生自 H_2O_2 的有毒 ROS，包括羟基（·OH）、次氯酸盐（OCl^-）和次溴酸盐（OBr^-）。巨噬细胞和中性粒细胞通过直接识别细菌来源的多肽或者通过补体系统识别的病原体来激活这种有效的杀伤机制，清除经由吞噬受体摄入的微生物。然而，水解酶、受损的膜肽段和活性氧物质均可释放到细胞外环境中并危及宿主细胞，所以吞噬细胞的活化也可引起广泛的组织损伤。

中性粒细胞利用呼吸爆发以应答早期的感染过程。中性粒细胞不是组织驻留细胞，需要从血液中招募至感染部位，发挥摄取和清除微生物的功能。尽管在某些急性感染中，中性粒细胞的数量远远超过巨噬细胞，但它们的存活是短暂的，在完成一轮吞噬作用并耗尽其初级和次级颗粒后会很快死亡。已死亡以及濒死的中性粒细胞是某些细胞外荚膜细菌如链球菌和葡萄球菌感染造成的脓肿和伤口脓液的主要成分。因此，这些细菌被称为脓液形成或化脓性细菌。相反，巨噬细胞是长寿细胞，能够持续产生新的溶酶体。

患有慢性肉芽肿病（chronic granulomatous disease，CGD）的患者具有 NADPH 氧化酶的遗传缺陷，这

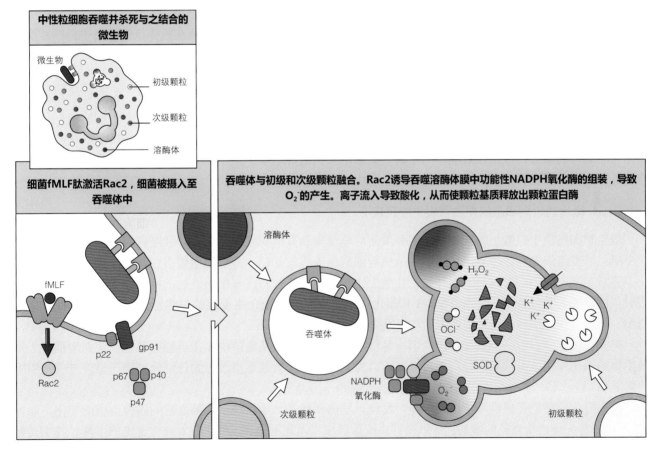

图3.5　吞噬细胞激活NADPH氧化酶组装并启动杀菌性呼吸爆发

第一张图：中性粒细胞专门摄取和杀死病原体，并含有多种胞质颗粒（初级和次级颗粒）。这些颗粒中含有抗菌肽和酶。

第二张图：在静息状态的中性粒细胞中，NADPH氧化酶的细胞色素b558亚基（gp91和p22）位于质膜。其他氧化酶组分（p40、p47和p67）位于胞质溶胶中。吞噬性受体的信号与fMLF或C5a受体信号协同激活Rac2，并在吞噬溶酶体膜中诱导完整的、有活性NADPH氧化酶的组装。吞噬溶酶体由吞噬体与溶酶体、初级和次级颗粒融合而成。

第三张图：活性NADPH氧化酶将电子从其FAD辅因子转移至分子氧，在吞噬溶酶体腔中形成超氧离子O_2^-（蓝色）和其他游离氧自由基。然后，将钾离子和氢离子吸入吞噬溶酶体中，以中和带电的超氧化物离子，增加囊泡的酸化。酸化使得诸如组织蛋白酶G和弹性蛋白酶（黄色）的颗粒酶从其蛋白聚糖基质中解离，被溶酶体蛋白酶切割后活化。超氧化物歧化酶（SOD）将O_2^-转化为可以杀死微生物的过氧化氢（H_2O_2）。过氧化氢可以通过髓过氧化物酶（一种含血红素的酶）转化为杀死微生物的次氯酸盐（OCl^-），以及通过与铁离子（Fe^{2+}）的化学反应转化为羟自由基（·OH）。

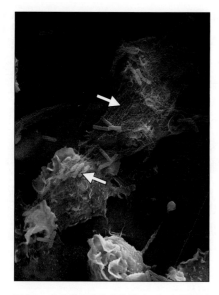

图3.6 中性粒细胞胞外陷阱（NET）可以捕获细菌和真菌
扫描电镜照片显示福氏志贺菌（*Shigella flexneri*，粉红色棒）强毒株感染活化的人中性粒细胞形成NET（蓝色，箭头所示）。图中可见NET捕获的细菌（下方箭头）。照片由Arturo Zychlinsky提供。

意味着他们的吞噬细胞不会产生呼吸爆发特有的毒性氧衍生物，因此吞噬细胞不太容易杀死摄入的微生物并清除感染。最常见的 CGD 是 X 染色体连锁的遗传性疾病，其由编码细胞色素 b_{558} gp91 亚基基因的失活引起。这种基因缺陷的患者在婴儿期易受细菌和真菌感染。一种常染色体隐性遗传的 NADPH 氧化酶缺陷症——p47phox 缺陷，具有低水平但可检出的 NADPH 氧化酶活性，导致轻度的 CGD。

除了杀死被吞噬的微生物外，中性粒细胞针对胞外病原体还使用另一种相当新颖的破坏机制。在感染期间，活化的中性粒细胞经历一种独特的细胞死亡形式：其核染色质不在细胞凋亡过程中发生降解，而是被释放到细胞外空间并形成中性粒细胞胞外陷阱（neutrophil extracellular trap，NET）的纤维性基质（图 3.6）。NET 可以捕获微生物，然后微生物可以被其他中性粒细胞或巨噬细胞更有效地吞噬。NET 形成需要 ROS 的产生，而具有 CGD 的患者 NET 形成减少，使他们易发生微生物感染。

在遭遇微生物入侵时，巨噬细胞可以立即吞噬病原体并产生呼吸爆发，防止感染形成。在 19 世纪，免疫学家 Élie Metchnikoff 认为巨噬细胞的固有免疫应答涵盖了所有宿主防御。事实上，他研究的海星等无脊椎动物的确完全依靠固有免疫来抵抗感染。人类和其他脊椎动物中并非如此，但巨噬细胞介导的固有免疫应答在机体抵抗感染中仍然是重要的一线防御手段，是微生物感染新宿主所必须逾越的障碍。

为此病原体已经进化出多种策略以避免巨噬细胞和中性粒细胞的破坏。许多胞外致病菌通过产生大量的荚膜多糖，从而避免吞噬受体的识别。在这种情况下，如第 2 章所述，补体系统可识别微生物表面分子，用 C3b 包被并标记它们，从而借助补体受体实施吞噬。其他病原体如分枝杆菌也进化出多种途径，包括抑制巨噬细胞吞噬体的酸化及阻止吞噬体与溶酶体的融合，以便在吞噬体内生长。如果不采用这种策略，微生物必须以足够的数量进入机体才能跨越迅速出现的固有性宿主防御屏障，建立感染灶。

3–3 微生物识别和组织损伤引发炎症反应

微生物和组织中巨噬细胞间相互作用可激活巨噬细胞和其他免疫细胞，并释放细胞因子和趋化因子等化学介质，诱发组织炎症，招募单核细胞和中性粒细胞进入感染部位，并导致血浆蛋白从血液进入组织。炎症反应通常在感染或创伤的数小时内开始。在微生物、微生物产物和巨噬细胞表达的特异性受体之间的相互作用后，巨噬细胞分泌促炎因子如 TNF-α 和趋化因子。我们将首先介绍炎症的一些特点以及它如何促进宿主防御，随后会在本章后面探讨细胞因子与病原体的相互作用。

炎症在抗感染中有三个重要作用。第一是将效应分子和细胞从血液中输送至感染部位，从而增强对入侵微生物的杀伤作用。第二是诱导局部血液凝固，为通过血液传播的感染设置物理屏障。第三是促进受损组织的修复。

炎症反应的特征是感染部位出现疼痛、发红、发热和肿胀，这反映了局部血管的四种类型的变化，如图 3.7 所示。首先是血管直径的增加，导致局部血流量增加（因此发热和发红）以及血流速度的下降，特别是贴近小血管内壁的血流。第二个变化是血管的内皮细胞被激活，表达细胞黏附分子，从而促进其与循环白细胞的结合。血流变缓和黏附分子的表达使得许多白细胞附着于内皮层并迁移到组织中，这一过程称为"外渗"（extravasation）。所有这些变化都是由活化的巨噬细胞和实质细胞产生的促炎因子和趋化因子引发的。

一旦炎症开始，首先募集至该部位的白细胞为中性粒细胞，其次是单核细胞（图 3.8）。这些单核细胞激活后成为炎性单核细胞，可以产生多种促炎因子。但是与巨噬细胞不同，它们不表达黏附性 G 蛋白偶联受体 E1，后者通常称为 F4/80。取决于在环境中受到何种信号的刺激，单核细胞也能够在组织中分化成 DC。在炎症的后期阶段，其他白细胞如嗜酸性粒细胞和淋巴细胞也会进入感染部位。

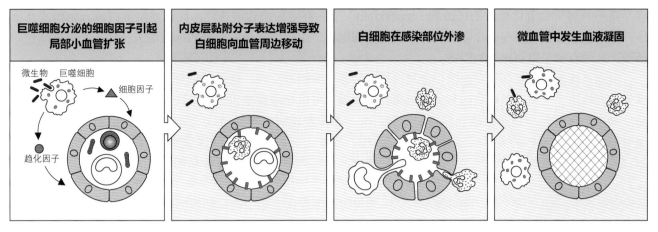

图3.7　感染刺激巨噬细胞释放引发炎症反应的细胞因子和趋化因子

组织巨噬细胞在感染部位产生的细胞因子引起局部小血管扩张及血管壁内皮细胞的变化。这些变化导致白细胞（如中性粒细胞和单核细胞）从血管（外渗）进入感染组织。这种迁移是由活化的巨噬细胞分泌趋化因子所引导。同时血管通透性增强，使得血浆蛋白和液体渗入组织。这些变化共同导致感染部位发热、疼痛、发红和肿胀等特征性炎症现象。

　　局部血管的第三个主要变化是血管通透性的增加。衬在血管壁的内皮细胞逐渐分离，不再紧密相连，使得液体和蛋白质离开血液，在组织局部积聚。从而导致肿胀或水肿、疼痛以及组织中血浆蛋白（如补体和MBL）的积累——这有助于宿主防御。这些炎症导致的内皮层变化称为内皮激活。第四个变化是感染部位微血管血液凝固，有助于防止病原体通过血液扩散。

　　这些变化由多种炎症介质诱导，后者由识别病原体的巨噬细胞以及迁移而来的中性粒细胞和其他白细胞所释放。巨噬细胞和中性粒细胞还分泌炎症性脂质介质——前列腺素、白三烯和血小板活化因子（platelet-activating factor，PAF）。这些炎症介质通过降解膜磷脂的酶途径而快速产生。随后，识别病原体的巨噬细胞和炎性单核细胞合成和分泌趋化因子和细胞因子。例如，TNF-α是内皮细胞强有力的激活因子，将在第3-15节中详细介绍。

　　除了刺激吞噬细胞的呼吸爆发以及作为中性粒细胞和单核细胞的趋化因子外，C5a还通过增加血管通透性和诱导内皮层黏附分子的表达来促进炎症反应。C5a同样可以激活局部肥大细胞（见第1-4节），后者激活后脱颗粒释放炎症分子组胺、TNF-α和抗菌肽。

　　如果出现伤口，损伤的血管立即启动两种保护性蛋白酶解级联反应。一是血浆蛋白酶的激肽系统，包括由组织损伤触发产生并参与调节血压、凝血和疼痛的各种多肽。这里不做详述，但需提及其中产生的一种炎

图3.8　血液中循环的单核细胞迁移至感染和炎症组织

血管壁内皮细胞上的黏附分子捕获单核细胞并使其黏附于血管内皮层。与血管内皮结合的趋化因子引导单核细胞穿过内皮层迁移至皮下组织。此时，单核细胞已分化成炎性单核细胞并在炎症反应期间释放的趋化因子影响下继续迁移至感染部位。根据环境信号，离开血液的单核细胞也能够分化成DC（未显示）。

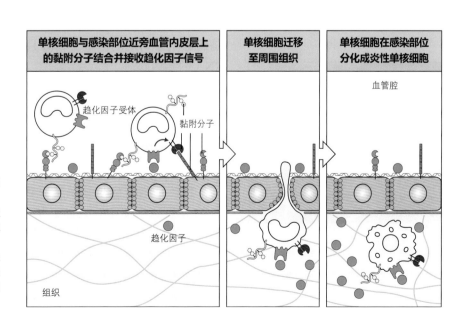

症介质——属于血管活性肽的缓激肽（bradykinin），能够增加血管通透性，促进血浆蛋白流入组织损伤部位。缓激肽也会引起疼痛。疼痛在引起患者不适的同时，也会引起患者对损伤部位的关注并限制受损部位的活动，从而有助于限制感染的传播。

凝血系统是血管损伤后在血液中触发的另一种蛋白酶级联反应。这里不做赘述。凝血系统活化会形成纤维蛋白凝块防止失血。然而在固有免疫层面，血液凝块可以物理性地包裹传染性微生物防止它们进入血流。激肽和凝血级联反应也可由活化的内皮细胞引发。即使在没有出现伤口或严重的组织损伤的情况下，它们也可以在应对病原体的炎症反应中发挥重要作用。因此，在病原体穿透组织的数分钟内，炎症反应可引起蛋白质和细胞的聚集，控制感染。凝血还将形成以血栓形式存在的物理屏障从而限制感染的传播。组织损伤可以在没有微生物感染的情况下发生，如创伤、局部缺血和代谢或自身免疫病。在这种无菌损伤中，除了激活激肽系统和凝块形成之外，还可发生与感染相关的许多变化，如中性粒细胞的募集。

3-4 Toll 样受体代表了一种保守的病原体识别系统

第 1-5 节介绍了 PRR，它们是 PAMP 的传感器。PRR 在感知各种病原体成分后通过信号转导使巨噬细胞产生细胞因子和趋化因子。根据佐剂可驱动对纯化抗原的免疫应答，Charles Janeway Jr. 在固有识别机制发现之前就预测到这些受体的存在。Jules Hoffmann 发现了第一例这类受体，获得 2011 年诺贝尔生理学或医学奖。Toll 受体蛋白早先被认为控制黑腹果蝇（*Drosophila melanogaster*）胚胎背腹轴线的发育。1996 年 Hoffmann 发现，成年果蝇中 Toll 信号可诱导多种宿主防御机制的启动，包括产生抗菌肽如 drosomycin，对于防御革兰氏阳性菌和真菌至关重要。

果蝇 Toll 或 Toll 激活的下游信号蛋白一旦突变可减少抗菌肽的产生，使成年果蝇对真菌易感（图 3.9）。随后，在哺乳动物和其他动物中也发现了 Toll 同源物——TLR。这些受体与机体抵抗病毒、细菌和真菌感染相关。在植物中，有一类蛋白质参与产生抗菌肽，其结构域与 TLR 蛋白的配体结合区类似，表明这些结构域与这种宿主的防御手段早就存在联系。

3-5 多种病原体相关分子模式激活哺乳动物 Toll 样受体

人类有 10 种 *TLR* 基因表达，小鼠有 12 种。每一种 *TLR* 基因产物识别一组独特的分子模式，而这些模式基本上未发现于健康脊椎动物细胞上。它们一开始就称为 PAMP，是致病微生物和非病原微生物的常规组分，因此这些分子又称为微生物相关分子模式（MAMP）。其中，哺乳动物 TLR 识别革兰氏阴性菌和革兰氏阳性菌、真菌和病毒的特征分子。例如，革兰氏阳性菌胞壁成分脂磷壁酸（lipoteichoic acid）和革兰氏阴性菌外膜成分 LPS（图 3.9），在固有免疫系统对细菌的识别中极为重要。其他微生物组分也具有相似的结构。细菌鞭毛由重复的鞭毛蛋白（flagellin）亚基组成，细菌 DNA 则具有大量未甲基化的 CpG 二核苷酸（unmethylated CpG dinucleotide）重复序列（哺乳动物 DNA 中这些序列通常被甲基化）。在许多病毒感染中，双链 RNA（dsRNA）中间体是病毒生命周期的一部分，并且病毒 RNA 通常包含区别于正常宿主 RNA 的结构修饰。

哺乳动物的 TLR 及其已知的微生物配体列于图 3.10。因为 *TLR* 基因相对较少，与适应性免疫系统的抗原受体相比，TLR 的特异性是有限的。然而，它们可以识别大多数致病微生物的组分，并且表达于多种类型细胞诸如巨噬细胞、DC、B 细胞、基质细胞和某些上皮细胞，确保抗微生物的免疫应答可在多种组织中启动。

TLR 是胞外微生物的传感器。与果蝇 Toll 类似，部分哺乳动物的 TLR 表达于细胞膜表面，其余则位于胞内内体膜上，感知通过吞噬、受体介导的内吞或巨胞饮等方式进入细胞的病原体或其成分（图 3.11）。TLR 是单次跨膜蛋白，其胞外段由 18 ～ 25 个富含亮氨酸重复序列（leucine-rich repeat，LRR）组成，并且多个 LRR 形成马蹄形蛋白质支架，使得配体能够结合并识别其内外表面。当 TLR 与配体结

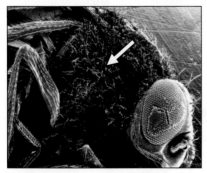

图3.9　果蝇的抗真菌应答需要Toll受体
缺乏Toll受体的果蝇比野生型果蝇更易受真菌感染。在Toll缺陷型果蝇中，作为弱病原体的烟曲霉（*Aspergillus fumigatus*）菌丝可不受控制地生长。照片由 J. A. Hoffmann 提供。

哺乳动物TLR的固有免疫识别		
TLR	**配体**	**细胞分布**
TLR-1:TLR-2 异二聚体	脂甘露聚糖（分枝杆菌） 脂蛋白（二酰基脂肽、三酰基脂肽） 脂磷壁酸（革兰氏阳性菌）	单核细胞、DC、肥大细胞、嗜酸性粒细胞、 嗜碱性粒细胞
TLR-2:TLR-6异二聚体	细胞壁β-葡聚糖（细菌和真菌） 酵母多糖（真菌）	
TLR-3	双链RNA（病毒）、poly I:C	巨噬细胞、DC、肠上皮细胞
TLR-4（及MD-2 和 CD14）	LPS（革兰氏阴性菌）、 脂磷壁酸（革兰氏阳性菌）	巨噬细胞、DC、肥大细胞、嗜酸性粒细胞
TLR-5	鞭毛蛋白（细菌）	肠上皮细胞、巨噬细胞、DC
TLR-7	单链RNA（病毒）	pDC、巨噬细胞、嗜酸性粒细胞、B细胞
TLR-8	单链RNA（病毒）	巨噬细胞、中性粒细胞
TLR-9	含未甲基化CpG的DNA （细菌和疱疹病毒）	pDC、嗜酸性粒细胞、B细胞、嗜碱性粒细胞
TLR-10（仅限人）	未知	pDC、嗜酸性粒细胞、B细胞、嗜碱性粒细胞
TLR-11（仅限鼠）	profilin和profilin样蛋白 （弓形虫、尿路感染细菌）	巨噬细胞、DC（以及肝脏、肾脏和膀胱）
TLR-12（仅限鼠）	组装抑制蛋白（弓形虫）	巨噬细胞、DC（以及肝脏、肾脏和膀胱）
TLR-13（仅限鼠）	单链RNA（细菌核糖体RNA）	巨噬细胞、DC

图3.10　TLR的固有免疫识别

人或小鼠每个TLR都可特异性地识别一种或多种微生物分子模式。TLR通常与病原体表面上的分子直接作用。一些TLR蛋白形成异二聚体（如TLR-1:TLR-2二聚体、TLR-6:TLR-2二聚体）。

图3.11　哺乳动物TLR的细胞定位

TLR是跨膜蛋白，胞外段含有18～25个富含亮氨酸重复序列（LRR）。为了简单呈现，本图仅画出了9个LRR。一些TLR位于DC、巨噬细胞和其他细胞表面，并在那里识别胞外病原体分子。TLR需通过二聚体发挥作用。这里只有形成异二聚体的TLR以二聚体形式展示，未画出二聚体的皆以同源二聚体形式发挥作用。位于细胞内体膜上的TLR可以识别微生物组分，比如仅在微生物分解后才能触及的DNA。TLR-6:TLR-2异二聚体受体识别来源于革兰氏阳性细菌细胞壁的脂磷壁酸的二酰基，而TLR-1:TLR-2异二聚体受体识别来源于革兰氏阴性菌表面脂蛋白的三酰基脂肽。

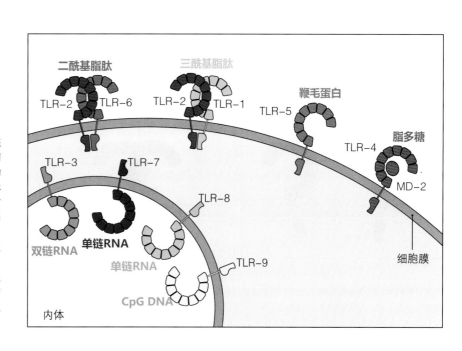

合诱导其形成二聚体或诱导已形成的 TLR 二聚体发生构象改变时，哺乳动物 TLR 的信号转导激活。所有哺乳动物 TLR 蛋白在胞内段尾部都含有 TIR（Toll–IL–1 受体）结构域，该结构域通常与来自其他信号分子的 TIR 结构域相互结合。该 TIR 结构域也存在于细胞因子 IL–1β 受体胞内段尾部。在哺乳动物中发现 TLR 后很长一段时间里，人们不知道它们是否与微生物产物直接接触，或者它们是否通过某些间接方式感知微生物的存在。例如，果蝇 Toll 不能直接识别病原体产物，但是它在结合剪切后的自身蛋白质 Spätzle 后激活。果蝇有其他直接识别病原体的分子，这些分子触发了以 Spätzle 剪切为终点的蛋白质水解级联反应。从这个意义上讲，Toll 不是经典的 PRR。然而，利用 X 射线晶体学分析与其配体结合的多种哺乳动物 TLR 二聚体，显示至少部分哺乳动物 TLR 可与微生物来源的配体直接结合。

哺乳动物 TLR–1、TLR–2 和 TLR–6 属细胞表面受体，其配体包括脂磷壁酸和革兰氏阴性细菌的二酰基和三酰基脂蛋白。这些受体表达于巨噬细胞、DC、嗜酸性粒细胞、嗜碱性粒细胞和肥大细胞表面。配体的结合可诱导 TLR–2 和 TLR–1 或 TLR–2 和 TLR–6 形成异二聚体。合成的三酰基脂肽配体与 TLR–1 和 TLR–2 相结合的 X 射线晶体结构研究精确地显示出其诱导二聚化的过程（图 3.12）。三条脂质链中的两条与 TLR–2 的凸面结合，而第三条与 TLR–1 的凸面结合。二聚化使得 TLR 胞内段 TIR 结构域彼此接近从而启动信号转导。根据推测，二酰基脂肽配体诱导 TLR–2 和 TLR–6 的二聚化有类似的相互作用。识别长链脂肪酸的清道夫受体 CD36 和识别 β–葡聚糖的 Dectin–1（见第 3–1 节）可与 TLR–2 协作，参与配体识别。

TLR–5 在巨噬细胞、DC 和肠上皮细胞表面表达。TLR–5 识别细菌鞭毛蛋白亚基鞭毛蛋白上一种高度保守位点，其在组装的鞭毛丝中被掩埋而不可触及。这意味着受体仅被单体鞭毛蛋白激活。这种单体鞭毛蛋白是由鞭毛细菌在胞外分解产生的。与 TLR–5 类似，小鼠而非人类表达的 TLR–11 和 TLR–12 都可以识别完整蛋白质。巨噬细胞、DC 以及肝、肾和膀胱上皮细胞均表达 TLR–11。

TLR–12 也表达于巨噬细胞和 DC，并且在造血细胞中比 TLR–11 更广泛地表达，但并不存在于表达 TLR–11 的上皮组织。TLR–11 的细菌配体还未发现，并且 TLR–11 缺陷型小鼠会发生由大肠埃希菌尿源致病性菌株引起的泌尿系感染。TLR–11 和 TLR–12 存在功能重叠，都可识别原生动物寄生虫如弓形虫和恶性疟原虫。与它们结合的蛋白质表位存在于原生动物而非哺乳动物的肌动蛋白结合蛋白 profilin。弓形虫 profilin 介导的巨噬细胞和 cDC 的激活同时需要 TLR–11 和 TLR–12，但 TLR–12 发挥着更重要的作用。缺乏 TLR–11 的小鼠在感染弓形虫时比正常小鼠发生更严重的组织损伤，而 TLR–12 缺陷的小鼠在感染后迅速死亡。TLR–10 在人类中表达，但 *TLR–10* 在小鼠中是假基因，其配体和功能目前尚不清楚。

哺乳动物 TLR 并非都是细胞表面受体。识别核酸的 TLR 是通过内质网被转运至内体膜上的。TLR–3 表达于巨噬细胞、cDC 和肠上皮细胞。TLR–3 识别作为多种病毒复制中间体的双链 RNA，这些病毒不限于那些具有 RNA 基因组的病毒。吞噬细胞通过直接内吞作用摄入含有双链 RNA 基因组的病毒如轮状病毒，或者

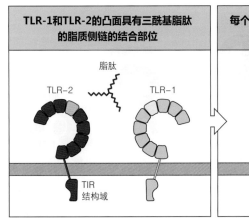
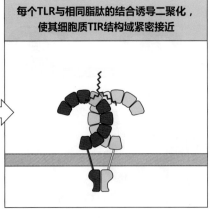
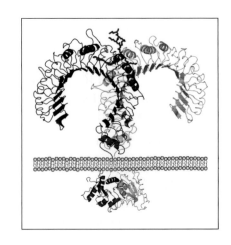

图3.12　TLR–1和TLR–2直接识别PAMP诱导TLR二聚化及信号传导

TLR–1和TLR–2位于细胞表面（左图），直接识别细菌三酰基脂蛋白（中图）。其胞外结构域的凸面具有与三酰基脂肽脂质侧链相结合的位点。在晶体结构（右图）中，可激活TLR–1:TLR–2二聚体的配体是合成脂质。它具有与多肽骨架结合的三条脂肪酸链。两条链结合TLR–2外凸面的口袋，第三条链与TLR–1凸起结合面的疏水通道结合，使得两个TLR亚基二聚化，并使其胞质TIR结构域相互靠拢，启动信号传导（结构由Jie–Oh Lee提供）。

通过吞噬作用摄入含有病毒复制的濒死细胞。双链 RNA 因此被内化并在内吞囊泡或吞噬体与含有 TLR 的内体融合时遇到 TLR。晶体学分析显示 TLR-3 与双链 RNA 直接结合。TLR-3 的外结构域（ectodomain）（配体结合结构域）具有两个与双链 RNA 的结合部位：一个位于氨基端，另一个位于近膜的羧基端。双链 RNA 的双重对称性使其能够同时结合两个 TLR-3 外结构域并诱导其二聚化，使得 TLR-3 的 TIR 结构域聚集在一起，激活胞内信号转导。这可以通过人为地使用 poly I:C 诱导信号转导来验证。由肌苷酸和胞苷酸组成的合成聚合物 poly I:C 能与 TLR-3 结合并起到双链 RNA 类似物的作用。在实验中，poly I:C 通常用于激活该信号途径。人 TLR-3 的外结构域如果发生突变，会产生功能缺陷的显性突变受体，从而引起单纯疱疹病毒感染，导致脑炎。

与 TLR-3 一样，TLR-7、TLR-8 和 TLR-9 也是参与识别病毒的内体核苷酸的重要感应器。TLR-7 和 TLR-9 表达于 pDC、B 细胞和嗜酸性粒细胞，而 TLR-8 主要表达于单核细胞和巨噬细胞。TLR-7 和 TLR-8 可由单链 RNA（ssRNA）激活。单链 RNA 是哺乳动物健康细胞的组分，但通常仅存在于细胞核和细胞质而非内体中。许多病毒诸如正黏病毒（如流感病毒）和黄病毒（如西尼罗河病毒）的病毒基因组由单链 RNA 组成。当这些细胞外的病毒颗粒被巨噬细胞或 DC 内吞时，它们在内体和溶酶体的酸性环境中脱壳，暴露的单链 RNA 基因组则被 TLR-7 识别。TLR-7 缺陷的小鼠对流感等病毒的免疫应答下降。在异常情况下，TLR-7 可能被自身衍生的单链 RNA 激活。正常情况下，胞外 RNA 酶可降解组织损伤中凋亡细胞所释放的单链 RNA。但是在小鼠狼疮性肾炎模型中，TLR-7 识别自身单链 RNA 从而导致肾脏炎症。一些研究已经发现人类 TLR-7 基因的多态性与自身免疫病系统性红斑狼疮（systemic lupus erythematosus，SLE）的风险增加有关，表明 TLR-7 在该疾病中潜在的作用。目前尚未从小鼠模型中明确 TLR-8 的作用。TLR-9 识别未被甲基化的 CpG 二核苷酸。通过 DNA 甲基转移酶，哺乳动物基因组 DNA 中的 CpG 二核苷酸在胞嘧啶上高度甲基化。然而，在细菌和许多病毒的基因组中，CpG 二核苷酸保持未甲基化，从而成为另一种 PAMP。

TLR-3、TLR-7 和 TLR-9 从内质网向内体的递送依赖于它们与特定蛋白质 UNC93B1 的相互结合。UNC93B1 由 12 个跨膜结构域组成。缺乏该蛋白质的小鼠体内的 TLR 信号转导存在缺陷。与 TLR-3 缺乏相似，人类罕见的 UNC93B1 突变可导致对单纯疱疹性脑炎易感，但并不影响机体对许多其他病毒病原体的免疫力。可能是因为存在针对其他病毒的感应器，这一点将在本章后面讨论。

3-6 在宿主蛋白 MD-2 和 CD14 辅助下 TLR-4 识别细菌脂多糖

哺乳动物 TLR 并非都直接与配体结合。TLR-4 表达于包括 DC 和巨噬细胞在内的多种免疫细胞上，并且在感知和应答众多细菌感染中发挥重要作用。TLR-4 通过直接和间接的机制识别革兰氏阴性菌的 LPS。全身注射 LPS 导致循环系统和呼吸系统的崩溃，称为休克。LPS 引发的该效应在人体中称为败血症性休克，由难以控制的全身性细菌感染或脓毒症引起。在这种情况下，LPS 诱导大量细胞因子的分泌，特别是 TNF-α（见第 3-15 节），引起全身性血管渗漏。对于局部炎症来说这是正常应答，但此时却演变成一种不良效应。TLR-4 功能缺失的突变小鼠对 LPS 诱导的脓毒症休克具有抗性，但对携带 LPS 的病原体如鼠伤寒沙门菌（一种小鼠的天然病原体）高度易感。事实上，TLR-4 是通过从 LPS 抗性 C3H/HeJ 小鼠品系原位克隆其编码基因而确定为 LPS 受体，因为该品系 TLR-4 分子的胞质末端存在天然突变，影响 TLR-4 受体的信号转导。鉴于此，2011 年诺贝尔生理学或医学奖授予 Bruce Buetler。

不同细菌之间 LPS 的组成不同，但皆由称为脂质 A 的多糖核心组成。每个双亲性脂质 A 分子带有可变数量的脂肪酸链。识别 LPS 时，TLR-4 的外结构域结合辅助蛋白 MD-2。MD-2 最初与胞内 TLR-4 结合，以利于正确运输 TLR-4 至细胞表面以及识别 LPS。MD-2 与 TLR-4 弯曲的外结构域中央部分结合并向一侧弯出如图 3.13 所示。当 TLR4-MD-2 复合物遇到 LPS 时，LPS 的五个脂质链与 MD-2 的深疏水口袋结合，但不与 TLR-4 直接结合，而第六个脂质链仍然暴露在 MD-2 表面。然后，该脂质链以及 LPS 多糖骨架部分与另一条 TLR-4 外结构域的外侧结合，诱导 TLR-4 二聚化，从而激活胞内信号转导。

除了 MD-2 之外，LPS 激活 TLR-4 还涉及其他两种辅助蛋白。LPS 通常是革兰氏阴性菌外膜的组成部分，但在感染期间可以从膜上分离，并被宿主血液和组织液中的细胞外 LPS 结合蛋白捕捉，之后转移至第二蛋白 CD14。CD14 表达于巨噬细胞、中性粒细胞和 DC 表面。CD14 分子自身可以作为吞噬细胞受体，但在巨噬细胞和 DC 上，也可作为 TLR-4 的辅助蛋白。

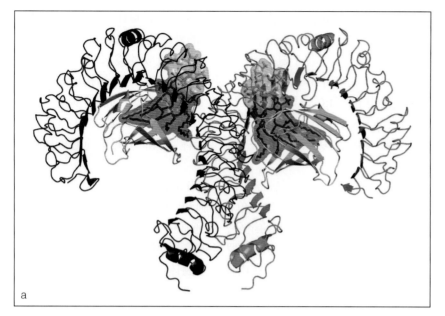

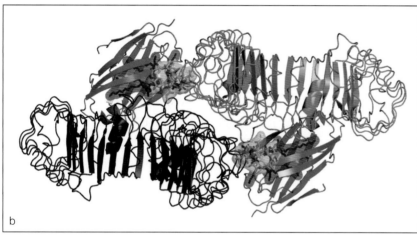

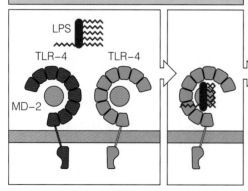

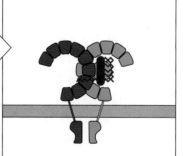

图3.13 TLR-4识别与辅助蛋白MD-2结合的LPS

图a：TLR-4、MD-2和LPS的对称复合物的侧视图。TLR-4多肽骨架以绿色和深蓝色显示。该结构显示TLR-4的整个胞外段含有LRR结构域（以绿色和深蓝色显示），但不含胞内信号传导结构域。MD-2蛋白以浅蓝色显示。LPS五条酰基链（以红色显示）插入MD-2疏水口袋。LPS聚糖的其余部分和一条脂链（橙色）与TLR-4单体的凸面接触。

图b：该结构俯视图显示LPS分子在其凸（外）面与一个TLR-4接触，同时与附着于另一个TLR-4的MD-2分子结合。MD-2蛋白结合到TLR-4 LRR结构域的一侧。

图c：LPS与MD-2和TLR-4结合的相对方向示意图（结构由Jie-Oh Lee提供）。

LPS具有与聚糖头部相连的多条脂肪酰链。五条酰基链可以结合MD-2蛋白内口袋，但是有一条酰基链是游离的

然后LPS分子的游离酰基链与另一个TLR-4分子外凸表面结合，诱导TLR-4形成二聚体。LPS分子与第二个TLR-4/MD-2分子结合可稳定二聚体（图中未显示）

3-7 Toll 样受体通过激活 NFκB、AP-1 和 IRF 转录因子诱导炎性细胞因子和 I 型干扰素的表达

哺乳动物 TLR 启动的信号转导在各种细胞内诱导多种胞内应答，产生炎性细胞因子、趋化因子、抗菌肽及抗病毒细胞因子 I 型干扰素（包括 IFN-α 和 IFN-β）。其中 TLR 信号激活多种不同的信号通路，各自再活化不同的转录因子。如前所述，配体诱导两个 TLR 外结构域二聚化使得胞内段 TIR 结构域聚拢，引起后者与胞质衔接蛋白发生相互作用，从而启动胞内信号转导。哺乳动物的 TLR 使用四种衔接蛋白：MyD88、MAL（又称 TIRAP）、TRIF 和 TRAM。显然，不同 TLR 的 TIR 结构域只与不同组合的衔接蛋白相互作用（图 3.14）。大多数 TLR 仅先与 MyD88 结合，再启动相应的信号转导。而 TLR-3 仅与 TRIF 相互作用。其他 TLR 或与 MyD88 和 MAL 配接，或与 TRIF 和 TRAM 配接。TLR-2 异二聚体（TLR-2/1 和 TLR-2/6）信号转导需 MyD88 和 MAL。TLR-4 信号转导使用 MyD88 和 MAL 衔接蛋白组合，或 TRIF 和 TRAM 衔接蛋白组合，在 TLR-4 的内体信号转导中发挥作用。值得注意的是，衔接蛋白的选择决定了何种下游信号通路被 TLR 激活。

大多数 TLR 信号激活的转录因子是 NFκB（图 3.15）。该转录因子与果蝇 Toll 激活的转录因子 DIF 相似。哺乳动物 TLR 还通过第二途径激活干扰素调节因子（interferon regulatory factor，IRF）所属转录因子家族的多个成员，后者再通过丝裂原激活蛋白激酶（mitogen-activated protein kinase，MAPK）的另一信号转导途径激活 AP-1 家族成员如 c-Jun。NFκB 和 AP-1 主要诱导促炎因子和趋化因子的表达。IRF 转录因子家族中的 IRF3 和 IRF7 是诱导抗病毒 I 型干扰素的关键因子，而 IRF5 参与促炎因子的产生。在这里，我们将介绍 TLR 信号如何启动各种细胞因子编码基因的转录。在本章后面，将介绍这些细胞因子如何发挥不同的作用。

我们先介绍 MyD88 参与的 TLR 信号转导途径。MyD88 的两个蛋白质结构域发挥衔接蛋白的功能。MyD88 羧基末端带有 TIR 结构域，其与 TLR 胞内末端 TIR 结构域相结合。MyD88 氨基末端携带的是死亡结构域，后者得名于首次发现时属于凋亡信号蛋白。MyD88 死亡结构域可与其他胞内信号蛋白的死亡结构域结合。这些结构域为信号转导所必需，因其任一结构域发生突变都与以复发性细菌感染为特征的人类免疫缺陷相关。MyD88 死亡结构域募集并激活两种丝氨酸/苏氨酸蛋白激酶 IRAK4（IL-1 受体相关激酶 4）和 IRAK1，其通过 IRAK4 和 IRAK1 的死亡结构域发挥作用。该 IRAK 复合物具有两种功能——募集产生信号支架的酶以及利用该支架募集其他分子并将其磷酸化。

为了形成信号支架，IRAK 复合物募集 E3 泛素连接酶肿瘤坏死因子受体相关因子 6（TRAF-6），后者协同 E2 泛素连接酶 UBC13 及其辅助因子 Uve1A（统称为 TRIKA1）发挥作用（图 3.15）。借助 TRAF-6 与 UBC13 的协同作用，一个泛素分子可连接到另外一个蛋白质分子或泛素分子上，形成蛋白质多聚物。参与信号转导的泛素多聚物（polyubiquitin）由多个键合体组成，包括泛素分子 63 位上的赖氨酸与另一个泛素分子羧基末端连接形成的 K63 键合体（K63 linkage）。

TLR	衔接蛋白
TLR-2/1	MyD88/MAL
TLR-3	TRIF
TLR-4	MyD88/MAL、TRIF/TRAM
TLR-5	MyD88
TLR-2/6	MyD88/MAL
TLR-7	MyD88
TLR-8	MyD88
TLR-9	MyD88
TLR11/12	MyD88
TLR-13	MyD88

图3.14 哺乳动物TLR与带有TIR结构域的不同衔接蛋白相互作用活化下游信号通路
哺乳动物TLR使用的四种信号衔接蛋白是 MyD88（髓样分化因子88）、MAL（MyD88类衔接蛋白，又称为TIRAP，即含有TIR的衔接蛋白）、TRIF（含有TIR结构域的诱导IFN-β的衔接蛋白）和TRAM（TRIF相关的衔接蛋白）。除TLR-3外，所有TLR都与MyD88相互作用，TLR-3仅与TRIF相互作用。该表显示TLR与衔接蛋白的已知结合模式。

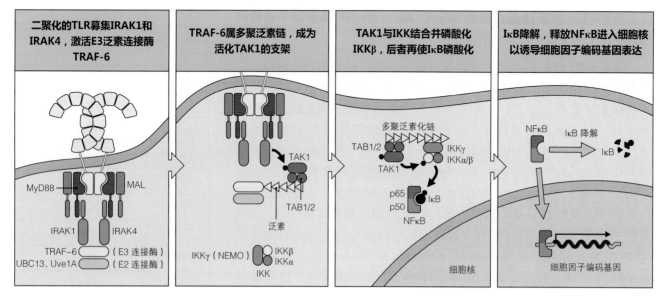

图3.15   TLR信号通路激活转录因子NFκB诱导促炎因子的表达

第一张图：TLR通过其胞质TIR结构域发送信号。配体诱导的胞外段二聚化促成TIR结构域彼此接近。一些TLR使用衔接蛋白MyD88，而其他TLR使用MyD88/MAL蛋白组合启动信号传导。MyD88死亡结构域与泛素E3连接酶TRAF-6协同募集丝氨酸/苏氨酸激酶IRAK1和IRAK4。IRAK自激活并磷酸化TRAF-6，激活其E3连接酶活性。

第二张图：TRAF-6与E2连接酶（UBC13）和辅助因子（Uve1A）协同作用使泛素在其赖氨酸63（K63）位置附着生成多聚泛素链支架（黄色三角形）。该支架募集由激酶TAK1（转化生长因子活化激酶1）和两种衔接蛋白TAB1（TAK1结合蛋白1）和TAB2组成的蛋白质复合物。TAB1和TAB2与多聚泛素链结合，使TAK1与IRAK接近并发生磷酸化（红点）。

第三张图：活化的TAK1激活IκB激酶复合物IKK。先是IKK亚结构（NEMO）与多聚泛素链支架结合并使IKK复合物接近TAK1。然后，TAK1磷酸化并激活IKKβ。IKKβ随之磷酸化NFκB的胞质抑制剂IκB。

第四张图：磷酸化的IκB发生泛素化降解（未显示）。这使得由两个亚基p50和p65组成的NFκB得到释放并进入细胞核，驱动包括编码炎性细胞因子在内的诸多基因转录。TAK1还刺激丝裂原激活蛋白激酶（MAPK）JNK和p38的激活，后者再磷酸化并激活AP-1转录因子（上图中未显示）。

此类泛素聚合物可以构筑在包括TRAF-6本身在内的其他蛋白质分子上，也可形成游离的线性泛素聚合物。由此形成的多聚泛素链可以充当与其他信号分子结合的平台或支架。此支架能募集信号复合物，后者由结合泛素多聚物的衔接蛋白TAB1、TAB2和丝氨酸/苏氨酸激酶TAK1组成（图3.15）。TAK1附着到支架后被IRAK复合物磷酸化。活化的TAK1再激活部分MAP激酶如c-Jun末端激酶（JNK）和MAPK14（p38 MAPK），从而激活AP-1家族转录因子，启动细胞因子编码基因转录。

TAK1还使IκB激酶（IκB kinase，IKK）复合物发生磷酸化并被激活。该复合物又称为NEMO（意指NFκB关键性修饰物），由三种蛋白质组成：IKKα、IKKβ和IKKγ。NEMO与多聚泛素链结合，使IKK复合物与TAK1接近。TAK1磷酸化并激活IKKβ。IKKβ再磷酸IκB（κB抑制因子），一个独特的分子，（名称注意与IKKβ区分）。细胞质蛋白IκB可组成性地结合转录因子NFκB。NFκB由亚基p50和p65组成。IκB与NFκB的结合使后者滞留于细胞质中。IKK可使IκB发生磷酸化并被降解，从而释放NFκB，使之进入细胞核。入核的NFκB启动促炎因子编码基因转录如TNF-α、IL-1β和IL-6。这些细胞因子在固有免疫应答中的作用将在本章的后半部分进行描述。TLR的激活效应也因所在细胞类型不同而变化。例如，在特化上皮细胞如肠道的肠腺嗜酸细胞（帕内特细胞）（见2-4节）中通过TLR4激活MyD88导致抗菌肽的产生，此乃哺乳动物中Toll样蛋白古老功能的实例。

TLR激活NFκB的能力对于发挥其警示免疫系统机体内存在细菌病原体感染至关重要。人类有一种罕见的IRAK4失活突变，可引起IRAK4缺陷症（免疫缺陷病）。这与MyD88缺陷症一样，表现为细菌感染反复发作。人类中还有一种NEMO缺陷症，因NEMO突变产生X连锁少汗性外胚层发育不良，又称NEMO缺陷症，其表征为免疫缺陷和发育缺陷。

包括TLR-3、TLR-7、TLR-8和TLR-9在内的核酸感知性TLR可以激活IRF家族成员。IRF存在于胞质中，其羧基末端的丝/苏氨酸残基一旦发生磷酸化即被激活，随后作为转录因子进入细胞核。IRF家族的9个成员中，IRF3和IRF7对TLR信号转导和抗病毒Ⅰ型干扰素的表达至关重要。巨噬细胞和cDC表达

TLR-3 受体，其位于胞质段的 TIR 结构域可与衔接蛋白 TRIF 结合。TRIF 与 E3 泛素连接酶 TRAF3（类似于 TRAF-6）相互作用，产生泛素多聚物支架。在 TLR-3 信号转导通路中，该支架募集激酶 IKKε 和 TBK1 等多蛋白复合物进而磷酸化 IRF3（图 3.16）。TLR-4 也通过结合 TRIF 触发该信号途径，但 TLR-4 诱导的 IRF3 应答弱于 TLR-3，且其体内功能未明。除 TLR-3 外，TLR-7、TLR-8 和 TLR-9 皆依赖 MyD88 传导信号。pDC 中 TLR-7 和 TLR-9 启动的信号转导中，MyD88 蛋白的 TIR 结构域募集上述 IRAK1/IRAK4 复合物。该 IRAK 复合物除招募 TRAF 产生信号转导支架外还发挥独特的功能，即可与 pDC 中高表达的 IRF7 结合，使 IRF7 被 IRAK1 磷酸化，诱导 I 型干扰素产生（图 3.16）。并非所有 IRF 都调控 I 型干扰素基因表达，如 IRF5 仅在促炎细胞因子的诱导下发挥作用。

TLR 可激活 IRF 和 NFκB，意味着它们可以根据需要诱导抗病毒或抗细菌免疫应答的产生。例如，人体 IRAK4 缺陷症中，尚未发现有额外的病毒易感风险，表明 IRAK4 的缺乏尚未破坏或影响 IRF 的活化以及抗病毒干扰素的产生。TLR 可在固有免疫细胞、部分基质细胞和上皮细胞中表达，但根据活化细胞类型的不同，诱导产生的应答也不同。

3 – 8　NOD 样受体是细菌感染和细胞损伤的胞内感受器

TLR 表达于细胞质膜或内吞小泡，是感知胞外微生物产物的主要感受器。自 Toll 和哺乳动物 TLR 被发现以来，已有另一些可以识别胞质中微生物产物的固有感受器家族被发现。大部分胞质固有感受器有一个位于中部的核苷酸结合寡聚化结构域（nucleotide-binding oligomerization domain，NOD），以及其他一些识别微生物产物或细胞损伤或激活信号转导通路的各种结构域，统称为 NLR。部分 NLR 类似于 TLR，可激活 NFκB 启动炎症反应，而其余的 NLR 触发不同的信号途径引起细胞死亡和促炎细胞因子的产生。植物防御病原体的抗性（R）蛋白是 NLR 同源物，因而 NLR 是一个非常保守的固有免疫受体家族。

根据 NLR 所包含的非 NOD 结构域的不同，又可以将其划分为若干亚家族。其中 NOD 亚家族成员的氨基末端携带胱天蛋白酶募集结构域（CARD）（图 3.17）。CARD 最早发现于胱天蛋白酶家族，该家族在细胞凋亡等多种胞内信号通路中发挥重要作用。CARD 结构域与 MyD88 蛋白中的 TIR 死亡结构域在结构上相似，可与其他蛋白质的 CARD 结构域发生二聚化引发信号转导（图 3.18）。NOD 蛋白可识别细菌胞壁肽聚糖片段，但尚不清楚二者是直接结合还是通过辅助蛋白来实现。NOD1 识别谷氨酰胺二氨基庚二酸（iE-DAP），即一种来自革兰氏阴性菌（如沙门菌）和革兰氏阳性菌（如李斯特菌）的肽聚糖分解产物，而 NOD2 识别的则是细菌肽聚糖中的胞壁酰二肽（muramyl dipeptide，MDP）。NOD 配体可通过胞内感染或胞吞作用进入细胞质。溶酶体寡肽转运蛋白（SLC15A4）缺陷型小鼠对 NOD1 配体的应答大大降低。

当 NOD1 或 NOD2 识别其配体时，会募集含有 CARD 的丝氨酸/苏氨酸激酶 RIP2（也称 RICK 和 RIPK2）（图 3.17）。RIP2 与 E3 连接酶 cIAP1、cIAP2 和 XIAP 相结合，产生类似 TLR 信号转导中的多聚泛素链

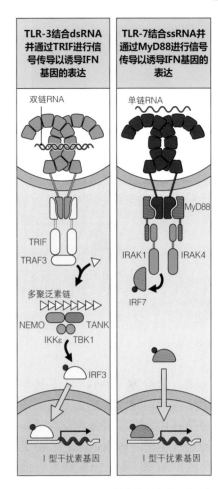

图3.16　不同TLR在应答病毒核酸时通过两种不同信号途径刺激抗病毒干扰素表达

左图：DC和巨噬细胞表达的TLR-3识别双链病毒RNA。TLR-3信号传导通过衔接蛋白TRIF募集E3连接酶TRAF3产生K63交联的多聚泛素链。该支架蛋白募集NEMO和TANK（TRAF家族成员相关的NFκB激活剂），二者与丝氨酸/苏氨酸激酶IKKε（IκB激酶ε）和TBK1（TANK结合激酶1）结合。TBK1磷酸化转录因子IRF3（红点），随后IRF3进入细胞核并诱导I型干扰素基因的表达。

右图：pDC表达的TLR-7通过MyD88识别单链RNA并进行信号传导。IRAK1直接募集和磷酸化pDC中高表达的IRF7，随后IRF7进入细胞核诱导I型干扰素的表达。

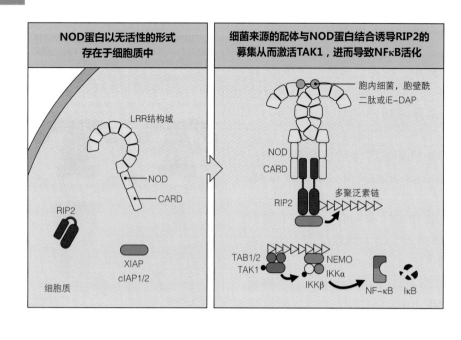

图3.17   细胞内NOD蛋白通过识别细菌肽聚糖感知细菌并激活NFκB以诱导促炎症因子的表达

左图：NOD蛋白是多种细菌成分的感受器，在细胞质中以无活性形式存在。

右图：NOD2识别细菌胞壁肽聚糖的降解产物胞壁酰二肽（MDP）。NOD1识别革兰阴性菌胞壁分解产物谷氨酰二氨基苯甲酸（iE-DAP）。这些配体与NOD1或NOD2结合并诱导聚合，从而以CARD依赖性的方式募集丝氨酸/苏氨酸激酶RIP2（与E3连接酶结合）。募集的RIP2与包括XIAP（X连锁凋亡抑制蛋白）、cIAP1（细胞凋亡抑制剂1）和cIAP2在内的E3连接酶结合。如图3.15所示，这种募集的E3连接酶的活化产生多聚泛素支架蛋白，如同在TLR信号传导中一样，TAK1和IKK复合物与该蛋白质骨架结合导致NFκB的活化。在该途径中，RIP2充当募集XIAP的支架，但其酶活性与信号传导无关。

支架。如图3.15所示，该支架募集TAK1和IKK并激活NFκB。NFκB随后诱导炎性细胞因子和酶的表达，产生对胞内菌和寄生虫具有毒杀作用的一氧化氮（NO）。NOD蛋白会在日常接触细菌的细胞中表达，以维持其作为细菌成分感受器的作用。其中包括形成屏障以阻止细菌穿过而建立体内感染灶的上皮细胞，以及可吞噬侵入体内细菌的巨噬细胞和DC。巨噬细胞和DC表达TLR、NOD1和NOD2，并可被这两种途径激活。NOD1既是上皮细胞中抗细菌感染应答的重要激活因子，也可以作为固有免疫的通用激活因子。经血液途径转运足量的肠道寄生菌产生的肽聚糖，可增强中性粒细胞的基础活化数量。一旦以该途径激活的中性粒细胞数量下降，如在NOD1缺陷小鼠中，或遭遇缺乏NOD配体的病原体（如克氏锥虫），可增加对病原体的易感性。

　　NOD2受体似乎具有更为特殊的功能，它高表达于肠道内的肠腺嗜酸细胞（帕内特细胞），参与调控诸如α-防御素和β-防御素（见第2章）等强效抗菌肽的产生。因此人体NOD2受体的功能缺陷性突变与节段性回肠炎（克罗恩病）存在关联（在第15章中讨论）。部分克罗恩病患者NOD2的LRR结构域发生突变，损伤NOD2识别胞壁酰二肽和激活NFκB的功能。因而导致防御素和其他抗菌肽的生成减少，削弱了肠道上皮层的天然屏障功能，导致炎症发生。人类NOD2功能增强型突变与早发性结节病和Blau综合征等炎症性疾病相关，其表现为肝脏、关节、眼睛和皮肤等组织出现自发性炎症。此类NOD结构域的激活性突变可在无配体存在的情况下促进信号转导级联反应，导致无菌性炎症。除了NOD1和NOD2，NOD家族还有其他成员如NLRX1和NLRC5，但是它们的功能目前尚未明确。

结构域	蛋白质
TIR	MyD88、MAL、TRIF、TRAM、所有TLR
CARD	caspase 1、RIP2、RIG-I、MDA-5、MAVS、NOD、NLRC4、ASC、NLRP1
Pyrin	AIM2、IFI16、ASC、NLRP1-14
DD（死亡结构域）	MyD88、IRAK1、IRAK4、DR4、DR5、FADD、FAS
DED（死亡效应结构域）	caspase 8、caspase 10、FADD

图3.18   各种免疫信号分子中的蛋白质相互作用结构域

信号蛋白所含有的蛋白质相互作用结构域介导分子量更大复合物的组装。此表以本章涉及的含有特定结构域的蛋白质为例。蛋白质可能含有一个以上的结构域，如衔接蛋白MyD88可通过其TIR结构域与TLR相互作用，也可通过其死亡结构域（DD）与IRAK1/4相互作用。

3-9 NLRP 通过炎症小体应答感染或细胞损伤从而诱导细胞死亡和炎症

另一个 NLR 亚家族在其蛋白氨基末端含有一个替代 CARD 结构域的热蛋白（pyrin）结构域（PYD），称为 NLRP 家族。PYD 与 CARD 和 TIR 结构域相似，能与其他 PYD 相互作用（图 3.19）。人体有 14 种含有热蛋白结构域的 NLR 蛋白。研究最透彻的 NLR 蛋白是 NLRP3（也称为 NALP3 或 cryopyrin），但其活化的具体分子机制仍在积极研究中。在细胞质中，NLRP3 的 LRR 结构域与热休克伴侣蛋白 HSP90 和共伴侣蛋白 SGT1 结合，从而以无活性形式存在（图 3.19）。诱导 NLRP3 信号转导的事件包括：胞钾（细胞内钾含量）减少，ROS 产生，颗粒或结晶物对溶酶体的破坏等。金黄色葡萄球菌等胞内感染时产生的穿孔素会以外排的方式损失胞钾。此外，濒死的细胞可以将 ATP 释放至细胞间隙，激活作为钾通道的嘌呤能受体 P2X7，引起胞钾外流。胞内 K 离子浓度的降低引起 HSP90 和 SGT1 解离进而触发 NLRP3 信号转导。ROS 诱导的 NLRP3 活化涉及感受器蛋白（统称硫氧还蛋白 TRX）的氧化。通常 TRX 与另一称为 TRX 相互作用蛋白（TXNIP）的成分相结合，但 ROS 诱导 TRX 氧化，导致 TXNIP 与 TRX 解离。解离的 TXNIP 进一步从 NLRP3 置换出 HSP90 和 SGT1，使其再次激活。在这两种情况下，NLRP3 活化都通过 LLR 和 NOD 结构域聚集多个单体以诱导信号转导。最后，被吞噬的颗粒物如佐剂明矾（硫酸铝钾结晶盐），可导致溶酶体破裂和组织蛋白酶 B 释放，也通过未知机制激活 NLRP3。

与 NOD1 和 NOD2 信号通路激活 NFκB 不同，NLRP3 信号通路激活炎症小体（inflammasome）蛋白复合物，产生促炎细胞因子，引起细胞死亡（图 3.19）。炎症小体的激活分几个阶段进行。第一阶段由特定的触发或识别事件导致数个 NLRP3 分子或其他 NLRP 分子的 LRR 结构域发生聚集，引起 NLRP3 的 PYD 与 ASC 蛋白（也称为 PYCARD）的 PYD 相互作用。ASC 是 N 端和 C 端分别由 PYD 和 CARD 结构域组成的衔接蛋白。PYD 和 CARD 结构域各自能够形成聚合纤维结构（图 3.20）。NLRP3 与 ASC 的相互作用进一步形成多聚性 ASC 长丝，该长丝中间为 PYD，两端为 CARD 结构域。这些 CARD 结构域随后与无活性的胱天蛋白酶原 1（pro-caspase 1）的 CARD 结构域结合，将 CARD 依赖性聚合物形成离散的 caspase 1 丝。该聚集随即触发胱天蛋白酶原 1 的自动切割，使其从自身抑制结构域中释放活性 caspase 1 片段。活性 caspase 1 发挥 ATP 依赖性蛋白水解功能，将促炎因子特别是 IL-1β 和 IL-18 转为有活性的细胞因子（图 3.19）。caspase 1 激活后还可通过尚未阐明的机制引发一种名为细胞焦亡（pyropsis）的细胞死亡程序。细胞焦亡发生时，胞膜破裂并伴随着促炎因子释放，因而该死亡方式与炎症有关。

激活炎症小体并产生炎症因子的关键启动步骤是细胞需启动 IL-1β、IL-18 或其他细胞因子前体形式的

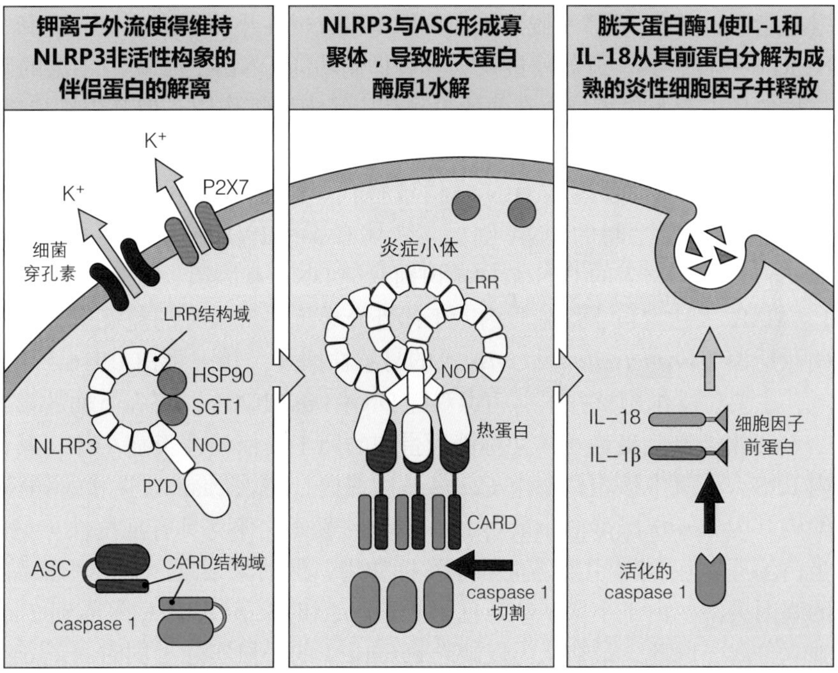

图3.19　细胞损伤激活NLRP3炎症小体产生促炎症细胞因子
NLRP3的LRR结构域与伴侣蛋白（HSP90和SGT1）相结合阻抑NLRP3激活。由细菌穿孔素引起的细胞损伤或细胞外ATP激活P2X7受体导致的钾离子外流，使这些伴侣蛋白与NLRP3解离，并诱导多个NLRP3分子通过其NOD结构域（也称为NACHT结构域）发生聚集。活性氧（ROS）中间产物和溶酶体的解离也可激活NLRP3（见正文）。NLRP3的聚集使得多个NLRP3的PYD紧密接近，然后与衔接蛋白ASC（PYCARD）的PYD相互作用使ASC聚合，后者再以其CARD结构域与胱天蛋白酶原1的CAT结构域结合，聚集成胱天蛋白酶原1，诱导自身蛋白水解，形成有活性的caspase 1，后者再剪切未成熟的促炎症因子，最后释放出成熟的细胞因子。

钾离子外流使得维持 NLRP3 非活性构象的伴侣蛋白的解离

NLRP3 与 ASC 形成寡聚体，导致胱天蛋白酶原 1 水解

胱天蛋白酶 1 使 IL-1 和 IL-18 从其前蛋白分解为成熟的炎性细胞因子并释放

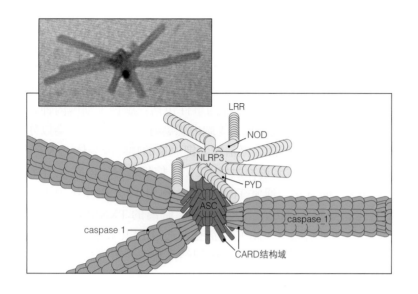

图3.20　炎症小体由聚合的CARD结构域和PYD产生的丝状蛋白聚合物组成

上图：由全长ASC、AIM2的PYD和caspase 1的CARD结构域组成的复合结构电子显微照片。中心暗区是用金标（15 nm）抗体标记的ASC染色。向外延伸的长丝状物代表由caspase 1的CARD结构域组成的聚合物。

下图：NLRP3炎症小体的组装示意图。展示ASC和caspase 1的CARD区域聚集成丝状结构。衔接蛋白ASC将NLRP3聚集体和胱天蛋白酶原1的聚集体转接起来（电子显微照片由Hao Wu提供）。

mRNA 的表达和翻译。该起始步骤可源于 TLR 的信号转导，以确保炎症小体在感染期激活。例如，TLR-3 激动剂 poly I:C（见第 3–5 节）可以在实验室用于刺激细胞，触发炎症小体的形成。

　　NLR 家族其他成员与 ASC 和胱天蛋白酶原 1 组成的炎症小体也能激活促炎细胞因子。NLRP1 在单核细胞和 DC 中高表达。它与 NOD2 类似，可由 MDP 直接激活或被其他因子激活。例如，炭疽芽孢杆菌表达名为炭疽致死因子的内肽酶，使得病原体可逃避免疫系统中巨噬细胞的吞噬作用。炭疽致死因子通过切割 NLRP1，激活 NLRP1 炎症小体并在受感染的巨噬细胞中诱导细胞焦亡实现免疫逃逸。NLRC4 与其他两种 NLR 蛋白（NAIP2 和 NAIP5）可作为衔接蛋白，识别经由特殊的分泌系统进入细胞的各种细菌蛋白。病原体通过这个系统将物质转运至宿主细胞或从宿主细胞获取营养物。这类蛋白质包括来自鼠伤寒沙门菌Ⅲ型分泌系统（T3SS）的组分 PrgJ（一种针状大分子复合物）。在沙门菌感染宿主细胞后，PrgJ 进入细胞质并被 NLRC4 与 NAIP2 共同识别。被 TLR5 识别的胞外细菌鞭毛蛋白可与 PrgJ 共同通过 T3SS 进入宿主细胞并被 NLRC4 与 NAIP5 共同识别。NLRP6 缺陷小鼠对部分病原体的抵抗性增强，提示部分 NLR 蛋白可能对固有免疫应答产生负调节作用。相反，NLRP6 在肠上皮中高表达，表明其在促进黏膜屏障功能中起正向作用。同时，NLRP6 是杯状细胞正常分泌黏液颗粒进入肠道所必需的。存在于人体中的 NLRP7 可识别微生物酰基脂肽，并与 ASC 和胱天蛋白酶原 1 组成炎症小体，产生 IL–1β 和 IL–18。关于 NLRP12 知之甚少，但与 NLRP6 一样，其一开始就被认为具有抑制功能。NLRP12 缺陷小鼠的研究表明，NLRP12 可能在对某些细菌物种包括引起腺鼠疫耶尔森菌的检测和应答中发挥作用，但其识别机制未明。

　　炎症小体的激活还涉及 PYHIN 家族蛋白，这类蛋白质氨基末端含有 PYD，但缺少 NLR 家族中含有的 LRR 结构域，后者被 HIN 结构域替代。HIN（H–inversion）是沙门菌的 HIN DNA 重组酶，可介导鞭毛 H 抗原基因之间的 DNA 倒位。人体有 4 种 PYHIN 蛋白，小鼠则有 13 种。其中 AIM2 蛋白（absent in melanoma，AIM）的 HIN 结构域识别双链 DNA 基因组，并通过 PYD 与 ASC 的相互作用活化胱天蛋白酶原 1。AIM2 表达定位于细胞质内，于体外介导抗牛痘病毒的免疫应答，同时，AIM2 缺陷可导致小鼠对土拉弗朗西斯菌（Francisella tularensis）的易感性增强。相关蛋白 IFI16（干扰素诱导蛋白 16）含有两个 HIN 结构域，主要位于细胞核并识别病毒双链 DNA（dsDNA），将在下面的第 3–11 节中描述。

　　"非经典"炎症小体又称胱天蛋白酶原 1 非依赖性炎症小体，其信号途径采用胱天蛋白酶原 11 识别胞内 LPS。小鼠中该蛋白酶由 Casp4 基因编码，与人 caspase 4 和 caspase 5 同源。研究发现，胱天蛋白酶原 1 编码基因 Casp1 敲除的小鼠对 LPS 诱导的致死性休克具有抵抗性（见第 3–20 节）。研究人员据此认为胱天蛋白酶原 1 在 LPS 引发的炎症中发挥作用。但后来发现，这种小鼠品系还带有一种天然突变，可以使相关的基因失活。由于小鼠 9 号染色体上 Casp1 和 Casp4 基因相隔不到 2 kb，在与其他品系小鼠回交实验中不能独立分离，因此，最初认为仅缺乏 caspase 1 的小鼠实际上同时缺乏 caspase 1 和 caspase 11。随后，运用转基因技术使该小鼠表达功能完备的 *Casp4* 而仅缺少 caspase 1 的研究发现，这些小鼠对 LPS 诱导的休克易感。而利用类似策略产生仅缺乏 caspase 11 的小鼠则对 LPS 诱导的休克具有抵抗性。这些结果表明，caspase 11 而非 caspase 1 导致 LPS 诱导性休克。caspase 11 与细胞焦亡诱导相关，但不产生 IL-1β 或 IL-18。有人猜测 TLR-4 不是激活非典型炎症小体的 LPS 感受器，因为 TLR-4 缺陷小鼠仍然对 LPS 诱导的休克易感。最新的证据表明，caspase 11 本身就是胞内 LPS 感受器，使其成为一个既为感受器又为效应分子的范例。

炎症小体的异常激活与各种疾病有关。我们知道痛风是尿酸单钠晶体沉积引起软骨组织的炎症，但尿酸盐晶体如何引起炎症仍有待解答。虽然确切的机制仍不清楚，但已知的是尿酸盐晶体会激活 NLRP3 炎症小体从而诱导产生与痛风症状相关的炎症因子。NLRP2 和 NLRP3 的 NOD 结构域突变可过度地活化炎症小体，引发一些无感染情况下的遗传性自身炎症性疾病。人类 NLRP3 的突变与遗传性周期发热综合征有关，如家族性寒冷性炎症综合征和 Muckle-Wells 综合征（详见第 13 章）。这些疾病患者的巨噬细胞可自发产生炎症因子如 IL-1β。第 13 章将讨论病原体如何干扰炎症小体的形成。

3-10　RIG-I 样受体识别胞质病毒 RNA 并激活 MAVS 以诱导产生 I 型干扰素和促炎细胞因子

TLR-3、TLR-7 和 TLR-9 识别经内吞途径进入细胞的胞外病毒 RNA 和 DNA。相比之下，胞内产生的病毒 RNA 则被另一个称为 RIG-I 样受体（RIG-I-like receptor，RLR）的蛋白质家族所识别。这些蛋白质通过其羧基末端 RNA 解旋酶样结构域与病毒 RNA 结合而发挥感受器的作用。RLR 解旋酶样结构域带有"DExH"四肽氨基酸基序，并且是 DEAD-box 蛋白家族的亚类。RLR 蛋白氨基末端有两个 CARD 结构域，其与衔接蛋白相互作用并在结合病毒 RNA 时激活信号通路产生 I 型干扰素。RIG-I（视黄酸诱导基因 I）是第一个被发现的此类受体。RIG-I 在多种组织和细胞中广泛表达，发挥胞内感受器的作用，能感知多种类型的感染。RIG-I 缺陷小鼠对单链 RNA 病毒高度易感，包括副黏病毒、弹状病毒、正黏病毒和黄病毒，但不包括小 RNA 病毒。

RIG-I 通过识别单链 RNA 转录产物 5' 端的差异来区分宿主和病毒来源的 RNA。真核细胞 RNA 转录在细胞核中进行，其初始核苷酸上含有 5'-三磷酸基团。向 5'-三磷酸加入 7-甲基鸟苷进行酶促修饰称为加帽。然而，大多数病毒 RNA 不会在发生加帽的细胞核中复制，因而它们的 RNA 基因组不发生此种修饰。生物化学研究已经证实，RIG-I 可识别单链 RNA 病毒基因组中未修饰的 5'-三磷酸末端。如黄病毒 RNA 转录产物中未修饰的 5'-三磷酸即可被识别。相反，脊髓灰质炎病毒和甲型肝炎病毒等小 RNA 病毒携带的病毒蛋白能与病毒 RNA 的 5' 端作共价连接复制，因此不存在 5'-三磷酸，从而解释了为什么 RIG-I 未能识别它们。

黑素瘤分化相关蛋白 5（melanoma differentiation-associated 5，MDA-5）又称为 helicard，结构类似于 RIG-I，但其识别双链 RNA。与 RIG-I 缺陷小鼠相比，MDA-5 缺陷小鼠对小 RNA 病毒易感，表明这两种病毒 RNA 感受器在宿主防御反应中具有关键而独特的作用。已有关于人 RIG-1 或 MDA-5 等位基因失活突变的报道，但未发现这些突变与免疫缺陷有关。RLR 家族成员 LGP2（由 DHX58 编码）含有解旋酶结构域但缺少 CARD 结构域，可与 RIG-I 和 MDA-5 在识别病毒 RNA 方面发挥协同作用，因为 LGP2 敲除小鼠出现由 RIG-1 或 MDA-5 介导的抗病毒应答缺陷。有关 LGP2 的这种协同识别病毒的功能似乎依赖其解旋酶结构域，因为小鼠体内，ATP 酶失活性的突变可致抗 RNA 病毒的 IFN-β 应答受阻。

感知病毒 RNA 可激活 RIG-I 和 MDA-5 参与的信号转导，诱导产生 I 型干扰素以抵御病毒感染（图 3.21）。病毒感染未出现时，RIG-I 和 MDA-5 通过 CARD 和解旋酶结构域之间的相互作用在胞质中处于一种稳定的自身抑制构型。当发生感染时，该相互作用被破坏，病毒 RNA 即与 RIG-I 或 MDA-5 的解旋酶结构域结合，释放出两个 CARD 结构域。然后，两个 CARD 结构域的氨基端部分募集 E3 连接酶 TRIM25 和 Riplet（由 *RNF153* 基因编码），形成 K63 相连的多聚泛素链支架（见第 3-7 节），或者成为游离的多聚泛素链，或者在第二个 CARD 结构域内成为键合体。该支架似乎有助于 RIG-I 和 MDA-5 与下游衔接蛋白线粒体抗病毒信号蛋白（mitochondrial antiviral signaling protein，MAVS）相互作用，但具体机制不清。MAVS 附着于线粒体外膜并带有可结合 RIG-I 和 MDA-5 的 CARD 结构域。如同炎症小体，CARD 结构域的聚合可以引发 MAVS 的聚合。在这种状态下，MAVS 可通过募集各种 TRAF 家族 E3 泛素连接酶来传导信号，包括 TRAF-2、TRAF-3、TRAF-5 和 TRAF-6。尽管每种 E3 连接酶的重要性因细胞类型而异，但如在 TLR-3 信号转导中所述（图 3.16），它们随之产生的 K63 泛素键合体都会导致 TBK1 和 IRF3 的活化、I 型干扰素的产生，以

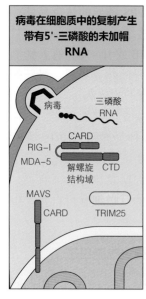

病毒在细胞质中的复制产生带有5'-三磷酸的未加帽RNA

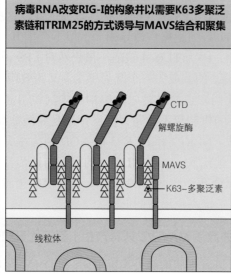

病毒RNA改变RIG-I的构象并以需要K63多聚泛素链和TRIM25的方式诱导与MAVS结合和聚集

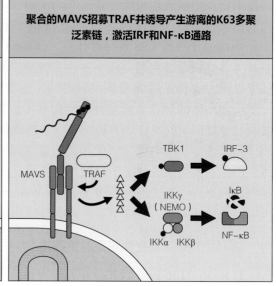

聚合的MAVS招募TRAF并诱导产生游离的K63多聚泛素链，激活IRF和NF-κB通路

图3.21　RIG-I和其他RIG-I样受体是胞质病毒RNA的感受器

第一张图：在识别病毒RNA之前，RIG-I和MDA-5都处于自身抑制性构象，以无活性的形式存在于细胞质中。衔接蛋白MAVS附着在线粒体外膜上。

第二张图：借助RIG-I识别未加帽的5'-三磷酸RNA，或MDA-5识别病毒双链RNA，可改变CARD结构域的构象，使之游离出来与MAVS氨基末端的CARD结构域相互作用。这种相互作用涉及E3连接酶TRIM25或Riplet产生的K6多聚泛素链，但结构细节仍不清楚。

第三张图：上述聚集诱导MAVS富含脯氨酸的区域与TRAF相互作用（见正文）并产生另一条K63多聚泛素链支架蛋白。与TLR信号转导一样，该支架蛋白募集TBK1和IKK复合物（见图3.15和3.16）激活IRF和NFκB，分别产生Ⅰ型干扰素和促炎症因子。

及 NFκB 的活化。一些病毒已进化出应对 RLR 的保护性应对策略。例如，流感病毒的反义 RNA 基因组在细胞核中复制，尽管在流感感染期间产生的某些病毒 RNA 转录产物并没有加帽，但已经在细胞质中被翻译。甲型流感非结构蛋白 1（NS1）则可抑制 TRIM25 的活性，从而阻断 RIG-I 可能对感染产生的抗病毒作用。

3-11 胞质 DNA 感受器通过 STING 转导信号诱导Ⅰ型干扰素产生

识别胞质 RNA 的固有感受器通过专一性修饰（如 5' 端加帽）来区分宿主和病毒来源的 RNA。而宿主 DNA 通常局限于细胞核中，但病毒、微生物或原生动物 DNA 在感染的不同阶段可能存在细胞质中。现已发现几种胞质 DNA 固有感受器，可诱导产生Ⅰ型干扰素以抵御感染。其中一种胞质 DNA 感知途径的成分称为干扰素基因刺激蛋白（stimulator of interferon gene，STING），该蛋白质是在寻找诱导Ⅰ型干扰素表达的蛋白质功能性筛选中鉴定出来的。STING（由 *TMEM173* 基因编码）通过 N 端四次跨膜结构域锚定到内质网膜上，其 C 端结构域延伸到细胞质中并相互作用形成无活性的 STING 同型二聚体。

STING 作为现知的胞内感染感受器可识别细菌环二核苷酸（cyclic dinucleotide，CDN），包括环二鸟苷酸单磷酸（c-di-GMP）和环二腺苷酸单磷酸（c-di-AMP）。这些分子是细菌的第二信使，由大多数细菌基因组中存在的相关酶产生。CDN 通过改变 STING 同型二聚体的构象激活 STING 信号转导。类似于 TLR-3 和 MAVS 的信号转导（见图 3.16 和图 3.21），该二聚体募集并激活 TBK1，后者再通过磷酸化使 IRF3 激活，诱导Ⅰ型干扰素产生（图 3.22）。TLR3 的下游成分 TRIF 蛋白、MAVS 和 STING 在其 N 端皆带有相似的氨基酸基序，该基序在这些分子活化时发生丝氨酸磷酸化，可以募集 TBK1 和 IRF3，使得 IRF3 被 TBK1 磷酸化而激活。

STING 在病毒感染中也发挥作用，缺乏 STING 的小鼠易被疱疹病毒感染。但直到目前，仍不清楚 STING 是否直接识别病毒 DNA 或仅在未知病毒 DNA 感受器的下游发挥作用。研究发现即使没有活体感染，将 DNA 导入细胞后也会产生另一种能够使 STING 活化的第二信使分子。该分子经鉴定为环鸟苷酸腺苷酸（cGMP-AMP 或 cGAMP）。与细菌 CDN 一样，cGAMP 结合 STING 二聚体的两个亚基，激活 STING 信号转导。该结果还表明，在 STING 上游存在一种 DNA 感受器发挥作用。在纯化产生 cGAMP 酶的过程中发现了一种称为 cGAS 的未知酶类即环状 GAMP 合成酶。cGAS 含有的一种蛋白质基序同样存在于包括腺苷酸

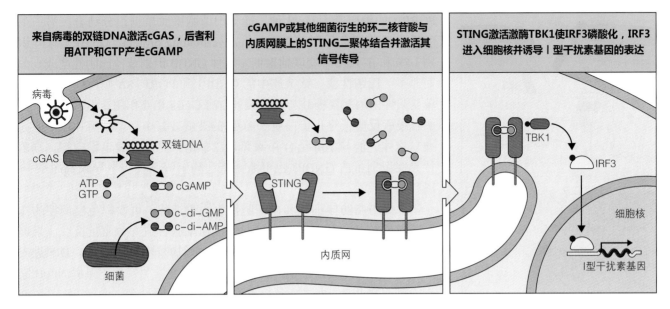

图3.22　cGAS是DNA的胞质感受器，通过STING传导信号诱导产生Ⅰ型干扰素

第一张图：cGAS位于细胞质中，作为病毒双链DNA的感受器。当cGAS结合双链DNA时，其酶活性被激活，诱导产生环GMP-AMP（cGAMP）。感染细胞的细菌产生第二信使，如环二鸟苷酸单磷酸（c-di-GMP）和环二腺苷酸单磷酸（c-di-AMP）在内的环二核苷酸。

第二张图：cGAMP和其他细菌二核苷酸结合并激活内质网膜上的STING二聚体。

第三张图：在该状态下，STING激活TBK1，但相互作用的细节仍不清楚。如图3.16所示，活化的TBK1激活IRF3。

环化酶和各种 DNA 聚合酶在内的核苷酸转移酶（NTase）家族中。cGAS 可直接与胞质 DNA 结合，激活其酶活性，进而从细胞质 GTP 和 ATP 产生 cGAMP，再激活 STING。携带失活的 cGAS 基因的小鼠对疱疹病毒感染的易感性增加可证明其在免疫中的重要性。

还有其他若干种潜在的 DNA 感受器，但它们的识别机制和信号转导机制及其体内活性仍不详。IFI16（IFN 诱导蛋白 16）是与 AIM2 相似的 PYHIN 家族成员，似乎能作用于 STING、TBK1 和 IRF3 而发挥 DNA 识别功能，而非激活炎症小体。DDX41（dead box polypeptide 41）是与 RIG-I 相似的 RLR，隶属于 DEAD-box 家族成员，通过 STING 而非 MAVS 进行信号转导。MRE11A（减数分裂重组 11 同源物 a）可以识别胞质中双链 DNA，激活 STING 途径，但其在固有免疫中的作用仍未知。

3－12　巨噬细胞和树突状细胞中固有感受器激活引发的基因表达变化对免疫应答具有深远影响

除了激发效应功能和产生细胞因子外，固有感受器通路的激活还可诱导组织 DC 和巨噬细胞表达共刺激分子（见第 1-15 节）。本书后面会更详细地描述这些内容，这里涉及是因为它们展示了固有和适应性免疫应答之间的重要联系。膜蛋白 B7.1（CD80）和 B7.2（CD86）是两种重要的共刺激分子，能被巨噬细胞和组织中 DC 上识别病原体的固有感受器（如 TLR）诱导（图 3.23）。参与适应性免疫应答的细胞特别是 CD4 T 细胞表达专一性的共刺激受体识别 B7.1 和 B7.2。B7 激活这些共刺激受体是启动适应性免疫应答的重要步骤。

能诱导共刺激分子的物质如 LPS，多年来一直与蛋白质抗原以混合物的形式共同注射，以增强抗原的免疫原性。这些物质称为佐剂（见附录Ⅰ，第 A-1 节）。经验表明最好的佐剂须含有微生物成分，能够诱导巨噬细胞和组织中 DC 表达共刺激分子和细胞因子。在第 9 章和第 11 章将提到，抗感染应答中产生的细胞因子将功能性地调控随后出现的适应性免疫应答。借此固有免疫系统区分不同类型病原体，可确保机体能采用适当的组件启动适应性免疫应答。

3－13　果蝇 Toll 信号通路位于一组特殊的病原识别分子下游

在固有识别的介绍告一段落之前，我们简要介绍 Toll、TLR 和 NOD 如何在无脊椎动物固有免疫应答中发挥作用。虽然 Toll 在果蝇的抗细菌和真菌病原体防御中至关重要，但 Toll 本身不是 PRR，而是位于识别病原体的其他蛋白质级联反应的下游（图 3.24）。果蝇肽聚糖识别蛋白（peptidoglycan-recognition protein，

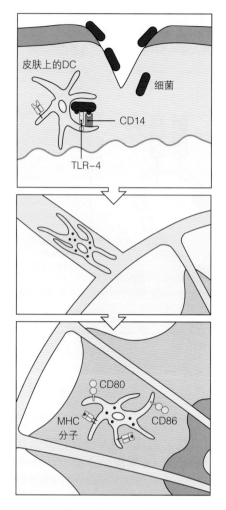

图3.23 细菌LPS诱导DC迁移并通过激活T细胞启动适应性免疫应答

第一张图：皮肤中未成熟DC显示活跃的吞噬和巨胞饮功能，但不能激活T细胞。皮肤中的DC摄取微生物及其产物并使之降解。在细菌感染期间，DC固有免疫感受器激活下发生下列两种变化。

第二张图：DC迁移出组织，进入淋巴系统并成熟。它们失去摄取抗原的能力，但获得了刺激T细胞的能力。

第三张图：在局部淋巴结中，DC发育成熟。DC表面分子表达的特性改变，增加了表面MHC分子的数量和共刺激分子CD80（B7.1）和CD86（B7.2）的表达。

PGRP）的编码基因达 13 种，能与细菌胞壁肽聚糖组分结合。另一革兰氏阴性菌结合蛋白（Gram-negative binding protein，GNBP）家族识别 LPS 和 β-1，3-交联葡聚糖。多种 GNBP 识别革兰氏阴性菌或真菌而非革兰氏阳性菌。该家族中的 GNBP1 和 PGRP-SA 则协同识别来自革兰阳性菌的肽聚糖并与丝氨酸蛋白酶 Grass 相互作用，后者启动蛋白酶解级联反应，终止蛋白质 Spätzle 的裂解。其中一个裂解片段形成同型二聚体，能与 Toll 结合并诱导其二聚化，促进抗微生物应答。真菌特异性识别蛋白 GNBP3 也可激活蛋白酶解级联反应，导致 Spätzle 解离和 Toll 激活。

果蝇中脂肪体细胞和血细胞作为吞噬细胞，可发挥免疫调控的作用。当 Spätzle 二聚体与 Toll 结合时，血细胞合成并分泌抗菌肽。果蝇的 Toll 信号通路激活与哺乳动物 NFκB 相似的转录因子 DIF。DIF 进入细胞核并诱导抗菌肽如 drosomycin 的基因转录。另一属于果蝇 NFκB 家族的因子 Relish，通过特定 PGRP 识别革兰氏阴性菌，激活 Imd（免疫缺陷）信号通路产生抗菌肽。与 Toll 不同，Relish 诱导抗菌肽双翅菌肽、天蚕抗菌肽和天蚕素的表达。因而 Toll 和 Imd 途径激活的效应机制可清除不同类型病原体的感染。哺乳动物中已鉴定出四种与果蝇不同的 PGRP 同源物。一种称 PGLYRP-2，分泌后可作为酰胺酶水解细菌肽聚糖。其他同源物存在于中性粒细胞颗粒中并通过与细菌胞壁肽聚糖相互作用发挥抑菌功能。

3-14 Toll 样受体和 NOD 基因在无脊椎动物和部分原始脊椎动物中呈现多样化

哺乳动物仅有大约十几种 TLR 基因，但是一些生物体已在更大程度上扩充了其固有 PRR 库，特别是带有 LRR 结构域的受体。紫海胆在其基因组中具有空前的 222 种不同的 TLR 基因、超过 200 种 NLR 基因和 200 多种清道夫受体基因。海胆还含有更多可参与这些受体信号转导的蛋白质，例如存在四种类似哺乳动物 MyD88 的基因。然而，包括 NFκB 转录因子家族在内的下游靶分子数量无明显增加，表明海胆中 TLR 信号转导的最终结果可能与其他生物体非常相似。

海胆 TLR 基因分为两大类：一类数量较小，仅有 11 个基因；另一类为大家族，由 211 个基因组成，其序列在特定 LRR 区域显示高度变异。这一点，加上该家族中存在大量假基因，表明海胆 TLR 正经历一种快速进化转换。因而与哺乳动物仅有少数稳定的 TLR 相比，该受体特异性的变化十分迅速。尽管海胆 TLR 的病原体特异性未知，TLR 的 LRR 结构域的高变异性足以使海胆形成类似 TLR 的高度多样的病原体识别系统。脊索动物的固有免疫也存在类似的拓展。文昌鱼是一种缺乏适应性免疫系统的脊索动物，其基因组包含 71 种 TLR，超过 100 种 NLR 和 200 多种清道夫受体。第 5 章将提到一种叫无颌鱼的原始脊椎动物，该动物并没有免疫球蛋白和 T 细胞参与的适应性免疫系统，但可使用体细胞基因重排产生带有 LRR 结构域的各种蛋白质，行使类似适应性免疫的功能（见第 5-18 节）。

【小结】

固有免疫细胞表达多种受体系统，识别微生物并诱导快速性防御

图3.24　病原体识别启动蛋白水解级联反应从而激活果蝇Toll受体

肽聚糖识别蛋白PGRP-SA和革兰氏阴性菌结合蛋白GNBP1协同识别细菌病原体并激活蛋白酶级联反应中的第一个蛋白酶，导致果蝇Spätzle蛋白剪切（第一张图）。剪切可改变Spätzle构象，使其能够与TLR结合并诱导Toll二聚化（第二张图）。Toll的胞质TIR结构域募集衔接蛋白dMyD88（第三张图），其启动的信号转导通路类似于哺乳动物中NFκB从其胞质抑制剂中释放的途径。NFκB的果蝇同源分子是转录因子DIF，其进入细胞核并激活编码抗菌肽的基因转录。尽管真菌的识别蛋白尚未被发现，但真菌的识别也导致Spätzle蛋白的剪切和抗菌肽的产生。

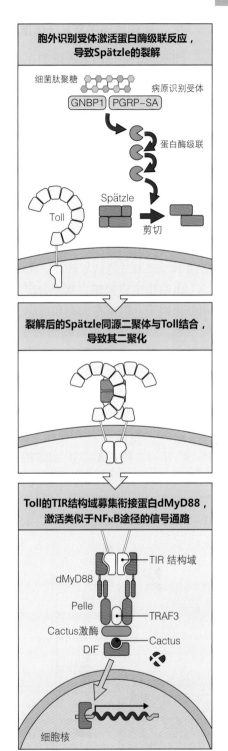

和迟发型细胞应答。中性粒细胞、巨噬细胞和 DC 上的清道夫受体和凝集素样受体有助于免疫细胞通过吞噬作用迅速清除微生物。C5a 因补体系统固有性识别病原体而受激产生。能够识别 C5a 和细菌肽 fMLF 的 G 蛋白偶联受体与吞噬性受体协同激活吞噬体内的 NADPH 氧化酶，产生抗菌活性氧中间体。细胞膜和内体膜上的 TLR 识别胞外微生物并激活多种宿主防御信号通路。其下游的 NFκB 和 IRF 途径诱导产生 TNF-α、IL-1β 和 IL-6 等促炎因子和 Ⅰ 型干扰素等抗病毒因子。其他受体家族识别胞质溶胶中的微生物感染。NOD 蛋白识别其中的细菌产物并激活 NFκB 和产生促炎症因子。与之相关的 NLR 家族相关蛋白识别细胞应激信号、损伤信号，以及某些微生物成分。NLR 通过炎症小体实施信号转导，产生促炎细胞因子并诱导细胞焦亡。RIG-I 和 MDA-5 通过识别病毒 RNA 感知病毒感染并激活 MAVS 途径，而胞质溶胶 DNA 感受器（如 cGAS）则激活 STING 途径。这两种途径均诱导产生 Ⅰ 型干扰素。所有这些由病原体感受器激活的信号转导通路可诱导包括细胞因子、趋化因子和共刺激分子在内的多种编码基因转录，在机体快速防御感染以及介导随后的适应性免疫应答中发挥重要作用。

诱导针对感染的固有免疫应答

现在，我们将探讨上一节中感受器识别病原体后直接引发的固有免疫应答。下文将主要关注吞噬细胞即中性粒细胞、巨噬细胞和 DC，及其产生的具有诱导和维持炎症反应能力的细胞因子。首先介绍协调多种细胞应答的细胞因子和趋化因子家族，它们参与募集中性粒细胞和其他免疫细胞至感染部位，并讨论外周循环中的免疫细胞和血管内皮细胞诱导产生的黏附分子如何协调细胞离开血管并迁移至感染组织。我们还将详细介绍巨噬细胞衍生的趋化因子和细胞因子如何持续性摧毁感染的微生物，包括产生和募集新鲜的吞噬细胞，以及诱导固有免疫应答的另一个时相——急性期反应。其中肝脏会产生充当调理分子的蛋白质，增强补体的作用。我们还将了解抗病毒干扰素（Ⅰ 型干扰素）的作用机制以及探讨类别不断增多的 ILC，其中包括参与抗病毒和抗其他胞内病原体固有免疫应答的 NK 细胞。ILC 执行多种效应功能，参与抗感染的快速固有免疫应答，其表现在能对固有类感知细胞提供的早期细胞因子信号做出反应，并产生各种效应性细胞因子增强免疫应答。如果诱导性固有免疫应答未能清除感染，接踵而至的适应性免疫会采用与固有免疫相同但更精准的效应机制应对靶目标。因此这里描述的效应机制有助于本书后面部分介绍适应性免疫。

3-15　细胞因子及其受体属于结构上相似的不同蛋白质家族

细胞因子是体内各种细胞在刺激物作用下释放的小分子蛋白质（约 25 kDa），通过与特定受体结合诱导免疫反应。细胞因子可通过自分泌方式影响释放该因子的细胞活性，或以旁分泌方式影响相邻细胞。部分细胞因子足够稳定，能以内分泌的方式远程调控其他细胞，这取决于其进入外周血循环的能力及半衰期。对于这些由白细胞分泌并作用于白细胞的分子多数以白细胞介素（interleukin，IL）命名，其后加一数字（如 IL-1 或 IL-2）。然而，该命名系统并未囊括所有的细胞因子。附录Ⅲ按字母顺序列出了细胞因子及其受体。

细胞因子按结构分为以下家族：IL-1 家族、血细胞生成素超家族、干扰素（见第 3-7 节）和 TNF 家族。细胞因子相应受体也按此分类（图 3.25）。IL-1 家族有 11 个成员，典型者如 IL-1α、IL-1β 和 IL-18。大多数成员最初以无活性的蛋白质前体存在，当氨基末端肽切除后成为成熟的细胞因子。例外的是 IL-1α，其蛋白质前体和切割后的蛋白质都具有生物活性。如前所述，巨噬细胞通过 TLR 信号转导、炎症小体激活和 caspase 1 的作用，产生成熟的 IL-1β 和 IL-18。IL-1 家族受体的胞质尾区有 TIR 结构域，并与 TLR 同样启用 NFκB 参与的信号转导。IL-1 受体实施信号转导需要第二个跨膜蛋白 IL1RAP 的参与。

血细胞生成素超家族十分庞大，包括红细胞生成素（刺激红细胞发育）和生长激素等非免疫系统的生长和分化因子，以及在固有和适应性免疫中发挥作用的白细胞介素。IL-6 作为血细胞生成素超家族的一员，与粒细胞－巨噬细胞集落刺激因子（granulocyte-macrophage colony stimulating factor，GM-CSF）同样可刺激骨髓产生新的单核细胞和粒细胞。活化的 T 细胞产生的许多可溶性细胞因子是血细胞生成素家族的成员。血细胞生成素受体属于酪氨酸激酶相关受体，与配体结合时形成二聚体。二聚化使得受体胞质结构域与酪氨酸激酶结合，启动胞内信号转导。某些类型的细胞因子受体由两个相同的亚基组成，而其他细胞因子受体则由两个不同亚基组成。细胞因子信号转导的一个重要特征是出现大量不同受体的亚基组合。

这些细胞因子及其受体可以进一步划分为功能相似和呈现遗传连锁的亚家族。例如，IL-3、IL-4、IL-5、IL-13 和 GM-CSF 在结构上相似，它们的基因在基因组中紧密相连，并且通常由相同种类的细胞一同产生。此外，它们与相关的 I 类细胞因子受体紧密结合。IL-3、IL-5 和 GM-CSF 受体因共同 β 链而成为一个亚组。I 类细胞因子受体的另一个亚组则使用属于 IL-2 受体的共同 γ 链（γc）。而 γc 链为细胞因子 IL-2、IL-4、IL-7、IL-9、IL-15 和 IL-21 的受体共用，由位于 X 染色体上的基因编码。该基因突变引起 γc

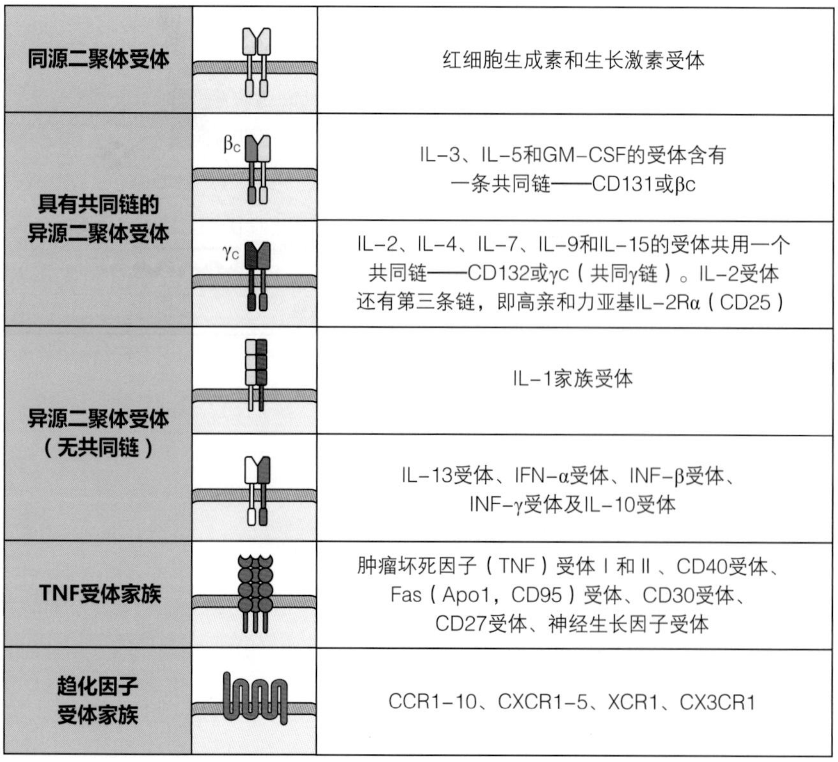

同源二聚体受体		红细胞生成素和生长激素受体
具有共同链的异源二聚体受体	βc	IL-3、IL-5和GM-CSF的受体含有一条共同链——CD131或βc
	γc	IL-2、IL-4、IL-7、IL-9和IL-15的受体共用一个共同链——CD132或γc（共同γ链）。IL-2受体还有第三条链，即高亲和力亚基IL-2Rα（CD25）
异源二聚体受体（无共同链）		IL-1家族受体
		IL-13受体、IFN-α受体、INF-β受体、INF-γ受体及IL-10受体
TNF受体家族		肿瘤坏死因子（TNF）受体Ⅰ和Ⅱ、CD40受体、Fas（Apo1，CD95）受体、CD30受体、CD27受体、神经生长因子受体
趋化因子受体家族		CCR1-10、CXCR1-5、XCR1、CX3CR1

图3.25　细胞因子受体属于蛋白质受体家族，各有不同的结构

许多细胞因子通过造血细胞生成素受体超家族发出信号，该超家族以其第一个成员红细胞生成素受体命名。造血细胞生成素受体超家族包括同源二聚体和异源二聚体受体，并根据蛋白质序列和结构细分为不同的家族。最上面3行已给相关的例子。其中异源二聚体 I 类细胞因子受体含有一条显示其配体特异性的α链；另一条为共同β链或γ链，与其他受体共享，具有胞内信号转导功能。异源二聚体 II 类细胞因子受体无共同链，干扰素或干扰素样细胞因子受体属于此类。所有细胞因子受体均通过JAK-STAT实施信号转导。IL-1受体家族具有细胞外免疫球蛋白结构域，通过其胞质尾部TIR结构域和MyD88形成二聚体传递信号。其他细胞因子受体超家族包括肿瘤坏死因子受体（TNFR）家族和趋化因子受体家族，后者属于庞大的G蛋白偶联受体家族。TNFR家族的配体以三聚体形式与细胞膜结合而非以分泌的形式发挥作用。

失活，使得正常淋巴细胞发育所需的细胞因子 IL-7、IL-15 和 IL-2 相关信号转导失活而导致 X 连锁重度联合免疫缺陷病（X 连锁 SCID，X-linked sever combined immunodeficiency，XSCID）（见第 13-3 节）。与之不同的 IFN-γ 受体属于异二聚体细胞因子受体家族，其与血细胞生成素受体家族有一些相似之处。这些 Ⅱ 类细胞因子受体（也称为干扰素受体）包括 IFN-α、IFN-β 和 IL-10 受体。血细胞生成素和干扰素受体均通过 JAK-STAT 通路进行信号转导，激活不同组合的 STAT 并产生不同的效应。

TNF 家族以 TNF-α 为原型，拥有超过 17 种在适应性和固有免疫应答中具有重要功能的细胞因子。与大多数其他重要的细胞因子不同，TNF 家族的许多成员都是跨膜蛋白，这一特征赋予它们独特的性质和有限的作用范围。然而，在某些情况下一些 TNF 可从膜上释放出来。尽管存在一些由不同亚基组成的异源三聚体，它们通常以膜结合亚基组成同源三聚体的形式存在。TNF-α（简称为 TNF）最初为膜结合的三聚体细胞因子，但也可从膜上释放。TNF-α 的作用由两种 TNF 受体介导：TNF 受体 Ⅰ（TNFR-Ⅰ）在内皮细胞和巨噬细胞等多种细胞上表达，而 TNFR-Ⅱ 主要由淋巴细胞表达。TNF 家族受体结构与上面介绍的受体并无相似之处，但也必须发生聚集才能活化。由于 TNF 家族细胞因子为三聚体，因而可诱导三个相同受体亚基的聚集。相关信号转导将在第 7 章中描述，包括介绍这些受体如何利用 TRAF 家族成员传导信号，激活所谓非经典 NFκB 途径。

趋化因子受体家族成员及其识别的趋化因子列于附录Ⅳ。如第 3-2 节所述，这些受体拥有 7 个跨膜结构并与 G 蛋白相互作用而实施信号转导。

3-16　血细胞生成素家族的细胞因子受体与酪氨酸激酶 JAK 家族蛋白相结合，激活 STAT 转录因子

血细胞生成素家族细胞因子受体的信号链与 Janus 激酶（JAK）家族的蛋白酪氨酸激酶非共价结合。因其具有两个串联激酶样结构域，类似于罗马神话中的双头天神 Janus，故以 Janus 命名。JAK 家族有四个成员：Jak1、Jak2、Jak3 和 Tyk2。缺乏不同 JAK 家族成员的小鼠呈现不同的表型，表明每种激酶有其独特的功能。例如，上述几种共用 γc 的细胞因子通过 Jak3 进行信号转导，所以 Jak3 的失活突变能引发非 X 连锁的重度联合免疫缺陷。

受体信号链的二聚化使 JAK 彼此紧密相邻，导致每个 JAK 酪氨酸残基发生磷酸化，激活其激酶活性。随后，活化的 JAK 使其结合的受体上的特定酪氨酸残基发生磷酸化。这种磷酸化的酪氨酸及附近的特定氨基酸序列成为一个供其他蛋白质（尤其是 STAT 家族的转录因子）的 SH2 结构域识别的结合部位（图 3.26）。

现有的 7 种 STAT（1 ～ 4、5a、5b 和 6）在被细胞因子受体激活前，以非活性形式存在于胞质中。此时，STAT 蛋白氨基末端结构域之间存在专一性同型互作，使得大多数 STAT 以同源二聚体形式存在。每种STAT 受体的特异性取决于各种 STAT 蛋白内不同 SH2 结构域识别活化受体上特定磷酸酪氨酸序列。活化的受体募集 STAT，使其接近活化的 JAK，后者再磷酸化特定 STAT C 端的保守酪氨酸残基。这导致 STAT 蛋白的磷酸化酪氨酸与另一 STAT 蛋白的 SH2 结构域结合，形成可以高亲和力结合 DNA 的构象。活化的 STAT 主要形成同源二聚体，而一种细胞因子一般仅激活一种 STAT。例如，IFN-γ 激活 STAT1 并产生 STAT1 同型二聚体，而 IL-4 激活 STAT6 产生 STAT6 同型二聚体。其他一些细胞因子受体可以激活多种 STAT，并形成STAT 异二聚体。磷酸化的 STAT 二聚体进入细胞核，作为转录因子启动某些基因的表达，以调节特定淋巴细胞亚群的生长和分化。

这些受体的信号转导依赖于酪氨酸的磷酸化，因而酪氨酸磷酸酶对受体复合物的去磷酸化成为细胞终止信号转导的一种方式。多种酪氨酸磷酸酶已被发现可调控细胞因子受体、JAK 和 STAT 的去磷酸化。这些酪氨酸磷酸酶包括非受体酪氨酸磷酸酶 SHP-1 和 SHP-2（由 PTPN6 和 PTPN11 编码）以及以不同异构体表达于许多造血细胞的跨膜受体酪氨酸磷酸酶 CD45。细胞因子信号转导也可被细胞因子激活诱导的特异性抑制剂的负反馈终止。细胞因子信号转导抑制因子（SOCS）是一类可终止许多细胞因子和激素受体信号转导的抑制分子。SOCS 蛋白携带的 SH2 结构域，可将该蛋白质募集至磷酸化的 JAK 激酶或受体，直接抑制 JAK激酶活性并竞争相应受体，引发 JAK 和 STAT 的泛素化和后续降解。SOCS 蛋白由 STAT 激活诱导，因此在细胞因子发挥效应之后才出现受体信号转导的抑制。在 SOCS1 缺陷小鼠中，干扰素受体、含 γc 的受体和TLR 信号转导的持续增强，引起多器官炎性浸润。由此可见 SOCS 蛋白的重要性。另一类蛋白质抑制剂由活化状态的 STAT 抑制蛋白（PIAS）组成，似乎也可促进受体和信号通路成分的降解。

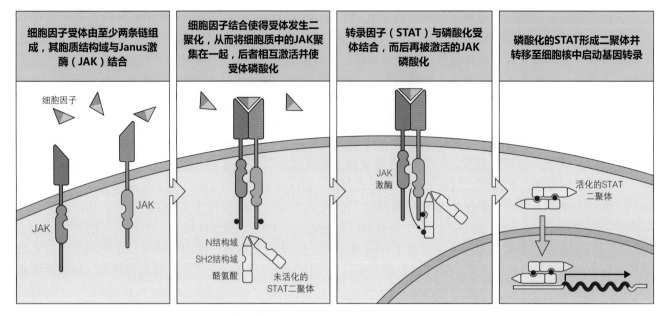

| 细胞因子受体由至少两条链组成，其胞质结构域与Janus激酶（JAK）结合 | 细胞因子结合使得受体发生二聚化，从而将细胞质中的JAK聚集在一起，后者相互激活并使受体磷酸化 | 转录因子（STAT）与磷酸化受体结合，而后再被激活的JAK磷酸化 | 磷酸化的STAT形成二聚体并转移至细胞核中启动基因转录 |

图3.26　多种细胞因子受体通过JAK-STAT快速途径传递信号

第一张图：许多细胞因子通过与胞质Janus激酶（JAK）结合的受体发挥作用。该受体至少含有两条链，每条链都与特定的JAK相结合。

第二张图：两条链与配体结合，使得JAK发生磷酸化而相互激活，然后使受体尾部的特定酪氨酸发生磷酸化（红点）。信号转导和转录激活因子（STAT）家族蛋白有一个氨基末端结构域，其在STAT活化前使得胞质中的两个STAT发生同源二聚化，还有一个SH2结构域可与受体尾部发生了磷酸化的酪氨酸结合。

第三张图：JAK与STAT结合后，STAT同源二聚体被JAK磷酸化。

第四张图：STAT磷酸化后，SH2结构域与另一STAT上的磷酸化酪氨酸残基结合，重新形成稳定二聚体。磷酸化的STAT转移至细胞核中结合DNA并激活各种基因的转录，启动适应性免疫应答。

3-17　巨噬细胞和树突状细胞释放的趋化因子募集效应细胞至感染部位

固有免疫应答中巨噬细胞产生的所有细胞因子对固有免疫应答和适应性免疫应答都具有重要的局部和全身效应（见图3.27）。巨噬细胞和DC对不同类别病原体的识别涉及不同受体（如各种TLR）的信号转导，且两类细胞在刺激下表达的细胞因子也存在差异。这是一种可以选择性激活适当免疫应答的方法，其释放的细胞因子可协调下一时相的宿主防御。PRR激活的巨噬细胞和DC可分泌多种细胞因子，包括IL-1β、IL-6、IL-12、TNF-α和趋化因子CXCL8（之前称为IL-8）。

在感染最早期，组织释放的一类有趋化活性的细胞因子曾称为chemoattractant，即趋化因子。这些小分子蛋白质能诱导附近的应答细胞定向趋化，使细胞向趋化因子产生处移动。由于趋化因子首先是在功能分析中检测到的，因此它们最初被赋予了各种名称，这些名称与它们的标准化命名一起列在附录Ⅳ中。所有趋化因子在氨基酸序列上相似，且其受体都是G蛋白偶联受体（见第3-2节）。趋化因子激活的信号通路引起细胞黏附性和细胞骨架改变，从而引起细胞定向迁移。趋化因子可以由许多不同类型的细胞产生和释放，而非仅限于免疫细胞。在免疫系统中，它们主要作为白细胞的趋化剂，从血液中募集单核细胞、中性粒细胞和其他固有免疫效应细胞至感染部位。它们还引导适应性免疫中的淋巴细胞，这一点将在第9～11章中进一步提及。一些趋化因子还在淋巴细胞发育和迁移以及血管生成（新血管的生长）中起作用。目前已知的趋化因子超过50种，多样性之甚反映出将细胞传送到正确位置的重要性，这也是它们在淋巴细胞中的主要功能。图3.28列出了由人类固有免疫细胞产生或对其有影响的一些趋化因子及其特性。

趋化因子主要分为相关但又截然不同的两组。CC趋化因子在其氨基末端附近有两个相邻的半胱氨酸残基，而在CXC趋化因子中两个半胱氨酸残基被单个氨基酸分开。CC趋化因子促进单核细胞、淋巴细胞和其他类型细胞的迁移。例如，与固有免疫相关的趋化因子CCL2，通过受体CCR2B募集单核细胞，诱导其从血液迁移，成为组织巨噬细胞。而CXC趋化因子则促进中性粒细胞迁移。CXCL8通过受体CXCR2从骨髓中动员中性粒细胞并诱导它们离开血液，迁移到外周组织中。CCL2和CXCL8各自募集单核细胞和中性粒

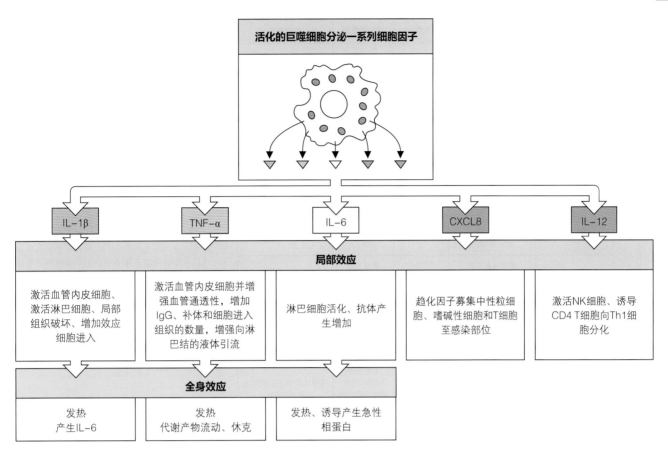

图3.27　DC和巨噬细胞对细菌产物应答后产生重要细胞因子和趋化因子，包括IL-1β、IL-6、CXCL8、IL-12和TNF-α
TNF-α作为局部炎症反应的诱导物有助于控制感染，但其全身性效应是有害的（在第3-20节中讨论）。趋化因子CXCL8也参与局部炎症反应，将中性粒细胞募集至感染部位。IL-1β、IL-6和TNF-α在诱导肝脏急性期反应和发热中起关键作用，有利于宿主通过各种方式进行有效的防御。IL-12激活NK细胞，并在适应性免疫应答中促进CD4 T细胞向Th1亚群的分化。

细胞，因此在固有免疫应答中具有相似但互补的功能。

趋化因子在细胞募集中的作用是双重的。首先，它在炎症部位作用于沿内皮细胞滚动的白细胞，诱导黏附分子（又称为白细胞整合素）发生构象改变，使得白细胞从滚动状态转变为稳定结合状态。这些构象变化使得白细胞整合素能够与内皮细胞上的配体紧密结合，让白细胞通过挤压内皮细胞的方式穿过血管壁。其次，结合在细胞外基质和内皮细胞表面的趋化因子引导白细胞沿着趋化因子浓度梯度进行迁移。感染部位的趋化因子浓度很高。

趋化因子可由多种细胞产生。细菌产物、病毒和引起物理损伤的药剂如二氧化硅、明矾或痛风中出现的尿酸盐晶体可促使多种细胞产生趋化因子。补体片段（如 C3a 和 C5a）以及 fMLF 细菌肽也可作为中性粒细胞的趋化因子。组织感染或物理损伤可产生梯度的趋化因子，将吞噬细胞引导至需要的部位。大量中性粒细胞可在短时间内迅速到达感染部位。但单核细胞的募集则相对较慢，可能因为它们在外周循环中的含量较少。补体片段 C5a 和趋化因子 CXCL8 和 CCL2 激活各自的靶细胞。在此过程中，中性粒细胞和单核细胞皆会被募集至潜在的感染部位，并被武装起来应对即将出现的病原体。特别是在中性粒细胞中由 C5a 或 CXCL8 诱发的信号转导将增强呼吸爆发，增加氧自由基和一氧化氮的产生，并诱导中性粒细胞释放其储存的含有抗菌颗粒的内容物（见第 3-2 节）。

趋化因子在细胞募集中并非单独起作用。它们需要血管活性介质协助白细胞靠近血管壁（见第 3-3 节），并需要细胞因子（如 TNF-α）诱导内皮细胞表达黏附分子。在后面的章节中我们会在适应性免疫应答中再次提及并讨论趋化因子。下面将继续介绍使白细胞黏附到内皮上的相关分子，以及单核细胞和中性粒细胞进入感染部位的过程。

类别	趋化因子	来源	受体	募集的细胞	主要效应
CXC	CXCL8 （IL-8）	单核细胞 巨噬细胞 成纤维细胞、上皮细胞 内皮细胞	CXCR1 CXCR2	中性粒细胞 初始T细胞	中性粒细胞的动员，激活和脱颗粒化 血管生成
	CXCL7 （PBP，β-TG，NAP-2）	血小板	CXCR2	中性粒细胞	激活中性粒细胞 凝块吸收 血管生成
	CXCL1（GROα） CXCL2（GROβ） CXCL3（GROγ）	单核细胞 成纤维细胞 内皮细胞	CXCR2	中性粒细胞 未成熟T细胞 成纤维细胞	激活中性粒细胞 纤维增生 血管生成
CC	CCL3 （MIP-1α）	单核细胞 T细胞 肥大细胞 成纤维细胞	CCR1 CCR3 CCR5	单核细胞 NK和T细胞 嗜碱性粒细胞 DC	与HIV-1竞争 抗病毒防御 促进Th1免疫
	CCL4 （MIP-1β）	单核巨噬细胞 中性粒细胞 内皮细胞	CCR1 CCR3 CCR5	单核细胞 NK和T细胞 DC	与HIV-1竞争
	CCL2 （MCP-1）	单核细胞 巨噬细胞 成纤维细胞 角质形成细胞	CCR2B	单核细胞 NK和T细胞 嗜碱性粒细胞 DC	激活巨噬细胞 嗜碱性粒细胞释放组胺 促进Th2免疫
	CCL5 （RANTES）	T细胞 内皮细胞 血小板	CCR1 CCR3 CCR5	单核细胞 NK和T细胞 嗜碱性粒细胞 嗜酸性粒细胞 DC	嗜碱性粒细胞脱颗粒化 激活T细胞 慢性炎症
CXXXC	CX3CL1 （曲动蛋白）	单核细胞 内皮细胞 小胶质细胞	CX₃CR1	单核细胞 T细胞	白细胞-内皮黏附 脑炎

图3.28 人趋化因子的性质
趋化因子主要分为两组：①CC组趋化因子，氨基末端附近有两个相邻的半胱氨酸残基；②CXC组趋化因子，两个半胱氨酸残基被单个氨基酸分开。人CC趋化因子和CXC趋化因子的相关基因分别集中于4号和17号染色体，各自通过不同的G蛋白偶联受体发挥功能。CC趋化因子与名为CCR1～10的受体结合；CXC趋化因子与名为CXCR1～7的受体结合。不同类型的细胞表达不同的受体，因而特定的趋化因子募集的是特定的细胞类型。通常，在第一个半胱氨酸前有Glu-Leu-Arg三肽基序的CXC趋化因子，可促进中性粒细胞的迁移。CXCL8就是这种类型的一个例子。而那些与受体CXCR3、CXCR4和CXCR5相互作用的趋化因子，以及其他大多数CXC趋化因子缺乏该基序。分形趋化因子在多个方面是独特的：它在两个半胱氨酸之间有三个氨基酸残基，并且它以两种形式存在，一种与表达它的内皮层和上皮细胞结合，充当黏附蛋白；另一种是细胞表面释放出来的可溶性形式，作为多种细胞类型的趋化因子。附录Ⅳ列出了更全面的趋化因子及其受体列表。RANTES，受激活调节正常T细胞表达和分泌因子。

3-18 细胞黏附分子调控炎症反应中白细胞和内皮细胞之间的相互作用

募集活化的吞噬细胞至感染部位是固有免疫应答最重要的功能之一。吞噬细胞的募集作为炎症反应的一部分由局部血管内皮细胞表面诱导表达的细胞黏附分子介导。在此，我们将介绍感染发生后数小时至数天内炎症细胞是如何募集起来的。

与补体成分类似，理解细胞黏附分子功能的一个重要障碍是它们的命名。大多数黏附分子，特别是功能上相对容易分析的白细胞黏附分子，最初是根据针对它们的特异性单克隆抗体而命名的。因此，名字与结构类型无关。例如，白细胞功能抗原LFA-1、LFA-2和LFA-3实际上属于两种不同的蛋白质家族。图3.29展示如何根据分子结构对固有免疫相关的黏附分子进行分组，以示意图显示其结构，同时标注它们的名称、表达部位和配体。图中列举的三个黏附分子结构家族，对白细胞募集很重要。其中选择素是带有远端凝集素样结构域的膜性糖蛋白，能特异性结合碳水化合物基团。该家族成员在活化的内皮层被诱导，并通过与白细胞上的岩藻糖化寡糖配体结合，启动内皮层与白细胞的相互作用（图3.29）。

白细胞募集的下一步，依赖于更紧密的黏附，而这取决于内皮层表面的细胞间黏附分子（intercellular adhesion molecule，ICAM）与白细胞表面的属于整合素家族的异二聚体蛋白相结合。ICAM是一次性跨膜蛋白，属于Ig蛋白超家族，其成员皆含有与免疫球蛋白相似的结构域。ICAM胞外区含有若干免疫球蛋白样结构域。一个整合素分子由两条α、β跨膜蛋白链组成，类型很多。整合素的各类亚群，β链相同，但α链不同。对细胞外渗起重要作用的白细胞整合素有LFA-1（αL:β₂）（也称CD11a:CD18）和CR3（αM:β₂）即3型补体受体（也称CD11b:CD18或Mac-1）。在第2-13节中CR3称为iC3b受体，但它也与其他配体结合。此处LFA-1和CR3都能与ICAM-1和ICAM-2结合（图3.30）。即使在没有感染的情况下，循环中的单核细胞也会不断地离开血液，进入某些特定组织如肠道，成为驻留性巨噬细胞。为了离开血管，LFA-1会与未活化内皮细胞上低表达的ICAM-2发生黏附。CR3也可与凝血级联反应的底物即纤维蛋白原和X因子相结合。

图3.29 参与白细胞相互作用的黏附分子
几个不同结构的黏附分子家族在白细胞迁移、归巢和细胞间相互作用中发挥功能，包括选择素、整合素和属于免疫球蛋白超家族的蛋白质。该示意图显示了来自每个家族的一个实例、参与白细胞相互作用的其他家族成员、细胞分布，以及它们在黏附作用中的配体。此处仅显示参与炎症和其他固有免疫应答的超家族成员。参与适应性免疫应答的某些相同分子或其他分子将在第9章和第11章中阐述。由于通常根据最初的鉴定方式而非结构特征来命名，这些家族分子的命名是混乱的。每种黏附分子的替代名称列在括号中。被P选择素和E选择素识别的硫酸化的唾液酸化路易斯寡糖X（s-Le^X）是一种存在于循环白细胞的细胞表面糖蛋白上的寡糖。

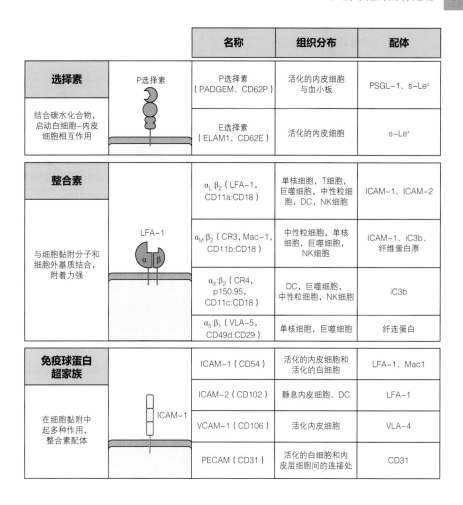

		名称	组织分布	配体
选择素 结合碳化合物，启动白细胞-内皮细胞相互作用	P选择素	P选择素（PADGEM、CD62P）	活化的内皮细胞与血小板	PSGL-1、s-Le^x
		E选择素（ELAM1、CD62E）	活化的内皮细胞	s-Le^x
整合素 与细胞黏附分子和细胞外基质结合，附着力强	LFA-1	α$_L$:β$_2$（LFA-1，CD11a:CD18）	单核细胞，T细胞，巨噬细胞，中性粒细胞，DC，NK细胞	ICAM-1、ICAM-2
		α$_M$:β$_2$（CR3，Mac-1，CD11b:CD18）	中性粒细胞，单核细胞，巨噬细胞，NK细胞	ICAM-1、iC3b、纤维蛋白原
		α$_X$:β$_2$（CR4，p150.95，CD11c:CD18）	DC，巨噬细胞，中性粒细胞，NK细胞	iC3b
		α$_5$:β$_1$（VLA-5，CD49d:CD29）	单核细胞，巨噬细胞	纤连蛋白
免疫球蛋白超家族 在细胞黏附中起多种作用，整合素配体	ICAM-1	ICAM-1（CD54）	活化的内皮细胞和活化的白细胞	LFA-1、Mac1
		ICAM-2（CD102）	静息内皮细胞、DC	LFA-1
		VCAM-1（CD106）	活化内皮细胞	VLA-4
		PECAM（CD31）	活化的白细胞和内皮层细胞间的连接处	CD31

表达于炎性内皮细胞上的ICAM-1，以及出现在白细胞上的LFA-1和CR3发生构象变化，可促进白细胞和内皮细胞之间强有力的黏附作用。整合素可以在"活化"状态和"失活"状态之间切换。活化的整合素与配体表现为强结合，失活时结合则容易被打破。这样可以确保细胞能够通过整合素本身或其他受体接收信号，来建立和终止整合素介导的黏附。在活化状态下，整合素分子通过胞内踝蛋白与肌动蛋白细胞骨架相连。在白细胞迁移游走的情况下，趋化因子与白细胞上的相应受体结合产生胞内信号，引发踝蛋白结合到LFA-1和CD3的β链胞质尾部，迫使整合素胞外区形成有活性的结合构象。白细胞黏附缺陷表明了白细胞整合素在炎症细胞募集中的重要性，此类缺陷可由整合素本身或调节黏附所需的蛋白缺陷引起。患者表现为复发性细菌感染和伤口愈合延迟。

巨噬细胞产生的细胞因子能够驱动内皮细胞活化，特别是TNF-α能诱导内皮细胞中怀布尔－帕拉德小体（Weibel-Palade body）颗粒迅速外化。这些颗粒含有预先形成的P选择素，当巨噬细胞作用于入侵微生物，在TNF-α产生几分钟后，P选择素就会出现在局部内皮细胞的表面。P选择素出现在内皮细胞表面后，内皮细胞很快转录表达E选择素的mRNA，并在2小时内主要表达E选择素。P选择素和E选择素都结合硫酸化的s-Le^X，后者是一种硫化的碳水化合物结构，也是一种重要的血型抗原。硫酸化的s-Le^{X}表达在中性粒细胞表面，可与P选择素和E选择素相互作用，在调控中性粒细胞在血管内皮细胞上滚动具有重要作用。参与其合成的酶（如岩藻糖基转移酶）突变会引起s-Le^{X}表达缺陷，从而导致2型白细胞黏附免疫缺陷。

整合素也是区分不同细胞类型的表面标志物。DC、巨噬细胞和单核细胞表达由不同的整合素α链和独特β$_2$组成的整合素。cDC上主要的白细胞整合素是α$_X$:β$_2$，也称为CD11c:CD18或补体受体4（CR4）（图3.29）。该整合素是补体C3裂解产物iC3b、纤维蛋白原和ICAM-1的受体。与cDC相比，大多数单核细胞和巨噬细胞低表达CD11c，高表达整合素α$_M$:β$_2$即CD11b:CD18和CR3。然而对于某些组织中的巨噬细胞，整合素的表达模式可能不同，如肺部巨噬细胞高表达CD11c:CD18。在小鼠中，cDC的两个主要分支可以通

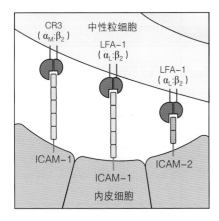

图3.30　整合素介导吞噬细胞与血管内皮层黏附

炎症介质激活血管内皮细胞时，表达两种黏附分子即ICAM-1和ICAM-2。这些是吞噬细胞表达的整合素配体——$\alpha_M:\beta_2$（也称为CR3、Mac-1或CD11b:CD18）和$\alpha_L:\beta_2$（也称为LFA-1或CD11a:CD18）。

过CD11b:CD18的表达来区分：一个高表达，另一个不表达。pDC表达较低水平的CD11c，但可通过其他标记物与cDC进行区分；人pDC表达C型凝集素BDCA-2（血DC抗原2），小鼠pDC表达BST2（骨髓基质抗原），两者在cDC中均不表达。

3-19　中性粒细胞是跨过血管壁进入炎症组织的首批细胞

在应答感染部位发出信号时，白细胞从血管中迁移出来，此过程称为外渗（extravasation）。在正常情况下，白细胞在血液流动最快的小血管中心移动。在炎症部位，血管扩张，血流减慢，致使大量白细胞与血管内皮层相互作用。炎症反应中，感染组织内血管内皮细胞和白细胞上黏附分子的表达均发生改变，随后募集大量循环白细胞至感染部位。我们以单核细胞和中性粒细胞为例描述这一过程（图3.31）。

外渗分四个阶段进行。首先，选择素诱导白细胞沿着血管内皮层滚动。然后C5a作用于肥大细胞并释放白三烯B4、C5a或组胺。内皮细胞接触这些炎性介质后几分钟内在其表面表达P选择素。TNF-α或LPS也可诱导P选择素表达，并可在几小时后诱导内皮细胞表达E选择素。当单核细胞和中性粒细胞上的硫酸化的s-Le^{X}接触这些暴露的P选择素和E选择素时，中性粒细胞可逆地黏附在血管壁上，并开始沿着血管内皮层"滚动"（图3.31，上图），从而出现下一步白细胞迁移中更强的相互作用。即使在其他细胞无法滚动的血流速率下，中性粒细胞也能沿内皮细胞层有效地滚动。中性粒细胞的这种"抗修剪式滚动"依靠的是称为"吊索"的细胞膜长突起，可结合内皮层并在细胞滚动时将细胞包裹起来，使细胞牢固地与内皮层相连，促进其快速进入感染部位。

第二阶段依赖于白细胞整合素LFA-1和CR3与内皮层上黏附分子ICAM-1（可由TNF-α诱导内皮细胞产生）和ICAM-2的相互作用（图3.31，下图）。LFA-1和CR3通常与配体结合较弱，但与内皮细胞表面蛋白多糖相结合的CXCL8等趋化因子可结合白细胞上的特定趋化因子受体，向细胞发出信号，触发滚动白细胞上LFA-1和CR3的构象改变（第3-18节）。这种构象改变大大提高了白细胞的黏附性能力，使之牢固地附着于内皮层，滚动随即停止。

第三阶段为白细胞外渗或穿过内皮细胞血管壁。这一步还是涉及LFA-1和CR3，以及与免疫球蛋白相关分子PECAM（或称为CD31）间的黏附作用。由于PECAM在白细胞和内皮细胞的连接处均有表达，因而这些相互作用使吞噬细胞能从胞间挤压内皮细胞，然后在基底膜外基质蛋白分解酶的辅助下穿越基底膜。这种通过基底膜的运动称为血细胞渗出（diapedesis），使吞噬细胞得以进入内皮层下组织。

外渗的第四或终末阶段，为白细胞在趋化因子作用下进行组织中迁移。感染部位产生的趋化因子如CXCL8和CCL2（见第3-17节）可与细胞外基质和内皮细胞表面的蛋白多糖结合，从而在固相表面上形成一个基质相关的趋化因子浓度梯度，沿着这个固相表面，白细胞可以迁移到感染灶（图3.31）。CXCL8由最初遇到病原体的巨噬细胞释放，在应答早期即大量募集中性粒细胞进入感染组织，通常在炎症反应最初6小时内达到峰值。单核细胞在CCL2的作用下募集到感染组织，但其募集速度要比中性粒细胞慢。一旦进入炎症组织，中性粒细胞通过吞噬作用清除大量病原体。就固有免疫应答而言，中性粒细胞利用其补体受体和PRR（见第3-1节）直接或在补体调理后（见第2-13节）识别并吞噬病原体或病原体成分。在适应性体液免疫应答中（见第10章），中性粒细胞可通过多种特异性受体摄取抗体包被的微生物发挥吞噬效应细胞的作用。

疾病和药物可导致中性粒细胞数量减少，诱发感染，提示中性粒细胞在免疫防御中的重要作用。中性粒细胞减少症患者极易受到各种病原体和共生菌的致命感染。通过输注富含中性粒细胞的血液成分或用特定的生长因子刺激其产生以恢复中性粒细胞水平，在很大程度上可纠正这种易感染性。

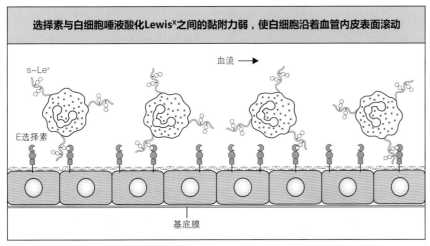

选择素与白细胞唾液酸化Lewisˣ之间的黏附力弱，使白细胞沿着血管内皮表面滚动

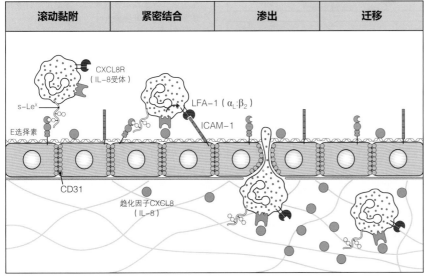

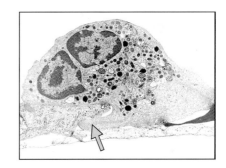

图3.31　中性粒细胞离开血液迁移至感染部位是一个包含黏附性相互作用的多步骤过程，受巨噬细胞衍生的细胞因子和趋化因子调节

上图：第一步涉及内皮细胞上的选择素与中性粒细胞上相应的多糖配体之间相互作用，使中性粒细胞与血管内皮发生可逆性结合。图示E选择素及其配体——s-Leˣ分子。这种相互作用无法抵抗血液流动的剪切力而无法锚定细胞，因此中性粒细胞沿着内皮层滚动时，两者时连时离。

下图：然而，这种结合最终会引发更强的相互作用，在趋化因子如CXCL8与中性粒细胞上的特定受体结合时，触发整合素LFA-1和CR3（即MAC-1，图中未显示）的激活。TNF-α等炎性细胞因子诱导黏附分子（如ICAM-1和ICAM-2，即整合素配体）在血管内皮层的表达也十分必要。ICAM-1和整合素之间的紧密结合终止了滚动，使中性粒细胞在构成血管壁的内皮细胞之间形成挤压而造成外渗。白细胞整合素LFA-1和CR3对于趋化因子外渗和向趋化因子迁移很重要。表达在中性粒细胞和内皮细胞连接处的CD31分子间的黏附也有助于外渗的发生。中性粒细胞借助于表达在细胞表面的基质金属蛋白酶MMP-9穿透基底膜。最后，中性粒细胞沿着感染部位细胞分泌趋化因子（此处标为CXCL8）形成的浓度梯度迁移。电镜照片显示中性粒细胞在内皮细胞之间发生外渗。蓝色箭头表示中性粒细胞插入到内皮细胞之间的伪足。照片（×5500）由I. Bird和J. Spragg提供。

3-20　TNF-α是一种重要的细胞因子，能抑制局部感染，但全身释放时引起休克

　　TNF-α作用于内皮细胞，可刺激黏附分子表达，有助于单核细胞和中性粒细胞等的外渗。TNF-α另一个重要作用是刺激内皮细胞表达凝血蛋白，引起局部小血管凝血而阻断血流。这在防止病原体进入血液并传播到全身各器官发挥关键作用。家兔局部细菌感染实验证实了TNF-α对限制局部感染的重要性。通常感染是被控制在接种部位的，但是，如果注射抗TNF-α抗体来阻断TNF-α的作用，感染会通过血液传播到其他器官。在感染早期时相，渗入到组织中的液体会携带病原体，后者往往被DC摄入，经由淋巴液到达局部淋巴结，启动适应性免疫应答。

　　然而，一旦感染扩散到血流，TNF-α发挥的局部有效限制感染机制，对全身而言会变成灾难（图3.32）。TNF-α虽属膜相关细胞因子，但可以被一种特殊的蛋白酶TACE（TNF-α转化酶，由*ADAM17*基因编码）切割，作为可溶性细胞因子从膜中释放。血液中出现感染或败血症时，肝脏、脾脏和全身其他部位巨噬细胞产生大量的可溶性TNF-α，导致血管扩张，造成血压下降和血管通透性增加，反过来引起血浆容量减少，最终出现休克，在这种情况下的休克称为败血性休克，因为其根

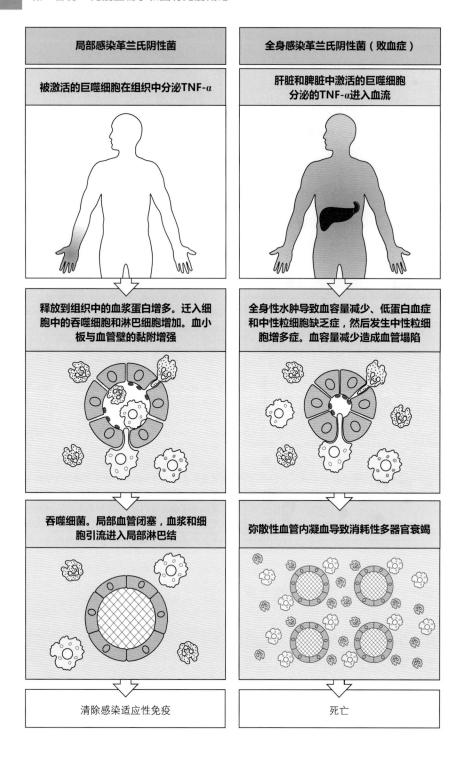

图3.32　巨噬细胞局部释放TNF-α诱导保护作用，但全身释放时可造成损伤

左图为局部释放TNF-α的诱因和后果，右图为全身释放TNF-α的诱因和后果。在这两种情况下，TNF-α都作用于血管尤其是小静脉，增加血液流动和血管对液体、蛋白质和细胞的渗透性，并增强白细胞和血小板的内皮黏附性（中间横行）。因此，TNF-α局部释放使体液、细胞和蛋白质渗入受感染的组织，参与宿主防御。之后，在小血管（左下图）中形成血凝块，防止通过血液传播感染，积聚的体液和细胞引流到局部淋巴结，引发适应性免疫应答。当出现全身感染或脓毒症时，细菌产生的TNF-α经由肝脏和脾脏中的巨噬细胞释放到血液中，以类似的方式作用于体内所有小血管（底部右图）。最终引起休克，由于凝血因子耗尽导致弥散性血管内凝血，随后出血，多器官衰竭，死亡率极高。

本原因是细菌感染。败血性休克释放的 TNF-α 也会引发全身小血管凝血，即弥散性血管内凝血（disseminated intravascular coagulation，DIC）。凝血蛋白大量消耗使患者发生血凝障碍。弥散性血管内凝血常引起肾、肝、心、肺等重要器官衰竭，这些器官很快因血液灌注不足受损。因此，败血性休克的死亡率很高。

　　TNF-α 受体缺陷的小鼠能够抵抗感染性休克，但不能控制局部感染。此外，髓系细胞中选择性失活 ADAM17 基因的小鼠也对感染性休克有抵抗力，这证实了可溶性 TNF-α 释放到循环中依赖于 TACE 蛋白酶，而且 TNF-α 是导致感染性休克的主要因素。用 TNF-α 特异性抗体或可溶性 TNF-α 受体类似物蛋白质中和 TNF-α 活性，是治疗包括类风湿性关节炎（rheumatiod arthritis，RA）在内的多种炎症性疾病的有效方法。然而，这些治疗会在曾感染过结核（以皮试为证）现已恢复良好的患者中再度激活结核病，这直接证明了 TNF-α 能控制局部感染的重要性。

3–21 巨噬细胞和树突状细胞产生的细胞因子引起全身性急性期应答

巨噬细胞和 DC 产生的细胞因子除了呈现重要的局部效应外，还具有促进宿主防御的长效作用。其中之一是由 TNF-α、IL-1 和 IL-6 引起的体温升高。因能引起发热且不是来自 LPS 等细菌组分，称为内源性致热原，而 LPS 则属于外源性致热原。内源性致热原引起发热是通过环加氧酶 – 2 诱导前列腺素 E2 的合成，后者作用于下丘脑，增强棕色脂肪的分解代谢和血管收缩，引起储热增加，并减少热量经皮肤散失。外源性致热原能促进内源性致热原的产生来诱导发热，也可通过 TLR-4 信号转导直接诱导环加氧酶 – 2，导致前列腺素 E2 产生。发热通常有益于宿主防御，因为大多数病原体在较低温度下生长较好，而适应性免疫应答在体温升高时更为强烈。宿主细胞在高温下也可避免 TNF-α 造成的伤害。

图 3.33 总结了 TNF-α、IL-1 和 IL-6 的作用。其中最重要的作用是在肝脏中启动急性期应答（图 3.34）。细胞因子作用于肝细胞，肝细胞通过改变其合成和分泌到血液中蛋白质的类型做出应答。在急性期应答中，血液中部分蛋白质的水平下降，而另一些则显著升高。由 TNF-α、IL-1 和 IL-6 诱导的蛋白质称为急性期蛋白。其中一些特别有意义，因为能够模拟抗体的作用，但又与抗体不同，它们对 PAMP 起反应时没有严格的特异性，且只要有细胞因子的激发就能产生。

C 反应蛋白是一种急性期蛋白，属五聚体蛋白家族成员，由五个相同的亚基组成。C 反应蛋白也是多向病原体识别分子，能与某些细菌的磷酸胆碱部分及真菌的胞壁 LPS 结合。磷酸胆碱也存在于哺乳动物细胞膜磷脂中，但不能与 C 反应蛋白结合。与细菌结合的 C 反应蛋白不仅具有调理细菌的作用，还可以借助与 C1q 的结合来激活补体级联反应。C1q 是经典补体激活途径的第一个组分（见第 2-7 节）。与 C 反应蛋白发生相互作用的是 C1q 的胶原蛋白样部分，而与病原体表面接触的是 C1q 球杆部，但引发的级联反应均相同。

MBL 是另一种急性期蛋白，作为固有识别分子，可激活补体的凝集素途径（见第 2-6 节）。MBL 在健康个体血液中水平较低，但在急性期应答期间大量产生。通过识别微生物表面的甘露糖残基，MBL 作为调理素可被不表达巨噬细胞甘露糖受体的单核细胞识别。另外两种具有调理作用的表面活性蛋白 SP-A 和 SP-D 在急性期应答期间也大量增加。它们由肝脏和各种上皮细胞产生，往往与肺泡液中的巨噬细胞一起出现，由肺泡壁细胞分泌，并且在促进吞噬机会性呼吸道病原体如杰氏肺孢菌（*Pneumocystic jirovecii*）（以前称为卡氏肺孢菌）中十分重要，其是引发 AIDS 患者肺炎的主要病因之一。

因此，为期 1 ～ 2 天的急性期应答，为宿主提供了几种具有抗体功能特性但能够结合多种病原体的蛋白质。然而，与第 4 章和第 10 章中描述的抗体不同，急性期蛋白没有结构多样性，任何刺激物只要能触发 TNF-α、IL-1 和 IL-6 的释放，均能产生此类蛋白质。因此，它们的合成不具有特异性和靶向性。

最后，巨噬细胞产生的细胞因子有一种远距离效应，即诱导白细胞增多（leukocytosis），表现为循环中性粒细胞数量增加。中性粒细胞有两个来源：一是骨髓，不断释放成熟白细胞；二是血管，其中白细胞仅松散地附着在内皮细胞上。因此，在适应性免疫应答发生的同时，这些细胞因子有助于控制感染。图 3.33 表明，TNF-α 还有一个作用，即刺激 DC 从外周组织向淋巴结迁移，进而发育成为无吞噬活性，但高度表达共刺激分子的 APC。

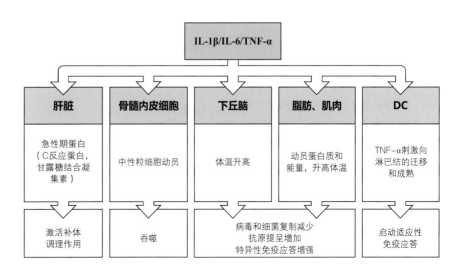

图3.33　细胞因子TNF-α、IL-1β和IL-6具有广泛的生物活性，有助于调节机体抗感染应答　IL-1β、IL-6和TNF-α激活肝细胞合成急性期蛋白，激活骨髓内皮细胞释放中性粒细胞。急性期蛋白作为调理素发挥作用，通过加强骨髓中性粒细胞的募集，增强清除结合了调理素的病原体的能力。IL-1β、IL-6和TNF-α也是内源性致热原，提高体温，有助于消除感染。这些细胞因子主要作用于下丘脑——改变体温调节，并作用于肌肉和脂肪细胞，改变能量动员以增加体温。在较高温度下，细菌和病毒复制效率较低，而适应性免疫应答变得更有效。

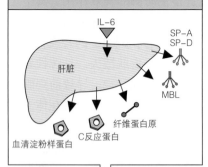

细菌诱导巨噬细胞产生IL-6，
作用于肝细胞诱导合成急性相蛋白

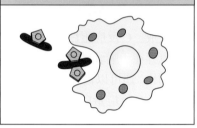

C反应蛋白与细菌表面的磷酸胆碱
结合，发挥调理素作用，并激活补体

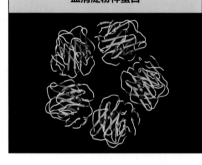

血清淀粉样蛋白

图3.34　急性期应答产生的分子能与病原体而非宿主细胞相结合

细菌入侵时，巨噬细胞释放细胞因子，促使肝细胞合成急性期蛋白（上图）。它们包括血清淀粉样蛋白（serum amyloid protein，SAP）（对小鼠而非人类）、C反应蛋白、纤维蛋白原和MBL。C反应蛋白与某些细菌和真菌表面磷酸胆碱结合，但不和宿主细胞膜上的磷酸胆碱结合（中图）。SAP和C反应蛋白结构相类似，都是五聚体，形成五个圆盘样结构如SAP所示（下图）。SAP既能单独发挥调理作用，也通过结合C1q激活补体经典途径来加强调理作用。MBL是凝集素家族的成员，该家族还包括肺表面活性蛋白SP-A和SP-D。与C反应蛋白一样，MBL本身也可以单独地作为调理因子，SP-A和SP-D亦然。模拟结构由J. Emsley提供。

3-22　病毒感染诱导产生的干扰素增强宿主防御能力

病毒感染可诱导干扰素的产生。干扰素最初因为能够干扰未受感染的组织培养细胞中病毒的复制而得名。干扰素在体内也有类似的作用，可以阻断病毒传播至未感染细胞。有多种基因编码抗病毒的Ⅰ型干扰素。其中功能最明确的是人体拥有12个密切相关基因的IFN-α家族和只有单个基因的IFN-β；研究较少的是IFN-κ、IFN-ε和IFN-ω。而IFN-γ是唯一的Ⅱ型干扰素。

Ⅲ型干扰素是新鉴定的IFN家族，包括三种IFN-λ基因产物IL-28A、IL-28B和IL-29，可与异二聚体IFN-λ受体结合，后者由一个独特的IL-28Rα亚基和一个IL-10Rβ亚基组成。Ⅰ型干扰素受体和IFN-γ受体组织分布广泛，但Ⅲ型干扰素受体表达受限，仅表达在上皮细胞而非成纤维细胞。

多种病毒感染不同类型细胞后，均能诱导Ⅰ型干扰素的合成。几乎所有类型的细胞都可以通过激活几种固有感受器产生IFN-α和IFN-β。例如，Ⅰ型干扰素的诱导物就有MAVS下游的RIG-I和MDA-5（属于细胞质病毒RNA感受器）和来自STING下游的cGAS信号（属于细胞质DNA感受器）（见第3-10节和第3-11节）。

有些免疫细胞似乎专职于担任此任务，比如第3-1节中提到的pDC。pDC也称为干扰素产生细胞（IFN-producing cell，IPC）或天然干扰素产生细胞，最初发现在病毒感染期间外周淋巴组织中有此类外周血细胞聚集，产生的Ⅰ型干扰素（IFN-α和IFN-β）比其他细胞类型多1000倍。Ⅰ型干扰素的大量产生是由于TLR识别病毒后导致了干扰素的产生（见第3-7节），因为pDC表达的TLR包括TLR-7和TLR-9，属于胞质中的内体感知元件，专门感知病毒RNA和多种DNA病毒基因组中的非甲基化CpG残基（图3.11）。研究已证实TLR-9参与感知DNA病毒引起的感染，因为TLR-9缺陷的pDC不能在抗单纯疱疹病毒的应答中产生Ⅰ型干扰素。在病原体引发的炎症部位中，T细胞产生趋化因子CXCL9、CXCL10和CXCL11，与表达于pDC表面的趋化因子受体CXCR3结合，促使pDC从血液中前移到炎症部位附近的淋巴结。

干扰素通过多种途径帮助机体抵御病毒感染（图3.35）。其中IFN-β的作用尤为重要，因为可以诱导细胞产生IFN-α，从而放大干扰素的效应。干扰素抑制所有细胞中的病毒复制。IFN-α和IFN-β皆作用于细胞表面的干扰素α受体（IFNAR），激活JAK和STAT通路（第3-16节）。IFNAR通过激酶Tyk2和Jak1激活STAT1和STAT2，它们与IRF9相互作用，形成一种称为ISGF3的复合物，该复合物可与许多干扰素刺激基因（interferon stimulated gene，ISG）的启动子结合。

ISG编码的寡聚腺苷酸合成酶可以将ATP聚合成2'-5'-连接的寡聚体（而核酸中的核苷酸通常连接3'-5'）。这些2'-5'-连接的寡聚体激活核酸内切酶，然后降解病毒RNA。由IFN-α和IFN-β诱导的另一种蛋白质是称为PKR的双链RNA依赖性蛋白激酶。这种丝氨酸/苏氨酸激酶可以磷酸化真核起始因子（eukaryotic initiation factor，eIF）2的α亚基（eIF2α），从而抑制蛋白质翻译并有助于抑制病毒复制。Mx

图3.35　干扰素是细胞针对病毒感染产生的抗病毒蛋白
IFN-α和IFN-β主要有3项功能：①在未感染细胞中抗病毒复制，机制是激活能引起mRNA损伤和抑制病毒蛋白和一些宿主蛋白翻译的基因。其中包括Mx蛋白、寡腺苷酸合成酶、PKR和IFIT蛋白。②诱导机体大多数细胞表达MHC Ⅰ类分子，增强对NK细胞的抵抗。也能诱导刚被病毒感染细胞中MHC Ⅰ类分子的合成，使它们更易被CD8$^+$CTL杀死（见第9章）。③激活NK细胞，使其选择性杀死病毒感染的细胞。

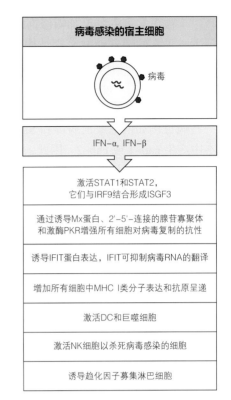

（黏液瘤抗性）蛋白也由 Ⅰ 型干扰素诱导产生。人和野生型小鼠有两种高度相似的蛋白 Mx1 和 Mx2，它们属于动力蛋白家族的 GTP 酶，但如何干扰病毒复制尚不清楚。奇怪的是，大多数常见的实验室小鼠品系中这两种 Mx 基因已经失活，且在这些小鼠中，IFN-β 不能抵抗流感病毒感染。

在过去几年中，几种新的 ISG 被鉴定出来，皆具抗病毒功能。其中的 IFIT（具有四倍体的 IFN 诱导蛋白）家族包含四种人源蛋白和三种小鼠蛋白，其功能是抑制病毒 RNA 翻译成蛋白质。IFIT1 和 IFIT2 与 eIF3 复合物的亚单位结合，抑制正常加帽 mRNA 的翻译，这可以阻止 eIF3 与 eIF2 相互作用，从而阻碍构成 43S 起始前复合物（图3.36）。该作用与 Ⅰ 型干扰素诱导的细胞增殖减少有关。缺乏 IFIT1 或 IFIT2 的小鼠对某些病毒（如水疱性口炎病毒）的易感性增加。

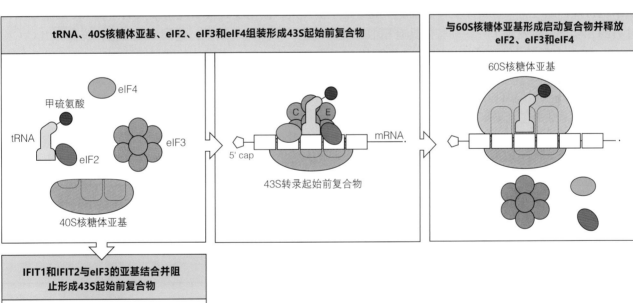

图3.36　抗病毒效应分子IFIT蛋白抑制RNA翻译的步骤
左上图：43S起始前复合物的形成是80S核糖体将RNA翻译成蛋白质的早期步骤，涉及带电荷的甲硫氨酸tRNA、40S核糖体亚基和真核起始因子eIF4、eIF2和eIF3。
中图：真核起始因子和带电荷的甲硫氨酸tRNA组装成43S起始前复合物。
右图：起始前复合物mRNA识别5'加帽结构并与60S核糖体亚基结合，释放eIF2、eIF3和eIF4并形成功能性80S核糖体。
下图：eIF3有13个亚基，从a至m。IFIT蛋白可抑制蛋白质翻译的几个步骤。小鼠IFIT1和IFIT2与eIF3C相互作用，人IFIT1和IFIT2与eIF3E相互作用，阻止43S起始前复合物的形成。IFIT还可以干扰翻译中的其他步骤，并且可以结合和隔离未加帽的病毒mRNA，阻碍它们的翻译（未显示）。通过Ⅰ型干扰素下游的信号传导在病毒感染中诱导IFIT蛋白的表达。

未被正常宿主在 5' 加帽修饰的病毒，其 RNA 的翻译会被 IFIT1 抑制，这也是 IFIT1 的另一个功能。回想一下，正常的哺乳动物 5' 帽结构是通过 5'-5' 三磷酸将 7 - 甲基鸟苷酸与 mRNA 第一个核糖连接起来，形成一种叫 cap-0 的结构。这个结构通过 RNA 第一和第二核糖上 2' 羟基的胞质甲基化完成进一步修饰。第一个核糖的甲基化产生 cap-1 结构，第二个核糖甲基化产生 cap-2 结构。IFIT1 对 cap-0 具有高亲和力，但对 cap-2 和 cap-3 亲和力低。一些病毒缺乏 2' – O – 甲基化如辛德毕斯病毒（披膜病毒科），因此为 IFIT1 所抑制。另一些病毒例如西尼罗河病毒和 SARS 冠状病毒，已经获得了 2'e – O – 甲基转移酶（MTase）并在其病毒转录本中产生 cap-1 或 cap-2。因此，这些病毒可以逃避 IFIT1 的抑制作用。

干扰素诱导性跨膜蛋白（interferon-induced transmembrane protein，IFITM）家族各成员在许多类型组织呈基础性表达，但可被 I 型干扰素强力诱导。人和小鼠中存在四种功能性的 IFITM 基因，这些基因编码的蛋白质具有两个跨膜结构域且定位于细胞的各种囊泡区室内。IFITM 蛋白在感染的早期阶段起到抑制或限制病毒的作用。虽然分子机制尚不完全清楚，但 IFITM1 似乎会干扰病毒膜与溶酶体膜的融合，从而阻止病毒将基因组导入细胞质。因此那些必须经历溶酶体融合的病毒例如埃博拉病毒，其活性会受到 IFITM1 的限制。同样，IFITM3 可干扰晚期内体的膜融合，因此能抑制晚期内体中的甲型流感病毒。感染甲流病毒后，IFITM3 缺陷小鼠体内病毒载量和死亡率升高，这表明此种机制相当重要。

干扰素可刺激趋化因子 CXCL9、CXCL10 和 CXCL11 的产生，进而将淋巴细胞募集到感染部位。它们还能增加所有细胞 MHC I 类分子的表达。而感染细胞表面的 MHC I 类分子:病毒肽复合物的有效呈递，有助于 CTL 识别病毒感染的细胞（图 1.30）。通过这些作用，干扰素间接促进了 CD8$^+$ CTL 杀伤病毒感染的细胞。干扰素的另一种作用方式是激活固有免疫细胞，如 NK 细胞，杀死病毒感染的细胞（后述）。

3 – 23　几种在早期感染中提供保护的固有淋巴样细胞

适应性免疫应答的一个典型特征是抗原受体克隆性表达。这些克隆由体细胞基因重排产生，赋予 T 细胞和 B 细胞高度多样性和特异性（见第 1–11 节）。然而，近几十年来，免疫学家们却发现了一系列具有淋巴细胞特征但缺乏特异性抗原受体的细胞。其中最早被发现，同时也是被研究得最久的当属 NK 细胞，但在过去的几年里，也发现了一些独特但具有相似功能的细胞。如今这类细胞，连同 NK 细胞，统称为 ILC（图 3.37）。ILC 在骨髓中由产生 B 细胞和 T 细胞的 CLP 发育而来。CLP 中表达的转录因子 Id2（DNA 结合抑制因子，inhibitor of DNA binding Id）能够抑制 B 细胞和 T 细胞的产生，因而对于 ILC 的发育是必需的。ILC 缺乏 T 细胞和 B 细胞的抗原受体和共受体，但表达识别 IL-7 的受体。它们从骨髓迁移并且在淋巴组织和外周器官定居，特别是在真皮、肝脏、小肠和肺。

ILC 作为效应细胞在固有免疫应答中发挥作用，放大固有免疫识别所传递的信号。它们接受细胞因子的刺激，后者是其他固有类细胞（如巨噬细胞或 DC）在微生物感染或细胞损伤激活固有感受器时产生的。根据产生细胞因子的不同，ILC 主要分为三个亚群。第一组称为 ILC1，在某些细胞因子（尤其是由 DC 和巨噬细胞产生的 IL-12 和 IL-18）的作用下产生 IFN-γ，可在抵御病毒或细胞内病原体中发挥作用。现在认为，NK 细胞是 ILC 的一种，且 ILC1 与 NK 细胞密切相关，但功能特性不同，其发育所需的条件也不同。NK 细

ILC的主要类型及其特性			
固有淋巴细胞亚群	起诱导作用的细胞因子	产生的效应分子	功能
NK细胞	IL–12	IFN–γ、穿孔素、颗粒酶	抗病毒抗胞内病原体免疫
ILC1	IL–12	IFN–γ	抵御病毒和胞内病原体
ILC2	IL–25、IL–33、TSLP	IL–5、IL–13	排除胞外寄生虫
ILC3、LTi细胞	IL–23	IL–22、IL–17	抗胞外细菌和真菌免疫

图3.37　ILC的主要类别及其特性

胞与 CD8⁺ T 细胞功能相似，而 ILC1 功能更接近 CD4⁺ T 细胞的 Thl 亚群（见第 3-24 节）。NK 细胞与 ILC1 还有其他不同之处。NK 细胞存在于组织中，也可在血液中循环，而 ILC1 主要存在于非循环的组织中。在小鼠中，传统的 NK 细胞表达整合素 α2（CD49b），而肝脏中的 ILC1 则不表达 CD49b，而是表达表面蛋白 Ly49a。NK 细胞和 ILC1 的发育依赖转录因子 Id2，但 NK 细胞还依赖细胞因子 IL-15、转录因子 Nfil3 和脱中胚蛋白，而肝脏 ILC1 则需要细胞因子 IL-7 和转录因子 T-bet。

ILC2 在多种细胞因子的作用下产生细胞因子 IL-4、IL-5 和 IL-13，尤其是胸腺基质淋巴细胞生成素（thymic stroma-derived lymphopoietin，TSLP）和 IL-33。ILC2 分泌的细胞因子在促进黏膜和屏障免疫以及抗寄生虫感染中发挥作用。ILC3 对细胞因子 IL-1β 和 IL-23 产生应答，并分泌包括 IL-17 和 IL-22 在内的多种细胞因子，这些细胞因子可增强对胞外菌和真菌的抵抗能力。IL-17 的功能是刺激产生招募中性粒细胞的趋化因子，而 IL-22 可直接刺激上皮细胞产生抗菌肽，如 Reg Ⅲ γ（见第 2-4 节）。

ILC 亚型的分类以及对其发育和功能的研究仍是一个热门领域，对于这些细胞在免疫应答中的功能研究仍在进行。目前发现的 ILC 亚群在结构上与过去 30 多年确定的效应 CD8⁺ T 细胞和效应 CD4⁺ T 细胞亚群高度类似。至少到目前认为，控制不同 ILC 亚群发育的转录因子与调控相应 T 细胞亚群的转录因子似乎相同。第 9 章将对 ILC 与 T 细胞亚群的发育一并进行更详尽的介绍。

3-24　Ⅰ型干扰素和巨噬细胞衍生的细胞因子激活 NK 细胞

NK 细胞比 T 细胞和 B 细胞都大，具有独特的胞质颗粒，内含细胞毒性蛋白。NK 细胞无须专门免疫即可在体外杀死某些肿瘤细胞系。NK 细胞杀伤靶细胞的方式和效果类似于 CTL（在第 9 章讨论），都是通过释放细胞毒性颗粒。简而言之，细胞毒性颗粒中的颗粒酶和成孔蛋白即穿孔素被释放到靶细胞表面，从而穿透细胞膜，诱导细胞程序性死亡。但是，与 T 细胞不同，NK 细胞的杀伤是由胚系基因编码的受体触发的，这些受体可识别感染细胞或恶变细胞表面的分子。NK 细胞用于杀伤靶细胞的第二种途径涉及 TNF 家族成员 TRAIL（肿瘤坏死因子相关凋亡诱导配体 TNF-related apoptosis-inducing ligand）。TRAIL 在 NK 细胞表面表达，与多种细胞表达的 TNFR "死亡" 受体超家族成员 DR4 和 DR5（由 *TNFSFl0A* 和 *TNFSFl0B* 编码）相互作用。当 NK 细胞识别靶细胞时，TRAIL 通过 DR4 和 DR5 激活 pro-caspase 酶原，导致靶细胞凋亡。与炎症小体激活 caspase 1 后诱导的细胞焦亡不同（见第 3-9 节），凋亡与炎性细胞因子的产生无关。在第 9 章讨论 CTL 的杀伤作用时，将继续讨论胱天蛋白酶诱导凋亡的详细机制。最后，NK 细胞表达 Fc 受体（见第 1-20 节），其与抗体结合后激活 NK 细胞释放细胞毒性颗粒，发挥抗体依赖细胞介导的细胞毒作用（antibody-dependent cell-mediated cytotoxicity，ADCC）（见第 10 章）。

干扰素或某些细胞因子可增强 NK 细胞对靶细胞的杀伤。从未受感染的个体中分离出能够杀死其敏感靶目标的 NK 细胞，然后加入 IFN-α、IFN-β 或 IL-12，其杀伤活性会增强 20～100 倍。这些细胞因子在多种病原体入侵时，可由 DC 或巨噬细胞产生。当适应性免疫应答诱导产生抗原特异性 CTL 和中和抗体（neutralizing antibody）清除感染时，NK 细胞的活化也有助于控制病毒感染（图 3.38）。对人体 NK 细胞生理功能的认识来自此类细胞缺陷的罕见病患者，这些患者频繁感染疱疹病毒。例如，人类 MCM4（微小染色体维持蛋白 4）基因突变引起的选择性 NK 细胞缺陷与病毒易感性相关。

IL-12 可以与巨噬细胞活化产生的细胞因子 IL-18 协同刺激 NK 细胞，使其分泌大量 IFN-γ，这对于在活化的 CD8⁺ CTL 产生 IFN-γ 之前控制某些感染尤其重要。在功能上，IFN-γ 与抗病毒Ⅰ型干扰素 IFN-α 和 IFN-β 截然不同，并非由病毒感染直接诱导，且其受体仅激活转录因子 STAT1。NK 细胞在免疫应答早期能产生可直接激活巨噬细胞的 IFN-γ，通过增强其杀灭病原体的能力来加强固有免疫，也能通过对

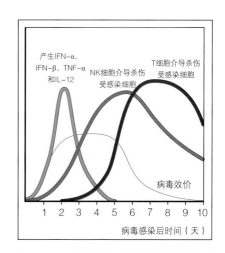

图3.38　NK细胞是宿主抗病毒感染应答的早期组分

小鼠实验表明，IFN-α、IFN-β 以及细胞因子 TNF-α 和 IL-12 最先产生，随后 NK 细胞发挥作用。它们共同控制病毒复制，但不能消灭病毒。只有当病毒特异性 CD8⁺ T 细胞和中和抗体产生时，病毒才能被消灭。如果没有 NK 细胞，一些病毒在感染初期的水平就会高得多，此时如果没有抗病毒药物的强力治疗，感染将是致命的。

DC 的作用诱导 CD4$^+$ T 细胞向产生 IFN-γ 的促炎 Th1 亚群分化，进而影响适应性免疫应答。NK 细胞还可产生 IFN-α、GM-CSF 和趋化因子 CCL3（MIF1-a）、CCL4 和 CCL5（RANTES）来招募和激活巨噬细胞。

3-25　NK 细胞通过表达激活性和抑制性受体区分健康细胞和受感染细胞

NK 细胞抵御病毒或其他病原体感染，需要能够区分感染细胞和未感染的健康细胞。然而，NK 细胞的区分机制要比 T 细胞或 B 细胞识别病原体稍微复杂一些。一般认为，单一的 NK 细胞能够组成性地表达由胚系基因编码的激活性受体与抑制性受体。虽然具体机制并不清楚，但这些受体信号的总体平衡决定了 NK 细胞是否发挥杀死靶细胞的作用。为此，NK 细胞受体需识别靶细胞上各种表面蛋白的表达变化，称为“失调性自我”（dysregulated self）。激活性受体通常能识别由代谢性应激（如恶性转化或微生物感染）诱导产生的靶细胞表面蛋白改变，这些改变称为“应激诱导性自我”（stress-induced self）。一些特定的细胞事件，包括 DNA 损伤、增殖相关的信号、热休克相关应激，以及固有感受器（包括 TLR），都可能导致宿主细胞表达能与 NK 细胞激活性受体相结合的表面蛋白。激活性受体的活化刺激 NK 细胞释放 IFN-γ 等细胞因子，以及细胞毒性颗粒杀伤行使刺激的细胞。

相反地，NK 细胞抑制性受体识别大多数细胞组成性高表达的表面分子，而这些分子的缺失被称为“丢失性自我”（missing self）。抑制受体还可以识别其他分子，目前研究得最多的是能识别 MHC Ⅰ 类分子的抑制性受体。MHC 分子是人体几乎所有细胞上表达的糖蛋白。第 6 章将讨论 MHC 蛋白在 T 细胞抗原提呈中的作用，但目前我们只需了解 MHC 分子分为两大类：Ⅰ 类表达在体内大多数细胞（除成熟红细胞外），而 Ⅱ 类的表达则更多局限于免疫细胞。

抑制性受体识别 MHC Ⅰ 类分子可以阻止 NK 细胞杀死正常宿主细胞。细胞表面 MHC Ⅰ 类分子数目越多，越不易受到 NK 细胞的攻击。干扰素诱导 MHC Ⅰ 类分子表达，从而保护未受感染的宿主细胞免受 NK 细胞杀伤，同时也激活 NK 细胞杀死病毒感染的细胞。病毒和其他一些胞内病原体可以下调 MHC Ⅰ 类分子的表达，阻止抗原肽与 T 细胞结合（见第 6 章）。NK 细胞可通过抑制受体传导信号的减少感知 MHC Ⅰ 类分子表达的下降。这种下降是“丢失性自我”的一个例子，可增加 NK 细胞杀死靶细胞的机会。可见“应激诱导性自我”和“丢失性自我”两种信号的平衡，决定了一个单独的 NK 细胞能否杀死特定的靶细胞（图 3.39）。因此，NK 细胞受体可整合这两种类型受体的信号，控制 NK 细胞的细胞毒性作用和细胞因子的产生。

3-26　NK 细胞受体属于若干结构性家族——KIR、KLR 和 NCR

调节 NK 细胞活性的受体分为两大类，除 NK 受体外，还有许多其他细胞表面受体（图 3.40）。一类称杀伤细胞免疫球蛋白样受体（killer cell immunoglobulin-like receptor，KIR）家族，其成员具有不同数量的免疫球蛋白结构域。例如，KIR-2D 有两个免疫球蛋白结构域，而 KIR-3D 则有三个。*KIR* 基因是一个更大的免疫球蛋白样受体基因簇的一部分，属于白细胞受体复合物（leukocyte receptor complex，LRC）。另一类称杀伤细胞凝集素样受体家族即 KLR，属 C 型凝集素样蛋白，其基因位于 NK 细胞受体复合物（NK receptor complex，NKC）基因簇内。小鼠缺乏 *KIR* 基因，主要表达 6 号染色体 NKC 编码的 Ly49 受体，以控制 NK 细胞活性。这些受体可以是激活性的也可以是抑制性的，而且在不同品系小鼠中具有高度多态性。相比之下，人类缺乏功能性 *Ly49* 基因，依赖于 *LRC* 编码的 KIR 来控制 NK 细胞活性。NK 细胞群的一个重要特征是，任何特定的 NK 细胞只表达其潜在受体库中的一种类型，因此，单一个体中所有的 NK 细胞都是彼此不同的。

NK 细胞受体同一结构家族中存在激活性和抑制性受体。某一 KIR 蛋白是激活性的还是抑制性的取决于其胞质结构域内是否存在特定的信号基序，抑制性的 KIR 具有较长的胞质尾部，带有免疫受体酪氨酸抑制模体（immunoreceptor tyrosine-based inhibitory motif，ITIM）。ITIM 的共用序列是 V/I/LxYxxL/V，其中 x 代表任意氨基酸。例如，抑制受体 KIR-2DL 和 KIR-3DL 的胞质尾区各含有两个 ITIM（图 3.41）。当配体与抑制性 KIR 结合时，其 ITIM 中的酪氨酸在 Src 家族蛋白酪氨酸激酶的作用下发生磷酸化。磷酸化的 ITIM 可以结合胞内蛋白酪氨酸磷酸酶 SHP-1（含 src 同源区 2 的蛋白酪氨酸磷酸酶-1）和 SHP-2，后两者定位在细胞膜一侧。这些磷酸酶在细胞内通过使酪氨酸残基去磷酸化来抑制相应受体诱导的信号传递。

激活性受体 KIR 有短小的胞质尾区因而以 S 命名，如 KIR-2DS 和 KIR-3DS（图 3.41）。这些受体缺乏

图3.39　NK细胞的杀伤依赖于激活性和抑制性信号的平衡

NK细胞有几种不同的激活受体，可向NK细胞发出信号，杀死与其结合的细胞。然而，NK细胞的广泛杀伤被另一组识别MHC I 类分子（几乎存在于所有细胞类型）的抑制性受体所阻止，这些受体通过影响激活受体的作用来抑制杀伤。当靶细胞不表达MHC I 类分子时，这种抑制信号就会丢失，例如在感染病毒的细胞中，许多病毒会特异性抑制MHC I 类分子表达或改变其构象，以避免被CD8⁺ T细胞识别。NK细胞也可通过表达TNF家族成员TRAIL杀伤靶细胞，TRAIL可与某些类型细胞表达的TNFR成员DR4和DR5结合。DR4和DR5信号通过Fas相关死亡结构域（FADD）传递，FADD是一种激活胱天蛋白酶原8的衔接蛋白，可诱导靶细胞凋亡。

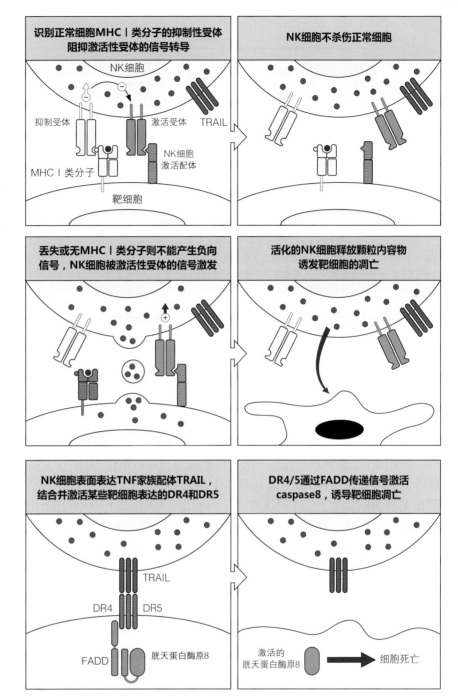

ITIM，而在跨膜区有一个带电荷的残基，可与辅助信号蛋白 DAP12 相连。DAP12 是一种跨膜蛋白，其胞质尾部含有免疫受体酪氨酸激活模体（immunoreceptor tyrosine–based activation motif，ITAM），该基序具有共用序列 YXX［L/I］X6 – 9YXX［L/I］，并在膜中形成由二硫键连接的同型二聚体。当配体与活化的 KIR 结合时，DAP12 中 ITAM 的酪氨酸残基被磷酸化，起始激活 NK 细胞的胞内信号转导，释放细胞毒性颗粒。磷酸化的 ITAM 结合并激活细胞内如 Syk 或 ZAP-70 的酪氨酸激酶，诱导进一步的信号转导，这类似于第 7 章中对 T 细胞的描述。

KLR 家族也包括激活性和抑制性受体。小鼠中抑制性 Ly49 受体胞质尾部具有募集 SHP-1 的 ITIM。后者的重要性在于，在携带损伤性突变致使 SHP-1 蛋白失活的小鼠中，Ly49 受体性能与 MHC I 类分子结合但不能抑制 NK 细胞的活化。在人和小鼠中，NK 细胞表达两种不同 C 型凝集素样受体 CD94 和 NKG2 构成的异二聚体。该异二聚体与没有多态性的 MHC I 类分子（包括人类 HLA–E 和小鼠 Qa1）相互作用。

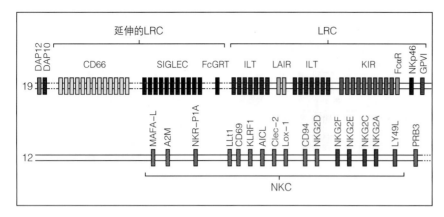

图3.40 编码NK细胞受体的基因分为两个大家族

第一种是白细胞受体复合物（LRC），由一组数量庞大的基因组成，编码含免疫球蛋白样结构域的蛋白质家族。其中包括NK细胞表达的杀伤细胞免疫球蛋白样受体（KIR）、免疫球蛋白样转录体（ILT），以及与白细胞相关免疫球蛋白样受体（LAIR）基因家族。与唾液酸的免疫球蛋白超家族凝集素（SIGLEC）和CD66家族成员基因座位相毗邻。在人类中，这种复合物位于19号染色体上。第二种基因簇称为NK细胞受体复合物（NKC），编码杀伤细胞凝集素样受体（KLR），这是一个包括NKG2蛋白和CD94的受体家族，一些NKG2分子与之配对形成功能受体。这个复合体位于人类12号染色体上。一些NK细胞受体基因在这两个主要基因簇外发现，例如，天然细胞毒性受体NKp30和NKp44基因位于6号染色体的MHC内（图由剑桥大学J. Trowsdale提供）。

HLA-E 和 Qa1 的特别之处在于它们不结合来自病原体的多肽，而是结合来自内质网加工过程中产生的其他 MHC I 类分子的信号肽段。这使得 CD94:NKG2 能够识别几种不同的可能成为病毒的靶标 MHC I 类变异体，从而杀伤 MHC 分子表达整体下调的细胞。人体中存在四种密切相关的 NKG2 家族蛋白 NKG2A、NKG2C、NKG2E 和 NKG2F（由 *KLRC1-4* 编码），以及亲缘关系较远的蛋白 NKG2D（由 *KLRK1* 编码）。其中，NKG2A 含有 ITIM，呈现抑制性，而 NKG2C 具有带电荷的跨膜残基能与 DAP12 结合，则为激活性（图 3.41）。NKG2D 也是激活性受体，但与其他 NKG2 受体不同，我们将另作讨论。

　　由于 KIR 基因存在丰富的多态性，NK 细胞对 MHC 差异表达的总体反应更趋复杂，因为在不同人群中发现了不同数量的激活性和抑制性 KIR 基因。这也许解释了为什么 NK 细胞是骨髓移植的障碍，因为受者的 NK 细胞可能对供者 MHC 分子的反应比自身发育形成的 MHC 反应更为强烈。孕期可能也会出现类似现象，因为胎儿和母体 MHC 分子之间存在差异（见第 15-38 节）。目前尚不清楚 KIR 丰富的多态性优势，一些遗传学流行病学研究表明 KIR 基因的某些等位基因与类风湿性关节炎的早期发作存在关联（尽管不是绝对的）。KIR 基因簇不存在于小鼠体内，但某些物种（包括一些灵长类动物）含有 KIR 和 KLR 家族的基因。这表明两个基因簇相对比较保守，出于某种原因，一个或另一个基因簇在小鼠和人类中丢失。

　　抑制性 NK 细胞受体的信号转导阻抑了 NK 细胞的杀伤活性和细胞因子的产生。这意味着，NK 细胞不会杀死健康的、基因背景相同的、正常表达 MHC I 类分子的细胞，亦即同一机体的其他细胞。然而，NK 细胞可通过多种机制杀死病毒感染的细胞。首先，一些病毒抑制宿主细胞中所有蛋白质的合成，造成受感染细胞 MHC I 类蛋白合成受阻，机体内未受感染的细胞在 I 型干扰素刺激下正常表达 MHC I 类

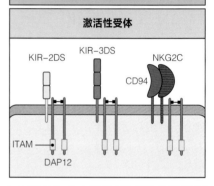

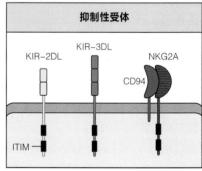

图3.41 同时编码NK细胞激活性和抑制性受体的结构家族

杀伤细胞免疫球蛋白样受体（KIR）和杀伤细胞凝集素受体（KLR）家族都有向NK细胞发出激活信号（上图）和抑制信号（下图）的成员。KIR家族成员根据免疫球蛋白样结构域的数量和胞质尾部的长度来认定。激活型KIR受体胞质尾部较短，标为"S"。它们通过带电荷的氨基酸残基与信号蛋白DAP12在跨膜区结合。DAP12的胞质尾部含有称为ITAM的氨基酸基序，参与信号传导。NKG2受体属于KLR家族，且无论是激活还是抑制，都与另一种C型凝集素样家族成员CD94形成异二聚体。抑制性KIR受体具有较长的胞质尾部标为"L"，不与衔接蛋白组成性结合，但带有称为ITIM的信号基序，发生磷酸化后可被抑制性磷酸酶识别。

蛋白。感染细胞中 MHC Ⅰ 类分子表达的减少，使得其通过 MHC 特异性受体抑制 NK 细胞的能力相对减弱而更容易被杀死。其次，大部分病毒可以选择性阻止 MHC Ⅰ 类分子转运至细胞表面，或者一旦到达细胞表面就诱导其降解，使受感染的细胞逃避 CTL 的识别，但易被 NK 细胞杀死。病毒感染的细胞即使 MHC 分子表达未下调仍可被 NK 细胞杀死，因为后者可诱导产生能够激活受体的配体。然而，有些病毒可作用于 NK 细胞表面激活性受体的配体，阻碍 NK 细胞识别杀伤病毒感染细胞。

3－27　NK 细胞表达的激活性受体识别感染细胞或肿瘤细胞上诱导产生的配体

NK 细胞除了能以 KIR 和 KLR 感知其他细胞上 MHC Ⅰ 类蛋白的表达水平外，还表达一些受体可以直接感知存在的感染或其他的细胞异常。激活性受体能识别受到感染的细胞、肿瘤细胞和受物理或化学损伤的细胞，该类受体包括属于免疫球蛋白样受体家族的天然细胞毒性受体（natural cytotoxicity receptor，NCR）NKp30、NKp44 和 NKp46，以及属于 C 型凝集素样受体家族的 Ly49H 和 NKG2D（图 3.42）。在 NCR 中，只有 NKp46 在人和小鼠中属保守性分子，并成为哺乳动物中选用最多的 NK 细胞标志物。NCR 识别的配体尚待确定，但一些证据表明它们识别病毒蛋白，包括流感病毒的血凝素（hemagglutinin，HA）糖蛋白。Ly49H 是一类激活性受体，可识别病毒蛋白 m157，一种由鼠巨细胞病毒编码的 MHC Ⅰ 类样结构。NKp30 的配体是称为 B7-H6 的蛋白质，是第 1-15 节中提到的共刺激蛋白家族成员，将在第 7 章和第 9 章中进一步描述。

NKG2D 在激活 NK 细胞方面具有特殊作用。NKG2 家族成员通常与 CD94 形成异二聚体并结合 MHC Ⅰ 类分子 HLA-E。然而两个 NKG2D 分子却形成同源二聚体，结合由多种类型细胞应激诱导的几种 MHC Ⅰ 类样分子，包括 MIC 分子中的 MIC-A 和 MIC-B，以及 RAET1 蛋白家族，后者类似于 MHC Ⅰ 类分子的 α1 和 α2 结构域（图 3.43）。RAET1 家族有 10 个成员，其中 3 个最初认为是巨细胞病毒 UL16 蛋白的配体，也称为 UL16 结合蛋白或 ULBP。小鼠中不具有 MIC 分子等同物；然而小鼠 NKG2D 的配体含有与 RAET1 蛋白非常相似的结构，可能是它们的同源物。事实上，这些配体首先在小鼠中鉴定为 RAE1（视黄酸早期诱导型 1）蛋白家族，并且还包括相关蛋白 H60 和 MULT1（图 6.26）。在第 6-18 节论及 MHC 分子的结构时，我们将讨论这些 MHC 样分子。

细胞性或代谢性应激可刺激 NKG2D 的配体表达，所以在胞内菌和大多数病毒感染的细胞上，以及已经发生恶性转化的初期肿瘤细胞上，这些配体的表达都会上调。如此，NKG2D 对配体的识别就成了免疫系统的一个广义性的"危险"信号。除了表达于 NK 细胞的一个亚群，NKG2D 还表达在多种 T 细胞，包括人的 CD8$^+$ T 细胞、γδ T 细胞、活化的小鼠 CD8$^+$ T 细胞和恒定链 NKT 细胞（见第 8 章）。在这些细胞中，识别 NKG2D 的配体可提供有效的共刺激信号，增强细胞的效应功能。

NKG2D 与 NK 细胞的其他激活性受体的不同之处，还在于它启动

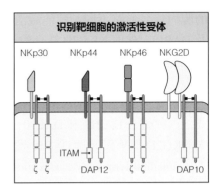

图3.42　NK细胞激活性受体包括NCR和NKG2D NCR是免疫球蛋白样蛋白质。例如，NKp30和NKp44具有类似于免疫球蛋白分子的单个可变结构域的细胞外结构域。NKp30和NKp46通过与CD3ζ链的二聚体或Fc受体γ链（未显示）的结合激活NK细胞。这些信号蛋白还与第7章中描述的其他类型的受体结合NKp44，通过与DAP12同源二聚体的结合激活NK细胞。NKp46类似于KIR-2D分子，具有两个结构域，与免疫球蛋白分子的恒定结构域相似。NKG2D是C型凝集素样家族的成员，可形成同型二聚体，与DAP10结合。在小鼠中，可变剪接形式的NKG2D也与DAP12结合（未显示）。

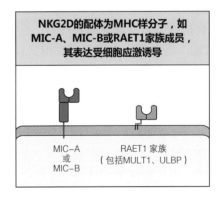

图3.43　激活性NK细胞受体NKG2D的配体是细胞应激条件下表达的蛋白质 MIC蛋白MIC-A和MIC-B是通过应激（例如DNA损伤、细胞转化或感染）在上皮细胞和其他细胞上诱导表达的MHC样分子。RAET1家族成员，包括指定为UL16结合蛋白（ULBP），也类似于MHC Ⅰ 类分子的一部分——α1和α2结构域——并且大多数（但不是全部）通过糖磷脂酰肌醇键连接到细胞上与MHC Ⅰ 类分子不同，NKG2D配体不结合加工过的多肽。

的胞内信号通路不同。其他激活性受体多与带有 ITAM 的胞内信号蛋白结合如 CD3 ζ 链、Fc 受体 γ 链，以及 DAP12。然而 NKG2D 结合的却是另一衔接蛋白 DAP10，其不含 ITAM 却能激活属于胞内脂质激酶的磷脂酰肌醇 3 激酶（phosphatidylinositol 3-kinase，PI3K），从而在 NK 细胞中启动胞内信号转导事件（见第 7-4 节）。一般认为，PI3K 可以增强活化后的细胞活力，提高细胞的整体效应功能。在 NK 细胞中，PI3K 的活化与细胞毒活性的诱导直接相关。小鼠中 NKG2D 发挥作用的模式略显复杂，因为小鼠 NKG2D 有两种剪接形式，一种结合 DAP12 和 DAP10，而另一种仅结合 DAP10。因此，小鼠 NKG2D 可以激活两条信号通路，而人 NKG2D 似乎仅通过 DAP10 发出信号并激活 PI3K 通路。最后，NK 细胞包括 2B4 的信号淋巴细胞活化分子（signaling lymphocyte activation molecule，SLAM）家族的几种受体，识别多种细胞（包括 NK 细胞）表达的表面分子 CD48。相近 NK 细胞上 2B4 和 CD48 相互作用，可释放信号并借助 SLAM 相关蛋白（SAP）和 Src 激酶 Fyn，促进细胞存活和增殖。

【小结】

触发各种细胞尤其是中性粒细胞、巨噬细胞和 DC 上的固有类传感器（innate sensor），不仅激活这些细胞各自的效应功能，还刺激促炎趋化因子和细胞因子的释放。这些因子共同作用，将更多的吞噬细胞招募到感染部位，早期尤以中性粒细胞和单核细胞为主。此外，组织巨噬细胞释放的细胞因子可以诱导更多的全身效应，包括发热和产生急性期反应蛋白如 MBL、C 反应蛋白、纤维蛋白原和肺表面活性蛋白，进而增强固有免疫应答。这些细胞因子还能动员 APC，诱导适应性免疫应答。新近鉴定出的几种 ILC 亚群加入了早为人知的 NK 细胞行列。这些呈现特定效应活性的 ILC 可与不同的信号起反应，放大固有免疫应答的强度。病毒感染诱导产生的干扰素可以抑制病毒复制并活化 NK 细胞。这就在一定程度上把正常细胞与病毒感染的细胞、发生恶变的细胞，或处于应激状态的细胞区分开来，因为这些细胞表面 MHC Ⅰ 类分子和 MHC 相关分子的表达有变，可作为配体被 NK 受体所识别。本书后文将提到，细胞因子、趋化因子、巨噬细胞和 NK 细胞构成的效应机制也可用于适应性免疫应答，包括采用多变的受体应对特定病原体抗原。

第3章总结

固有免疫通过多种效应机制识别感染并清除病原体，或控制它们直至出现适应性免疫应答。这些效应机制在多种类型的细胞中都受到胚系基因编码受体的调节，以识别微生物来源的分子或感知宿主细胞的损伤。固有免疫系统的诱导性应答基于几种不同的组合。第 2 章描述了机体上皮层和可溶性抗微生物分子可以组成最初的屏障，该屏障破坏后，病原体面临的固有性防御依赖于组织巨噬细胞和其他组织常驻的感知细胞如 DC。巨噬细胞发挥双重作用：首先在感染始发处通过吞噬作用和抗微生物作用启动速发性细胞防御；其次使用各种固有性传感器来激活炎症进程，将更多的细胞募集到感染部位。固有性传感器可激活信号通路，产生促炎因子和抗病毒细胞因子，反过来激发固有效应应答（innate effector response），并协助启动适应性免疫应答。本章介绍的识别病原体机制的研究仍非常活跃，为人类自发性炎症的出现如狼疮、克罗恩病和痛风提供了新见解。实际上，由胚系基因编码受体所介导的固有免疫识别可以诱导出强有力的效应机制，但显然存在风险。这是一把双刃剑。如细胞因子 TNF-α，在局部释放时发挥有益作用，但全身产生时却是灾难性的。由此例证了一种进化上的"锋刃"（knife-edge）现象，即宿主防御的全部固有性机制的运行都承载着风险。固有免疫系统可以看作是这样一种防御系统，其主要目的是阻止建立感染灶。然而，即使已经证明它不能完全实现这一功能，但它却通过招募和激活 DC，启动了适应性免疫应答，这是构建人类抗感染过程的重要部分。

在介绍完免疫学中固有免疫的功能之后，下一步将从淋巴细胞抗原受体的结构和功能着手，把注意力转向适应性免疫应答。

练习题

3.1　配对题：将 TLR 与其配体进行配对。

A. TLR-2：TLR-1 或　　ⅰ. 单链 RNA
　　TLR-2：TLR-6

B. TLR-3　　　　　　　ⅱ. LPS

C. TLR-4　　　　　　　ⅲ. 脂磷壁酸和二 / 三酰基脂蛋白

D. TLR-5　　　　　　　ⅳ. 双链 RNA

E. TLR-7　　　　　　　ⅴ. 鞭毛蛋白

F. TLR-9　　　　　　　ⅵ. 未甲基化的 CpG DNA

3.2　配对题：将遗传性疾病与受影响的基因进行配对。

A. 慢性肉芽肿病　　　　　ⅰ. NOD2

B. X 连锁少汗性外胚层发　ⅱ. IKKγ（NEMO）
育不良和免疫缺陷

C. 克罗恩病　　　　　　　ⅲ. Jak3

D. X 连锁 SCID　　　　　ⅳ. NAPDH 氧化酶

E. SCID（非 X 连锁）　　ⅴ. NLRP3

F. 家族性寒冷性炎症综合征　ⅵ. γc

3.3　选择题：炎症反应期间未发生以下哪种情况?

A. 局部血液凝固

B. 组织损伤修复

C. 内皮细胞活化

D. 血管通透性降低

E. 白细胞外渗到发炎的组织中

3.4　简答题：cDC 和 pDC 之间有什么区别?

3.5　选择题：以下哪种是 G 蛋白偶联受体?

A. fMLF 受体

B. TLR-4

C. IL-1R

D. CD14

E. STING

F. B7.1（CD80）

3.6　判断题：所有形式的泛素化都会导致蛋白酶体降解。

3.7　填空题：

A. TLR 具有称为 TIR 的细胞质信号传导结构域，其也与 _____ 共享。

B. 血细胞生成素家族的细胞因子受体激活 _____ 家族的酪氨酸激酶，以便发信号通知这些新的含有 SH2 结构域的转录因子 _____。

C. 在所有不同的 TLR 中，唯一同时使用 MyD88/MAL 和 TRIF/TRAM 适配器的是 _____。

3.8　判断题：cGAS 检测细胞溶质 DNA，通过 STING 发出信号，而细胞溶质单链 RNA 和双链 RNA 分别由 RIG-I 和 MDA-5 检测，与下游衔接蛋白 MAVS 相互作用。

3.9　选择题：以下哪项是不正确的?

A. CCL2 通过 CCR2 募集巨噬细胞。

B. IL-3、IL-5 和 GM-CSF 是 I 类的亚组细胞因子受体共有共同的 β 链。

C. IL-2、IL-4、IL-7、IL-9、IL-15 和 IL-21 具有共同的 γc。

D. 炎症小体是由传感器 NLRP3、衔接分子 ASC 和 caspase 8 组成的大型寡聚体。

E. CXCL8 通过 CXCR2 募集中性粒细胞。

F. ILC 分泌 IFN-γ，ILC2 分泌 IL-4、IL-5 和 IL-13，ILC3 分泌 IL-17 和 IL-22。

3.10　判断题：NK 细胞具有 KIR，可识别自身 MHC 分子上的病原体肽。

3.11　配对题：将中性粒细胞招募到炎症组织的步骤与关键效应因子进行配对。

A. 内皮细胞活化　　　ⅰ. 中性粒细胞 LFA-1 与内皮细胞 ICAM-1

B. 滚动　　　　　　　ⅱ. 局部分泌 TNF-α 等细胞因子

C. 中性粒细胞整合素　ⅲ. CXCL8 通过 CXCR2 信号呈现"活跃"状态　　传导导致踝蛋白活化

D. 强附着力　　　　　ⅳ. 内皮细胞和中性粒细胞 CD31

E. 血细胞渗出　　　　ⅴ. 内皮细胞 P 选择素和 E 选择素与中性粒细胞硫酸化的 s-Le^x 的相互作用

3.12　简答题：病原体识别后巨噬细胞和 DC 上诱导的共刺激分子是什么? 它们的功能是什么?

（王　会　马瑜婷　陈　云译，周光炎校）

参考文献

B细胞受体和T细胞受体对抗原的识别

4

固有免疫应答是机体抵抗感染最早发挥作用的防御机制，但只能控制具有特定分子模式或能诱导干扰素产生的非特异性病原体的感染。当机体遇到大范围的病原体感染时，为了有效对抗感染，适应性免疫系统中的淋巴细胞可以识别不同的来自细菌、病毒和其他致病生物的抗原。抗原可以是任何分子或分子的一部分，它可被淋巴细胞上高度特异的受体识别。B细胞的特异性识别分子是免疫球蛋白（immunoglobulin，Ig）。其对抗原的识别具有特异性，不同的B细胞上有不同的膜免疫球蛋白，并且每个B细胞产生单一特异性的免疫球蛋白（见第1–12节）。B细胞表面表达的膜结合型免疫球蛋白作为抗原受体，被称为BCR。由末端分化的B细胞－浆母细胞和浆细胞产生的抗体是一种具有相同抗原特异性的游离型免疫球蛋白。在胞外，分泌的抗体和病原体或其有毒产物会发生特异性结合（图1.25），这是B细胞在适应性免疫应答中发挥的主要效应功能。

抗体是第一个被发现参与特异性免疫识别的蛋白质，目前对其研究已很详细。抗体分子有两个功能：①与病原体或其产物特异性结合引起免疫应答；②抗体一旦结合病原体，将募集其他细胞和分子破坏病原体。如第2章和第3章所述，抗体可以结合并中和病毒，亦可和病原体结合后间接使病原体被吞噬细胞和补体破坏。抗体分子结构上的不同部位可介导相应的识别和效应功能，或与抗原特异性结合，或启动清除病原体的机制。不同抗体分子上的抗原结合部位结构差异很大，被称为可变区或V区。抗体分子的多样性使每一种抗体可特异地结合不同抗原，个体的抗体库内的各种抗体足以确保识别任何抗原。发挥效应功能的抗体分子的效应部位则不具有识别部位的多样性，称为恒定区或C区。C区有五种主要形式，称为同种型，每一种都可激

本章概要：

典型抗体分子的结构

抗体分子与特异性抗原的相互作用

T细胞对抗原的识别

活不同的效应机制。BCR 的 C 区插到 B 细胞膜上，所以不具有这些效应功能。BCR 发挥功能是通过暴露在 B 细胞表面的 V 区识别和结合抗原，然后传递信号以激活 B 细胞，促进 B 细胞克隆扩增和抗体的产生。BCR 发挥功能与细胞内的信号蛋白有关，此部分内容将在第 7 章中描述。抗体因其具有高度的特异性，已经成为一类重要的药物，有关抗体的治疗作用将在第 16 章讨论。

T 细胞的抗原识别分子由膜结合蛋白构成，这些蛋白质与胞内信号复合物相互作用，并活化 T 细胞。这些 TCR 与免疫球蛋白在蛋白质结构和遗传机制上相似。两者的蛋白质结构都具有 V 区和 C 区，也都具有高度多样性，多样性的产生机制将在第 5 章中讨论。但 TCR 和 BCR 有一个重要的不同：BCR 可直接识别和结合抗原，而 TCR 只识别宿主细胞表面的 MHC 分子提呈的蛋白抗原短肽。

MHC 分子是由一组被称为 MHC 的基因群编码的跨膜糖蛋白。MHC 分子最显著的结构特征是其胞外结构上有抗原结合槽。在群体中，单个基因座位存在两个以上不同等位基因的现象，被称为多态性。不同等位基因编码不同的 MHC 分子，因此 MHC 分子具有高度的多态性。在同一个体中，一个基因座位上来自同源染色体的两个等位基因都会得到表达，因此大多数人的 MHC 是杂合子，从而增加了可结合的病原体来源的肽和自身肽段的多样性。TCR 同时识别抗原肽及与其结合的 MHC 分子，这为 T 细胞识别抗原提出了一个额外的要求，即 MHC 的限制性——TCR 只能识别特定 MHC 分子提呈的抗原肽。

本章重点介绍免疫球蛋白和 TCR 的结构及其抗原结合特性。虽然 B 细胞和 T 细胞能以不同方式识别外来分子，但两者的受体分子在结构上非常相似。我们将了解这一结构如何适应抗原多样性的巨大变异，并且如何在适应性免疫应答中作为抗原识别分子发挥效应。在此基础上，我们将在第 6 章和第 8 章再讨论 MHC 多态性对 T 细胞抗原识别和发育的影响。

典型抗体分子的结构

抗体是 BCR 的分泌形式，它们以可溶性形式被大量分泌到血液中。由于抗体很容易获得，因此对 BCR 的认识多来源于对抗体的研究。

如图 4.1 中三种不同的示意图所示，抗体分子大致呈 Y 形。本章的这一部分将解释抗体的基本结构，以及抗体结合抗原、招募效应分子和细胞来破坏抗原的双重功能。抗体的上述功能是由抗体分子结构的不同部分所介导的。不同的抗体分子 V 区结构不同，Y 形抗体的两臂末端——V 区与抗原结合；与 V 区相比，Y 形抗体的主干 C 区序列的变化则小很多，其可与效应分子和细胞相互作用。根据 C 区具有的不同结构和特性，可将其分为五种不同类型的免疫球蛋白，即 IgM、IgD、IgG、IgA 和 IgE。

所有抗体都是以相同的方式由成对的重链和轻链组成，并统称为免疫球蛋白。抗体之间更细微的差异在 V 区，这些差异决定了与抗原结合的特异性。我们将以 IgG 为例来描述免疫球蛋白的一般结构特征。

4-1 IgG 抗体由四条多肽链组成

IgG 抗体是由两种不同的多肽链组成的大分子，分子量约为 150 kDa，其中重链（或称 H 链）约为 50 kDa，轻链（或称 L 链）约为 25 kDa（图 4.2）。每个 IgG 分子由两条重链和两条轻链组成。两条重链之间由二硫键连接，每条重链和轻链之间亦通过二硫键链接。已知的免疫球蛋白分子都有两条相同的重链和两条相同的轻链，因此有两个相同的抗原结合位点，这使抗体能够同时结合两个相同抗原，从而增加相互作用的总强度，这种总的结合力称为亲合力。单个抗原结合位点与其抗原之间的相互作用则称为亲和力。

在抗体中发现两种型别的轻链——κ 链和 λ 链。某一特定的免疫球蛋白分子只含有 κ 链或 λ 链。具有不同轻链的抗体之间没有功能差异，且任何类型的轻链都可以存在于五类免疫球蛋白中。两型不同的轻链比例因物种而异。在小鼠中，抗体型别 κ 链和 λ 链的比例为 20：1，而在人类中则为 2：1，牛是 1：20，导致这种差别的原因尚不清楚。这种比例的扭曲可作为 B 细胞克隆异常增殖的检测依据，因为特定 B 细胞的所有后代都将表达相同的轻链。例如，λ 链的异常升高可能表明体内存在着产生 λ 链的 B 细胞肿瘤。

抗体的类别和效应功能是由重链结构决定的。有五类主要的重链类别，或称同种型，其中一些具有亚类，这些类别决定了抗体分子的功能。免疫球蛋白的五大类分别为 IgM、IgD、IgG、IgA 和 IgE，重链亦用小

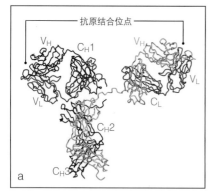

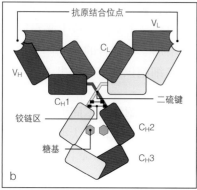

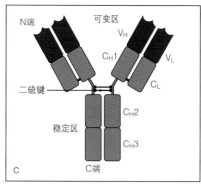

图4.1　抗体分子的结构
IgG抗体的X射线晶体结构如图a所示，显示多肽链骨干的带状图。多肽链中的两条重链用黄色和紫色表示，两条轻链均以红色显示。三个球状区域形成一个近似的Y形。两个抗原结合位点位于臂尖，它们的另一端通过一个灵活的铰链区域与Y的主干相连。轻链可变区（V_L）和恒定区（C_L）已标示。重链可变区（V_H）和V_L共同组成抗体的抗原结合部位。图b中，每个免疫球蛋白的结构域用一个矩形表示。将每条重链的第一恒定区结构域（C_H1）到第二恒定区结构域（C_H2）连接起来的铰链用紫色或黄色细线表示。抗体结合位点在V_L和V_H的凹面。糖基修饰和二硫键的位置已标出。图c展示了一个更简单的示意图，使用红色标示可变区，蓝色标示恒定区。C端，羧基端；N端，氨基端。该结构图由R. L. Stanfield和I. A. Wilson提供

写希腊字母表示，分别为 μ、δ、γ、α 和 ε。例如，IgM 的恒定区表示为 Cμ。IgG 是血清中含量最高的免疫球蛋白，并有几个亚类（在人类为 IgG1、IgG2、IgG3 和 IgG4）。不同种类和亚类抗体的功能特性由重链的羧基末端赋予，而与轻链无关。所有同种型的结构特征是相似的，尤其是在和抗原结合方面。我们将在第 5 章以 IgG 作为一种典型的抗体分子，讨论不同重链同种型的结构和其功能特性。

　　BCR 的结构与相应抗体的结构基本相同，除了重链的羧基末端 C 区有一小部分不同。在 BCR 中，羧基末端的疏水性氨基酸序列可帮助分子锚定在细胞膜上，而抗体分子羧基末端的亲水性氨基酸序列则有助于抗体分泌。

4-2　免疫球蛋白重链和轻链由恒定区和可变区组成

　　许多免疫球蛋白重链和轻链的氨基酸序列已经被确定，它们揭示了抗体的两个重要特征。首先，每条链由一系列相似的但不完全相同的约 110 个氨基酸残基序列组成。这些重复的序列组成紧密折叠的蛋白质区域，称为免疫球蛋白结构域（Ig 结构域）。轻链含有 2 个 Ig 结构域，重链含有 4 个 Ig 结构域（图 4.2），这表明免疫球蛋白链是通过重复复制与单个 Ig 结构域相对应的祖先基因片段进化而来的。

　　第二个重要特征是重链和轻链的氨基末端的氨基酸序列在不同抗体之间的差异很大，且仅限于对应第一个 Ig 结构域的前 110 个氨基酸残基，而其余的结构域在同型免疫球蛋白中恒定。重链和轻链的氨基末端可变的 Ig 结构域（分别为 V_H 和 V_L）组成了抗体的 V 区，并决定其与抗原结合的特异性。而重链和轻链的恒定区 Ig 结构域（分别为 C_H 和 C_L）构成 C 区（图 4.1）。多个重链 C 区从氨基末端开始编号到羧基末端，如 C_H1、C_H2 等。

4-3　免疫球蛋白分子的结构域具有相似的结构

　　免疫球蛋白重链和轻链由一系列具有相似结构的结构域组成。在这种基本结构中，图 4.3 所示的轻链，在 V 区结构域和 C 区结构域间存在明显的差异。每个 V 区或 C 区结构域由两个 β 片层构成。一个 β 片层是由多条 β 链构成的，由几个连续的多肽骨架键排列成延长的或扁平的构象。β 链有时显示为"带箭头的条带"，以指示多肽骨架的方向（图 4.3）。β 链以并排的方式聚集在一起，通过相邻链之间的两个或三个主干氢键横向维持稳定，这种排列称为 β 片层。Ig 结构域有两片相互折叠的 β 片层，就像两片面包一样，形成一个称为 β 三明治的

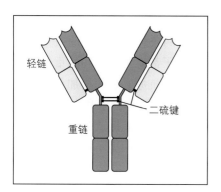

图4.2　免疫球蛋白分子由两种类型的蛋白质链组成：重链和轻链
每个免疫球蛋白分子由两条带铰链的重链（绿色）和两条轻链（黄色）组成。重链间和重链与轻链间通过二硫键连接。

结构，并通过每个 β 片层上半胱氨酸残基之间的二硫键共价连接。这种独特的结构称为免疫球蛋白折叠。

图 4.3 显示了 V 区和 C 区结构域之间的异同。在图中，免疫球蛋白结构域已经被打开，以显示它们各自的多肽链如何折叠成每一个 β 片层，以及每个多肽链如何在相邻的链之间形成灵活的环，从而改变方向。V 区和 C 区结构域的主要区别在于 V 区结构域更大且包含额外的 β 链，称为 C' 和 C"。在 V 区结构域中，一些链之间形成的柔性环有助于免疫球蛋白分子上的抗原结合位点的形成。

许多氨基酸存在于免疫球蛋白折叠的核心，对于维持其稳定性至关重要，这是 C 区和 V 区结构域的共同特点。其他序列与免疫球蛋白相似的蛋白质被发现具有相似结构的结构域，称为免疫球蛋白样结构域（Ig 样结构域）。这些结构域存在于免疫系统的多种蛋白质中，如第 3 章所述的 NK 细胞表面的 KIR，它们与免疫球蛋白和 TCR 一样，参与细胞间的识别和黏附，这些分子构成免疫球蛋白超家族。

4-4 抗体分子易被裂解为功能不同的片段

抗体分子完成组装后，由三个大小相等的球状部分组成，两个臂通过称为铰链区的柔性多肽链连接到主干上（图 4.1b）。这种 Y 形结构的臂都是由轻链与重链靠近氨基端的部分结合而成；V_H 与 V_L 结构域配对，C_H1 与 C_L 结构域配对。两个抗原结合位点由 Y 形抗体的两臂末端的 V_H 和 V_L 结构域结对构成（图 4.1b）。Y 形抗体的主干是由两条重链的羧基端的一半部分配对形成的。C_H3 结构域相互配对，但 C_H2 结构域不相互作用。连接到 C_H2 结构域的糖基侧链位于两条重链之间。

蛋白酶（protease）是早期研究抗体结构的重要工具，回顾基于水解产物生成的 Ab 片段术语是很有价值

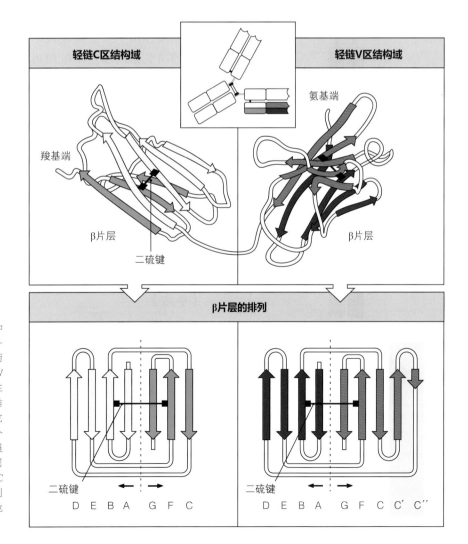

图4.3 免疫球蛋白恒定区和可变区的结构
上图展示免疫球蛋白轻链的恒定区（C区）和可变区（V区）的折叠模式。每个区域形成一个桶形结构，其中多肽链（β链）折叠形成两个反向平行的β片层（如C区为黄色和绿色，V区为红色和蓝色），β片层间由二硫键连接在一起。下图展示的是多肽链折叠形成的最终结构，在打开β片层时更清楚地看到的β链按照它们在结构域中出现的顺序依次标上字母，每个β片层的顺序是免疫球蛋白结构域的特征。β链的C'和C"存在V区结构域而不是C区结构域，用蓝色阴影背景表示。特征性的四链加三链（C区结构域）或四链加五链（V区结构域）排列是典型的免疫球蛋白超家族结构，存在于其他蛋白质如抗体和TCR中。

的。木瓜蛋白酶将抗体分子消化分解成三个片段（图4.4），它切断了连接两条重链的二硫键氨基端侧的抗体分子，将抗体分子的两个臂释放为两个相同的含有与抗原结合活性的片段。这些片段被称为Fab片段，可与抗原结合。另一个片段不包含与抗原结合的活性，但由于它容易结晶，所以被命名为Fc片段（c代表crystal，可结晶片段），它对应成对的C_H2和C_H3结构域。Fc片段是抗体分子的一部分，可与效应分子和细胞相互作用。Fc片段在重链同种型之间存在差异。另一种蛋白酶——胃蛋白酶在二硫键的羧基末端切割抗体（图4.4），产生一个F（ab'）$_2$片段，此片段中抗体分子的两个抗原结合臂保持连接。胃蛋白酶把重链的剩余部分切成几个小碎片。F（ab'）$_2$片段具有与原抗体完全相同的抗原结合特性，但不能与任何效应分子（如C1q或Fc受体）相互作用。裂解后形成的抗原结合功能片段与抗体其他效应功能片段可以通过实验分离。

许多抗体相关分子可以用基因工程技术构建，并且被用于治疗各种疾病。我们将在第16章中讨论过去二十年中抗体的各种治疗用途。

4–5 免疫球蛋白分子的铰链区使其可灵活地与多个抗原结合

IgG分子的Fc和Fab部分之间的铰链区域使得两个Fab臂可进行一定程度的独立运动。例如，在图4.1a所示的抗体分子中，不仅两个铰链区域明显弯曲不同，而且两个Fab臂中每个V区和C区之间的角度也不同。这种运动范围导致了V区和C区结构域之间的连接被称为"分子球窝连接"。上述连接的灵活性可通过对结合到被称为半抗原的抗体的研究来揭示。半抗原可以是各种类型的分子，典型的大小通常约为酪氨酸侧链的大小。虽然半抗原是由抗体特异识别的，但只有当其与蛋白质相连时才能刺激机体产生针对半抗原的特异性抗体（见附录I，第A–1节）。电镜观察可以看到两个相同的半抗原分子通过一个较短的柔性区域连接，能够连接两个或更多的抗半抗原抗体，形成二聚体、三聚体、四聚体等（图4.5）。这些复合物的形状提示抗体分子的铰链区是柔性的。在V区结构域和C区结构域之间的连接处也具有一定的灵活性，允许V区结构域相对于C区结构域的弯曲和旋转。铰链和V–C连接处的灵活性使抗体分子的两个臂能够在一定距离的位置结合抗原，例如结合细菌细胞壁多糖上的重复序列。铰链处的灵活性赋予抗体能与介导免疫效应机制的抗体结合蛋白相互作用。

【小结】

IgG抗体分子由四条多肽链组成，包括两条相同的轻链和重链，形成一个柔性的Y形结构。这四条链中在其氨基末端都有一个可变（V）区，共同构成抗原结合位点，以及包含一个恒定（C）区。轻链通过非共价相互作用和二硫键与重链结合，而重链和轻链的V区在Y

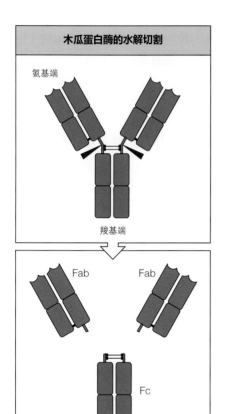

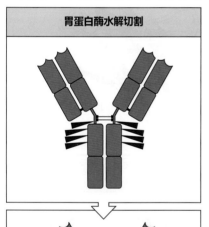

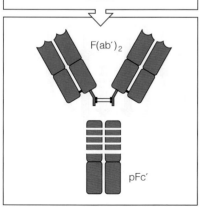

图4.4 Y型免疫球蛋白分子可被蛋白酶部分消化
上图：木瓜蛋白酶将免疫球蛋白分子分成三段，两段Fab片段和一段Fc片段。Fab片段包含V区并结合抗原。Fc片段是可结晶的，包含C区。
下图：胃蛋白酶裂解免疫球蛋白，产生一个F（ab'）$_2$片段和许多Fc片段的小片段，其中最大的片段称为pFc'片段。F（ab'）$_2$中的符号'是代表它比Fab含有更多的氨基酸，包括半胱氨酸形成的二硫键。

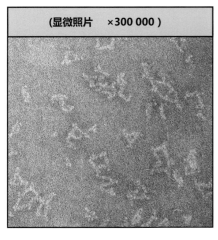
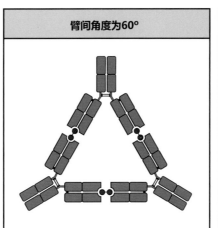
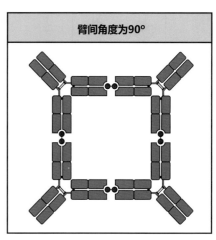

图4.5　抗体臂由柔性铰链连接
如电镜照片所示，一种抗原由两个半抗原分子（图中的红球）组成，可以交叉连接两个抗原结合位点，形成抗原–抗体复合物。图中可见线性、三角形和正方形的形状，有短的突出物或尖峰。尖峰对应于抗体的Fc部分，胃蛋白酶消化可去除这些尖峰（图中未显示）。F（ab'）₂片段仍然通过抗原交联，但不影响F（ab'）₂与抗原的结合。如图所示，抗体分子臂之间的夹角各不相同。在三角形中，此角度为60°，而在方形中为90°，表明臂之间的连接是灵活的。图片由N. M. Green提供。

形抗体的每一个臂上配对，生成两个相同的抗原结合位点，位于Y形抗体臂顶端。拥有两个抗原结合位点可以使抗体分子稳定地交叉结合抗原，并具有更高、更稳定的亲合力。Y形抗体的主干，也称为Fc片段，由重链的羧基末端结构域组成，这些结构域决定了抗体的同种型。连接Y形抗体的臂和主干的部位是柔性铰链区域。Fc片段和铰链区在不同的同种型抗体中存在差异。不同的同种型具有不同的性质，因此它们与效应分子和不同细胞的相互作用也不同。然而，结构域的组成在所有同种型中都是相似的。

抗体分子与特异性抗原的相互作用

在这一部分中，我们将更详细地介绍免疫球蛋白分子的抗原结合位点。我们讨论不同的抗原与抗体结合方式，并讨论抗体V区序列的变化如何决定与抗原结合具有特异性的问题。

4–6　高变序列的定位区域形成抗原结合位点

不同已知抗体分子间的V区都不同。然而序列可变性并非均匀分布在整个V区，而是集中在某些片段内，如图4.6所示，不同抗体V区的氨基酸序列在V_H和V_L结构域中都有氨基酸序列变化特别大的三个片段，被称为高变区，以HV1、HV2和HV3表示。在重链中，它们分别位于氨基酸残基30到36、49到65和95到103；而在轻链中，它们分别位于氨基酸残基28到35、49到59和92到103。结构域的最大变化部分在HV3。高变区之间的区域构成V区的其余部分，它们具有较少的变异性，被称为框架区。每个V区结构域有四个这样的框架区，分别是FR1、FR2、FR3和FR4。

框架区形成β片层，构成免疫球蛋白结构域的结构框架。高变序列对应于三个环，并在β三明治的夹层外缘的折叠域中彼此靠近（图4.7）。因此，多样性不仅集中在V结构域序列的特定部分，而且它也在分子表面的一个特定区域。当抗体分子中的V_H和V_L结构域配对时，来自每个结构域的三个高变环结合在一起，在抗体分子的手臂的末端形成一个高变区，这就是抗原结合位点（或称抗体结合位点），它决定抗体与抗原结合的特异性。这六个高变环通常被称为互补决定区（complementarity-determining region，CDR），因为它们形成的表面与它们结合的抗原是互补的。重链和轻链各有三个CDR，即CDR1、CDR2和CDR3。在大多数情况下，来自V_H和V_L结构域的CDR共同参与构成抗原结合位点，因此通常是重链和轻链的结合决定了最终结合抗原的特异性（图4.6）。然而，Fab晶体结构显示抗原仅与重链相互作用。例如，在抗流感抗体的Fab中，抗原主要涉及与V_H的CDR3结合，而与其他CDR仅轻微接触。因此，免疫系统产生不同特异

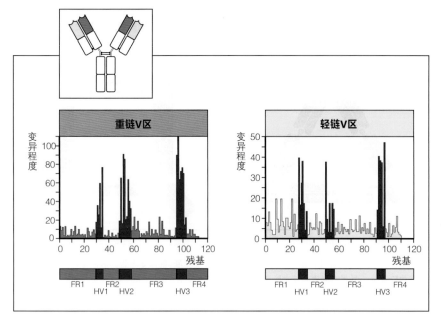

图4.6   在V区结构域中存在高变率的离散区域

重链和轻链的高变区影响抗体分子和抗原的结合。通过比较几十个重链和轻链V区结构域的氨基酸序列，得出以上的变异图。在每个氨基酸位置，变异程度是所有序列中不同氨基酸的数量与最常见氨基酸的频率之比。三个高变区（HV1、HV2和HV3）用红色表示。它们两侧的框架区域变化较小（FR1、FR2、FR3和FR4），以蓝色或黄色显示。

性抗体的一种方法是产生重链和轻链 V 区的不同组合，这就是所谓的组合多样性。在第 5 章中，我们还将介绍另一种形式的组合多样性，在骨髓 B 细胞发育过程中较小的 DNA 片段如何编码重链和轻链 V 区域基因。

4 – 7   抗体通过互补决定区与大小和形状互补的抗原结合

在早期的抗原与抗体结合的研究中，抗体分泌细胞瘤被发现可大量产生单一类型抗体分子。这些抗体的抗原特异性尚不清楚，因此必须筛选出许多化合物来鉴定可用于研究抗原结合的配体。一般来说，与这些抗体结合的底物分子称为半抗原（见第 4–5 节），如磷胆碱或维生素 K1。抗体与其半抗原配体复合物的结构分析首次直接证明了高变区形成抗原结合位点，并证明了半抗原特异性的结构基础。之后，随着生产单克隆抗体方法的出现（见附录Ⅰ，第 A–7 节），就有可能生产针对特定抗原的大量纯的抗体，这样也为了解抗体如何结合其抗原提供更全面的帮助，证实并拓展了我们对从半抗原研究中衍生的抗体 – 抗原相互作用的认识。

由重链和轻链的 CDR 并列形成的抗体分子的表面是抗原结合的部位。在不同的抗体中，CDR 的氨基酸序列不同，这些 CDR 产生的表面的形状和性质也不同。一般来说，抗体与抗原结合位点互补的配体表面结合。

小抗原，如半抗原或短肽，通常结合在重链和轻链 V 区结构域之间的口袋或凹槽中（图 4.8a、b）。某些抗原，如蛋白质，可以与抗体本身大小相同，也可以大于抗体本身。在这些情况下，抗原和抗体结合

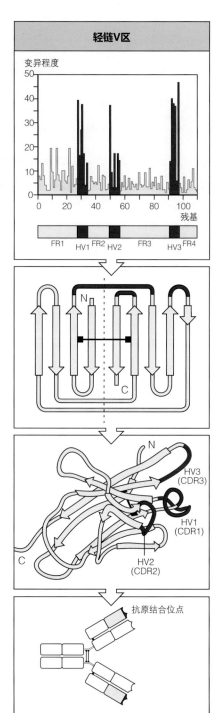

图4.7   高变区位于链接折叠结构的环中

第一幅图：高变区（红色）位于V区结构域编码区上。第二幅图：当显示为扁平的带状图时，可以看到高变区位于连接特定β链的环（红色）中。第三幅图：在V区的折叠结构中，这些环（红色）结合在一起形成抗原结合区。第四幅图：在一个完整的抗体分子中，重链和轻链的配对将每条链上的高变环结合在一起，形成一个高变区表面，在每只手臂的末端形成抗原结合位点。由于它们与抗原表面互补，高变区也通常被称为互补决定区（CDR）。C，羧基端；N，氨基端。

的界面通常是一个扩展的表面，涉及所有的 CDR，在某些情况下，还包括框架区域的一部分（图 4.8c）。这个表面不一定要凹，可以是平的、波状的，甚至是凸的。在某些情况下，具有延长的 CDR3 环的抗体分子可以将"手指"伸入抗原表面的凹陷处，如图 4.8d 所示，其中结合 HIV gp120 抗原的抗体可以把一个长环伸入抗原中。

4 – 8 抗体利用多种非共价力与抗原的构象表面结合

抗体的生物学功能是与病原体及其产物结合，并促进其从体内清除。抗体通常只识别大分子表面的一个小区域，如多糖或蛋白质。抗体识别的结构称为抗原决定簇或表位。一些重要的病原体具有多糖外壳，抗体可识别糖亚基形成的表位，对于抵抗这些病原体提供免疫保护是必不可少的。然而，在许多情况下，引起免疫应答的抗原是蛋白质。例如，许多针对病毒的保护性抗体识别病毒外壳蛋白。在这些情况下，抗体识别的结构都位于蛋白质的表面。这些位点可能是由多肽链不同部分的氨基酸组成，这些氨基酸是通过蛋白质折叠聚集在一起的。这种抗原决定簇被称为构象表位或不连续表位，因为所识别的结构是由在抗原氨基酸序列中不连续但在三维结构中结合在一起的蛋白质片段组成。相反，由一段多肽链组成的表位称为连续或线性表位。尽管大多数针对完整的、完全折叠的蛋白质产生的抗体可识别不连续的表位，但有些抗体也会识别和结合到蛋白质的连续肽段上。相反，识别蛋白多肽或识别与其部分序列对应的合成多肽的抗体偶尔也会结合天然折叠蛋白。这使得在某些情况下，可以在疫苗中使用合成肽，用以诱导抗体产生，产生的抗体可识别病原体上的蛋白质。

抗体与其抗原之间的相互作用可被高浓度盐、极端 pH 和去污剂破坏，甚至有时会被高浓度的纯化表位本身竞争性地破坏。因此提示抗体与抗原结合是可逆的非共价相互作用。图 4.9 展示了在这些非共价相互作用中所涉及的结合力或键。静电相互作用发生在带电的氨基酸侧链之间，如发生在盐桥中。大多数抗体 – 抗原相互作用至少涉及一个静电相互作用。电偶极子之间也会发生相互作用，如氢键，或者可能涉及短程范德瓦耳斯力。高盐浓度和极端的酸碱度通过减弱静电作用和（或）氢键破坏抗原 – 抗体结合。这一原则被应用到用固定化抗体的亲和柱纯化抗原中（或应用到以类似方式用抗原纯化抗体中）（见附录 I，第 A–3 节）。当两个疏水表面聚在一起时，就会发生疏水性相互作用。疏水相互作用的强度与隐藏在水中的表面积成正比，对于某些抗原来说，疏水相互作用可能占大多数结合能。在某些情况下，水分子被困在抗原和抗体之间的界面上，这些截留的水分子，特别是极性氨基酸残基之间的水分子，也可能有助于结合，从而提高抗体的特异性。

图4.8　抗原可以与抗体的口袋、凹槽或延伸表面结合

上面一排示意图展示了抗体Fab片段中不同类型结合位点的表现：第一，袋；第二，槽；第三，延伸表面；第四，突出表面。下面一排是每种类型的示例。

图a：从抗原结合位点观察，上面展示了一个小半抗原与Fab片段CDR相互作用的分子表面。二茂铁半抗原以红色显示，被结合到抗原结合袋（黄色）中。在底部图像中（以及图 b、c和d），分子旋转了大约90°，以给出结合位置的侧面。

图b：抗体与来自人类免疫缺陷病毒（HIV）的肽的复合物中，肽（红色）沿着在重链和轻链V区之间形成的凹槽（黄色）结合。

图c：所示为鸡蛋白溶菌酶与其相应抗体（hyhel5）的Fab片段结合形成的复合体。与溶菌酶接触的抗体表面呈黄色。抗原结合位点的6个CDR都参与了结合。

图d：抗HIV gp120抗原的抗体分子有一个延长的CDR3环（箭头所示），该环伸入抗原侧面的凹处。在这种情况下，只有重链与gp120相互作用。结构由 R. L. Stanfield和 I. A. Wilson提供。

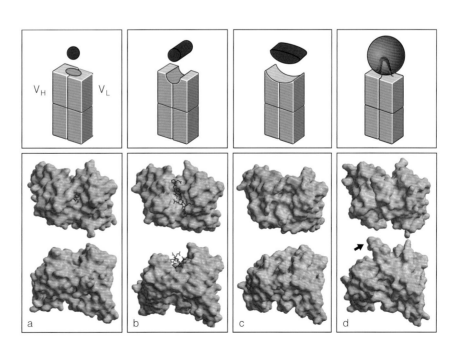

非共价力	起源	
静电力	相反电荷间的吸引	$-\overset{\oplus}{N}H_3 \quad \overset{\ominus}{OOC}-$
氢键	氢原子与电负原子（N、O）间的连接	$\underset{\delta^-}{\overset{}{>}N}-\underset{\delta^+}{H}--\underset{\delta^-}{O}=C<$
范德瓦耳斯力	分子周围电子云的波动使邻近的原子极化相反	
疏水力	疏水性基团会与水发生不利的相互作用，并倾向于聚集在一起以排除水分子。吸引力还包括范德华力。	
阳离子–π相互作用	一个阳离子和附近芳香族电子云之间的非共价相互作用	

图4.9　抗原–抗体复合物的非共价力结合
电偶极子中的部分电荷显示为δ^+或δ^-。静电力随着分离电荷距离的平方倒数减少，而范德瓦耳斯力在大多数抗原–抗体接触中数量更多，但分离时减低到第六个力，因此仅在很短的范围内起作用。抗原和自然产生的抗体之间不会形成共价键。

这些力对整体相互作用的贡献取决于所涉及的特定抗体和抗原。抗体与蛋白质抗原的相互作用与其他大多数天然蛋白质–蛋白质相互作用之间有显著区别，比如抗体的抗原结合位点中通常含有许多芳香氨基酸。这些氨基酸主要参与范德瓦耳斯力和疏水力的相互作用，有时还参与氢键和π阳离子的相互作用。例如，酪氨酸可以参与氢键和疏水力的相互作用，因此，它特别适合于提供抗原识别的多样性，并且在抗原结合位点中被过度表达。一般来说，疏水力和范德瓦耳斯力作用发生在很短的范围内，并有助于将两个形状互补的表面拉在一起：一个表面上的凸起必须与另一个表面上的凹面相吻合，才能产生良好的结合。相反，带电侧链之间的静电相互作用，以及桥接氧原子和（或）氮原子的氢键，在加强相互作用的同时适应更具体的化学相互作用。芳香族氨基酸（如酪氨酸）的侧链可通过其π电子系统与邻近阳离子（包括可能处于质子化阳离子状态的含氮侧链）非共价相互作用。

4–9　抗体与完整抗原的相互作用受空间位阻的影响

涉及抗原中特定氨基酸的抗体–抗原相互作用的示例可在鸡蛋白溶菌酶与抗体D1.3的复合物中看到（图4.10）。在这种结构中，抗体和溶菌酶分子中的一种特殊谷氨酰胺之间形成强氢键，该溶菌酶分子突出在V_H和V_L结构域之间。来自鹧鸪和火鸡的溶菌酶由另一种氨基酸代替谷氨酰胺，不与这种抗体结合。在鸡蛋白溶菌酶与另一种抗体HyHel5的高亲和力复合物中（图4.8c），溶菌酶表面两个碱性精氨酸之间的两个盐桥与两种谷氨酸相互作用，谷氨酸分别来自V_H CDR1和

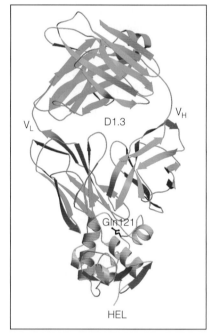

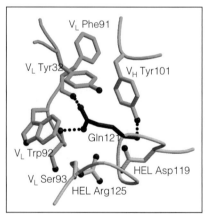

图4.10　溶菌酶与抗体D1.3的复合物
上图：显示了D1.3的Fab片段与鸡蛋白溶菌酶（Hel）的相互作用。HEL用黄色表示，重链（V_H）用绿松石色表示，轻链（V_L）用绿色表示。下图：从HEL（黄色）突出的谷氨酰胺残基（Gln121）延伸其侧链（以红色显示）与V_L（绿色）和V_H（绿松石色）之间在抗原结合位点结合，并与两个结构域指示氨基酸的羟基（红点）形成氢键，这些氢键对抗原–抗体结合很重要。由R. Mariuzza和R. J. Poljak提供。

CDR2 环。溶菌酶若缺少两个精氨酸残基中的一个，则其和 HyHel5 的亲和力降低 1000 倍。总的来说，表面互补性在抗原－抗体的相互作用中一定有重要的作用，但在大多数研究过的抗体中，只有少数残基对结合起主要作用，从而最终决定对抗体的特异性。尽管许多抗体天然地以高亲和力结合其配体，但在纳摩尔范围内，可通过定点诱变的基因工程技术使抗体结合其表位的能力更强。

即使抗体对较大结构的抗原（如完整的病毒颗粒）具有高度的亲和力，但抗体结合也可被病毒的颗粒排列所阻止。例如，完整的西尼罗河病毒是由一个二十面体支架构建的，该支架具有 90 个膜锚定包膜糖蛋白 E 的同二聚体，E 蛋白有三个结构域：DⅠ、DⅡ和 DⅢ。DⅢ结构域有四个从病毒颗粒向外突出的多肽环。如图 4.11 所示，一种对抗西尼罗河病毒 E16 的中和抗体可识别这些 DⅢ 环。理论上，西尼罗河病毒颗粒的 E16 抗体应该有 180 个可能的抗原结合位点。然而，晶体学和电镜结果表明，即便在多余的 E16 Fab 片段存在的情况下，E 的 180 个 DⅢ域中也只有约 120 个能够被 E16 Fab 片段结合（图 4.11）。

这是由空间位阻引起的，一个 Fab 的存在阻碍了另一个 Fab 与附近一些 E 蛋白位点结合的能力。据推测，这种空间位阻效应在抗体完整的情况下会比在较小的 Fab 片段中更显著。这项研究还表明，Fab 仅使用其一个抗原结合臂结合到 DⅢ 区域，表明抗体可能并不总是通过两个抗原结合位点和抗原结合，这取决于所识别的抗原的方向。这样的结合影响抗体对抗原的中和能力。

4－10　一些物种产生具有替代结构的抗体

本章关注的是人类的抗体的结构，这一抗体结构总的来说与大多数哺乳动物（包括免疫研究的重要模式生物如小鼠）的结构相似。然而，一些哺乳动物则可产生一种替代形式的抗体，这种抗体基于单个 V_H 结构域，在没有 V_L 结构域的情况下即可与抗原相互作用（图 4.12）。很长时间以来研究者们就已发现骆驼血清含有大量的免疫球蛋白样物质，这些物质仅由重链二聚体组成，缺乏相关的轻链，却保留

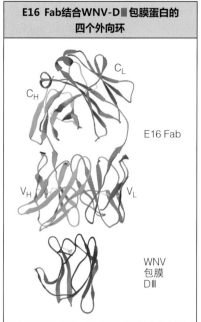

E16 Fab结合WNV-DⅢ包膜蛋白的四个外向环

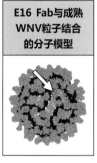

E16 Fab与成熟WNV粒子结合的分子模型

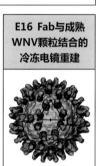

E16 Fab与成熟WNV颗粒结合的冷冻电镜重建

图4.11　空间位阻阻断了完整的西尼罗河病毒（WNV）颗粒中天然抗原与抗体的结合

上图：单克隆抗体E16识别DⅢ，DⅢ是西尼罗河病毒糖蛋白E的三个结构域之一。图中所示的是与DⅢ表位结合的E16 Fab的晶体结构。

左下图：计算机模型模拟E16 Fab和成熟的西尼罗河病毒颗粒结合。E16 Fab能够结合180个DⅢ表位中的120个。60个五倍簇状的DⅢ表位受到Fab与四个附近的DⅢ表位结合的空间阻碍。例如箭头所指的蓝色区域就是一个封闭表位。

右下图：对针对西尼罗河病毒的抗体E16 Fab使用低温电子显微进行重建，证实了预测的空间位阻。图中所示三角形的顶点表示二十面体对称轴。

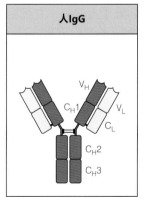

人IgG

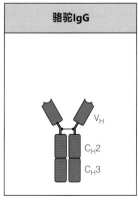

骆驼IgG

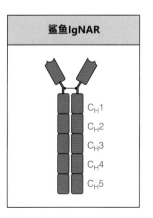

鲨鱼IgNAR

图4.12　骆驼和鲨鱼抗体只有重链

在骆驼中仅有重链抗体，成熟重链的剪接事件可以删除编码 C_H1 结构域的外显子，从而创建连接 V_H 和 C_H2 结构域的框架内铰链区域。在鲨鱼体内，只有重链的 Ig 分子保留了 C_H1 区域，这表明这种形式的抗体可能比轻链进化更早。对于这两种情况，和其他类型抗体相比，抗原结合位点库涉及 V_H 结构域的长 CDR3 的广泛变异。

了结合抗原的能力。这些抗体被称为仅含重链的抗体（heavy-chain-only IgG，hcIgG）。该特征也同样是包括美洲驼和羊驼在内的其他骆驼科中共有的。这些物种保留了免疫球蛋白轻链基因，其血清中的一些 IgG 样物质仍保留轻链结合，因此尚不清楚是什么导致了它们进化过程中的这种特殊适应。在骆驼科中，产生 hcIgG 的能力来源于重链 mRNA 选择性剪接的突变，伴随着 C_H1 外显子的丢失，使 V_H 直接连接到蛋白质的 C_H2 结构域。在缺乏 V_L 结构域的情况下，其他突变稳定了这种抗体结构。

软骨鱼，特别是鲨鱼，其抗体分子与人或鼠的抗体有很大区别（图 4.12）。像骆驼一样，鲨鱼也有编码免疫球蛋白重链和轻链的基因，并产生含有重链和轻链的免疫球蛋白。但是鲨鱼还会产生一种新的免疫球蛋白抗原受体（IgNAR），这种免疫球蛋白仅由重链构成，其中 V_H 与 C_H1 外显子相连，而不是像骆驼一样将 C_H1 外显子剪切掉。这些差异表明，骆驼和鲨鱼产生的 hcIgG 是一个趋同进化的事件。骆驼抗体 V_H 结构域与抗原有效结合的能力是产生所谓单链抗体的基础。仅使用一个结构域也可识别抗原，这种简化性激发了研究者们尝试用单链单克隆抗体替代标准单克隆抗体的兴趣，这一部分将在第 16 章中进一步讨论。

【小结】

抗原 – 抗体复合物的 X 射线晶体学分析显示免疫球蛋白 V 区的高变环（CDR）决定抗体的结合特异性。抗体分子与蛋白质抗原之间的接触通常发生于抗体表面，其与抗原识别的表面互补。静电相互作用、氢键、范德瓦耳斯力、疏水和 π 阳离子相互作用都有助于结合。抗原分子的大小决定了是所有 CDR 还是大部分的 CDR 通过其氨基酸侧链与抗原相结合。它们之间的结合决定了两者相互作用的特异性和亲和力的大小。V 区的其他部分通常在与抗原的直接接触中很少起作用，但它们为 CDR 提供了一个稳定的结构框架，并有助于决定其位置和构象。识别完整蛋白质的抗体通常与蛋白质表面结合，并与分子一级结构中不连续的残基结合，然而，它们偶尔会结合蛋白质的肽片段，以及识别蛋白质来源多肽的抗体，并可被用于检测天然蛋白质分子。与抗体结合的肽通常结合在重链和轻链 V 区之间的裂口或凹陷处，在那里它们与部分或全部的 CDR 特异性结合。这也是糖类抗原和小分子抗原（如半抗原）与抗体的常见结合方式。

T细胞对抗原的识别

与免疫球蛋白在机体的细胞外结合病原体及其毒性产物不同，T 细胞只识别展示在机体自身细胞表面的外来抗原。这些抗原可来源于在细胞内复制的病原体，如病毒或胞内菌，或来源于细胞外液被细胞内吞的病原体及其产物。

由于受感染的细胞可在表面展示病原体蛋白质的肽片段，因此 T 细胞可检测细胞内病原体的存在。这些外源肽通过细胞表面一种糖蛋白分子即 MHC 分子提呈到细胞表面。MHC 基因是一个复杂的基因群，最初是通过它们对移植组织强烈的免疫应答所发现。因此，此基因复合物称为 MHC，这些肽结合糖蛋白也称为 MHC 分子。本章将重点介绍 T 细胞对抗原的识别特征，一个小的抗原肽段结合在 MHC 分子上并展示在细胞表面，然后提呈给 T 细胞识别。另外，抗原的肽片段是如何产生并与 MHC 分子结合将在第 6 章中描述。

我们在此先介绍 TCR 的结构和性质。从高度可变的抗原识别结构可预测 TCR 的功能，TCR 的基因与免疫球蛋白的基因密切相关。然而，TCR 和免疫球蛋白之间存在着重要的差异，这些差异反映了 T 细胞对抗原识别的特殊性。

4 – 11　TCR α:β 异二聚体与免疫球蛋白的 Fab 片段非常相似

最早是通过单克隆抗体鉴定单个克隆 T 细胞系上的 TCR。这些单克隆抗体特异性地抑制 T 细胞对抗原的识别，或者通过模拟抗原特异性地激活 T 细胞（见附录 I，第 A–20 节）。这些单克隆型抗体随后被用来显示每个 T 细胞表面的 30000 个相同的抗原受体，每个受体由两条不同的多肽链组成，称为 TCR α 链和 TCR β 链。α:β 异二聚体的每条链均由两个 Ig 结构域组成，两条链通过二硫键连接，类似于免疫球蛋白分子 Fab 片段的结构（图 4.13）。α:β 异二聚体是大多数 T 细胞识别抗原的受体。少数 T 细胞使用由另一对不同的多肽链（即 γ 链和 δ 链）组成的替代受体，但结构相似。γ:δ TCR 与 α:β TCR 具有不同的抗原识别特性，γ:δ T 细胞识别的各种配体及其在免疫应答中的功能尚有待进一步研究（见第6-20节）。除特别指出外，在本章和本书的其余部分，TCR 表示 α:β TCR。这两种类型的 TCR 与 BCR 作为膜结合免疫球蛋白在两个方面存在不同，首先，一个 TCR 只有一个抗原结合位点，而 BCR 有两个；其次，TCR 只在膜上，而免疫球蛋白可以作为抗体分泌出来。

进一步深入了解 α:β TCR 的结构和功能来自对编码受体链的 cDNA 克隆的研究。从 cDNA 预测的氨基酸序列表明，TCR 的两条链都有一个与免疫球蛋白 V 区序列同源的氨基末端 V 区，一个与免疫球蛋白 C 区序列同源的 C 区，以及一个包含链间二硫键的半胱氨酸残基短肽（图 4.14）。每一条链都通过疏水跨膜结构域横跨脂质双层，并以短胞质尾部结束。根据 TCR 链与免疫球蛋白重链和轻链的相似性，能够预测 TCR 异二聚体与免疫球蛋白 Fab 片段的结构相似性。

X 射线晶体学确定的 TCR 的三维结构（图 4.15a）表明，TCR 链的折叠方式与图 4.1a 中包含 Fab 片段的区域的折叠方式大致相同。

然而，TCR 和 Fab 片段结构上存在显著的差异。尤其在 C_α 结构域，其折叠不同于任何其他 Ig 样结构域。C_α 结构域一半与 C_β 结构域并列形成一个 β 片层，类似于其他 Ig 样结构域，但另一半结构域由松散的链和一小段螺旋片段组成（图 4.15b）。在 C_α 结构域中，Ig 样结构域分子内二硫键通常连接两条 β 链，并将一条 β 链连接到该螺旋片段。

结构域间的相互作用也存在差异。TCR 两条链的 V 区和 C 区结构域之间的界面比大多数抗体更广。C_α 和 C_β 结构域之间的相互作用是独特的，C_α 结构域可由糖基辅助，其和 C_β 结构域形成许多氢键（图 4.15b）。最后对可变结合位点的比较表明，尽管 CDR 环与抗体分子环的排列相当接近，但仍存在一些相对位移（图 4.15c）。这一点在 V_α CDR2 环中特别明显，该环与抗体 V 结构域中的等效环大致成直角，这是由于锚定环一端的链从域的一个面移动到另一个面的结果。在某些 V_β 结构域中链的位移也会引起某些 V_β 结构域 CDR2 环的方向发生变化。下一节中将讨论影响 TCR 识别其特定配体的因素。除了与免疫球蛋白共有的三个高变区外，TCR 的两条链中还有第四个高变区 HV4（图 4.15c）。这些区域出现在受体抗原结合面以外，并与 TCR 的其他功能有关，如和超抗原结合，这些内容将在第 6-14 节中介绍。

4-12　T 细胞受体以识别外源肽结合 MHC 分子复合物形式识别抗原

TCR 识别抗原的模式与 BCR 和抗体识别抗原的模式完全不同。B 细胞上的免疫球蛋白直接与完整的抗原结合，如第 4-8 节所述，抗体通常与蛋白质抗原的表面结合，所接触的氨基酸在一级结构中是不连续的，但在折叠的蛋白质中被聚集在一起。相反，αβ T 细胞识别短而连续的氨基酸序列。正如第 1-10 节中所描述的，这些肽序列常常被隐藏在蛋白质的天然结构中。因此，TCR 不能直接识别抗原，只能识别由 MHC 分子提呈（图 1.15）的、经过加工处理的肽段（图 4.16）。我们将在第 6 章中介绍抗原加工的过程。

认识到刺激 T 细胞的抗原肽只有在与 MHC 分子结合时才能被识别后，T 细胞识别抗原的特性变得清晰起来。被 T 细胞识别的配体是肽和 MHC 分子的复合物。MHC 参与 T 细胞抗原识别的证据最初是间接的，

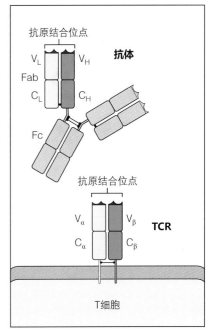

图4.13　TCR与膜结合的Fab片段类似

抗体分子的Fab片段是二硫键连接的异二聚体，每条链包含一个免疫球蛋白C区结构域和一个V区结构域；V区并列形成抗原结合位点（见第4-6节）。TCR也是一种二硫键连接的异二聚体，每条链包含一个免疫球蛋白C样结构域和一个免疫球蛋白V样结构域。在Fab片段中，V区并列形成了抗原识别的位点。

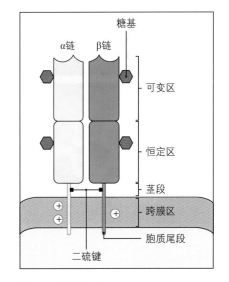

图4.14　TCR的结构

TCR由两条跨膜糖蛋白链α和β组成异二聚体。每条链的细胞外部分由两个区域组成，分别类似于免疫球蛋白V区和C区结构域。这两条链都有连接到每个结构域的糖基侧链。短柄段类似于免疫球蛋白铰链区，将免疫球蛋白样结构域连接到膜上，并含有形成链间二硫键的半胱氨酸残基。两条链的跨膜螺旋在疏水跨膜段内含有带正电荷（碱性）残基，这是不常见的。α链有两个这样的残基，β链有一个。

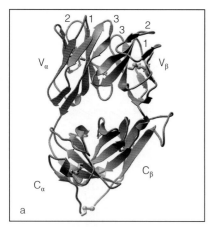
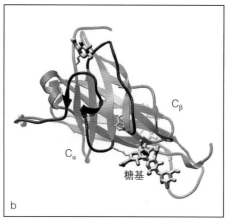
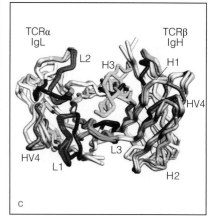

图4.15　分辨率为0.25 nm的α:β TCR的晶体结构

在图a和图b中，α链显示为粉红色，β链显示为蓝色，二硫键显示为绿色。

图a：从侧面观察TCR，就像它坐在细胞表面一样，CDR（标记为CDR1、CDR2和CDR3）排列在相对平坦的顶部，可与抗原结合。

图b：显示了C_α和C_β结构域。C_α不折叠成典型的Ig样结构域；远离C_β的结构域表面主要由不规则的多肽链组成，而不是由β片层组成。分子内二硫键（最左边）将一条β链连接到这段α螺旋上。C_α和C_β结构域之间相互作用由糖基（灰色和标记）辅助，C_α结构域中的糖基和C_β形成氢键。

图c：TCR与来自三种不同抗体的抗原结合位点对齐。此视图正在向下查看结合位点。TCR的V_α与抗体的抗原结合位点的V_L对齐，V_β与V_H对齐。TCR和免疫球蛋白分子的CDR被染色，TCR的CDR1、CDR2和CDR3显示为红色，HV4环显示为橙色。对于免疫球蛋白V区，重链（H1）和轻链（L1）的CDR1环分别以浅蓝色和深蓝色显示，CDR2环（H2、L2）分别以浅紫色和深紫色显示。重链CDR3环（H3）为黄色；轻链CDR3（L3）为亮绿色。TCR的HV4环（橙色）在免疫球蛋白中没有高变的对应结合物。模型结构由I. A. Wilson提供。

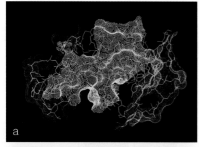
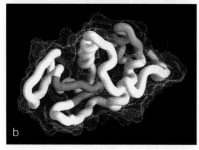

图4.16　免疫球蛋白和TCR识别鸡卵清溶菌酶的差异

抗体可以通过X射线晶体学显示其在蛋白质表面结合的表位，如图a所示，三种抗体识别的表位在鸡卵清溶菌酶表面，用不同颜色显示（图4.10）。TCR识别的表位不需要分子表面，因为TCR识别的不是抗原蛋白本身，而是蛋白质的一个肽段。图b显示溶菌酶的两个T细胞表位对应的肽段。一个表位，以蓝色显示，位于蛋白质的表面；而另一个表位，以红色显示，主要位于蛋白质核心，在折叠的蛋白质中是不可接触的。这意味着TCR不能识别天然蛋白质中的T细胞表位。图由S. Sheriff提供。

但用纯化的抗原肽：MHC复合物刺激T细胞最终证明：TCR通过接触MHC分子和抗原肽而与其配体相互作用。

4-13　两类MHC分子，由不同的亚基组成，但具有相似的三维结构

有两类MHC分子，即MHC Ⅰ和MHC Ⅱ，这两类MHC分子的结构及其在机体组织中的表达模式均不相同。如图4.17和图4.18所示，MHC Ⅰ类分子和MHC Ⅱ类分子的整体结构相似，但其亚基组成不同。在两类MHC分子中，离膜最近的两个蛋白质结构域类似于免疫球蛋白结构域，离膜最远的两个结构域折叠在一起形成一个凹槽，这是肽结合的部位。纯化的抗原肽：MHC Ⅰ类分子复合物和抗原肽：MHC Ⅱ类分子复合物的结构已被阐明，使我们能够详细描述MHC分子和其与肽结合的方式。

MHC Ⅰ类分子（图4.17）由两条多肽链组成。其中α链，由位于人类6号染色体上的MHC基因编码。α链与一条较小的链即β_2微球蛋白（β_2-microglobulin，β_2m）非共价结合，β_2m编码基因位于人类15号染色体。MHC Ⅰ类分子只有α链跨膜。完整的MHC Ⅰ类分子有四个结构域，三个结构域由MHC基因编码的α链形成，另外一个结构域是β_2m。在折叠结构中，α_3结构域和β_2m与Ig样结构域相似。折叠的α_1和α_2结构域组成MHC Ⅰ类分子表面凹槽的壁，这是肽结合区域，因此MHC分子的这个部位被称为肽结合槽。MHC分子是高度多态性的，不同等位基因之间的主要差异位于肽结合槽，决定哪些肽能与之结合，从而影响T细胞对抗原识别的特异性。β_2m不具有多态性，也不直接参与肽的结合。

MHC Ⅱ类分子由两条跨膜链（α链和β链）非共价连接组成（图

图4.17 通过X射线晶体学确定的MHC I 类分子的结构

图a显示的是一个计算机模拟的人MHC I 类分子，即已被木瓜蛋白酶从细胞表面切割下来的HLA-A2分子。该分子表面根据图b～d中的结构域着色。图b和c显示该结构的带状图。图d显示MHC I 类分子是由跨膜的α链（43 kDa）与不跨膜的β_2m（12 kDa）非共价结合形成的异二聚体。α链折叠形成三个结构域：α_1、α_2和α_3。α_3结构域和β_2m的氨基酸序列与免疫球蛋白C结构域类似，具有相似的折叠结构，而α_1和α_2结构域是同一多肽的一部分，并且折叠成一个由八条反向平行的β片层和两个α螺旋组成的单一结构。α_1和α_2结构域的折叠形成一个凹槽，这是抗原肽与MHC分子结合的部位。MHC I 类分子的抗原结合凹槽只在一端开放。跨膜区和将外部结构域连接到细胞表面的短肽在图a和图b中看不到，因为它们已被木瓜蛋白酶消化去除。图c是分子俯视图，凹槽的两侧由两个α螺旋的内面形成；由α_1和α_2结构域配对形成的β片层构成凹槽的底。

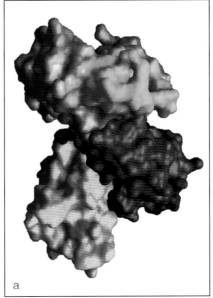
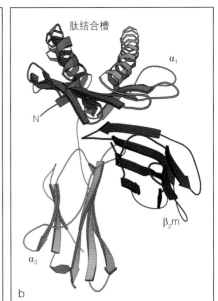
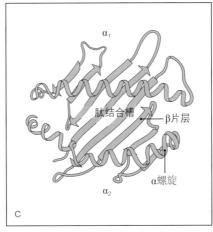
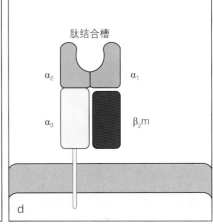

4.18）。MHC II 类分子的 α 链是一种与 MHC I 类分子 α 链不同的蛋白质。MHC II 类分子的 α 链与 β 链均由 MHC 基因编码。MHC II 类分子的晶体结构显示，MHC II 类分子的折叠结构与 MHC I 类分子非常相似，但肽结合槽由来自不同肽链的 α_1 和 β_1 结构域组成。两类 MHC 分子的肽结合槽末端有很大差异，MHC II 类分子肽结合槽末端比 MHC I 类分子更加开放。与 MHC I 类分子结合的肽的末端基本上被埋在分子内，而与 MHC II 类分子结合的肽的末端则不是。在 MHC I 类分子和 II 类分子中，结合肽均被夹在 MHC 分子的两个 α 螺旋之间（图 4.19）。TCR 通过接触 MHC 分子和抗原肽而与抗原肽：MHC 复合物配体相互作用。与 MHC I 类分子相似，MHC II 类分子的主要多态性位点在肽结合槽中。

4-14 肽与 MHC 分子稳定结合，有助于稳定细胞表面的 MHC 分子

个体可以被各种各样的病原体感染，这些病原体的蛋白质通常不会有共同的肽序列。为了使 T 细胞能够尽可能广泛地感知各种感染，个体的 MHC 分子（包括 I 类分子和 II 类分子）应该能够稳定地与许多不同的肽段结合。这种特点与其他肽结合受体截然不同，例如结合激素肽的受体，通常只结合一种类型的肽段。抗原肽：MHC 复合物的晶体结构有助于解释单个结合位点如何与高亲和力的多肽结合，同时保持与多种不同肽段结合的能力。

肽与 MHC 分子结合的一个重要特征是肽可以整合入 MHC 分子结构，当 MHC 分子不结合肽时，它们是不稳定的。这种对结合肽的依赖性既适用于 MHC I 类分子，也适用于 MHC II 类分子。稳定的肽结合是

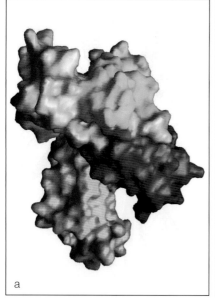

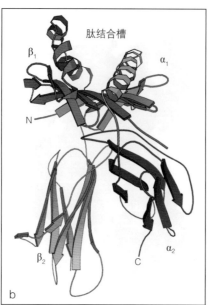

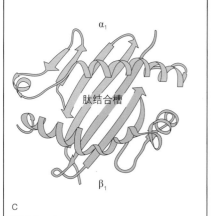

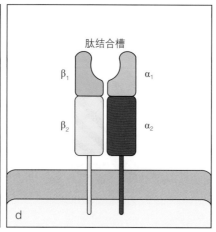

图4.18　MHCⅡ类分子在整体结构上与MHCⅠ类分子相似

如图d所示，MHCⅡ类分子由两条跨膜糖蛋白链组成，即α链（34 kDa）和β链（29 kDa）。每条链都有两个结构域，这两条链共同形成一个与MHCⅠ类分子类似的紧密的四域结构（与图4.17d相比）。图a显示的是MHCⅡ类分子（HLA-DR1蛋白）表面的计算机模拟图，图b显示的是HLA-DR1蛋白的带状图。N是指氨基末端；C是指羧基末端。MHCⅡ类分子的α2和β2结构域与MHCⅠ类分子的α3和β2m结构域一样，具有与免疫球蛋白C区结构域相似的氨基酸序列和结构；在MHCⅡ类分子中，形成肽结合槽的两个结构域是由不同的肽链提供的，因此不需要共价键连接（图c、图d）。MHCⅡ类分子与MHCⅠ类分子相比，另一个重要的区别是肽结合槽两端都是开放的。

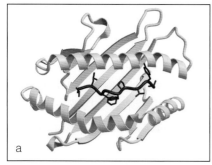

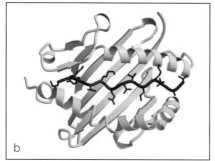

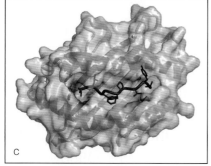

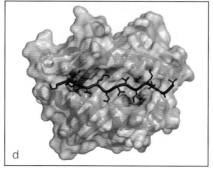

图4.19　MHC分子在凹槽内与肽紧密结合

MHC分子与单个合成肽抗原结合的结晶展示了肽结合的细节。在MHCⅠ类分子（图a、图c）中，肽以延伸的构象与MHCⅠ类分子结合，肽的两端紧密结合在MHCⅠ类分子凹槽的两端。在MHCⅡ类分子（图b、图d）中，虽然肽也以延伸的构象与其结合，但肽的末端不与MHCⅡ类分子紧密结合，肽可以延伸到凹槽外。T细胞识别抗原肽:MHC复合物，该复合物由MHC分子和肽的残基组成。肽的氨基酸侧链插入MHC分子的肽结合槽的口袋中；这些口袋内衬有MHC多态性残基。在图c和图d中，不同氨基酸的口袋表面被描绘为不同颜色的区域。结构图由R. L. Stanfield and I. A. Wilson提供。

非常重要的。当 MHC 分子时，其稳定结合的肽段可以与 MHC 分子一起被纯化出来，利用这一现象可以分析与特定 MHC 分子结合的肽段。肽通过酸变性从 MHC 分子中释放出来，然后被纯化、测序。纯的合成肽也可以整合入空载的 MHC 分子中，我们首先讨论 MHC Ⅰ类分子的肽结合特性。

4-15 MHC Ⅰ类分子与 8～10 个氨基酸短肽的两端结合

通过肽的游离氨基和羧基末端的原子与 MHC Ⅰ类分子抗原结合槽两端恒定位点的接触，肽与 MHC Ⅰ类分子稳定地结合在肽结合槽的两端（图 4.20）。这是抗原肽：MHC Ⅰ类分子复合物的主要稳定接触点，因为缺乏末端氨基和羧基基团的合成肽类似物不能稳定地与 MHC Ⅰ类分子结合。肽段中的其他一些残基作为额外的锚定位。与 MHC Ⅰ类分子结合的肽通常有 8～10 个氨基酸长度。然而，更长的肽段也被认为是可以结合的，尤其是如果肽段在其羧基末端与 MHC Ⅰ类分子结合，可以通过内质网中的外肽酶裂解而被缩短到 8～10 个氨基酸，内质网是 MHC Ⅰ类分子与肽结合的地方。肽以延伸的构象在 MHC Ⅰ类分子抗原结合槽中；多数情况下，不同长度的肽段通过肽骨架扭结的形式被容纳。然而，在某些情况下，MHC Ⅰ类分子通过允许肽的羧基末端从抗原结合槽中伸出，从而容纳不同长度的肽段。

这些相互作用赋予 MHC Ⅰ类分子具有广泛的肽结合特性。此外，MHC 分子是高度多态性的。如前所述，MHC 基因具有高度多态性，因此在人群中 MHC Ⅰ类基因有数百种不同的等位基因变异体。每个人只携带这些变异体中的一小部分。MHC 等位基因变异体的主要差异在肽结合槽的某些位点，导致其与肽相互作用的关键位点能结合不同的氨基酸。因此，不同的 MHC 变异体优先结合不同的肽段。能与特定 MHC 变异体结合的肽段，其序列上两个或三个特定位置具有相同或非常相似的氨基酸残基。这些位置的氨基酸侧链插入由多态性氨基酸组成的 MHC 分子的口袋中。由于这种结合将肽锚定到 MHC 分子上，参与这一过程的肽残基称为锚定残基，如图 4.21 所述。这些锚定残基的位置和特点都可能不同，这取决于结合该肽的特定 MHC Ⅰ类分子变异体。然而，大多数与 MHC Ⅰ类分子结合的肽在羧基末端有一个疏水残基（有时是碱性残基），该残基可以将肽锚定在抗原结合槽中。尽管改变锚定残基通常会阻止肽的结合，然而并不是每个含有这些锚定残基并且长度合适的肽都有合适的 MHC Ⅰ类分子结合，因此肽：MHC Ⅰ类分子的结合也依赖于肽内其他位置氨基酸的属性。在某些情况下，某些位置上的特定氨基酸是有利于结合的，而在另外一些情况下，某些特定氨基酸的存在则会阻碍肽与 MHC Ⅰ类分子的结合。这些额外的氨基酸位置称为"次级锚定

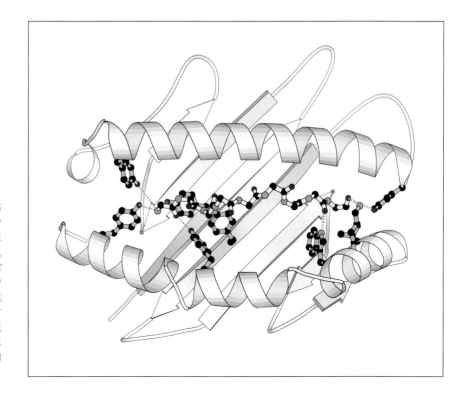

图4.20　肽通过其末端与MHC Ⅰ类分子结合
MHC Ⅰ类分子通过肽两端的一系列氢键和离子相互作用（以蓝色虚线显示）与结合肽的骨架（以黄色显示）相互作用。肽的氨基末端在左侧，羧基末端在右侧。黑圈是碳原子；红色是氧原子；蓝色是氮原子。形成这些键的MHC分子中的氨基酸残基在所有MHC Ⅰ类分子中都是共有的，它们的侧链在MHC Ⅰ类分子抗原结合槽的带状图上完整显示（灰色）。所有MHC Ⅰ类分子共有的酪氨酸残基簇与结合肽的氨基末端形成氢键，而第二簇残基与羧基末端的肽骨架和羧基末端本身形成氢键和离子相互作用。

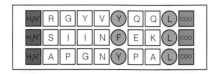

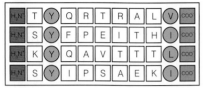

图4.21   多肽通过结构相关的锚定残基与MHC分子结合

上图和下图分别显示的是从两个不同的MHC I 类分子中洗脱的肽。结合MHC I 类分子不同等位基因变异体的多肽，其锚定残基（绿色）是不同的；但所有与相同MHC分子结合的肽，其锚定残基是相似的。结合特定MHC分子的锚定残基不需要完全相同，但总是相关的：例如，苯丙氨酸（F）和酪氨酸（Y）都是芳香族氨基酸，而缬氨酸（V）、亮氨酸（L）和异亮氨酸（I）都是疏水氨基酸。肽通过其氨基（蓝色）和羧基（红色）末端与MHC I 类分子结合。

位"。肽结合的这些特点使单个 MHC I 类分子能够结合多种不同的肽段，同时也允许不同的 MHC I 类分子的等位基因变异体结合不同类别的肽。正如我们将在第 15 章中看到的，MHC 多态性也会影响与来自自身蛋白质的多肽的结合，并可能影响个体对各种自身免疫病的易感性。

4 – 16 与 MHC II 类分子结合的肽的长度不受限制

与 MHC I 类分子一样，缺乏结合肽的 MHC II 类分子也不稳定。通过结合肽的洗脱和 X 射线晶体学分析，发现多肽与 MHC II 类分子的结合方式与 MHC I 类分子不同。与 MHC II 类分子结合的天然多肽至少有 13 个氨基酸长度，甚至更长。在 MHC II 类分子中没有发现与肽两端结合的 MHC I 类分子中保守的氨基酸残基簇，并且肽的末端也不与 MHC II 类分子结合，肽在抗原结合槽中以扩展构象存在。多肽侧链插入由多态性残基组成的浅口袋和深口袋中，肽骨架则与 MHC II 类分子肽结合槽中由保守氨基酸组成的侧链相互作用（图 4.22）。结构数据表明，MHC II 类分子结合肽第 1、4、6 和 9 位残基的氨基酸侧链可以插入抗原结合槽的口袋中。

与 MHC I 类分子相比，MHC II 类分子的结合口袋可以容纳更多不同的侧链，使得鉴定锚定残基及预测能够与特定 MHC II 类分子变异体结合的肽段变得更加困难（图 4.23）。尽管如此，通过比较已知结合肽的序列，通常还有可能发现与不同 MHC II 类分子变异体结合的氨基酸模式，并模拟这种肽序列基序的氨基酸如何与肽结合槽中的氨基酸相互作用。由于肽可以从 MHC II 类分子抗原结合槽的两端伸出，因此，原则上可以与 MHC II 类分子结合的肽的长度没有上限。例如，一种被称为恒定链的蛋白质，其中一部分位于在内质网中新合成的

图4.22   肽与MHC II类分子在肽结合槽中相互作用而结合

肽（黄色仅表示肽骨架，氨基末端在左侧，羧基末端在右侧）通过一系列氢键（蓝色虚线）与MHC II类分子结合，这些氢键分布在整个肽段上。肽氨基末端的氢键由MHC II类分子多肽链的主链形成，而整个肽键由MHC II类分子中高度保守的残基形成。这些残基的侧链在MHC II类分子抗原结合槽的带状图上以灰色显示。

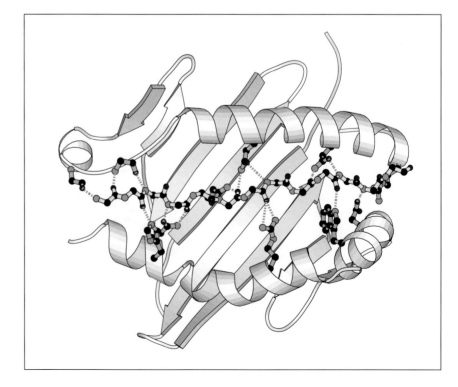

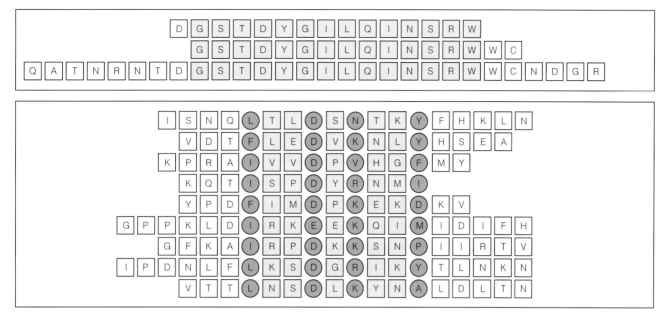

图4.23　结合MHCⅡ类分子的肽的长度是可变的，其锚定残基离肽末端有不同距离

上图显示的是与小鼠MHCⅡ类分子A^K等位基因结合的一组肽的序列。它们都包含相同的核心序列（较深颜色），但长度不同。下图显示的是与人MHCⅡ类分子等位基因HLA-DR3结合的不同肽段。锚定残基以绿色圆圈显示。这些肽的长度可能会有所不同，按照惯例，第一个锚定残基被表示为残基1。所有肽在第1位都是疏水残基，第4位是带负电荷的残基［天冬氨酸（D）或谷氨酸（E）］，第6位是碱性残基［赖氨酸（K）、精氨酸（R）、组氨酸（H）、谷氨酰胺（Q）或天冬酰胺（N）］，第9位是疏水残基［酪氨酸（Y）、亮氨酸（L）、苯丙氨酸（F）］。

MHCⅡ类分子的肽结合槽中。我们将在第6章中讲述恒定链在MHCⅡ类分子装载过程中的作用。多数情况下，与MHCⅡ类分子结合的长肽被酶切成13～17个氨基酸的长度。

4 – 17　几种抗原肽：MHC：T细胞受体复合物的晶体结构显示在抗原肽：MHC复合物上方的T细胞受体有类似的空间定位

当第一个TCR的X射线晶体结构发表时，同时也揭示了同一TCR结合肽：MHCⅠ类分子配体的结构。这些结构所揭示的空间构象表明TCR位于肽和肽结合槽上（图4.24）。如图4.24a所示，TCRα链位于结合肽的氨基末端，MHC分子的α₂结构域上；TCRβ链位于MHC分子的α₁结构域上，靠近肽的羧基末端。图4.24b显示了这种结构的视图，似乎通过一个透明的TCR向下观察它与MHC分子接触的位置。TCRα链和TCRβ链的CDR3环聚集在一起，位于肽的中心氨基酸上。图4.25所示，显示的是一个抗原肽：MHCⅡ类分子：TCR复合物。多种抗原肽：MHC：TCR复合物的比较表明：TCR与MHC分子表面结合时的轴相对于MHC分子的肽结合槽有些偏转（图4.24b）。在这个构象中，V_α区结构域主要与结合肽的氨基末端接触，V_β区结构域主要与结合肽的羧基末端接触。这两条链也与MHCⅠ类分子的α螺旋相互作用（图4.24）。TCR的接触点不对称分布在MHC分子上：V_α区CDR1和CDR2环与结合肽氨基末端附近的抗原肽：MHC复合物螺旋密切接触，β链的CDR1和CDR2环与结合肽羧基末端的抗原肽：MHC复合物相互作用。

当比较没有结合配体的TCR与结合了抗原肽：MHC复合物配体的TCR的三维结构时，发现这种结合导致了TCR一定程度的构象改变，或"诱导适合"，特别是V_α区CDR3环。与TCR接触的氨基酸的细微变化对于相同T细胞识别其他方面完全一致的抗原肽：MHC配体可能产生显著的影响。这两个结构证实的CDR3环的灵活性，有助于解释TCR如何采用合适的构象去识别相关的，但不同的肽配体。

T细胞识别的特异性涉及肽及提呈肽的MHC分子。TCR结合抗原肽：MHC配体的动力学分析表明，在接触开始时，TCR与MHC分子之间的相互作用可能起主导作用，但随后TCR与肽及MHC分子复合物的相互作用才决定最终的结果——结合或解离。与抗体–抗原相互作用一样，只有少数几个界面上的氨基酸提供必要的接触，以决定结合的特异性和强度。例如，简单地将肽中的亮氨酸转变为异亮氨酸，就足以使T细胞应答从强杀伤转变为完全没有应答。MHC分子中单个残基的突变可以产生同样的效果。这种T细胞识别

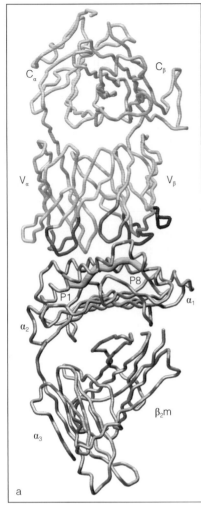

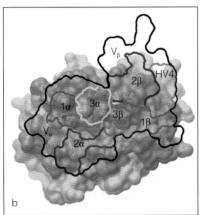

图4.24　TCR与抗原肽:MHC复合物结合

图a：TCR与抗原肽:MHC I 类分子复合物结合，接触α1和α2结构域螺旋。TCR的CDR以颜色显示：β链的CDR1和CDR2环分别为浅蓝色和深蓝色；α链的CDR1和CDR2环分别为浅紫色和深紫色。α链CDR3环为黄色，β链CDR3环为绿色。β链HV4环为红色。黄粗线P1–P8是结合肽。

图b：TCR的抗原结合位点（粗黑线）叠映在抗原肽:MHC复合物（肽以暗黄色显示）的顶表面。TCR位于抗原肽:MHC复合物上方，TCR的α链和β链的CDR3环（3α、3β分别以黄色和绿色显示）与肽的中心接触。α链的CDR1和CDR2环（1α、2α分别以浅紫色和深紫色表示）与结合肽的氨基末端MHC螺旋接触，而β链的CDR1和CDR2环（1β、2β分别以浅蓝色和深蓝色表示）与结合肽的羧基末端的螺旋接触。由I. A. Wilson提供。

抗原的双重特异性构成了 T 细胞应答具有 MHC 限制性的基础，这种现象早在已知 MHC 分子的肽结合特性之前就已被观察到。这种双重特异性的另一个结果是，TCR 需要对 MHC 分子表现出一些固有的特性，以便能够与 MHC 分子的抗原提呈表面进行适当的相互作用。在第 6 章中，我们将介绍在 T 细胞识别和 MHC 多态性背景下发现的 MHC 限制性，在第 8 章中，我们将讨论这些现象对胸腺中 T 细胞发育的影响。

4–18 T 细胞的细胞表面蛋白 CD4 和 CD8 分子直接接触 MHC 分子，是 T 细胞对抗原做出有效应答所必需的

正如我们在第 1–21 节中所介绍的，T 细胞按细胞表面蛋白 CD4 和 CD8 的表达可以分为两大类。CD8 由 CTL 表达，而 CD4 表达在具有激活其他细胞功能的 T 细胞表面。CD4 和 CD8 一直被认为是 T 细胞的功能性标志物，后来才清楚，这种区别是基于 T 细胞识别不同类别 MHC 分子的能力。CD8 识别 MHC Ⅰ 类分子，CD4 识别 MHC Ⅱ 类分子。在抗原识别过程中，CD4 或 CD8 分子（取决于 T 细胞的类型）辅助 T 细胞表面的 TCR 识别抗原，并结合到抗原肽 : MHC 复合配体中远离肽结合区的 MHC 非多态性结构域。这种结合有助于 T 细胞应答的整体有效性，因此 CD4 和 CD8 被称为共受体。

CD4 是由四个 Ig 样结构域组成的单链蛋白（图 4.26）。前两个结构域（D1 和 D2）紧密地连接在一起，形成一个约 6 nm 长的刚性杆状结构，其通过柔性铰链与由第三和第四个结构域（D3 和 D4）形成的类似杆状结构相连接。CD4 的 MHC 结合区主要位于 D1 结构域的侧面，与 MHC Ⅱ 类分子 α_2 和 β_2 结构域连接处形成的疏水缝隙结合（图 4.27a）。该位点远离 TCR 与 MHC 结合的位点，如 TCR – 肽 /MHC Ⅱ 类分子 – CD4 的完整晶体结构所示（图 4.28）。这个结构表明 CD4 分子和 TCR 可以同时与相同的抗原肽 : MHC Ⅱ 类分子复合物结合。CD4 增强对抗原的敏感性，因为当 CD4 存在时，T 细胞对抗原的敏感性大约增强了 100 倍。这种增强过程是由于 CD4 胞内段具有与胞质酪氨酸激酶 Lck 结合的能力。我们将在第 7 章中详细讨论，Lck 接近 TCR 复合物有助于激活由抗原识别引起的信号级联反应。

CD8 的结构与 CD4 有很大不同。它是由两条不同的肽链（α 链和 β 链）通过二硫键连接形成的异二聚体，每条链包含一个 Ig 样结构域，由一段延伸多肽连接到细胞膜上（图 4.26）。这段多肽被广泛地糖基化，以维持一个延伸的构象，保护肽段不被蛋白酶切割。CD8α 链可以形成同源二聚体，尽管当 CD8β 表达时，这些同源二聚体通常是

图4.25　TCR以类似的方式与MHC I 类分子和MHC II 类分子相互作用

图示是一个TCR的结构，该受体特异性识别来源于鸡细胞色素c的一个肽段，该肽段与MHC II 类分子结合。TCR与MHC II 类分子结合的位置和方向与图4.24所示的TCR与MHC I 类分子结合的位置和方向相似。TCR的α链和β链分别为浅蓝色和深蓝色，细胞色素c肽为浅橙色。TCR结合于MHC II 类分子α链（棕色）和β链（黄色）的α螺旋区形成的浅鞍上，与MHC II 类分子及其所结合的多肽复合物的长轴垂直。该结构来自PDB 3QIB，由K. C. Garcia提供。

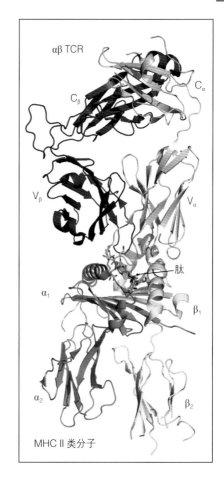

不存在的。初始 T 细胞表达 CD8αβ，而 CD8αα 同源二聚体可由高度活化的效应 T 细胞和记忆 T 细胞表达。黏膜相关恒定链 T 细胞（MAIT cell）也表达 CD8αα；这些细胞识别由细菌产生的叶酸代谢产物，这些代谢产物与非经典 MHC I 类分子 MR1 结合。这部分内容我们将在第 6 章中阐述。

　　CD8αβ 与 MHC I 类分子的 α₃ 结构域弱结合（图 4.27b）。CD8β 链与 MHC I 类分子 α2 结构域底部的残基相互作用，而 α 链在一个较低位置与 MHC I 类分子的 α3 结构域相互作用。CD8 分子与 MHC I 类分子结合的强度受 CD8 分子糖基化状态的影响，增加 CD8 分子糖类结构上的唾液酸残基数量会降低两者相互作用的强度。CD8 分子的唾液酸化程度在 T 细胞成熟和活化过程中发生变化，这在调节抗原识别方面起着重要作用。

　　与 MHC II 类分子的相互作用一样，TCR 和 CD8 分子可以同时与一个 MHC I 类分子相互作用（图 4.29）。与 CD4 一样，CD8 通过 α 链的胞质尾部结合 Lck，使 T 细胞对 MHC I 类分子所提呈的抗原的敏感性提高了约 100 倍。CD8αα 同源二聚体作为辅助受体的功能似乎不如 CD8αβ，CD8αα 可能负调控 T 细胞的活化。与 CD8 相比，CD4 不会形成二聚体。

图4.26　CD4和CD8共受体分子的结构

CD4分子包含四个Ig样结构域，图a是示意图，图b是晶体结构的带状图。氨基末端结构域D1与免疫球蛋白V区结构域相似。第二个结构域D2，虽然与免疫球蛋白结构域相关，但与V区结构域和C区结构域不同，称为C2结构域。CD4的前两个结构域形成刚性杆状结构，该结构通过一个柔性链接连接到两个羧基末端结构域。MHC II 类分子的结合位点主要涉及D1结构域。CD8分子是由二硫键共价连接α链和β链组成的异二聚体。CD8的另一种形式是以α链的同源二聚体存在。图a展示的是异二聚体，图b展示的是同源二聚体。CD8 α链和CD8 β链具有非常相似的结构，每条链都有一个类似免疫球蛋白V区的结构和一段多肽链，多肽链被认为是一个相对延伸的构象，使V样结构域锚定在细胞膜上。

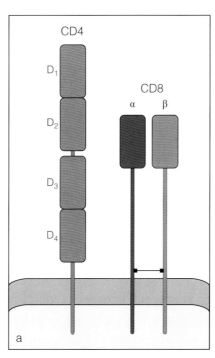

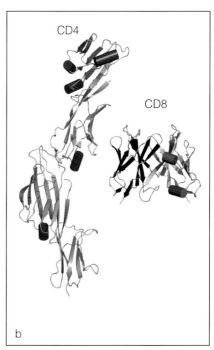

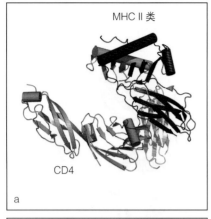

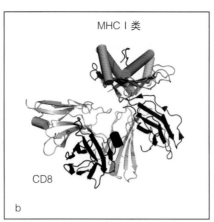

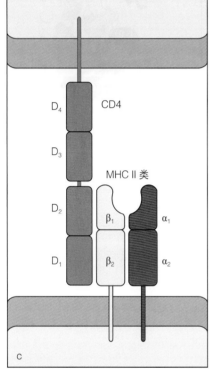

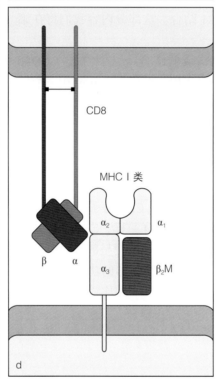

图4.27　MHC Ⅱ类分子和 Ⅰ类分子上CD4和
CD8的结合位点位于Ig样结构域

MHC Ⅱ类分子和 Ⅰ类分子上CD4和CD8的结合
位点分别位于最靠近细胞膜和远离肽结合槽的
Ig样结构域。图a是CD4与MHC Ⅱ类分子结合
的带状结构图；图c是CD4与MHC Ⅱ类分子结合
的模式图。MHC Ⅱ类分子的α链以粉红色显
示，β链以白色显示，CD4以金色显示。图a只
显示CD4分子的D1和D2结构域。CD4的结合
位点位于MHC Ⅱ类分子β₂结构域的底部，在β₂
和α₂结构域之间的疏水缝隙中。图b和图d显示
CD8αβ与MHC Ⅰ类分子的结合。MHC Ⅰ类分
子重链和β₂m分别以白色和粉红色显示，CD8
二聚体的两条链分别用浅紫色（CD8β）和深
紫色（CD8α）显示。CD8在MHC Ⅰ类分子上
的结合位点与CD4在MHC Ⅱ类分子上的结合位
置相似，但CD8与MHC Ⅰ类分子的结合还涉及
α₁和α₂结构域的底部，因此CD8与MHC Ⅰ类分
子的结合并不完全等同于CD4与MHC Ⅱ类分子
的结合。结构图来自PDB 3S4S（CD4/MHC Ⅱ
类）和PDB 3DMM（CD8αβ/MHC Ⅰ类）。由
K. C. Garcia提供。

4-19　两类 MHC 分子在细胞上差异表达

　　MHC Ⅰ类分子和MHC Ⅱ类分子在细胞上有不同的分布，这反映了识别不同类别MHC分子的T细胞
具有不同效应功能（图 4.30）。MHC Ⅰ类分子提呈的肽段来自病原体，通常是病毒，供 CD8 CTL 识别，
这些 T 细胞能专门杀死其特异性识别的任何细胞。因为病毒可以感染有核细胞，几乎所有有核细胞都表达
MHC Ⅰ类分子，尽管其组成性表达的水平因细胞类型而异。例如，免疫细胞在其表面表达大量的 MHC Ⅰ
类分子，而肝脏细胞（肝细胞）MHC Ⅰ类分子的表达水平相对较低（图 4.30）。无核细胞，如哺乳动物红
细胞，几乎不表达 MHC Ⅰ类分子，因此 CTL 无法感知红细胞内部的感染。由于红细胞不支持病毒复制，因
此病毒感染对其没有重大影响，但可能是由于红细胞缺乏 MHC Ⅰ类分子，使导致疟疾的疟原虫能够在此豁
免区生活。

　　识别 MHC Ⅱ类分子的 CD4 T 细胞的主要功能是激活免疫系统的其他效应细胞。MHC Ⅱ类分子通常表
达在参与免疫应答的 APC 上，如 DC、B 细胞和巨噬细胞，而在其他组织细胞上不表达（图 4.30）。DC 表
达的 MHC Ⅱ类分子所提呈的肽段可以激活初始 CD4 T 细胞。当预先活化的 CD4 T 细胞识别 B 细胞上与
MHC Ⅱ类分子结合的肽段时，T 细胞会分泌细胞因子，这些细胞因子可以影响 B 细胞选择产生的抗体同种

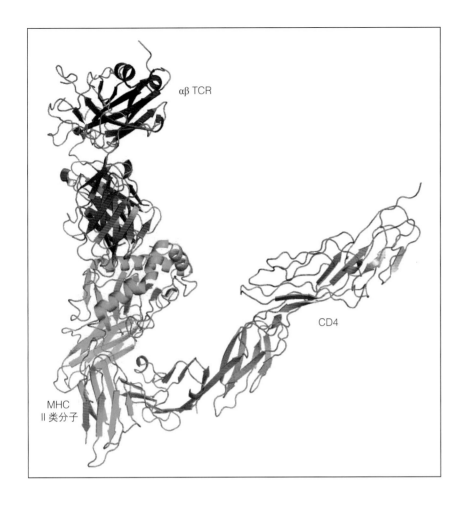

图4.28　CD4和TCR与MHC Ⅱ类分子的不同区域结合
本图显示了一个完整的α:β TCR:肽/MHC:CD4三元复合物的晶体结构。TCR的α链和β链分别为蓝色和红色，MHC Ⅱ类分子为绿色，结合肽为灰色，CD4为橙色。结构来自PDB 3T0E。由K. C. Garcia提供。

型。在识别巨噬细胞上与MHC Ⅱ类分子结合的肽段后，部分CD4 T细胞再次通过细胞因子激活这些巨噬细胞，破坏其囊泡中的病原体。

　　MHC Ⅰ类分子和MHC Ⅱ类分子的表达均受细胞因子调控，特别是在免疫应答过程中释放的干扰素。IFN-α和IFN-β增加所有类型细胞MHC Ⅰ类分子的表达，而IFN-γ不仅能增加MHC Ⅰ类分子和MHC Ⅱ类分子的表达，还可诱导通常不表达MHC Ⅱ类分子的某些类型细胞表达MHC Ⅱ类分子。干扰素还通过诱导细胞内能使肽被加载到MHC分子上的关键成分的表达来增强MHC Ⅰ类分子的抗原提呈功能。

4-20　一种独特的T细胞亚群的受体由γ链和δ链组成

　　在寻找TCRα链基因的过程中，意外发现了另一种TCR样基因。这个基因被命名为TCRγ，它的发现使人们进一步探索更多的TCR基因。利用抗γ链预测序列的抗体鉴定出另外一个受体链，称为δ链。很快就发现，少数T细胞具有一种不同类型的TCR，它由γ:δ异二聚体组成，而不是由α:β异二聚体组成。关于γ:δ T细胞的发育见第8-11节和第8-12节。

　　与α:β T细胞一样，γ:δ T细胞存在于所有脊椎动物的淋巴组织中，但作为上皮内淋巴细胞的群体，尤其是在皮肤和雌性生殖道中，其受体的多样性非常有限。与α:β T细胞不同的是，γ:δ T细胞通常不

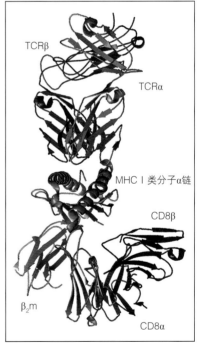

图4.29　CD8与MHC Ⅰ类分子结合的位置，远离TCR与MHC Ⅰ类分子结合的位置

TCR和CD8分子与MHC Ⅰ类分子的相对结合位置可以从它们与MHC Ⅰ类分子（深绿色的α链和浅绿色的β₂m）相互作用的虚拟重建中看出。TCR的α链和β链分别以绿色和紫色显示。CD8 αβ异二聚体与MHC Ⅰ类分子α3结构域结合。CD8 α链以蓝色显示，CD8 β链以红色显示。由Chris Nelson and David Fremont提供。

组织	MHC Ⅰ类分子	MHC Ⅱ类分子
淋巴组织		
T细胞	+++	+*
B细胞	+++	+++
巨噬细胞	+++	++
DC	+++	+++
胸腺上皮细胞	+	+++
其他有核细胞		
中性粒细胞	+++	−
肝细胞	+	−
肾脏	+	−
脑	+	−†
无核细胞		
红细胞	−	−

图4.30　MHC分子在不同组织差异表达

MHC Ⅰ类分子表达在所有有核细胞上，其在造血细胞中表达最高。MHC Ⅱ类分子通常仅表达在特定造血细胞亚群和胸腺基质细胞上，但在炎性细胞因子IFN-γ刺激下，其他类型细胞也可表达MHC Ⅱ类分子。

*在人类，活化的T细胞表达MHC Ⅱ类分子；而在小鼠中，所有T细胞都不表达MHC Ⅱ类分子。

†在脑部，大多数类型细胞不表达MHC Ⅱ类分子，但与巨噬细胞相关的小胶质细胞表达MHC Ⅱ类分子。

识别由 MHC 分子提呈的抗原肽，γ:δ TCR 不受在与 T 细胞结合和提呈肽方面起作用的"经典"MHC Ⅰ类分子和Ⅱ类分子的限制。γ:δ TCR 似乎直接识别靶抗原，因此可能会对许多不同类型细胞所表达的分子做出快速识别和响应。γ:δ TCR 的配体很难被确定，但现在已经有一些配体被描述，似乎表明 γ:δ T 细胞在固有免疫和适应性免疫应答之间起着中间或过渡性的作用。

　　与 NK 细胞受体配体类似，如 MIC 和 RAET1（见第 3-27 节），许多 γ:δ T 细胞所识别的配体是由细胞应激或损伤引起的。γ:δ T 细胞也可结合由"非经典"MHC Ⅰb 分子提呈的抗原，MHC Ⅰb 分子将在第 6 章中讨论。MHC Ⅰb 分子在结构上与我们已经讨论过的 MHC 蛋白相关，但除了将结合肽提呈给 T 细胞外，MHC Ⅰb 分子还有其他功能。γ:δ T 细胞所识别的其他配体可能包括热休克蛋白和非肽类配体，如磷酸化配体或分枝杆菌脂质抗原。γ:δ T 细胞也能对磷脂产生应答。对感染分子的识别，而不是对病原体特异性抗原的识别，使上皮内 γ:δ T 细胞与其他淋巴细胞区别开来，γ:δ T 细胞属于固有类淋巴细胞。目前已经提出了术语"过渡免疫"来阐明 γ:δ T 细胞的作用，因为这些细胞的功能似乎介于固有免疫应答和适应性免疫应答之间。

　　γ:δ TCR 的晶体结构表明，其形状与 α:β TCR 类似。图 4.31 显示的是 γ:δ TCR 与非经典 MHC Ⅰ类分子 T22 结合的晶体结构。这一结构表明，γ:δ TCR 与 MHC 分子结合的总体构象与 α:β TCR 显著不同，因为 γ:δ TCR 主要与 T22 分子的一端相互作用。然而，γ:δ TCR 的 CDR3 区在识别中仍发挥着关键作用，与抗体和 α:β TCR 类似。此外，γ:δ TCR 的 CDR3 的长度比这两种抗原受体中的任何一种都长，这可能对 γ:δ TCR 识别的配体类型有影响，因为在 γ:δ TCR 库中，CDR3 存在巨大的组合多样性。我们将在第 6 章和第 8 章中进一步讨论 γ:δ T 细胞的配体和 γ:δ T 细胞的发育。

【小结】

　　大多数 T 细胞上的抗原受体是 α:β TCR，由两条链组成，即 TCR

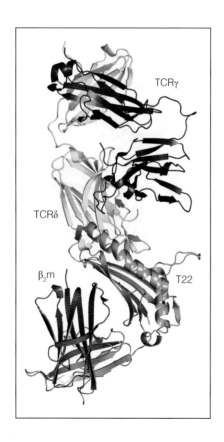

图4.31　与非经典MHC Ⅰ类分子T22结合的γ:δ TCR的结构

γ:δ TCR的结构与α:β TCR和免疫球蛋白Fab段相似。与α:β TCR Cα结构域相比，γ:δ TCR的Cδ结构域与免疫球蛋白δ结构域更为相似。在这种结构中，γ:δ TCR相对于非经典MHC分子T22的整体定位与α:β TCR相对于MHC Ⅰ类分子或Ⅱ类分子的定位有很大不同。γ:δ TCR与肽结合槽一端的接触远多于另一端，而不是直接位于肽结合槽上；这与γ:δ TCR缺乏肽接触和缺乏MHC限制性识别是一致的。

α链和TCR β链，在许多方面α:β TCR类似于免疫球蛋白的Fab段。α:β TCR通常是膜结合型的，识别抗原肽：MHC分子复合配体。每个MHC分子可以结合多种不同的肽段，但MHC的不同变异体均优先识别具有特定序列和物理特征的肽段。抗原肽在细胞内产生，并稳定地结合在MHC分子表面的肽结合槽中。MHC分子有两类，能区分两种不同功能类型的α:β T细胞的CD8和CD4分子分别结合在MHC分子的非多态性结构域上。CD8与MHC Ⅰ类分子结合，并可同时结合到被TCR识别的相同的抗原肽：MHC Ⅰ类分子复合物上，从而作为共受体增强T细胞应答；CD4与MHC Ⅱ类分子结合，并作为识别抗原肽：MHC Ⅱ类分子配体的TCR的共受体。TCR直接与抗原肽和MHC分子的多态性部位相互作用，这种双重特异性是T细胞应答具有MHC限制性的基础。另外一类TCR，由γ和δ链组成。在结构上，γ:δ TCR与α:β TCR相似，但与不同的配体结合，包括非肽类配体、非多态性非经典的MHC分子和某些脂质。γ:δ TCR不受MHC限制，存在于少数淋巴和上皮内T细胞群体中。

第4章总结

B细胞和T细胞使用不同的，但结构相似的分子识别抗原。B细胞的抗原识别分子是免疫球蛋白，它既可以作为抗原的膜结合受体——BCR，又可以是分泌性抗体，结合抗原和激发体液效应功能。而T细胞的抗原识别分子仅作为细胞表面受体而产生，因此只引起细胞效应功能。免疫球蛋白和TCR是高度可变的分子，变异集中在分子的可变（V）区，即与抗原结合的部位。免疫球蛋白可与多种具有不同化学结构的抗原结合，α:β TCR是TCR的主要类型，主要识别与MHC分子结合的外源蛋白的肽段。

免疫球蛋白如何结合抗原主要通过抗体来研究。抗体与抗原的结合具有高度特异性，这取决于抗原结合位点的形状和理化性质。远离抗原结合位点的抗体另一端是恒定区，或Fc段，影响抗体所产生的效应功能类型。机体有五类不同功能的抗体，每类抗体由不同类型的恒定区编码。正如我们将在第10章中看到的，它们与免疫系统的不同成分相互作用，以激发炎症反应并消除抗原。

TCR有几个方面不同于B细胞免疫球蛋白。一是缺乏分泌型TCR，这反映了T细胞与B细胞的功能差异。B细胞处理体内循环的病原体及其蛋白产物；可溶性抗原识别分子的分泌使B细胞能够在体内细胞外空间有效地清除抗原。而T细胞专门用于对病原体的主动监测，但T细胞识别不涉及可溶性的分泌型受体。CD8 T细胞能够发现细胞内感染，并能杀死那些在其表面携带外来抗原肽的被感染的细胞。CD4 T细胞与免疫系统中能摄取外来抗原，并将其提呈在细胞表面的细胞相互作用。

TCR识别由自身MHC分子结合外源性肽段组成的复合配体，而不识别完整的抗原。这意味着T细胞只能与提呈抗原的细胞相互作用，而不能与完整的病原体或蛋白质相互作用。每个TCR都特异性识别肽和自身MHC分子的特定组合。MHC分子由一个高度多态性的基因家族编码。多种MHC分子变异体的表达，每个分子都有不同的肽结合库，有助于确保来自个体的T细胞能够识别几乎所有病原体产生的一些肽段。

练习题

4.1 判断题：与抗体被胃蛋白酶裂解后产生的片段相比，抗体被木瓜蛋白酶裂解后所产生的片段与相应抗原有更高的亲和力。

4.2 简答题：CD4和CD8共受体与MHC的结合对TCR信号的传递有何重要意义？

4.3 简答题：为什么说MHC位点杂合性是有利的？

4.4 配对题：将下列术语与最佳描述进行匹配。

A. 抗原决定簇	ⅰ. 抗体识别的结构（表位）
B. 构象/不连续表位	ⅱ. V区中具有明显序列变异的区域
C. 连续/线性表位	ⅲ. 由一条多肽链的一段组成的表位
D. 超变区	ⅳ. 折叠的一条多肽链的不同部分的氨基酸组成的表位

4.5 填空题：大多数脊椎动物包括人和小鼠，都会产生抗体，抗体由 ＿＿＿＿＿ 链和 ＿＿＿＿＿ 链组成。抗体的 ＿＿＿＿＿ 区识别抗原，＿＿＿＿＿ 区决定抗体的类和型。骆驼和软骨鱼分别产生 ＿＿＿＿＿ 和 ＿＿＿＿＿，为临床应用单链抗体奠定了基础。

4.6 选择题：下列哪种陈述是错误的？
A. TCR 的 α 链和 β 链配对，但 α 链可以转换成 γ 链或 δ 链。
B. 荷电氨基酸之间发生静电相互作用（如盐桥）。
C. 疏水相互作用发生在两个疏水表面之间，并排除水。
D. 抗体的抗原结合位点通常含有许多芳香族氨基酸，如酪氨酸。
E. MHC 限制性是 T 细胞对特定的 MHC 分子及其结合的肽段特异性识别的现象。

4.7 选择题：下列哪类免疫球蛋白在健康成人和小鼠中含量最多？
A. IgA
B. IgD
C. IgE
D. IgG
E. IgM

4.8 选择题：下列哪个句子描述了免疫球蛋白的折叠结构？
A. 两个反向平行的 β 片层由一个 α 螺旋和一个二硫键连接。
B. 两条 β 链由一个二硫键连接。
C. 四个 α 螺旋由两个二硫键连接。
D. 七个反向平行的 α 螺旋串联。
E. 两个 β 片层折叠在一起通过二硫键连接形成一个 β 三明治结构。

4.9 选择题：抗体分子的某些部位具有灵活性，特别是位于 Fc 和 Fab 之间的铰链区，在某种程度上 V 区和 C 区的连接处也有一定的灵活性。抗体的下列哪些特性不受其灵活性的影响？
A. 与小抗原（半抗原）结合
B. 抗原的亲合力
C. 抗原的亲和力
D. 与抗体结合蛋白的相互作用
E. 与远距离的抗原结合

4.10 选择题：在抗原识别和特异性方面，BCR 和 TCR 的哪个区域最关键？
A. FR1
B. CDR1
C. FR2
D. CDR2
E. FR3
F. CDR3
G. FR4

（陈广洁　聂　红译，杨世高校）

参考文献

淋巴细胞抗原受体的产生

5

淋巴细胞表达许多一模一样的、具有独特的抗原结合部位的抗原受体（见第1-12节）。抗原受体的克隆性表达使每个人拥有的数十亿个淋巴细胞都具有特异性。第4章介绍了B细胞和T细胞上的抗原受体（即免疫球蛋白和TCR）的结构特征：抗原结合部位的氨基酸序列的变化产生数量巨大的抗原受体库，该部位由受体两条链的可变区组成。在免疫球蛋白中，分别是重链可变区（V_H）和轻链可变区（V_L），而在TCR中则是V_α区和V_β区。这些免疫球蛋白结构域含有三个环状的高可变区，或称为互补决定区（CDR）（见第4-6节），是受体的抗原结合部位，它们赋予受体结合抗原的特异性和多样性。

20世纪六七十年代，免疫学家认识到有限的基因组（约30亿个核苷酸）不具备足够数量直接编码抗原受体的基因，这很难以解释观察到的抗原受体多样性。如果每种特定的抗体都由其自身基因编码，那么基因组的大小只能满足于编码抗体基因。就像我们将介绍的，受体链的可变区不是由单个DNA区段直接编码为完整的免疫球蛋白结构域。相反，可变区最初由所谓的基因片段编码，但这些基因片段只编码免疫球蛋白结构域的一部分。在淋巴细胞的发育过程中，这些基因片段通过体细胞DNA重排形成完整且独特的可变区编码序列。该过程通常称为基因重排。完整的可变区序列是通过两种或三种类型的基因片段组装而产生的。每种基因片段在胚系基因组中有多个拷贝。受体库的最终多样性是淋巴细胞在发育期间从多个不同类型的基因片段中组装成完整抗原受体的结果，这个过程使每个新产生的淋巴细胞从许多可能的组合中选择单一的抗原受体，从而形成包含多种抗原特异性的初始B细胞和T细胞库。

本章的第一部分和第二部分描述了免疫球蛋白和TCR的原始库的基因重排。B细胞和T细胞有共同的基因重排机制，其进化可能对脊椎动物适应性免疫系统的进化至关重要。本章的第三部分解释了如何从产生跨膜免疫球蛋白的活化B细胞过渡到分泌抗体浆细胞。免疫球蛋白可以是跨膜受体或分泌的抗体，而TCR仅作为跨膜受体存在。抗体也能以不同类型的恒定区或亚型产生（见第4-1节）。

这里我们介绍了IgM和IgD亚型的表达是如何被调节的，第10章再描述类别转换的发生，因为该过程和抗体亲和力成熟通常是在免疫应答的背景下发生。本章的最后一部分简要介绍了基因重排的替代进化形式，这在其他物种中产生了不同形式的适应性免疫应答。

本章概要：

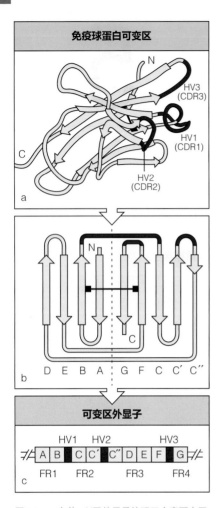

图5.1　一个单一V区外显子编码三个高可变区

图a：可变区基于由9个β片层组成的骨架区（黄色）支持的免疫球蛋白（Ig）折叠，并包含决定其抗原特异性的3个高变区（红色）。

图b：三个HV区作为肽链环存在于B和C的β片层之间，C'和C"之间以及F和G之间。

图c：淋巴细胞中的完整可变区是在全长的抗原受体基因章单个外显子内编码的。三个HV区域散布在Ig结构域的β片层构成的四个骨架区（FR）之间。

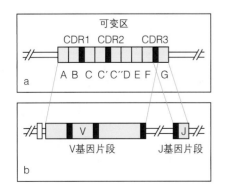

初始免疫球蛋白基因重排

任何物质都可以成为抗体应答的目标，即使是针对单个表位的应答都会产生许多不同的抗体分子，这些抗体分子与该表位结合具有不同的特异性和独特的亲和力或结合力。个体可获得的特异性抗体的总数称为抗体库或免疫球蛋白库，对人类而言至少是 10^{11}，也许还要高出几个数量级。然而，任何时候同时出现的特异性抗体数量受个体 B 细胞总数以及个体以前接触抗原数量的限制。个体在某一个时间点的特异性抗体数量同样受个体 B 细胞总量的限制，而且与该个体接触过的抗原数量有关。

在能够对免疫球蛋白基因直接进行测序之前，对于这种多样性起源有两个主要假说。胚系理论认为每种不同的免疫球蛋白链都由一个单独的基因编码，并且抗体库大部分是遗传的。相反，体细胞突变理论认为观察到的抗体库来自有限数量的 V 区序列，该序列在 B 细胞内发生了突变。克隆免疫球蛋白基因揭示了两种理论都有正确的成分，通过遗传获得的、相对较小的一组基因片段，然后通过重排形成了编码每个可变区的 DNA 序列。活化的成熟 B 细胞发生的体细胞高频突变，进一步增加了多样性。因此，体细胞突变理论实质上是正确的，尽管胚系理论中存在多个胚系基因的概念也被证明是正确的。

5-1　免疫球蛋白基因重排发生在抗体生成细胞的祖细胞中

图 5.1 展示了轻链可变区的抗原结合部位及其结构域的结构与其编码基因之间的关系。免疫球蛋白重链和轻链可变区的结构基础是含有 9 个 β 片层结构的免疫球蛋白。抗体结合部位由被称为高变区 HV1、HV2 和 HV3（也可以称为 CDR1、CDR2 和 CDR3）的三个肽链环形成（图 5.1a）。这些环位于 β 片层的 B 和 C、C' 和 C"，以及 F 和 G 之间（图 5.1b）。在成熟 B 细胞中，重链和轻链的高变区由单个外显子编码，但在该编码序列内彼此分开（图 5.1c）。这个外显子是该基因的第二个外显子（外显子 2）。可变区的第一个外显子用来编码抗体的前导序列，引导抗体进入内质网，从而使抗体能够在细胞表面表达或分泌出细胞。

如图 5.2 所示，与大多数基因不同，可变区外显子的完整 DNA 序列不存在于个体的胚系基因组中，而是最初由两个独立的 DNA 片段组成。当 B 细胞在骨髓中发育时，这两个 DNA 片段拼接在一起形成完整的外显子 2。可变区形成 β 片层 A-F 的前 95～101 个氨基酸和前两个完整高变区，又称 V 基因片段编码（图 5.2）。该基因片段也参与编码部分第三高变区。第三高变区的其他部分和可变区的其余部分包括了

图5.2　CDR3区源自在淋巴细胞发育期间拼接在一起的两个或更多个独立的基因片段

图a：包含CDR1，CDR2和CDR3环的完整轻链可变区由单个外显子编码。

图b：完整的可变区来源于不同的胚系DNA序列。V基因片段编码CDR1和CDR2环，CDR3环由来自V基因片段末端和J基因片段开始的序列编码，在淋巴细胞发育期间当这些基因片段拼接时会添加或丢失核苷酸。重链CDR3环的外显子是通过V、D和J基因片段的序列拼接形成的（未显示）。

连接（joining）区，又称 J 基因片段的 β 片层 G（多达 13 个氨基酸残基）。按照惯例，我们将由这些基因片段拼接在一起形成的完整可变区的外显子称为 V 基因。

在非淋巴细胞中，V 基因片段维持在其原始胚系基因结构中，并且与 C 区的编码序列保持相当远的距离。然而，在成熟 B 细胞中，拼接的 V 区序列更靠近 C 区，这是由 DNA 剪切导致的。免疫球蛋白基因内重排最初是在大约 40 年前发现的，当时限制性酶分析技术首次使得对 B 细胞和非淋巴细胞中免疫球蛋白基因的分析成为可能。这些实验表明，免疫球蛋白基因内的基因组 DNA 片段在 B 细胞系中发生重排，但在其他细胞中不重排。为了区别于配子生产过程中发生的减数分裂重组，这种重排过程称为"体细胞"DNA 重组。

5–2 不同基因片段的体细胞重组产生编码可变区的完整基因

图 5.3 显示了产生完整免疫球蛋白轻链和重链基因的重排过程。对于轻链而言，V_L 和 J_L 基因片段的连接产生编码整个 V_L 的外显子。在未重排的 DNA 中，V_L 基因片段相对远离编码轻链恒定区（C_L）的外显子。然而，J_L 基因片段位于 C_L 附近，并且 V_L 基因片段与 J_L 基因片段的连接也使 V_L 基因片段更接近于 C_L 序列。重排的 V_L 中 J_L 基因片段与 C_L 序列仅隔一个短内含子。为了形成完整的免疫球蛋白轻链信使 RNA，在转录后 V 区外显子通过 RNA 拼接与 C 区序列连接。

对于重链，还有一个复杂情况。V_H 是由三个而不是两个基因片段编码的。除了 V、J 基因片段（表示为

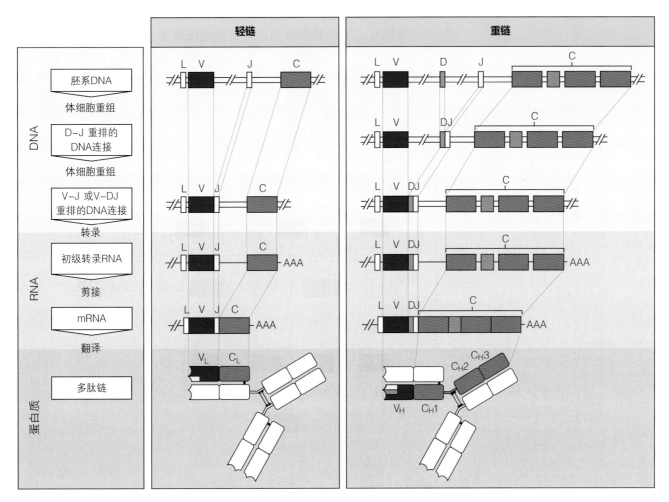

图5.3　V基因是由基因片段拼接而成的
轻链V基因由两个片段拼接而成（中间部分）。在基因组中可变区（V）和连接区（J）基因片段结合形成完整的轻链V区外显子。免疫球蛋白链是细胞外蛋白质，V基因片段之前是编码前导肽（L）的外显子以引导蛋白质进入细胞的分泌途径，然后被剪切。轻链C区由单独的外显子编码，轻链RNA通过剪接除去L–V和J–C内含子与V区外显子连接。重链V区由三种基因片段组成（右侧部分）。首先，多样性（D）和J基因片段连接，然后V基因片段连接到组合的DJ序列形成完整的V_H外显子。重链C基因由几个外显子编码。在剪接重链RNA转录物期间，C区外显子与前导序列一起被剪接至V区结构域序列。翻译后除去前导序列，形成连接多肽链的二硫键。铰链区域显示为紫色。

人体免疫球蛋白基因座的功能性基因片段的数量			
片段	轻链		重链
	κ	λ	H
可变性（V）	34～38	29～33	38～46
多样性（D）	0	0	23
连接（J）	5	4～5	6
恒定（C）	1	4～5	9

图5.4　人重链和轻链V区的功能性基因片段的数量

图中显示的数字来源于一个个体DNA的详细克隆和测序，并排除了所有假基因（基因序列的突变和非功能基因）。由于遗传多态性，所有人的数字会不一样。

V_H 和 J_H，以区别于 V_L 和 J_L），重链在 V_H 和 J_H 之间还有第三个基因片段，称为多样性或 D_H 基因片段。图 5.3（右图）展示了产生完整的重链 V 区重组过程，分为两个阶段。首先，D_H 基因片段与 J_H 基因片段连接；然后 V_H 基因片段与 DJ_H 重排形成完整的 V_H 区外显子。与轻链基因一样，RNA 剪接将组装的 V 区序列连接到邻近的 C 基因。

5-3　每个免疫球蛋白基因座具有多个相邻的 V 基因片段

为简单起见，在上面讨论完整 V 区序列的形成时，就好像每种基因片段只有一个拷贝一样。而事实上，胚系 DNA 中有多个拷贝的 V、D 和 J 基因片段。随机选择每种类型中的一个基因片段产生了免疫球蛋白 V 区的多样性。

图 5.4 显示了通过基因克隆和测序确定的人类基因组中每种类型的功能性基因片段的数量。并非所有发现的基因片段都具有功能，因为有些基因片段已经积累了突变，从而阻止它们编码功能性蛋白质。这些基因被称为"假基因"。由于在胚系 DNA 中存在许多 V、D 和 J 基因片段，同时不是任何基因片段都是有功能的，导致形成相对多的假基因。其中一些可以像功能基因片段一样经历重排，因此相当比例的重排包含有假基因，因而是无功能的。

在第 4-1 节中我们看到，有三种免疫球蛋白链——重链和两种相应型的轻链，即 κ 链和 λ 链。编码这些链的免疫球蛋白基因片段被划分成三个簇或遗传基因座——κ 链、λ 链和重链基因座，每个基因座可以组装完整的 V 区序列。如图 5.5 中所示的人类基因座，每个基因座

图5.5　人类基因组中免疫球蛋白重链和轻链基因座的胚系基因结构

个体略有差异，λ轻链（22号染色体）的遗传基因座具有29～33个功能性V_λ基因片段和4或5对功能性J_λ基因片段和C_λ基因。κ基因座（2号染色体）遗传结构类似，具有约38个功能性V_κ基因片段和5个J_κ基因片段的簇，但只有单个C_κ基因。在大约50%的个体中，整个V_κ基因片段通过复制而增加（为简单起见未显示）。重链基因座（14号染色体）具有约40个功能性V_H基因片段、6个J_H基因片段和约23个D_H片段的簇。重链基因座还含有大量C_H基因簇（图5.19）。为简单起见，所有V基因片段均以相同的染色体方向显示；仅显示了第一个C_H基因（对于C_μ），没有显示其隔开的外显子；并且省略了所有假基因。该图未按比例绘制：重链基因座的总长度超过2兆碱基（200万碱基），而一些D基因片段仅6个碱基。

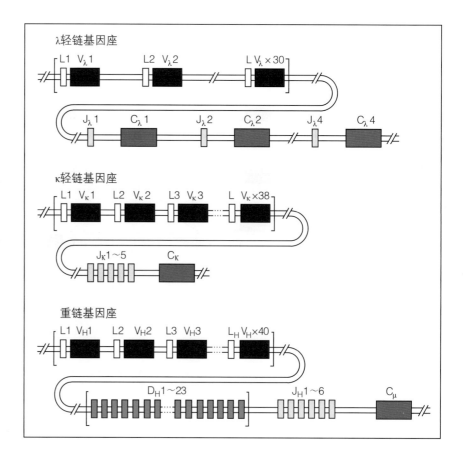

位于不同的染色体上，结构略有不同。在位于人类 22 号染色体上的 λ 轻链基因座上，一组 $V_λ$ 基因片段之后是四组（或一些个体中五组）$J_λ$ 基因片段，每组连接单个 $C_λ$ 基因。在 2 号染色体上的 κ 轻链基因座上，$V_κ$ 基因片段组后面是一组 $J_κ$ 基因片段，然后是单个 $C_κ$ 基因。

人类 14 号染色体上的重链基因座则包含有隔开的 V_H、D_H 和 J_H 基因片段组和 C_H 基因。重链基因座有一个重要的不同之处：它包含一系列依次排列的 C 区而不是单个 C 区，每个区对应不同的免疫球蛋白同种型（图 5.19）。虽然 $C_λ$ 基因座含有几个不同的 C 区，但它们编码相似的蛋白质，具有相似的功能，而不同同种型的重链在结构和功能上都不同。

B 细胞最初表达重链同种型 μ 和 δ（见第 4–1 节），这是通过不同的 mRNA 拼接完成的，并导致免疫球蛋白 IgM 和 IgD 的表达，我们将在第 5–14 节中介绍。其他同种型的表达，如 γ（产生 IgG）是通过被称为类别转换（class switching）的 DNA 重排产生的，此过程发生在 B 细胞被抗原激活产生免疫应答的后期，这部分内容我们将在第 10 章中介绍。

人类 V 基因片段可以划分为不同的家族，家族中每个成员与其他成员之间具有至少 80% 的相同 DNA 序列。重链和 κ 链 V 基因片段可细分为 7 个家族，而 $V_λ$ 基因片段有 8 个家族。相似的家族组成氏族，隶属于不同氏族的家族相比较，同一个氏族的家族之间更为相似，其中人 V_H 基因片段分为三个氏族。两栖动物，爬行动物和哺乳动物的所有 V_H 基因片段也同样可以分为三个氏族，这表明这些氏族存在于这些现代动物群体的共同祖先中。因此，我们今天看到的 V 基因片段是通过进化过程中一系列基因重复和多样化产生的。

5–4 侧翼 DNA 序列引导 V、D 和 J 基因片段的重排

对于完整免疫球蛋白或 TCR 链的表达，DNA 重排必须发生在相对于 V、D 或 J 基因片段编码区的正确位置。另外，这些 DNA 重排必须控制为 V 基因片段与 D 或 J 基因片段连接，而不是与另一个 V 基因片段连接。DNA 重排由保守的非编码 DNA 序列引导，它被称为重组信号序列（recombination signal sequence，RSS），位于发生重组的点附近。轻链 λ 和 κ 基因座和重链基因座中 RSS 的排列和结构如图 5.6 所示。RSS 由七个核苷酸的保守区组成七聚体 5'CACAGTG3'，且其总是与编码序列相接；其后跟着一个称为间隔区的非保守区域，长度为 12 或 23 个碱基对（bp）；然后是 9 个核苷酸的第二个保守区段，即九聚体 5'ACAAAACC3'。

这里给出的序列是共有序列，但是它们在基因片段之间，甚至在同一个体中都可能有很大差异，这是因为进行重组的酶识别这些序列存在一定灵活性。间隔区序列也不同，但它们的保守长度与 DNA 双螺旋的一个转角（12bp）或两个转角（23bp）相对应。通常认为这是将七聚体和九聚体序列带到 DNA 螺旋的同一侧以便于与催化重组的蛋白质相互作用，但是这个概念仍然缺乏结构证据。七聚体 – 间隔物 – 九聚体基序（motif）– RSS – 总是直接与 V、D 或 J 基因片段的编码序列相邻。重组通常发生于同一染色体上的不同基

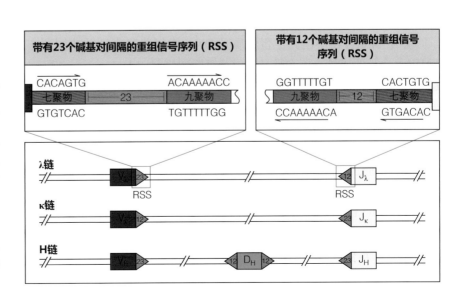

图5.6　重组信号序列是保守的七聚体和九聚体序列，位于编码免疫球蛋白的V区、D区和J区基因片段的侧翼

重组信号序列（RSS）由七聚体（CACAGTG）和九聚体（ACAAAACC）序列组成，被12bp或约23bp的核苷酸分隔开。七聚体–12bp间隔物–九聚体基序在此描绘为橙色箭头；包含23bp间隔区的序列被描绘为紫色箭头。基因片段的连接几乎总是涉及12bp和23bp RSS——12/23规则。这里显示了免疫球蛋白的重链（H）和轻链（λ和κ）的V（红色）、D（绿色）和J（黄色）基因片段中RSS的排列。RAG-1重组酶（见第5–5节）在V基因片段的最后一个核苷酸和七聚体的第一个C区之间，或者在七聚体的最后一个G和D或J基因片段的第一个核苷酸之间精确切割DNA。注意，根据12/23规则，免疫球蛋白重链基因片段中RSS的排列阻止了直接V–J连接。

因片段之间。具有 12bp 间隔区的 RSS 侧翼的基因片段通常仅可以连接带有 23bp 间隔区 RSS 侧翼的基因片段，这称为 12/23 规则（12/23 rule）。

值得注意的是，在 λ 链、κ 链和重链基因座之间不同基因片段使用的 12bp 和 23bp 间隔区的模式是不同的（图 5.6）。因此，对于重链，D_H 基因片段可以与 J_H 基因片段相连，V_H 基因片段可以与 D_H 基因片段相连，但 V_H 基因片段不能直接连接到 J_H 基因片段，因为 V_H 和 J_H 基因片段都带有 23bp 间隔区的侧翼。然而，在它们之间可以与 D_H 基因片段连接，因为 D_H 片段在两侧具有 12bp 的间隔区（图 5.6）。

在免疫球蛋白的抗原结合区中，CDR1 和 CDR2 由 V 基因片段直接编码（图 5.2）。CDR3 由另外的 DNA 序列编码，该序列通过连接轻链的 V 和 J 基因片段以及重链的 V、D 和 J 基因片段产生。一个 D 基因片段与另一个 D 基因片段连接，然后与 J 基因片段连接，由此产生的 CDR3 可以进一步增加抗体库的多样性，这种 D-D 连接并不常见，似乎违反了 12/23 规则，这表明这种违反 12/23 规则的行为是有可能低频率发生的。在人类中，大约 5% 的抗体中存在 D-D 连接，这是在一些重链中发现的异常长的 CDR3 环的主要机制。

尽管生成轻链基因只需要一个连接事件，但重链基因的生成需要两个连接事件，DNA 重排的机制对于重链和轻链基因座是相似的。当两个基因片段在胚系 DNA 中处于相同的转录方向时，它们的重排包含它们之间的 DNA 的环出和缺失（图 5.7，左图）。相反，当基因片段具有相反的转录方向时，重排保留了染色体中介入的 DNA 但方向倒置（图 5.7，右图）。这种重组模式虽不太常见，但它约占人类所有 V_κ 到 J_κ 连接的一半，因为一半 V_κ 基因片段的方向与 J_κ 基因片段的方向相反。

5-5 淋巴细胞特异性及普遍存在的 DNA 修饰酶均参与 V、D 和 J 基因片段的重组反应

V 区重排或 V（D）J 区重组所需酶促反应的整体机制如图 5.8 所示。特异性识别间隔区长度的蛋白质之间的相互作用将两个 RSS 组合在一起，从而强制遵守重组的 12/23 规则。然后，DNA 分子在两个位点通过核酸内切酶被精确切割，然后以不同的构型重新连接。七聚体序列的末端以头对头的方式形成信号连接。大多数情况下，在两个七聚体序列之间没有丢失或添加核苷酸，从而在 DNA 分子内产生双七聚体序列 5'CACAGTGCACAGTG3'。当连接片段方向相同时，环形的染色体外 DNA 片段中包含了信号连接（图 5.7，左图），细胞分裂时，它从基因组中丢失。V 和 J 基因片段保留在染色体上，形成所谓的编码连接。当连接片段在染色体内方向相反时（图 5.7，右图），信号连接也保留在染色体内，并且 V 基因片段和 J 基因片段的 RSS 之间的 DNA 区域倒置以形成编码连接，这种情况导致倒置而重新排列。正如下文所述，这个编码连接是不精确的，意味着在重新排列过程中核苷酸可以在连接的片段之间添加或丢失。这种编码连接形成的不精确性增加了 V 区序列的可变性，称为连接多样性。

参与体细胞 V（D）J 重组的酶复合物称为 V（D）J 重组酶。重组酶的淋巴特异性组分称为 RAG-1 和 RAG-2，由两个重组激活基因 *RAG1* 和 *RAG2* 编码。这对基因对 V（D）J 重组至关重要，它们在淋巴细胞发育过程中仅在组装抗原受体时表达，在第 8 章中有更详细的描述。实际上，这对 *RAG* 基因一起表达可以赋予非淋巴细胞如成纤维细胞重新排列含有适当 RSS 的外源性 DNA 片段的能力，RAG-1 和 RAG-2 最初就是这样被发现的。

重组酶复合物中的其他蛋白质是 DNA 修复普遍表达的非同源末端连接（nonhomologous end joining，NHEJ）途径的成员，该途径又称为双链断裂修复（double-strand break repair，DSBR）。在所有细胞中，该途径负责在 DNA 的双链断裂位点处重新连接两端。DSBR 连接过程不精确，意味着在连接的地方经常获得或失去核苷酸。这具有进化相关性，因为在大多数细胞中，在修复双链断裂时获得或丢失核苷酸是不利的。然而，在淋巴细胞中，DSBR 的不精确性对于连接多样性和适应性免疫至关重要。因此，这可能是 NHEJ 介导不精确连接的驱动压力。参与 DSBR 的一种普遍存在的蛋白质是 Ku，它是异二聚体（Ku70:Ku80）；它在 DNA 周围形成一个环，并与蛋白激酶催化亚基 DNA-PKcs 紧密结合，形成 DNA 依赖性蛋白激酶（DNA-PK）。另一种与 DNA-PKcs 结合的蛋白质是 Artemis，它具有核酸酶活性。DNA 末端最终通过与 DNA 修复蛋白 XRCC4 形成复合物的 DNA 连接酶 IV 连接在一起。DNA 聚合酶 μ 和 λ 参与 DNA 末端填充修复。此外，聚合酶 μ 能以模板非依赖性方式添加核苷酸。总之，淋巴细胞使用 DNA 修复途径中的几种酶，帮助完成由 RAG-1 和 RAG-2V（D）J 重组酶引起的体细胞 V（D）J 重组过程。

第一个反应是需要两种 RAG 蛋白的协调活性的核酸内切裂解。最初，RAG-1 和 RAG-2 蛋白的复合物

图5.7　V基因片段通过重组连接

上图：在每个V区重组事件中，将基因片段侧翼的RSS聚集在一起以发生重组。12bp间隔的RSS以橙色显示，23bp间隔的RSS以紫色显示。为简单起见，描述了轻链基因的重组；对于重链基因，需要两个单独的重组事件来产生功能性V区。

左图：在大多数情况下，经历重排的两个片段（在该实例中为V和J基因片段）在染色体中以相同的转录方向排列，RSS的并置导致介入的DNA的环出。重组发生在RSS中的七聚体序列的末端，产生所谓的信号连接并以闭合环的形式释放介入的DNA。

右图：在另一种情况下，V和J基因片段最初以相反的转录方向排列。在这种情况下，RSS的对准需要所示的卷曲构型，而不是简单的环，从而连接两个七聚体序列的末端导致介入的DNA反转并整合到染色体上的新位置。V和J片段的连接产生一个功能性V区外显子。

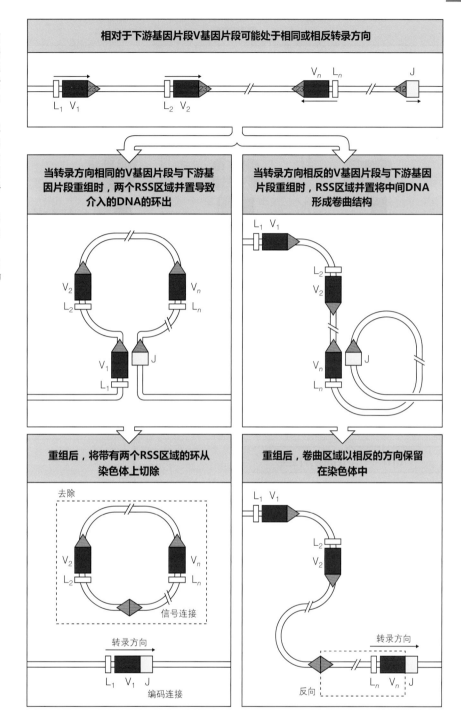

与高迁移率族染色质蛋白HMGB1或HMGB2一起识别并对作为裂解反应靶标的两个RSS。RAG-1作为二聚体起作用，RAG-2作为辅助因子起作用（图5.9）。RAG-1特异性识别并结合RSS的七聚体和九聚体，并含有RAG蛋白复合物的Zn^{2+}依赖性核酸内切酶活性。作为二聚体，RAG-1似乎与将要经历重排的两个RSS对齐。最近的模型表明12/23规则似乎可以成立，因为RAG-1:RAG-2复合物的关键的不对称朝向诱导了对不同类型的RSS元件结合的偏好（图5.10）。结合的RAG复合物在RSS的七聚体的5'核苷酸处产生单链DNA断裂，因此在编码片段的末端产生游离的3'—OH基团。这种亲核的3'—OH基团立即攻击相反DNA链上的磷酸二酯键，使双链断裂并在编码区形成DNA"发夹"结构和齐平双链在七聚体序列的末端断裂。该切割过程发生两次，对于每个连接的基因片段，产生四个末端：编码区的两个发夹末端和两个七聚体序列的两个齐平末端（图5.8）。然而，这些DNA末端不会分开，并在复合体中紧紧地结合在一起直到连接

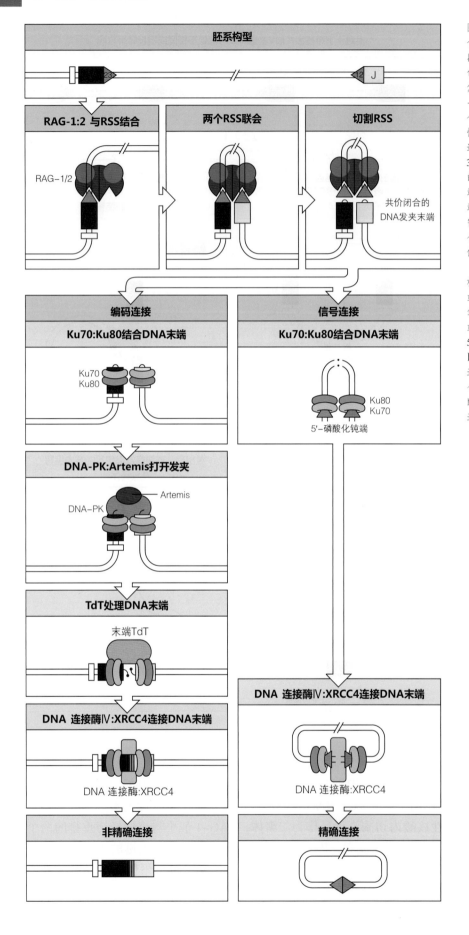

图5.8　RAG依赖性V（D）J重排中的酶促步骤
含有重组信号序列（RSS，三角形）的基因片
段重排始于以RAG-1（紫色）、RAG-2（蓝
色）和高迁移率组（HMG）蛋白质（未显示）
复合物与位于要连接的编码序列侧翼的RSS之
一（第二排）结合。然后RAG复合体招募另一
个RSS。在切割步骤中，RAG的核酸内切酶活
性在DNA骨架中在每个编码片段和其RSS之间
进行精确地单链切割。在每个切割点处，产生
3'—OH基团，然后该基团与相对的DNA链上
的磷酸二酯键反应以产生"发夹"，在RSS末
端留下齐端的双链断裂。这两种类型的DNA末
端以不同方式处理。在编码末端（左图），必
需的修复蛋白如Ku70:Ku80（绿色）与发夹结
合。Ku70:80的异源二聚体形成环状结构，但单
体不包绕DNA。然后DNA-PK:Artemis复合物
（紫色）加入复合物，其核酸内切酶活性在随
机位点打开DNA发夹，产生两条平端的DNA链
或单链延伸。然后切割的末端分别通过末端脱
氧核苷酸转移酶（TdT，粉红色）和随机添加
或去除核苷酸的外切核酸酶修饰（该步骤在图
5.11中更详细地显示）。最后通过DNA连接酶
IV与XRCC4（绿松石色）结合将两个编码末端
连接。在信号端（右图），Ku70:Ku80与RSS结
合，但末端没有进一步修饰。相反，DNA连接
酶IV:XRCC4的复合物精确连接两端以形成信号
连接。

的步骤完成。七聚体序列的平端通过 DNA 连接酶Ⅳ和 XRCC4 复合物的精确连接以形成所谓的信号连接。

编码连接的形成更复杂。招募了 DNA-PKcs 亚基的 Ku 分别与两个编码的发夹末端结合。Artemis 被招募进入该复合体并被 DNA-PK 磷酸化。随后，Artemis 通过在 DNA 中制造单链切口来打开 DNA 发夹。这种切口可能发生在沿着发夹的各个点处，这导致最终连接的序列可变性。复合物中的 DNA 修复酶通过去除核苷酸来修饰打开的发夹，同时，作为重组酶复合物一部分的淋巴特异性酶末端脱氧核苷酸转移酶（terminal deoxynucleotidyl transferase，TdT），将核苷酸随机地添加到单链末端。核苷酸的添加和缺失可以任何顺序发生。最后，DNA 连接酶Ⅳ将加工的末端连接在一起，从而重新构建包含重排基因的染色体。这种修复过程创建了在基因片段中连接的多样性，同时确保 RSS 末端被连接而不进行修饰，从而避免了诸如染色体断裂之类的意外遗传损伤。尽管使用了一些普遍存在的 DNA 修复机制，但基于 RAG 介导的通过体细胞重组产生抗原受体的适应性免疫似乎是下颌脊椎动物独有的，其演变在本章的最后部分进行了讨论。

通过天然和人工诱导的突变，我们了解了参与 V（D）J 重组酶的体内作用。缺乏 TdT 的小鼠的基因模板之间添加的非模板核苷酸的水平约为正常小鼠的 10%。这种少量的残留可能是由 DNA 聚合酶 μ 的模板非依赖性活性引起的。

如果小鼠任何一个 RAG 基因已被灭活，或缺乏 DNA-PKcs、Ku 或 Artemis，就会在淋巴细胞发育中基因重排完全阻断或仅产生微不足道的 B 和 T 细胞，即患有严重免疫缺陷综合征（SCID）。在认识重组通路的组分之前，最初发现的 SCID 突变是 DNA-PKcs 突变。在人类中，RAG1 或 RAG2 突变导致部分 V（D）J 重组酶活性的缺失，引起称为 Omenn 综合征的遗传性疾病，其特征在于循环 B 细胞的缺失，活化的寡克隆 T 细胞渗入皮肤。小鼠在通用 DNA 修复途径组分发生缺陷时，如 DNA-PKcs、Ku 或 Artemis 缺陷，通常在 DSBR 中是有缺陷的，因此对电离辐射（会产生双链断裂）也非常敏感。人类 Artemis 缺陷引起 B 细胞和 T 细胞联合免疫缺陷，导致其对放射敏感性增加。为了区

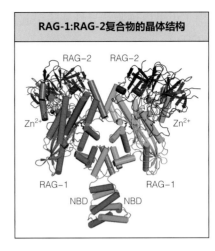

RAG-1:RAG-2复合物的晶体结构

图5.9 RAG-1和RAG-2形成能够结合两个 RSS 的异四聚体

如带状图所示，RAG-1:RAG-2复合物含有两种 RAG-1（绿色和蓝色）和两种 RAG-2 蛋白质（紫色）。RAG-1 的前383个氨基酸残基在结晶前被截短。两个 RAG-1 蛋白的 N 端九聚体结合结构域（NBD）发生结构域交换并介导两种蛋白质的二聚化。RAG-1 蛋白的其余部分含有内切酸酶活性，该活性取决于 Zn^{2+} 的结合。每种 RAG-1 蛋白结合单独的 RAG-2 蛋白。由 Martin Gellert 提供。

图5.10 12/23碱基对规则可能由 RSS 与 RAG-1:RAG-2 二聚体的不对称结合产生

左图：图5.9所示结构描述了连接 NBD 与 RAG-1 催化结构域的铰链灵活性。

右图：RAG-1 的 NBD 结构域与 RSS 九聚体序列（蓝色）相互作用，RSS 七聚体序列（红色）与含有 Zn^{2+} 内切核酸酶活性的 RAG-1 部分结合。在该模型中，12bp RSS 与 RAG-1 亚基之一的相互作用诱导 NBD 结构域向 RAG-1 的催化结构域旋转，以适应 RSS 的长度。由于两个 NBD 结构域通过域交换偶联，这种诱导的构象将其他 NBD 从 RAG-1 亚基拉开，然后亚基优先结合 23bp RSS。RAG-1 对 DNA 的核酸内切裂解（箭头）精确地发生在七聚体和相应的 V、D 或 J 基因片段之间的连接处。

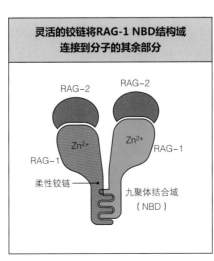

灵活的铰链将RAG-1 NBD结构域连接到分子的其余部分

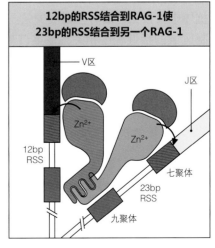

12bp的RSS结合到RAG-1使23bp的RSS结合到另一个RAG-1

别于由淋巴细胞特异性缺陷引起的 SCID，由 DNA 修复通路中突变引起的 SCID 称为辐射敏感性 SCID（IR-SCID）。

另一种与放射敏感性相关的免疫缺陷遗传性疾病是共济失调（ataxia telangiectasia，AT）毛细血管扩张症，这是由于蛋白激酶 ATM 突变引起的，也与小脑变性、辐射敏感性增加和癌症风险有关。

像 DNA-PKcs 一样，ATM 是一个丝氨酸 / 苏氨酸激酶，在 V（D）J 重组中发挥作用，其作用是防止在处理 DNA 双链断裂过程中出现染色体易位和大片段 DNA 缺失。有些 V（D）J 重组可以在没有 ATM 的情况下发生，因为在共济失调毛细血管扩张症中看到的免疫缺陷，包括低数量的 B 和 T 细胞和（或）抗体类别转换的缺陷，其严重程度可有差异，并且没有 SCID 严重。ATM 和 DNA-PKcs 功能部分冗余的证据来自缺乏两种激酶的 B 细胞与仅缺乏任一种酶的 B 细胞相比显示出更严重的异常信号连接序列。

5-6 免疫球蛋白库的多样性由四个主要过程产生

将基因片段组合形成完整 V 区外显子的基因重排以两种方式产生多样性。首先，每种类型的基因片段存在多个不同的拷贝，而且基因片段的不同组合可用于不同的重排事件。这种组合多样性是造成 V 区多样性的基本原因。其次，在重组过程中，不同基因片段之间的连接处有插入和减少核苷酸的情况发生，从而导致连接多样性。第三种多样性产生的原因也是组合多样性，重链和轻链 V 区（形成免疫球蛋白分子抗原结合部位）配对时也可能有多种不同的组合形式。正像我们将在下面看到的，理论上，上述两种组合多样性可以产生大约 1.9×10^6 个不同的抗体分子。再加上连接多样性，估计初始 B 细胞表达的受体库至少包含 10^{11} 种不同的受体，甚至可能更高几个数量级，这取决于如何计算连接多样性。最后，我们在第 10 章中描述的体细胞高频突变仅在免疫应答开始后的 B 细胞中发生，并将点突变引入重排的 V 区基因。该过程进一步增加了抗体库的多样性，并增强了抗体与抗原结合的亲和力。

5-7 多个遗传基因片段用于不同的组合

V、D 和 J 基因片段有多个拷贝，每个基因片段可以用来编码免疫球蛋白 V 区。因此，通过选择不同片段的组合可以产生许多不同的 V 区。对于人类 κ 轻链，存在大约 40 个功能性 $V_κ$ 基因片段和 5 个 $J_κ$ 基因片段，因此可能有 200 个不同的完整 $V_κ$ 组合。对于 λ 轻链，存在约 30 个功能性 $V_λ$ 基因片段和 4～5 个 $J_λ$ 基因片段，产生至少 120 个可能的 $V_λ$（图 5.4）。因此，不同的轻链基因片段组合可以产生 320 种不同的轻链。人类的重链有 40 个功能性 V_H 基因片段，约 25 个 D_H 基因片段和 6 个 J_H 基因片段，因此产生大约 6000 种可能的 V_H（$40 \times 25 \times 6 = 6000$）。在 B 细胞发育期间，重链基因座的重排产生重链，随后在轻链基因重排发生之前进行几轮细胞分裂，导致相同的重链与不同的轻链在不同的细胞中配对。因为重链和轻链 V 区都会影响抗体特异性，所以 320 种轻链中的每一个可以与约 6000 种重链中的每一个组合，产生约 1.9×10^6 个不同的抗体特异性。

这种组合多样性的理论估计是基于参与编码功能性抗体的胚系 V 基因片段数量（图 5.4）；V 基因片段的总数比上述理论估计的数量多，但部分基因片段是假基因，并且不出现于表达的免疫球蛋白分子中。实际上的组合多样性可能低于上述计算所预期的。一个原因是并非所有 V 基因片段都以相同的频率使用；有些在抗体中很常见，而有些则很少见。这个偏向使用或不使用某些 V 基因片段和它们与重链基因座内的基因间控制区域的接近程度相关，该重链基因座在 B 细胞发育时激活 V（D）J 重组。而且，并非每条重链都可以与每条轻链配对：V_H 和 V_L 的某些组合不会形成稳定的分子。重链和轻链不能配对的细胞可以进行进一步的轻链基因重排，直到产生合适的轻链，否则这些细胞将会被清除。然而，大多数重链和轻链可以相互配对，并且这种组合多样性在形成具有广泛特异性的免疫球蛋白库中起到重要作用。

5-8 基因片段连接处核苷酸的加减变化影响第三个高变区的多样性

如前所述，在免疫球蛋白链中的三个高变环中，CDR1 和 CDR2 是在 V 基因片段内编码的。而 CDR3 的编码区域在 V 基因片段和 J 基因片段之间的连接处，在重链中它有部分由 D 基因片段编码。在重链和轻链中，通过在基因片段之间的形成连接的两个步骤中添加和去除核苷酸，使 CDR3 的多样性显著增加。添加的核苷酸称为 P 核苷酸（回文核苷酸）和 N 核苷酸（非模板编码核苷酸），它们的添加如图 5.11 所示。之

图5.11　在免疫球蛋白基因重排期间，P核苷酸和N核苷酸的引入使基因片段之间的连接多样性
描述D$_H$至J$_H$重排的过程（第一组图），然而同样的步骤发生在V$_H$到D$_H$和V$_L$到J$_L$重排中。在形成DNA
发夹（第二组图）后，两个七聚体序列相连以形成信号连接（此处未显示），而Artemis:DNA-PK复
合物在随机位点切割DNA发夹（由箭头指示）产生单链DNA末端（第三组图）。根据切割位点，这
个单链DNA可含有最初在双链DNA中互补的核苷酸，因此形成短DNA回文，如TCGA和ATAT，如浅
蓝色阴影框所示。例如，所示D片段末端的序列GA与前面的序列TC互补。这种源自互补链的核苷酸
序列称为P核苷酸。在存在酶末端脱氧核苷酸转移酶（TdT）的情况下，核苷酸被随机添加至单链区
段的末端（第四组图）；这些非模板编码的或N核苷酸用阴影框表示。然后两个单链末端配对（第
五组图）。未配对核苷酸的外切核酸酶剪切（第六组）和通过DNA合成对编码连接的修复和连接
（下图）在最终编码连接中留下P核苷酸和N核苷酸（由浅蓝色阴影表示）。P核苷酸和N核苷酸的插
入的随机性使得每个P-N区域实际上是独特的，对于追踪一个B细胞克隆的发展过程是一个有价值的
标记，例如对体细胞高频突变的研究。

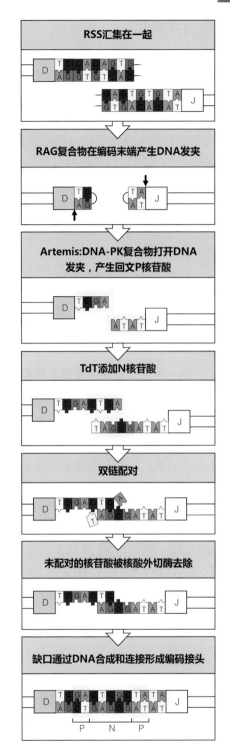

所以被称为P核苷酸是因为它们构成了添加到基因片段末端的回文序
列。如第5-5节所述，RAG蛋白在V、D或J基因片段的编码末端产
生DNA发夹，之后在编码序列内的随机点但接近发夹最初形成的位
置Artemis催化单链切割。当这种切割发生在由RAG-1/2复合物诱导
的初始断裂不同的位置时，由编码序列的几个核苷酸加上来自另一个
DNA链的互补核苷酸形成了单链尾部（图5.11）。

通常在轻链基因重排中，DNA修复酶填充单链尾部的互补核苷
酸，如果末端重新连接而没有进一步的核酸外切酶活性，则会在连接
处留下短的回文序列（P核苷酸）。然而，在重链基因重排和部分的人
轻链基因重排中，在重新连接末端之前，通过完全不同的机制添加N
核苷酸。之所以被称为N核苷酸是因为它们是非模板编码的。在发夹
切割后，它们通过TdT酶添加到编码DNA的单链末端。

在加入20多个核苷酸后，单链延伸可能具有一些互补的碱基对。
然后修复酶修剪不匹配的核苷酸，合成互补DNA以填充剩余的单链缺
口，并连接新DNA及回文区域（图5.11）。在B细胞发育期间重链基
因组装时，TdT最大限度表达，N核苷酸在重链V-D和D-J连接中是
常见的。而在轻链基因中N核苷酸不太常见，当TdT表达被关闭时，
它们在重链基因之后经历重排，我们将在第8章中讨论B细胞和T细
胞的特定发育阶段时进一步介绍。

核苷酸也可以在基因片段连接处被删除。这是通过核酸外切酶实
现的，尽管尚未确定，但Artemis具有核酸内切酶和核酸外切酶的双重
活性，因此很可能参与该步骤。因此，重链CDR3比最小的D基因片
段还要短。在某些情况下，由于大多数核苷酸的切除，很难识别形成
CDR3的D基因片段。核苷酸的切除还可以消除发夹打开时引入的P
核苷酸回文的痕迹。因此，许多完成的VDJ连接没有P核苷酸。由于
通过这些过程添加的核苷酸总数是随机的，添加的核苷酸经常破坏连
接点以外的编码序列的阅读框。这种移码将产生无功能的蛋白质，导
致这种破坏的DNA重排被称为非生产性重排。每三次重排大约有两次
是非生产性的，许多B细胞祖细胞从未成功产生功能性免疫球蛋白，
因此永远不会成为成熟的B细胞。因此，连接多样性仅在B细胞发育
期间以相当大量的细胞损失为代价才实现。我们将在第8章中讨论B
细胞发育的细胞阶段以及它们与抗原受体链V、D和J基因片段重排的
时间序列的关系，届时将对以上内容再行讨论。

【小结】

免疫球蛋白库的高度多样性是以多种方式来实现的。也许实现这种多样性的最重要因素是 V 区由不同的基因片段（V、D 和 J 基因片段）编码，这些基因片段通过体细胞重组过程——V（D）J 重组连接在一起——产生完整的 V 区外显子。个体基因组中存在许多不同的基因片段，因此提供了组合机制作为遗传多样性的基础。催化这种重排需要独特的淋巴细胞特异性重组酶——RAG 蛋白，而 RAG 蛋白的进化与现代脊椎动物适应性免疫系统的出现相吻合。免疫球蛋白功能多样性形成的另一机制是连接过程本身的不精确性。在基因片段之间编码连接的可变性是通过插入随机数的 P 核苷酸和 N 核苷酸，以及通过在部分片段的末端随机删除核苷酸产生的。

这些是由 Artemis 和 TdT 的行为通过随机打开发夹引起的。不同的轻链和重链 V 区结合形成免疫球蛋白分子的抗原结合部位进一步增加了多样性。所有这些多样性来源的综合，形成了巨大的抗体特异性初始库。

T 细胞受体基因重排

BCR 的产生机制是诱导多样性的有力手段，因此 TCR 与免疫球蛋白具有结构相似性并且由相同的机制产生也就不足为奇了。在本章的这一部分中，我们描述 TCR 基因座的结构和单个 TCR 链基因的产生。

5-9 T 细胞受体基因片段以与免疫球蛋白基因片段相似的模式排列，并通过相同的酶进行重排

像免疫球蛋白轻链和重链一样，TCR α 链和 β 链也各自包含氨基端的 V 区和 C 区（见第 4-10 节）。TCRα 和 TCRβ 基因座的结构如图 5.12 所示。基因片段的结构与免疫球蛋白基因片段的结构广泛同源（见第 5-2 节和第 5-3 节）。TCRα 基因座就像免疫球蛋白轻链的基因座一样，包含有 V 和 J 基因片段（V_α 和 J_α）。TCRβ 基因座就像免疫球蛋白重链的基因座一样，既含有 V_β 和 J_β 基因片段还包括 D 基因片段。在 T 细胞发育过程中，TCR 基因片段重排形成完整的 V 区外显子（图 5.13）。该过程发生在胸腺中；第 8 章详细介绍了重排的过程和调节。B 细胞和 T 细胞的基因重排机制相似，TCR 基因片段侧翼为 12bp 和 23bp 间隔区 RSS，与侧翼免疫球蛋白基因片段同源（图 5.14；见第 5-4 节）并被同样的酶所识别。源于基因重排的 DNA 环（图 5.7）称为 TCR 切除环（TCR excision circle，TREC），可以用作从胸腺移出的 T 细胞标记物。控制 V（D）J 重组的基因中已知所有的缺陷均可影响 T 细胞和 B 细胞，具有这些遗传缺陷的动物缺乏功能性 B 和 T 细胞（见第 5-5 节）。免疫球蛋白和 TCR 基因重排的另一个共同特征是在重排的 TCRβ 基因的

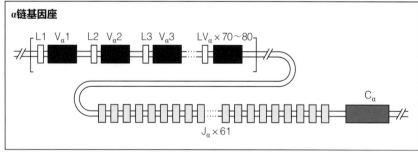

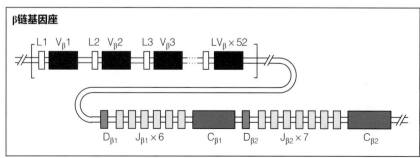

图5.12 人TCR α和β基因座的胚系基因结构 TCR 的基因片段排列类似于免疫球蛋白基因座，具有单独的可变（V）区、多样性（D）区、连接（J）区基因片段和恒定（C）区基因。TCRα 基因座（14号染色体）由70~80个 V_α 基因片段组成，每个基因片段前面是编码前导序列（L）的外显子。这些 V_α 基因片段中有多少具有功能尚不清楚。61个 J_α 基因片段的簇位于距 V_α 基因片段相当远的位置。J_α 基因片段之后是单个C基因，其中含有用于恒定和铰链结构域的单独外显子和编码跨膜和细胞质区域的单个外显子（未显示）。TCRβ 基因座（7号染色体）具有不同的结构，具有52个功能性 V_β 基因片段的簇，其位置远离两个独立的簇，每个簇包含单个D基因片段以及6个或7个J区片段和单个C基因。每个TCRβ C基因具有编码恒定结构域、铰链、跨膜区和细胞质区的单独外显子（未显示）。TCRα 基因座在J和V基因片段之间被另一个TCR基因座——TCRδ 基因座中断（此处未显示；参见图5.17）。

图5.13　TCR α链和β链基因重排和表达
TCR α链和β链基因由在T细胞发育期间通过体细胞重组连接的不连续片段组成。功能性α链和β链基因的产生方式与产生完整免疫球蛋白基因的方式相同。对于α链（图的上部），V_α基因片段重排到J_α基因片段以产生功能性V区外显子。将VJ_α外显子转录和剪接至C_α产生的mRNA被翻译以产生TCR α链蛋白质。对于β链（图的下部），与免疫球蛋白重链一样，可变区由三个基因片段编码，即V_β、D_β和J_β中。这些基因片段的重排产生功能性VDJ_βV区外显子，其被转录和剪接以连接至C_β；翻译所得mRNA以产生TCR β链。α链和β链在合成后很快配对产生α:β TCR异二聚体。图中并未显示所有J基因片段，并且为简单起见，省略了每个V基因片段之前的前导序列。

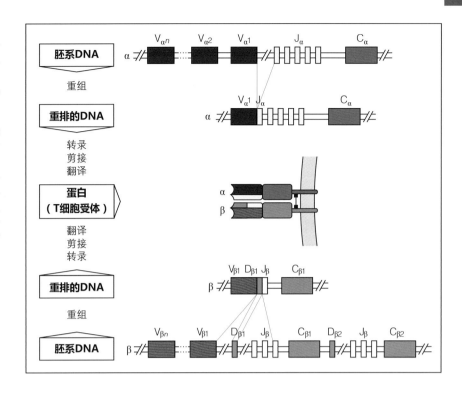

V、D 和 J 基因片段之间的连接处存在 P 核苷酸和 N 核苷酸。在 T 细胞中，所有重排的 TCRα 基因的 V 和 J 基因片段之间也会添加 P 核苷酸和 N 核苷酸，而免疫球蛋白轻链基因中仅约一半的 V-J 连接被 N 核苷酸添加和修饰，而 P 核苷酸通常并不参与（图 5.15；见第 5-8 节）。

　　免疫球蛋白基因与 TCR 编码基因之间的差异决定了 B 细胞和 T 细胞功能上的差异。B 细胞的所有效应功能依赖于其分泌的抗体，而抗体不同的重链 C 区亚型引发不同的效应机制。相反，T 细胞的功能依赖于细胞—细胞接触，并且不直接由 TCR 介导，TCR 仅用于抗原识别。因此，TCRα 和 TCRβ 基因座的 C 区序列比免疫球蛋白重链基因座的 C 区序列简单得多。只有一个 C_α 基因及两个 C_β 基因，但它们同源性很高，并且它们的产物之间没有已知的功能差异。TCR C 基因仅编码跨膜多肽。

　　免疫球蛋白基因重排和 TCR 基因重排之间的另一个区别在于 D 基因片段周围 RSS 的性质。免疫球蛋白重链 D 片段被两个 RSS 包围，两个都具有 12bp 的间隔（图 5.6），而 TCRβ 和 TCRγ 基因座中的 D 片段具有 5'12bp RSS 和 3'23bp RSS（图 5.14）。免疫球蛋白基因座中上述 RSS 的排列自然地将 D 片段包裹在重链 V 区中，因为 V 区到 J 区直接连接会违反 12/23 规则。然而，在 TCR 基因座中，V 区到 J 区直接连接不会违反该规则，因为 V_β 或 V_γ 片段的 23bp RSS 与 J 基因片段的 12bp RSS 兼容，但这种直接连接很少见。相反，基因重排的调节似乎受到超越 12/23 规则的其他机制的控制，而这些机制仍在研究中。

图5.14　重组信号序列位于TCR基因片段的侧翼
与免疫球蛋白基因座类似（图5.6），TCRα和TCRβ基因座上的各个基因片段侧翼为七聚体–间隔物–九聚体RSS。包含12bp间隔物的RSS基序在这里以橙色箭头显示，包含23bp间隔物的RSS图案以紫色显示。基因片段的连接几乎总是遵循12/23规则。由于在TCRβ和TCRδ基因座中的七聚体和九聚体RSS的部署，直接V_β与J_β的连接按照12/23规则原则上是允许的（与免疫球蛋白重链基因不同），尽管由于其他类型的调节这种情况很少发生。

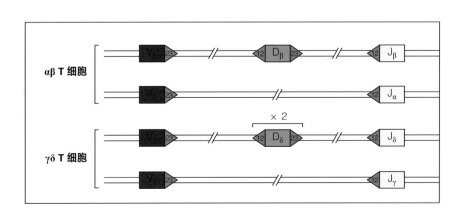

因素	免疫球蛋白		α:β TCR	
	H	κ+λ	β	α
可变（V）片段数	～40	～70	52	～70
多样性（D）片段数	23	0	2	0
三个框架中读取的D区段数	稀少	–	常见	–
连接（J）片段数	6	5（κ）4（λ）	13	61
有N核苷酸和P核苷酸的连接数	2（VD和DJ）	约占所有连接数的50%	2（VD和DJ）	1（VJ）
V基因配对	1.9×10^6		5.8×10^6	
连接多样性数	～3×10^7		～2×10^{11}	
总多样性数	～5×10^{13}		～10^{18}	

图5.15　人TCR基因片段的数量和TCR与免疫球蛋白来源多样性的比较
注意，只有大约一半的人κ链含有N核苷酸。作为多样性来源的体细胞高频突变不包括在该图中，因为它不存在于T细胞中。

5－10 T细胞受体的多样性集中在第三个高变区

　　TCR 抗原识别部位的三维结构与抗体分子的抗原识别部位类似（参见第 4-10 节和第 4-7 节）。在抗体中，抗原结合部位的中心由重链和轻链的 CDR3 环形成。D 和 J 基因片段所影响的 TCR α 和 β 链的结构，形成 TCR 的抗原结合部位的中心与第三个高变环结构类似；该部位的外围由 α 和 β 链的胚系 V 基因片段内编码的 CDR1 和 CDR2 环组成。TCR 和免疫球蛋白之间抗原结合部位的变异程度和模式的差异反映了其配体的独特性质。免疫球蛋白的抗原结合部位必须匹配不同抗原的表面，因此具有多种构型和化学性质，而人类主要 TCR（α:β）的配体是与 MHC 分子结合的肽。因此，TCR 的抗原识别部位被预测为构型变化较小，而大多数变化集中于被抗原肽占据的受体接触面中心。确实，TCR 中较少变化的 CDR1 和 CDR2 环主要接触配体中相对较少变化的 MHC 组分，而高度可变的 CDR3 区主要接触独特的肽组分（图 5.16）。

　　TCR 的结构多样性主要归因于基因重排过程中产生的组合和连接多样性。从图 5.15 可以看出，TCR 链的大多数变化在连接区内，连接区是由 V、D 和 J 基因片段编码并由 P 核苷酸和 N 核苷酸修饰。TCRα 基因座包含比免疫球蛋白轻链基因座更多的 J 基因片段：在人类中，61 种 J_α 基因片段分布在大约 80 kb 的 DNA 上，而免疫球蛋白轻链基因座最多只有 5 个 J 基因片段（图 5.15）。由于 TCRα 基因座具有如此多的 J 基因区段，所以 TCR 在该区域中产生的可变性甚至比对免疫球蛋白更大。因此，大多数多样性存在于含有连接区并形成抗原结合部位中心的 CDR3 环中。

5－11 γ:δ T 细胞受体也是通过基因重排产生的

　　少数 T 细胞携带由 γ 和 δ 链组成的 TCR（见第 4-20 节）。TCRγ 和 TCRδ 基因座的组织（图 5.17）结构类似于 TCRα 和 TCRβ 基因座，但也存在一些重要的差异，编码 δ 链的基因片段簇完全位于 TCRα 基因座内的 V_α 和 J_α 基因片段之间。V_δ 基因散布在 V_α 基因中，但主要位于该基因座的 3' 区域。由于这样的基因排列方式 V_α 基因片段重排将删除基因片段之间的 DNA，因此 α 基因座的任何重排都会导致 δ 基因座的丢失（图 5.18）。TCRγ 和 TCRδ 基因座的 V 基因片段显著少于 TCRα

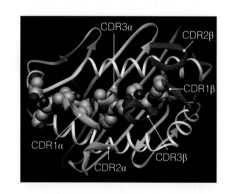

图5.16　TCR的最可变部分与抗原肽：MHC复合物中的肽相互作用
TCR的CDR环显示为有色管，其在该图中叠加在抗原肽：MHC复合物上（MHC，灰色；肽，黄绿色，其中O原子为红色，N原子为蓝色）。α链的CDR环为绿色，而β链的CDR环为洋红色。CDR3环位于TCR和抗原肽：MHC复合物之间界面的中心，与抗原肽直接接触。

图5.17　人类中TCR γ链和δ链基因座的结构

与TCRα和TCRβ基因座一样，TCRγ和δ基因座具有离散的V、D和J基因片段和C基因。特别之处是编码δ链的基因座完全位于α链基因座内。3个D$_\delta$基因片段，4个J$_\delta$基因片段和单个C$_\delta$基因位于Vα基因片段簇和Jα基因片段簇之间。有2个C$_\delta$基因位于C$_\delta$基因附近（未显示），1个位于D区的上游，位于相反的方向，在C基因的下游。此外，在V$_\alpha$基因片段中散布有6个V$_\delta$基因片段。5个与V$_\alpha$共享，可以被任何一个基因座使用，一个是δ基因座所特有的。人TCRγ基因座类似于具有2个C基因的TCRβ基因座，每个基因具有其自己的一组J基因片段。小鼠γ链基因座（未显示）具有更复杂的结构，并且存在3个γ基因片段的功能簇，每个基因片段含有V和J基因片段和C基因。γ链和δ链基因座的重排像其他TCR基因座进行的一样，除了在TCRδ重排期间，在同一基因中2个D片段可以被使用。使用2个D片段极大地增加了δ链的可变性，这主要是因为在2个D基因片段之间以及V–D和D–J间的连接处可以添加额外的N核苷酸。

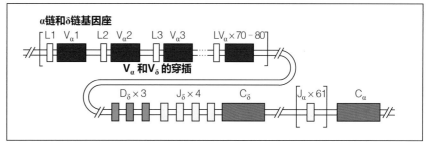

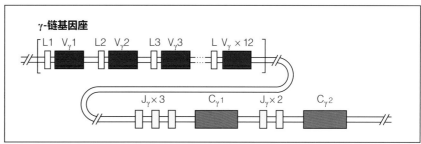

或TCRβ基因座或任何免疫球蛋白基因座。δ链中额外的连接变化可能代偿较少V基因片段，并起到在γ:δ受体连接区域聚焦所有变化的作用。像我们已经看到的α:β TCR，位于TCR结合部位的中心由连接区编码的氨基酸。携带γ:δ受体的T细胞是T细胞的独特谱系，如第4章所述，一些γ:δ T细胞识别非经典MHC Ⅰ类分子以及一些可能是细胞损伤或感染迹象时所表达的分子。正如我们在第4–20节中所见，γ:δ T细胞的CDR3通常比α:β TCR中的CDR3长；这使得γ:δ TCR的CDR可以直接与配体相互作用，并且还会影响这些受体的多样性。在第8章中将讨论α:β和γ:δ T细胞谱系之间命运选择的调节。

【小结】

TCR在结构上与免疫球蛋白相似并且由同源基因编码。与免疫球蛋白基因相同，TCR基因是从几种类型的基因片段通过体细胞重组组装而来。然而，多样性在免疫球蛋白和TCR中的分布不同：TCR基因座与免疫球蛋白基因座具有大致相同数量的V基因片段但有更多的J基因片段，并且在基因重排过程中基因之间的连接更加多样化。因此，TCR多样性最高的区域是在受体的中心部分，即CDR3区，在α:β TCR与配体结合时，此高变区是接触抗原肽的部位。γ:δ TCR的多样性也主要位于CDR3区内，其CDR3区通常比α:β TCR的要长。

免疫球蛋白恒定区的结构变异

到目前为止，本章的重点集中在免疫球蛋白和TCR的V区组装机制。我们现在转向C区。TCR的C区的主要作用仅仅是支持V区并将受体固定在膜中，在完整的受体基因组装完后它们不会发生变化。免疫球蛋白可以作为跨膜受体和分泌的抗体，根据重链的不同，C区可以分为不同的类别。轻链C区（C$_L$）仅为V区提供结构支持，并且λ和κ轻链之间似乎没有功能差异。重链基因座编码不同的C区

图5.18　V$_\alpha$到J$_\alpha$基因片段的重排导致TCRδ基因座的删除

TCRδ基因座完全包含在含有TCRα基因座的染色体区域内。当V$_\alpha$/V$_\delta$中的任何V区重排到任何一个J$_\alpha$片段时，中间区域和整个V$_\delta$基因座被删除。因此，V$_\alpha$重排阻止任何V$_\delta$基因的后续表达并且排除向γ:δ途径的谱系发育。

（C_H），不同 C 区由位于 V 基因片段下游的基因编码。最初，初始 B 细胞仅使用最前面的两个基因，即 $C\mu$ 和 $C\delta$ 基因。这两个基因与重排后的 V 区序列一起表达在初始 B 细胞表面，形成跨膜 IgM 和 IgD。

在本节中，我们介绍不同的重链同种型和讨论它们的特性以及五类不同抗体 C_H 的结构特征。我们阐述初始 B 细胞如何同时表达 $C\mu$ 和 $C\delta$ 同种型，以及相同的抗体基因如何通过 mRNA 的选择性剪接生成膜结合的免疫球蛋白和分泌的免疫球蛋白。在抗体应答期间，活化的 B 细胞可以通过称为类别转换的体细胞重组（在第 10 章中讨论）转换为除 $C\mu$ 和 $C\delta$ 之外的 C_H 基因的表达，它将不同的重链 C 区（C_H）连接到已重排的重链 V 基因片段。

5-12　免疫球蛋白的不同类别是由其重链恒定区结构来区分的

免疫球蛋白具有五大类：IgM、IgD、IgG、IgE 和 IgA，均可以跨膜抗原受体或分泌的抗体形式出现（图 5.19）。在人体中，按照其血清中丰度递减的顺序，IgG 分为四个亚类（IgG1、IgG2、IgG3 和 IgG4），IgA 抗体有两个亚类（IgA1 和 IgA2）。决定抗体类别的不同重链称为同种型，分别以小写希腊字母 μ、δ、γ、ε 和 α 表示。如图 5.19 所示，不同的重链由位于 J_H 区段 3' 的基因簇中的不同免疫球蛋白 C_H 基因编码。图 5.20 列出了不同人类抗体类别的主要物理和功能特性。

第 10 章将详细讨论在体液免疫应答过程中不同免疫球蛋白类别的功能，我们在这里仅简要提及。B 细胞活化后最先产生的免疫球蛋白是 IgM，IgM 抗体以五聚体的形式分泌（见第 5-14 节和图 5.21）。这是 IgM 分子量最大，以及通常存在于血流中但不能存在于组织中的原因。在抗体亲和力成熟之前，五聚体结构还增加了 IgM 结合抗原的亲合力。

在免疫应答期间产生的 IgG 同种型存在于血流以及组织细胞外间质中。IgM 和大多数 IgG 可以与补体成分 C1 相互作用激活补体经典途径（在第 2-7 节中描述）。IgA 和 IgE 并不激活补体。IgA 可以存在于血液中，同时也可分泌到肠道、呼吸道及母乳中起到保护黏膜表面作用。IgE 参与防御多细胞寄生虫（如血吸虫），但也是参与常见过敏性疾病（如过敏性哮喘）的抗体。IgG 和 IgE 通常以单体形式存在，而 IgA 可以

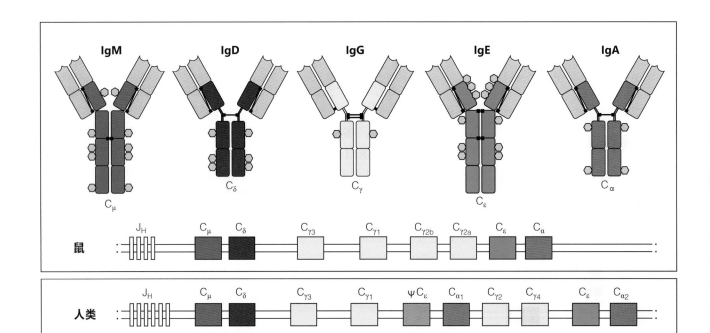

图5.19　免疫球蛋白同种型由免疫球蛋白重链C基因簇编码的

图的最上方显示了免疫球蛋白主要同种型的一般结构，每个矩形表示免疫球蛋白结构域。这些同种型由在小鼠和人中排列成簇的单独的重链C基因编码（下图）。每个同种型的重链恒定区用与编码它的C基因区相同的颜色表示。IgM和IgE缺乏铰链区，但每个都含有额外的重链结构域。注意连接这些链的二硫键（黑线）的数量和位置差异。亚型的N-糖基化的分布也不同，显示为六边形。在人类中，由一个单元在进化中重复而来的证据，该单元由两个γ基因、一个ε基因和一个α基因组成。其中一个ε基因是假基因（ψ），因此，仅表达一种IgE亚型。为简单起见，其他假基因未显示，每个C基因内的外显子细节也未显示。在小鼠中发现的免疫球蛋白类别称为IgM、IgD、IgG1、IgG2a、IgG2b、IgG3、IgA和IgE。

图5.20　人免疫球蛋白同种型的物理和功能特性

IgM因其大小而被命名：虽然单体IgM仅为190 kDa，但它通常形成五聚体，称为巨球蛋白（故为M），具有非常大的分子量（图5.23）。IgA在外分泌过程中形成二聚体，分子量约390 kDa。IgE抗体与速发型超敏反应有关。当固定于组织肥大细胞时，IgE的半衰期比其在此处所示的血浆中的半衰期长得多。这里比较了各种同种型的几种相对功能活性，范围从无活动（–）到强活性（++++）。

	免疫球蛋白								
	IgG1	IgG2	IgG3	IgG4	IgM	IgA1	IgA2	IgD	IgE
重链	γ_1	γ_2	γ_3	γ_4	μ	α_1	α_2	δ	ε
分子量（kDa）	146	146	165	146	970	160	160	184	188
血清水平（平均成年人 mg/mL）	9	3	1	0.5	1.5	3.0	0.5	0.03	5×10^{-5}
血清中的半衰期（天）	21	20	7	21	10	6	6	3	2
激活补体的经典途径	++	+	+++	–	++++	–	–	–	–
激活补体的旁路途径	–	–	–	–	–	+	–	–	–
通过胎盘	+++	+	++	+	–	–	–	–	–
与巨噬细胞和吞噬细胞 Fc受体结合	+	–	+	+	+	+	+	–	–
与肥大细胞和嗜碱性粒细胞的高亲和力结合	–	–	–	–	–	–	–	–	+++
与葡萄球菌蛋白A的反应性	+	+	–/+	+	–	–	–	–	–

作为单体或二聚体分泌。

免疫球蛋白重链恒定区的序列差异导致不同类别抗体具有不同特征。这些特征包括链间二硫键的数量和位置、糖基化基团数量、C区结构域的数量和铰链区的长度（图5.19）。IgM 和 IgE 重链含有额外的 C 区结构域，而缺乏在 γ、δ 和 α 链中存在的铰链区。铰链区的缺失并不意味着 IgM 和 IgE 分子缺乏灵活性；在与配体结合时，电镜照片显示 IgM 分子的 Fab 臂可相对于 Fc 段进行弯曲。然而，这种结构上的差异可能具有尚未揭示的功能。不同的同种型及其亚型的抗体的效应功能也不同，如下所述。

5–13 恒定区赋予抗体功能特性

抗体以多种方式保护机体。在某些情况下，抗体仅结合抗原。例如，抗体可以通过与毒素或病毒紧密结合来阻止其结合宿主细胞上的受体（图1.25）。抗体 V 区对于抗原结合是足够的。然而，对于招集其他细胞和分子来帮助攻击和处理被抗体所结合的病原体，抗体的 C 区是必需的。

Fc 段含有的 C 区是抗体三种主要效应功能所必需的：Fc–受体结合，补体激活和分泌调节。第一，某些类别的 Fc 段与免疫效应细胞表达的 Fc 受体结合。在巨噬细胞和嗜中性粒细胞表面上表达的 Fcγ 受体结合 IgG1 和 IgG3 抗体的 Fc 段，促进细胞对被抗体包被的病原体的吞噬作用。IgE 的 Fc 段与肥大细胞、嗜碱性粒细胞和活化的嗜酸性粒细胞的高亲和力 Fcε 受体结合，引发针对抗原的炎症介质释放。我们将在第 10–19 节再次介绍了这部分内容。

第二，在抗原–抗体复合物中，抗体的 Fc 段可与补体蛋白 C1q 结合（见第 2-7 节）并启动补体经典途径，从而招募并激活吞噬细胞以吞噬和破坏病原体。第三，Fc 段可以将抗体转运到它们在没有主动转运的情况下无法到达的位置。例如将 IgA 转运到黏液分泌物，眼泪和乳汁中，以及将 IgG 从怀孕母亲转移到胎儿血液循环中。在这两种情况下，IgA 或 IgG 的 Fc 段都结合相应的受体——新生儿 Fc 受体（FcRn），通过细胞主动将免疫球蛋白转运到身体的不同部位。肾小球中的足细胞表达 FcRn，可以帮助清除从血液滤过并沉积在肾小球基底膜上的 IgG。

Fc 段在这些效应功能中的作用已经通过酶促切割或遗传修饰的 Fc 结构域的研究得到了证实。许多微生物进化出可通过结合或切割来破坏 Fc 段的蛋白质，从而阻止 Fc 段发挥功能，例如葡萄球菌的蛋白 A 和蛋白 G 以及嗜血杆菌的蛋白 D。研究人员利用这些蛋白质来帮助研究 Fc 段结构与功能的关系，也可作为免疫学试剂。并非所有免疫球蛋白类别都具有相同的能力来介导各种效应功能（图 5.20）。例如，结合最常见类型的 Fc 受体，IgG1 和 IgG3 具有比 IgG2 更高的亲和力。

5－14　IgM 和 IgD 来源于相同的前 mRNA 转录物，并且均在成熟 B 细胞的表面上表达

免疫球蛋白 C_H 基因是一群基因形成的基因簇，延伸至 JH 基因片段的 3' 端约 200 kb 处（图 5.19）。每个 C_H 基因被分成几个外显子（图中未显示），每个外显子对应于折叠的 C 区中的单个免疫球蛋白结构域。编码 μC 区的基因靠近于 J_H 基因片段，因此在 DNA 重排后最接近组装的 V_H 区外显子（VDJ 外显子）。一旦重排完成，从 5' 端的启动子到重排的 VDJ 外显子的转录可产生完整的 μ 重链转录物。在 RNA 加工产生成熟 mRNA 的过程中，组装的 V 基因和 $C_μ$ 基因之间剩余的任何 J_H 基因片段都会被去除。因此，μ 重链首先被表达，并且 IgM 是 B 细胞发育期间产生的第一种免疫球蛋白。

紧接着 μ 基因的 3' 端是 δ 基因，该基因编码 IgD 重链的 C 区（图 5.19）。IgD 在几乎所有成熟 B 细胞的表面上与 IgM 共表达，但浆细胞只分泌少量 IgD。IgD 的功能尚不清楚。因为 IgD 具有比 IgM 更灵活的铰链区，所以猜测其可能是促进初始 B 细胞结合抗原的辅助受体。缺乏 Cδ 外显子的小鼠呈现正常的 B 细胞发育并可以产生正常的抗体应答，但是抗体结合抗原的亲和力成熟出现迟滞。我们将在第 10 章讨论体细胞高频突变时再作介绍。

表达 IgM 和 IgD 的 B 细胞还未经历需要 DNA 发生不可逆变化的类别转换。相反，这些 B 细胞产生较长的初级 mRNA 转录物，再通过选择性拼接产生两种 mRNA 分子（图 5.21）。在一个转录物中，VDJ 外显子与 $C_μ$ 外显子拼接并从附近位点（pA1）进行多腺苷酸化，以编码完整的 IgM 分子。第二个 RNA 转录物远远超出该位点，并包括了下游 Cδ 外显子。在该转录物中，VDJ 外显子与 $C_δ$ 外显子拼接，编码 IgD 分子，多聚腺苷酸化发生在下游的另一位点（pA2）。

自 20 世纪 80 年代以来就已经知道长 mRNA 转录物的加工是受发育阶段调节的，未成熟 B 细胞主要是 μ 转录物，成熟 B 细胞主要形成 δ 以及一些 μ，但直到目前其分子机制仍未被阐明。最近在小鼠 N－乙基－N－亚硝基脲（ENU）诱导突变的遗传筛选过程中，鉴定出通过调节选择性拼接过程参与 IgD 表达的基因。该基因编码 ZFP318，一种与剪接体 U1 小核核糖核蛋白结构相关的蛋白质，剪接体是 mRNA 剪接所需的 RNA－蛋白质复合物。未成熟 B 细胞不产生 IgD 转录物，ZFP318 在未成熟 B 细胞中不表达，但在共同

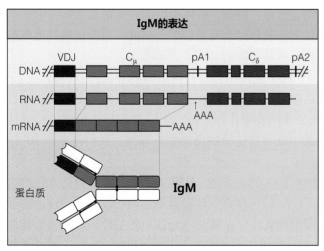
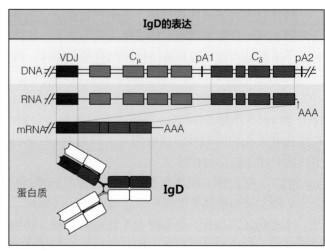

图5.21　IgD和IgM的共表达受RNA加工的调控

在成熟B细胞中，在V_H启动子处起始的转录延伸通过$C_μ$和$C_δ$外显子。这个长的初级转录物通过切割，多腺苷酸化（AAA）以及拼接来处理。μ位点的切割和多聚腺苷酸化（pA1）以及$C_μ$外显子之间的拼接产生编码μ重链的mRNA（左图）。δ位点的切割和多聚腺苷酸化（pA2）以及将V区外显子连接到$C_δ$外显子并去除$C_μ$外显子的不同剪接模式产生编码完整δ重链的mRNA（右图）。为简单起见，我们没有显示所有单个C区外显子。

表达 IgM 和 IgD 的成熟和活化 B 细胞中表达。从 VDJ 外显子到 Cδ 外显子的长前体 mRNA 的选择性拼接需要 ZFP318，因为 *ZFP318* 基因失活的小鼠不表达 IgD 但表达高水平的 IgM。虽然确切的机制尚不清楚，但在延伸期间 ZFP318 可能直接作用于前体 mRNA 转录物，通过抑制 VDJ 外显子与 Cμ 外显子的拼接，从而促进转录延伸并拼接到 Cδ 外显子。简而言之，ZFP318 的表达促进 IgD 表达，尽管在未成熟和成熟 B 细胞中 ZFP318 的表达调节机制仍然未知。

5–15 重链 mRNA 的选择性剪切产生跨膜和分泌型免疫球蛋白

每种免疫球蛋白类别都能作为膜结合受体或分泌型的抗体产生。B 细胞最初表达跨膜型 IgM；在抗原刺激后，部分后代细胞分化成产生 IgM 抗体的浆细胞，而其他后代经历类别转换以表达不同类别的跨膜免疫球蛋白，随后产生新类别的分泌抗体。所有膜结合型免疫球蛋白都是包含两条重链和两条轻链。IgM 和 IgA 仅在分泌后聚合。膜结合型免疫球蛋白重链在羧基末端具有约 25 个疏水性氨基酸残基的跨膜结构域，将其固定于 B 细胞表面。分泌型免疫球蛋白以亲水性分泌尾组成的羧基末端取代该跨膜结构域。这两种形式的羧基末端由 C_H 基因末端的不同外显子编码，这些外显子经历了选择性 RNA 加工。

例如，IgM 重链基因含有四个外显子，即 $C_\mu1 \sim C_\mu4$，编码其四个重链 Ig 结构域（图 5.22）。$C_\mu4$ 外显子的末端也编码分泌形式的羧基末端，而另外两个下游外显子 M1 和 M2 编码跨膜形式。如果初级转录物在 $C_\mu4$ 外显子下游最后两个外显子之前的多腺苷酸化位点（pAs）处被切割，那么仅可以产生分泌型分子。如果聚合酶在第一个多腺苷酸化位点转录，那么可以在 $C_\mu4$ 外显子到 M1 外显子之间的非共有剪接位点发生剪接。在这种情况下，多腺苷酸化发生在下游位点（pAm），并且可以产生膜表面型免疫球蛋白。这种选择性拼接的机制尚未被完全了解，但是可能涉及 RNA 聚合酶活性调节，因为聚合酶在转录时与 IgM 基因座相互作用。调节 RNA 转录物的多腺苷酸化的另一因素是切割刺激因子亚基 CstF-64，它有利于产生分泌型 IgM

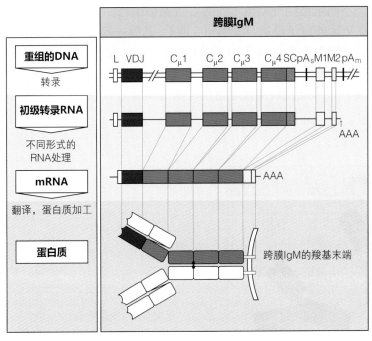
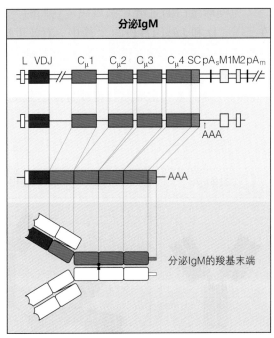

图5.22　选择性RNA加工相同的重链序列衍生跨膜和分泌型免疫球蛋白

在重链C基因的末端有两个外显子（M1和M2，黄色），它们共同编码跨膜形式的跨膜区和胞质尾。在最后的C结构域外显子内，分泌编码（SC）序列（橙色）编码分泌型的羧基末端。在IgD的情况下，SC序列在单独的外显子（未显示）中，但对其他亚型，包括如本文所示的IgM，SC序列与最后的C结构域外显子邻接。在处理前mRNA转录物期间发生决定重链RNA是否会衍生分泌型或跨膜型免疫球蛋白的事件。每个重链C基因具有两个潜在的多腺苷酸化位点（显示为pAs和pAm）。

左图：转录物在第二位点（pAm）被切割和多腺苷酸化（AAA）。拼接发生在位于SC序列上游的最后一个 $C_\mu4$ 外显子（橙色）内的位点，到M1外显子（黄色）5'端的第二个位点。这导致SC序列的去除和 $C_\mu4$ 外显子与外显子M1和M2的连接，并产生跨链形式的重链。

右图：聚腺苷酸化发生在第一个poly（A）添加位点（pAs），并且转录在外显子M1和M2之前终止，阻止重链的跨膜形式的产生，并产生分泌形式。

的转录物。在浆细胞中，转录延伸因子 ELL2 也促进 pAs 位点的多腺苷酸化，并有利于产生分泌型免疫球蛋白。CstF-64 和 ELL2 共同结合于免疫球蛋白基因座内的 RNA 聚合酶。这种差异性 RNA 处理在图 5.22 中针对 Cμ 进行了说明，并以相同的方式发生在其他类别的重链中。在分化成分泌抗体的活化 B 细胞中，大多数转录物被剪接以产生分泌型，而不是跨膜型免疫球蛋白。

5-16　IgM 和 IgA 可通过与 J 链相互作用形成多聚体

尽管所有免疫球蛋白分子均由两条重链和两条轻链组成，但 IgM 和 IgA 均可形成这些基本单元的多聚体（图 5.23）。IgM 和 IgA 的 C 区可包括 18 个氨基酸的"尾片段"，其含有聚合所必需的半胱氨酸残基。一个称为 J 链的单独的 15-kDa 多肽链，免疫球蛋白可通过连接该片段的半胱氨酸来促进聚合。半胱氨酸仅在 μ 和 α 链的分泌形式中发现（注意不要将该 J 链与 J 基因片段编码的免疫球蛋白 J 区混淆，见第 5-2 节）。对于 IgA 的情况，像我们将在第 10 章中讨论的，转运通过上皮细胞需要形成二聚体形式。在血浆中，IgM 分子为五聚体，偶尔为六聚体（无 J 链），IgA 是单体，但在黏液分泌物中主要以二聚体形式存在。

在抗体与重复表位的结合中，免疫球蛋白的多聚化也是重要的。抗体分子有两个相同的抗原结合部位，每个抗原结合部位对抗原具有一定的亲和力（affinity）或结合强度。如果抗体结合于靶抗原上的多个相同表位，则仅当所有结合部位解离时抗原-抗体复合物才会解离。因此，整个抗体的解离速率将比单个结合部位的解离速率要慢得多；因此，多个结合部位使抗体具有更高的总结合强度或亲合力（avidity）。这种现象与具有 10 个抗原结合位点的五聚体 IgM 尤为相关。

IgM 抗体经常识别重复表位，例如细菌细胞壁多糖上的表位，但是 IgM 在免疫应答早期体细胞高频突变和亲和力成熟之前产生，其单个结合部位通常具有低亲和力。多位点结合弥补了这一弱点，显著提高了整体结合强度。这意味着单个 IgM 五聚体与靶标的结合足以介导生物效应，而对于 IgG 来说，则可能要求两个在位置上非常接近独立的靶分子。

【小结】

免疫球蛋白的重链 C 区域决定它们的类别，不同重链同种型由不同的 C 区基因编码。重链 C 区基因存在于 V、D 和 J 基因片段的 3' 簇中。有效重排的 V 区外显子最初与 μ 链和 δ 链 C_H 基因一起表达，其通过选择性拼接包含 μ 链和 δ 链 C_H 外显子的 mRNA 转录物在初始 B 细胞中共表达。另外，B 细胞可以表达以膜结合形式或分泌抗体形式存在的任何类型的免疫球蛋白。通过 mRNA 差异剪接编码疏水膜的锚或可分泌尾片段的外显子来表达膜结合型或分泌型免疫球蛋白。因此，最初抗原通过抗原受体激活 B 细胞，活化后 B

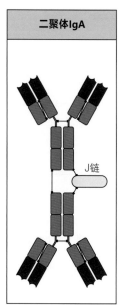
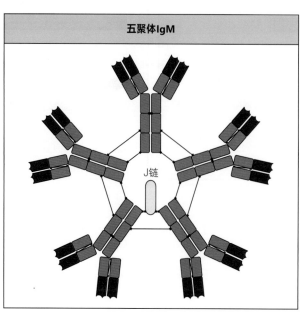

图5.23　IgM和IgA分子可形成多聚体

IgM和IgA通常合成为多聚体，结合额外的多肽链J链。在二聚体IgA（左图）中，单体间及与J链间均以二硫键连接。在五聚体IgM（右图）中，单体通过二硫键相互交联并与J链交联。IgM还可以形成缺少J链的六聚体（未显示）。

细胞分泌的抗体可识别该抗原。随后通过类别转换，相同的 V 区外显子可以连接任何一种同种型 C 区外显子，指导不同类别的抗体的产生，这将在第 10 章中描述。

适应性免疫应答的演变

到目前为止，我们在本书中已讨论适应性免疫的形成依赖于由 RAG-1/RAG-2 重组酶作用下产生的极其多样性的、呈克隆分布的免疫球蛋白和 TCR 库。这种系统只出现在脊椎动物中，即大约 5 亿年前与其他脊椎动物分离的颌口类。适应性免疫似乎是在进化中突然出现的。即使是生存到现在的最早有下颌的鱼类——软骨鱼类也具备器官化的淋巴组织，TCR 和免疫球蛋白，以及产生适应性免疫应答的能力。脊椎动物适应性免疫系统的多样性曾被认为是动物免疫系统中唯一的。但现在我们知道，像昆虫，棘皮动物和软体动物这样生物体，尽管它们不具备真正的适应性免疫，但它们使用各种遗传机制来增加其病原体检测分子库。人们发现，无颌脊椎动物的现存物种——七鳃鳗和盲鳗具有一种基于非免疫球蛋白"抗体"样蛋白的适应性或"预期"免疫，并涉及一种与 RAG 依赖性 V（D）J 重排不同的体细胞基因重排系统。因此，我们现在应该将适应性免疫系统视为产生高度多样化的病原体识别系统的唯一且有效的解决方案。

5-17 无脊椎动物在免疫球蛋白样基因库中产生广泛的多样性

直到最近，人们一直认为无脊椎动物的免疫仅限于固有免疫系统，在识别病原体多样性方面非常有限。这个想法是基于脊椎动物的固有免疫依赖于大约 10 种不同的 TLR 和相近数量识别 PAMP 的其他受体，无脊椎动物中的受体数量应不会大于此。然而，最近的研究揭示了至少两个无脊椎动物的实例，其免疫球蛋白超级家族成员存在广泛多样化，这扩展了对病原体识别的范围。

在果蝇中，脂肪体细胞和血细胞作为免疫系统的一部分。脂肪体细胞分泌例如抗菌防御素之类的蛋白质到血淋巴中（见第 2 章和第 3 章）。在血淋巴中还可以发现另一种蛋白质——唐氏综合征细胞黏附分子（Down syndrome cell adhesion molecule，Dscam），它是免疫球蛋白超级家族的成员。Dscam 最初作为参与果蝇定向神经元布线的蛋白质被发现。它也可以在脂肪体细胞和血细胞中合成并分泌到血淋巴中，在那里它可以识别入侵的细菌并帮助吞噬细胞进行吞噬。

Dscam 蛋白含有多个、通常含 10 个免疫球蛋白样结构域。然而，编码 Dscam 的基因已经进化为含有大量这些结构域的替代外显子（图 5.24）。编码 Dscam 蛋白的基因外显子 4 可以是 12 个不同外显子中的任何一个，每个外显子编码不同序列的免疫球蛋白结构域。外显子簇 6、簇 9 和簇 17 分别具有 48 个、33 个和 2 个替代外显子；据估计，Dscam 基因可编码约 38 000 个蛋白质同种型。缺乏 Dscam 的离体血细胞对大肠埃希菌的体外吞噬作用比正常血细胞效率低，这个发现提示了 Dscam 在免疫应答中的作用。这些观察结果表明，至少有一些广泛的替代外显子库可能已经进化使得昆虫识别病原体的能力多样化。Dscam 的这种作用已在冈比亚按蚊中得到证实，AgDscam（Dscam 同系物）的沉默会削弱蚊子对细菌和疟原虫的正常抗性。还有证据表明，一些 Dscam 外显子对特定病原体具有特异性。Dscam 亚型是否以克隆方式表达尚不清楚。

另一种无脊椎动物——软体动物，采用不同的策略使免疫球蛋白超级家族蛋白多样化，以用于机体免疫。淡水蜗牛光滑双脐螺表达在固有免疫中起作用的纤维蛋白原相关蛋白（fibrinogen-related protein，FREP），FREP 在其氨基末端具有一个或两个免疫球蛋白结构域，在其羧基末端具有纤维蛋白原结构域。免疫球蛋白结构域可以与病原体相互作用，而纤维蛋白原结构域可以赋予 FREP 凝集素样特性，这有助于沉淀复合物。FREP 由血细胞产生并分泌到血淋巴中。当蜗牛被寄生虫感染时，其体内 FREP 浓度增加——这些蜗牛是可引起人血吸虫病的血吸虫的中间宿主。

光滑念珠菌基因组包含许多 FREP 基因拷贝，它们可分为大约 13 个亚家族。对表达的 FREP3 亚家族成员序列的分析表明，与胚系基因相比，在个体生物中表达的 FREP 更加多样化。FREP3 亚家族中不足 5 个基因，但单个蜗牛产生超过 45 种不同序列的 FREP3 蛋白。蛋白质序列分析表明，这种多样化是由于胚系 *FREP3* 基因点突变的积累。虽然这种多样化的确切机制及其发生的细胞类型尚不清楚，但它确实与免疫球蛋白中发生的体细胞高频突变有相似之处。昆虫和双脐螺属似乎代表了参与免疫防御的分子多样化的方式，尽

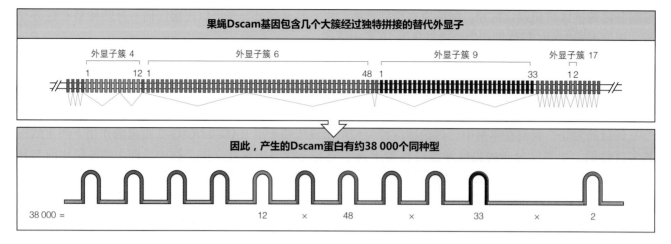

图5.24　果蝇先天免疫的Dscam蛋白含有多个免疫球蛋白结构域，并通过选择性拼接而高度多样化

在果蝇中编码Dscam的基因含有几个大的替代外显子簇。这些编码外显子4（绿色）、外显子6（浅蓝色）、外显子9（红色）和外显子17（橙色）的簇分别包含12个、48个、33个和2个替代外显子。每个簇中仅有一个替代外显子使用在完整的Dscam mRNA中。在神经元，脂肪体细胞和血细胞中存在一些外显子的差异使用。三种细胞类型都使用外显子4和6的全部替代外显子。而对于外显子9，替代外显子的使用限制在血细胞和脂肪体细胞中。Dscam基因中替代外显子的组合使用可以产生超过38 000种蛋白质的同种型。改编自Anastassiou D：Genome Biol.，2006，7:R2.

管它们在某种程度上类似于适应性免疫应答，但没有克隆选择的证据，而克隆选择是真正的适应性免疫应答的基石。

5–18　无颌类动物拥有适应性免疫系统，利用体细胞基因重排使亮氨酸重复序列结构域构建的受体多样化

自20世纪60年代初期以来，人们就知道某些无颌鱼类，例如盲鳗和七鳃鳗可以对皮肤移植物产生某种形式的快速排斥反应，并表现出迟发型超敏反应。它们的血清似乎也含有类似特异性凝集素的活性，并在二次免疫后滴度增加，其方式与高等脊椎动物的抗体应答相似。尽管这些现象让人想起适应性免疫，但没有胸腺或免疫球蛋白的证据。通过形态学和分子生物学分析发现，这些动物确实具有真正的淋巴细胞。海七鳃鳗淋巴细胞表达基因的分析显示与TCR或免疫球蛋白基因无关。然而，这些细胞表达了大量具有多个LRR结构域的编码蛋白的mRNA，这些蛋白质结构域构建了识别病原体的TLR（见第3-5节）。

这可能仅仅意味着这些细胞是对识别病原体并产生应答的专职细胞，但LRR蛋白的表达却令人惊讶。它们具有高度可变的氨基酸序列，大量可变LRR单元置于较少可变的氨基末端和羧基末端LRR的单元之间，且不是以较为单一的形式（如不变的TLR）表达。这些含有LRR的蛋白质称为可变淋巴细胞受体（variable lymphocyte receptor，VLR），其不变茎部区域通过糖基磷脂酰肌醇连接到质膜，它们可以与细胞连接，也可以像抗体一样被分泌进入血液。

对七鳃鳗VLR的基因表达分析表明它们通过体细胞基因重排过程组装（图5.25）。在胚系基因结构中存在三个不完整的VLR基因——*VLRA*、*VLRB*和*VLRC*，它们各自编码一个信息肽，一个部分氨基末端LRR单元和一个部分羧基末端LRR单元，但这三个编码序列区块是由非编码DNA分开，其既不包含RNA剪接的典型信号，也不包含免疫球蛋白基因中存在的RSS（见第5-4节）。相反，不完整VLR基因侧翼的区域包括大量含有LRR单元的DNA"卡盒"：每盒包含一个、两个或三个LRR单元。每一个七鳃鳗的成熟淋巴细胞表达完整且独特的VLR基因——既不是*VLRA*，也不是*VLRB*或*VLRC*，而是VLR胚系基因与侧翼区域的重组基因。

目前认为，在七鳃鳗淋巴细胞DNA复制过程中，完整VLR基因的产生是通过"拷贝选择"机制，该机制与基因转换相似但不相同（见第5-20节）。在DNA复制期间，VLR基因侧翼的LRR单元被复制到VLR基因中——可能是当DNA链合成时切换了模板并复制了这些LRR单元之一的序列。尽管仍然缺乏最终证据，但这种模板转换机制可能是由七鳃鳗淋巴细胞表达的AID–APOBEC家族的酶而触发，并且其胞苷

图5.25　七鳃鳗中可变淋巴细胞受体（VLR）的不完整胚系基因通过体细胞重组产生多样化的完整VLR基因库

上图：七鳃鳗VLR基因的不完整胚系拷贝包含完整基因的框架（右）：编码信号肽（SP）的部分，氨基末端LRR单位的一部分（NT，深蓝色），和通过插入非编码DNA序列分成两部分（LRR，浅红色；CT，红色）的羧基末端LRR单元。附近的侧翼区域（左）包含VLR基因的多个拷贝——具有单拷贝或双拷贝的可变LRR结构域（绿色）的"卡盒"和编码部分氨基末端LRR结构域（浅蓝色，黄色）的"卡盒"。

中图：体细胞重组导致各种LRR单位被复制到原始VLR基因中。这产生了一个完整的VLR基因，它包含组装的氨基末端LRR盒（LRR NT）和第一个LRR（黄色），接着是几个可变LRR单元（绿色）和完整的羧基末端LRR单元，并编码VLR受体茎区的部分结束。来自七鳃鳗（ *P. marinus* ）的胞苷脱氨酶PmCDA1和PmCDA2可能是启动该基因重排的酶。重排基因的表达产生完整的受体，它可通过糖基磷脂酰肌醇（GPI）连接至茎而附着于细胞膜。

下图：单个淋巴细胞经历体细胞基因重排以产生独特的VLR受体。这些受体可以通过GPI连接系在淋巴细胞表面，也可以分泌到血液中。每个发育内的淋巴细胞中独特的体细胞重排事件产生具有不同特异性的VLR受体库。改编自Pancer Z，Cooper M D：Annu. Rev. Immunol.，2006，24：497–518.

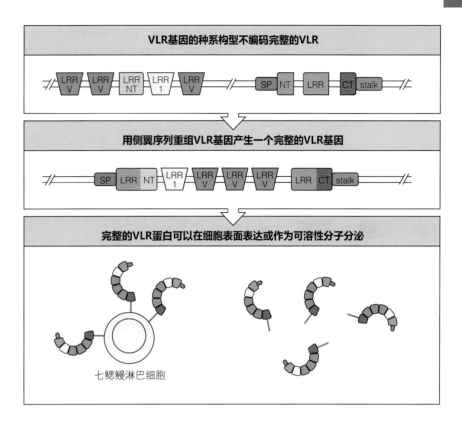

脱氨酶活性（CDA）可导致能引起拷贝选择过程的单链 DNA 断裂。七鳃鳗具有两种这样的酶：CDA1 在 *VLRA* 谱系淋巴细胞中表达，CDA2 在 *VLRB* 谱系淋巴细胞中表达。目前还不知道 CDA1 或 CDA2 是否在 *VLRC* 的淋巴细胞中表达。VLR 基因含有一个完整的氨基末端加帽 LRR 单元，随后是多达 7 个加入的 LRR 单元，每个长 24 个氨基酸残基，最后是去除内部非编码区而形成的完整羧基末端 LRR 单元（图 5.25）。

　　这种体细胞重排机制产生 VLR 蛋白质多样性的程度类似免疫球蛋白。VLR 蛋白的晶体结构表明由系列 LRR 重复序列形成的凹面与羧基末端 LRR 中的可变插入物相互作用形成能够与多种抗原相互作用的表面。因此，无颌类受体库的多样性可能不是由它们可能产生受体种类的数量所限制的，而受限于个体中存在的淋巴细胞的数量，就像其进化表亲，即有颌类的适应性免疫系统。如上所述，每个七鳃鳗淋巴细胞仅重排三个胚系 VLR 基因中的一个，表达完整的 VLRA 或 VLRB 或 VLRC 蛋白。前两个细胞群似乎分别具有哺乳动物 T 细胞和 B 细胞的一些特征，VLRC 细胞似乎与 VLRA 谱系更密切相关。例如，表达 VLRA 的淋巴细胞也表达与哺乳动物 T 细胞细胞因子基因相似的基因，与我们自己的依赖 RAG 的适应性免疫系统相比，两者存在比之前所认识更大的相似性。

5–19　基于多样化的免疫球蛋白样基因库的 RAG 依赖性适应性免疫在软骨鱼类中突然出现

　　我们追踪脊椎动物中免疫功能的进化，从无颌类、软骨鱼（鲨鱼、鳐鱼和魟鱼）到硬骨鱼，然后到两栖动物，再到爬行动物和鸟类，最后到哺乳动物。RAG 依赖性 V（D）J 重组没有在无颌类，其他脊索动物或任何无脊椎动物中被发现。随着获得的动物基因组序列不断增加，RAG 依赖性适应性免疫的起源现在变得更加清楚。第一个线索是 RAG 依赖性重组与 DNA 转座子的转座机制共享许多特征——编码它们自身转座酶的移动遗传元件，具有允许它们从基因组中的一个位点切除并重新插入其他位置的酶的活性。哺乳动物 RAG 复合物可以在体外作为转座酶，甚至 RAG 基因的结构在染色体中紧密相连并且缺乏哺乳动物基因中常见的内含子，这使人联想到转座子。

所有这些都引发了一种推测：RAG 依赖的适应性免疫的起源是 DNA 转座子侵入类似于免疫球蛋白或 TCR V 区的基因，这一事件可能发生在下颚脊椎动物的祖先身上。（图 5.26）。DNA 转座子在任一端携带被转座酶结合以进行转座的反向重复序列。这些末端重复序列被认为是现今抗原受体基因中 RSS 的祖先（见第 5-4 节），而 RAG-1 蛋白被认为是由转座酶进化而来的。随后的免疫受体基因及其插入的 RSS 的复制、再复制和重组，最终在现存的脊椎动物中导致 RAG 基因与剩余的遗留转座子分离，并且导致了免疫球蛋白和 TCR 基因座中多个基因片段。

现在认为 RSS 和 RAG-1 催化核心的最初起源是 Transib 超级家族的 DNA 转座子，基因组测序已经在与脊椎动物相关较远的动物海葵 Nematostella 中发现的与近亲——海胆 RAG1 相关序列。RAG2 的起源更加模糊，但最近在脊索动物的无脊椎中发现了 RAG1–RAG2 相关的基因簇。没有证据显示海胆本身有免疫球蛋白、TCR 或适应性免疫，但是海胆 RAG 基因表达的蛋白质彼此之间或与来源于公牛真鲨（Carcharhinus leucas，一种原始的有颚脊椎动物）RAG 蛋白相互形成复合物。这表明这些蛋白质确实与脊椎动物 RAG 有关，并且 RAG-1 和 RAG-2 已经存在于脊索动物和棘皮动物（海胆属于的组）的共同祖先中，提示其可能参与了一些其他细胞功能。

若以转座子元件的切割作为体细胞基因重排的起源，能理解在免疫系统基因重排中的一个明显的悖论。这就是 RSS 被准确地连接在被切除的 DNA 中（见第 5-5 节），它没有进一步的功能，其命运与细胞无关，而留在基因组 DNA 中的切割端将构成免疫球蛋白或 TCR 基因的一部分，通过容易出错的方式连接，这被视为一个缺陷。然而，从转座子的角度来看，这是合理的，因为转座子通过这种切除机制保持

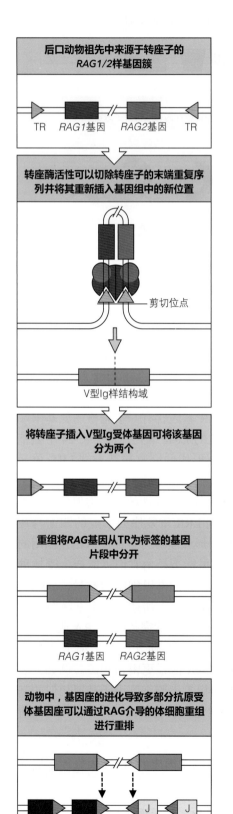

图5.26 转座子整合到V型免疫球蛋白受体基因中被认为产生TCR和免疫球蛋白基因的机制

在后口动物（脊索动物门）的祖先中的DNA转座子被认为具有与RAG1和RAG2相关的基因——原型 RAG1（紫色）和RAG2（蓝色），作为它的转座酶。反向重复（TR）序列结合DNA转座子。第二组图：要从DNA切除转座子，转座酶蛋白（紫色和蓝色）结合TR，将它们并置在一起，转座酶活性将转座子从DNA中切除，在宿主DNA中留下类似于TR的足迹。从一个位点切除后，转座子重新插入基因组中的其他位置，在这张图中，重新插入的部位是V型免疫球蛋白受体（绿色）。转座酶的酶活性使得转座子能够在切除反应的逆反应中插入DNA。第三组图：将RAG1/2样转座子整合到V型免疫球蛋白受体基因的中间，将V区外显子分成两部分。第四和第五组图：在免疫球蛋白和TCR基因的进化过程中，DNA的初始整合事件跟随着将转座酶基因（现在称为RAG1和RAG2基因）与转座子TR分开的DNA重排，即RSS。紫色海胆（无脊椎后口动物）具有RAG1/2样基因簇（未显示）并表达类似于RAG-1和RAG-2的蛋白质，但不具有免疫球蛋白、TCR或适应性免疫。RAG样蛋白在这种动物中可能具有一些其他的细胞功能（迄今未知）。

其完整性，而它留下的 DNA 命运对它没有意义。事实证明，原始免疫球蛋白基因中容易出错的连接造成了抗原识别分子的多样性，并且在选择过程中被保留下来。基于 RAG 的重排系统还提供了突变无法实现的其他东西——一种快速修改编码区大小的手段，而不仅仅是其多样性。

接下来的问题是转座子插入的是什么基因。含有 Ig 样结构域的蛋白质遍布植物、动物和细菌界，使其成为最丰富的蛋白质超级家族之一；在基因组已被完全测序的物种中，免疫球蛋白超家族是基因组中最大的蛋白质结构域家族之一。这个超家族成员的功能是完全不同的，它们是自然选择采用有用结构的一个突出例子——基本的 Ig 区域折叠——并使其适应不同的目的。

根据免疫球蛋白结构域的结构和序列的差异，免疫球蛋白超家族结构域可以分为四个家族，分别是 V（类似于免疫球蛋白可变结构域）、C1 和 C2（类似于恒定区结构域）结构域，以及一种称为 I 结构域的免疫球蛋白结构域（中间过渡）。含有 RSS 的元件的靶标似乎是编码细胞表面受体的基因，其含有 Ig 样 V 结构域，最可能是类似于现今 VJ 结构域。这些结构域存在于一些不变的受体蛋白中，名称的来源是因其一条链与 J 区相似。可以想象转座子进入这种基因后如何产生分开的 V 和 J 基因片段（图 5.26）。根据进化分析，无颌类动物配对的受体类似于抗原受体，也就是在盲鳗和七鳃鳗中发现的多基因家族编码的 APAR，目前是作为抗原受体祖先亲属的最佳候选者。它们的 DNA 序列预测具有单次跨膜蛋白质，其具有单个细胞外 VJ 结构域和含有信号传导模块的细胞质区域。APAR 在白细胞中表达。

5-20　不同物种以不同方式产生免疫球蛋白多样性

我们熟悉的大多数脊椎动物产生抗原受体多样性的方式与小鼠和人类相同，即主要通过不同的组合方式将基因片段连接在一起。然而在哺乳动物中也有例外。有些动物最初使用基因重排来将相同的 V 和 J 基因片段连接在一起，然后使该重组的 V 区多样化。在鸟类、兔子、牛、猪、绵羊和马中，那些最初重排形成 BCR 基因的 V、D 和 J 基因片段很少或没有胚系多样性，而且在大多数未成熟 B 细胞中重排的 V 区序列相同或相似。这些未成熟的 B 细胞迁移到特定的微环境——鸡肠道中的法氏囊和兔子的另一个肠道淋巴器官。在这里，B 细胞迅速增殖，并且它们重排形成的免疫球蛋白基因进一步形成多样化。

在鸟类和兔子中，上述过程主要通过基因转换发生。基因转换是重排的 V 基因中的短序列被来自上游假基因 V 基因片段序列替换的过程。鸡重链基因座的胚系排列是一组重排的 V、J、D 和 C 基因片段和多个假基因 V 基因片段。该系统的多样性是通过基因转换将来自 V_H 假基因的序列复制到单个重排的 V_H 基因而产生的（图 5.27）。在这种机制中，基因转换似乎与体细胞高频突变有关，因为在鸡 B 细胞系中的基因转换已显示需要酶激活诱导的胞嘧啶核苷脱氨酶（activation-induced cytidine deaminase，AID）。在第 10 章中，我们将看到这种酶参与抗体应答过程中的类别转换和亲和力成熟。对于基因转换，在 AID 作用后由内切核酸脱嘌呤/脱嘧啶核酸内切酶-1（apurinic/apyrimidinic endonuclease-1，APE1）产生的 DNA 中的单链切割是启动同源导向修复过程的信号，其中同源 V 假基因片段被用作修复 V 基因的 DNA 复制模板。

在绵羊和奶牛中，免疫球蛋白多样化是发生在称为回肠派尔集合淋巴结的器官中的体细胞高频突变的结果。不依赖于 T 细胞和特定驱动抗原的体细胞高频突变也有助于鸟类、绵羊和兔子中的免疫球蛋白多样化。

在最原始的有颌类脊椎动物软骨鱼中发现了一种完全不同的免疫球蛋白基因结构。鲨鱼具有多个拷贝的离散的 V_L-J_L-C_L 和 V_H-D_H-J_H-C_H"卡盒"，并激活单个"卡盒"内的重排（图 5.28）。虽然这与高等脊椎动物的基因重排有些不同，但在大多数情况下仍然需要 RAG 介导的体细胞重排。除了重新排列基因外，软骨鱼在胚系基因组中具有多个"重排的" V_L（有时重排 V_H）（图 5.28），并且通过激活不同拷贝的转录产生显著的多样性。不仅如此，随后的重链和轻链配对组合也对多样性有影响。

这种"胚系连接"的轻链基因座结构不太可能代表中间进化阶段，因为在这种情况下，重链和轻链基因必须通过趋同进化独立地获得重排的能力。更有可能的是，在软骨鱼类分化后，部分免疫球蛋白基因座通过激活生殖细胞中的 RAG 基因而在胚系基因中重新排列，从而由后代继承重排的基因座。在这些物种中，重排的胚系基因座可能具有一些优点，例如通过产生预先形成的一组免疫球蛋白链来确保对常见病原体的快速反应。

同种型 IgM 抗体被认为可以追溯到适应性免疫的起源。它是软骨鱼和硬骨鱼中主要的免疫球蛋白。软骨鱼类还具有至少两种在最近进化的物种中未发现的其他重链同种型。一个是 IgW，它包含由六个免疫球

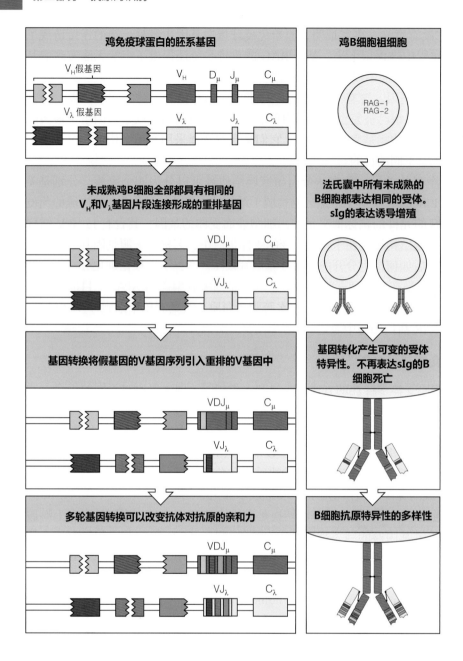

图5.27 鸡免疫球蛋白的多样化通过基因转换而产生

在鸡中，通过V（D）J重组产生的免疫球蛋白多样性非常有限。最初，在鸡重链基因座上只有1个功能性V，1个J和15个D基因片段，在单个轻链基因座中只有1个功能性V和1个J基因片段（左上图）。因此，最初的基因重排仅可产生非常有限数量的特异性受体（第二组图）。表达该受体的未成熟B细胞迁移至法氏囊，表面免疫球蛋白（sIg）的交联诱导细胞增殖（第二组图）。鸡基因组包含许多具有预先重排的VH-D结构的假基因。基因转换将来自这些相邻假基因V基因片段的序列引入表达的基因中，从而在受体中产生多样性（第三组图）。其中一些基因转换使先前表达的基因失活（未显示）。如果1个B细胞在这种基因转换后不能表达sIg，这个B细胞将被清除。重复的基因转换事件可以不断使受体库多样化（第四组图）。

蛋白结构域组成的恒定区，而第二个是 IgNAR，正如我们在第 4–10 节中描述的，似乎与 IgW 有关，但已失去第一个恒定区域并且不与轻链配对，取而代之的是形成同源二聚体，其中每个重链 V 结构域形成单独的抗原结合部位。IgW 似乎与 IgD（最初在硬骨鱼中发现）有关，并且像 IgM 一样，似乎又回到了适应性免疫的起源。

5–21 α:β 和 γ:δ T 细胞受体均存在于软骨鱼类

在任何进化上早于软骨鱼类的物种中都没有发现 TCR 和免疫球蛋白，而软骨鱼类与哺乳动物基本类似。来自鲨鱼的 TCR β 链和 δ 链同源物以及来自鳐鱼的不同 TCR α 链、β 链、γ 链和 δ 链的发现表明，即使在最早可以辨认这些适应性免疫系统受体的时候，它们已经分化成至少两个识别系统。此外，每个谱系表现出由体细胞重排导致的组合多样性。γ:δ T 细胞识别配体的鉴定有助于阐明它们在免疫应答中的作用。尽管还缺乏一个完整的认识，但 γ:δ T 细胞的识别似乎更类似于一种先天感知而不是 α:β T 细胞的精细多肽特异性。γ:δ T 细胞的配体包括衍生自微生物的各种脂质和非经典 MHC Ⅰb 类分子，其表达可能表明感染或细胞应激（见第 6–17 节）。甚至某些 α:β T 细胞似乎参与某种形式的先天识别，如第 4–18 节中描述的黏膜相关恒定

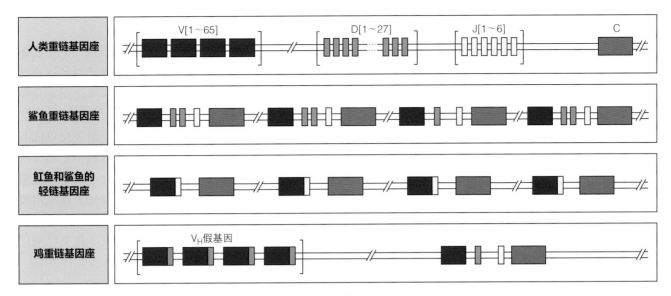

图5.28　在不同物种中免疫球蛋白基因的结构是不同的，但都可以产生多样化的受体库

哺乳动物的免疫球蛋白重链基因具有重复V、D和J基因片段的不同基因簇，这样的基因结构并不是产生多样性受体库的唯一途径。其他脊椎动物已找到替代的途径。在"原始"动物中，例如鲨鱼，该基因座由多个重复的基本单元组成，而该基本单元由V基因片段，一个或两个D基因片段，J基因片段和C基因片段组成。在一些软骨鱼类（如魟鱼和真鲨属的鲨鱼）的κ样轻链基因座中发现这种结构的一个更极端的版本，其中重复单元由已经重排的VJ–C基因组成，表达时从中随机选择。鸡的重链基因座仅有一个重排的基因片段组合，但存在多个预先整合V_H–D片段的假基因拷贝。该系统的多样性是通过基因转换将假基因V_H–D序列复制到单个重排了的V_H基因上而产生的。

T 细胞。这可能表明，在 RAG 依赖性适应性免疫进化早期，通过切除原始逆转录转座子产生的受体有助于感染的先天感知，并且这种作用在某些 T 细胞亚群中保留至今。无论如何，这两类 TCR 的早期分化及在随后进化中的保守性表明了一种重要的早期功能分化。

5 – 22　MHC Ⅰ类和Ⅱ类分子也首先出现在软骨鱼中

人们可以预期 TCR 的特异性配体即 MHC 分子在进化中与 TCR 大致同时出现。MHC 分子存在于软骨鱼类和所有高等脊椎动物中，但是，与 TCR 一样，它们没有在无颌类动物或无脊椎动物中被发现。MHC Ⅰ类和Ⅱ类 α 链和 β 链基因都存在于鲨鱼中，并且它们的产物似乎以与哺乳动物 MHC 分子相同的方式起作用。在 MHC Ⅰ类分子中与抗原肽末端相互作用或与 MHC Ⅱ类分子中抗原肽中央相互作用的肽结合沟槽的关键残基在鲨鱼 MHC 分子中是保守的。

此外，MHC 基因在鲨鱼中也具有多态性，Ⅰ类和Ⅱ类基因座具有多个等位基因。在某些物种中，到目前为止已鉴定出超过 20 种 MHC Ⅰ类等位基因。对于鲨鱼 MHC Ⅱ类分子，Ⅱ类 α 链和Ⅱ类 β 链都是多态的。因此，在无颌类和软骨鱼类分化过程中，MHC 分子不仅进化获得选择提呈抗原肽的功能，而且病原体不断施加的选择也导致了多态性，这是 MHC 的特征之一。

第 4–20 节介绍了经典 MHC Ⅰ类基因（有时称为Ⅰa 类）和非经典 MHC Ⅰb 类基因之间的区别，这将在第 6 章中讨论。这种差别也存在于软骨鱼类中，因为鲨鱼的Ⅰ类基因包括一些类似于哺乳动物Ⅰb 类分子的基因。然而，据认为鲨鱼Ⅰb 类基因不是哺乳动物Ⅰb 类基因的直接祖先。Ⅰ类基因似乎在所研究的五种主要脊椎动物谱系（软骨鱼类、肉鳍鱼类、福鳍鱼纲，两栖动物和哺乳动物）中都存在，这些基因独立地分成经典和非经典基因座。

因此，当进化中首次出现时，MHC 分子的特征就都存在，且没有中间形式来帮助我们理解其进化。虽然我们可以追溯到先天免疫系统成分的演变，但适应性免疫系统起源的奥秘在很大程度上仍然未解。对于什么样的选择压力导致了依赖于 RAG 的、精准的适应性免疫的问题，尽管我们还没有一个明确的答案，但是比以前更清楚了。正如 Charles Darwin 对进化论的总体评价一样——"无数最美丽与最奇异的结果，是从如此简单的开端演化而来、并依然在演化之中"。

【小结】

有颌类脊椎动物中 RAG 依赖的适应性免疫的进化曾被认为是一种完全独特且无法解释的"免疫大爆炸"。然而，我们现在明白，适应性免疫在进化过程中至少还经历了一次单独进化。我们脊椎动物的近亲，无颌的鱼类，已经进化出一种建立在完全不同基础上的适应性免疫系统——LRR 结构域的多样化而不是免疫球蛋白结构域的多样化——但是它们似乎具有通过体细胞重排产生的受体克隆表达和某种形式的免疫记忆的基本特征，这是适应性免疫系统的所有特征。我们现在意识到 RAG 依赖的适应性免疫系统的进化可能与转座子插入原始免疫球蛋白超家族基因的成员有关，该基因一定发生在脊椎动物祖先的胚系细胞中。巧合的是，转座子末端序列、RSS 的前端，被放置在这个原始抗原受体基因内的适当位置，以实现分子间体细胞重组，从而为今天看到的免疫球蛋白和 TCR 基因全面重排铺平了道路。作为 TCR 配体的 MHC 分子首先出现在软骨鱼类中，这表明 MHC 分子与 RAG 依赖的适应性免疫共同进化。转座酶基因（*RAG* 基因）已经存在软骨鱼类祖先的基因组中并且具有某些其他功能。*RAG1* 似乎具有非常古老的起源，因为 *RAG1* 相关序列已在多种动物基因组中被发现。

第5章总结

淋巴细胞的抗原受体高度多样化，发育中的 B 细胞和 T 细胞使用相同的机制来实现这种多样性。在每个细胞中，免疫球蛋白和 TCR 链的功能基因从编码 V 区的、几组分开的基因片段通过体细胞重组组装而成。系列的 V、D 和 J 基因片段将通过连接过程连接起来，这在所有抗原 – 受体基因座中是相似的。淋巴特异性蛋白 RAG-1 和 RAG-2 在 V、D 和 J 片段侧翼的 RSS 处进行 DNA 位点特异性切割，以形成双链断裂，启动 T 细胞和 B 细胞中的重组过程。这些蛋白质与普遍存在的、参与双链断裂修复途径的 DNA 修饰酶共同作用，并与至少一种另外的淋巴细胞特异性酶 TdT 一起完成基因重排。由于每种类型的基因片段存在多个略有不同的版本，因此从每种类型的基因片段中随机选择一个基因片段是潜在多样性的来源。在组装期间，编码连接处的不精确连接机制使受体 CDR3 环中产生高度的多样性，其位于抗原结合部位的中心。免疫球蛋白或 TCR 的两条链结合形成完整抗原受体使得总体多样性倍增。免疫球蛋白和 TCR 之间的重要区别在于免疫球蛋白以膜结合形式（BCR）和分泌形式（抗体）存在。表达相同分子的分泌形式和膜结合形式的能力是由于重链 mRNA 的选择性剪接以包括编码不同形式的羧基末端的外显子。免疫球蛋白的重链 C 区含有三个或四个结构域，而 TCR 链只有一个。其他物种也已经进化出多样化免疫受体的策略，无颌类使用经历体细胞重排的 VLR 系统，这与我们自身的适应性免疫系统具有某些相似性。有颌类脊椎动物的适应性免疫似乎是由将编码原型 *RAG1/2* 基因的逆转录转座子整合到先前存在的 V 型免疫球蛋白样基因而来的，该基因随后多样化，产生了 T 细胞和 BCR 基因。

练习题

5.1　**判断题**：如果所有基因座重组成功，正在发育的 T 细胞可能偶然表达 αβ 异二聚体和 γδ 异二聚体。

5.2　**选择题**：删除以下哪些参与抗原 – 受体重组的因素不会完全消除抗原受体的形成？

A. Artemis

B. TdT

C. RAG-2

D. Ku

E. XRCC4

5.3　**判断题**：B 细胞和 T 细胞都可以在免疫应答过程中为增强抗原亲和力而经历其抗原受体的体细胞超突变。

5.4　**简答题**：有哪四种过程导致抗体和 BCR 的多样性？

5.5　**配对题**：将蛋白质与其功能进行配对。

A. RAG-1 和 RAG-2	ⅰ . 非模板添加 N 核苷酸
B. Artemis	ⅱ . 核酸酶活性以打开 DNA 发夹并产生 P 核苷酸
C. TdT	ⅲ . 识别 RSS 并创建单链断裂
D. DNA 连接酶Ⅳ 和 XRCC4	ⅳ . 连接 DNA 末端

E. DNA–PKcs　　　　ⅴ.与 Ku 形成复合物以将 DNA 保持在一起并使 Artemis 磷酸化

5.6　**简答题：**什么是 12/23 规则？它是如何确保正确的 V（D）J 片段连接？

5.7　**配对题：**将临床疾病与基因缺陷进行配对。

A. 共济失调毛细血管扩张症候群　　ⅰ.RAG-1 或 RAG-2 突变导致重组酶活性降低

B. 辐射敏感 SCID（IR-SCID）　　ⅱ.ATM 突变

C. Omenn 综合征　　　　ⅲ.Artemis 突变

5.8　**配对题：**将免疫球蛋白类与其主要类别进行配对。

A. IgA　　　ⅰ.血清中含量最丰富，在免疫反应中被强烈诱导

B. IgD　　　ⅱ.B 细胞活化后首先产生

C. IgE　　　ⅲ.黏膜部位的防御

D. IgG　　　ⅳ.防御寄生虫但也参与过敏性疾病

E. IgM　　　ⅴ.功能不为人所知，可能作为辅助 BCR

5.9　**填空题：**在五种不同的抗体类别中，两种以多聚体形式分泌。_____ 被分泌为二聚体，_____ 被分泌为五聚体，二者都有 _____ 作为多聚体复合物的一部分。IgM 和 _____ 都在成熟 B 细胞的表面表达并衍生自相同的前 mRNA 转录物。这两者之间的平衡表达是由替代 _____ 来决定的，并由 snRNP_____ 来调节的。调节膜结合还是分泌形式的抗体的过程由两个因素决定：_____ 和 _____。巨噬细胞和中性粒细胞上的 Fcγ 受体结合 _____ 和 _____ 的 Fc 部分 IgG 类的同种型抗体。然而，肥大细胞，嗜碱性粒细胞和活化的嗜酸性粒细胞将结合 _____ 类型抗体携带 Fcε 受体。IgA 和 IgG 类抗体能够结合 _____ 它可以主动将它们运送到不同的身体组织，并在肾小球中循环使用，以防止它们丢失并延长其半衰期。

5.10　**选择题：**关于适应性免疫系统的进化史，以下哪项不正确？

A. 适应性免疫在进化中突然出现。

B. 果蝇和蚊子通过大量不同外显子的选择性剪接在分泌的 Dscam 蛋白中表现出多样性，而淡水蜗牛通过这些基因中基因组突变的差异积累表现出 FREP 基因的多样性。

C. 无颌鱼在 DNA 复制过程中重组 VLR 基因以在这些基因中产生多样性，这些基因在淋巴细胞上表达并具有 GPI 固定和分泌形式。

D. RAG-1 起源于转座酶，而它识别的 RSS 则来自 DNA 转座子的末端重复序列。

E. 在软骨鱼中，MHC Ⅰ 类和 Ⅱ 类基因出现在 T 细胞和免疫球蛋白之前。

（李　斌　陈　志译，吴雄文校）

参考文献

抗原提呈

6

　　脊椎动物的适应性免疫细胞表达两种抗原受体，分别是作为抗原识别受体的 B 细胞膜表面免疫球蛋白和 T 细胞表面的 TCR。B 细胞膜表面免疫球蛋白能直接识别天然的抗原分子，而 TCR 只能识别由 MHC 分子提呈在细胞表面的抗原肽。传统的 α:β T 细胞识别的是抗原肽：MHC 合物（见第 4-13 节），其中的抗原肽可以来源于自身蛋白质和胞内病原体（如病毒），也可以来源于胞外摄取的病原产物。正因为 TCR 能识别自身来源的蛋白抗原，因此人体内存在多种免疫耐受机制来防止自身抗原肽被识别并诱导免疫应答，如果此类耐受机制缺失，自身抗原就会成为免疫应答的作用目标，以上内容我们将在第 15 章详细讨论。和传统 α:β T 细胞不同，其他类型的 T 细胞可识别多肽之外的抗原，如 MAIT 细胞和 γ:δ T 细胞等能识别细胞在受感染或应激时表达的细胞表面抗原（见第 4-18 节和第 4-20 节）。

　　本章的第一部分将阐述各种细胞如何合成加工并提呈抗原肽：MHC 复合物，以供 α:β T 细胞识别。这一过程至少通过两种不同的方式参与适应性免疫应答：体细胞上的抗原肽：MHC 复合物可以激发效应 T 细胞识别并清除胞内病原体；而 DC 上的抗原肽：MHC 复合物则主要负责抗原特异性效应 T 细胞的激活。在这一章中，我们还将介绍病原体如何通过阻断抗原肽：MHC 复合物的产生，从而逃避适应性免疫应答的攻击。

　　本章的第二部分将重点介绍 MHC Ⅰ 和 Ⅱ 类基因及其多态性。MHC 分子由一个很大的基因簇编码，由于其最初被发现与移植组织的免疫应答密切相关，因此被称为 MHC。每一类 MHC 都包含多种 MHC 分子，且 MHC 分子的编码基因具有高度的多态性（在人群中存在大量等位基因）。MHC 多态性对 T 细胞抗原识别至关重要。无论在个体中还是在人群中，其多基因性和多态性都大大扩展了能提呈给 T 细胞的多肽抗原种类，从而使每一个体对可能遇到的各种病原体都能做出应答。MHC 基因簇除了编码 MHC 分子之外，还编码其他蛋白质，如负责抗原加工和提呈所必需的蛋白质分子。

　　本章的第三部分将介绍非经典 T 细胞的配体。MHC 基因簇内部和外部的基因能编码类似于 MHC Ⅰ 类分子的非经典 MHC Ⅰ 类分子，这些分子的多态性十分有限，但同样发挥重要作用：能作为 γ:δ T 细胞和 MAIT 细胞的配体，或者作为 T 细胞和 NK 细胞表面 NKG2D 受体的配体。另外，我们还将介绍一类特殊的 α:β T 细胞，即能识别非经典 MHC 分子提呈脂质抗原的 NKT 细胞。

α:β T细胞受体配体的产生

T细胞的保护功能依赖其表面受体对靶细胞胞内病原体产物的识别。如第4章所述，α:β TCR识别的配体是由MHC分子提呈在细胞表面的多肽。我们通常将天然蛋白质分解为多肽的过程称为抗原加工，而将MHC分子提呈多肽到细胞表面这一过程称为抗原提呈。之前我们已经介绍了MHC分子的结构，以及它们如何将抗原肽结合于其外表面的裂缝或凹槽中（见第4-13节至第4-16节）。我们将在这一节介绍源自病原体蛋白质的抗原肽如何产生，以及这些肽段如何被加载到MHC Ⅰ类或MHC Ⅱ类分子上。

6-1 抗原提呈在效应T细胞产生及介导效应T细胞攻击病原体感染细胞的过程中均起关键作用

病原体衍生抗原的加工处理和提呈具有双重作用：一是诱导效应T细胞的分化，二是在感染发生部位激活效应T细胞的病原清除功能。其中，MHC Ⅰ类分子结合CD8⁺T细胞识别的抗原肽，而MHC Ⅱ类分子则结合被CD4⁺T细胞识别的抗原肽，这种识别的特异性源自CD8或CD4分子与相应MHC分子的特异性结合（见第4-18节）。这种特异性识别的重要性表现在MHC Ⅰ类和Ⅱ类分子在不同细胞的表达：几乎所有体细胞（红细胞除外）都表达MHC Ⅰ类分子，因此CD8⁺T细胞的主要功能是负责病原体监视和体细胞裂解。它们能杀死识别的靶细胞，因此也被称为CTL。CD8⁺T细胞杀死胞质中新产生的病毒颗粒和细菌，从而使宿主免于感染，这是它们的主要功能。

与此相反，MHC Ⅱ类分子主要表达在DC、巨噬细胞和B细胞等免疫细胞表面。除此之外，MHC Ⅱ类分子也在胸腺皮质上皮细胞和活化T细胞表面表达，还有一些细胞能在IFN-γ的作用下诱导表达MHC Ⅱ类分子。因此，CD4⁺T细胞既可以在胸腺发育过程中识别由特定"专职"APC提呈的MHC Ⅱ类分子，也可以在特定炎症条件下识别其他体细胞表达的MHC Ⅱ类分子。效应CD4⁺T细胞含有不同的功能亚群以清除不同的病原体。更重要的是，初始T细胞，包括CD8⁺和CD4⁺T细胞，均需要在识别活化DC加工和提呈的特异性抗原之后才能成为具有效应功能的效应T细胞。

在我们了解抗原加工过程时，区分抗原肽不同细胞区域的来源也很重要（图6.1）。细胞内膜将细胞内成分隔离成不同的区域，包括细胞质及与内吞和分泌相关的多种细胞内囊泡。源于细胞质的多肽会被转运到内质网腔，并直接加载到新合成的MHC Ⅰ类分子上供T细胞识别，我们将在下文更详细地介绍这一过程。大部分病毒和有些细菌在胞质中复制，这些病原的多肽可以通过这一途径被MHC Ⅰ类分子提呈（图6.2，第一列）。这种识别途径有时又被称为抗原直接提呈，用于识别被病原体感染的体细胞或免疫细胞。

部分致病细菌和原生动物寄生虫被巨噬细胞摄取后，仍能够存活，并且能在内体-溶酶体系统的囊泡内进行复制（图6.2，第二列）。而大多数病原菌只能在细胞外增殖，并与它们的毒性产物一起被巨噬细胞通过吞噬、胞饮或受体介导的内吞等不同的方式内化，进入内体-溶酶体系统并被消化。例如，B细胞表面BCR能通过受体介导的内吞作用高效地内吞胞外抗原（图6.2，第三列）。细胞外液中的病毒颗粒和寄生虫抗原也可以通过这些途径被细胞摄取和降解，随后它们的抗原肽也会被提呈给T细胞。

一些病原体能感染体细胞但并不直接感染DC等吞噬细胞。在这种情况下，DC必须先获取外源抗原，才能加工并提呈给T细胞。例如，为了让CD8⁺T细胞清除仅感染上皮细胞的病毒，DC需要从病毒感染的上皮细胞中获取病毒蛋白，并将病毒的抗原肽经MHC Ⅰ类分子提呈活化CD8⁺T细胞。这种通过外源途径获取抗原并加载到MHC Ⅰ类分子的过程被称为"交叉提呈"。部分特殊类型的DC具有非常高

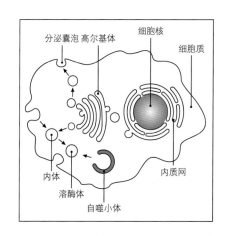

图6.1　细胞内存在由细胞内膜隔开的两类区域　首先是细胞质，它还通过核孔与细胞核进行物质和信息交换；其次是胞内囊泡系统，包括内质网、高尔基体、内体、溶酶体及其他细胞内囊泡。囊泡系统可与细胞外液相通：如分泌小泡从内质网出芽产生，通过与高尔基体膜融合，将囊泡内容物运输出细胞。同时，细胞外物质可以通过内吞或吞噬作用被摄入到内体或吞噬体中。这些囊泡的进出和融合对于细胞清除病原体（如中性粒细胞）和抗原提呈都很重要。细胞内还存在自噬现象，能介导胞质与囊泡的物质交换，自噬小体能包围住细胞溶质中的组分并将其递送至溶酶体。

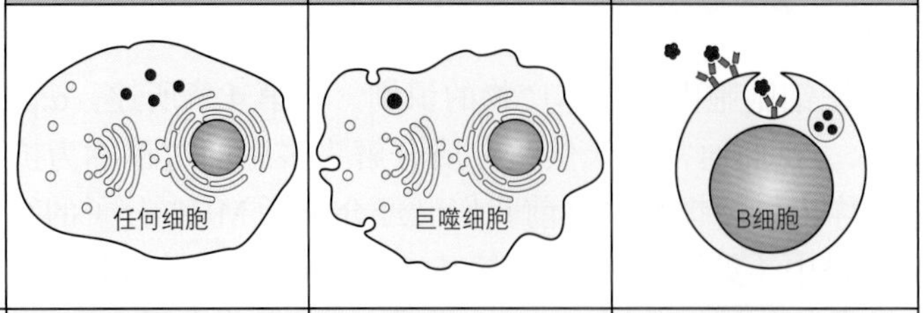

细胞质内病原	囊泡内病原	细胞外病原或毒素
任何细胞	巨噬细胞	B细胞

降解部位	细胞质	内吞囊泡（低pH）	内吞囊泡（低pH）
多肽结合	MHC Ⅰ类分子	MHC Ⅱ类分子	MHC Ⅱ类分子
呈递给细胞	CD8效应T细胞	CD4效应T细胞	CD4效应T细胞
抗原提呈结果	细胞死亡	胞内囊泡裂解病原菌或寄生虫	B细胞活化并分泌抗体清除胞外细菌或毒素

图6.2　细胞通过从细胞质或细胞囊泡中获取抗原来成为T细胞识别靶标

第一列：病毒和部分细菌在细胞质中复制，它们的抗原由MHC Ⅰ类分子直接提呈，激活CD8⁺CTL的杀伤能力；

第二列：其他细菌和寄生虫被摄入细胞内体，通常由特殊的吞噬细胞（如巨噬细胞）摄取。它们在囊泡内被杀死和降解，在某些情况下，也能够在囊泡内存活和增殖。它们的抗原由MHC Ⅱ类分子提呈，激活CD4⁺T细胞产生细胞因子。

第三列：来自细胞外病原体的蛋白质结合细胞表面受体，并通过受体介导的内吞作用进入囊泡系统。图中所示的是与BCR结合的抗原。这些抗原由MHC Ⅱ类分子提呈给CD4⁺T细胞，用以辅助B细胞产生抗体。

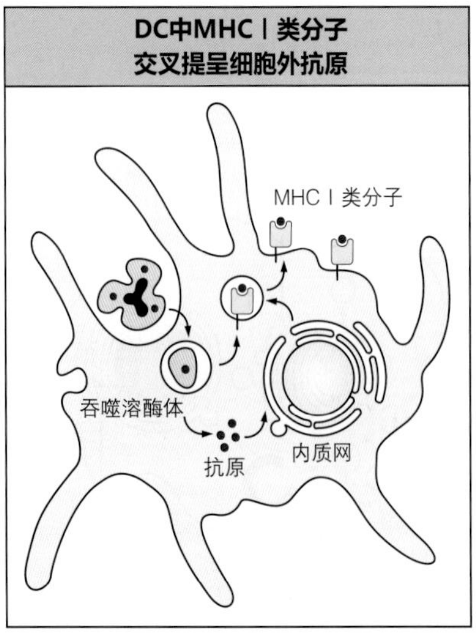

图6.3　DC中MHC Ⅰ类分子交叉提呈细胞外抗原

某些DC亚群能高效地捕获外源蛋白抗原并将这些外源性抗原肽加载到MHC Ⅰ类分子上进行提呈。研究表明有不同的细胞途径参与其中：一种途径是将摄入蛋白质从吞噬溶酶体转移到胞质中由蛋白酶体降解，由此所得的抗原肽通过TAP复合物（见第6-3节）进入内质网，并被加载到MHC Ⅰ类分子上；另一种途径则是将抗原直接从吞噬溶酶体转运到负责MHC Ⅰ类分子装载的囊泡中，因而不需要通过细胞质便可以将抗原肽加工并加载到MHC Ⅰ类分子上。

效的交叉提呈抗原能力（图6.3）。通过该途径激活初始T细胞的过程被称为交叉致敏。

为了将抗原肽加载到MHC Ⅱ类分子上，DC、巨噬细胞和B细胞首先要通过膜泡和特异性细胞表面受体捕获并内吞外源蛋白。在B细胞中，BCR直接参与抗原的捕获过程。在这些APC中，来自外源蛋白的抗原肽在具有特化功能的内吞囊泡中被加载到MHC Ⅱ类分子上，我们将在后文更详细地介绍这一过程。DC中的这一途径用于激活初始CD4⁺T细胞，使之成为效应T细胞。而巨噬细胞中这一抗原提呈形式的出现，则预警细胞内囊泡中存在病原体，效应CD4⁺T细胞在识别抗原时，产生细胞因子，激活巨噬细胞破坏病原体。一些囊泡内病原体已经能适应并抵抗细胞内杀伤，且巨噬细胞只有在被细胞因子激活后才能杀死这些病原体，这也是CD4⁺T细胞Th1亚群的主要功能。其他CD4⁺T细胞亚群则通过不同的方式来调节免疫应答，有些CD4⁺T细胞甚至具有细胞毒活性。对B细胞而言，其抗原提呈活性主要用于招募与B细胞识别相同蛋白质抗原的CD4⁺T细胞。B细胞通过BCR高效地内吞抗原，并通过MHC Ⅱ类分子提呈抗原肽，以此激活CD4⁺T细胞，后者则反向辅助B细胞合成针对这些抗原的抗体。

除了提呈外源蛋白来源的多肽之外，MHC Ⅱ类分子还可以通过细胞内普遍存在的自噬途径加载来源于细胞质的蛋白和多肽，在这一过程中，胞质蛋白被转移到内吞囊泡中并被溶酶体降解（图6.4）。这一途径既可用于自身抗原的提呈以诱导对自身抗原的耐受，也可用于提呈已侵入细胞质的病原体（如单纯疱疹病毒）抗原。

6-2　蛋白酶体通过消化细胞质中泛素化蛋白产生抗原肽

细胞中的蛋白质不断进行新陈代谢，旧的蛋白质被降解，并被新合成的蛋白质所取代。大部分胞质蛋白的降解通过一种被称为蛋白酶体的大型蛋白酶复合物完成（图6.5）。典型的蛋白酶体由一个20S催化核心和位于两端的两个 19S 调节帽组成。蛋白酶体的核心结构和调节帽都是多亚基复合物。20S 催化核心是一个由 28 个亚基组成的圆柱形复合体，28 个亚基排列成四个空心环并堆叠在一起，每个环由七个亚基围绕组成。两个靠外侧的空心环由 7 个不同的无催化活性的 α 亚基所组成。而两个处于复合物内部的空心环则由 7 个不同的 β 亚基组成。组成型表达并具有蛋白水解活性的 β1、β2 和 β5 亚基形成催化室。19S 调节帽由一个含 9 个亚基的底座和一个含 10 个不同亚基的盖子组成。其底座上的 9 个亚基直接与 20S 催化核心的 α 环结合。20S 核心与 19S 帽子结构的结合需要 ATP 提供能量，以及调节帽上数个亚基的 ATP 酶活性支持。一个调节帽负责结合蛋白质，并将其输送到蛋白酶体中，而另一个调节帽则用于防止蛋白质过早排出。

泛素 - 蛋白酶体系统（ubiquitin–proteasome system，UPS）负责标记细胞质中待降解的蛋白质。这一过程始于泛素化，即在靶蛋白上进行泛素链修饰。首先，将靶蛋白上的赖氨酸残基与泛素分子羧基末端的甘氨酸进行化学连接，接着第一个修饰到蛋白质上的泛素分子上第 48 位的赖氨酸（K48）可以与下一个泛素分子羧基末端的甘氨酸连接，以此类推，直至结合至少 4 个泛素分子，形成泛素链。蛋白酶体的 19S 帽子结构能够识别这种 K48 连接的泛素链，并能打开被标记的蛋白质，使其进入狭窄的蛋白酶体催化核心，随后蛋白质链被降解为短肽。这一过程通常缺乏序列特异性。随后，蛋白酶体降解得到的短肽被释放到胞质中。借助蛋白酶体的降解功能形成适宜被提呈的抗原肽，因此 MHC 分子已进化为与蛋白酶体产生的肽段协同工作。

多种实验证据表明，蛋白酶体为 MHC Ⅰ 类分子产生多肽配体。譬如，人为利用泛素标记蛋白质能显著促进 MHC Ⅰ 类分子提呈相应多肽的能力，而加入蛋白酶体抑制剂（抑制蛋白水解活性的试剂）则能阻断 MHC Ⅰ 类分子的抗原提呈过程。不过，我们尚未明确蛋白酶体降解是否是抗原肽产生的唯一方式。

构成蛋白酶体催化室的 β1、β2 和 β5 亚基有时能被另外三种由干扰素诱导的催化亚基取代。这些被诱导的亚基分别被称为 β1i（或 LMP2）、β2i（或 MECL-1）和 β5i（或 LMP7）。β1i 和 β5i 由位于 MHC 基因座中的 *PSMB9* 和 *PSMB8* 基因编码，而 β2i 由 MHC 基因座外的 *PSMB10* 基因编码。因此，蛋白酶体既能以蛋白酶体的形式组成性存在于所有细胞中，也能以"免疫蛋白酶体"的形式存在于干扰素诱导的细胞中。MHC Ⅰ 类分子也可以被干扰素诱导。用干扰素诱导型 β 亚基替代组成型 β 亚基会改变蛋白酶体的特异性，增加在疏水性残基后的切割，减少在酸性残基后的肽链切割。这样产生的多肽的羧基末端残基更适合结合 MHC Ⅰ 类分子（见第 4 章），同时也是 TAP 转运的优选结构。

在胸腺细胞中还存在另一种 β 替代亚基。胸腺皮质上皮细胞（cTEC）表达一种由 *PSMB11* 基因编码的独特蛋白酶体 β 亚基，称作 β5t。在 cTEC 中，β5t 与 β1i 和 β2i 构成蛋白酶体的催化核心，这种特殊类型的蛋白酶体称为胸腺蛋白酶体。β5t 表达缺失的小鼠中 CD8$^+$ T 细胞数量减少，表明胸腺蛋白酶体产生的抗原肽 : MHC 复合物对胸腺 CD8$^+$ T 细胞发育至关重要。

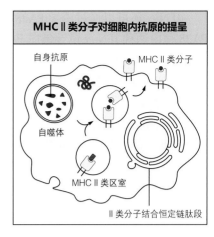

MHC Ⅱ 类分子对细胞内抗原的提呈

图6.4　自噬途径可以递送细胞质抗原供 MHC Ⅱ 类分子提呈

在自噬过程中，部分细胞质被包裹入自噬体，最终与溶酶体融合，其内容物被分解代谢。该过程产生的一些多肽产物可与 MHC Ⅱ 类分子结合并被提呈在细胞表面。在 DC 和巨噬细胞中，这一过程可以在细胞未被活化的情况下发生，因此未成熟的 DC 可以通过提呈自身抗原肽诱导自身免疫耐受，而非 T 细胞应答。

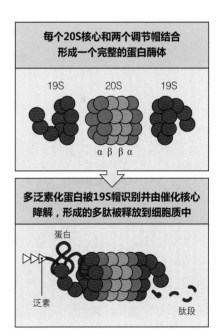

每个20S核心和两个调节帽结合形成一个完整的蛋白酶体

多泛素化蛋白被19S帽识别并由催化核心降解，形成的多肽被释放到细胞质中

图6.5　细胞质蛋白被泛素-蛋白酶体系统降解为短肽

蛋白酶体由 20S 催化核心和两个 19S 调节帽组成。20S 核心由四个多亚基环组成（见文本），19S 调节帽位于两端。靶蛋白（红色）通过各种 E3 连接酶的作用被 K48 多聚泛素链（黄色）标记。19S 调节帽识别多聚泛素链并将被标记的蛋白质引入催化室内，靶蛋白在催化室中被降解成肽段，并被释放回细胞质。

一个 20S 核心和两个调节帽结合形成一个完整的蛋白酶体。

IFN-γ 还可以通过诱导 PA28 蛋白酶体激活复合物的表达来促进蛋白酶体的活化并增加抗原肽的产生。PA28 是由两种 IFN-γ 诱导蛋白 PA28α 和 PA28β 组成的六元或七元环。PA28 环可以取代 19S 调节帽与 20S 蛋白酶体核心的任何一端结合，并能提高多肽的释放速率（图6.6）。这样一来，除了能提供更多的肽，流通速度的增加也有助于避免可能会破坏抗原的额外过程。

自身或病原体来源的 mRNA 在细胞质中翻译，在产生正确折叠蛋白质的同时还产生大量（可能高达 30%）被称为有缺陷的核糖体产物（defective ribosomal product，DRiP）的多肽和蛋白质产物。DRiP 包括了因为 mRNA 错误剪接而被翻译的内含子，也可以源于移码翻译或不能正确折叠的蛋白质。它们迅速被泛素标记，并被蛋白酶体快速降解。这种看似浪费的过程提供了另一种抗原肽的来源，不管是源于病原体还是源于自身蛋白质，这些多肽的存在确保了 MHC Ⅰ 类分子提呈抗原肽的多样性。

6-3　来自细胞质的多肽通过 TAP 转运到内质网中进行进一步加工并结合到 MHC Ⅰ 类分子

细胞表面的蛋白质多肽链，包括 MHC 分子的两条链，均是在内质网合成并在内质网腔中折叠与组装。这就是说，MHC Ⅰ 类分子的肽结合位点在内质网腔中形成，并且从未暴露于细胞质。然而，与 MHC Ⅰ 类分子结合的抗原片段通常源自胞质蛋白。由此引出的问题是：这些抗原肽是如何被运送到内质网腔与 MHC Ⅰ 类分子结合并被转运到细胞膜的。

针对 MHC Ⅰ 类分子抗原提呈缺陷的突变细胞的研究帮助我们回答了这个问题。尽管这些细胞在胞质中合成正常水平的 MHC Ⅰ 类分子，但在膜上表达的 MHC Ⅰ 类分子比正常细胞少很多。向培养基中添加人工合成的抗原肽可以逆转这种缺陷，表明向内质网中 MHC Ⅰ 类分子提供多肽的过程可能是在细胞膜上表达 MHC Ⅰ 类分子的限制因素。研究人员对突变细胞的 DNA 进行了分析，确定 ATP 结合盒（ATP-binding cassette，ABC）蛋白家族成员基因突变是产生该缺陷表型的原因。ABC 蛋白通过 ATP 依赖形式介导金属离子、糖、氨基酸和多肽的跨膜转运。这种突变细胞缺少了内质网上的两种 ABC 蛋白：抗原加工 -1 和 -2 相

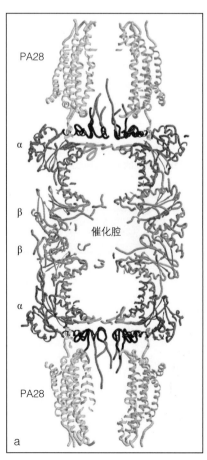

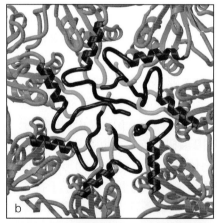

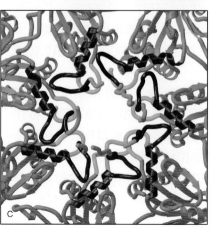

图6.6　PA28蛋白酶活化复合物与蛋白酶体末端结合

图a：在侧视横截面中，PA28蛋白酶体活化复合物（黄色）的七聚体环与核心蛋白酶体（构成核心催化腔的β亚基是蓝色）两端的α亚基（粉红色）相互作用。在这个区域内还存在α环（绿色），一个通常被α亚基其他部分阻挡（以红色显示）的狭窄环状开口结构。

图b：从顶部观察没有结合PA28的α环特写视图。

图c：（与图b）相同视角下，PA28与蛋白酶体的结合改变了α亚基的构象，使得阻断α环的结构被移开，圆筒的末端被打开。为了使图示更简洁，图中未显示PA28（此结构由F. Whitby提供）。

关的转运蛋白（TAP1 和 TAP2）。因此，向突变细胞中转染缺失的基因即可在这些细胞中恢复 MHC Ⅰ 类分子表达和提呈抗原的能力。我们现在知道，这两种 TAP 蛋白能在内质网上形成异二聚体（图 6.7），并且任何一个 TAP 基因中的突变均可阻止 MHC Ⅰ 类分子的抗原提呈。*TAP1* 和 *TAP2* 基因位于 MHC 基因座（见第 6-10 节），靠近 *PSMB9* 和 *PSMB8* 基因。与 MHC Ⅰ 类分子和蛋白酶体的 β1、β2 和 β5 亚基类似，被病毒感染后产生的干扰素能提升这两种 TAP 基因的表达水平，以促进细胞质中的多肽向内质网递送和提呈。

我们还可以利用分离的细胞囊泡在体外模拟多肽转运的过程。这些细胞囊泡可以内化多肽并将其结合到囊泡腔中的 MHC Ⅰ 类分子上。与此相反，来自 TAP1 或 TAP2 缺陷细胞的囊泡丧失了内化多肽的能力。TAP1:TAP2 复合物是 ATP 依赖的肽转运蛋白，多肽转运过程需要 ATP 水解供能。TAP 复合物运输的肽段不具有特异性，但会优先运输长度为 8 ~ 16 个氨基酸的肽段，并且倾向于转运在羧基末端具有疏水性或碱性残基的肽段，这些特征与 MHC Ⅰ 类分子结合的多肽特征一致（见第 4-15 节）。TAP 复合物对前三个氨基末端残基中含脯氨酸的多肽有一定的排斥，但缺乏序列特异性。TAP 的发现解释了细胞质中的抗原肽段如何进入内质网腔与 MHC Ⅰ 类分子相结合的问题。

细胞质中产生的多肽会被细胞中的伴侣分子如 TCP-1 环复合物（TRiC）保护，免于被完全降解。其中许多肽段会比 MHC Ⅰ 类分子可结合的肽段更长，因此需要进一步切割。研究表明，抗原肽的羧基末端是由蛋白酶体切割产生，而那些由于长度过长不能结合 MHC Ⅰ 类分子的多肽可被一种称为抗原加工相关内质网氨肽酶（endoplasmic reticulum aminopeptidase associated with antigen processing，ERAAP）进一步剪切。与抗原加工途径中的其他成分一样，IFN-γ 刺激会增加 ERAAP 的表达。缺乏 ERAAP 的小鼠的 MHC Ⅰ 类分子加载的抗原肽库种类与野生型小鼠有所不同，提示部分抗原肽的提呈是依赖 ERAAP 的，因而在 ERAAP 酶缺乏的细胞中不能正常加工和加载。但是也有一些肽段的加载不受 ERAAP 缺失的影响。在 ERAAP 酶缺陷细胞中，许多通常不存在或不稳定免疫原性多肽反而会与细胞表面 MHC 分子结合，因此产生了 ERAAP 缺陷小鼠来源细胞对野生型小鼠 T 细胞的免疫原性。这些实验证据均表明 ERAAP 是正常 MHC 多肽库的重要编辑分子。

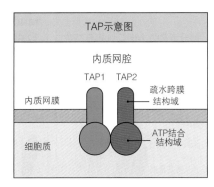

TAP示意图

内质网腔

TAP1　TAP2

内质网膜　　　　　疏水跨膜结构域

细胞质　　　　　ATP结合结构域

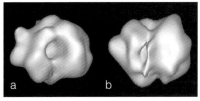

a　　b

图6.7　TAP1和TAP2在内质网膜上形成肽转运蛋白

上图：TAP1和TAP2是两条单独的多肽链，每条都具有一个疏水性结构域和一个ATP结合结构域。两条链组装成异二聚体以形成ATP结合盒（ABC）蛋白家族典型的四结构域转运蛋白。疏水性跨膜结构域含有多个跨膜区（此处未显示）。ATP结合结构域位于胞质内，而疏水结构域则跨过内质网膜伸出到内质网（ER）的内腔中，形成多肽可以通过的通道。

下图：TAP1:TAP2异二聚体结构的电子显微镜重建图。图a显示从ER腔看到的TAP转运蛋白表面，可以看到跨膜结构域的顶部，图b则显示了内质网膜平面中TAP异二聚体的侧视图。ATP结合结构域在跨膜结构域下面形成两叶，能在侧视图的后部隐约看到这些叶片的底部边缘。TAP结构图由G. Velarde提供。

6-4　在与抗原肽结合之前，新合成的 MHC Ⅰ 类分子滞留在内质网中

与抗原肽结合是组装稳定 MHC Ⅰ 类分子的关键步骤。当内质网的肽段供应被中断时，譬如在 TAP 突变细胞中，新合成的 MHC Ⅰ 类分子会以部分折叠的状态滞留在内质网中。这可以解释由 TAP1 和 TAP2 缺陷造成的这类罕见免疫缺陷病中细胞表面 MHC Ⅰ 类分子减少的原因，这种情况被称为 MHC Ⅰ 类分子缺陷。完整 MHC Ⅰ 类分子折叠和组装（图 4.19）过程包括 MHC Ⅰ 类分子 α 链与 β2m 分子的结合以及抗原肽的加载，这个过程需要许多具有分子伴侣功能的辅助蛋白的帮助。只有与抗原肽结合后，MHC Ⅰ 类分子才能从内质网释放出来并被转运到细胞表面。

新合成的 MHC Ⅰ 类分子 α 链进入内质网后，先与内质网膜上的伴侣分子钙联蛋白结合，钙联蛋白能将 MHC Ⅰ 类分子维持在部分折叠状态（图 6.8）。除了这一功能之外，钙联蛋白还能维持部分折叠的 TCR、免疫球蛋白和 MHC Ⅱ 类分子等的结构，因此在许多免疫蛋白和非免疫蛋白的组装中具有重要作用。当 β2m 与 α 链结合后，部分折叠的 MHC Ⅰ α:β2m 异二聚体与钙联蛋白解离，并与多肽负载复合物（peptide-loading complex，PLC）结合。钙网蛋白是 PLC 的一个组分，与钙联蛋白相似，具有分子伴侣的功能。该复合物的另一个组分是由 MHC 基因座内基因编码的 TAP 相关蛋白。TAP 相关蛋白在 MHC Ⅰ 类分子和 TAP 之间形成桥

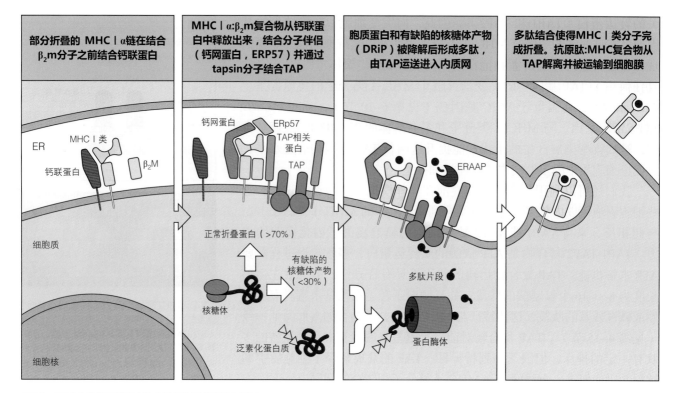

图6.8   MHC Ⅰ类分子只有在结合抗原肽后才离开内质网

新合成的MHC Ⅰ类分子α链在内质网（ER）中与膜结合蛋白钙联蛋白结合。当该复合物结合β₂m后，MHC Ⅰ α:β₂m二聚体与钙联蛋白解离，然后部分折叠的MHC Ⅰ类分子与TAP相关蛋白结合。每个TAP二聚体可同时结合两个MHC:TAP相关蛋白复合物。伴侣蛋白分子ERp57与TAP相关蛋白形成异二聚体，并与钙网蛋白结合形成MHC Ⅰ类分子抗原肽加载复合物。MHC Ⅰ类分子在与抗原肽结合之前被保留在ER内，结合了抗原肽并完成MHC分子的折叠之后才被释放。即使在没有病原感染的情况下，细胞质中也会有抗原肽持续流入ER，有缺陷的核糖体产物（DRiP）和被K48泛素链（黄色三角形）标记的待降解蛋白在细胞质中被蛋白酶体降解后，所产生的抗原肽通过TAP被转运到内质网腔中。一部分抗原肽能直接与MHC Ⅰ类分子结合。另一部分太长的抗原肽在被氨肽酶ERAAP修剪氨基末端后与MHC Ⅰ类分子结合，从而提高了细胞所能提呈多肽（库）的种类多样性。一旦抗原肽与MHC Ⅰ类分子结合，抗原肽:MHC Ⅰ类分子复合物便离开内质网，并通过高尔基体转运最终被转移至细胞表面。

梁，帮助部分折叠的 α:β₂m 异二聚体获得 TAP 从胞质中转运过来的合适多肽。该复合物中第三个成分是分子伴侣 ERp57，它是一种硫醇氧化还原酶。它可能参与多肽加载过程中 MHC 分子结构中二硫键的破坏和重新连接（图 6.9）。ERp57 与 TAP 相关蛋白形成由二硫键连接的稳定异二聚体。由此可见，TAP 相关蛋白是 PLC 中专门负责抗原加载的组分，而钙联蛋白、ERp57、钙网蛋白则和内质网中的其他糖蛋白一样，是负责细胞内质量控制的成分。TAP 本身也是 PLC 的一个组成部分，负责将多肽传递给部分折叠的 MHC Ⅰ类分子。

PLC 还能使 MHC Ⅰ类分子保持在一个能够与多肽结合的状态，这一状态使得更高亲和力的多肽能取代低亲和力多肽，这一过程也被称为多肽编辑。ERp57:TAP 相关蛋白异源二聚体参与多肽编辑过程。钙网蛋白或 TAP 相关蛋白缺失的细胞存在 MHC Ⅰ类分子组装缺陷，而那些到达细胞表面的分子会与低亲和力的次优肽结合。多肽与部分折叠的 MHC Ⅰ类分子结合后，使其被 PLC 释放，之后抗原肽：MHC 复合物会离开内质网并被转运至细胞表面。然而，大多数通过 TAP 转运进内质网的肽段并不能与 MHC 分子结合，这些肽段会被迅速从内质网中清除，再被一个不依赖于 ATP、不同于 TAP 的转运复合物 Sec61 转运回细胞质。

如上所述，MHC Ⅰ类分子必须结合多肽才能从 PLC 中被释放。在 TAP 功能缺陷的细胞中，MHC Ⅰ类分子无法离开内质网，因此只能被降解。由于负责蛋白质降解的泛素 – 蛋白酶体系统位于胞质中，因此这些被错误折叠的 MHC 分子必须以某种方式被运回细胞质中进行降解。这个过程由内质网相关蛋白降解（reticulu-associated protein degradation，ERAD）途径来实现。ERAD 途径本身包括几种主要的细胞途径，涉及错误折叠蛋白质识别，将它们传递到反转位复合体，该复合体在内质网膜上展开并转运蛋白质进入胞质。在此过程中这些蛋白质被泛素化，最终由泛素 – 蛋白酶体系统（UPS）降解。ERAD 途径并非 MHC Ⅰ类分子组装或抗原加工过程所独有，因此我们在此不再赘述。

在未受感染的细胞中，细胞自身蛋白来源的多肽结合于 MHC Ⅰ 类分子的抗原肽结合槽，并被带到细胞表面。同时，MHC 分子的合成数量是超过提呈多肽所需的，导致大量的 MHC Ⅰ 类分子滞留在内质网中。这对 MHC Ⅰ 类分子实行功能非常必要，因为这保证了在感染发生的时候，来自病原体的多肽能尽可能快速地被提呈到细胞表面供 T 细胞识别。

6-5 树突状细胞利用交叉提呈的方式经 MHC Ⅰ 类分子提呈外源性蛋白抗原肽以激活 CD8 T 细胞

上文解释了细胞质中蛋白质如何降解为多肽，然后与 MHC Ⅰ 类分子抗原结合槽结合形成抗原肽：MHC Ⅰ 复合物而被转运至细胞膜上的途径。这一途径可以介导 CTL 识别并杀伤病原体感染的细胞。但这些 CTL 需要被 DC 上的抗原肽：MHC Ⅰ 复合物预先激活才能行使效应功能，这是如何实现的呢？首先是 DC 被病原体感染，它们便能组装抗原肽：MHC Ⅰ 复合物来激活初始 CD8⁺ T 细胞。但问题是大多数病毒对感染的细胞具有选择性（只能感染少数几种细胞），因此并非所有病毒都能感染 DC。这就使得来自这些病原体的抗原不能被 DC 直接提呈，导致识别它们的 CTL 无法被活化。而事实上，人体内存在部分 DC 具有摄取、加工外源性肽段并通过 MHC Ⅰ 类分子途径提呈给 CD8⁺ T 细胞的能力。细胞外源多肽，包括细胞外病毒、胞外细菌，以及被胞内病原感染的死细胞中来源的病原体多肽，均能通过一种被称为交叉提呈的方式被提呈到这些 DC 表面的 MHC Ⅰ 类分子上。

在交叉提呈诱发 T 细胞抗病毒应答的重要作用还未被充分认识之前，这种现象就已经在次要组织相容性抗原的相关研究中被观察到。这些分子不是 MHC 基因产物，但可以在不同遗传背景的小鼠之间引发强烈的排斥反应。将带有 H-2ᵇ 型 MHC 的 B10 小鼠的脾细胞注射到带有 H-2ᵇˣᵈ 型 MHC 的 BALB 小鼠（同时表达 b 型和 d 型 MHC）体内时，BALB 小鼠即能产生对 B10 背景次要抗原具有反应性的 CTL。其中一些 CTL 可识别用于免疫的 H-2ᵇ MHC 型 B10 细胞提呈的次要抗原，这一现象和预期一致，即 B10 细胞作为 APC 直接启动了 CTL 的活化。但是其他 CTL 却依赖 H-2ᵈ MHC 型细胞的提呈才能识别 B10 细胞来源的抗原。这意味着这些 CD8⁺ T 细胞是通过识别 BALB 宿主自身 H-2ᵈ 所提呈的次要 B10 抗原而被激活的。换句话说，次要组织相容性抗原可以从（用于免疫的）B10 细胞被转移到 BALB 宿主的 DC，被加工成抗原肽，并被宿主细胞 MHC Ⅰ 类分子提呈。我们现在知道，MHC Ⅰ 类分子的抗原交叉提呈不仅可以发生在组织或细胞移植物抗原上，还可以发生在病毒和细菌抗原上。

不同的 APC 具有不同的抗原交叉提呈能力。这些现象虽然还有待进一步研究，但现有的证据已证实，在人和小鼠中都存在具备高效抗原交叉提呈能力的 DC 亚群。虽然在人和小鼠中鉴定这些 DC 亚群的表面标记物并不相同，但在这两个物种中，具有交叉提呈能力的 DC 亚群的发育均依赖于转录因子 BATF3，并且这些细胞都特异性表达趋化因子受体 CXCR1。在脾脏等淋巴组织中，这类具有抗原交叉提呈能力的 DC 表面表达 CD8α 分子，而淋巴结中具有交叉提呈功能的迁移性 DC 则可以通过其细胞表面表达的 αE 整合素（CD103）来鉴定。小鼠中

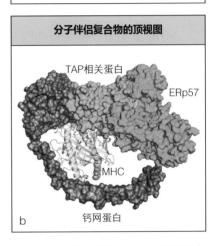

钙网蛋白，TAP 相关蛋白，ERp57 和 MHC 分子伴侣复合物的侧视图

P 结构域
钙网蛋白
ERp57
TAP 相关蛋白
a

分子伴侣复合物的顶视图

TAP 相关蛋白
ERp57
MHC
钙网蛋白
b

图6.9　分子伴侣钙网蛋白、ERp57 和 TAP 相关蛋白协助 MHC Ⅰ 类分子的抗原肽加载
该模型显示了 PLC 从内质网的一侧观察的侧视图（a）和顶视图（b）。新合成的 MHC Ⅰ 类分子和 β₂m 蛋白显示为黄色，MHC 分子上的多肽结合槽和两侧的 α 螺旋清晰可见。MHC 和 TAP 相关蛋白（青色）通过此处未显示的羧基末端延伸并定位到内质网膜上。TAP 相关蛋白和 ERp57（绿色）通过二硫键连接形成异二聚体，TAP 相关蛋白与 MHC 分子结合以稳定 MHC 多肽结合沟的构象，并行使 MHC Ⅰ 类分子结合肽的编辑功能。钙网蛋白（橙色），和它所替代的钙联蛋白一样（图6.8），与成熟 MHC 分子 86 位天冬酰胺上单葡糖基化的 N-连接聚糖结合。钙网蛋白长而柔韧的 P 结构域围绕在 MHC 分子的多肽结合沟顶部并与 ERp57 结合。TAP 相关蛋白的跨膜区域（未显示）将 PLC 与 TAP 相连（图6.8），使空 MHC 分子与从细胞质到达内质网的多肽接近。图中所示的 PDB 结构由 Karin Reinisch 和 Peter Cresswell 提供。

BATF3 基因功能失活会导致这类 DC 缺失，因而不能对包括单纯疱疹病毒在内的许多病毒产生正常的 CD8 T 细胞免疫应答。

抗原交叉提呈的生化机制目前仍不完全清楚，可能存在几种不同的途径。目前尚不清楚被吞噬受体捕获并进入细胞内体的所有蛋白质是否都需要被转运到胞质中被蛋白酶体降解后才能被交叉提呈，因为有研究表明多肽加载复合物能进入细胞内体，并直接将外源性抗原肽加载到新合成的 MHC Ⅰ 类分子上（图 6.3）。DC 交叉提呈的另一条途径涉及一个 IFN-γ 诱导的 GTP 酶——免疫相关 GTP 酶家族 M 蛋白 3（immune-related GTPase family M protein 3，IRGM3）。IRGM3 能与内质网中的脂质分化相关蛋白（ADRP）发生作用，以 ER 膜为原料，产生具有储存中性脂肪功能的细胞器 - 脂质体。来自 IRGM3 基因缺失小鼠的 DC 选择性地缺乏抗原交叉提呈能力，但仍具备 MHC Ⅱ 类分子的抗原提呈能力，提示了 IRGM3 在交叉提呈中的作用。交叉提呈途径与其他抗原提呈途径间的关系也还需更深入的研究。

6-6 MHC Ⅱ类分子在酸性内吞囊泡中提呈胞吞、吞噬和自噬来源的蛋白质多肽

MHC Ⅱ 类分子的免疫功能是与 DC、巨噬细胞、B 细胞等 APC 内囊泡中产生的抗原肽结合，并将这些肽段提呈给 CD4⁺ T 细胞。但该效应在各种类型的细胞中并不相同。DC 中 MHC Ⅱ 类分子抗原提呈是为了激活 CD4⁺ T 细胞，而巨噬细胞和 B 细胞则通过抗原提呈接受活化效应性 CD4⁺ T 细胞的辅助。有些病原体，包括寄生原生动物利什曼原虫和导致麻风病和肺结核的分枝杆菌，能在巨噬细胞的囊泡中繁殖。由于它们生活在有膜保护的囊泡中，因此其蛋白质不能被胞质中的蛋白酶体降解。而当巨噬细胞活化后，囊泡内存在的蛋白酶能将囊泡内蛋白质降解为肽段，而 MHC Ⅱ 类分子在从内质网到细胞表面的运输过程中能与这些肽段结合。像所有膜蛋白一样，MHC Ⅱ 类分子合成后首先会被转运到内质网，然后再从内质网发芽的封闭囊泡内继续运输，并被导向含有内化抗原的胞内囊泡。MHC Ⅱ 类分子在这些囊泡中完成抗原结合并使抗原肽：MHC Ⅱ 类分子复合物被运输到细胞膜表面，提呈给 CD4⁺ T 细胞。

MHC Ⅱ 类分子的抗原加工与提呈始于细胞外病原体或蛋白质的内化（图 6.10）。与 B 细胞膜表面免疫球蛋白结合的蛋白质经受体介导的胞吞作用进行的内化就是通过该途径加工处理的。较大的颗粒物质，如死细胞的碎片，则可通过巨噬细胞和 DC 等的吞噬作用被内化。可溶性蛋白质，如分泌的毒素可通过巨胞饮作用被摄取。通过胞吞作用进入细胞的蛋白质被运送到内体中，内体在向细胞内部发展的过程中酸性越来越强，最终与溶酶体融合。内体和溶酶体中都含有酸性蛋白酶，它们可在低 pH 下活化并降解囊泡中的抗原蛋白。

有些药物如氯喹可以升高内体中的 pH、减弱其酸性，阻断对内吞抗原的提呈，这证明酸性蛋白酶对内化抗原的加工提呈是必需的。这些酸性蛋白酶包含了多个以半胱氨酸作为活性位点的半胱氨酸蛋白酶组织蛋

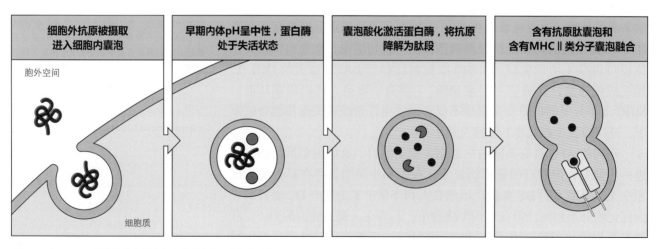

图6.10 与MHC Ⅱ类分子结合的肽段在酸化的内吞囊泡中产生

如图所示，APC如巨噬细胞或未成熟的DC能摄取细胞外细菌或细菌抗原。抗原肽有时也可来自侵入细胞并在囊泡中繁殖的细菌或寄生虫。这两种情况的抗原提呈途径是相同的。包含有内吞病原的内体pH逐渐下降，激活囊泡中的蛋白酶，使内吞物降解。而新合成的MHCⅡ类分子可以经过这些酸化的囊泡并与抗原肽片段结合，将这些肽片段转运至细胞表面。

白酶家族成员，包括组织蛋白酶 B、D、S 和 L，其中组织蛋白酶 L 在家族成员中活性最强。一定程度上体内抗原加工的过程可以在体外低 pH 条件下用这些酶消化蛋白质来模拟。组织蛋白酶 S 和 L 是负责囊泡内抗原加工的主要水解酶，因此，组织蛋白酶 B 或 D 缺陷的小鼠则呈现一定程度的抗原加工能力（包括交叉提呈）缺陷。天冬酰胺内肽酶（asparagine endopeptidase，AEP）是一种能特异性水解天冬酰胺残基羧基端肽键的半胱氨酸蛋白酶，它对一些 MHC Ⅱ 类分子提呈抗原肽（如破伤风毒素抗原肽等）的加工非常重要，但并不是所有含有天冬酰胺残基的抗原肽的加工都需要它的参与。总体而言，在胞内囊泡内产生的肽库反映了内体和溶酶体中多种蛋白酶的活性。二硫键，特别是分子内二硫键，能够帮助蛋白质在内体中的变性过程并促进内体中蛋白质水解。存在于内体中的 IFN-γ 诱导的溶酶体硫醇还原酶（IFN-induced lysosomal thiol reductase，GILT）可在抗原加工途径中通过破坏和重新形成二硫键发挥作用。内体中各种蛋白酶非常富足，以非特异性的作用方式消化已变性、降解的多肽。所产生的多肽序列和丰度各不相同，因此 MHC Ⅱ 类分子可以结合并提呈不同区室来源的各种多肽。

大量与 MHC Ⅱ 类分子结合的自身肽来自细胞质中的常见蛋白，如肌动蛋白和泛素蛋白等。加工胞质蛋白用于 MHC Ⅱ 类分子提呈最可能的方式是自噬途径，受损的细胞器和胞质蛋白通过自噬被递送至溶酶体进行降解，降解产生的肽段在溶酶体膜上遭遇 MHC Ⅱ 类分子，所形成的抗原肽：MHC Ⅱ 类分子复合物可以通过内体溶酶体小管（endolysosomal tubule）被转运到细胞表面（图 6.4）。细胞内存在本底水平的自噬，但当细胞饥饿或应激时，会通过增加自噬来加速分解胞内蛋白以获得能量。在细胞本底微自噬（microautophagy）过程中，细胞质中的细胞器和蛋白质通过溶酶体内陷不断被内化到囊泡系统中；而在由饥饿诱导的巨自噬（macroautophagy）过程中，双层膜结构的自噬小体吞噬细胞质中的细胞器和蛋白质，之后才与溶酶体融合。细胞内还存在第三种自噬途径，能利用热休克蛋白 70（Hsp70）和溶酶体相关膜蛋白-2（LAMP-2）将胞质蛋白转运至溶酶体。研究表明，自噬参与了 EB 病毒（EBV）核抗原 1（EBNA-1）的处理和在 MHC Ⅱ 类分子上的提呈，这使得细胞毒性 CD4 T 细胞（cytotoxic CD4 cell）能够识别并杀死被 EB 病毒感染的 B 细胞。

6-7 MHC Ⅱ 类分子的恒定链引导新合成的 MHC Ⅱ 类分子进入酸性胞内囊泡

MHC Ⅱ 类分子的生物合成途径始于内质网。在内质网中，必须防止 MHC Ⅱ 类分子过早地与内质网腔中存在的多肽结合。内质网中存在丰富的未折叠和部分折叠的多肽，因此必须有一种机制来阻止这些肽段与 MHC Ⅱ 类分子末端开放的抗原肽结合槽结合。新合成的 MHC Ⅱ 类分子能与一种称为 MHC Ⅱ 类分子相关恒定链（Ii，CD74）的膜蛋白组装来防止 MHC Ⅱ 类分子与抗原肽的过早结合。Ii 是一个 Ⅱ 型跨膜糖蛋白，其氨基末端位于胞质中，跨膜区跨越内质网膜（图 6.11）。Ii 的剩余部分及其羧基末端则位于内质网腔中。Ii 靠近 C 端具有一个独特的圆柱形区域，可以形成稳定的 Ii 三聚体结构。在该结构域附近，Ii 含有一段被称为 Ⅱ 类分子相关恒定链肽段（class Ⅱ-associated invariant chain peptide，CLIP）的多肽序列，三聚体的每个 Ii 亚单位都可通过这段多肽序列与一个 MHC Ⅱ 类 α:β 异二聚体非共价结合。结合时，CLIP 正好位于 MHC Ⅱ 类分子的抗原肽结合凹槽中，从而封闭了凹槽，使其不能与其他肽段或部分折叠的蛋白质结合。与 MHC Ⅰ 类分子不同，MHC Ⅱ 类分子的抗原肽结合凹槽两端是开放的，这使得 Ii 的 CLIP 区域易与 MHC Ⅱ 类分子结合。在该复合物在内质网组装的过程中，其组成部分与钙联蛋白相连。只有当一个完整的 Ii:MHC Ⅱ 九肽链复合物（三个 Ii 链，三个 α 链和三个 β 链组装起来）完成组装时，复合物才从钙联蛋白上被释放出来，并被转运出内质网。当 MHC Ⅱ 类分子存在于这一复合物中时，则不能与肽段或未折叠的蛋白质结合，也正因为如此，内质网中的多肽通常不能由 MHC Ⅱ 类分子提呈。研究表明，在 Ii 缺失的情况下，许多 MHC Ⅱ 类分子就会像其他错误折叠的蛋白质一样被滞留在内质网中。

膜蛋白的运输受其在细胞质内的分选标签控制。因此 Ii 的第二个功能就是将 MHC Ⅱ 类分子定向输送到低 pH 的内体中去加载肽段。MHC Ⅱ 类分子 α:β 异二聚体与 Ii 的复合物可以在内体中停留 2～4 小时（图 6.11）。在此期间，Ii 首先被酸性蛋白酶切割去除三聚化结构域，产生一个 22 kDa 的截短片段 LIP22。LIP22 被半胱氨酸蛋白酶进一步切割成 10 kDa 的片段 LIP10，LIP10 依然结合在 MHC Ⅱ 类分子上并将其滞留在蛋白水解囊泡内。随后 LIP10 进一步切除 Ii 的膜结合位点，把 MHC Ⅱ 类分子从 Ii 膜结合状态中释放出来，只留下 CLIP 片段与 MHC Ⅱ 类分子结合。在大部分 MHC Ⅱ 类分子阳性的细胞中，组织蛋白酶 S 负责降解

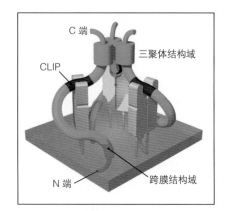
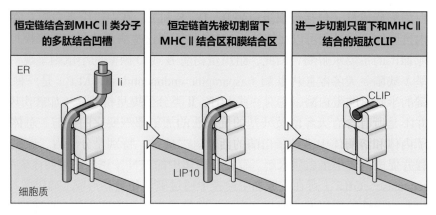

图6.11　恒定链被降解后留下一个继续与MHC Ⅱ类分子结合的肽片段CLIP

左图显示的是一个恒定链三聚体与三个MHC Ⅱ类分子（α:β异源二聚体）结合的模式图。紫色显示的是CLIP片段，绿色显示为恒定链其他部分，MHC Ⅱ类分子显示为黄色。在内质网中，恒定链（Ii）与MHC Ⅱ类分子结合，其多肽链的CLIP部分结合在MHC Ⅱ类分子的肽结合凹槽中（见三张模式图的左图）。在被转运到酸性囊泡后，Ii首先在MHC Ⅱ类分子一侧被降解（见中图）。由非半胱氨酸蛋白酶切割后剩余部分的Ii，称为亮抑酶肽诱导的肽段LIP22（图中未显示），然后继续通过半胱氨酸蛋白酶切割得到LIP10片段，其保留了跨膜和胞质区，具有引导Ii:MHC Ⅱ复合物靶向内体途径的信号。随后LIP10降解（见右图），仅留下仍然与MHC Ⅱ类分子结合的短肽，该短肽就是CLIP片段。模型图由P. Cresswell提供。

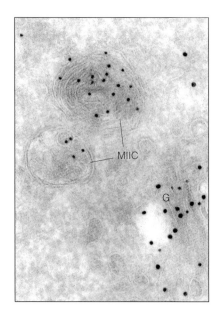

图6.12　MHC Ⅱ类分子在被称为MⅡC的晚期内体区室内加载多肽

MHC Ⅱ类分子在从高尔基体转运（在这张B细胞超薄切片电镜照片中标记为G）到细胞表面的过程中通过一种称为MHC Ⅱ类区室（MⅡC）的专门胞内囊泡。MⅡC形态复杂，具有内囊泡和层膜结构。用不同大小金颗粒标记的抗体可以识别出MHC Ⅱ类分子（可见为小黑斑）和恒定链（高尔基体中的大黑斑），而在MⅡC中只能检测到MHC Ⅱ类分子。该区室被认为是晚期内体，是内吞系统的酸化区室（pH 4.5～5），也是恒定链降解和MHC Ⅱ类分子加载多肽的场所。照片由H. J. Geuze提供，放大倍数为×13500。

Ii，而在胸腺皮质上皮细胞中则由组织蛋白酶L替代组织蛋白酶S。此时，MHC Ⅱ类分子仍与CLIP相结合，因此还不能结合其他肽段。然而，由于CLIP已经不再携带使MHC-CLIP复合物滞留在内体的Ii胞内编码信号，因此MHC-CLIP复合物可以自由向细胞表面转运。

为了使其他肽段能与MHC Ⅱ类分子结合，CLIP必须解离或被置换。新合成的MHC Ⅱ类分子通过运输囊泡被从内质网运送至细胞表面的过程中可以与内体发生融合。也有研究表明，MHC Ⅱ:Ii复合物可以先被转运至细胞表面，而后再内化进入内体。在任何一种情况下，MHC Ⅱ:Ii复合物都可以在内体中遇到并结合自身或病原体来源的多肽。先前的研究认为，APC中存在专门的内体区室：一个是DC的早期内膜细胞区MHC Ⅱ类囊泡（MHC class Ⅱ vesicle，CⅡV）；另一个是含有Ii和MHC Ⅱ类分子的晚期内体区室，称为MHC Ⅱ类区室（MHC class Ⅱ compartment，MⅡC）（图6.12）。目前的观点则认为MHC Ⅱ类分子使用的是常规的内体区室，包括溶酶体等，来允许CLIP与尽可能多的肽段交换。CLIP解离后不能结合其他多肽的MHC Ⅱ类分子在内体与溶酶体融合后，在酸性pH下不能稳定存在，因此会被迅速降解。

6-8　MHC Ⅱ类样分子 HLA-DM 和 HLA-DO 调节 CLIP 与其他肽的交换

一般来讲，MHC Ⅱ类分子:CLIP复合物只有在CLIP被其他多肽取代之后才能将MHC Ⅱ类分子释放到细胞表面，因此APC进化出了促进CLIP与其他肽段交换的有效机制。这一机制是在分析抗原提呈缺陷患者的突变B细胞时被意外地发现的。这些突变细胞株中MHC Ⅱ类分子可以与Ii进行正确组装，但却不能与内化蛋白的肽段结合，通常在到达细胞表面时还结合有CLIP肽。造成这种缺陷的原因是一种MHC Ⅱ类样分子HLA-DM（在小鼠中是H-2M）的基因突变。编码HLA-DM分子的基因（见第6-10节）位于MHC Ⅱ类分子基因簇中，与 *TAP* 和 *PSMB8/9* 基因相邻（图 6.16），能编码两条与其他 MHC Ⅱ 类分子十分相似的 α 链和 β 链。HLA-DM 分子不表达在细胞表面，它们主要存在于含有 Ii 和 MHC Ⅱ 类分子的内体区室中。HLA-DM 可与 MHC Ⅱ 类分子结合，促进 CLIP 片段从 MHC Ⅱ：CLIP 复合体上释放出来，使空载的 MHC Ⅱ 类分子与其他多肽结合，它与空载的 MHC Ⅱ 类分子结合也可以起到稳定空载 MHC Ⅱ 类分子的作用（图 6.13）。HLA-DM 分子也和其他 MHC Ⅱ 类分子一样包含一个开放的凹槽，但它的凹槽并不结合多肽。相反，它的凹槽底部区域附近的结构是其发挥功能的主要结构域。这一结构域能与 MHC Ⅱ 类分子 α 链结合（图 6.14），诱导 MHC Ⅱ 类分子发生变构，将多肽结合凹槽保持在部分"开放"的构型中（图 6.14，右图）。HLA-DM 正是通过这种方式催化 CLIP 和其他不稳定结合的多肽从 MHC Ⅱ 类分子中释放。

在有足够多能与 MHC Ⅱ 类分子结合肽段存在的条件下，HLA-DM 分子能不断地与新生成的抗原肽：MHC Ⅱ 类分子复合物反复结合，驱逐结合能力较弱的肽段并由其他肽段替代。由 MHC Ⅱ 类分子提呈的抗原可以在 APC 表面停留好几天，以等待 T 细胞识别。HLA-DM 的这种驱逐不稳定结合肽的能力被称为"肽编辑"（peptide editing）（见第 6-4 节），保证了抗原肽：MHC Ⅱ 类分子复合物可以较长时间存在于 APC 表面，以激活相应的 CD4$^+$ T 细胞。在此过程中，一些较长的多肽也可能先结合到 MHC Ⅱ 类分子上，然后再由外肽酶进行氨基末端切割，这进一步增加了 MHC Ⅱ 类分子结合多肽的数量。

在胸腺上皮细胞、B 细胞和 DC 中还存在非经典的 MHC Ⅱ 类样分子 HLA-DO（在小鼠中是 H-2O），HLA-DO 也是一个由 α 链和 β 链组成的异源二聚体。HLA-DO 也不在细胞表面表达，它只存在于胞内囊泡中，并且似乎也不结合多肽。HLA-DO 是 HLA-DM 的负性调节因子，通过与 MHC Ⅱ 类分子相同的方式结合在 HLA-DM 上（图 6.14），并通过与 HLA-DM 的结合离开内质网。当 DM-DO 二聚体到达酸化的内体区室时，HLA-DO 会从 HLA-DM 上缓慢解离，此后 HLA-DM 才能催化 MHC Ⅱ 类分子的肽编辑。此外，IFN-γ 能诱导 HLA-DM 的表达上调，却不会增加 HLA-DOβ 链的表达，因此，在炎症反应中，由 T 细胞和 NK 细胞产生的 IFN-γ 可以通过上调 HLA-DM 的表达来克服 HLA-DO 的抑制作用，从而提高抗原提呈水平，不过我们尚不清楚为何 HLA-DO 的表达不受 IFN-γ 调控。小鼠中 DO 分子的缺陷失并不显著影响适应性免疫应答，但却会使得小鼠随着年龄的增长而自发产生自身抗体。由于胸腺上皮细胞在 CD4$^+$ T 细胞的选择中起关键作用，因此 HLA-DO 可能影响了 T 细胞在不同阶段遇到的自身抗原肽库，我们将在第 8 章做进

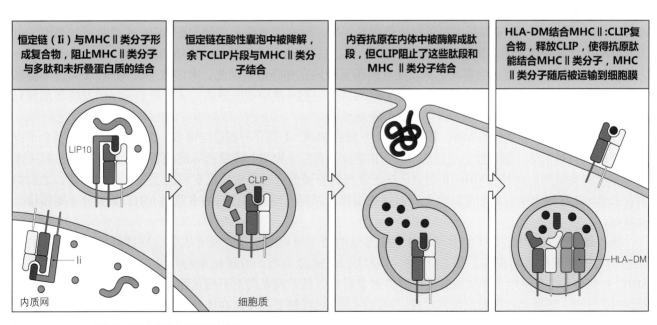

图6.13　HLA－DM辅助MHC Ⅱ类分子上抗原肽的装载
第一张图：恒定链（Ii）与新合成的MHC Ⅱ类分子结合，阻止了MHC Ⅱ类分子在内质网及在酸性内体与多肽和未折叠的蛋白质的结合。
第二张图：在酸性囊泡中，蛋白酶降解恒定链，只剩下CLIP片段与MHC Ⅱ类分子结合。
第三张图：病原体及其蛋白质在酸性内体囊泡中被酶解成肽段，但是这些肽段并不能与携带有CLIP的MHC Ⅱ类分子结合。
第四张图：MHC Ⅱ类样分子HLA-DM与MHC Ⅱ:CLIP复合物结合，促使CLIP释放及抗原肽的结合。

HLA-DM与HLA-DR结合	HLA-DM与HLA-DO结合	结合了多肽的HLA-DR	HLA-DM结合HLA-DR
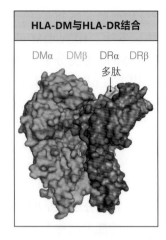	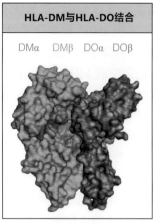	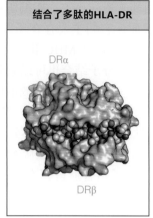	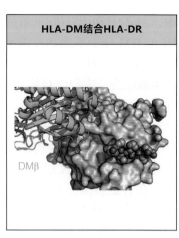

图6.14　HLA-DM和HLA-DO调控MHC Ⅱ类分子多肽装载

第一张图：由α链（绿色）和β链（蓝绿色）组成的HLA-DM二聚体与HLA-DR MHC Ⅱ类分子结合（侧视图）。HLA-DM结合在MHC分子肽结合凹槽附近靠近多肽氨基末端的位置。

第二张图：HLA-DO以与HLA-DR相似的方式与HLA-DM结合，从而阻止HLA-DM的肽编辑活性。

第三张图：HLA-DM不存在时HLA-DR结合多肽的俯视图。

第四张图：HLA-DR与HLA-DM结合的俯视图。MHC肽结合槽的氨基末端是开放的，没有被结合的多肽占据，使其能进行多肽交换。

一步讨论。

　　HLA-DM 对 MHC Ⅱ类分子上多肽的编辑作用与 TAP 相关蛋白辅助 MHC Ⅰ类分子结合抗原肽的作用相似。HLA-DM 通过介导多肽交换来促进高亲和力多肽结合。因此多肽转运的这些特有机制可能是与 MHC 分子共同进化而来。与此同时，就如病毒能破坏 MHC Ⅰ类分子抗原加工和提呈一样，病原体可能也已进化出一些抑制 MHC Ⅱ类分子加载多肽的策略。我们将在第 13 章继续深入讨论病原体的免疫逃逸机制。

　　HLA-DM 的肽编辑能力及对不稳定 MHC 分子的清除能力为免疫激活的调控提供了保护措施。为了更有效地暴露细胞内存在的病原体，抗原肽：MHC 复合物必须在细胞表面保持稳定。如果多肽很容易解离，那么被感染的细胞就可能无法被监测到；与此相反，如果多肽过于容易地被从其他细胞中获取和提呈，则健康细胞就有可能被错误攻击。多肽与 MHC 分子的紧密结合，降低了这些我们所不希望看到的结局发生的可能性。MHC Ⅰ类分子主要提呈来源于胞质蛋白的多肽，因此当多肽从细胞表面 MHC Ⅰ类分子解离时，也不允许周围细胞外液中的多肽能与空出来的肽结合位点相结合。幸运的是，当活细胞表面 MHC Ⅰ类分子失去结合的多肽时，β_2m 蛋白会解离，从而使 α 链迅速被内化和降解。因此，大多数空载 MHC Ⅰ类分子会很快从细胞表面消失，在很大程度上阻止了它们从周围的细胞外液中获取多肽。这有助于确保引发的 T 细胞只应答靶向受感染的细胞，而不会殃及周围的健康细胞。

　　尽管在中性 pH 下空载的 MHC Ⅱ类分子比空载的 MHC Ⅰ类分子要稳定得多，但空载 MHC Ⅱ类分子也会在细胞表面被清除。细胞膜上空载的 MHC Ⅱ类分子会发生聚集，聚集诱导的内吞正是它们从细胞膜表面被清除的主要机制。此外，MHC Ⅱ类分子在正常内吞和膜循环过程中也极有可能丢失结合的多肽，之后如果在酸性 pH 囊泡中结合新的多肽将重新回到细胞膜，而那些没能结合新的多肽的 MHC Ⅱ类分子则很快会被降解。

　　不过细胞表面 MHC 分子结合细胞外液中多肽的情况也可能发生。研究表明，在体外培养时向活的甚至是固定的细胞中添加多肽，都可以产生抗原肽：MHC 复合物，并被抗原特异性 T 细胞识别。这在许多 MHC Ⅰ类和Ⅱ类分子结合多肽的实验中都得到了证实。虽然现在尚不明确这种现象是由于细胞表面存在空载 MHC 分子，还是通过多肽交换来实现，但这一方法已经被普遍用来在体外加载多肽，用于检测 T 细胞应答的抗原特异性。

6-9　树突状细胞活化后通过降低 E3 连接酶 MARCH-1 的表达来终止抗原加工过程

　　未被病原体激活的 DC 可通过对可溶性蛋白质的巨胞饮等作用在其驻留部位发挥抗原监测的功能。蛋白质来源的多肽不停地被加工装载到 MHC Ⅱ 类分子上，并转运到细胞表面。与此同时，细胞表面的抗原肽：MHC 复合物也不断地从细胞表面再循环进入细胞内，在泛素化修饰后被蛋白酶体降解。MHC Ⅱ 类分子 β 链的胞质区含有保守的赖氨酸残基，是 E3 泛素连接酶膜相关环指蛋白 1（membrane associated ring finger 1，C3HC4-1，或称为 MARCH-1）的作用位点（见第 3-7 节）。MARCH-1 在 B 细胞，DC 和巨噬细胞中均可表达。MARCH-1 组成性表达于 B 细胞，而在其他细胞中由细胞因子 IL-10 诱导表达。它通常位于再循环内体区室的膜上，能够催化 MHC Ⅱ 类分子胞质区的泛素化修饰，使它们最终在溶酶体中被降解，从而调节 MHC Ⅱ 类分子表达水平的平衡（图 6.15）。

在感染发生时，MARCH-1 介导的 MHC 分子降解被抑制，以增加抗原肽：MHC 复合物的稳定性。在感染部位捕获抗原的 DC 必须先迁移到附近的淋巴结中才能激活初始 T 细胞（naive T cell），这个过程需要数小时。由于抗原肽：MHC 复合物的循环会降低其在细胞表面的寿命，这就使得病原体来源的抗原肽：MHC 复合物也可能在 DC 迁移的过程中丢失，而使得 T 细胞不能被活化。为了防止这种情况发生，当 DC 被病原体激活时，会迅速下调 MARCH-1 的表达。这种下调由负责病原感知的固有免疫受体信号直接介导，譬如 DC 中的 TLR 信号转导可以迅速降低 MARCH-1 的 mRNA 水平。MARCH-1 蛋白的半衰期约为 30 分钟，因此活化的 DC 很快就能够关闭 MARCH-1 介导的 MHC 降解途径，开始在细胞表面积累抗原肽：MHC 复合物。

MARCH-1 除了能调节 DC 上 MHC Ⅱ 类分子的表达外，还能通过类似的机制调节 DC 上共刺激分子 CD86（或 B7-2）的表达（见第 1-15 节）。CD86 和 MHC Ⅱ 类分子一样受泛素化调节。这意味着，当 DC 到达淋巴结时，它们不仅在其细胞表面表达激活它们的病原体抗原肽，而且具有更高水平的 CD86，从而为 CD4⁺T 细胞活化提供更强的共刺激信号。然而，病毒有时候也能反过来利用这一机制，通过表达 MARCH-1 样蛋白来降低宿主细胞 MHC Ⅱ 类分子的表达，以逃逸适应性免疫应答。我们将在本书第 13 章中详细讨论。

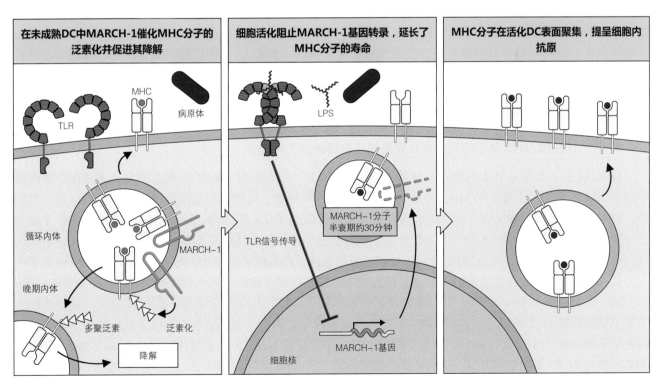

图6.15　DC活化后通过降低MARCH-1的表达来延长MHC分子的寿命

在对病原体的固有免疫激活之前，DC表达膜结合的E3连接酶MARCH-1，它存在于循环内体中，并能够将K48泛素蛋白链连接在MHC Ⅱ 类分子上。这使得MHC分子从循环内体离开并最终被降解，导致细胞表面MHC分子表达水平降低和半衰期缩短。固有免疫感受器（如TLR-4）信号可以降低MARCH-1 mRNA的水平，并且由于MARCH-1分子的半衰期较短，因此MHC分子可以在细胞表面积累。由于固有免疫信号传导还能触发内体区室的酸化并激活与抗原加工相关的脱天蛋白酶，所以在活化DC表面积累的MHC分子能携带更多来自病原体的肽段。

【小结】

TCR 识别的配体是结合在 MHC 分子上的多肽。MHC Ⅰ类和 MHC Ⅱ类分子与细胞内不同部位降解产生的多肽结合，并分别激活 CD8$^+$ 或 CD4$^+$T 细胞。被病毒感染的细胞能将细胞质中病原体来源的抗原提呈给 CD8$^+$CTL 识别，并被特异性杀伤。MHC Ⅰ类分子在内质网中合成，并且通常在内质网中获取与它们结合的多肽。装载到 MHC Ⅰ类分子上的肽段通常来自胞质中被蛋白酶体降解的蛋白质，这些多肽通过异二聚体 TAP 转运到内质网腔，由氨肽酶 ERAAP 进一步加工后被装载到 MHC 分子上。多肽与 MHC Ⅰ类分子的结合也使得它们能从内质网中的分子伴侣中被释放出来，转运到细胞表面。某些 DC 亚群能够获取外源蛋白产生的多肽并将它们装载到 MHC Ⅰ类分子上。这种抗原的交叉提呈确保了 CD8$^+$T 细胞可被那些不直接感染 APC 的病原体激活。

MHC Ⅱ类分子不能在内质网中获得它们的多肽配体，因为此时它们的抗原肽结合凹槽被恒定链（Ii）的 CLIP 占据。Ii 引导 MHC Ⅱ类分子进入酸性内体区室后，活性蛋白酶切割 Ii，并由 HLA-DM 催化 CLIP 的解离。然后，MHC Ⅱ类分子可以与由进入巨噬细胞、DC 或 B 细胞囊泡室的蛋白质加工而产生的肽段结合。自噬过程则可以将胞质蛋白转运至囊泡系统，供 MHC Ⅱ类分子提呈。识别抗原肽：MHC Ⅱ类分子复合物的 CD4$^+$T 细胞可以发挥多种不同的效应功能，如激活巨噬细胞杀死其囊泡中隐藏的病原体，帮助 B 细胞分泌针对外来分子的免疫球蛋白，或调节免疫应答等。

MHC 及其功能

MHC 分子的功能是结合病原体来源的多肽片段并将它们提呈于细胞表面，供相应的 T 细胞识别。其结果往往是病原体被清除，如激活的巨噬细胞杀死寄生于囊泡中的胞内菌、活化的 B 细胞产生抗体清除或中和胞外的病原体。如此，这种强大的选择压力使得病原体趋于发生突变，以逃逸被机体 MHC 分子提呈。

MHC 具备的两个不同的特性使得病原体很难逃逸机体的免疫应答。首先，MHC 具有多基因性（polygenic），MHC 基因复合体包含多种不同的 MHC Ⅰ类和 MHC Ⅱ类基因，意味着每个个体都拥有一系列 MHC 分子，可特异性结合不同的抗原肽。其次，MHC 具有高度的多态性（polymorphic），多态性是指在群体水平，种群内每个基因都有多个突变或多个等位基因。事实上，MHC 基因复合体是已知的多态性最丰富的基因。在本小节中，我们将讨论 MHC 基因的组成及 MHC 分子的多态性是如何产生的，我们也将探讨 MHC 多基因性和多态性如何影响其广泛的多肽结合特性，以及该特性是如何使得机体免疫系统能够应对如此多样且快速进化的病原体。

6-10 许多由 MHC 基因编码的蛋白质参与了抗原的加工和提呈

MHC 位于人类的 6 号染色体、小鼠的 17 号染色体上，含有超过 4×10^6 个碱基对。人类 MHC 基因簇中包含 200 多个基因。随着对 MHC 内及周围基因的进一步研究，科学家发现精确界定这一基因区域相当困难，MHC 涵盖的基因数更为广泛，目前研究认为其至少跨越了 7×10^6 个碱基对。其中，编码 MHC Ⅰ类分子 α 链的基因与编码 MHC Ⅱ类分子 α 链和 β 链的基因在 MHC 复合体中是相邻的；而编码 β_2m 和恒定链的基因则位于不同染色体上（分别是人的 15 号和 5 号染色体，小鼠的 2 号和 18 号染色体）。图 6.16 显示了人和小鼠 MHC Ⅰ类和Ⅱ类基因的组成情况。在人类中，这些基因又被称为人类白细胞抗原（human leukocytes antigen）编码基因或 HLA 基因，其首次发现是因为不同个体的白细胞间表现出不同的抗原性。这些基因在小鼠中则被称为 H-2 基因。小鼠的 MHC Ⅱ类基因起初被命名为 Ir（免疫应答）基因，其最早被认为能控制特定抗原诱发的免疫应答。因此，过去小鼠的 MHC Ⅱ类 A 和 MHC Ⅱ类 E 基因也被称为 I-A 和 I-E，但是因其容易与 MHC Ⅰ类基因混淆，目前已经不再使用。

人类 MHC Ⅰ类分子的 α 链编码基因有 3 个，称为 HLA-A、HLA-B 和 HLA-C。另有 3 对 MHC Ⅱ类分子 α 链和 β 链编码基因，分别为 HLA-DR、HLA-DP 和 HLA-DQ。多数情况下，HLA-DR 基因簇还包含一个额外的编码 β 链的基因，其产物可以与 DRα 链配对。这样，3 对基因可产生 4 种 MHC Ⅱ类分子。所有的 MHC Ⅰ类分子和 MHC Ⅱ类分子都可以将多肽提呈给 T 细胞，但每一种 MHC 蛋白分别结合不同类别的多肽

图6.16　人类和小鼠MHC的基因组成

图中显示了MHC基因的组成。在人体中，MHC被称为HLA［人类白细胞抗原（human leukocyte antigen）的缩写］，位于6号染色体上，在小鼠中，它称为H2基因复合体，位于17号染色体。两个物种中的基因组成有相似性，包含MHC I类基因（红色）和MHC II类基因（黄色）。在小鼠中，H-2K相当于人MHC I类基因中的一个，只是位置发生了改变。两个物种都有三个主要的MHC I类基因，在人体中被称为HLA-A、HLA-B和HLA-C，在小鼠中被称为H2-K、H2-D和H2-L。这些基因编码各自MHC I类蛋白的α链，如HLA-A和HLA-B等。MHC I类分子的另一亚基，β₂m，由位于不同染色体中的基因——人体内15号染色体和小鼠体内2号染色体编码。II类区域包括MHC II类分子HLA-DR、HLA-DP和HLA-DQ（小鼠中的H-2A和H-E）的α和β链（命名为A和B）的基因。在MHC II类区域中，还包括TAP1：TAP2肽转运蛋白的基因、编码蛋白酶体亚基的PSMB（或LMP）基因、编码DMα和DMβ链（DMA和DMB）的基因、编码DO分子的α链和β链基因（分别为DOA和DOB），以及编码TAP相关蛋白（TAPBP）的基因。被称为III类基因编码具有免疫功能的各种其他蛋白质（图6.17）。

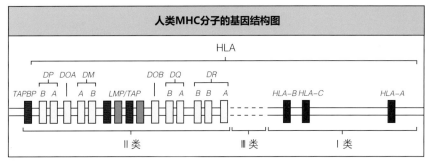

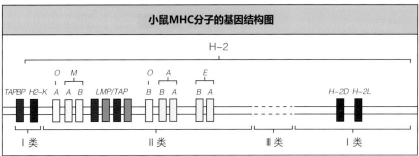

（见第4-14节和第4-15节）。因此，每一类MHC分子都由几个不同的基因编码，这样，细胞表面表达不同基因编码的MHC分子，以提呈更多种类的抗原肽。

图6.17是人类MHC基因的详细图谱，这个区域中的很多基因参与了抗原的加工与提呈，或者与机体的固有免疫和适应性免疫应答有关。两个TAP基因位于MHC II类基因区，与编码蛋白酶体组分的PSMB8和PSMB9基因紧密相连，而TAP相关蛋白的编码基因（TAPBP）则靠近着丝粒边缘。MHC I类基因产物的作用是提呈内源性抗原肽至细胞表面，参与这个过程的TAP、TAP相关蛋白以及蛋白酶体基因（PSMB或LMP）产物的作用是在细胞质中产生肽段并将这些肽段转运至内质网，以上这些分子编码基因的连锁提示整个MHC复合体已经在进化中被选择用于抗原的加工和提呈。

使用IFN-α、IFN-β或IFN-γ处理细胞后，MHC I类分子的α链和β₂m及蛋白酶体、TAP相关蛋白和TAP基因的转录水平均会显著升高。第3章已经介绍了干扰素在病毒感染的早期产生，是固有免疫应答的一部分。MHC分子表达的升高可促进细胞加工病毒蛋白的能力以及增强将这些多肽提呈至细胞表面的能力。这有助于DC活化相应的T细胞并启动抗病毒适应性免疫应答。许多参与免疫应答的组分的编码基因是连锁在MHC复合体中的，有利于这些编码基因发挥协同调节作用。

HLA-DM分子由DMA和DMB基因编码，这两个亚单位的功能是催化MHC II类分子与抗原肽的结合。而DOA和DOB基因编码的HLA-DO分子对HLA-DM分子具有负向调节作用。由活化的Th1细胞、CD8⁺ T细胞和NK细胞产生的IFN-γ可上调经典MHC II类分子、恒定链及DMα、β链和DQα（不包括DOβ）蛋白的表达。IFN-γ通过上调DC、巨噬细胞中与囊泡内抗原加工和提呈过程相关分子的表达，从而诱导T细胞和NK细胞参与免疫应答。IFN-γ通过激活CIITA蛋白

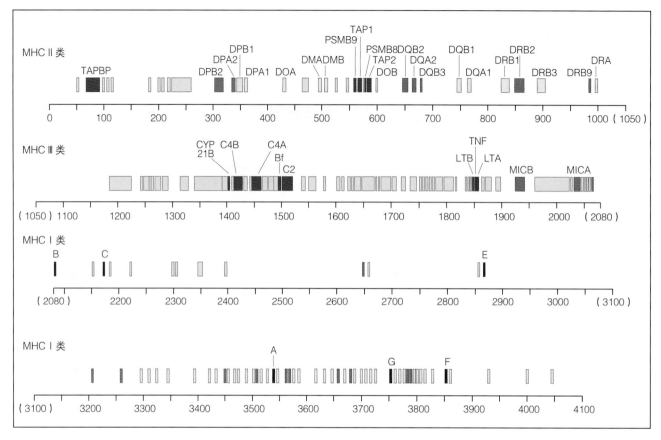

图6.17   人类MHC的详细图谱

图中显示了人类MHC的Ⅰ类、Ⅱ类和Ⅲ类区域的基因组成，具有近千个碱基对的遗传距离。文中提及了Ⅰ类和Ⅱ类区域的大部分基因。Ⅰ类区域（例如，E、F和G）中显示的其他基因是编码类似Ⅰ类基因的Ib类分子，其余的Ⅱ类基因是假基因。Ⅲ类区域所示的基因编码补体蛋白C4（两个基因，显示为C4A和C4B）、C2和因子B（显示为Bf），以及编码细胞因子TNF-α和淋巴毒素（LTA、LTB）的基因。与C4基因紧密相关的是编码21-羟化酶（显示为CYP 21B）的基因，它是一个参与类固醇生物合成的酶。本文中提到的具有重要免疫功能蛋白的编码基因均用颜色标示，蓝色显示MIC基因外，MHC Ⅰ类基因以红色显示；这些基因与其他类似Ⅰ类基因不同，它们受不同的转录控制。免疫学上重要的MHCⅡ类基因以黄色显示。MHC区域中具有免疫功能但与MHC Ⅰ类和Ⅱ类基因无关的基因以紫色显示。与免疫功能基因相关的假基因显示为深灰色。与免疫功能无关的未命名基因则呈浅灰色。

（MHC Ⅱ类分子转录激活因子）的产生从而诱导MHC Ⅱ类等分子的表达，CIITA缺陷会导致细胞不能产生MHC Ⅱ类分子导致机体发生严重的免疫缺陷。MHC基因产物最重要的功能是将抗原加工并提呈给α:β T细胞，但MHC基因复合体区域还有很多非经典的MHC基因，这些基因称为MHC Ib类基因，它们行使其他的功能，但不参与抗原加工提呈（见第6-16节），接下来我们将介绍MHC的功能。

6-11 MHC Ⅰ类和MHC Ⅱ类基因的蛋白质产物具有高度多态性

由于MHC具有多基因性，因此每个个体的细胞表面至少表达3种不同的MHC Ⅰ类抗原提呈分子以及3种（有时是4种）MHC Ⅱ类分子。实际上，因为MHC基因具有丰富的多态性以及MHC基因产物表达的共显性，大多数人细胞表面会表达更多不同种类的MHC分子（见图6.18）。

多态性（polymorphism）源自希腊语，poly代表许多，morphe是形态和结构的意思。这里是指某个基因座位的DNA序列在人群中存在许多变异体，其编码的蛋白质产物是不同的，称为等位基因（allele）。某些人MHC Ⅰ类和MHC Ⅱ类基因拥有1000个以上的等位基因，比在MHC区域内其他基因的等位基因数量大得多。每个等位基因在人群中都存在不同的频率，这样同一个体的同源染色体相应位点上有相同MHC等位基因的概率是很小的，大部分个体在MHC编码基因的位点上都是杂合子（heterozygous）。单条染色体上MHC等位基因的特定组合称为MHC单体型（MHC haplotype）。MHC等位基因是共显性表达的，一对同源染色体上的两个等位基因的蛋白质产物会同时表达于细胞表面，并且两个等位基因的产物都会将抗原提呈

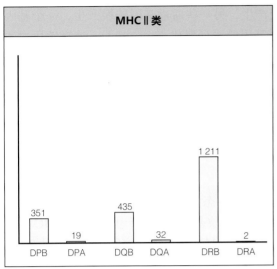
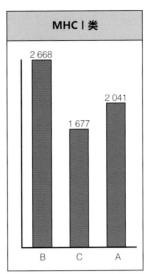
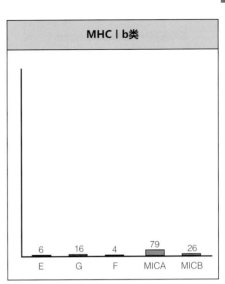

图6.18 人类MHC基因为高度多态性

除去DRα基因外，每个MHC基因位点都有许多等位基因。被编码的功能蛋白的数量小于总的等位基因数。此图显示的条形高度和数值是WHO 2010年1月由HLA系统要素命名委员会命名的不同HLA蛋白数量。

给T细胞。有关MHC等位基因的研究发现，不编码MHC功能蛋白的等位基因的数量非常少。因此，每一个基因座都具有广泛的多态性，这有可能使得个体表达不同的MHC分子数目翻倍，从而在多基因的水平上更大程度地增加了MHC分子的多样性（图6.19）。

由于大多数的人是杂合子，随机婚配出生的后代MHC单体型有四分之一的可能性与亲代一致，因此，兄弟姐妹表达的MHC等位基因很有可能不同，4个兄弟姐妹相互之间MHC等位基因是一样的概率是25%，而两个无亲缘关系个体全部HLA等位基因相同的可能性几乎为零，这样来看，即使是在兄弟姐妹中间寻找用于器官移植的合适供者都是非常困难的。

除了DRα链和在小鼠上同源的Eα链以外，所有的MHC产物或多或少都具有多态性。而DRα链和Eα链的序列在不同个体间没有变化，因而称为单态性（monomorphic）。这表明存在某种功能限制着DRα和Eα蛋白发生变异，但是目前尚未发现这种特殊的功能。

许多小鼠，无论是家鼠还是野鼠，Eα基因的一个突变即可以阻止Eα蛋白的合成。这样的细胞表面缺乏H2-E分子。因此，即使H2-E分子有独特的功能，它的功能也不太可能是必不可少的。

MHC基因的多态性是在进化的强大选择压力下产生的。一些遗传机制有利于新的等位基因的产生，一

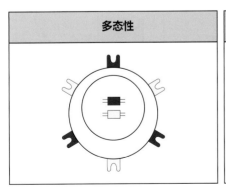
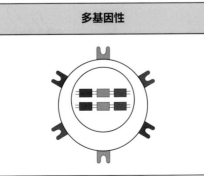
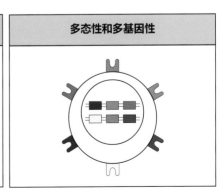

图6.19 多态性和多基因性有助于个体MHC分子的多样性

经典MHC基因的高度多态性保证了群体中MHC基因产物——MHC分子表达的多样性。然而，任何一个个体在一个基因座位上不可能表达两个以上的等位基因。多基因性，具有相似功能的几个不同相关基因的存在，确保每个个体产生许多不同的MHC分子。多态性和多基因性的结合产生了个体和群体水平均可见的MHC分子的多样性。

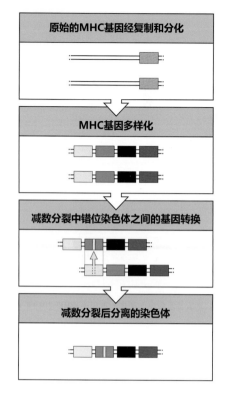

图6.20　基因转换可以通过将序列从一个MHC基因复制到另一个MHC基因来创建新的等位基因

MHC基因在进化过程中，在遗传多样性的基础上，通过复制未知的祖先MHC基因（灰色），衍生出了具有相似结构的多态性MHC基因。这些基因之间的进一步交换可以通过一个属于基因转换的过程进行，其中序列可以从一个基因的一部分转换成一个与之相似的基因。为了实现这一点，这两个基因必须在减数分裂过程中成为一体。这可能是由于两个配对同源染色体错位而产生，当由类似基因组成的复制片段串联排列时，就像扣子扣进了错误的扣眼。在交叉和DNA重组的过程中，有时将来自一个染色体的DNA序列复制到另一个染色体上，以取代该基因序列。这样，可以将几个核苷酸改变一次插入到基因中，并导致基因产物中的几个氨基酸同时改变。由于MHC基因之间的相似性及其紧密的联接，基因转换在MHC等位基因的进化中多次发生。

图6.21　MHC分子的等位基因变化主要发生在肽结合区域内

MHC分子氨基酸序列的变化图表明，遗传多态性引起的变异仅限于氨基末端结构域（MHC Ⅰ类分子的α1和α2域，MHC Ⅱ类分子的α1和β1域）。这些结构域构成肽结合槽。此外，等位基因变异性聚集在氨基酸终端区内的特定位点中，位于肽结合槽对齐的位置，大多在槽底和沟槽内侧。对于MHC Ⅱ类分子，图中显示了HLA-DR等位基因的变异。对于HLA-DR，及其在其他物种中的同系物，α链基本上是不变的，并且只有β链具有显著的多态性。

些新等位基因通过点突变产生，另一些通过基因转换产生，一个基因中的部分序列被来自不同基因的序列取代（图6.20）。选择性压力通过点突变增加了MHC基因多态性。点突变可被分类为置换（改变一个氨基酸）或发生无义突变（只简单地改变密码子，但氨基酸相同）。发生在MHC内的基因替换频率高于无义突变的频率，证明多态性在MHC进化中是被积极选择的。

6-12　MHC多态性通过调节肽结合和T细胞受体/MHC间的接触来影响T细胞对抗原的识别

接下来的几节将描述MHC多态性如何有益于免疫应答，以及病原体驱动的选择如何导致MHC等位基因的大量产生。机体MHC等位基因的编码产物，通常被称为蛋白异构体，彼此之间可以有多达20个氨基酸的差异，表明每一种蛋白质都不同。这些差异大多局限于离膜最远的细胞外区域的暴露表面，尤其是抗原肽结合槽（图6.21）。已知肽段通过与抗原肽结合槽中特异性锚定残基的相互作用与MHC Ⅰ类和Ⅱ类分子结合（见第4-15节和第4-16节）。MHC分子的多态性改变了结合槽中氨基酸的排列，从而改变了肽结合槽的结合特性，也改变了可与每个MHC异构体结合的锚定残基。一组锚定残基允许与MHC Ⅰ类或Ⅱ类分子的特定亚型结合，这组锚定残基被称为基序（sequence motif），可用于预测蛋白质内可能与变异体结合的多肽（图6.22）。这种预测在多肽疫苗的设计中非常重要，这一部分内容我们将在第16章中癌症免疫治疗的最新进展中介绍。

在罕见的情况下，某一蛋白质的加工处理过程如不产生任何多肽基序与任一MHC分子结合，个体将不会对抗原产生应答。对简单抗原的无应答在近亲繁殖的动物中被首次报道，并称为免疫应答（Ir）基因的缺陷。在MHC分子的结构和功能被理解之前，这些缺陷起初被认为是MHC基因的问题，现在我们认识到近交系小鼠Ir基因的缺陷是普遍的，因为近交系小鼠所有MHC基因位点都是纯合子，这限制了MHC分子提呈给T细胞的多肽谱。一般情况下，MHC多态性会保证单一个体中存在一定数量的MHC分子，确保免疫应答的发生，即使是

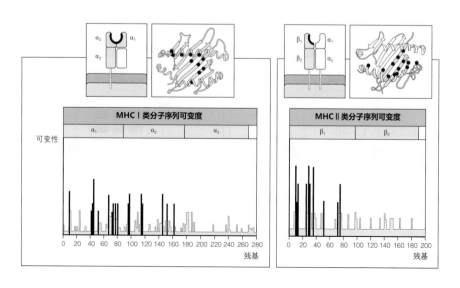

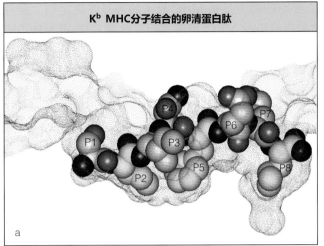

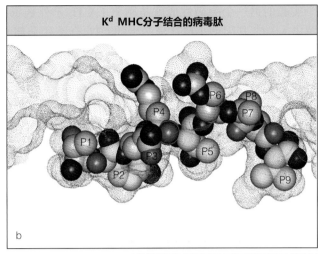

	P1	P2	P3	P4	—	P5	P6	P7	P8
卵清蛋白（257–264）	S	I	I	N		F	E	K	L
HBV表面抗原（208–215）	I	L	S	P		F	L	P	L
流感病毒NS2（114–121）	R	T	F	S		F	Q	L	I
LCMV NP（205–212）	Y	T	V	K		Y	P	N	L
VSV NP（52–59）	R	G	Y	V		Y	Q	G	L
仙台病毒NP（324–332）	F	A	P	G	N	Y	P	A	L

	P1	P2	P3	P4	P5	P6	P7	P8	P9
流感病毒NP（147–155）	T	Y	Q	R	T	R	A	L	V
ERK4（136–144）	Q	Y	I	H	S	A	N	V	L
P198（14–22）	K	Y	Q	A	V	T	T	T	L
P. yoelii CSP（280–288）	S	Y	V	P	S	A	E	Q	I
P. berghei CSP（25）	G	Y	I	P	S	A	E	K	I
JAK1（367–375）	S	Y	F	P	E	I	T	H	I

图6.22　MHCⅠ类不同等位基因变异分子结合不同的肽

剖视图显示了（a）小鼠H2-K^b MHCⅠ类分子与卵清蛋白肽结合和（b）H2-K^d MHCⅠ类分子与流感核蛋白（NP）肽结合。MHC分子的可溶剂可接触表面显示为蓝色虚线表面。MHC分子肽结合槽通常有六个口袋样结构，通常称为A–F。肽段结合在肽结合槽中，锚定残基侧链延伸到袋中。H2-K^b 与卵清蛋白的8个残基（P1～8）的氨基酸肽结合，H2-K^d与TYQRTRALV结合，TYQRTRALV来自流感蛋白9个残基（P1～9）的肽段。锚定残基（显示为黄色）。对于H2-K^b，基序的两个主要锚定残基确定，P5和P8：C袋结合P5的侧链［酪氨酸（Y）或苯乙丙氨酸（F）］，F袋结合来自亮氨酸（L）、异亮氨酸（I）、甲硫氨酸（M）或缬氨酸（V）的P8残基，多为非芳香族疏水侧链。B袋结合P2，是H2-K^b中第二个锚定残基。对于H2-K^d，序列基序主要由两个初始锚定残基P2和P9确定。B袋容纳酪氨酸侧链。F袋则可结合亮氨酸、异亮氨酸或缬氨酸。在结构图下面显示的是来自已知的、与MHC分子结合多肽序列的基序。CSP，环子孢子抗原；ERK4，细胞外信号激酶4；HBV，乙型肝炎病毒；JAK1，Janus相关激酶1；LCMV，淋巴细胞性脉络膜炎病毒；NS2，NS2蛋白；P198，修饰肿瘤细胞抗原；P. berghei，伯氏疟原虫；P. yoelii，约氏疟原虫；VSV，水疱性口炎病毒，水泡性口炎病毒。更多信息可在以下网站找到：http://www.syfpeithi.de. Structures courtesy of VE. Mitaksov and D. Fremont.

对相对简单的抗原（如小毒素）。

最初，将Ir基因缺陷与MHC联系起来的唯一证据是，一种MHC基因型的小鼠可以对特定抗原产生抗体，而另一种MHC基因型的小鼠却不能。MHC基因型在某种程度上控制着免疫系统检测特异性抗原和做出应答的能力，但当时还不清楚是否涉及对MHC分子的直接识别。

随后的研究表明，MHC分子控制着T细胞识别的抗原特异性。已知受Ir基因影响的免疫应答依赖于T细胞，随后人们通过小鼠实验确定MHC多态性如何控制T细胞应答。最早的实验表明，T细胞只能由巨噬细胞或B细胞激活，这些细胞与T细胞有相同的小鼠MHC等位基因。这是第一个证据，即T细胞的抗原识别取决于APC中特定MHC分子的存在——我们现在称之为MHC限制性。

我们第一次提到MHC的限制性是在第4–17节中讨论TCR结合抗原肽：MHC复合物晶体结构的时候。但是，MHC限制性现象的发现要早得多，早在Peter Doherty和Rolf Zinkernagel研究病毒特异性CTL的时候就已被阐明，他们凭此获得了1996年的诺贝尔医学奖。他们当时的研究发现，小鼠感染病毒后产生的CTL可杀死小鼠病毒感染细胞，却忽略了未感染细胞和无关病毒感染的细胞。因此，这些CTL是病毒特异性的。这个实验的另一个突破性成就是阐明了 CTL 杀死病毒感染细胞的能力是由 MHC 分子的多态性决定的。病毒感染 MHC^a 基因型小鼠诱导产生的 CTL 会杀死全部的被病毒感染的 MHC^a 细胞。但是此类 CTL 对 MHC^b 或 MHC^c 等其他基因型的细胞并无杀伤作用，即使它们感染了同样的病毒。换句话说，CTL 只会杀死表达同样 MHC 分子的被感染的细胞，因为 MHC 基因型限制了 T 细胞的抗原特异性，这种现象叫作 MHC 限制性。与早期 B 细胞和巨噬细胞的研究一样，这项工作证明了 MHC 限制性是 T 细胞抗原识别功能的一个重要特性。

现在我们已经知道 MHC 限制性是因为每个 TCR 识别 MHC 分子的特异性，不是仅仅识别多肽抗原，而是同时识别抗原肽和 MHC 分子组成的复合物（见第 4-17 节）。MHC 限制性可以由不同的多肽结合不同的 MHC 分子来部分解释；MHC 分子一些多态性存在于 α 链的氨基酸上，位于多肽结合位点的侧面，它们的侧链能延伸抗原肽：MHC 复合物的表面，并能直接接触 TCR（详见图 6.21 和图 4.24），因此 T 细胞能够区分 MHC^a 和 MHC^b。这种特异性识别可能与不同 MHC 分子与多肽结合的结构相关，也有可能与 MHC 分子自身氨基酸的直接识别有关。因此，TCR 的特异性是由它自身识别的抗原肽和与它结合的 MHC 分子共同决定的（图 6.23）。

6-13 识别异己 MHC 分子的同种异体反应性 T 细胞的多样性

MHC 限制性的发现有助于解释在同种异体组织和器官移植中由非自身 MHC 分子介导的移植排斥现象。个体中存在大量能与非己或同种异体 MHC 分子反应的 T 细胞，由于供者和受者携带的 MHC 分子不同（即使只有单个氨基酸的差异），因此来源于供者的器官很快会被排斥。早期研究针对同种异体 MHC 分子的 T 细胞应答使用的是混合淋巴细胞反应，将来源于某一个体的 T 细胞与另一个体的淋巴细胞混合培养。如果此个体的 T 细胞识别另一个体的 MHC 分子为"异己"，往往采用辐射或者细胞毒性药物丝裂霉素 C 处理，T 细胞就会分裂和增殖，以避免来源于另一个体的淋巴细胞增殖。研究表明，个体中 1% ～ 10% T 细胞受同种异体刺激会增殖，T 细胞的这种应答被称为同种异体应答或同种异体反应性，它代表了 MHC 分子多态性。

MHC 分子在抗原提呈中的作用被发现之前，T 细胞识别非己 MHC 分子和免疫系统抗移植物的原因不得而知。当 TCR 识别抗原肽：MHC 复合物的作用被发现后，同种异体应答就很容易被理解了。我们现在已经知道至少两个过程能促进同种异体 T 细胞的功能，第一个是阳性选择，T 细胞在胸腺形成的时候，TCR 与自身 MHC 分子反应很低的 T 细胞得以生存，组成了外周 T 细胞的大多数。目前研究认为 TCR 除了与自身对应的 MHC 分子相互作用外，也会和其他非 MHC 分子相互作用，我们将会在第 8 章详细讨论。

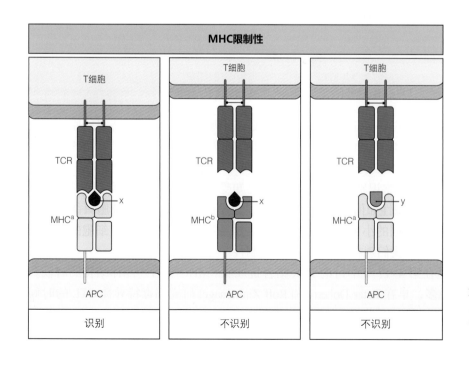

图6.23 T细胞抗原识别具有MHC限制性
抗原特异性TCR识别包括抗原肽和自身MHC分子在内的复合物，多肽x和MHC分子特异性的T细胞是特定MHC等位基因MHC^{a}的产物（左图），通常识别不了与不同MHC等位基因例如MHC^{b}结合的多肽x复合物（中图），也识别不了与MHC^{a}结合的不同的多肽复合物，如多肽y（右图）。TCR对于多肽和MHC分子的同时识别被称为MHC限制性，因为特定的MHC等位基因产物限制了T细胞识别抗原的能力，这种限制性可能由MHC分子和TCR的直接作用引起，也有可能是由多肽与MHC复合物的特异性结合间接导致的。

阳性选择不是同种异体反应的唯一基础，在 MHC Ⅰ类和 MHC Ⅱ类分子缺陷的动物中，胸腺的阳性选择不能发生，但是人工诱导的成熟 T 细胞仍然存在同种异体反应性。TCR 具有识别 MHC 分子的能力，X 射线晶体实验为研究 TCR 基因与 MHC 分子相互作用提供了结构基础（图 6.24），胚系基因编码的 TCR β 链上部分特异的氨基酸残基能与 MHC 分子的保守区域相互作用，提示了胚系基因编码的亲和力。TCR 拥有的多样性使每一个 TCR 都有可能与同样使用胚系基因编码区和可变区的 MHC 分子结合。

原则上，同种异体反应 T 细胞的识别依赖于多肽的抗原或非己的 MHC 分子，过去称为肽段依赖和肽段非依赖的同种异体反应性。但研究发现，随着个体同种异体反应 T 细胞克隆数量增多，大部分同种异体反应 T 细胞能识别两者，大多数个体的同种异体 T 细胞克隆均能与结合了多肽的外来 MHC 分子反应。同种异体识别的结构基础类似于正常 MHC 限制性识别多肽的基础，是由与之相互作用的多肽和 MHC 分子决定的（图 6.23，左图），而不是外源 MHC 分子。实际上，同种异体器官移植物反应是由许多同种异体反应性 T 细胞共同作用的结果，并且发现供者中那些多肽被同种反应性 T 细胞识别是不可能的，我们将在第 15 章详细讨论同种异体反应性 T 细胞的更多细节。

6-14　很多 T 细胞能对超抗原做出应答

超抗原是一类独特的抗原，可激活初始 T 细胞应答，其反应与 T 细胞对同种异体 MHC 分子的反应相似。这种反应首先在来自 MHC 相同但其他基因型不同的小鼠品系的淋巴细胞介导的混合淋巴细胞反应中被观察到。引起这种反应的抗原最初被称为次要淋巴细胞刺激（Mls）抗原，它们在功能上可能与 MHC 分子相似。我们现在知道情况并非如此，这些小鼠品系中的 Mls 抗原由逆转录病毒编码，如小鼠乳腺肿瘤病毒，其已经稳定地整合在小鼠染色体的各个位点。超抗原由许多不同的病原体（包括细菌、支原体和病毒）产生，它们引发的应答对病原体有帮助而非宿主。

Mls 蛋白作为超抗原起作用，因为它们具有与 MHC 和 TCR 分子独特的结合模式，使其能够激活大量的 T 细胞。超抗原与其他蛋白质抗原不同，因为它们能被 T 细胞识别而不被加工成被 MHC 分子捕获的肽段，超抗原的片段化会破坏其生物活性，可作为完整蛋白质与已结合抗原肽的 MHC Ⅱ类分子的外表面结合。除了结合 MHC Ⅱ类分子外，超抗原还能够结合许多 TCR 的 Vβ 区（图 6.25）。细菌超抗原主要结合 VβCDR2 环，并且在较小程度上结合 VβCDR1 环和高变 4（或 HV4）环。HV4 环是病毒超抗原的主要结合位点，至少对于由内源性小鼠乳腺肿瘤病毒编码的 Mls 抗原如此。

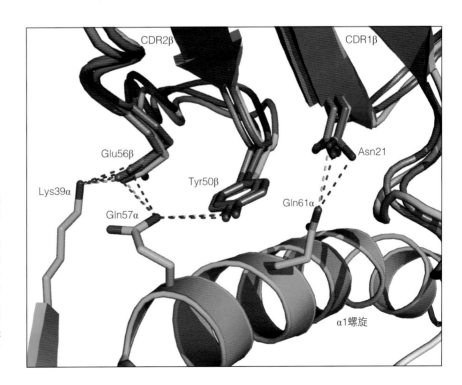

图6.24　胚系编码V区基因CDR1和CDR2区域中氨基酸残基赋予TCR对MHC分子的固有亲和力

显示与MHC Ⅱ类分子结合的几种TCR的结构。MHC的α1螺旋（绿色）内的保守残基（Lys39、Gln57和Gln61）分别与胚系编码和非多态残基，分别是位于CDR1（Asn31）和CDR2（Glu56、Tyr50）区域的Vβ8.2基因形成延伸的氢键网络。这些相互作用的构型在不同结构之间非常相似，这意味着CDR1和CDR2的胚系序列赋予TCR对MHC的亲和力的固有偏差。由K. C. Garcia提供。

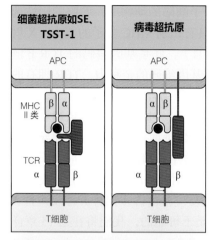

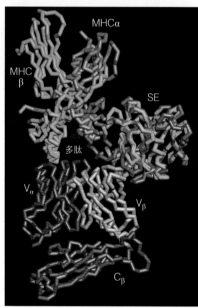

图6.25 超抗原直接与TCR和MHC分子结合
超抗原可以独立地结合MHCⅡ类分子和TCR。如上图所示，超抗原（红色条）可以与TCR（TCR）的Vβ结构域结合，远离互补决定区，并与MHCⅡ类分子的外表面结合，在肽结合位点之外。在下图中，通过将肠毒素:MHCⅡ类分子复合物的单独结构叠加到肠毒素:TCR复合物上来显示TCR，MHCⅡ类分子和葡萄球菌肠毒素（SE）超抗原之间相互作用的重建。两种肠毒素分子（实际上是SEC3和SEB）以绿松石色和蓝色显示，与MHCⅡ类分子的α链（黄色）和TCR的β链结合（Vβ结构域为灰色，Cβ结构域的粉红色）。分子模型由H. M. Li、B. A. Fields与R. A. Mariuzza提供。

因此，TCR 的 α 链 V 区和 β 链 CDR3 区对超抗原识别几乎没有影响，这种 TCR 对超抗原的识别很大程度上是由胚系编码表达的 V 基因片段决定。每种超抗原可被一种或几种不同的 V_β 基因产物特异识别，小鼠和人类中有 20 ～ 50 种 V_β 基因产物；因此，超抗原可以刺激 2% ～ 20% 的 T 细胞。

这种刺激模式不会诱发针对病原体的特异性免疫应答。相反，它可以导致 CD4$^+$ T 细胞（T 细胞中的主要应答细胞）产生大量细胞因子。这些细胞因子对宿主有两种作用：全身毒性和抑制适应性免疫应答。两种作用都有助于微生物致病。细菌超抗原，如引起食物中毒的葡萄球菌肠毒素（staphylococcal enterotoxin，SE）和产生毒性休克综合征毒素 – 1（toxic shock syndrome toxin-1，TSST-1）的金黄色葡萄球菌，局部感染产生毒素引起中毒性休克综合征。病毒性超抗原在人类疾病中的作用尚不完全清楚。

6 – 15 MHC 的多态性扩展了免疫系统应对抗原谱的范围

大多数 MHC 多态性基因编码的蛋白质只相差一个或几个氨基酸，而不同 MHC 等位基因编码的蛋白质会相差 20 个以上的氨基酸残基。可以肯定，这些 MHC 蛋白进化出如此众多的多态性是一种应对病原体逃逸的策略。病原体一般可通过逃逸免疫识别或抑制随后的免疫应答以逃逸免疫应答。病原体抗原必须通过 MHC 分子的提呈启动免疫应答，这种免疫应答的必要条件为病原体逃避免疫识别提供了两种可能的途径。第一种途径就是病原体通过突变，从其蛋白质中消除所有能与 MHC 分子结合的多肽，例如 EB 病毒。中国东南部和巴布亚新几内亚有少量孤立的种群，其中约 60% 的人携带 HLA-A11 等位基因。从这些群体中获得的许多 EB 病毒分离株在通常由 HLA-A11 提呈的显性肽表位中有突变；突变肽不再与 HLA-A11 结合，不能被 HLA-A11 限制性 T 细胞识别。如果存在许多不同的 MHC 分子，则这种逃逸策略显然不太容易获得成功，而且 MHC 的多基因也已在应答中发生进化。

此外，在大型远交群体中，每个基因座的多态性可能使个体表达的不同 MHC 分子的数量翻倍，这种多态性具有其他优点，因为大多数个体是杂合子，即群体中的个体表达的 MHC 分子的组合将会不同，因此将提呈各种病原体的不同 MHC 分子组合，这使得群体中的所有个体不太可能对同一病原体具有相同敏感性，因此其传播将会受限。HLA-B53 等位基因与致命疟疾康复之间的强关联阐释了在进化时间尺度上机体暴露于病原体环境中可以对特定 MHC 等位基因进行选择这一事实。HLA-B53 等位基因可能与一种致命疟疾的康复密切相关。这种等位基因在西非疟疾流行地区很常见，而在其他致命疟疾发病率低的地方则很少见。

类似的论据也适用于第二种策略：病原体可以通过阻碍 MHC 分子对抗原肽的提呈，从而避免了适应性免疫应答的发生。腺病毒编码一种蛋白质，这种蛋白质与内质网中的 MHC Ⅰ类分子结合，阻止它们向细胞表面转移，从而阻止 CD8$^+$ CTL 识别病毒肽。这些病毒的蛋白质与 MHC Ⅰ类分子的多态区相互作用，因此腺病毒蛋白可在内质网中保留。MHC 分子多态性的增加有利于降低各种病原体抗原提呈障碍和病原体阻止逃逸免疫应答的可能。

这些论据提出了一个问题：如果拥有三个 MHC 基因座比拥有一个好，为什么人体内没有更多 MHC 基因座呢？一种可能的解释就是：当有一个新的 MHC 分子参与到逃逸机制中，所有可与 MHC 分子结合的自身抗原肽反应的 T 细胞必须被移除，以保持自身的耐受性。在人类和小鼠中存在的 MHC 基因的数量似乎是最优的，以平衡提呈更多的外源性抗原肽与减少 T 细胞库中 T 细胞的丢失。

【小结】

MHC 基因由一组基因座组成，这些基因座编码许多参与提呈抗原给 T 细胞有关的蛋白质，其中最重要的是向 TCR 提呈抗原肽的 MHC Ⅰ类和Ⅱ类糖蛋白（MHC 分子）。MHC 分子的显著特征是其广泛的多态性。这种多态性在 T 细胞抗原识别中至关重要。T 细胞识别特定等位基因突变 MHC 分子结合的抗原肽，但当同一抗原肽与其他 MHC 分子结合则不能被 T 细胞识别。T 细胞的这种特性被称为 MHC 限制性。大多数 MHC 等位基因之间的差异是由多个氨基酸替换引起的，这些差异主要集中在肽结合位点和与 TCR 直接接触的表面暴露区域。MHC 分子至少有三个属性受 MHC 多态性的影响：结合肽范围、结合肽的构象，以及 MHC 分子与 TCR 的直接相互作用。因此，MHC 高度的多态性与其功能密切相关，这种多态性的进化选择表明，MHC 分子在免疫应答中的作用至关重要。强大的遗传机制会导致 MHC 等位基因之间的变异，并且可以提出一个令人信服的论点，即维持人群中 MHC 分子的多样性的选择压力来源于感染性抗原。因此，免疫系统是高度个性化的，每个个体对特定抗原有不同的反应。

非经典 T 细胞亚群配体的产生

至此，我们集中介绍了抗原肽 : MHC 复合物——α:β T 细胞配体是如何产生的。本节我们讨论其他类型的 T 细胞如何识别它们的配体以及这些配体是如何产生的。目前在这一领域的研究与认知仍不够充分，特别是有关 γ:δ T 细胞的研究。越来越多 γ:δ T 细胞配体的发现提示 γ:δ T 细胞存在类似固有免疫识别的模式。近期关于黏膜相关的恒定 T 细胞（MAIT）（见第 4–18 节）可识别由非多态性 MHC Ⅰ类分子提呈的微生物代谢物的研究解开了长期以来关于这个特殊的 T 细胞亚群功能的谜团。另一个恒定的细胞亚群——NKT 细胞，提供了一个探究并提呈脂质而非多肽抗原的体系。以上这些发现表明，这些恒定的和非经典 T 细胞的作用介于固有免疫和适应性免疫之间。在本章的这一部分，我们将讨论它们所识别的配体，以及这些配体是如何产生或表达的。

6–16 MHC 基因复合体中编码多种具有特殊免疫功能的基因

除了高度多态性的"经典"MHC Ⅰ类和Ⅱ类基因外，还有许多"非经典"的 MHC 基因，他们大多在 MHC 区域内（也有一些在 MHC 区域之外）。MHC Ⅰ类分子多态性相对较少，其中很多的功能未明，MHC Ⅰb 类基因与 MHC 的Ⅰ类区域有关，它们的确切数量在物种之间甚至在同一物种的不同个体之间存在很大差异。它们与 MHC Ⅰ类基因一样，大多数（但不是全部）在细胞表面的表达与 β_2m 相关，其在细胞上的表达无论是在数量还是在组织分布方面都是可变的。MHC Ⅰb 类基因产物的一些特征如图 6.26 所示。

小鼠 MHC Ⅰb 类分子——H2-M3，可使用 N–甲酰化氨基末端提呈肽段，有趣的是所有细菌都是以 N–甲酰蛋氨酸为原料起始合成蛋白质。这使得 CD8$^+$ T 细胞能够识别与 H2-M3 结合的 N–甲酰化细菌肽，从而杀死被细菌感染的细胞。目前尚不清楚人体是否存在类似的 MHC Ⅰb 类分子。

另外两个密切相关的小鼠 MHC Ⅰb 类基因，*T22* 和 *T10*，由活化的淋巴细胞表达，能被 γ:δ T 细胞亚群识别。虽然尚不清楚其确切的意义，但推测这种相互作用可使 γ:δ T 细胞调节表达 T22 和 T10 蛋白的活化的淋巴细胞。

MHC 内的其他基因还包括编码补体成分的基因（如 C2、C4 和因子 B）和编码细胞因子的基因（如 TNF-α 和淋巴毒素），这些在机体免疫系统中都发挥重要作用。这些基因位于所谓的"MHC Ⅲ类"区域（图 6.17），其实在某种程度上这是个有误导性的命名，因为这个区域的基因本质上不编码 MHC 分子。

许多研究已经阐明某些疾病的易感性与 MHC 特定等位基因之间的关联（见第 15 章），我们现在对经典的 MHC Ⅰ类和Ⅱ类基因的多态性如何影响抗病性及易感性已经有了相当深入的了解。大多数受 MHC 影响的表型或疾病都是已明确或疑似受免疫相关因素影响，但某些 MHC 基因的免疫学相关功能并未明确。例如，Ⅰb 类基因 *M10* 编码一种在犁鼻器中起伴侣作用的蛋白质，并通过其将某些特定类型的信息素受体运送至细胞表面。*M10* 可能会影响交配偏好，而这一特征与啮齿类动物的 MHC 区域相关。

编码血色素沉着蛋白的 *HFE* 基因来自 HLA-A，含有约 400 万个碱基对。它的蛋白质产物在肠道细胞中表达并通过调节膳食铁的摄取在机体铁代谢中发挥作用。它可能通过与转铁蛋白受体相互作用，从而降低受体对铁负荷转铁蛋白的亲和力。这种基因缺陷的个体会出现一种铁储存疾病，遗传性血色素沉着症，患者肝脏和其他器官中堆积着异常高水平的铁。β_2m 缺陷小鼠的 MHC Ⅰ类分子的表达都有缺陷，因此也表现出类似的铁负荷过高。另一个具有非免疫功能的 MHC 基因编码 21-羟化酶，在缺乏该酶时，会导致先天性肾上腺增生，严重缺乏还会导致耗盐综合征。即使与疾病相关的基因明显与免疫系统基因同源，如 *HFE*，其发病机制也可能与免疫无关。因此，必须在对结构及其个体基因功能详细了解的基础上，谨慎解释其与 MHC 相关的疾病的联系。关于 MHC 基因变异的意义，我们仍需要进一步探讨。例如，人体补体 C4 有两种形式——C4A 和 C4B，不要与 C4 转化酶裂解产物 C4a 和 C4b 相混淆。不同个体的基因组中每种类型的基因都有不同的数量，但是这种基因变异的意义尚未完全阐明。

6-17   特殊 MHC Ⅰ类分子作为激活和抑制 NK 细胞、非经典 T 细胞的配体

在第 3-24 至第 3-27 节中，我们介绍了 NK 细胞，并简要讨论了 MIC 基因家族成员激活 NK 细胞的模式。这些 MHC Ⅰb 类基因与经典的 MHC Ⅰ类基因相比处于不同的调控之下并可由细胞应激（如热休克）诱导产生。MIC 基因有 7 类，但其中只有 MICA 和 MICB 被表达并产生蛋白质产物（图 6.26）。它们在成纤维细胞、上皮细胞，特别是肠上皮细胞中表达，并在固有免疫或在无干扰素条件下的免疫应答诱导中发挥作用。MICA 和 MICB 蛋白由 NK 细胞表达的 NKG2D 受体识别。此外，NKG2D 在 γ:δ T 细胞和一些 CD8 T 细胞也表达，并可以激活这些细胞，杀死表达 MIC 的靶细胞。NKG2D 是 NK 细胞受体 NKG2 家族中的"激活"成员（图 3.42），与该家族其他成员相比，它的胞质结构域缺乏作为抑制受体的抑制序列基序（见第 3-26 节）。NKG2D 与适配器蛋白 DAP10 偶联，并通过与细胞内 PI3K 相互作用活化，将信号传递到细胞内部。

与 MHC Ⅰ类基因关系更为遥远的是在人类中已知的一个小家族蛋白，称为 UL16 结合蛋白（ULBP）或 RAET1 蛋白（图 6.26）；小鼠体内的同源蛋白称为 Rae1（视黄酸早期诱导剂 1）和 H60。这些蛋白质似乎是在细胞应激条件下表达的，也可与 NKG2D 结合（见第 3-27 节），例如当细胞感染病原体（UL16 是一种人类巨细胞病毒蛋白）或已经转化为肿瘤细胞时，通过表达 ULBP，应激细胞或感染细胞可以结合并激活 NK 细胞、γ:δ T 细胞及 CD8$^+$ 细胞毒性 α:β T 细胞上表达的 NKG2D 分子，从而可以被人体识别和清除。

人类 MHC Ⅰb 类分子 HLA-E 及其在小鼠中的对应分子 Qa-1（图 6.26）在 NK 细胞和 CD8 T 细胞识别细胞过程中起着重要作用。HLA-E 和 Qa-1 可与一段限制性的、非多态的名为 Qdm（Qa-1 determinant modifiers）的肽段结合，Qdm 源于其他 HLA Ⅰ类分子的信号肽。这些 HLA-E 与肽的复合物可以和 NK 细胞上的抑制性受体 NKG2A:CD94 结合，因此能够抑制 NK 细胞的细胞毒性。这个功能看起来有些多余，因为 NK 细胞上的其他 MHC Ⅰ类分子的表达就能够阻止 NK 细胞激活（见第 3-25 节）。目前发现表达在活化 CD4$^+$ T 细胞上的 Qa-1 能够保护它使之免于被 NK 细胞裂解，因此表达在其他宿主细胞上的 Qa-1 对宿主细胞可能有额外的保护作用。HLA-E 和 Qa-1 还能和热休克蛋白 Hsp60sp 的前导肽结合，而在小鼠和人体中都已证实 CD8$^+$ T 细胞对此复合物具有特异性。近期研究表明，HLA-E/Qa-1 限制性 CD8$^+$ T 细胞能通过杀死或抑制自体活化的 T 细胞来维持自身免疫耐受。

在第 3-26 节，我们介绍了 NK 细胞表达的 KIR。KIR 家族成员识别经典 MHC Ⅰa 类分子 HLA-A、HLA-B、HLA-C，它们分别提呈多肽给 CD8 T 细胞。虽然 KIR 和 TCR 同样识别 MHC Ⅰ类分子，但 TCR 识别整个区域，而 KIR 仅结合一端。和 MHC 分子一样，KIR 自身高度多态，且在人类中经历了快速进化。只有一部分 HLA-A 和 HLA-B 等位基因编码蛋白与 KIR 结合，但是所有 HLA-C 等位基因编码蛋白均能结合 KIR，表明 HLA-C 已特化为人类调控 NK 细胞的分子。

其他的 MHC Ⅰb 类分子 HLA-F 和 HLA-G（见图 6.26）也能够抑制 NK 细胞的杀伤效应。HLA-G 表

| Ib类分子 | | | | | | 受体或相互作用蛋白 | | | |
人类	小鼠	表达模式	是否与β₂m微球蛋白相关	多态性	配体	T细胞受体	NK受体	其他	生物学特性
HLA-C（Ia类）		普遍存在	是	高	多肽	TCR	KIRs		激活T细胞抑制NK细胞
	H2-M3	有限的	是	低	fMet肽	TCR			通过细菌肽激活CTL
	T22 T10	脾细胞	是	低	无	γ:δ TCR			调节活化的脾细胞
HLA-E	Qa-1	普遍存在	是	低	MHC前导肽（Qdm）		NKG2A NKG2C		抑制NK细胞作用
HLA-F		广泛表达	是	低	多肽?		LILRB1 LILRB2		未知
HLA-G		母胎交界	是	低	多肽	TCR	LILRB1		母胎交界的调节
MIC-A MIC-B		广泛表达	否	中	无		NKG2D		NK、γ:δT及CD8⁺T细胞的应激诱导活化
	TL	小肠上皮细胞	是	低	无	CD8α:α			可能对T细胞的活化具有调节作用
	M10	犁鼻骨神经元	是	低	未知			犁鼻骨受体V2R	信息素的检测
ULBP	MULT1 H60 Rae1	有限的	否	低	无		NKG2D		诱导NK细胞活化受体
MR1	MR1	普遍存在	是	无	维生素B₉代谢物	α:β TCR			控制炎症反应
CD1a–CD1e	CD1d	有限的	是	无	脂类糖脂类	α:β TCR			激活T细胞对抗细菌脂质
	Mill1 Mill2	普遍存在	是?	低	未知	未知			未知
HFE	HFE	肝脏和肠道	是	低	无			转铁蛋白受体	铁平衡
FcRn	FcRn	母胎交界	是	低	无			Fc（IgG）	母体IgG向胎儿传输（被动免疫）
ZAG	ZAG	体液	否	无	脂肪酸				脂质代谢平衡
EPCR	EPCR	内皮细胞	否	低		γ:δ TCR		蛋白C	凝血功能

（最左侧合并列：前九行为 **MHC编码**，后八行为 **非MHC编码**）

图6.26　小鼠和人MHC Ib类蛋白及其功能

MHC Ib类蛋白编码于MHC区和其他染色体上。一些MHC-Ib类蛋白的功能与适应性免疫应答无关，但许多蛋白质通过与NK细胞上的受体相互作用在固有免疫中发挥作用（见正文和第3-24节）。HLA-C是一种经典的MHC分子（Ia类），除了向TCR提呈抗原肽以外，所有HLA-C亚型都与NK细胞受体KIR类相互作用，在固有免疫中调节NK细胞功能。

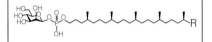

来源于结核分枝杆菌的MPM

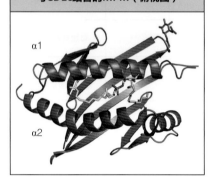

与CD1c结合的MPM（俯视图）

α1

α2

与CD1c结合的MPM（侧视图）

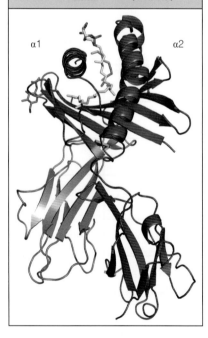

α1　α2

图6.27　CD1c结合微生物脂类提呈给iNKT细胞
上图：MPM结构，它来源于结核杆菌（Mtb）
（R = C$_7$H$_{15}$）和鸟分枝杆菌（R = C$_5$H$_{11}$）的细胞壁。
中图：MPM（实线）与CD1c（紫色）结合的俯视图。
下图：MPM与CD1c结合的侧视图。与抗原肽:MHC复合物的大致相似处显而易见。
注：MPM的长的酰基链延伸到CD1c结合沟深处的，在α1螺旋区域之下。
由E. Adams整理。

达在胎盘细胞上。这些细胞不表达经典MHC Ⅰ类分子，不能被CD8$^+$T细胞识别，但是不像其他缺少MHC Ⅰ类分子的细胞，它们不会被NK细胞杀死。这可能是因为其表达的HLA-G被NK细胞的另一抑制性受体（LILRB1或称ILT-2/1）识别，此抑制性受体可阻止NK细胞杀伤胎盘细胞。HLA-F在多种组织表达，但除了单核细胞系或病毒转化的淋巴细胞外，在其他细胞表面没有检测到。HLA-F也被认为可与LILRB1结合。

6-18　MHC Ⅰ类样分子的CD1家族成员提呈微生物脂质给NKT细胞

有些类MHC Ⅰ的基因不归属于MHC基因。其中一个小家族称为CD1，它表达于DC、单核细胞和某些胸腺细胞。人类有5个CD1基因——CD1a～CD1e，而小鼠只表达2种高度同源的CD1d（CD1d1和CD1d2）。CD1蛋白能够向T细胞提呈抗原，但是和经典MHC Ⅰ类分子有2处不同：第一，虽然CD1分子和MHC Ⅰ类分子的亚单位组成相似，而且也和β$_2$m相连，但CD1表现得更像MHC Ⅱ类分子。CD1并不与TAP复合体一起停留在内质网中，而是在囊泡中和它的配体结合。第二，与MHC Ⅰ类分子不同，CD1分子有疏水通道，使它能和烷烃链结合，从而能提呈多种糖脂。

CD1分子被分为组1（包括CD1a、CD1b、CD1c）和组2（包括CD1d），CD1e被认为介于组1和组2之间。组1分子和多种微生物糖脂、磷脂、脂肽抗原结合，比如分枝杆菌膜的组成成分分支菌酸、葡萄糖单酸酯、肌醇磷脂甘露糖、甘露聚糖等（图6.27）。组2 CD1分子主要和自身脂质抗原如鞘脂类和甘油二酯类结合。结构研究显示CD1分子有很深的结合沟来结合糖脂抗原（图6.28）。不像多肽结合MHC是线性延伸的结合方式，CD1分子结合抗原时通过锚定烷基链在疏水通道结合沟中，使可变的糖类头部（或其他亲水分子）突出在结合沟外边，由此和TCR结合。

识别由CD1分子提呈脂类的T细胞，除了有一些表达CD4分子，大部分都不表达CD4和CD8分子。绝大部分识别组1的CD1分子提呈的脂类的T细胞有多样的α:β受体库，与由CD1a、CD1b、CD1c分子提呈的脂类反应。与之相反，CD1d限制性TCR多样性更低，很多细胞使用相同的TCRα链（在人体内为Vα24-Jα18），但它们也表达NK细胞受体。这些CD1限制性T细胞被称为恒定NKT（invariant NKT，iNKT）细胞。

CD1d分子的一个公认配体是α-GalCer（α-galactoceramide），它是从一种海绵的提取物中分离出来的。多种细菌能产生类似的糖鞘脂类，包括属于人体正常微生物群的脆弱拟杆菌。当α-GalCer与CD1d结合，形成一种很多iNKT细胞都可以识别的结构。iNKT细胞能识别由CD1d分子提呈的微生物中不同的糖脂组分，使它们被划分为"固有免疫"一类，同时，因其拥有虽然种类有限但经完全重排的TCR，使得它们也被称为"适应性免疫"。

CD1蛋白已经演化为一种可以向T细胞提呈微生物脂质和糖脂的抗原提呈分子的独立谱系。正如肽类在细胞的不同位置上荷载到经典的MHC分子上，多种CD1蛋白也经不同的途径通过内质网和内吞小泡的运输使其可接触到不同的脂质抗原。其运输的调控是由 CD1 蛋白胞内段末端的一种氨基酸基序，通过和衔接体蛋白（adaptor-protein，AP）复合体的互动来完成。如果 CD1a 缺乏这种结合基序而移动到细胞表面，那它只能通过早期内吞小泡来运输。CD1c 和 CD1d 有和AP-2 相互作用的基序，通过早期和晚期的内吞小泡运输；CD1d 也可以靶向溶酶体，CD1b 和小鼠 CD1d 与 AP-2 和 AP-3 结合，可以通过晚期内吞小泡、溶酶体和 MIIC 运输。因此，CD1 蛋白可以通过内吞途径结合摄入并加工的脂质，例如通过分枝杆菌属的内化或由甘露糖受体介导的分枝杆菌甘露糖化。

有趣的是，从进化的角度上看，一些 Ib 类的基因似乎早就演化了，早于软骨鱼从脊椎动物中分化出来，而且很可能在所有脊椎动物中都有同源物。另一种 I 类基因在被研究的脊椎动物谱系（如软骨鱼、肉鳍鱼、辐鳍鱼、两栖动物和哺乳动物）中独立演化为经典和非经典的基因位点。测序的数据也显示，哺乳动物 MHC I 类和 MHC II类分子基因家族的同源物存在于多种包括鲨鱼、硬骨鱼、爬行动物和鸟在内的有颌脊椎动物中。与之相反，CD1 基因可能不像其他 MHC和 Ib 类基因那样古老。它们只发现于一些动物群体的亚群中，而且在鱼中是缺失的。CD1 这种在现存物种基因中分布的模式表明，CD1 分子出现于早期的陆生脊椎动物中。

6-19 非经典的 MHC I 类分子 MR1 为 MAIT 细胞提呈微生物代谢产物

另一种非经典 MHC Ib 类分子是 MR1（MHC 相关蛋白 1）。MR1 与 β_2m 结合并在 MHC 之外编码，但它的功能最初被认为只与保守的 $\alpha:\beta$ T 细胞群，即黏膜相关的恒定 T 细胞（MAIT 细胞）有关。在第 4-18 节中，我们介绍了 MAIT 细胞能表达 CD8α 同源二聚体，但其独特之处在于表达一个 TCR 的恒定 α 链，尤指人 $V_\alpha7.2J2-J_\alpha33$（或鼠的 $V_\alpha19$）。这个 α 链与数量有限的 V_β 链配对，通常是 $V_\beta2$ 或 $V_\beta13$。MAIT 细胞在人体中非常丰富，并且在外周血和组织（如肝脏）中构成多达 10% 的淋巴细胞。肠系膜淋巴结和肠黏膜中也存在 MAIT 细胞。对 MAIT 细胞的研究表明，其发育需要 MR1 的表达，此外，多种微生物，包括各种细菌和酵母，都可以激活 MAIT 细胞。然而，当它们在10 年前最初被发现的时候，尚不清楚是否有配体，以及又是什么配体被它们识别。

MR1 的结构研究揭示了一个重要的线索。在标准的组织培养条件下，体外培养的细胞株产生的 MR1 蛋白不稳定。研究发现，当 MR1蛋白在含有 B 族维生素或叶酸（维生素 B_9）的培养基中复性时，它是稳定的。化学分析显示，一个被鉴定为叶酸衍生物的小分子，6-甲酰蝶呤（6-FP），能和稳定的 MR1 结合。X 射线晶体学研究表明，6-FP 结合在 MR1 分子的中心沟槽内；这有助于解释叶酸衍生物是如何稳定 MR1 的。然而，MAIT 细胞并不能被表达 6FP:MR1 复合物的细胞激活，这说明可能是其他分子作为生理配体激活了 MAIT 细胞。科学家对伤寒沙门菌培养上清液中获得复性的 MR1 蛋白进行分析，最终鉴定出几种核黄素代谢物，这些代谢物在大多数细菌和酵母菌中由生物合成途径产生，这些代谢物不仅结合 MR1，还能激活 MAIT 细

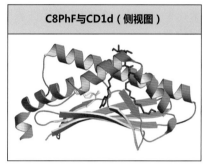

C8PhF与CD1d结合（俯视图）

C8PhF与CD1d（侧视图）

图6.28　CD1与脂质抗原结合的结构
图中显示的是小鼠 CD1d 与一种类似于 α-GalCer的合成脂质 C8PhF 结合的顶部和侧面结构。CD1d 的螺旋侧链（蓝色）形成一个结合口袋，它的形状与 MHC I 类分子和 II 类分子形成的结合口袋大致相似。不过 C8PhF（红色）配体和 CD1 分子结合形成的构象和多肽明显不同。两个长烷基侧链深入结合槽内（见侧面图），从而与疏水残基相接触。侧链烷基的这种定位使得 α-GalCer 的碳水化合物组分置于 CD1 的外表面并得以被 TCR 识别。此外，CD1 分子含有一种细胞来源的内源性脂质分子（黄色），它结合到槽内的一个不同区域，并且防止 α-GalCer连接区域附近的一个大的口袋被压扁。在结合槽中加入额外配体的能力可以为 CD1d 提供灵活性，从而适应来自微生物的各种外源性糖磷脂。由 I. A. Wilson 提供。

胞。因此通过检测这些微生物叶酸代谢的特定产物可知，MAIT 细胞在受到它们感染时被激活。因此，类似于 iNKT 细胞，MAIT 细胞似乎处于固有免疫和适应性免疫之间，因为它们既可利用由体细胞基因重排的抗原受体，又能识别属于 PAMP 定义范围内的分子结构。

6-20 γ:δ T 细胞可以识别多种多样的配体

自从 TCR 基因被确认出来之后，γ:δ T 细胞和 α:β T 细胞就被认为分属两种不同的发育谱系。但与 α:β T 细胞不同的是，γ:δ T 细胞的功能尚不清楚，主要是因为难以确认它们识别的配体。不过在脊椎动物体内存在大量的 γ:δ T 细胞，它们在感染过程中迅速扩散，占比超过 50% 的血液淋巴细胞，且产生大量细胞因子，这些都证明了它们在免疫中发挥着重要的作用。随着时间的推移，许多不同的 γ:δ T 细胞识别配体被鉴定出来（图 6.29），它们的多样性表明，正如 iNKT 和 MAIT 细胞一样，它们也处在固有免疫和适应性免疫的中间位置。

在第 4-20 节中，我们已经讨论了 γ:δ TCR 是如何与非经典的 MHC Ⅰ类分子 T22 结合的。与在 MHC 结合凹槽中央点结合不同，γ:δ TCR 和 α:β TCR 类似，它与 T22 分子的一侧相互作用。然而，只有不到 1% 的 γ:δ T 细胞能识别这种配体。其他被小鼠 γ:δ T 细胞识别的抗原是藻红蛋白（phycoerythrin，PE）、线粒体内膜脂质心磷脂、单纯疱疹病毒糖蛋白 I 以及激素胰岛素肽。激活人 γ:δ T 细胞的抗原包括非经典的 MHC Ⅰ类蛋白 MICA 和 ULBP4 以及内皮细胞表达的内皮细胞蛋白 C 受体（endothelial protein C receptor，EPCR）。与 MICA 和 ULBP 类似，EPCR 似乎是由应激反应引起的，例如在巨细胞病毒感染细胞时，这表明反应性 γ:δ T 细胞可发挥其固有免疫的功能，这与应激诱导的非经典 MHC Ⅰb 类分子激活的 NK 细胞类似。尽管其他几种抗原和 TCR 相互作用的结构学信息仍然有限，甚至这种相互作用是否总是激活细胞的基础也仍存疑，但在这些活化抗原中，Skint-1 被认为在 Vγ5:Vδ1 T 细胞这一亚群的产生中是必需的，Skint-1（选择及维持上皮内 T 细胞 1）是免疫球蛋白超家族成员，表达于胸腺上皮及角化细胞。该亚群在胸腺中发育并最终归巢至皮肤，形成"树突状上皮 T 细胞"（dendritic epidermal T cell，DETC）。尽管目前尚无相关结构的研究，一些证据表明 Skint-1 与 γ:δ TCR 间存在着直接相互作用。可以推测，DETC 在皮肤中的

激活γ:δ T细胞的配体		
配体	**种属**	**γ:δ亚群**
T22，T10	小鼠	多种
I-E（MHC Ⅱ类）	小鼠	无性繁殖系
藻红蛋白（PE）	小鼠	多种
心磷脂	小鼠	多种
角质细胞	小鼠	DETC Vγ5Vδ1
HSV-gl	小鼠	无性繁殖系
选择及维持上皮内T细胞1	小鼠	Vγ5Vδ1
MICA/MICB	人	无性繁殖系
ULBP4	人	Vγ9Vδ2
CD1-硫苷脂	人	Vδ1
EPCR（内皮蛋白C受体）	人	无性繁殖系
磷酸抗原，氨基-二膦酸盐	人	Vγ9Vδ2
烷基胺	人	Vγ9Vδ2

图6.29 激活γ:δ T细胞的配体

定植依赖于其 TCR 识别角化细胞所表达的 Skint-1。在此，它们可能展现了免疫防御中的一种"过渡"模式，即在感染期间通过触发固有免疫受体活化细胞。

【小结】

抗原提呈至非经典 T 细胞亚群以及 γ:δ T 细胞通常不形成抗原肽：MHC 复合物。相反，它们识别表面蛋白如 ULBP 以及 RAET-1 蛋白，这些蛋白质通常提示细胞发生了应激、转化或胞内感染；或识别非肽类抗原，如微生物的糖脂或由 CD1 分子提呈的叶酸代谢物。MHC 区包含多种与 MHC Ⅰ 类分子结构相近的基因，称为非经典或 MHC Ⅰb 类分子。这些基因中，部分基因的功能与免疫系统无关，但多数基因参与了由 NK 细胞、γ:δ T 细胞以及 α:β T 细胞表达的激活或抑制受体介导的识别过程。CD1 的 MHC Ⅰb 类蛋白编码于 MHC 区外，其中 CD1c 以及 CD1d 能够结合脂类或糖脂类抗原，并将其提呈给表达恒定 TCR 的 iNKT 细胞。MAIT 细胞在人类中数量庞大，它识别由 MHC Ⅰb 类分子 MR1 提呈的维生素 B$_9$ 代谢物，表明 MAIT 细胞在固有免疫和适应性免疫之间具有"过渡"作用。同样，许多能够激活 γ:δ T 细胞的抗原可能是细胞应激或感染的指标，而这些细胞能够产生增强免疫防御通路的细胞因子。

第6章总结

经典 α:β T 细胞上的 TCR 识别与 MHC 分子结合的肽段。在未感染的情况下，由于各种免疫耐受机制，MHC 分子被自身肽段占据，通常不会引起 T 细胞应答。但在感染时，来源于病原体的肽段与 MHC 分子结合并提呈在细胞表面，在那里它们能够被已活化并能攻击特定抗原肽：MHC 复合物的 T 细胞识别。初始 T 细胞在遇到活化的 DC 所提呈的特异性抗原时会被激活。大多数细胞中的 MHC Ⅰ 类分子与来源于胞质中合成后降解的蛋白质衍生的肽结合。DC 可以加工外源性抗原并将它们提呈至 MHC Ⅰ 类分子，这种交叉提呈过程对于活化许多病毒感染中的 CD8$^+$ T 细胞非常重要。

通过与恒定链（Ii）进行装配，MHC Ⅱ 类分子结合来源于内吞囊泡中降解的蛋白质肽段，但它们也可通过自噬获得自身抗原。在内吞小泡中经过编辑后的肽段能够稳定结合，这一过程涉及 HLA-DM 和 HLA-DO。CD8$^+$ T 细胞识别抗原肽：MHC Ⅰ 类分子复合物，并被激活以杀死提呈内源性抗原肽的细胞，这些肽段来源于细胞溶质病原体，如病毒。CD4$^+$ T 细胞识别抗原肽：MHC Ⅱ 类分子复合物并且专门用于激活其他免疫效应细胞，例如 B 细胞或巨噬细胞，以对抗它们已摄取的外来抗原或病原体。

每类 MHC 分子均有几个基因在较大区域内排列成簇，称为 MHC。在 MHC 内，MHC 基因与参与蛋白质降解为肽段、肽段和 MHC 分子复合物形成，以及复合物向细胞表面转运所涉及的基因紧密连接。因为 MHC Ⅰ 类和 Ⅱ 类分子中几种不同的基因具有高度多态性，并且以共显性方式表达，所以每个个体表达许多不同的 MHC Ⅰ 类和 Ⅱ 类分子。每种不同的 MHC 分子可以稳定地结合一系列不同的肽段，因此每个个体的 MHC 库可以识别并结合许多不同的肽抗原。因 T 细胞抗原识别表现出 MHC 限制性，故 T 细胞对特定 MHC 分子结合的特定肽段具有特异性。

非经典 T 细胞亚群，包括 iNKT 细胞，MAIT 细胞和 γ:δ T 细胞，识别各种类型的非肽类配体。一些 CD1 分子结合自身脂质和来源于病原体的脂质分子，并将它们提呈给 iNKT 细胞。MAIT 细胞识别由 MR1 提呈的细菌和酵母特有的维生素代谢物。γ:δ T 细胞被包括 MHC Ⅰb 类分子和 EPCR 在内的多种配体激活，它们是由感染或细胞应激诱导的。这些 T 细胞亚群在固有免疫和适应性免疫之间的过渡中发挥作用，它们既依赖由体细胞基因重排产生的受体库，又采用与 TLR 和其他固有受体识别 PAMP 相似的方式识别配体。

练习题

6.1 **简答题**：DC 能够有效地获取外源性抗原并通过 MHC Ⅰ 类分子将其提呈给 T 细胞，这与体内其他细胞有何不同？为什么它很重要？

6.2 **配对题**：将以下术语与相应的解释进行配对。

A. 蛋白酶体	ⅰ. 替换催化小室中的 β 亚基以应答干扰素信号
B. 20S 核糖体	ⅱ. 由 1 个催化核心以及 2 个 19S 调节颗粒组成
C. LMP2，LMP7，MECL-1	ⅲ. 一个大的桶状结构复合物，由 28 个亚基排列为 4 个重叠的环
D. PA28	ⅳ. 靶向需降解的蛋白质
E. 48 位赖氨酸泛素化	ⅴ. 与蛋白酶体结合，增加其释放蛋白质的速率

6.3 **判断题**：MHC Ⅰ 类分子的表达不受细胞将肽转运到内质网中的能力的影响。

6.4 **填空题**：以细胞膜为目的地的多肽段转位至内质网的内腔，这是个有趣的现象，因为 MHC Ⅰ 类分子提呈的肽存在于 _____。进一步的研究表明，胞质内肽段的提呈是有可能的，因为 ABC 转运蛋白中 _____ 家族介导了 ATP 依赖性的肽转运到 _____ 内腔的过程。该转运蛋白复合物对所转运肽段的特异性有限；例如，肽段长度通常为 _____ 氨基酸，并且倾向于转运 C 端的 _____ 残基，较排斥前 _____ 位氨基末端残基内的 _____ 残基。

6.5 **选择题**：强烈的交叉提呈抗原的能力为 CD8⁺ DC 所特有。以下哪个选项能将 CD8⁺ DC 发育必需的转录因子以及这些细胞独特表达的表面标记正确配对？
A. CIITA，CD74
B. BATF3，CD4
C. CIITA，CD94
D. BATF3，XCR1

6.6 **配对题**：将以下术语与相应的解释进行配对。

A. TRiC	ⅰ. 维持 MHC Ⅰ 类分子 α 链处于部分折叠状态
B. ERAAP	ⅱ. 保护胞质中完全降解而形成的肽段
C. 钙联蛋白	ⅲ. 形成连接 MHC Ⅰ 类分子与 TAP 复合物的桥梁
D. ERp57	ⅳ. 修剪对于 MHC 结合过长的肽段氨基末端
E. TAP 相关蛋白	ⅴ. 在肽段装载时破坏以及重塑 MHC Ⅰ 类分子 α 链的二硫键

6.7 **判断题**：胞质内抗原不通过 MHC Ⅱ 类分子提呈。

6.8 **排序题**：将以下事件按 APC 中 MHC Ⅱ 类分子处理顺序进行排列。
___ CD74 三聚体结构域分离。
___ MHC Ⅱ 类分子移至内质网内。
___ 组织蛋白酶 S 切割 LIP22 并离开 MHC 分子上的 CLIP 片段。
___ CD74 三聚体非共价结合于 MHC Ⅱ 类 α:β 异二聚体。
___ HLA-DM 催化 CLIP 的释放并促进肽段编辑。
___ MHC Ⅱ 类异二聚体与钙联蛋白分离，转运至 pH 低的内体区室中。

6.9 **选择题**：以下哪些蛋白质功能缺陷会导致 CD8⁺ T 细胞致敏失败？
A. HLA-DM
B. 组织蛋白酶 S
C. TAP1/2
D. CD74

6.10 **选择题**：以下哪些蛋白质功能缺陷会导致胞质抗原向 MHC Ⅱ 类分子的提呈减少？
A. IRGM3
B. BATF3
C. MARCH-1
D. TAP1/2

6.11 **判断题**：超抗原不会诱导适应性免疫应答，且不依赖肽段特异的 MHC-TCR 相互作用。

（路丽明　鲁林荣译，朱一蓓校）

参考文献

淋巴细胞受体信号通路

7

T 细胞和 B 细胞是适应性免疫系统中的两种细胞，它们各自表达独特的抗原受体。这些细胞在血液、淋巴液及次级淋巴器官内循环往复，并在次级淋巴器官内识别 APC 提呈的抗原。一旦抗原受体识别特异性抗原，抗原受体信号通路将被激活，导致淋巴细胞从代谢不活跃状态转变为代谢活跃状态，细胞骨架重构，转录因子激活，同时合成大量蛋白质。这些变化导致初始 T 细胞和初始 B 细胞进入快速分裂状态并分化为效应细胞，在免疫应答过程中成为对抗感染的生力军。

本章主要介绍细胞内信号传导的基本原理、初始淋巴细胞抗原受体活化信号通路、初始 T 细胞和 B 细胞活化必需的共刺激信号，以及抑制性受体在 T 细胞和 B 细胞活化中的调节作用。

本章概要：

信号传导的基本原理

抗原受体信号传导和淋巴细胞活化

共刺激和共抑制受体调控T细胞和
B细胞抗原受体信号

信号传导的基本原理

这一部分内容主要介绍受体活化和各个通路共用的信号传导的基本规律。细胞表面受体传导信号要么靠跨膜蛋白自身，要么靠连接细胞内外的多蛋白复合体。根据信号传导方式的不同可将受体分成不同的类型。本章介绍的受体具有共同的特征：与配体结合后能够活化胞内的激酶。

7-1 跨膜受体把胞外信号转换为胞内生化信号

最常见的与受体活化相关的酶是蛋白激酶。这些酶能催化蛋白质与磷酸基团的共价结合反应，这一可逆的反应过程称作磷酸化。对于那些利用蛋白激酶的受体，一旦配体与受体胞外部分结合，与受体偶联的蛋白激酶被活化后即具备了磷酸化其胞内底物的功能——从而传导信号。与受体相连的蛋白激酶活化的方式有多种，比如通过各种蛋白修饰可直接促进激酶自身的酶活性，又比如通过改变激酶在细胞内的空间定位，来拉近酶与其底物的空间距离，从而提高酶促反应效率。

动物的蛋白激酶可磷酸化蛋白质底物上的三种氨基酸残基——酪氨酸、丝氨酸、苏氨酸。本章中讨论最多的是受体活化的酪氨酸蛋白激酶。酪氨酸蛋白激酶可磷酸化底物蛋白的酪氨酸残基，丝氨酸/苏氨酸激酶可磷酸化丝氨酸和苏氨酸残基；也有少部分激酶既可磷酸化酪氨酸又可以磷酸化丝氨酸和苏氨酸残基。总的来说，酪氨酸磷酸化与丝氨酸/苏氨酸磷酸化相比较少见，通常参与信号传导。受体酪氨酸激酶的胞内区具有酪氨酸激酶活性（图 7.1，上排图）。这些受体包括很多生长因子的受体，淋巴细胞上表达的 Kit 和 FLT3 也属于酪氨酸激酶受体，它们表达在淋巴样前体细胞上，也表达于其他 HSC 上，这些将在第 8 章讲述。此外，TGF-β 是一种可由多种细胞产生的具有重要调控作用的细胞因子，其受体是丝氨酸/苏氨酸激酶受体。

大多数与成熟淋巴细胞功能相关的受体本身不具有酶活性，但与胞内酪氨酸蛋白激酶相连。BCR 和 TCR 以及一些细胞因子受体便是如此。配体与这些受体结合后，受体在胞内的某些特定氨基酸可被酪氨酸蛋白激酶活化（图 7.1，下排图）。非受体激酶可组成性地与许多细胞因子受体的胞内区结合，也可以只在受体和配体结合后才与受体偶联，如抗原受体。

很多细胞因子受体与配体结合后形成二聚体或多聚体，使得与受体偶联的激酶彼此接近，从而磷酸化与其靠近的受体胞内区，激发胞内信号级联反应。淋巴细胞抗原受体与配体结合后也可与胞内酪氨酸蛋白激酶结合，但该过程除了需要受体的聚集外，共受体发挥的作用也非常重要：它们促使胞内的酪氨酸蛋白激酶与抗原受体胞内区接近。我们会在后文阐述该过程。

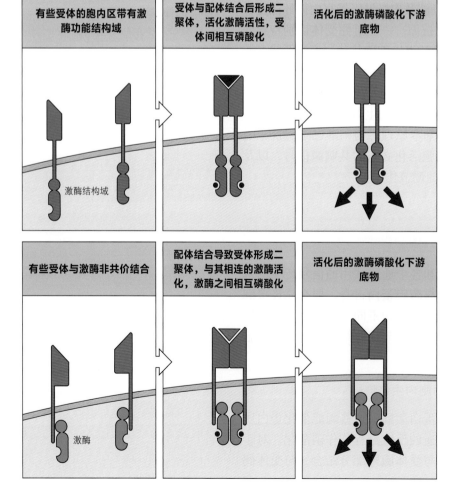

图7.1　免疫系统酶联受体利用自身或与其偶联的蛋白激酶传导信号

胞外配体与受体结合后导致膜内细胞质中的蛋白激酶活化。受体酪氨酸蛋白激酶（上排图）本身具有激酶活性。配体结合后导致受体聚集，酶活性被激发，从而导致受体胞内区和其他底物被磷酸化（红点表示）。有些受体本身缺乏激酶活性但与非受体激酶偶联（下排图）。配体结合后，这类受体二聚体或多聚体化后激发激酶活性。本章中所述受体及其相关的酶均指酪氨酸蛋白激酶。

细胞信号传递并非简单的"开或关"的转换。由于受配体间的亲和力、配体浓度、胞内信号分子浓度以及正负反馈调节网络诸多因素的制约，从受体的活化到胞内信号的产生需要超出由上述因素决定的一个最小活化阈值，这被笼统地称为"信号强度"。

信号强度决定了细胞应答的程度：其中有些细胞应答是"全或无"的应答，有些则是随着信号增强而增强，呈现出一定的线性关系。

蛋白激酶不仅仅在受体活化中起作用，它们还参与各种胞内信号传导途径。磷酸化与去磷酸化是调节酶、转录因子和其他蛋白质活性的重要手段。另外，蛋白磷酸化后还可产生与其他信号蛋白结合的新位点。

蛋白磷酸基团可被蛋白磷酸酶去除。有些磷酸酶可去除磷酸酪氨酸中的磷酸基团，有些能够去除磷酸丝氨酸/苏氨酸中的磷酸基团，还有一些都能去除（如双特异性磷酸酶）。蛋白磷酸酶去磷酸化是调控信号通路的重要方式。蛋白质去磷酸可以抑制或者增强蛋白活性。甚至有时一个蛋白酶的总体磷酸化水平决定其酶活性，因而这时激酶和磷酸酶活性的平衡对该蛋白酶的活性起决定作用。

7-2 由多蛋白信号复合体介导完成胞内信号传导

在第 3 章中，我们谈到配受体结合后会引起一系列胞内蛋白的级联反应。由激酶和其他相关蛋白组装而成的特定的多蛋白受体复合物决定了受体信号的特异性。受体复合体组分有的只参与某个受体信号途径，有的却可以参与多个受体信号途径，这样有限的信号组分可以组合成多种多样的特异信号通路。多蛋白复合体的形成离不开信号蛋白分子上的蛋白质相互作用结构域，或称为蛋白质互作模块。图 7.2 给出了一些蛋白质相互作用结构域的例子。信号蛋白大多至少含有一个蛋白质相互作用结构域，有的会有多个。这些蛋白质相互作用时结构域相互协调，参与调控信号蛋白的细胞内定位、蛋白间连接及酶活性等。

调控信号分子多聚体形成最重要的方式是蛋白酪氨酸残基磷酸化。磷酸化的酪氨酸可以与多种蛋白质相互作用的结构域结合，如 SH2（Src 同源蛋白 2）结构域（图 7.2）。SH2 结构域由约 100 个氨基酸残基组成，存在于许多胞内信号蛋白序列中，通常与蛋白中的其他结构域或酶功能区偶联。SH2 结构域识别磷酸酪氨酸（pY）以及酪氨酸 c 端方向顺数第 3 位氨基酸（pYXXZ，X 代表任意氨基酸，Z 代表一个特殊氨基酸）；SH2 结构域序列不同，它们结合的氨基酸的序列也不完全相同。因此，不同信号分子上的 SH2 结构域就像钥匙一样，特异地识别和结合特定蛋白上的含 pY 的氨基酸序列。

酪氨酸激酶相关的受体还可借助脚手架蛋白或者接头蛋白形成蛋白质复合体。脚手架蛋白和接头蛋白本身不具有酶活性，它们的主要作用是招募其他蛋白质并与其结合，从而促进这些蛋白质之间的相互作用。脚手架蛋白分子量较大，它的多个位点上的酪氨酸残基均可以被磷酸化，从而招募多种不同的蛋白质分子，使之发生聚集（图 7.3，上排图）。脚手架蛋白招募蛋白的特异性决定了其信号传导的特异性，其机制有多

图7.2　信号蛋白通过蛋白质结构域与其他蛋白质分子或脂类信号分子结合

本表列出了几种免疫系统常见的蛋白质结构域、包含该结构域的蛋白质以及其识别的配体。最右列是蛋白质的基序（氨基酸用单字母表示）、特异的磷酸肌醇分子等。这些结构域在非免疫系统信号中也很常见。

蛋白质结构域	存在于	配体类别	配体举例
SH2	Lck, ZAP-70, Fyn, Src, Grb2, PLC-γ, STAT, Cbl, Btk, Itk, SHIP, Vav, SAP, PI3K	磷酸酪氨酸	pYXXZ
SH3	Lck, Fyn, Src, Grb2, Btk, Itk, Tec, Fyb, Nck, Gads	脯氨酸	PXXP
PH	Tec, PLC-γ, Akt, Btk, Itk, Sos	磷酸肌醇	PIP_3
PX	P40^{phox}, P47^{phox}, PLD	磷酸肌醇	PI（3）P
PDZ	CARMA1	蛋白C端	IESDV, VETDV
C1	RasGRP, PKC-θ	膜脂	二脂酰甘油（DAG）、佛波脂
NZF	TAB2	多聚泛素（K63连接）	多聚泛素的RIP, TARF或NEMO

种。例如，脚手架蛋白可以通过招募特异性底物来调节酶反应的特异性。脚手架蛋白与其招募的蛋白结合后改变了后者的构象，暴露出蛋白磷酸化或泛素化等修饰位点，或利于蛋白质与蛋白质之间相互作用。另外，脚手架蛋白也可促进信号分子的膜定位。

接头蛋白可为膜蛋白或胞质蛋白，含有多个信号模块，可以将两种或更多的蛋白质组装到一起。例如接头蛋白 Grb2 和 Gads，它们都含有一个 SH2 结构域和两个 SH3 结构域（图 7.2）。这些信号模块的组合具有承上启下的信号转导作用。例如，Grb2 的 SH2 结构域与受体或脚手架蛋白的磷酸酪氨酸结合，而 Grb2 的两个 SH3 结构域又可和含脯氨酸丰富基序的其他信号分子（如 Sos）结合（图 7.3，下排图），这样拉近了受体与 Sos 的距离。我们将在下节中进一步讨论这种信号传导模式。

7-3　小 G 蛋白在多个信号通路中起到分子开关的作用

单体的 GTP 结合蛋白，又叫小 G 蛋白或小 GTP 酶（GTPases），在多种酪氨酸激酶相关受体引发的信号传导中发挥重要作用。小 G 蛋白与 G 蛋白偶联受体（如第 3 章中所讲的趋化因子受体）相连的异三聚体 G 蛋白不同。小 G 蛋白超家族有 100 多种成员，其中许多成员参与淋巴细胞信号传导。Ras 便是其中之一，它参与许多信号途径，促进细胞增殖。其他小 G 蛋白包括 Rac、Rho 以及 Cdc42 参与 TCR 或 BCR 的信号传递，调控细胞骨架变化，这些内容将在第 7-19 节中详述。

根据与 GTP 还是 GDP 结合，小 G 蛋白有两种状态。GDP 结合状态的小 G 蛋白为非活化状态，一旦 GDP 被 GTP 替换，小 G 蛋白则被活化。小 G 蛋白释放 GDP 并结合 GTP 的反应是由 GEF 来介导完成的（图 7.4）。Sos 便是小 G 蛋白 Ras 的 GEF 之一，它是由接头蛋白 Grb2 招募来参与信号传导的（见第 7-2 节）。GTP 结合到小 G 蛋白后引起它构象改变，促进它与相应的靶蛋白结合，并诱导后者发挥效应功能。

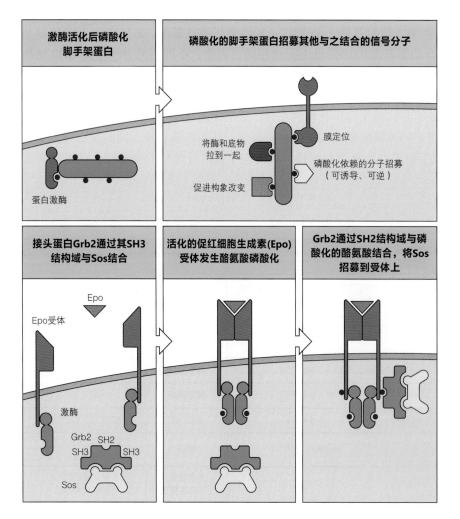

图7.3　脚手架蛋白和接头蛋白介导信号复合体的组装

信号复合体的组装对信号传导非常重要，通常需要脚手架蛋白和接头蛋白来完成。一般来说，脚手架蛋白含有很多磷酸化位点，可以将多种不同信号分子聚集在一起（上排图）。脚手架蛋白也可促进膜定位、促进酶与底物的靠近，以及调节蛋白质构象，影响蛋白质功能。接头蛋白的主要功能是将不同的蛋白质分子聚集到一起（下排图）。当促红细胞生成素（Epo）与其受体结合后，与受体结合的酪氨酸激酶磷酸化（红点表示）Epo受体胞内区，从而产生可以与接头蛋白SH2结构域结合的位点。图中的接头蛋白（绿色表示）含有一个SH2结构域和两个SH3结构域。其中的SH3结构域可以和胞内信号分子（黄色表示）的含脯氨酸丰富的区域相结合。

因此，GTP 结合与否是调控小 G 蛋白功能的开关。

GTP 结合的小 G 蛋白可逐渐脱磷酸，变为 GDP 结合的形式而失活，这是因为小 G 蛋白本身具有 GTP 酶活性。辅助调节因子 GTP 酶激活蛋白（GTPase-activating protein，GAP）可加速 GTP 转变为 GDP，迅速灭活小 G 蛋白。正是由于 GAP 的存在，小 G 蛋白通常处于非活化状态，而只有受体信号活化后小 G 蛋白才能被短暂活化。Ras 在肿瘤细胞中经常突变，突变的 Ras 蛋白对肿瘤的发生非常重要。某些肿瘤 Ras 蛋白突变以后不再受 GAP 调控，进而长期处于 GTP 结合的活化状态。

GEF 是调节 G 蛋白活性的关键因子，它们在受体活化后通过接头蛋白或脂类代谢产物连接到细胞膜上，与活化受体靠近。一旦 GEF 被招募到细胞膜上便可活化 Ras 或其他小 G 蛋白分子。Ras 或其他小 G 蛋白分子本身也是通过翻译后修饰加上脂肪酸链而定位于细胞膜内侧。G 蛋白作为分子开关控制细胞信号传导，一旦细胞表面受体活化，G 蛋白也随之活化，之后 G 蛋白很快被灭活。每一种 G 蛋白都有其特异的 GEF 和 GAP，确保不同 G 蛋白在不同的信号传导通路中发挥其特异功能。

7-4　信号蛋白通过不同机制被招募到细胞膜上

膜受体招募细胞内信号分子从胞质到胞膜的机制之一是通过受体本身或与受体相连的蛋白质的酪氨酸磷酸化，然后拉拢胞质内的信号蛋白或接头蛋白，比如含 SH2 结构域的接头蛋白 Grb2（图 7.5）。第二个机制是通过与小 GTP 酶（如 Ras）结合。正如第 7-3 节所描述的，小 GTP 酶由于带有脂链，可被固定在细胞膜的胞质面。一旦小 G 蛋白从 GDP 结合状态变成 GTP 结合状态，小 G 蛋白活化，然后结合下游信号分子如 Sos，将它们招募到细胞膜上（图 7.5）。

此外，受体活化后细胞膜上会出现新的修饰后的脂类分子，这些脂类也能将信号分子招募到细胞膜上。其中细胞膜上的磷脂可被磷脂酰肌醇激酶磷酸化修饰，磷脂酰肌醇激酶的活性又被膜受体信号调节。磷脂酰肌醇中的肌醇基团是一个糖环分子，其多个部位可被磷酸化，从而产生一系列不同的衍生物。本章主要讲述磷脂酰肌醇 - 4，5 - 二磷酸（PIP_2）和磷脂酰肌醇 3，4，5 - 三磷酸（PIP_3），PIP_3 是由 PIP_2 通过 PI3K 的催化作用产生的（图 7.5）。PI3K 的调节亚基有 SH2 结构域，可以与受体胞内区磷酸酪氨酸结合，从而定位到细胞膜，PI3K 的催化亚基借此与膜上的肌醇磷脂底物靠近。这样，在受体活化以后膜上便产生磷酸肌醇，比如 PIP_3 等。磷酸肌醇寿命较短，很适合做信号分子。PIP_3 可被含有普列克底物蛋白同源结构域（PH 结构域）或者较为少见的 PX 结构域的蛋白识别（图 7.2），这样 PIP_3 便可招募这些蛋白质到细胞膜，个别情况下 PIP_3 还能参与酶的激活。

7-5　蛋白质翻译后修饰可调控信号传导

蛋白磷酸化修饰是受体信号传导的常见方式。蛋白磷酸酶去磷酸可抑制由蛋白磷酸化产生的细胞信号（图 7.6）。蛋白磷酸酶抑制信号传导的作用不容忽视，许多自身免疫病以及肿瘤的发病均可能是由蛋白磷酸酶活性的减弱或丧失导致。有些情况下，蛋白去磷酸也可能促进该蛋

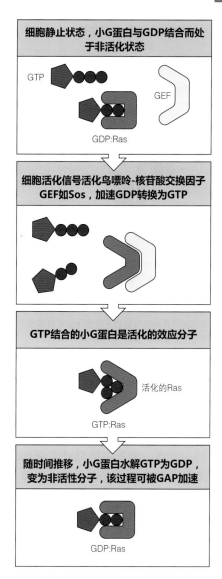

图7.4　小G蛋白在GEF帮助下结合GTP，从非活化状态变为活化状态

Ras是个小G蛋白，可结合GTP，又具有GTP酶活性。细胞静止状态，Ras与GDP结合。受体信号激活GEF如Sos，它们可以与小G蛋白（比如Ras）结合，促进GDP-GTP交换速率（见中间图）。GTP结合型Ras可接下来结合许多效应分子，并吸引它们到细胞膜附近。随时间推移，Ras内在的GTP酶活性可水解GTP为GDP。GTP酶激活蛋白（GAP）可促进GTP向GDP的裂解过程，促进信号传导及时关闭。

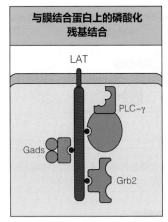
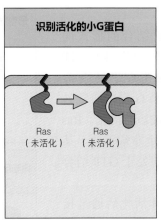
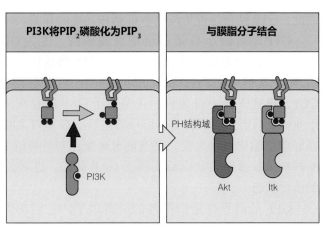

图7.5　信号蛋白被招募到细胞膜的方式

受体往往在细胞膜表面，将信号分子招募到细胞膜上是信号传导的重要步骤。

左起图1：膜结合蛋白，如脚手架蛋白LAT，通过酪氨酸磷酸化招募可与磷酸酪氨酸结合的靶分子。这些蛋白质又可保护脚手架蛋白免被酪氨酸磷酸酶脱磷酸，以避免信号的终结。

左起图2：小G蛋白，如Ras，通过脂类修饰（红色）黏附于膜上。它们活化后可结合许多信号蛋白分子。

右图：受体活化后膜自身的修饰也可招募信号分子。图中显示在PI3K激酶的作用下，细胞膜胞质侧的PIP$_2$分子被磷酸化为PIP$_3$。PIP$_3$可被含有PH结构域的信号分子如蛋白激酶Akt和Itk所识别。

白的功能。蛋白脱磷酸改变蛋白质－蛋白质相互作用、改变蛋白质在细胞内的定位、甚至改变其与核酸的结合能力从而促进下游信号传导。

　　另外一种蛋白质翻译后修饰是蛋白质与一个或多个泛素蛋白小分子共价结合。蛋白的泛素化修饰可通过诱导蛋白降解从而终止信号传导。泛素分子羧基端的甘氨酸残基可以与靶蛋白上的赖氨酸通过多个酶促反应结合到一起。首先，E1泛素活化酶将泛素分子连接到E2泛素共轭酶上。接着通过E3泛素连接酶将泛素转移到底物蛋白上。泛素连接酶还可以在所添加的泛素分子上继续添加新的泛素分子，从而形成一条多聚泛素链。不同的泛素连接酶可将一个泛素分子的羧基端加到另外一个泛素分子不同位置的赖氨酸残基上，如第48位（K48）或第63位（K63）的赖氨酸残基。不同连接方式的多聚泛素链产生不同的信号通路。

　　以K48方式连接的多聚泛素链介导靶蛋白在蛋白酶体中降解（图7.6）。Cbl是在淋巴细胞中以K48方式连接的重要的泛素连接酶，它通过SH2结构域识别靶蛋白。靶蛋白特定位点的酪氨酸被磷酸化，促使其与Cbl结合，并被Cbl催化加上K48连接的多聚泛素链，能够识别这种多聚泛素链的蛋白质分子辅助靶蛋白

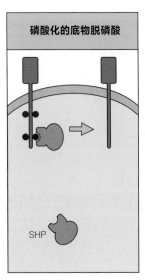
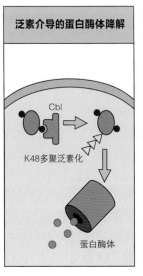
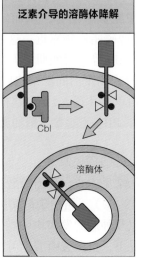

图7.6　信号传导需要及时终止

信号不能及时终止可导致自身免疫病或肿瘤等疾病。许多信号传导依赖蛋白质磷酸化，因此蛋白磷酸酶如SHP在终止信号中起重要作用（左图）。另外一种终止信号的方式是蛋白质降解（中图和右图）。磷酸化的蛋白质招募泛素连接酶如Cbl，后者将泛素加到靶蛋白上，这些蛋白质将被降解。由泛素单体通过48位的赖氨酸残基相连形成的多聚泛素分子可以修饰胞质蛋白，然后将后者送到蛋白酶体中进行降解（中图）。被一个或两个泛素分子修饰的膜受体分子可被内吞然后转运到溶酶体进行降解（右图）。

被蛋白酶体降解。受体等膜蛋白可以被一个或两个泛素分子标记，这时它们不会被蛋白酶体识别，而是通过特异的泛素识别蛋白将靶蛋白输送到溶酶体进行降解（图 7.6）。泛素化的蛋白由于被降解而终止其信号传导。与磷酸酶不同，磷酸酶抑制信号传导的作用往往是可逆的，泛素介导的蛋白质降解是更持久的信号抑制手段。

泛素化修饰有时也可以激活信号传导途径。我们在第 3-7 节中介绍过 TLR 信号传导途径中的 NFκB 信号通路。其中，泛素连接酶 TRAF-6 介导在 TRAF-6 和 NEMO 蛋白上产生 K63 连接的多聚泛素链。我们还将在第 7-23 节（图 7.31）中介绍淋巴细胞表面的肿瘤坏死因子受体（TNF receptor，TNFR）家族分子的信号转导，它也利用了 K63 连接的多聚泛素链作为其重要的信号传导环节。这种形式的多聚泛素链会被信号蛋白的特定结构域识别，从而进一步招募其他分子传导信号（图 3.15）。

7-6 有些受体活化后会产生小分子的第二信使

很多情况下，胞内信号通路通过酶的作用可产生具有生物活性的小分子介质，即第二信使（图 7.7）。它们可在细胞内扩散，激活多种靶蛋白的信号。酶促反应产生第二信使有双重作用：一方面，通过产生足够的第二信使，使细胞信号得以传导到下一个阶段；另一方面，第二信使还有信号放大效应。受体通过酪氨酸激酶信号途径产生的第二信使包括 Ca^{2+} 以及一些膜脂及其可溶性衍生物。部分脂类信号分子只在膜上存在，但它们可在膜内自由流动。第二信使分子与靶蛋白结合后通常会诱导靶蛋白构象发生改变并活化。

【小结】

细胞表面的受体是细胞与周围环境交流的重要手段；细胞外的信息通过受体转变为胞内的生化信息。由于绝大多数受体表达于细胞膜上，信号传导的一个关键步骤便是招募胞内信号蛋白分子聚集到细胞膜受体周围，并伴有受体周围膜成分的改变。许多免疫细胞的受体利用酪氨酸激酶传导信号，并往往通过脚手架蛋白和接头蛋白形成由多个蛋白质组成的蛋白质聚集体。信号复合体的质量和数量决定了信号传导的结果和效应。信号复合体的组装主要依赖于蛋白质 - 蛋白质相互作用的结构域，如 SH2、SH3 和 PH 结构域。第二信使对信号传导有调节和放大作用。细胞信号的终止依赖于蛋白质的去磷酸化以及泛素介导的蛋白质降解。

抗原受体信号传导和淋巴细胞活化

T 细胞和 B 细胞对特异抗原的识别和应答是适应性免疫应答的核心。正如第 4 章和第 5 章所述，BCR 与 TCR 是抗原结合分子，BCR 由免疫球蛋白重链和轻链组成，TCR 由 TCRα 和 TCRβ 两条链组成。

图7.7　信号传导途径放大初始信号

初始信号的放大是大多数信号传导途径的重要部分。信号放大的常见方法是激酶的级联反应（左图），也就是蛋白激酶接连磷酸化和活化下一级激酶。本图示中显示了一条常见的激酶级联反应（图7.19），激酶Raf活化后可磷酸化并激活激酶Mek，Mek接下来再磷酸化并活化另一个激酶Erk。由于一个激酶分子可磷酸化多个底物分子，因此每一步的激酶反应都对上一级的信号产生了放大效应。信号放大的第二种方法是产生第二信使（中间图和右图）。图示中显示信号导致的第二信使Ca^{2+}的产生。Ca^{2+}可以来源于细胞内钙的释放或者细胞外钙的内流。本图显示Ca^{2+}从内质网（ER）释放出来。Ca^{2+}在胞质中的浓度的迅速提升可活化很多下游信号分子，如钙结合蛋白－钙调蛋白。Ca^{2+}与钙调蛋白结合后引起后者结构改变，从而能够让钙调蛋白进一步结合，调节众多效应蛋白分子。

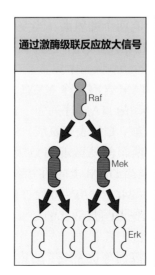

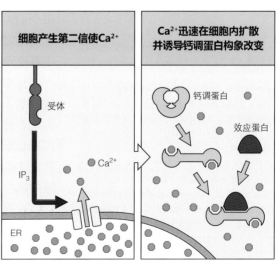

抗原受体可变区对特异抗原的识别是一个淋巴细胞识别一种抗原的分子基础。然而，抗原受体与抗原结合还不足以引起淋巴细胞活化，信号需要传导至胞内。因此还需要能够将抗原－抗原受体结合的信号传递到胞内的蛋白。BCR 和 TCR 借助一些辅助蛋白来完成此任务。这些辅助蛋白与抗原受体在胞内组装，并对抗原受体在细胞膜上的定位起主导作用。本节主要讲述 TCR 和 BCR 复合物的组成结构及其信号传导途径。

7-7 抗原识别复合物是由可变的抗原结合分子与不变的具有信号传递作用的辅助蛋白共同组成

高度可变的 TCR α:β 组成的异二聚体（第 5 章）本身并不足以在 T 细胞膜表面形成完整的抗原受体。用表达 TCR α 和 TCR β 的 cDNA 转染细胞后，TCR α:β 异二聚体形成后很快被降解，并不能出现在细胞表面。这提示 TCR 在细胞表面的表达需要其他分子的协助。这些分子是 CD3γ、CD3δ 和 CD3ε 组成的 CD3 复合物以及由二硫键连接而成的 ζ 同源二聚体（图 7.8）。ζ 链只有很短的胞外区，其他 CD3 分子胞外区均有一个免疫球蛋白样结构域。下文中，我们将这些 TCR 复合物以及相关辅助因子统称为 TCR。

TCR 各成分的精确化学计量比目前并不清楚，一般认为 TCR α 链与一个 CD3δ:CD3ε 二聚体和一个 ζ 二聚体相连，而 TCR β 与一个 CD3γ:CD3ε 二聚体相连（图 7.8）。这些蛋白质之间的连接主要靠它们膜内部的碱性氨基酸与酸性氨基酸残基之间的电荷相互吸引。TCRα 和 TCRβ 穿膜区带正电荷。CD3 和 ζ 穿膜区所带负电荷与 TCRα 和 TCRβ 穿膜区的正电荷相互作用。CD3 复合物和 ζ 同源二聚体与 TCR α:β 异二聚体在内质网中组装到一起，这有利于 TCR α:β 异二聚体的稳定，并帮助其转运到细胞膜。TCR 各成分间的相互作用也保障了抗原识别受体的正确组装。

TCR 信号传导起始于其胞内特定区域的酪氨酸磷酸化。该区域被称为免疫受体酪氨酸活化基序（ITAM），该基序存在于 CD3ε、γ、δ 及 ζ 链。CD3ε、γ、δ 链各有 1 个 ITAM 序列，每条 ζ 链有 3 个，TCR 一共有 10 个 ITAM。该基序也见于 BCR 的信号链，以及第 3 章所讲的 NK 细胞受体和在肥大细胞、巨噬细胞、单核细胞、中性粒细胞与 NK 细胞上都表达的免疫球蛋白恒定区受体（Fc 受体）（见第 7-11 节）。每个 ITAM 有两个酪氨酸，当受体与配体结合时它们可被受体信号活化的酪氨酸激酶磷酸化，从而提供下游含有 SH2 结构域的信号蛋白的招募位点。

每个 ITAM 含有两个 YXXL/I 序列，两个序列相隔 6～9 个氨基酸残基，典型的 ITAM 序列为…YXX［L/I］X$_{6-9}$YXX［L/I］…，其中 Y 代表酪氨酸，L 代表亮氨酸，I 代表异亮氨酸，X 代表任意氨基酸。ITAM 上的两个酪氨酸能有效吸引带有串联 SH2 结构域的信号分子（图 7.9）。当 ITAM 上的两个酪氨酸被磷酸化后，带有串联 SH2 结构域的蛋白如 Syk 或 ZAP-70 便被招募过来。Syk 或 ZAP-70 随之被磷酸化，这是这些激酶被活化的必要通路，我们将在下面进一步讨论（见第 7-10 节）。

B 细胞表面与抗原结合的免疫球蛋白分子也与介导信号转导的恒

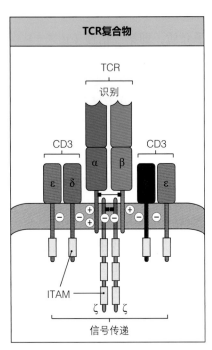
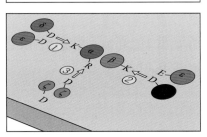

图7.8　TCR复合物是由可变的抗原识别分子与不变的信号蛋白共同组成

上图：具有功能的 TCR 复合物组成为抗原结合链 TCR α:β 异二聚和 6 条信号链——2 个 ε、1 个 δ、1 个 γ（合称 CD3）及 1 个 ζ 同源二聚体。抗原结合链 TCR α:β 在细胞表面表达需要与信号链结合。每条 CD3 链包含 1 个免疫受体基于酪氨酸的活化基序（ITAM），图中用黄色片段表示，每条 ζ 链有 3 个 ITAM。图示穿膜区有酸性或碱性残基。

下图：TCR 亚单位穿膜区横切面示意图。一般认为 α 链上的赖氨酸（K）所带正电荷可与 CD3δ:ε 二聚体上两个天门冬氨酸（D）所带负电荷相互作用，α 链上的精氨酸（R）所带正电荷可与链上的天门冬氨酸结合。β 链精氨酸所带正电荷可与 CD3γ:ε 二聚体上的天门冬氨酸和谷氨酸（E）所带负电荷相互作用。

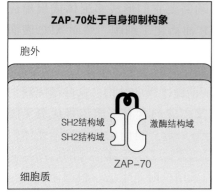

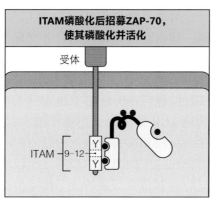

图7.9　ITAM招募具有串联SH2结构域的信号蛋白

TCR和BCR均含ITAM，ITAM中的酪氨酸包含在序列…YXX［L/I］X$_{6-9}$YXX［L/I］…中，两个酪氨酸的间距在连接含有串联SH2结构域的蛋白质如Syk和ZAP-70的结合起着重要作用。

左图：TCR或BCR刺激活化之前，这些激酶处于非活化的构象，又叫做自身抑制构象。自身抑制构象是由于分子内的串联SH2结构域、激酶连接区以及激酶区相互作用形成了一个无催化活性的结构。

右图：当1个ITAM（图示两个酪氨酸相隔9～12个氨基酸残基）中的两个酪氨酸同时被磷酸化后，Syk或ZAP-70的双联SH2结构域可以与这两个磷酸酪氨酸结合。图示为ZAP-70。通过被招募到活化的受体复合物的ZAP-70可被磷酸化而活化，从而进一步磷酸化其下游底物。ZAP-70的最终活化需要其连接区段的两个酪氨酸和激酶区的一个酪氨酸同时被磷酸化。

定的辅助蛋白链结合。这些恒定的蛋白链由 Igα 和 Igβ 组成，能够帮助免疫球蛋白分子的细胞膜转运，并且参与信号传导（图 7.10）。Igα 和 Igβ 都是单链蛋白，由一个含有免疫球蛋白样结构域的细胞外片段、跨膜区以及胞内片段组成。两者由二硫键相连，形成异二聚体，然后与免疫球蛋白重链连接并一起转运至细胞膜表面。Igα:Igβ 二聚体与免疫球蛋白胞膜区通过疏水作用相连，而不是通过电荷吸引。完整的 BCR 一般认为由 6 条链组成：2 条相同的轻链、2 条相同的重链和 1 个 Igα:Igβ 二聚体。与 CD3 和 ζ 链相似，Igα 和 Igβ 也有 ITAM 序列，但各只含一个，它们是 BCR 信号传导所必需的。

7-8 T 细胞受体与共受体一起识别抗原并启动跨膜信号

有效的免疫应答要求 T 细胞或 B 细胞必须对极低浓度的抗原产生应答。这对 T 细胞来说尤为重要，因为一个特定的 TCR 多数情况下面对的是 APC 表面的共刺激分子或非特异的外来抗原，与抗原受体配对的抗原肽：MHC 复合物相对较少。有人估计初始 CD4$^+$ T 细胞可以对 APC 上少于 50 个的抗原肽：MHC 复合物进行应答，效应性 CD8 CTL 则更为敏感。B 细胞只要有 20 个 BCR 被相应抗原刺激便可活化。虽然以上只是体外实验的估计，体内也许并非如此，但可以肯定的是 TCR 和 BCR 对抗原具有极高的敏感性。

抗原肽：MHC 复合物活化 T 细胞必须直接与 TCR 结合（图 7.11 上图，图 4.22）。然而，我们对抗原识别后的跨膜信号传递并未了解完全。对于能够有效启动跨膜信号所需的 TCR 以及抗原肽：MHC 复合物的化学剂量比，以及它们的空间格局还不十分清楚。我们将对这一目前尚在研究的领域进行简单介绍，然后阐述研究较为清晰的抗原识别后的胞内事件。

有观点认为 TCR 信号启动需要其形成二聚体，这种二聚体的形成需要 APC 表面形成一种"假二聚体型的"抗原肽：MHC 复合物，即一个抗原肽：MHC 分子加上一个自身抗原肽：MHC 形成的复合物。该模型是基于 TCR 与自身肽的微弱结合力，以及 CD4、CD8 共受体对它们结合的加固作用。这一假说很好地解释了极低浓度的抗原肽为何能活化 TCR。另外，抗原肽：MHC 分子也可能诱导 TCR、CD3 或 ζ 链的构象变化从而促进受体磷酸化；然而目前还没有直接的结构生物学方面的证据。

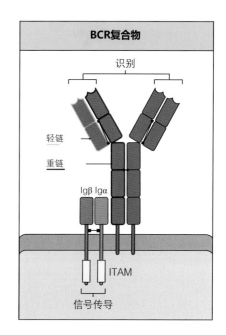

图7.10　BCR复合物是由表面免疫球蛋白与信号蛋白Igα和Igβ组成

免疫球蛋白识别并结合抗原但本身不能传递信号。它与抗原非特异的信号分子——Igα和Igβ结合。二者胞内各含一个ITAM（黄色片段）可以传递受体活化信号。Igα和Igβ由二硫键相连形成异二聚体，它们又与免疫球蛋白重链通过非共价键结合。

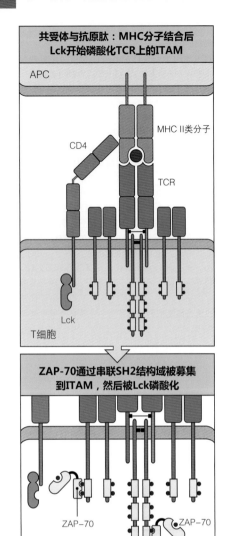

共受体与抗原肽：MHC分子结合后Lck开始磷酸化TCR上的ITAM

APC

MHC Ⅱ类分子

CD4

TCR

Lck

T细胞

ZAP-70通过串联SH2结构域被募集到ITAM，然后被Lck磷酸化

ZAP-70　　ZAP-70

图7.11　激发T细胞共受体与TCR增强ITAM磷酸化

上图：为简便起见，我们将CD4共受体结合的MHC分子与TCR结合的MHC分子画为同一个分子，实际在微团簇中的格局可能不是这样。当TCR与共受体因结合抗原肽：MHC复合物而靠拢时，胞内与共受体相连的激酶Lck便可磷酸化CD3γ、δ和ε链，以及ζ链上的ITAM。

下图：酪氨酸激酶ZAP-70通过其SH2结构域与磷酸化的ITAM结合，然后被Lck磷酸化，这样ZAP-70就可以磷酸化其他胞内信号分子。

另外一种观点认为TCR信号启动需要它们形成多聚体或聚集成簇，理由是抗体可以结合并交联TCR而活化T细胞。然而APC表面的抗原肽与其他多肽相比非常少，生理浓度下的抗原肽不太可能像抗体一样诱导TCR形成多聚体。不过实验观察发现T细胞与APC接触部位的确存在少数的TCR分子形成所谓微团簇的结构。这些微团簇结构随TCR的活化而迅速形成，并且又迅速与含有下游信号成分（脚手架蛋白和接头蛋白）的微团簇融合在一起。目前的证据显示受体信号就在这些微团簇内产生。比较流行的假说认为受体信号的启动是通过将抑制信号传递的分子排除出微团簇结构时产生的。根据该假说，TCR被活化前，活化和抑制作用的分子应处于平衡状态，而受体活化时这种平衡将被打破。

7-9　T细胞受体和共受体识别抗原后，其胞内ITAM被Src家族激酶磷酸化，启动胞内信号级联反应的第一步

T细胞识别抗原后，胞内的第一个信号便是TCR复合物上的ITAM序列中的酪氨酸被磷酸化，这个步骤需要CD4或CD8共受体的辅助。通过各自的胞外结构域，CD4可与MHC Ⅱ类分子结合，CD8可与MHC Ⅰ类分子结合；通过各自的胞内结构域，CD4和CD8的胞内又与非受体型激酶结合（见第4-18节）。Src-家族激酶Lck与CD4和CD8胞内区组成性结合，它被认为是磷酸化TCR的主要激酶（图7.11）。研究提示抗原肽：MHC复合物与TCR结合，又与共受体结合后，大大提高了Lck募集到TCR的效率，也提高了TCR ITAM被磷酸化的效率。共受体募集Lck非常重要，Lck缺陷小鼠中正常发育的T细胞显著减少。这也说明在胸腺内T细胞发育过程中Lck起到至关重要的作用（见第8章）。Lck对初始和效应T细胞的抗原识别受体信号起关键作用，但对记忆性CD8 T细胞的活化和维持不起主要作用。另一个酪氨酸激酶Fyn与TCR的ITAM有微弱结合，可能在受体信号中起一定作用。Fyn缺陷小鼠CD4⁺、CD8⁺ T细胞发育及对抗原的应答都正常，但Lck和Fyn同时缺陷的小鼠与Lck缺陷小鼠相比T细胞发育显著降低。

共受体的另外一个作用是可能参与加固抗原受体与抗原肽：MHC复合物的相互作用。抗原受体与其对应的抗原肽：MHC复合物的亲和力在毫摩尔水平，相当于TCR：抗原肽：MHC的半衰期不到1秒，很快解离。共受体可能会延长半衰期，有利于受体信号的产生。

Lck与共受体CD4或CD8的胞内区相连，当共受体与TCR：抗原肽：MHC复合物结合后，Lck被招募到其底物TCR的ITAM附近（图7.11）。Lck的活性还受到蛋白质结构变化的调节，其羧基端的酪氨酸可被C端Src激酶（Csk）磷酸化。这一磷酸化的酪氨酸残基可与Lck自身的SH2结构域结合，导致Lck处于一种封闭的构象，失去酶活性（图7.12）。Csk缺陷的胸腺细胞不与抗原肽：MHC复合物结合便自动成熟，这可能与Csk缺失以后Lck过度活化、TCR信号异常有关。这也提示Csk的正常生理功能是降低Lck活性从而抑制TCR信号。一旦Lck这一磷酸酪氨酸去磷酸化，或者Lck的SH2或SH3结构域与其配体结合后，Lck便从封闭的无活性构象转变为激活状态，但这时Lck还没有被完全活化（图7.12）。Lck的完全活化还需要自身磷酸化其激

图7.12　Lck活性受酪氨酸磷酸化与去磷酸化调节

Src激酶如Lck包含SH3（蓝色）和SH2（橙黄色）结构域，紧接其后为激酶结构域（绿色）。Lck氨基端有一特别的序列（黄色），包含2个半胱氨酸残基，可以与一个Zn离子结合，同时Zn离子又可以结合CD4或CD8胞内区相似序列的半胱氨酸残基。

上图：Lck处于非活化状态，激酶结构域的两叶分别与SH2和SH3结构域结合而受限。SH2结构域与激酶结构域C端的磷酸酪氨酸（红色）结合。SH3结构域与SH2-激酶结构域之间的中间联结区的脯氨酸序列结合。

中图：C端酪氨酸由CD45（未显示）去磷酸，释放出SH2结构域，其他配体（未显示）与SH3区域的结合释放中间连接区。Lck此时处于激活状态但并未完全被活化。

下图：Lck的完全活化需要激酶区的活化环自身磷酸化。活化后的Lck磷酸化其附近TCR复合物信号链上的ITAM。Lck C端可被C端Src激酶（Csk）再磷酸化，或者Lck的SH3结构域的配体消失，这样Lck便重新回到不活化状态。

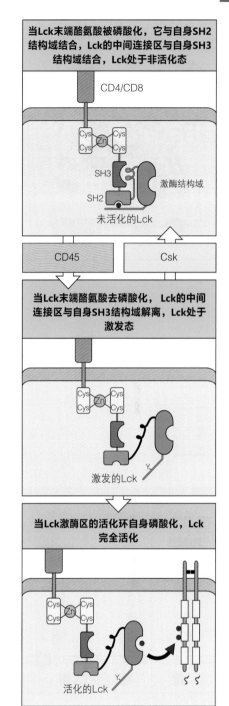

当Lck末端酪氨酸被磷酸化，它与自身SH2结构域结合，Lck的中间连接区与自身SH3结构域结合，Lck处于非活化态

当Lck末端酪氨酸去磷酸化，Lck的中间连接区与自身SH3结构域解离，Lck处于激发态

当Lck激酶区的活化环自身磷酸化，Lck完全活化

酶结构域中的一个酪氨酸残基。在没有抗原刺激的淋巴细胞中，Lck 的磷酸化受酪氨酸磷酸酶 CD45 的抑制。CD45 可以使 Lck 中的 C 端和激酶结构域中的酪氨酸去磷酸化。TCR 活化前，T 细胞中的 Lck 有多个位点被磷酸化，抗原识别受体后，Lck 的活化构象得以稳定下来，从而能够磷酸化 ITAM。

7-10 磷酸化的 ITAM 招募并活化酪氨酸激酶 ZAP-70

ITAM 中两个 YXXL/I 序列之间有着精确的间隔，这提示它可以结合含有两个 SH2 结构域的信号蛋白。结合 TCR 上 ITAM 的信号蛋白是酪氨酸激酶 ZAP-70（ζ 链连接蛋白），它携带激活信号。ZAP-70 具有双 SH2 结构域，使 ZAP-70 可同时结合一个 ITAM 序列上的两个磷酸化酪氨酸（图 7.9）。磷酸化的 YXXL 序列与一个 SH2 结构域的亲和力较低，而两个 SH2 结构域与 ITAM 同时结合时亲和力则显著增强，这样保障了与 ZAP-70 结合的特异性。TCR 中的 ITAM 被 Lck 磷酸化后，ZAP-70 便可与之结合。结合后，ZAP-70 的三个酪氨酸位点又被 Lck 磷酸化，其中两个位点位于双 SH2 与激酶结构域之间的连接区，另一个位于激酶结构域。这些位点被磷酸化后，ZAP-70 从抑制构象变为活性构象而被活化（图 7.13）。ZAP-70 也可通过自身磷酸化而活化。

7-11 ITAM 也存在于淋巴细胞其他受体上并传导活化信号

TCR 和 BCR 的信号亚单位中都有 ITAM 序列，它们是抗原受体传递信号所必需的元件。ITAM 两个酪氨酸的磷酸化可招募具有双 SH2 结构域的蛋白。T 细胞中招募的是 ZAP-70 酪氨酸激酶，B 细胞中招募的则是 Syk。其他受体也有利用 ITAM 传导活化信号的（图 7.14），如 FcγRⅢ（CD16），它是 IgG 受体，可介导 NK 细胞的抗体依赖细胞介导的细胞毒作用（ADCC），我们将在第 11 章中具体介绍。CD16 也在巨噬细胞和中性粒细胞上表达，辅助它们摄取和消灭被抗体包被的病原体。FcγRⅢ 传导信号必须要与含 ITAM 序列的 ζ 链（即在 TCR 复合物中介绍的 ζ 链）或者与同一蛋白家族的另一含 ITAM 的成员 Fcγ 链结合在一起。Fcγ 链也是另一个 Fc 受体——Fcε 受体 Ⅰ（FcεRⅠ）的信号蛋白成员，FcεRⅠ 表达在肥大细胞上，我们将在第 14 章讲述，该受体与 IgE 抗体结合，IgE 一旦与变应原交联，会激发肥大细胞脱颗粒。许多 NK 细胞活化受体与带有 ITAM 序列的 DAP12 结合（第 3-26

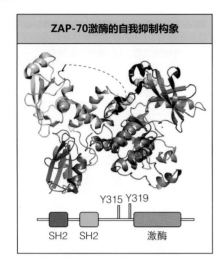

ZAP-70激酶的自我抑制构象

Y315 Y319

SH2   SH2   激酶

图7.13   ZAP-70激酶的自我抑制构象

自我抑制的ZAP-70无活性状态下的蛋白质构象，结构域颜色在图下面的蛋白结构域图颜色一致；红色虚线表示结构分析中未检测到的蛋白质区域。在TCR激活前，ZAP-70激酶处于无活性构象，其激酶结构域与激酶结构域——双SH2结构域的连接区（粗红线）相互作用，ZAP-70处于自抑制状态，激酶结构域不能活化。TCR活化后，Lck磷酸化连接区的Y315和Y319两个酪氨酸（黄色表示）。Lck也可磷酸化激酶区的一个酪氨酸。当Y315和Y319被磷酸化以后，连接区与激酶结构域不再结合，使得磷酸化的激酶始终处于活化的构象。此图由Arthur Weiss惠赠。

节）。这些含有ITAM的信号分子在其相联受体被激活后酪氨酸被磷酸化，然后可招募下游的酪氨酸激酶Syk或ZAP-70。Syk除了不在T细胞表达，其他淋巴细胞亚群均有表达；而ZAP-70只表达于T细胞和NK细胞。

一些致病病毒从宿主中获得了含有ITAM的受体。例如EB病毒，它的*LMP2A*基因编码一个膜蛋白，其胞内区含一个ITAM。此蛋白质帮助EB病毒利用第7-20节所讲的信号通路刺激B细胞增殖，这是EB病毒引起恶性肿瘤的重要环节。另外卡波西肉瘤疱疹病毒（KSHV或HHV8）也表达一个含ITAM的蛋白，促进病毒感染细胞的恶性转化与增殖。

7-12 活化的ZAP-70磷酸化脚手架蛋白并促进PI3K活化

第7-10节中讲到TCR复合物中的ITAM酪氨酸被磷酸化后会招募并活化ZAP-70。ZAP-70靠近细胞膜以后，可以磷酸化脚手架蛋白LAT（活化T细胞连接者），它是一个跨膜蛋白，胞内部分较长（图7.15）。ZAP-70还可磷酸化接头蛋白SLP-76。LAT和SLP-76可被接头蛋白Gads连接在一起，形成三蛋白复合体LAT:Gads:SLP-76，该复合体对T细胞活化至关重要。在小鼠中，它们之间任何一个组分的缺失都会显著影响T细胞发育以及TCR信号传递，人的ZAP70缺陷也是如此。ZAP-70活化以后的第二个重要事件是招募和活化PI3K（第7-4节）。目前对TCR活化是如何导致PI3K活化的机理还不完全清楚，可能是通过Ras。Ras的活化则是通过Sos。Sos通过接头蛋白Grb2与LAT偶联在一起，形成三聚体，然后可能再去活化Ras。

随着LAT:Gads:SLP-76复合体的形成和PI3K的活化，TCR信号分成多个分支模块。每一分支均参与调节T细胞的适度活化（图7.15）。每一模块的关键信号分子被募集到信号复合体并启动信号传递。有些关键分子通过结合LAT:Gads:SLP-76蛋白复合体而启动下游信号，有些通过与PI3K催化产生的PIP$_3$结合而激活下游信号，还有一些同时与复合体和PIP$_3$结合启动下游信号。简而言之，这些分支模块导致了磷脂酶C-γ（PLC-γ）活化，促进转录；导致丝氨酸/苏氨酸激酶Akt活化，影响代谢等功能；招募接头蛋白ADAP上调细胞黏附；活化Vav促进肌动蛋白多聚体形成。接下来的章节，我们将对每一个分支模块进行介绍。

7-13 活化的PLC-γ产生第二信使分子：二酰甘油与肌醇三磷酸，刺激转录因子激活

磷脂酶C-γ（PLC-γ）的活化是TCR信号传导过程中一个重要分

抗原受体以外的受体也可以利用含有ITAM的辅助链传导活化信号

NK细胞 巨噬细胞 中性粒细胞	NK 细胞	肥大细胞 嗜碱性粒细胞
FcγRⅢ（CD16） FcγRIV	NKG2C、D、E （CD94）	FcεRI
γ 或 ζ	DAP12	γ

图7.14   其他受体也可与含ITAM的分子配对传导活化信号

T细胞、B细胞以外的细胞上也有受体利用含ITAM的辅助蛋白传导活化信号。当这些受体活化后，其辅助蛋白的ITAM也会磷酸化。Fcγ受体Ⅲ（FcγRⅢ或CD16）表达于NK细胞、巨噬细胞和中性粒细胞上。IgG与此受体结合后活化NK细胞的杀伤功能，该过程也叫抗体依赖细胞介导的细胞毒效应（ADCC）。NK细胞活化受体比如NKG2C，NKG2D，和NKG2E也含ITAM的信号分子配对。Fcε受体（FcεRⅠ）表达在肥大细胞和嗜碱性粒细胞上。其α亚单位与IgE有高亲和力。其β亚单位是四次跨膜蛋白。当抗原与IgE结合后，肥大细胞释放含有炎症介质的颗粒。与Fc受体相连的γ链以及与NK细胞活化受体偶联的DAP12均含1个ITAM，它们通常以二聚体形式存在。

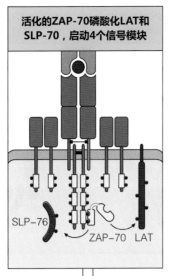

图7.15　ZAP-70磷酸化LAT和SLP-76，启动下游4个信号模块

活化的ZAP-70磷酸化LAT和SLP-76并招募它们聚集到TCR附近。接头蛋白Gads将酪氨酸磷酸化的LAT和SLP-76偶联到一起。这些脚手架蛋白上有多个结合位点，可招募其他接头分子和酶蛋白，启动4个重要信号模块。其中一些模块的启动还需要PI3K的活化，它改变膜脂成分，将PIP₂磷酸化为PIP₃。这4个下游信号模块是：活化丝氨酸/苏氨酸蛋白激酶Akt促进细胞代谢；活化PLC-γ，促进转录因子活化；活化Vav，增强肌动蛋白的多聚体形成和细胞骨架重塑；招募接头分子ADAP促进整合素黏附和聚集作用。

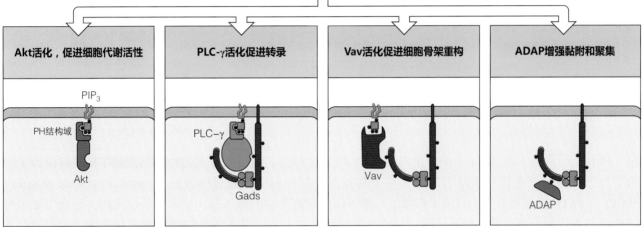

支。首先，PI3K 在细胞膜内侧将 PIP$_2$ 磷酸化为 PIP$_3$，随后 PLC-γ 通过其自身 PH 结构域与 PIP$_3$ 结合，并被 PIP$_3$ 招募到细胞膜附近，然后与磷酸化的 LAT 和 SLP-76 相结合。活化的 PLC-γ 产生两种第二信使，它们再通过三条不同的 TCR 信号下游终末分支通路调节转录因子的活化。

由于 PLC-γ 在 T 细胞活化过程中扮演着重要的角色，PLC-γ 的激活也受到不同水平的调控。单纯被招募到细胞膜上并不足以激活 PLC-γ，这只是 PLC-γ 激活的一个必要条件。真正起决定性作用的一步是细胞质中酪氨酸激酶 Tec 家族的成员 ITK 对 PLC-γ 的磷酸化激活。与 PLC-γ 类似，Tec 激酶蛋白也含有 PH、SH2 和 SH3 蛋白结构域，并依靠这些结构域被招募到细胞膜上；其中 PH 结构域可以与细胞膜内侧的 PIP$_3$ 相互作用（图 7.16），SH2 与 SH3 结构域可以和 SLP-76 相互作用。这些相互作用使得 Itk 与它的底物 PLC-γ 在细胞膜内侧尽可能地靠近，从而磷酸化 PLC-γ。

PLC-γ 被招募到细胞膜内侧表面并被激活后可以催化、分解膜脂中的 PIP$_2$（见第 7-4 节和图 7.5）产生两种第二信使产物，分别是：细胞膜上的脂分子二酰甘油（diacylglycerol，DAG）和可溶性的 IP$_3$（不要与膜脂分子 PIP$_3$ 混淆）（图 7.17）。虽然 DAG 被限制在细胞膜上，但它可以在细胞膜上扩散并且充当分子靶标招募其他信号分子。IP$_3$ 可以在细胞质内扩散，并与内质网膜上的 IP$_3$ 受体结合。这些 IP$_3$ 受体本身是 Ca^{2+} 通道，通道开放后可以将贮存在内质网中的 Ca^{2+} 释放到细胞质中，以降低内质网中 Ca^{2+} 浓度，从而导致内质网跨膜蛋白 STIM1 构象发生改变，STIM1 在内质网膜上聚集形成多聚体，进而结合到细胞膜上，与细胞膜上 Ca^{2+} 通道 ORAI1 相互作用（也叫 CRAC 通道，calcium release–activated calcium channel），促进 ORAI1 Ca^{2+} 通道开放，最终使得胞外的 Ca^{2+} 流入胞内，激活后续信号通路，并补充内质网贮存的 Ca^{2+}。

PLC-γ 的激活是 T 细胞活化过程中重要的一步，此后，PLC-γ 下游信号将分别进入三个不同的分支通

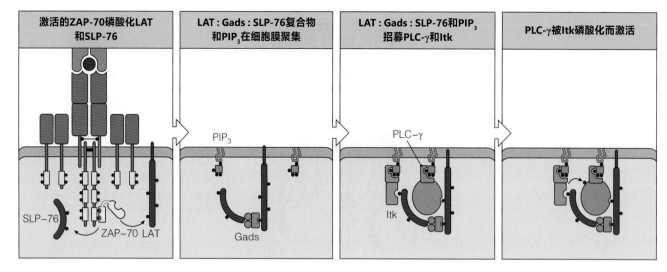

图7.16   LAT和SLP-76对磷脂酶C（PLC-γ）的招募和蛋白激酶Itk对PLC-γ的磷酸化后激活都是T细胞活化的关键步骤

ZAP-70磷酸化脚手架蛋白LAT和SLP-76后，LAT、SLP-76和接头蛋白Gads结合在一起，在激活的TCR附近形成蛋白复合体。该复合体激活PI3K，磷酸化PIP$_2$产生PIP$_3$。PLC-γ通过其自身PH蛋白结构域与PIP$_3$结合，并进一步与LAT的磷酸化位点和SLP-76蛋白上脯氨酸富集区结合。此外，PLC-γ的激活还需要被Tec蛋白家族激酶Itk磷酸化。Itk也是通过其PH蛋白结构域结合PIP$_3$后募集到细胞膜上并和磷酸化的SLP-76结合。一旦被Itk磷酸化，PLC-γ就被彻底激活。

路：刺激 Ca^{2+} 内流，激活 Ras，激活蛋白激酶 C-θ（PKC-θ），这三条分支通路分别激活不同的转录因子。除了淋巴细胞，这些信号通路也广泛存在于其他类型的细胞中。通过佛波酯（phorbol myristate acetate，PMA，一种 DAG 的类似物）和离子霉素（一种可以使细胞外 Ca^{2+} 流入胞内的通道开放药物）处理 T 细胞可以激活 TCR，继而产生许多特异性效应。这充分证明了 PLC-γ 及其下游信号通路在 T 细胞激活过程中的重要作用。此外，这些信号通路中若干组分（包括 *Lck*、*Zap-70*、*Itk*、*CD45*、*Carma1* 和 *ORAI1* 等基因）的缺失或突变，是导致重度联合免疫缺陷（SCID）的重要原因。

7 – 14 Ca^{2+} 内流激活转录因子 NFAT

Ca^{2+} 内流进入细胞质是 PLC-γ 激活后下游三条信号通路分支之一。TCR 激活促进 PLC-γ 介导的细胞质 Ca^{2+} 浓度上升可激活 T 细胞激活核转录因子（nuclear factor of activated T cell，NFAT）家族。NFAT 家族中的五个成员除了在 T 细胞中表达外，还在许多其他组织中表达。

在没有抗原激活信号的情况下，NFAT 由于本身丝氨酸 / 苏氨酸位点的磷酸化停留在静息的 T 细胞细胞质中。丝氨酸 / 苏氨酸激酶，包括糖原合成酶激酶 3（GSK3）和酪蛋白激酶 2（CK2）主要负责调控 NFAT 蛋白的磷酸化。磷酸化的 NFAT，由于其核定位序列不能被核转运蛋白识别，因此无法进入细胞核内发挥作用（图 7.18）。

TCR 信号激活后，流入到细胞质中的 Ca^{2+} 通过诱导钙调蛋白的构象改变，激活下游很多不同的目标酶分子。其中 Ca^{2+} 信号下游一个重要的靶蛋白就是 NFAT 蛋白的钙调磷酸酶。钙调磷酸酶去磷酸化 NFAT 后，可以使 NFAT 核定位序列被核转运蛋白识别，协助 NFAT 入核，参与激活许多对 T 细胞活化至关重要的基因，如细胞因子 IL-2。

钙调磷酸酶的特异性抑制剂环孢霉素 A（CsA）和他克莫司（tacrolimus，也称 FK506）的应用充分证明了 NFAT 在 T 细胞活化中的重要作用。CsA 可以与亲环蛋白 A（cyclophilin A）形成复合物，抑制钙调磷酸酶活性。他克莫司结合另一种蛋白质——FK 结合蛋白（FK-binding protein，FKBP），也形成一种复合物抑制钙调磷酸酶。这些药物通过抑制钙调磷酸酶阻止了 NFAT 的去磷酸化和核定位。与其他细胞类型相比，T 细胞的钙调磷酸酶表达水平相对较低，所以对于这些钙调磷酸酶抑制剂的抑制作用更加敏感。作为有效的免疫抑制剂，环孢霉素 A 与他克莫司在器官移植排斥反应的治疗中得到广泛临床应用（见第 16-3 节）。

图7.17　磷脂酶C分解磷脂类肌醇产生两种重要的信号分子

上图：磷脂酰肌醇二磷酸（PIP₂）是细胞膜内侧脂分子的组成部分。当PLC-γ被磷酸化激活后，它将PIP₂分解为两种产物：IP₃和DAG，IP₃将从细胞膜上脱离扩散到细胞质中，而DAG则留在膜上。这两种分子对于T细胞信号通路都十分重要。

中图：Ca²⁺释放分为两个阶段。IP₃与内质网膜上的受体结合，开启内质网上的Ca²⁺通道（黄色），并使早期Ca²⁺从内质网释放到细胞质内。内质网中Ca²⁺的损耗导致内质网中钙离子传感器STIM1蛋白的聚集。

下图：聚集的STIM1通过结合并开放细胞膜上的钙离子通道蛋白ORAI1，促进第二阶段的胞外Ca²⁺进入细胞内。这样进一步促进了细胞质中Ca²⁺浓度的上升，同时也恢复了内质网中Ca²⁺储备。DAG招募并结合信号蛋白到细胞膜上，其中最重要的是被称为RasGRP的Ras-GEF，和一种丝氨酸/苏氨酸激酶PKC-θ。将RasGRP招募到细胞膜上可以激活Ras信号通路，而PKC-θ的激活则进一步激活转录因子NFκB。

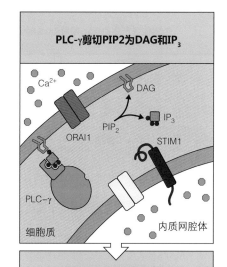

PLC-γ剪切PIP2为DAG和IP₃

Ca²⁺　DAG　IP₃　PIP₂　ORAI1　STIM1　PLC-γ　细胞质　内质网腔体

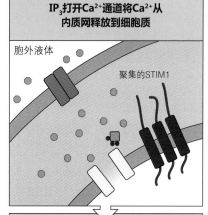

IP₃打开Ca²⁺通道将Ca²⁺从内质网释放到细胞质

胞外液体　聚集的STIM1

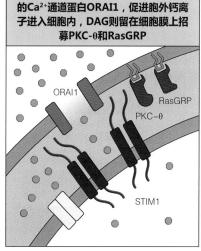

聚集的STIM1通过结合并开放细胞膜上的Ca²⁺通道蛋白ORAI1，促进胞外钙离子进入细胞内，DAG则留在细胞膜上招募PKC-θ和RasGRP

ORAI1　RasGRP　PKC-θ　STIM1

7-15 Ras信号通路激活诱导丝裂原激活蛋白激酶产生级联反应，并促进转录因子AP-1的表达

PLC-γ下游信号通路的第二个分支是小GTP酶Ras的激活。Ras可以通过不同的途径激活。在T细胞中，最有效的激活机制是通过PLC-γ产生的DAG，DAG在细胞膜上扩散，激活一系列下游的信号蛋白，包括RasGRP。RasGRP是一种GEF，可以特异性活化Ras。RasGRP蛋白含有的C1结构域可与DAG相结合，DAG再将RasGRP招募到细胞膜附近，并在此通过促进GDP向GTP转化激活Ras。在T细胞信号通路中，Ras还可以被鸟嘌呤交换因子Sos激活。接头蛋白Grb2（见第7-2节和第7-3节）通过与磷酸化的LAT和SLP-76结合招募Sos到细胞膜附近激活Ras。

激活的Ras触发由三种激酶依次参加的级联反应，最终激活MAP激酶（MAPK）（图7.19）。在这个级联反应过程中，第一个成员是一个叫作Raf的MAPK激酶的激酶（MAP3K）。Raf是一种丝氨酸/苏氨酸激酶，它可以磷酸化下游分子MAPK激酶（MAP2K）MEK1。而MEK1是一个双特异性蛋白激酶，既可以磷酸化酪氨酸位点，也可以磷酸化苏/丝氨酸，所以MEK1在级联反应的最后一个蛋白上同时磷酸化一个酪氨酸和一个苏氨酸残基。在T细胞和B细胞中，这个最终成员通常是MAPK家族的细胞外信号相关激酶（extracellular signal-

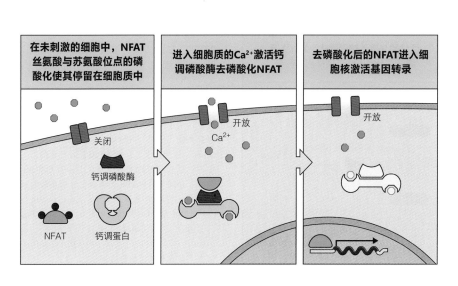

在未刺激的细胞中，NFAT丝氨酸与苏氨酸位点的磷酸化使其停留在细胞质中

进入细胞质的Ca²⁺激活钙调磷酸酶去磷酸化NFAT

去磷酸化后的NFAT进入细胞核激活基因转录

关闭　钙调磷酸酶　NFAT　钙调蛋白　开放　Ca²⁺　开放

图7.18　转录因子NFAT受到钙离子信号调控

左图：NFAT丝氨酸与苏氨酸位点的磷酸化使其停留在细胞质中。

中图：TCR被激活后，内质网（图7.17）和细胞外来源的钙离子先后进入细胞质中，并与钙调蛋白结合。然后结合了Ca²⁺的钙调蛋白复合物激活丝氨酸/苏氨酸磷酸酶——钙调磷酸酶，后者促进NFAT去磷酸化。

右图：去磷酸化后，NFAT得以进入细胞核，与启动子元件结合，启动基因转录。

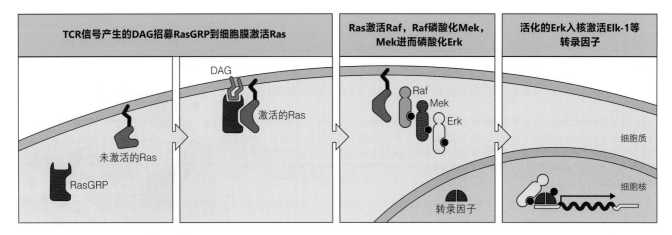

图7.19　DAG启动激活MAPK级联反应，激活转录因子

所有的MAPK级联反应都是从一个小G蛋白的激活开始，如Ras。DAG招募GEF RasGRP到细胞膜上，将Ras从非活化状态（图一）转变为活化状态（图二）。激活的Ras启动级联反应的第一步反应酶Raf，Raf也因此被称为MAPK激酶的激酶（MAP3K）（图三）。Raf接着磷酸化Mek（一种MAP2K），而Mek磷酸化三个级联反应的最终MAPK底物，Erk。骨架蛋白KSR将Raf，Mek，和Erk聚集在一起促进他们的相互作用（未在图中显示）。磷酸化后激活的Erk从这个复合物中分离，在细胞中扩散并进入细胞核（图四）。入核后，Erk促进下游转录因子的磷酸化，激活基因转录。

related kinase，Erk）。

　　有一类专门的支架蛋白可以与上述 MAPK 激活级联反应中的三种激酶结合，从而加速他们的相互作用促进 MAPK 信号通路的级联反应。例如支架蛋白 Ras 激酶抑制子（KSR）参与了 Raf/MEK1/Erk 信号通路的激活。在 TCR 信号刺激后，KSR 与 Raf、MEK1 与 Erk 结合，并与结合的蛋白质一起定位到细胞膜上。在膜上，激活的 Ras 可以与 KSR 上结合的 Raf 相互作用，进而触发整个激酶级联反应。

　　MAPK 的一个重要功能是通过磷酸化激活转录因子从而促进基因转录。Erk 还可以间接促进转录因子 AP-1 的表达。AP-1 是一个异源二聚体，由一个 Fos 和一个 Jun 转录因子家族的单体蛋白组成（图 7.20）。激活的 Erk 磷酸化转录因子 Elk-1，使得 Elk1 与转录因子血清效应因子（SRF）共同作用，启动 *Fos* 基因的转录表达。FOS 蛋白与 Jun 结合形成异源二聚体 AP-1，但此时的 AP-1 依然没有转录活性，直到另一个 MAPK 激酶 JNK 磷酸化 Jun 亚基后才具备转录活性。和 NFAT 一样，AP-1 参与调控 T 细胞激活中许多重要基因的转录，包括 IL-2。

7-16　蛋白激酶 C 激活转录因子 NFκB 和 AP-1

　　PLC-γ 下游信号通路的第三个分支是促进 PKC-θ 的激活，PKC-θ 是一种只在 T 细胞和肌肉中表达的蛋

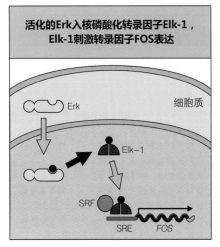

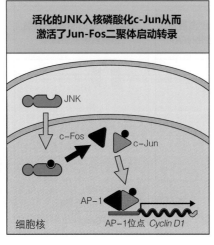

图7.20　Ras／MAPK信号通路促进转录因子 AP-1 的形成

左图：Ras-MAPK通过级联反应被磷酸化、激活MAPK-激酶Erk，使得Erk进入细胞核；Erk在核内磷酸化转录因子Elk-1。Elk-1与血清响应因子（SRF）一起结合到含有特异的血清响应元件（SRE）的*FOS*基因（表达转录因子c-Fos）的启动子上，刺激*FOS*基因的转录。

右图：蛋白激酶PKC-θ磷酸化另一种叫作Jun激酶（JNK）的MAPK。磷酸化后的JNK进入细胞核，并磷酸化转录因子c-Jun，c-Jun与c-Fos形成AP-1二聚体。磷酸化的c-Jun／Fos二聚体才是真正具有转录活性的转录因子AP-1，它与基因组上特异性的AP-1识别位点结合，促进靶基因的转录。

白激酶 C 的同工酶。缺乏 PKC-θ 的小鼠，T 细胞虽然在胸腺中能正常发育成熟，但是在 TCR 和 CD28 的信号刺激后，无法正常激活两种关键下游转录因子 NFκB 和 AP-1。这两种转录因子对于启动 T 细胞活化所需基因的转录表达至关重要。IL-2 基因转录的启动除需要 NFAT 和 AP-1 参与外，还需要 NFκB，因此 PKC-θ 的激活成为 T 细胞活化必不可少的重要步骤。

PKC-θ 具有一个 C1 结构域。激活的 PLC-γ 产生的 DAG 可以结合这个 C1 结构域，从而帮助 PKC-θ 被募集到细胞膜上（图 7.17）。在细胞膜上，PKC-θ 通过激酶活性启动了下游一系列反应，进而促进 NFκB 的活化（图 7.21）。PKC-θ 可磷酸化一种分子量很大的膜定位支架蛋白 CARMA1，使其寡聚化并与其他蛋白共同形成一种多亚基复合体。该复合体募集并激活下游 TRAF-6 蛋白，从而诱导 NFκB 的活化。TRAF-6 在这里发挥的功能与我们在第 3 章中提到过的 TLR 信号通路中 TRAF-6 激活 NFκB 的作用相同（图 3.13）。

NFκB 是一类转录因子家族成员的统称，它是由 Rel 蛋白家族成员组成的同源或异源二聚体。在淋巴细胞中被激活时最常见的 NFκB 是由 p50:p65Rel 组成的异二聚体。NFκB 二聚体通过与被称为 κB 抑制分子（IκB）的抑制性蛋白结合，在细胞质中维持无活性状态。与在 TLR 信号传导中的作用一样（图 3.13），TRAF-6 首先激活 TAK1，再通过 TAK1 激活丝氨酸激酶复合物——IKK 促进 IκB 的降解。IκB 结合 NFκB 抑制其入核，而激活的 IKK 可以磷酸化 IκB，导致其泛素化并降解，从而释放具有活性的 NFκB 进入细胞核。IKK-γ 亚基（也称 NEMO）的遗传性缺陷将导致一种称为 X 连锁的少汗性外胚层发育不良和免疫缺陷的疾病，主要症状包括外胚层结构（如皮肤和牙齿）的发育缺陷以及免疫缺陷。

PKC-θ 也可以激活 JNK，并且可能借此活化转录因子 AP-1。然而 T 细胞 PKC-θ 的缺失虽可导致 NFκB 以及 AP-1 的活化受阻，而 JNK 的活化却没有问题，提示该信号通路值得进一步探究。

7 – 17 活化的 PI3K 通过丝氨酸 / 苏氨酸激酶 Akt 上调细胞代谢通路

虽然抗原受体信号传导激活下游转录因子十分重要，但是由于 T 细胞快速分裂造成的对能量和生物活性大分子的迫切需求，T 细胞应答还需要细胞内代谢水平的改变来适应。在这一过程中，PI3K 通过募集和活化丝氨酸 / 苏氨酸激酶 Akt（也称为蛋白激酶 B）发挥核心调控作用。这是 T 细胞信号传导过程中第二个重要的信号传导模块。Akt 通过其 PH 结构域与细胞膜中 PI3K 产生的 PIP$_3$ 结合（图 7.22，图 7.5）。在细胞膜上，Akt 被 PDK1 磷酸化并激活，再磷酸化一系列下游蛋白。Akt 活化后，其中一个重要作用是通过多种机制促进细胞存活、抑制细胞死亡。Akt 通过磷酸化抑制促凋亡蛋白 Bad 的功能，使得 Bad 不再能够结合并抑

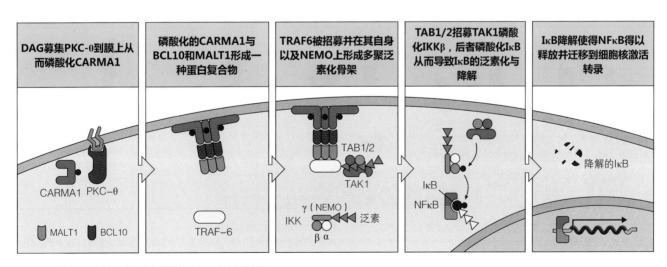

图7.21　抗原受体通过蛋白激酶C促进转录因子NFκB的激活
TCR信号通路激活后，PLC-γ产生的二酰基甘油（DAG）可募集蛋白激酶C（PKC-θ）到膜上，PKC-θ在细胞膜上磷酸化下游支架蛋白CARMA1。磷酸化的CARMA1与BCL10和MALT1形成一种蛋白复合体，募集E3泛素连接酶TRAF-6。如图3.13所述，TRAF-6促进形成泛素多聚化的支架结构蛋白，从而招募下游激酶TAK1，TAK1再磷酸化IκB激酶（IKK）复合物［IKK:IKK:IKKγ（NEMO）］。IKK可以磷酸化IκB蛋白，刺激其泛素化，泛素化后的IκB被蛋白酶体降解。因为IκB可以结合NFκB抑制其入核，所以IκB降解后释放NFκB，使后者进入细胞核并刺激其靶基因的转录。NEMO蛋白功能缺失会造成NFκB活化受阻并导致免疫缺陷病，使得患者对细胞外细菌侵染更加易感，还会导致外胚层发育不良引起的皮肤病

制抗细胞凋亡（促存活）蛋白 Bcl-2（图 7.22）。活化的 Akt 的另一个重要作用是调节 T 细胞表面的归巢和黏附受体的表达，来协调已活化 T 细胞的迁移（在第 9 章和第 11 章中详细讨论）。另外，活化的 Akt 还可以增加糖酵解相关代谢酶的活性以及诱导上调 T 细胞表面的营养物质转运蛋白，从而提高葡萄糖的利用来加速 T 细胞的新陈代谢。

　　Akt 活化后另一个重要功能是激活 mTOR（雷帕霉素在哺乳动物体内的靶蛋白）信号通路。mTOR 是许多活性大分子生物合成的关键调节因子（图 7.22）。TSC 复合物是小 GTP 酶 Rheb 的 GAP，也是 mTOR 信号通路的蛋白抑制复合物。TCR 信号激活后，Akt 被磷酸化并灭活 TSC 复合物。TSC 复合物的灭活促进 Rheb 活化，进而激活 mTOR。mTOR 信号通路对细胞代谢有着多种调控作用，总体上来说，这些变化对于提供伴随 T 细胞活化而增加的基因表达、蛋白质生产和细胞分裂所需的原材料而言至关重要。其中，mTOR 的活化对促进增加脂质产生，核糖体生物合成，mRNA 合成和蛋白质翻译尤为重要。

7-18 T 细胞受体信号传导增强整合素介导的细胞黏附

　　TCR 刺激诱导的第三个重要信号传导模块是增强整合素蛋白的黏附。整合素介导的蛋白黏附增强与细胞骨架变化（在下一节中讨论）可以共同促进 T 细胞 -APC 细胞之间相互作用的稳定性，并能帮助激活的信号传导复合物定位于免疫突触这一特殊结构中（免疫突触将于第 7-19 节中描述）（图 7.25）。免疫突触，即 T 细胞膜上与 APC 或靶细胞膜直接并稳定接触的区域，它在 TCR 识别结合 MHC/抗原肽配体的数分钟内形成。在这一过程中免疫突触的重要组成蛋白整合素 LFA-1 的黏附性显著增强。在未刺激的 T 细胞上，LFA-1 处于低亲和力状态并且均匀地分散在 T 细胞膜上，此时 LFA-1 与其配体 ICAM-1 维持较弱的结合。在 TCR 刺激后，LFA-1 分子在细胞膜免疫突触处聚集，并发生构象变化，使得 LFA-1 分子与 ICAM-1 的亲和力急剧增强。因此，LFA-1 与 ICAM-1 亲和力的变化促进 T 细胞和 APC 之间的黏附增强，让两种细胞之间的相互作用更加稳定。LAT:Gads:SLP-76 复合体募集接头蛋白 ADAP 是导致 LFA-1 构象及亲和力发生变化的主要原因（图 7.23）。接着，ADAP 与 LAT:Gads:SLP-76 复合体结合后又招募了另外两种下游蛋白 SKAP55 和 RIAM。ADAP:SKAP55:RIAM 复合物与小 GTP 酶 Rap1 结合，在 TCR 信号复合体附近激活 Rap1。然后，激活后的与 GTP 结合的 Rap1 促进 LFA-1 的聚集并发生构象改变，将 LFA-1 转化为 ICAM-1

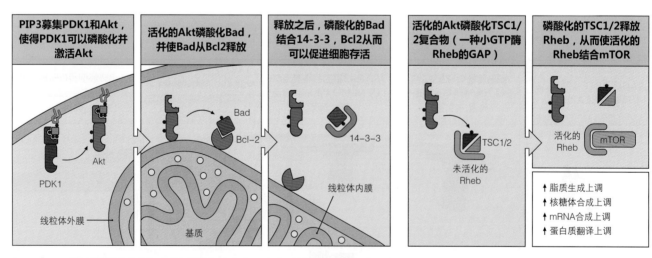

图7.22　TCR信号传导激活的丝氨酸/苏氨酸激酶Akt通过mTOR信号通路促进细胞存活并增强细胞代谢活性

图1：TCR信号激活PI3K（未显示），在细胞膜中产生PIP₃；PIP₃募集并激活PDK1激酶。同PDK1一样，Akt也是一种丝氨酸/苏氨酸激酶，AKT通过其PH结构域与PIP₃结合，并被PDK1磷酸化和激活。

图2：促凋亡蛋白Bad可以结合并抑制线粒体膜上的抗凋亡蛋白Bcl-2，活化的Akt磷酸化Bad抑制其促凋亡的功能。

图3：磷酸化的Bad与14-3-3结合，释放抗凋亡蛋白Bcl-2以促进细胞存活。

图4：活化的Akt的第二个功能是磷酸化TSC1/2复合物（一种小GTP酶Rheb的GAP）。

图5：TSC1/2结合Rheb蛋白并抑制其活性，AKT磷酸化TSC1/2后，Rheb蛋白被TSC1/2释放，使得Rheb活化。活化的Rheb结合并激活mTOR（雷帕霉素在哺乳动物体内的靶标作用蛋白）。mTOR一旦被激活就在多条信号通路中发挥重要功能，包括促进脂质生成，提高核糖体生物合成，mRNA合成和增加蛋白质翻译等。

图7.23 LAT:Gads:SLP-76复合体招募ADAP 激活整合素的黏附和聚集

左图：在TCR刺激之前，整合素蛋白LFA-1以一种低亲和力的构象存在于T细胞膜上，该构象的LFA-1与APC上的ICAM-1结合能力较弱。

中图：在TCR信号传导开始后，酪氨酸位点磷酸化的ADAP与SLP-76的SH2结构域之间产生相互作用，使得接头蛋白ADAP被募集到LAT:Gads:SLP-76复合体中。接着ADAP招募下游SKAP和RIAM（Rap1-GTP相互作用的适配子分子）形成复合体，激活小GTP酶Rap1。

右图：活化的Rap1诱导LFA-1的聚集并发生构象变化，导致LFA-1与ICAM-1的亲和力升高。

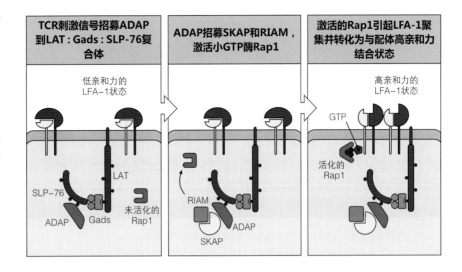

的高亲和力配体。ADAP 缺失的 T 细胞在抗原刺激后的细胞增殖和细胞因子产生等方面都发生障碍，证明整合素介导的细胞黏附信号途径在 T 细胞活化中至关重要。

7-19 T 细胞受体信号通过激活小 GTP 酶蛋白 Cdc42 诱导细胞骨架重构

TCR 信号传导通路中的第四个模块主要介导肌动蛋白细胞骨架的重构，同时也参与免疫突触的稳定形成。如果没有这个反应过程，上一节提到的整合素聚集就不会发生，T 细胞和 APC 的相互作用也会不稳定，T 细胞也就无法完全被激活。这个信号模块中 TCR 信号通路的主要组成部分是 Vav，一种 GEF。它可以激活 Rho 家族 GTP 酶，包括 Cdc42。同 PLC-γ 和 Itk 一样，Vav 通过自身的 PH 结构域与 PIP$_3$ 结合，Vav 还通过其 SH2 结构域与 LAT:Gads:SLP-76 复合体相互作用从而被招募到受体活化复合体附近（图 7.24）。Vav 激活 Cdc42 后，GTP 结合的 Cdc42 诱导威斯科特 – 奥尔德里奇综合征蛋白（Wiskott-Aldrich syndrome protein，WASp）发生构象改变，而 WASp 同样也是通过小的衔接蛋白 Nck 而被募集到 LAT:Gads:SLP-76 复合体中。活化的 WASp 与 WIP 结合，招募 Arp2/3 蛋白，促进肌动蛋白的聚合。WASp 的缺失会造成免疫缺陷病威斯科特 – 奥尔德里奇综合征（WAS），也证明了这一信号通路的重要性。由于 WASp 在体内的广泛表达，WAS 患者体内多种免疫细胞均有缺陷，这些免疫细胞都依赖于 WASp 介导的肌动蛋白的多聚化才能发挥正常功能。WAS 的一个主要症状是 T 细胞依赖的抗体免疫应答的缺失，这是由于肌动蛋白聚合对于确保 CD4$^+$ T 细胞和 B 细胞之间的相互作用非常重要。因此，WASp 缺陷的 T 细胞不能为 B 细胞提供足够的"帮

图7.24 LAT:Gads:SLP-76复合体招募Vav从而诱导Cdc42的激活，促进肌动蛋白多聚化

左图：Vav，小GTP酶Cdc42的GEF，通过PH结构域与细胞膜中的PIP3结合，同时Vav还和磷酸化的SLP-76相结合，Vav通过这两种相互作用而被募集到激活的TCR复合物附近。小接头蛋白Nck与相邻SLP-76蛋白上磷酸化的酪氨酸位点结合并招募未活化的WASp。

中图：Vav激活Cdc42，Cdc42再结合并激活WASp。

右图：激活的WASp与WIP结合，招募Arp2/3并诱导肌动蛋白的聚集。研究发现WASp的编码基因是人类免疫缺陷病（WAS）的致病基因，说明了这条信号通路的重要性。

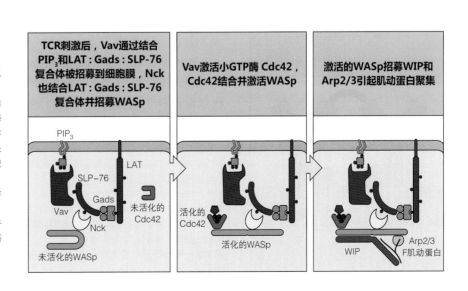

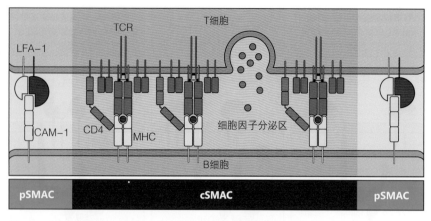
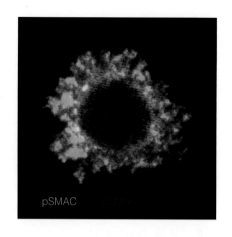

图7.25　免疫突触提供给T细胞一个可以定向分泌T细胞因子的结构平台

当TCR识别APC表面的抗原肽:MHC复合物时，相互作用的两个细胞彼此接触的细胞膜上抗原受体会发生重新排列组合。

左图：当CD4⁺T细胞识别B细胞表面的抗原肽:MHC配体时，免疫突触的存在使得T细胞分泌的细胞因子直接导向B细胞膜上与T细胞膜最紧密接触的位置发挥作用。

右图：TCR/抗原肽:MHC复合物（红色），LFA-1/ICAM-1（绿色）共聚焦显微镜图片显示：刺激信号启动后30分钟，TCR/抗原肽:MHC复合物在中心出现累积，而LFA-1/ICAM-1复合物在外周环状累积。这些结构被称作中心超大分子活化复合物（cSMAC，红色）和外围超大分子活化复合物（pSMAC，绿色）。这两个复合物组合在一起即为免疫突触。照片由Y. Kaizuka提供。

助"，这很可能是因为两种细胞间无法形成正常的免疫突触，而免疫突触的正常形成才能确保 T 细胞可以直接把细胞因子分泌到 B 细胞膜上发挥功能（图 7.25）。

7-20 B 细胞受体信号传导的模式类似于 T 细胞受体信号传导，但仍有一些信号传导组分是 B 细胞特有的

　　T 细胞信号传导通路与 B 细胞信号传导通路有很多相似之处。与 TCR 类似，BCR 是由具有特异性抗原识别的受体蛋白，和含有 ITAM 信号链的 Igα 链和 Igβ 链组成（图 7.10）。在 B 细胞中，Src 家族的 Fyn、Blk 和 Lyn 三种酪氨酸激酶负责磷酸化 BCR 上 Igα 链和 Igβ 链含有的 ITAM（图 7.26）。这些激酶与静息状态下的 BCR 结合，主要依靠与 Igα 和 Igβ 中未磷酸化的 ITAM 低亲和力相互作用。在 BCR 结合了多价抗原并相互交联后，受体相关激酶被激活并使 ITAM 中的酪氨酸残基发生磷酸化。B 细胞中不表达 ZAP-70，但表达一个与之类似的酪氨酸激酶 Syk，Syk 含有两个 SH2 结构域，可以与磷酸化的 ITAM 相结合。不同的是，ZAP-70 需要额外的 Lck 将其磷酸化激活，而 Syk 仅通过与磷酸化的 ITAM 结合就可直接被激活。

　　B 细胞中，共受体和共刺激受体组合成一个辅助性受体复合物发挥功能，这里面包含了细胞表面蛋白 CD19、CD21 和 CD81，这个复合物通常被称为 B 细胞共受体（图 7.27）。与 T 细胞一样，B 细胞共受

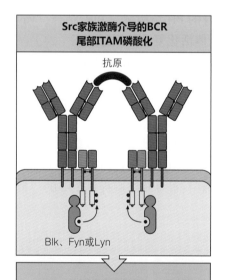
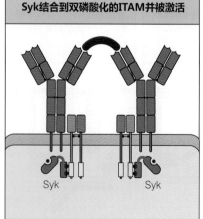

图7.26　Src家族激酶与BCR相互结合，磷酸化ITAM上的酪氨酸位点，这些磷酸化位点为Syk及Syk的转磷酸激活提供结合位置

膜结合的Src家族激酶Fyn、Blk和Lyn通过其蛋白质氨基末端结构域（如图所示）或者它们SH2结构域上单个磷酸化的酪氨酸位点与BCR中的ITAM结合，从而与BCR连接在一起。配体与BCR结合，使之聚集后，受体相关激酶磷酸化Igα和Igβ蛋白链在细胞质尾部的ITAM上的酪氨酸位点，随后，Syk与Igβ链上磷酸化的ITAM结合。由于在每个受体蛋白聚集簇中存在至少两个BCR复合物，与BCR结合的Syk分子之间紧密结合，并且可以通过相互磷酸化而彼此激活，从而启动进一步的信号转导。

体与其配体成簇结合可以增强 BCR 相关的抗原特异性信号。CD21（也称为补体受体 2，CR2）是补体 C3dg 片段的受体。因此 C3dg 结合的细菌病原体等抗原可以与 B 细胞共受体交联，诱导 BCR 相关的酪氨酸激酶磷酸化 CD19 蛋白位于细胞质内的尾部，进而导致其他 Src 家族激酶的结合，这一过程可以增强 BCR 的信号转导以及 PI3K 的招募（见第 7-4 节）。PI3K 可以启动另一条 BCR 下游的信号转导通路（图 7.27）。因此，B 细胞共受体用于增强抗原识别后产生的信号转导。B 细胞共受体复合物的第三种组分 CD81（TAPA-1）的作用尚不清楚。

当细胞被激活时，Syk 磷酸化支架蛋白 SLP-65（也称为 BLNK），与 T 细胞中的 LAT 和 SLP-76 蛋白类似，SLP-65 在功能上更像是上述这两种蛋白质的组合，它可以提供多个酪氨酸磷酸化位点，并招募多种含 SH2 结构域的蛋白，包括酶和衔接蛋白，从而形成不同的多蛋白信号复合体发挥协同作用。与在 T 细胞中一样，关键信号蛋白——PLC-γ 被 B 细胞中特有的 Tec 激酶 Btk（Bruton's tyrosine kinase）激活后水解 PIP$_2$，产生 DAG 和 IP$_3$（图 7.27）。正如 TCR 那样，由 Ca^{2+} 和 DAG 介导的信号通路促进下游转录因子的激活。Btk（由 X 染色体上的基因编码）的缺失，将阻滞 B 细胞的发育和功能，造成布鲁顿无丙种球蛋白血症（又称 X 连锁无丙种球蛋白血症，X-linked agammaglobulinemia，XLA），其主要病理特征就是缺乏抗体。除了 Btk 外，B 细胞中其他信号蛋白分子的突变，包括受体链和 SLP-65，都与 B 细胞相关免疫缺陷有关（见第 8 章）。

前面所讲述的与 TCR 相关的多种下游信号通路同样存在于 BCR 信号通路中，并且依赖接头蛋白 SLP-65。这些信号通路包括 Vav 介导的经 Cdc42 和 WASp 对肌动蛋白多聚化的调控通路，以及招募和活化小 GTP 酶促进整合素黏附的信号通路（图 7.27）。在 B 细胞识别膜结合相关抗原时，BCR 信号同样会在细胞-细胞相互作用的交界处产生免疫突触。在 B 细胞中，免疫突触能促进 B 细胞对抗原的摄取，这是将抗

图7.27　B细胞抗原受体和共受体结合激活下游信号传导模块，促进Akt、PLC-γ和WASp的激活

当抗原被补体片段标记后结合到B细胞共受体或BCR时，可以大大增强其信号传导。与抗原结合后，补体C3经剪切成为C3dg（见图2.30），而C3dg标记的抗原与细胞表面B细胞共受体CD21（补体受体2，CR2）结合，CD21、CD19和CD81（TAPA-1）都是B细胞共受体复合物的重要组成部分。BCR与共受体的交联和聚集后，Igα和Igβ亚基在细胞质内ITAM序列结构域中的酪氨酸残基会被磷酸化。Src家族激酶也会磷酸化CD19细胞质一侧蛋白结构域中的酪氨酸残基。Igα和Igβ中被磷酸化的ITAM招募并激活酪氨酸激酶Syk，Syk的功能与T细胞中的ZAP-70相似。CD19被磷酸化的尾部结构域招募PI3K，促进细胞膜中PIP$_3$的产生。支架蛋白SLP-65通过CIN85与细胞膜相结合，并被活化的Syk磷酸化。PIP$_3$则招募PDK1和Akt，激活Akt。磷酸化的SLP-65和PIP$_3$招募Tec家族酪氨酸激酶Btk和PLC-γ，促进Btk的磷酸化和PLC-γ的激活。磷酸化的SLP-65和PIP$_3$还会招募Vav、Nck，以及未活化的WASp。Vav激活小GTP酶，从而激活WASp，导致肌动蛋白的聚集；活化的GTP酶还诱导整合素的聚集并促进LFA-1构象转化变为高亲和力结合状态。

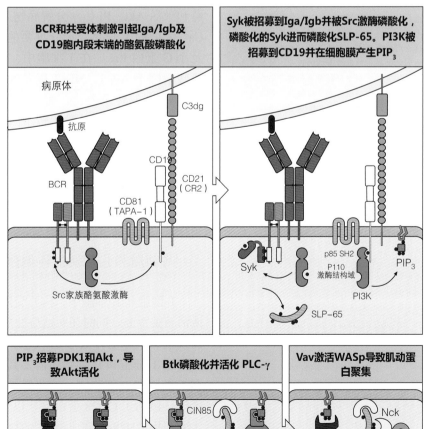

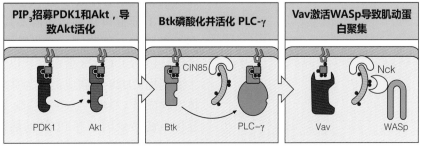

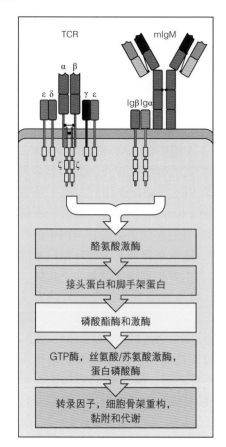

图7.28 抗原受体信号通路总结

正如在这一部分描述的，T细胞和B细胞信号通路的传导需要下游许多不同功能的蛋白在一系列相关反应过程中协同作用，才能对细胞产生这么广泛的改变。抗原受体刺激后第一个能检测到的反应是酪氨酸激酶的活化。紧接着激活的受体复合物利用经过修饰的接头蛋白和支架蛋白招募结合磷脂酶和脂质激酶。然后通过激活大量的小GTP酶、丝氨酸/苏氨酸激酶以及蛋白磷酸酶将这些上游信号进一步放大。最终导致转录因子活化，细胞骨架改变以及细胞黏附和细胞代谢的增强，完成对T细胞和B细胞的最终激活。

原通过抗原肽：MHC 复合物提呈给 CD4[+] T 细胞的先决条件。

B 细胞激活过程中，BCR 信号还可以诱导细胞代谢的改变。和 T 细胞一样，B 细胞内的代谢调节依赖于 PI3K 激酶的活性，PI3K 的激活可以促进 B 细胞膜上受体位置附近形成磷酸肌醇 PI（3，4，5）P_3。BCR 和共受体 CD19/CD21/CD81 形成的受体复合物可以增强 PI3K 的活性从而产生更多的 PIP_3。PI（3，4，5）P_3 招募 Akt，促进 Akt 的磷酸化和活化，接着激活下游的 mTOR，促进 Akt 介导的细胞存活和细胞增殖相关信号通路。

【小结】

淋巴细胞表面的抗原受体是一种多蛋白复合物，其中负责抗原结合的蛋白链与其他负责接收、传递受体来源信号的通路蛋白相互结合。这些信号通路蛋白都含有富含酪氨酸的信号元件——ITAM。在包括淋巴细胞在内的多种免疫细胞中，这些含有 ITAM 的信号通路蛋白主要负责受体激活后下游信号传导。图 7.28 中简单概括了淋巴细胞抗原受体激活后诱导的生物化学反应。这个信号通路级联反应最初从 Src 蛋白家族激酶磷酸化 ITAM 开始。磷酸化的 ITAM 会招募并激活其他下游酪氨酸激酶，如 T 细胞中的 ZAP-70 和 B 细胞中的 Syk。激活的 ZAP-70 或者 Syk 会分别磷酸化 T 细胞中支架蛋白 LAT、SLP-76 以及 B 细胞中的 SLP-65，此外 ZAP-70 和 Syk 还可以激活 PI3K。这些磷酸化的支架蛋白可以继续招募和激活大量的下游信号蛋白，包括磷脂酶 PLC-γ、ADAP 和 Vav，而激活的 PI3K 在细胞膜上产生 PIP_3，继而招募和激活 Akt。PLC-γ 分解底物产生 IP_3 和 DAG。IP_3 对于诱导细胞内 Ca^{2+} 浓度的上升起着十分重要的作用，而 DAG 则激活蛋白激酶 C 以及小 G 蛋白 Ras。在 T 细胞中，这些信号通路的激活最终促进三个重要转录因子 AP-1、NFAT 以及 NFκB 的活化。活化的转录因子都可以诱导 IL-2 的转录表达，而 IL-2 对于 T 细胞激活后的增殖和分化都具有重要的作用。除了激活转录因子，T 细胞和 B 细胞中抗原受体信号通路还可以促进细胞存活，提高细胞代谢，增强细胞的黏附性，以及诱导细胞骨架重组。抗原与抗原受体结合后，一些共受体包括在 T 细胞中负责与 MHC 结合的 CD4 和 CD8 跨膜蛋白，以及在 B 细胞辅助受体复合物中的 CD19，也可以辅助抗原受体信号的传导。

共刺激和共抑制受体调控T细胞和B细胞抗原受体信号

T 细胞和 B 细胞中，抗原受体引起的信号传导不仅对于淋巴细胞的激活至关重要，同时还对适应性免疫应答的特异性起着决定性作用。然而仅依靠抗原受体信号还不足以引起初始 T 细胞和 B 细胞的激活。这些初始 T 细胞和 B 细胞还需要其他额外的信号刺激才能够完全激活。在 T 细胞和 B 细胞中，这些提供必要的第二信号的受体被称为共刺激受体，包括了 CD28 蛋白家族以及 TNF 受体家族的成员。初始 T 细胞主要利用 CD28 家族成员作为共刺激受体，初始 B 细胞则使用 TNF 受体家族成员 CD40。这些共刺激受体产生信号的主要功能就是增强抗原受体下游转录因子和 PI3K 的活化，进而确保 T 细胞和 B 细胞的正常激活。与这些共刺激受体信号相反，T 细胞和 B 细胞表面存在可以下调刺激信号的抑制性受体，它们可以防止免疫应答过度所造成的炎症损伤或者自身免疫病等，尤其是在免疫系统不能有效控制的慢性感染中尤为重要。

7－21　初始 T 细胞的激活需要细胞表面的共刺激受体 CD28

前已提及，单纯依靠 TCR 复合物产生的信号不足以激活 T 细胞。正如第一章所述，在可以激活初始 T 细胞的 APC 表面携带一些被称为共刺激分子或者共刺激配体的细胞膜蛋白。这些配体蛋白与 T 细胞表面共刺激受体蛋白结合，对于初始 T 细胞经抗原激活后传递信号是必须的，这个信号有时也被称为"第二信号"，我们将在第 9 章详细讨论这种协同刺激对于免疫应答的必要性。

目前被研究得最清楚的共刺激受体是细胞膜表面蛋白 CD28。CD28 在所有的初始 T 细胞表面都有表达，它主要负责结合共刺激配体 B7.1（CD80）和 B7.2（CD86），而这些配体则表达在专职的 APC（如 DC）表面。初始 T 细胞必须与同一个 APC 上的抗原和共刺激配体同时作用才能完全激活。CD28 信号帮助 T 细胞抗原特异性活化主要通过促进 T 细胞增殖、细胞因子产生以及细胞存活。所有的这些增强效果主要通过 CD28 蛋白这一侧的胞内信号元件来实现。

CD28 与 B7 分子结合后，Lck 将对 CD28 蛋白的 YXN 结构域上的酪氨酸残基进行磷酸化修饰，从而使得 CD28 可以招募接头蛋白 Grb2，同时 Lck 还对 CD28 蛋白上一个非 ITAM 的结构——YMNM 中的酪氨酸残基进行磷酸化。CD28 的细胞内侧的蛋白末端还携带一个富含脯氨酸（PXXP）的结构，主要负责与 Lck 和 Itk 的 SH3 结构域结合。尽管具体的细节还不十分清楚，但是 CD28 磷酸化的一个主要功能是激活 PI3K 产生 PIP$_3$（图 7.29）。因此，CD28 诱导的协同刺激信号可以与 TCR 信号共同作用以最大化激活三个 TCR 信号模块。具体来说，CD28 激活产生的高浓度的 PIP$_3$ 招募 Itk 到细胞膜上，通过 Lck 使 Itk 磷酸化，从而增强 PLC-γ 的激活。PIP$_3$ 同时也招募和激活 Akt，促进细胞存活和增强细胞代谢水平（见第 7-17 节）。Akt 的另一个主要功能就是磷酸化 RNA 结合蛋白 NF-90；磷酸化的 NF-90 将从细胞核内转移到细胞质中，结合并稳定表达 IL-2 的 mRNA 分子，提高 IL-2 蛋白的合成。最后，PIP$_3$ 还可以招募 Vav，促进细胞骨架的重构（见第 7-19 节）。因此，通过 CD28 的协同刺激信号增强了抗原刺激后 TCR 下游的信号传导。

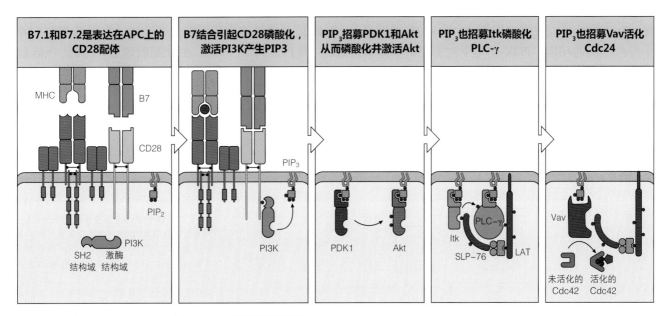

| **B7.1和B7.2是表达在APC上的 CD28配体** | **B7结合引起CD28磷酸化，激活PI3K产生PIP3** | **PIP$_3$招募PDK1和Akt 从而磷酸化并激活Akt** | **PIP$_3$也招募Itk磷酸化 PLC-γ** | **PIP$_3$也招募Vav活化 Cdc24** |

图7.29　T细胞共刺激受体CD28介导的信号增强了抗原受体信号通路

CD28的配体B7.1和B7.2，特异性地表达在APC，如DC上（图一）。CD28与配体的结合促进了CD28酪氨酸位点磷酸化，进而激活PI3K，产生PIP$_3$。PIP$_3$可以结合很多酶分子的PH蛋白结构域并将这些酶蛋白分子集中在一起，便于与细胞膜上的底物相结合。这些被PIP$_3$招募的酶包括：蛋白激酶Akt通过被磷酸肌醇依赖的蛋白激酶1（PDK1）磷酸化激活，激活后提高细胞生存并且增强细胞代谢（图7.22）。激酶Itk被招募到膜上，从而完全激活PLC-γ（图7.16）。PIP$_3$也可以招募Vav，导致Cdc42激活，诱导肌动蛋白的多聚化（图7.24）

7-22 CD28 介导的共刺激信号可以最大化地激活 PLC-γ，这对转录因子激活至关重要

CD28 共刺激信号一个重要功能就是通过在局部产生 PIP_3 进而最大化激活 PLC-γ。PIP_3 通过结合 PH 结构域招募 Itk，提高 Lck 对 Itk 的磷酸化水平。激活后的 Itk 通过 SH2 和 SH3 功能域结合 SLP-76，从而被招募到磷酸化的 LAT:Gads:SLP-76 复合体上，完成对 PLC-γ 的磷酸化和激活（图7.16）。激活的 PLC-γ 降解 PIP_2，产生两个第二信使 DAG 和 IP_3，最终激活转录因子 NFAT、AP-1 和 NFκB。因此，TCR 和 CD28 信号的同时传递才能将 PLC-γ 完全活化并刺激转录因子的激活。

在 T 细胞中，NFAT、AP-1 和 NFκB 等转录因子的最主要功能是刺激细胞因子 IL-2 基因的表达，从而促进效应 T 细胞的增殖和分化。*IL-2* 基因的启动子上包含大量转录调控元件，通过与转录因子的结合可以促进 *IL-2* 的表达。有些转录调控位点组成型地被某些转录因子（如 Oct1）结合。Oct1 虽然在淋巴细胞中持续性表达，但是它并不足以启动 *IL-2* 的转录。只有当 NFAT、AP-1 和 NFκB 全部激活并且结合到 *IL-2* 启动子上的控制位点 *IL-2* 基因才能表达。NFAT 和 AP-1 共同结合在 *IL-2* 基因的启动子上，当形成 NFAT、jun 和 Fos 异三聚体时，结合 *IL-2* 启动子的亲和力大大提升。除此之外，CD28 协同刺激信号通路通过促进 NFκB 激活进一步提高 *IL-2* 的转录。因此，*IL-2* 启动子整合了 TCR 和 CD28 信号通路以确保 IL-2 只有在合适的条件下产生（图7.30）。此外，CD28 协同刺激信号通路诱导 NF-90 的磷酸化增加了 IL-2 mRNA 的稳定性，也增强了 T 细胞激活后 IL-2 的产生。

7-23 肿瘤坏死因子受体超家族成员促进 T 细胞和 B 细胞的激活

初始 T 和 B 细胞的激活需要其各自表面的抗原识别受体信号的传导，然而它们单独还不足以激活细胞。对于初始 T 细胞而言，如上所述（见第 7-21 节和第 7-22 节），CD28 介导的共刺激信号是必需的。在初始 B 细胞中，病原体与天然 PRR 的直接相互作用也可以促进 B 细胞激活，如 B 细胞表面的 TLR。然而，如果想要产生更加有效的 B 细胞激活，促进 B 细胞分泌所有种类的抗体，以及记忆性 B 细胞的分化，还需要 CD4^+ T 细胞提供额外的刺激信号给 B 细胞。其一就是 T 细胞分泌的细胞因子，这些细胞因子可以结合到 B 细胞的相应受体上发挥功能（见第 10 章）。T 细胞的 CD40 配体（CD40L）与 B 细胞的 CD40 相结合，是 CD4^+ T 细胞提供给 B 细胞的第二信号，也是更重要的一种刺激信号。当 CD4^+ T 细胞不表达 CD40L 时，将影响 B 细胞产生抗体的功能，从而导致严重的免疫缺陷病，这充分说明 CD40 与 CD40L 结合的重要性。

CD40 是 TNF 受体蛋白超家族（包含 20 多种成员）的一员。其中 Fas（见第 11 章）可以特异性介导细胞凋亡。大部分 TNF 受体超家族成员，包括 CD40，可以激活 NFκB 和 PI3K 激酶信号通路（图7.31）。虽然 NFκB 激活可以促进细胞存活，而 PI3K 通路则是 CD40 信号传递的主要下游信号途径，它在 B 细胞应答中发挥不同的功能。PI3K 信号下游主要信号分子是 Akt，当 PI（3、4、5）P_3 在 B 细胞膜上产生时，Akt 就

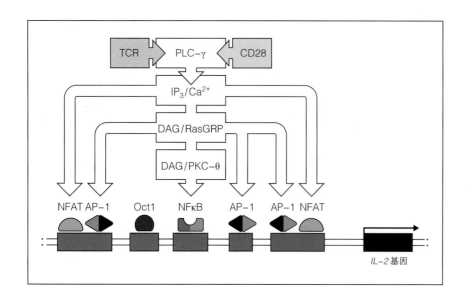

7.30 简易示意图描述了作用在 *IL-2* 启动子上的多条信号通路

AP-1、NFAT 和 NFκB 与 IL-2 基因启动子结合，通过整合 TCR 和 CD28 共刺激受体发出的多条信号通路，共同作用到同一个下游功能上，即刺激产生细胞因子 IL-2。MAPK 通路激活 AP-1，Ca^{2+} 通路激活 NFAT，蛋白激酶 C 激活 NFκB。IL-2 基因转录的激活需要这三条信号通路的共同参与。既需要 NFAT 和 AP-1 结合后一起作用在特定启动子元件上，又需要 AP-1 自身单独在另一个调控位点的结合。Oct 1 也是 IL-2 转录所必需的转录因子。与其他转录因子不同，它始终结合在启动子上，因此不受 TCR 或 CD28 信号的调控。

会被招募到细胞膜而被激活，随后 Akt 激活多条下游信号通路，其中包括调节细胞存活、细胞周期进程、葡萄糖摄取、细胞代谢以及 mTOR 的激活等，这些信号通路对 B 细胞激活后功能的发挥必不可少。概括来说，B 细胞 CD40 的作用方式和 T 细胞的 CD28 很相似，都能增强由 BCR 或 TCR 引起的 Akt 信号的激活。

不同于抗原受体信号，TNF 受体超家族成员，包括 CD40，激活后信号的传递不经由酪氨酸激酶激活介导。TNF 受体主要招募 TRAF 蛋白（TNF 受体相关因子）。这些蛋白质除了可促进多种不同蛋白质组装形成蛋白复合物外，6 个 TRAF 蛋白家族成员中有 5 个还具有 E3 泛素连接酶功能。不同于抗原受体介导的NFκB 激活通路，大多数 TNF 受体超家族蛋白利用 TRAF 自身 E3 泛素连接酶功能，激活一条称作非经典NFκB 通路（图 7.31）。相比之下，TNF 受体与 TRAF 蛋白介导的 PI3K 激活的具体机制还不是很清楚。

CD40 在 B 细胞上表达，在 B 细胞活化并识别抗原的过程中发挥作用。其他的 TNF 受体超家族也能在B 细胞上表达，它们当中的每一个成员分别在 B 细胞成熟过程中的不同阶段（如在浆细胞形成和记忆细胞发育成熟阶段）起着重要调控作用。与 B 细胞相似的是，T 细胞上也表达 TNF 受体超家族成员，并且随着 T 细胞激活表达上调。其中包括 OX40、4–1BB、CD30 和 CD27，这些蛋白质对 T 细胞存活也很重要，并能在T 细胞抗感染免疫反应的晚期增强细胞的代谢水平（见第 11 章）。

7–24　淋巴细胞共抑制性受体干扰共刺激受体信号传导减弱免疫反应

CD28 属于结构相关受体蛋白家族，该受体由淋巴细胞表达并结合 B7 家族配体。类似 CD28 的受体，如诱导性共刺激分子（inducible co-stimulator，ICOS）受体也可以起到激活信号的作用，这些将在第 9 章中详细讨论。其他专门抑制抗原受体介导的信号传导受体蛋白，可以导致细胞凋亡，这些受体对免疫应答的负调节在免疫系统也扮演着重要角色。T 细胞表面含有与 CD28 相关的抑制性受体包括 CTLA-4（CD152）和程

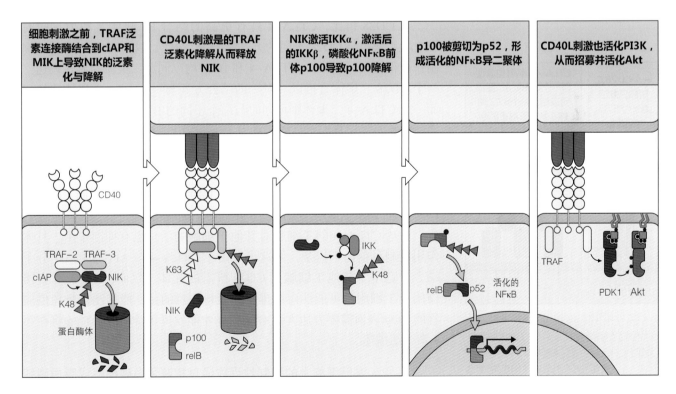

图7.31　TNF受体超家族成员CD40是B细胞上重要的共刺激分子

TNF受体超家族的多个成员在T细胞和B细胞上表达。这些受体的一个关键功能是激活NFκB，这种激活不同于抗原受体刺激下游经典的NFκB激活，而是通过非经典的NFκB通路激活。TNF受体超家族成员也可以激活PI3K信号通路。CD40是B细胞上重要的TNF受体超家族成员之一。在刺激前，泛素连接酶TRAF分子与另一种泛素连接酶cIAP共同结合一种与NF结合激活有关的激酶NIK。在这些稳定的未刺激条件下，TRAF蛋白的结合促进了NIK的泛素化和降解。当CD40与CD40L结合激活时，TFAF复合物被招募到CD40的胞内结构域。TRAF-2催化cIAP的K63连接泛素化，从而促进cIAP介导的TRAF-3的K48位泛素化连接。TRAF-3的泛素化后发生蛋白降解，释放了NIK，自由的NIK磷酸化并活化IKK。IKK磷酸化NFκB前体蛋白p100，诱导其裂解形成活性p52亚基，该亚基与relB结合形成有活性的NF形成转录因子。CD40L刺激CD40还能激活PI3K，导致PDK1激活Akt。

序性死亡因子－1（programmed death-1，PD-1），此外 B 细胞和 T 细胞衰减蛋白（B and T lymphocyte attenuator，BTLA）同时表达在 B 细胞和 T 细胞上。在这些抑制性受体中，CTLA-4 似乎是最重要的抑制性受体，缺少 CTLA-4 的小鼠会在各种器官中出现大量异常增殖的 T 细胞，小鼠在幼龄时就会死亡。而缺失 PD-1 和 BTLA 的 T 细胞在激活后则只会引起较弱程度的变化，而不是像 CTLA-4 那样可以引起严重而迅速的淋巴细胞增殖反应。CTLA-4 与 PD-1 在临床上都已经成为蛋白药物设计靶点，用来阻断这些受体对细胞免疫的抑制作用。通过阻断这些抑制性受体来提高 T 细胞免疫应答水平，这样的治疗策略也叫免疫检查点疗法（见第 16 章）。最新的临床试验表明阻断 CTLA-4 和 PD-1 能够显著提高患者体内的抗肿瘤 T 细胞免疫应答。

活化的 T 细胞上调 CTLA-4 的表达，并与协同刺激配体（B7.1 和 B7.2）结合。CTLA-4 与 CD28 识别相同的配体，但是 CTLA-4 结合配体后能抑制 T 细胞的活化，而不是增强 T 细胞的活化（图 7.32）。CTLA-4 的功能在很大程度上受其细胞表面表达量的影响。最初，CTLA-4 存在于细胞内的相关膜结构中，但在 TCR 信号激活后，CTLA-4 转运到 T 细胞表面。CTLA-4 在细胞膜上的表达量受到其在细胞质一侧蛋白末端上的酪氨酸基序 GVYVKM 的磷酸化控制。当该酪氨酸基序不被磷酸化时，它就能与网格蛋白的接头分子 AP-2 结合，从而从细胞膜表面去除 CTLA-4。当 CTLA-4 被磷酸化时，这个基序不能与 AP-2 结合，CTLA-4 得以保留在细胞膜上，通过与 APC 上 B7 分子结合抑制 T 细胞免疫应答。

与 CD28 相比，CTLA-4 具有更高的结合 B7 配体亲和力，同时 CTLA-4 采用与 CD28 不同的方式结合 B7 分子，这点对 CTLA-4 的抑制作用很重要。CD28、CTLA-4 和 B7.1 均以同源二聚体的形式表达。一个 CD28 二聚体直接以一对一的结合方式与一个 B7.1 二聚体连接，而一个 CTLA-4 二聚体则可同时与两个不同的 B7 二聚体结合，使他们之间的相互作用具有更高的亲和力（图 7.32）。CTLA-4 曾经一度被认为 CTLA-4 与后述的其他抑制性受体一样，是通过招募抑制性磷酸酶而发挥作用，但此观点现在已不被认同。目前尚不清楚 CTLA-4 是否直接激活抑制性信号通路。相反，CTLA4 可能部分通过阻断 CD28 与 B7 的结合，从而减少了 CD28 介导的协同刺激功能。

表达 CTLA-4 的 T 细胞对其他 T 细胞的活化也有抑制作用。具体作用机制目前尚不清楚，但这可能由于 CTLA-4 与 APC 上的 B7 分子结合，竞争了其他 T 细胞上 CD28 所需的配体。然而，CTLA-4 直接作用于 T 细胞的可能性尚未排除。值得注意的是，能抑制自身免疫应答的 Treg 表面需要表达大量 CTLA-4 才能发挥正常功能。Treg 将在第 9 章详细描述。

7-25 淋巴细胞上的抑制性受体通过招募蛋白磷酸酶或脂质磷酸酶来降低免疫应答

能抑制淋巴细胞激活的抑制性受体在其细胞质区都有一段称为免疫受体酪氨酸抑制基序（ITIM，一致性序列 [I/V] XYXX [L/I]，其中 X 是任意氨基酸）（图 7.33），或相关免疫受体酪氨酸开关基序（ITSM，一致序列 TXYXX [V/I]）。在 ITIM 或 ITSM 中的酪氨酸

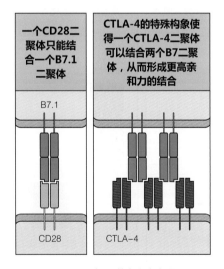

一个 CD28 二聚体只能结合一个 B7.1 二聚体	CTLA-4 的特殊构象使得一个 CTLA-4 二聚体可以结合两个 B7 二聚体，从而形成更高亲和力的结合
B7.1	
CD28	CTLA-4

图 7.32　CTLA-4 与 B7 的亲和力高于 CD28，并与 B7 形成多价结合

CD28 和 CTLA-4 在细胞表面均以二聚体的形式表达，与二聚体形式存在的 B7.1 和 B7.2 的配体结合。然而，CD28 和 CTLA-4 与 B7 的结合方向不同，从而增强了 CTLA-4 的抑制作用。一个 CD28 二聚体只能与一个 B7.1 二聚体相连。但是一个 CTLA-4 的二聚体可以结合两个不同的 B7.1 二聚体，使 CTLA4 和 B7 聚集成高亲和力的复合物。此特点以及 CTLA-4 对 B7 分子的更高亲和力，使它更有利于竞争 APC 上现有的 B7 分子，从而阻止 T 细胞的激活。

被磷酸化时，它可以通过识别两种抑制性磷酸酶，SHP（含 SH2 结构域的蛋白磷酸酶）和 SHIP（含 SH2 结构域的肌醇磷酸酶）上的 SH2 结构域发生结合。SHP 是一种蛋白酪氨酸磷酸酶，作用是去除由酪氨酸激酶产生的多种蛋白质中的磷酸基团。SHIP 是一种肌醇磷酸酶，从 PIP_3 中去除磷酸生成 PIP_2，从而抑制 Tec 激酶和 Akt 等蛋白质在细胞膜上的聚集，从而抑制信号传递。

另一种含有 ITIM 结构的受体是 PD-1（图 7.33），在激活的 T 细胞，B 细胞以及骨髓细胞中 PD-1 都可以被诱导瞬时表达。它能够与 B7 家族配体 PD-L1（程序性死亡配体 -1，B7-H1）、PD-L2（程序性死亡配体 - 2，B7-DC）结合。虽然如此命名（程序性死亡），但是现在我们已经知道这些蛋白质的主要功能是作为抑制性受体 PD-1 的配体，而不是直接导致细胞死亡。PD-L1 在多种细胞上组成性表达，而 PD-L2 则在炎症期间被 APC 诱导表达。因为 PD-L1 的持续性表达，所以调节 PD-1 的表达量对控制 T 细胞免疫应答起着关键的作用。例如，促炎细胞因子信号能够抑制 PD-1，从而增强 T 细胞应答。缺乏 PD-1 的小鼠会逐步发展成自身免疫病，可能是由于其不能够抑制 T 细胞的激活。在慢性感染中，PD-1 的广泛表达降低了 T 细胞的效应活性。这有助于将潜在的炎症损伤限制在感染位置的临近细胞上，但却是以降低对病原菌的清除能力为代价。

BTLA 包含一个 ITIM 和一个 ITSM 结构，并在激活的 T 细胞、B 细胞以及一些固有免疫细胞上表达。然而不同于其他的 CD28 家族成员，BTLA 并不与 B7 配体结合，它能够结合 TNF 受体家族的一个成员疱疹病毒介入分子（herpesvirus entry molecule，HVEM）。HVEM 在静息状态下的 T 细胞及未成熟 DC 中高表达。当 BTLA 与 HVEM 在同一个细胞上共表达时，BTLA 进一步抑制淋巴细胞的激活，它结合并阻止 HVEM 与信号通路下游中能够刺激 NFκB 的分子相结合，如果没有 BTLA，HVEM 与这些分子的结合可以促进 NFκB 介导的细胞存活。而当 BTLA 和 HVEM 在不同细胞上表达时，这两者的相互作用可以促进表达 HVEM 的细胞存活。

B 细胞和 T 细胞上的其他共抑制受体也含有 ITIM，并且当它们与抗原受体结合时也可以抑制细胞激活。例如 B 细胞上的受体 FcγRⅡB-1，结合 IgG 抗体的 Fc 区。由于 BCR 与这种抑制性的受体之间存在协同作用，当抗原与 IgG 抗体以免疫复合物形式存在时无法正常激活初始 B 细胞。FcγRⅡB-1 中的 ITIM 结构域还可以将 SHIP 募集到同一个 BCR 复合物中，阻断 PI3K 的激活（图 7.34）。CD22 是 B 细胞上的另一种抑制性受体，它能够识别一些唾液酸修饰的跨膜蛋白；唾液酸修饰的蛋白质在哺乳动物细胞中很常见，但在微生物病原体中不多见。CD22 包含的 ITIM 能够与 SHP 相互作用。SHP 是一种磷酸酶，它可以将与 CD22 结合的接头蛋白 SLP-65 去磷酸化，从而抑制来自 BCR 的信号传导。

ITIM 也是 NK 细胞受体下游信号传导中的重要基序，并能够抑制 NK 细胞的杀伤活性（见第 3-26 节）。当 NK 细胞识别到一个未感染细胞时，这些抑制性受体识别 MHC - Ⅰ分子并传导抑制性信号，抑制 NK 细胞释放杀伤性颗粒。含有 ITIM 结构域的受体在 NK 细胞活化过程中可平衡含 ITAM 结构域的受体所产生的激活信号，因此这些受

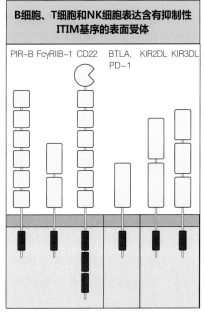

B 细胞、T 细胞和 NK 细胞表达含有抑制性 ITIM 基序的表面受体

PIR-B　FcγRⅡB-1　CD22　　BTLA,　KIR2DL　KIR3DL
　　　　　　　　　　　　　　PD-1

图7.33　部分淋巴细胞表面受体含有抑制细胞激活的结构基序

部分受体介导的信号转导可以抑制淋巴细胞或者 NK 细胞激活，它们的细胞质一侧尾部都含有一个或者多个 ITIM 结构域（免疫受体基于酪氨酸的抑制性基序）（红色矩形所示）。ITIM 可以结合不同的磷酸酶。当激活时，其抑制含 ITAM 结构域蛋白介导的激活信号。

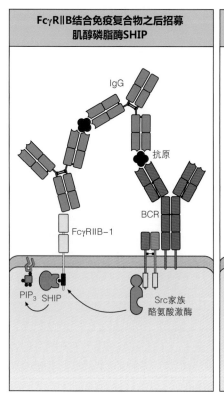

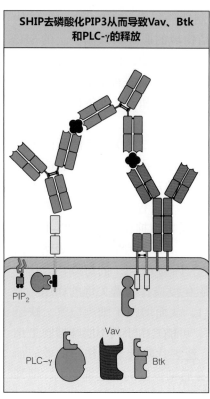

图7.34　含有ITIM的Fc受体通过招募肌醇磷酸酶SHIP抑制BCR信号

当抗原已经和抗体IgG形成免疫复合物并结合到BCR时，含有ITIM的Fc受体FcγRⅡB也同时结合到这些免疫复合物上。BCR结合的Src蛋白家族激酶磷酸化FcγRⅡB上的ITIM结构域，使得FcγRⅡB结合招募含有SH2结构域的肌醇磷酸酶SHIP。SHIP将细胞膜上的PIP$_3$去磷酸化，形成PIP$_2$。由于含有PH结构域的众多蛋白质，例如Vav、Btk，以及PLC-γ等都需要结合PIP$_3$才能被招募到细胞膜BCR附近激活其下游信号，因此PIP$_3$的减少使得这些关键蛋白酶无法募集抑制了BCR信号的传导。

体在决定 NK 细胞激活阈值中发挥重要作用。

【小结】

　　T 细胞和 B 细胞上的抗原受体介导的信号传导对于 T 细胞和 B 细胞的激活至关重要。但是对于初始 T 细胞和 B 细胞来说，仅仅具有 TCR 信号或者 BCR 信号还不足以激活细胞。除了抗原受体信号外，这些细胞还需要其他辅助性受体介导的信号来监测细胞所在环境是否存在感染。初始 T 细胞中一个非常重要的第二信号是由共刺激蛋白 CD28 家族提供的，CD28 能够结合 B7 家族成员蛋白。激活 CD28 蛋白家族产生的共刺激信号可以放大 TCR 信号，这对于确保初始 T 细胞能否被适当的靶细胞正常激活至关重要。在 B 细胞中，该第二信号是由 TNF 受体超家族成员如 CD40 等所提供。针对 CD28 和其他共刺激受体家族蛋白的抑制性分子可以减弱或完全抑制这些受体激活后产生的下游信号。对激活型受体、抑制性受体，以及它们的配体的蛋白质表达进行调节，使得免疫反应具有更加复杂而精密的调控机制，关于这方面的研究才刚刚开始。

第7章总结

　　免疫细胞表面受体所介导的不同种类信号传导，对于免疫系统针对外来病原体产生合适的免疫应答十分关键。多种由于信号传导紊乱所引起的相关免疫疾病已经证实这些信号通路的重要性，其中包括了免疫缺陷病与自身免疫病。许多信号通路的共同特征是其能够产生第二信使如钙离子与磷酸肌醇。此外，丝氨酸 / 苏氨酸和酪氨酸激酶的激活也是众多信号通路的共同特征。从受体蛋白起始的信号通路中有一个重要的步骤就是信号蛋白被招募到细胞膜并形成蛋白多聚体信号复合物。在许多情况下，信号传导活化的转录因子直接或间接地促进淋巴细胞的增殖、分化以及淋巴细胞的效应功能。信号传导的其他作用还包括对细胞骨架的改变，这对于某些细胞功能如细胞迁移、细胞形态变化等具有重要的作用。TCR 和 BCR 信号通路传导步骤总结见图 7.28。

　　虽然我们已经了解信号传导通路的基本网路，但要牢记的是，我们还无法解释为什么这些信号传导途径如此复杂。一个原因可能是这些信号通路在诸如信号的放大、稳定性、多样性，以及信号反应的有效性等方面起作用。未来的重要目标是进一步了解每条信号通路是如何为某一特定信号所引起的反应调控其质量和灵敏度的。

练习题

7.1 判断题：抗原受体具有内在激酶活性，可以磷酸化细胞质中的蛋白质以及随后的下游信号。

7.2 选择填空题：指出以下受体是否是受体酪氨酸激酶（RTK）、受体丝氨酸/苏氨酸激酶（RSTK）或没有内在的酶活性（null）。
A. ____ Kit
B. ____ BCR
C. ____ FLT3
D. ____ TGF-β 受体

7.3 简答题：如果脚手架蛋白和接头蛋白分子没有内在酶活性，那么怎么对它们进行信号转导调节？

7.4 选择题：下列哪个选项能够导致 Ras 活性增加（单选或多选）。
A. Ras 点突变增强其 GTP 酶活性
B. 过表达 GEF
C. 去除胞质中的 GTP
D. 过表达 GAP
E. RAS 点突变保留其对 GAP 的活性不敏感

7.5 排序题：将 TCR 下游信号按 1～5 的顺序排序。
____ 通过 Gads 连接的脚手架蛋白 LAT 及 SLP-76 被磷酸化。
____ 具有串联的 SH2 结构域的激酶 ZAP-70 结合到 ITAM 结构域上。
____ 招募并激活含 SH2，PH 与 PX 结构域的蛋白。
____ PI3K 活化并产生 PIP₃。
____ 通过一个 Src 蛋白家族激酶 Lck 来磷酸化 ITAM 基序。

7.6 填空题：从以下列表中选择出最适合句子空白处的单词进行填空，每个单词只允许使用一次。

PH/PX	PLC-γ
SH2	ADAP
Vav	PI3K
LAT:Gads:SLP-76	Akt

抗原受体信号传导的下游信号通路产生许多分支通路或模块。它们能够被脚手架蛋白复合物 _____ 所激活，也可通过酶 _____ 从 PIP₂ 产生 PIP₃，或者两者都有。磷酸化的接头蛋白上的酪氨酸残基募集含有 _____ 结构域的蛋白质，而 PIP₃ 所招募的蛋白质含有 _____ 结构域。这四个模块是（1）_____ 的激活，它能够剪切 PIP₂ 以产生 DAG 与 IP₃，（2）_____，

能够结合 PIP₃，并通过磷酸化与灭活 TSC 复合物来激活 mTOR 信号通路，（3）_____，一个能够招募 SKAP55 与 RIAM 的衔接体蛋白，（4）_____，一个导致 WASp 活化的 GEF。这些通路最终导致关键基因转录增加、细胞代谢增加，以及细胞黏附增强和肌动蛋白聚合。

7.7 配对题：将小 G 蛋白（GTP 酶）与其相应的功能配对。

A. Ras	ⅰ. WASp；肌动蛋白聚合
B. Cdc42	ⅱ. mTOR；细胞代谢
C. Rap1	ⅲ. LFA-1 聚集；细胞黏附
D. Rheb	ⅳ. MAPK 通路；细胞增殖

7.8 选择题：下面哪些陈述是错误的？
A. K63 多聚泛素化促进细胞下游信号传导。
B. K48 多聚泛素化导致蛋白酶体降解。
C. 泛素化相关酶家族中——E1 泛素激活酶、E2 泛素标记酶、E3 泛素连接酶——Cbl 是一个 E3 酶，通过 SH2 结构域与底物蛋白结合。
D. 表面受体的寡或者二聚泛素化会导致其被蛋白酶体降解。

7.9 配对题：将人类疾病与基因缺陷配对。

A. XLA	ⅰ. ORAL1
B. WAS	ⅱ. NEMO
C. 重度联合免疫缺陷	ⅲ. Btk
D. X 连锁少汗性外胚层发育不良伴免疫缺陷	ⅳ. WASp

7.10 填空题：在 T/B 细胞部分写出对应的受体或信号组分。

T 细胞	B 细胞
CD3ε:CD3δ:（CD3γ）2:（CD3ζ）2	A. _____
B. _____	CD21:CD19:CD81
CD28	C. _____
D. _____	Fyn，Blk，Lyn
E. _____	Syk
LAT:Gads:SLP-76	F. _____

7.11 判断题：CTLA-4 和 PD-1 都是包含 ITIM 结构域的抑制性受体，可以通过激活细胞内蛋白和（或）脂类磷酸酶干扰共刺激信号通路。

7.12 选择题：静脉注射外源免疫球蛋白是一种广泛应用于

治疗自身抗体（抗自身抗原的抗体）引起的自身免疫病疗法。研究发现，注射的免疫球蛋白上唾液酸的存在对于抑制患者自身 B 细胞表达自身抗体至关重要。基于这个发现，下列哪个受体可能对于抑制 B 细胞抗体产生起到响应作用？

A. FcγRⅡB
B. CD22
C. PD–1
D. CD40
E. BTLA

（王玉刚　吕　伟译，吕　伟校）

参考文献

B细胞和T细胞发育

8

机体产生新生淋巴细胞的过程称为淋巴细胞生成（lymphopoiesis），这一过程发生在特定的淋巴组织——中枢（或初级）淋巴组织（central or primary lymphoid tissue）中，包括产生 B 细胞的主要场所骨髓，以及产生 T 细胞的主要场所胸腺。前 B 细胞和前 T 细胞均源于骨髓，B 细胞在骨髓中完成主要发育过程，而大多数前 T 细胞则迁移到胸腺并在其中发育为成熟的 T 细胞。淋巴细胞生成的主要目标是在循环 B 细胞和 T 细胞上产生多样化的 BCR 和 TCR，从而使个体能够针对一生中遇到的各种病原体产生适应性免疫应答。在胎儿和幼年期，中枢淋巴组织产生大量新生淋巴细胞，这些淋巴细胞随后迁移到如淋巴结、脾脏和黏膜淋巴组织等外周淋巴组织（peripheral lymphoid tissue）中，也称为次级淋巴组织（secondary lymphoid tissue）。在成年个体中，胸腺产生 T 细胞的能力降低，外周 T 细胞数目主要通过发生于中枢淋巴器官之外的成熟 T 细胞的分裂来维持。与 T 细胞不同，B 细胞即使在成人骨髓中也可以不断产生。本章将重点介绍未定向前体细胞向 T 细胞和 B 细胞（主要是 CD4$^+$ 和 CD8$^+$ T 细胞以及 B 细胞的主要群体）发育的过程。同时还将简要介绍 T 细胞和 B 细胞的其他亚群，如恒定 NKT（iNKT）细胞、Treg、γ:δ TCR$^+$ T 细胞、B-1 B 细胞和边缘区 B 细胞的发育。

　　B 细胞和 T 细胞表达的抗原受体基因的结构以及组装完整抗原受体的机制在第 4 章和第 5 章中已有描述。一旦抗原受体形成，就需要对淋巴细胞携带的抗原受体进行严格测试，确保其能够识别广谱的病原体，同时不会对个体自身的细胞产生免疫应答。鉴于重排过程中可以产生极高的受体多样性，而个体在其一生中只能表达所有潜在的受体库中的一小部分，因此成熟的淋巴细胞能有效地识别和响应外来抗原就显得非常重要。我们还将描述机体如何检验受体对自身配体的特异性和亲和力，以此确定未成熟的淋巴细胞是走向死亡还是存活下来并加入成熟的免疫组库（repertoire）。一般而言，受体与自身抗原亲和力较弱的发育中的淋巴细胞，或者以特殊方式结合自身抗原的淋巴细胞，都能收到生存信号而存活下来，这个过程称为阳性选择（positive selection）。阳性选择对于 α:β T 细胞的发育尤为关键，α:β T 细胞识别与 MHC 分子结合的多肽组成的复合抗原，而阳性选择可以确保个体的 T 细胞能够对结合自身 MHC 的多肽产生应答。

　　机体必须清除携带强自身反应性受体的淋巴细胞以防止自身免疫应答的发生，这个过程称为阴性选择（negative selection），是免疫系统形成自我耐受的方式之一。如果发育的淋巴细胞没有接收到来自受体的信号，其最终命运是通过凋亡被清除。正如我们将看到的，绝大多数发育中的淋巴细胞在从中枢淋巴器官迁出之前或在外周淋巴器官中发育成熟之前就已发生凋亡。

在本章中，我们将介绍小鼠与人类 B 细胞和 T 细胞从骨髓未定向的干细胞发育为成熟的、功能上特化的且携带独特抗原受体的淋巴细胞的各个阶段。成熟淋巴细胞的生命的最后阶段，即是其与抗原相遇并激活成为效应或记忆淋巴细胞，这部分内容将在第 9-11 节中讨论。我们现在知道，在胎儿晚期和出生后占主导地位的 B 细胞和 T 细胞发育不同于胎儿个体发育早期发生的淋巴细胞发育。早期的发育源自胎儿肝脏中的干细胞和发育胚胎中更原始的造血组织。与从骨髓干细胞发育的淋巴细胞不同，这些从早期胎儿前体细胞发育的 B 细胞和 T 细胞通常在黏膜和上皮组织中，并且在固有免疫应答中发挥作用。在成人中，这些淋巴细胞亚群是次级淋巴组织中的少数群体。本章将重点介绍从骨髓干细胞发展而来的、参与适应性免疫应答的主要细胞群体——B 细胞和 T 细胞。本章分为三个部分，前两个部分分别描述 B 细胞和 T 细胞的发育，第三部分将讨论胸腺中 T 细胞的阳性选择和阴性选择。

B细胞发育

B 细胞发育的主要阶段如图 8.1 所示。B 细胞和 T 细胞发育的阶段主要通过组装和表达功能性抗原受体基因的连续过程来区分。

在淋巴细胞发育的每个步骤中，基因重排的进程均受到监控。这个过程包括成功的基因重排产生编码蛋白，从而可以提供细胞进入下一阶段的信号。发育的 B 细胞具有多次重排的机会，这增加了成功重排表达功能性抗原受体的可能性，而且还有检查点控制每个 B 细胞只表达一种特异性受体。我们首先看一下多能造血

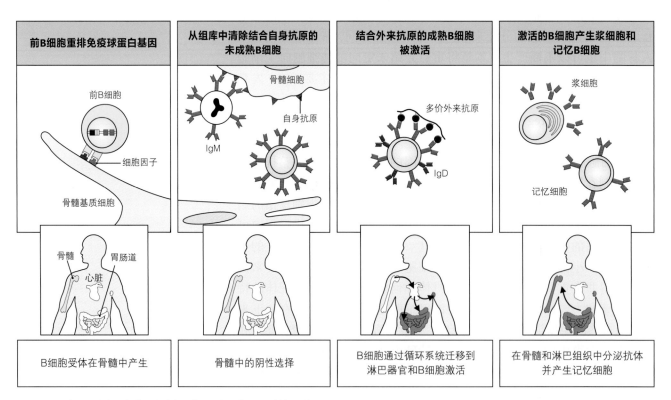

图8.1   B细胞在骨髓中发育并迁移到外周淋巴器官，进而可以被抗原激活

在B细胞发育的第一阶段，骨髓中的前B细胞进行免疫球蛋白基因重排。这一阶段不依赖于抗原，但需要与骨髓基质细胞的相互作用（第一组图）。在这一阶段前B细胞发育为细胞表面表达IgM抗原受体的未成熟B细胞（第二组图）。在第二阶段未成熟B细胞与环境中的抗原相互作用，在这一阶段被抗原强烈刺激的未成熟B细胞在阴性选择过程中死亡或失活，从而去除了免疫组织库中许多自身反应性B细胞。在发育的第三阶段，存活的未成熟B细胞进入外周发育成熟并表达IgD以及IgM。成熟B细胞可以通过在外周淋巴器官中遇到其特异性外源抗原而被激活（第三组图）。激活的B细胞增殖分化成分泌抗体的浆细胞和长寿的记忆B细胞（第四组图）。

干细胞如何向最早可识别的 B 细胞谱系定向发育的，以及 B 细胞和 T 细胞谱系是何时分化的。

8-1　淋巴细胞源自骨髓造血干细胞

包括 B 细胞、T 细胞和 ILC 等淋巴系细胞均源自 CLP，而 CLP 又源自产生所有血细胞的多能造血干细胞（HSC）（图 1.3）。从前体干细胞发育成 B 细胞或 T 细胞定向的前体细胞遵循细胞分化的基本原则：逐渐获得对成熟细胞功能必需的特性，同时逐渐丧失不成熟细胞的特性。淋巴细胞发育的过程中，首先定向为淋巴样谱系而非髓样谱系，然后再定向 B 细胞或 T 细胞谱系（图 8.2）。

骨髓中特化的微环境为源自 HSC 的淋巴前体细胞发育和随后的 B 细胞分化提供信号，这些信号是由与淋巴细胞紧密接触的特化的非淋巴结缔组织基质细胞（stromal cell）网络产生的，作用于发育的淋巴细胞，是开启指导发育程序的关键基因（图 8.3）。基质细胞的贡献有两个方面：首先，它们通过细胞表面黏附分子与其配体之间的相互作用从而特异性地黏附于发育过程中的淋巴细胞；其次，它们提供可溶性的、可与膜结合的细胞因子和趋化因子来调控淋巴细胞增殖和分化。

HSC 首先分化为多能前体细胞（multipotent grogenitor cell，MPP）。MPP 可以产生淋系和髓系细胞，但丧失了自我更新能力。多潜能前体细胞表达细胞表面受体酪氨酸激酶 FLT3，FLT3 可以与基质细胞表面的配体结合。而且，MPP 表达多个造血谱系发育所需的转录因子和受体，如转录因子 PU.1 和受体 c-Kit。在下一阶段，MPP 产生的两个前体细胞亚群可以产生所有淋巴细胞谱系。其中一个尚未命名的前体细胞亚群产生 ILC 亚群：ILC1、ILC2 和 ILC3 细胞。第二个前体细胞亚群被称为 CLP。MPP 分化成 CLP 需要来自 MPP 上表达的 FLT3 受体信号。前体细胞移植和谱系再建群实验已经表明，CLP 细胞群体具有高度异质性，代表了多潜能连续降低的细胞群体。具有最广泛潜能的 CLP 细胞亚群能够产生 B 细胞、T 细胞和 NK 细胞，第二类 CLP 亚群只能够生成 B 细胞和 T 细胞，第三类 CLP 亚群则全部定向于 B 细胞谱系。B 细胞定向的 CLP 产生祖 B 细胞（pro-B cell）（图 8.3）。

源自多能前体细胞的淋巴前体细胞的产生伴随着 IL-7 受体的表达，这是由 FLT3 信号与转录因子 PU.1 联合诱导的结果。由骨髓基质细胞分泌的细胞因子 IL-7 对于小鼠（在人类中可能不是）发育中的 B 细胞的增殖和生存是必需的。IL-7 受体由两个多肽链组成，分别是 IL-7 受体 α 链和共同细胞因子受体 γ 链（γ-c），之所以这么命名是因为 γ 链也是另外五个细胞因子（IL-2、IL-4、IL-9、IL-15 和 IL-21）受体的亚基。这些细胞因子受体共用酪氨酸激酶 Jak3 传递胞内信号。Jak3 是一个只与 γ-c 结合的信号转导蛋白，对于这些细胞因子受体产生有效信号是必需的。IL-7 对于小鼠 B 细胞发育至关重要，IL-7、IL-7 受体 α、γ-c 或 Jak3 遗传缺陷的小鼠均表现出严重的 B 细胞发育障碍。

干细胞因子（stem cell factor，SCF）是调节 B 细胞发育的另一重要因子。它是一个表达于骨髓基质细胞上的膜结合细胞因子，可以刺激 HSC 和最早期的 B 谱系前体细胞生长。SCF 可以和前体细胞上的受体酪氨酸激酶 Kit 相互作用（图 8.3）。趋化因子 CXCL12（又称基质细胞衍生因子 1，SDF-1）对于 B 细胞早期发育也是必需的。它由骨

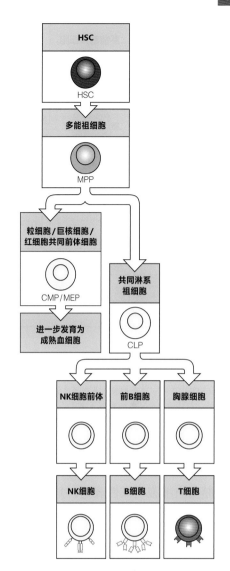

图8.2　多能造血干细胞产生免疫系统的所有细胞

多能干细胞在骨髓或其他造血位点分化为进行性潜能受限的细胞。多能前体细胞（MPP）已丧失干细胞特性。第一个发育分支在于是产生具有髓系和红系潜能的细胞（CMP和MEP），还是产生具有淋系潜能的CLP。前者产生所有非淋巴系细胞的血液成分，包括循环单核细胞和粒细胞，以及驻留于组织和外周淋巴器官中的巨噬细胞和DC（未显示）。CLP群体具有异质性，每个细胞都可以通过在骨髓或胸腺中的连续分化阶段产生NK细胞、T细胞和B细胞。这些分化过程存在相当大的可塑性，即在特定环境下前体细胞可以改变其分化定向。例如，一个前体细胞既可以分化为B细胞，也可以分化为巨噬细胞。为简单起见，这里并未展示这些旁路途径。一部分DC也来源于淋巴样前体细胞。

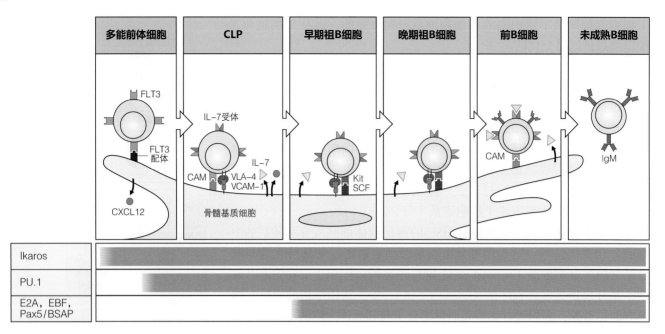

图8.3　B细胞发育的早期阶段依赖于骨髓基质细胞

B细胞前体细胞与骨髓基质细胞的相互作用是发育至未成熟B细胞阶段所必需的。如图8.4所示，祖B细胞和前B细胞的命名依据B细胞发育的特定阶段。多潜能前体细胞表达的受体酪氨酸激酶FLT3可以与基质细胞上的配体结合。由FLT3传递的信号是细胞分化到下一阶段CLP所必需的。趋化因子CXCL12（SDF-1）可以使干细胞和淋巴样前体细胞与骨髓中的基质细胞保持正确接触。IL-7受体在这个阶段表达，而由基质细胞产生的IL-7是B细胞发育所必需的。前体细胞通过整合素VLA-4可以与基质细胞上的黏附分子VCAM-1结合，也可以与其他细胞黏附分子（CAM）相互作用。这种黏附相互作用促进祖B细胞表面的受体酪氨酸激酶Kit（CD117）与基质细胞上的干细胞因子（SCF）结合，然后激活激酶并诱导祖B细胞增殖。文中将会讨论图中所列出的在B细胞发育中发挥作用的转录因子。粉红色水平条带表示特定蛋白质在不同发育阶段的表达。

髓基质细胞组成性表达，其功能之一就是让正在发育的前 B 细胞停留在骨髓微环境中。胸腺基质淋巴细胞生成素（TSLP）类似于 IL-7，可以结合含有 IL-7 受体 α 链。尽管被称为胸腺基质衍生的淋巴细胞生成素，但 TSLP 也可促进胚胎肝脏中 B 细胞发育，至少能促进围产期小鼠骨髓中 B 细胞发育。

祖 B 细胞是处于发育最早期的 B 细胞，由 B 细胞特异性转录因子 E2A 诱导产生的。已知 E2A 的表达需要转录因子 PU.1 和 Ikaros，但尚不清楚究竟是什么因子在前体细胞中启动了 E2A 的表达。之后 E2A 诱导早期 B 细胞因子（early B-cell factor，EBF）的表达。IL-7 信号传导有助于定向前体细胞的存活，而 E2A 和 EBF 协同驱动决定祖 B 细胞特征基因的表达。

随着 B 谱系细胞的发育，它们在骨髓内迁移，同时与基质细胞保持接触。最早的干细胞位于骨内膜（endosteum）区域，该区域排列在长骨如股骨和胫骨的内腔。正在发育的 B 细胞与小梁间隙中的网状基质细胞接触。在它们成熟过程中会向骨髓腔的中央窦移动。未成熟 B 细胞发育为成熟 B 细胞的最后阶段发生于外周淋巴器官如脾脏中，这些会在本章的第 8-7 节和第 8-8 节中介绍。

8-2 B 细胞发育始于重链基因座的重排

B 细胞发育阶段按发生的顺序分别包括早期祖 B 细胞（early pro-B cell）、晚期祖 B 细胞（late pro-B cell）、大前 B 细胞（large pre-B cell）、小前 B 细胞（small pre-B cell）、未成熟 B 细胞（immature B cell）和成熟 B 细胞（mature B cell）（图 8.4）。当 E2A 和 EBF 诱导基因重排的关键蛋白质包括 V（D）J 重组酶组分 RAG-1 和 RAG-2 的表达时，祖 B 细胞启动重链基因座的重排（见第 5 章）。重排严格按照固定顺序进行，一次只能在一个基因座上发生。重排首先将免疫球蛋白重链（IgH）基因座上 D 基因片段连接到 J 基因片段。D_H-J_H 的重排主要发生在早期祖 B 细胞阶段，但是在更早期的 CLP 中也可以观察到。在没有 E2A 或 EBF 的情况下，这种重排不能启动。E2A 和 EBF 诱导生成的另一个关键蛋白质是转录因子 Pax5，又称为 B 细胞激活蛋白（B-cell activator protein，BSAP）（图 8.3）。Pax5 的下游靶基因中有编码 B 细胞辅助受体成分 CD19 的基因和编码 Igα 的基因。Igα 是前 B 细胞受体（pre-B-cell receptor）和 BCR 共用的信号通路成员之一（见第 7-7 节）。在 Pax5 缺陷的情况下，祖 B 细胞不能沿着 B 细胞分化途径进一步发育，但能

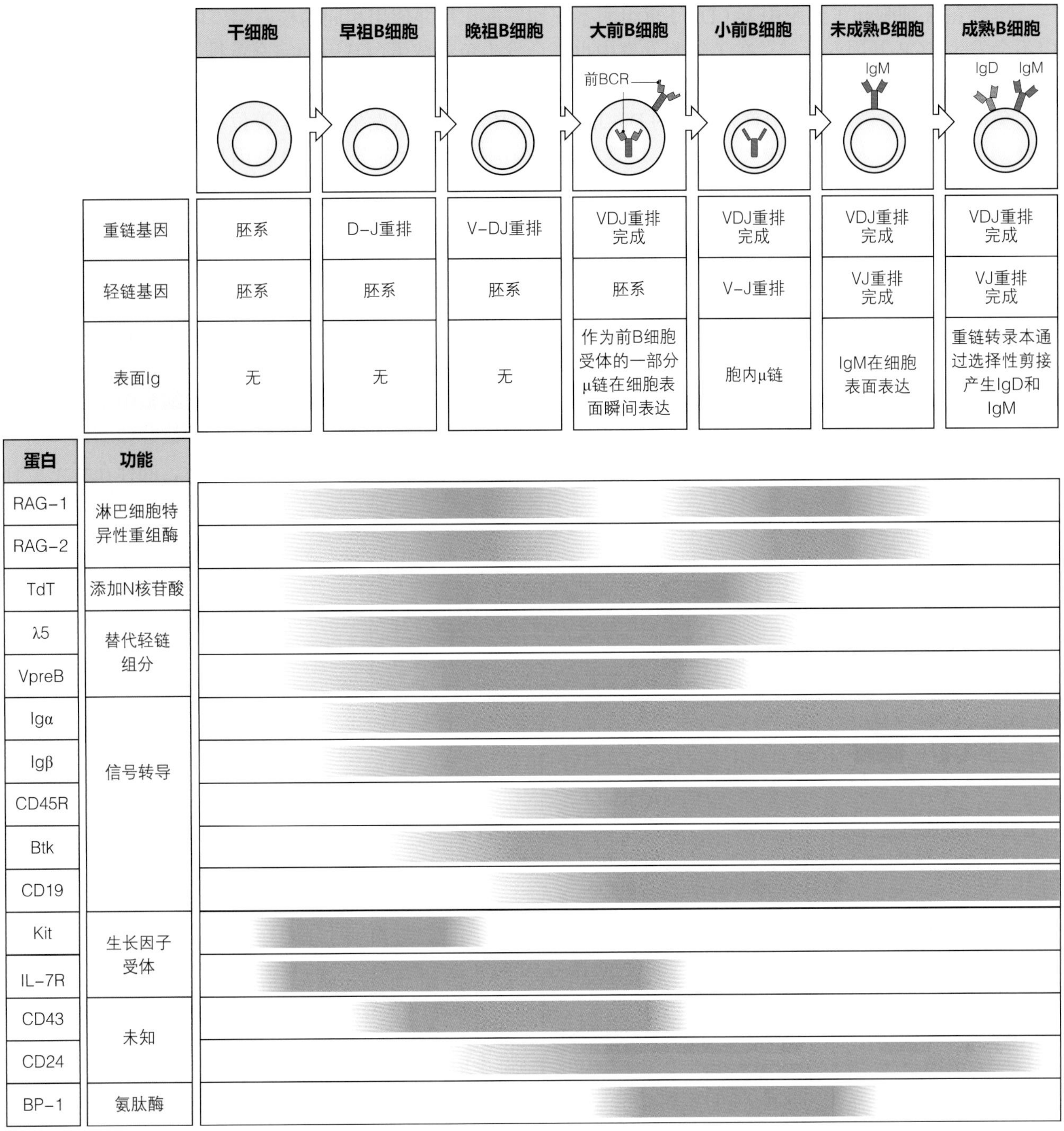

	干细胞	早祖B细胞	晚祖B细胞	大前B细胞	小前B细胞	未成熟B细胞	成熟B细胞

前BCR、IgM、IgD IgM

		干细胞	早祖B细胞	晚祖B细胞	大前B细胞	小前B细胞	未成熟B细胞	成熟B细胞
	重链基因	胚系	D–J重排	V–DJ重排	VDJ重排完成	VDJ重排完成	VDJ重排完成	VDJ重排完成
	轻链基因	胚系	胚系	胚系	胚系	V–J重排	VJ重排完成	VJ重排完成
	表面Ig	无	无	无	作为前B细胞受体的一部分μ链在细胞表面瞬间表达	胞内μ链	IgM在细胞表面表达	重链转录本通过选择性剪接产生IgD和IgM

蛋白	功能	干细胞	早祖B细胞	晚祖B细胞	大前B细胞	小前B细胞	未成熟B细胞	成熟B细胞
RAG–1	淋巴细胞特异性重组酶							
RAG–2								
TdT	添加N核苷酸							
λ5	替代轻链组分							
VpreB								
Igα	信号转导							
Igβ								
CD45R								
Btk								
CD19								
Kit	生长因子受体							
IL–7R								
CD43	未知							
CD24								
BP–1	氨肽酶							

图8.4　B细胞发育以免疫球蛋白基因的重排和表达为标志划分为不同阶段

在干细胞中免疫球蛋白（Ig）基因重排尚未开始，处于与所有非淋巴细胞中一样的胚系基因结构。重链（H链）基因座首先重排。D_H基因片段与J_H基因片段的重排始于CLP，主要在早期祖B细胞中进行，然后发育成为晚期祖B细胞，进行V_H与DJ_H重排。成功的VDJ_H重排会表达完整的免疫球蛋白重链作为一个关键成分形成前B细胞受体，通过Igα、Igβ和Btk蛋白传递信号（图7.27）。受到信号刺激后细胞会发育为大前B细胞，经过增殖成为静息的小前B细胞；此时，细胞停止表达替代轻链（λ5和VpreB），并在细胞质中只表达μ重链。小前B细胞重新表达RAG蛋白并开始轻链（L链）基因重排。在成功组装轻链基因后，细胞发育为未成熟B细胞，在细胞表面表达完整的IgM分子，并通过Igα和Igβ传递信号。成熟B细胞通过mRNA选择性剪接的机制产生δ重链和μ重链（图5.17），这类细胞可以通过细胞表面增加的IgD表达来标记。发育到未成熟B细胞的所有阶段都是在骨髓中进行，而最后成熟为IgM$^+$IgD$^+$成熟B细胞则在脾脏中。最早的B细胞表面标志是CD19和CD45R（小鼠中是B220），它们在整个B细胞发育过程中表达。祖B细胞的区别性特征还有CD43（未知功能）、Kit（CD117）和IL-7受体。晚期祖B细胞开始表达CD24（功能未知）。前B细胞不再表达Kit，酶BP-1的表达是其表型特征。

被诱导分化为 T 细胞和髓系细胞，这表明 Pax5 是祖 B 细胞向 B 细胞分化定向所必需的。Pax5 还诱导 B 细胞接头蛋白（B-cell linker protein，BLNK）的表达，该蛋白质是含有 SH2 结构域的支架蛋白，对于祖 B 细胞进一步分化和成熟，以及 B 细胞抗原受体信号转导是必需的（见第 7-20 节）。B 细胞发育所需的一些转录因子、表面蛋白和受体的时序表达列于图 8.3 和图 8.4 中。

　　尽管在 B 细胞和 T 细胞中 V（D）J 重组酶系统均发挥作用并使用相同的核心酶，但在 B 谱系细胞发育中不会发生 TCR 基因的重排，在 T 细胞发育中也不会发生免疫球蛋白基因的完全重排。有序重排的发生与连接的基因片段谱系特异性低水平转录相关。

　　免疫球蛋白重链基因座中首先进行的 D_H-J_H 重排（图 8.5）通常发生在两个等位基因上，此时细胞发育到晚期祖 B 细胞。人类细胞中大部分 D_H-J_H 连接是有效的，因为大部分人类 D 基因片段可以在所有三个阅读框中翻译而不会遇到终止密码子。因此，不需要特殊的机制来区分成功的 D_H-J_H 连接，并且在早期阶段也没有必要确保只有一个等位基因经历重排。实际上，考虑到后期发育可能的失败率，从两个等位成功重排的 D_H-J_H 序列开始重排可能是有优势的。

　　为了产生完整的免疫球蛋白重链，晚期祖 B 细胞进行 V_H 基因片段到 DJ_H 序列的重排。与 D_H-J_H 重排相反，V_H-DJ_H 重排首先在一个等位上进行。成功的重排会产生完整的 μ 重链，然后终止 V_H-DJ_H 进一步重排，并促使细胞发育为前 B 细胞。不能产生 μ 链的祖 B 细胞会被清除，这是因为未能接收由前 B 细胞受体介导的重要生存信号（见第 8-3 节）。在此阶段至少会丢失 45% 的祖 B 细胞。在三个重排的细胞中至少有两个细胞在第一个等位上 V_H 至 DJ_H 重排是不能产生编码蛋白的，这是因为每个氨基酸由三个核苷酸编码，而重排会导致 2/3 的概率移码。当第一次重排产生移码时，重排就会接着在另一个等位上进行，同样在理论上有

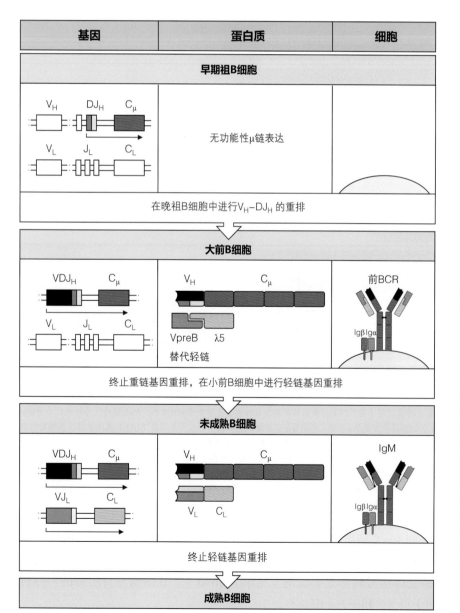

图8.5　发育中的B细胞可以迅速将成功重排的免疫球蛋白基因表达为蛋白质

在早期祖B细胞中，重链基因首先进行D_H-J_H重排。如上部组图所示，尽管有转录发生，但没有功能性μ蛋白表达（红色箭头）。在晚期祖B细胞中，首先在一个染色体上进行V_H到DJ_H重排。如果没有产生功能性重链，则在第二个染色体上继续进行V_H到DJ_H重排。一旦重链基因重排成功，细胞表达μ链，并与另外两个替代轻链λ5和VpreB蛋白形成复合体。整个免疫球蛋白样复合物被称为前B细胞受体（见中间组图）。它与另外两条蛋白质链Igα和Igβ联合并传递信号使B细胞停止重链基因重排；同时通过诱导增殖来推动细胞向大前B细胞阶段的发育。如果细胞未能产生功能性重链会导致前B细胞受体信号缺乏从而引起细胞死亡。大前B细胞的子代细胞停止分裂并发育成小前B细胞，启动轻链基因重排。细胞首先进行$V_κ$-$J_κ$重排（见第5-2节），如果重排失败，进行$V_λ$-$J_λ$重排。成功的轻链基因重排产生轻链蛋白与μ链结合以形成完整的IgM分子，在细胞表面与Igα和Igβ形成复合体（见底部组图）。通过该细胞表面受体复合物的信号传导停止轻链基因进一步重排。而未能产生功能性轻链的细胞会死亡。

2/3 的失败概率。因此，粗略估计产生前 B 细胞的机会是 55%［1/3 +（2/3×1/3）= 0.55］。实际概率要稍低一些，因为 V_H 基因还包含一些可以重排但不能表达功能性蛋白的假基因。第一次的无效重排不会导致祖 B 细胞被清除，而且大多数基因座可能在同一条染色体上进行连续重排，如果随后的重排也失败，细胞才启动另外一条染色体上的基因座重排。

在此阶段，酶末端脱氧核苷酸转移酶（TdT）可以增强 BCR 组库的多样性。TdT 在祖 B 细胞表达，并在重排基因区段之间的连接处添加非模板化核苷酸（N 核苷酸）（见第 5-8 节）。在成年人中，它在重链基因重排期间的祖 B 细胞中表达，但在轻链基因重排的前 B 细胞阶段表达下降。这解释了为什么在几乎所有重链基因的 V–D 和 D–J 连接处都发现了 N 核苷酸，但只有约 1/4 的人类轻链连接处有 N 核苷酸。在小鼠轻链 V–J 连接处很少有 N 核苷酸，表明 TdT 在小鼠 B 细胞的发育中被切断得更早。在外周免疫系统最早出现 T 和 B 细胞的胎儿发育阶段，TdT 即使有也仅以低水平表达。

8-3 前 B 细胞受体可测试是否成功产生完整的重链，并发出信号诱导祖 B 细胞向前 B 细胞转化

V（D）J 重组不够精确，这使其成为一把双刃剑。虽然它增加了抗体组库中的多样性，但是也产生许多不成功的重排。因此，祖 B 细胞需要有能够检测重排是否已经成功产生了具有功能的重链的方法。细胞是通过将功能性重链整合到受体中传递成功重排的信号来实现这一目标的。该检验是在没有轻链的情况下进行的，因为轻链基因座尚未重排。替代轻链的是祖 B 细胞产生的两个恒定的"替代"蛋白，它们与轻链结构相似，可以与 μ 链配对形成前 B 细胞受体（图 8.5）。前 B 细胞受体组装后向 B 细胞发出信号，表明细胞已经进行了有效的重排，于是该细胞被确认为前 B 细胞。

替代轻链是由与抗原受体基因座分离的非重排基因编码的，E2A 和 EBF 诱导它们的表达（图 8.4）。其中一个蛋白质称为 λ5，因为它与 λ 轻链的 C 区非常相似；另一个叫作 VpreB，类似于轻链 V 结构域，但在氨基末端有一个额外的区域。正如第 7 章介绍的，成熟 B 细胞上 BCR 复合物信号传导成分恒定蛋白 Igα 和 Igβ 在祖 B 细胞和前 B 细胞也表达。作为前 B 细胞受体的组成部分，Igα 和 Igβ 通过细胞质中的尾部区域与细胞内酪氨酸激酶相互作用而转导信号，正如它们通过成熟 B 细胞上的抗原受体传递信号一样（见第 7-7 节）。

前 B 细胞受体的形成和通过该受体传递的信号为介导祖 B 细胞到前 B 细胞之间的转化提供了一个重要的检查点。缺乏 λ5 或携带不能产生跨膜结构域的突变重链基因的小鼠不能形成前 B 细胞受体，B 细胞发育被阻断在重链基因重排后。在正常 B 细胞发育过程中，前 B 细胞受体复合物只是瞬时表达，这可能是因为一旦前 B 细胞受体开始形成，λ5 基因就会停止转录 mRNA。尽管前 B 细胞受体在细胞表面上只是低水平表达，但它可以提供从祖 B 细胞向前 B 细胞转化所需的信号。目前没有发现抗原或其他外部配体参与受体的信号传导。前 B 细胞受体彼此相互作用，形成二聚体或寡聚体产生信号，如第 7-16 节所述。二聚化涉及 λ5 和 VpreB 蛋白的氨基末端中的"独特"区域，这一区域不存在于其他免疫球蛋白样结构域中，并且能介导细胞表面上相邻的前 B 细胞受体的交联（图 8.6）。前 B 细胞受体信号传导需要支架蛋白 BLNK 和细胞内 Tec 家族酪氨酸激酶 Btk（Bruton 酪氨酸激酶）（见第 7-20 节）。BLNK 的缺失导致 B 细胞发育中断在祖 B 细胞阶段。在人类中，*Btk* 基因的突变引起严重的 B 细胞特异性免疫缺陷——XLA，不能产生成熟的 B 细胞。由 BTK 突变引起的 B 细胞发育阻滞几乎完全地中断了从前 B 细胞向未成熟 B 细胞的转变。小鼠中 *Btk* 基因突变也会引起与人类相似但却不太严重的 X 连锁免疫缺陷（X-linked immunodeficiency，xid）。

8-4 前 B 细胞受体信号抑制重链基因座进一步重排从而产生等位基因排斥

由前 B 细胞受体聚集产生的信号阻止了重链基因座的进一步重排，同时使祖 B 细胞因 IL-7 刺激而增殖，并向大前 B 细胞转化。如果两个重链等位基因都成功重排，则可能导致一个 B 细胞产生两种具有不同抗原特异性的受体。为了防止这种情况出现，前 B 细胞受体的信号会强制等位排斥（allelic exclusion），使两个等位基因中只有一个成功在二倍体细胞中表达。人们大约 50 年前就发现在重链基因座和轻链基因座上存在等位基因排斥，这为一个淋巴细胞只表达一种抗原受体的理论提供了最初的实验支持（图 8.7）。

来自前 B 细胞受体的信号以三种方式促进重链等位基因排斥。首先，它通过直接降低 *RAG-1* 和 *RAG-2* 基因的表达来降低 V（D）J 重组酶活性。其次，它通过诱导 RAG-2 蛋白的靶向降解而进一步间接降低其表

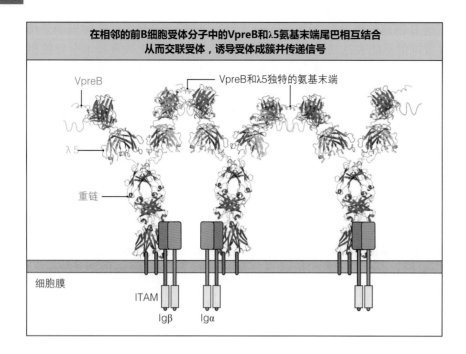

在相邻的前B细胞受体分子中的VpreB和λ5氨基末端尾巴相互结合从而交联受体，诱导受体成簇并传递信号

图8.6 前B细胞受体通过VpreB和λ5的独特区域诱导自发二聚化启动信号传导

两个替代轻链蛋白，VpreB（橙色）和λ5（绿色），可以替代轻链结合重链，从而使重链在细胞表面表达。VpreB在该替代相互作用中代替轻链可变区，而λ5替代轻链恒定区的一部分。VpreB和λ5都含有"独特的"氨基末端区域，这个区域在其他免疫球蛋白样结构域中不存在，在本图中显示为从球状结构域延伸出来的非结构化尾巴。前B细胞受体相关的氨基末端区域可以与相邻的前B细胞受体上的相应区域相互作用，促进细胞表面上的前B细胞受体二聚体的自发形成。二聚化产生前B细胞受体的信号传递，这依赖于含有ITAM的信号传导链Igα和Igβ的存在。该信号抑制RAG-1和RAG-2表达同时促进大前B细胞的增殖。本图由Chris Garcia提供。

达水平，其机制是在祖 B 细胞进入细胞周期 S 期（DNA 合成期）时 RAG-2 被磷酸化而被降解。最后，前 B 细胞受体信号导致重组酶难以接近重链基因座，但其细节尚不清楚。在 B 细胞发育的后期阶段，RAG 蛋白将再次表达以进行轻链基因座重排，但此时重链基因座不再进行进一步的重排。在没有前 B 细胞受体信号传递的情况下，不会发生重链基因座的等位基因排斥。前 B 细胞受体信号的第二个重要作用是通过成功的重链重排刺激祖 B 细胞的增殖，因此该信号的缺乏导致发育的前 B 细胞和成熟 B 细胞数量显著减少。

8-5 前 B 细胞重排轻链基因座并在细胞表面表达免疫球蛋白

从祖 B 细胞向大前 B 细胞发育伴随着多轮细胞分裂，在发育到静息的小前 B 细胞之前，成功重排的细胞群体扩大了 30～60 倍。因此，具有特定重排重链基因的大前 B 细胞会产生许多小前 B 细胞。RAG 蛋白在小前 B 细胞中再次表达，启动轻链基因座的重排。每一个细胞可以产生不同的重排轻链基因，因此，可在单个前 B 细胞水平产生具有许多不同抗原特异性的细胞，这对整体 BCR 多样性有重要贡献。

轻链重排也表现出等位排斥。轻链基因座的重排通常一次仅在一个等位基因上发生，其机制目前尚未完全清楚。轻链基因座缺乏 D 基因片段，重排发生在 V–J 连接上；如果特定的 VJ 重排不能产生功能性轻链，则可能在同一等位基因上进一步重排那些未使用的 V 和 J 基因片段（图 8.8）。因此，在启动第二个等位上的重排之前，会在第一个等位上进行几轮轻链基因重排的尝试。这极大程度地增加了最终产生完整轻链的概率，而且两个不同的轻链基因座的存在也增加了重排的成功率。其结果就是许多发育到达前 B 细胞阶段的细胞成功产生了带有完整 IgM 分子的后代，这些细胞就是未成熟 B 细胞（immature B cell）。图 8.4 列出了参与 V（D）J 重组的一些蛋白质，并展示了它们的表达在整个 B 细胞发育中是如何被调节的。图 8.5 总结了 B 细胞发育各个阶段，直至细胞表面完整免疫球蛋白的组装完成。未能成功组装细胞表面免疫球蛋白的 B 细胞在骨髓中凋亡，被清除出 B 细胞库。

除了等位排斥外，轻链还表现同型排斥（isotypic exclusion），即一个 B 细胞仅表达一种类型的轻链——κ 或 λ。同样，调节这一过程的机制尚不清楚。在小鼠和人类中，κ 轻链基因座倾向于在 λ 基因座之前重排。这首先来自人们观察到分泌 λ 轻链的骨髓瘤细胞通常具有重排的 κ 和 λ 轻链基因，而在分泌 κ 轻链的骨髓瘤中通常仅重新排列 κ 基因。然而，这种顺序偶尔会逆转，并且 λ 基因重排并不绝对要求 κ 基因先进行重排。在不同物种中，表达 κ 的与表达 λ 的成熟 B 细胞的比例往往从一个极端到另一个极端之间变化。在小鼠和大鼠中，κ 与 λ 的比例是 95%：5%，在人类中通常是 65%：35%，而在猫中是 5%：95%，与小鼠完全相反。这些比率与物种基因组中功能性 V_κ 和 V_λ 基因片段的数量显著相关，且反映了基因片段重排的动力学和效率。成熟淋巴细胞群中的 κ：λ 比率在临床诊断中是有价值的，因为异常的 κ：λ 比率提示单个克隆占了主要比例，提示存在淋巴组织增生性疾病。

8-6 未成熟 B 细胞在离开骨髓之前会进行自身反应性检验

一旦重排的轻链与 μ 链配对，IgM 就可以在细胞表面表达（作为表面 IgM 或 sIgM），并且前 B 细胞转化为未成熟 B 细胞。在此阶段，抗原受体经历第一次对自身抗原的反应性或自身反应性的检验。自身反应性 B 细胞的清除或失活确保整个 B 细胞群体能够耐受自身抗原。在 B 细胞发育的这个阶段产生的耐受（tolerance）被称为中枢耐受（central tolerance），因为它发生在中枢淋巴器官骨髓。然而，离开骨髓的 B 细胞尚未完全成熟，还需要在外周淋巴器官中进一步发育才能成熟（见第 8-8 节）。正如我们将在后面的章节和第 15 章中看到的，逃脱中枢耐受的自身反应性 B 细胞在离开骨髓后仍然可以从免疫组库中清除，这一过程发生在 B 细胞成熟的最后阶段——外周阶段，称为外周耐受（见第 8-7 节）。

sIgM 可以与 Igα 和 Igβ 结合形成功能性 BCR 复合物。骨髓中未成熟 B 细胞的命运取决于该受体复合物与环境中的配体相互作用时传递的信号。Igα 信号决定 B 细胞是否从骨髓中迁移出来以及它们在外周的存活：表达截短的胞内结构域的 Igα 的小鼠不能传递信号，其表现为未成熟 B 细胞数量在骨髓中减少为原先的 1/4，而外周 B 细胞数量减少大约百倍。未成熟 B 细胞从骨髓迁移到循环中取决于 S1PR1 的表达。S1PR1 是一个 G 蛋白偶联受体，可以结合脂质配体 S1P 并促进细胞向 S1P 高浓度的血液中迁移（见第 8-27 节）。

对自身抗原没有强烈反应性的未成熟 B 细胞继续发育成熟（图

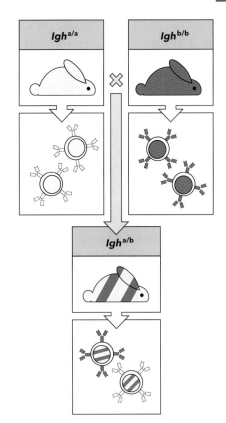

图8.7　单个B细胞中的等位基因排斥

大多数物种在免疫球蛋白重链和轻链基因恒定区具有遗传多态性；这些多态性导致编码蛋白质之间的氨基酸差异。由物种内不同个体表达的这些重链或轻链蛋白的变体被称为同种异型（allotype）。例如，家兔的免疫球蛋白重链基因座（$Igh^{a/a}$）的a等位基因纯合个体中所有B细胞表达a-同种异型的免疫球蛋白，而在b等位基因纯合子（$Igh^{b/b}$）中所有B细胞产生b-同种异型的免疫球蛋白。在杂合动物（$Igh^{a/b}$）中，其中一个Igh基因座上携带a等位基因，另一个携带b等位基因，可以看到单个B细胞只表达a-同种异型或b-同种异型的表面免疫球蛋白，但不是两个都表达（底部图组）。这种等位基因排斥反映了B细胞中两个Igh等位基因中只有一个功能性重排，因为成功重排的免疫球蛋白重链形成了前B细胞受体，然后传递信号阻止重链基因进一步重排。

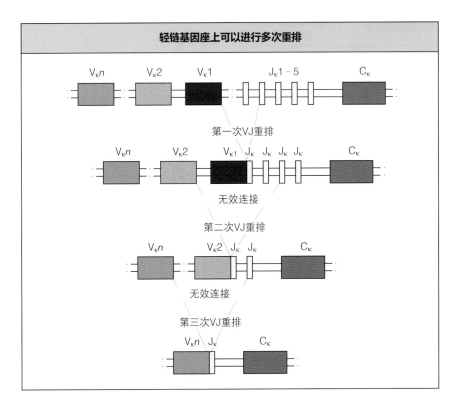

图8.8　无效的轻链基因重排可以通过进一步重排来挽救

小鼠和人类中轻链基因座的组织方式提供了多次机会来拯救读码框外重排的前B细胞。这里使用人类κ基因座描述轻链拯救。如果第一次重排不能产生编码蛋白，则一个5'Vκ基因片段可以与一个3'Jκ基因片段重组，删除位于它们之间的读码框外连接，并用新的重排连接代替它。原则上，这一过程可以在每条染色体上进行五次，因为在人类基因组中存在五个功能性Jκ基因区段。如果κ链基因的所有重排都不能产生有效的轻链连接，则λ链基因重排可以接着进行（未显示）。

8.9，第一组图）。它们通过进入中央窦的血窦离开骨髓进入循环系统，并通过静脉血液供给脾脏。然而，如果新表达的受体在骨髓中遇到强烈交联的抗原——也就是说，如果 B 细胞是强自身反应性的，则 B 细胞在该阶段停止发育。

对表达自身反应性 BCR 的基因修饰小鼠的研究表明，自身反应性未成熟 B 细胞有四种可能的命运（图 8.9，后三组图）。这些命运包括：通过受体编辑（receptor editing）产生新受体；细胞凋亡，发生克隆删除（clonal deletion）；诱导永久性对抗原无反应性状态，又称失能（anergy）；免疫忽视状态，抗原浓度太低而不足以刺激 BCR 信号传递。每个自身反应性 B 细胞的命运取决于 BCR 与自身抗原的相互作用。

如果未成熟 B 细胞表达识别多价自身抗原的自身反应性受体，可以通过进一步的基因重排来挽救，新的基因重排用不具有自身反应性的新受体取代自身反应性受体。这种机制被称为受体编辑（图 8.10）。当未成熟 B 细胞首先产生 sIgM 时，仍然表达 RAG 蛋白。如果受体不是自身反应性的，则 sIgM 交联的缺失会导致基因重排停止，并且推动 B 细胞继续发育，RAG 蛋白逐渐消失。然而，对于自身反应性受体，在与自身抗原相遇时会导致 sIgM 的强烈交联，这时 RAG 持续表达，轻链基因重排继续进行，如图 8.8 所示。这些二级重排可以通过删除自身反应性轻链基因并用另一个序列替换它，来挽救未成熟的自身反应性 B 细胞。如果新的轻链不具有自身反应性，则 B 细胞继续正常发育。如果受体仍然有自身反应性，则重排继续直至产生非自身反应性受体或直到没有额外的轻链 V 和 J 基因片段可用于重排。受体编辑是重要的免疫耐受机制，这一过程的缺陷会导致人类自身免疫病，如系统性红斑狼疮和类风湿性关节炎，这两种疾病的特征就在于体内存在高水平的自身反应性抗体（见第 15 章）。

最初人们认为成功产生重链和轻链会导致轻链基因座重排的快速停止，从而确保等位排斥和同型排斥。出乎意料的是，自身反应性 B 细胞在完成有效重排后仍有持续进行轻链重排的能力，这提示等位基因排斥可能存在其他机制，而成功的非自身反应性重排后 RAG 蛋白水平的下降可能是终止轻链重排的主要手段。现在已经明确，等位排斥不是绝对的，因为存在着一些罕见的表达两种不同轻链的 B 细胞。

当受体编辑不能产生非自身反应性受体时，自身反应性细胞会经历一个称为克隆删除的过程，在这一

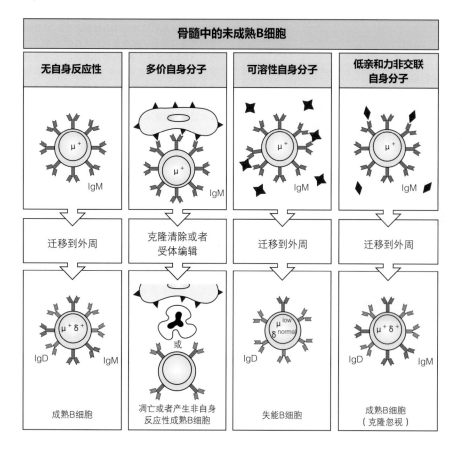

图8.9　与骨髓中的自身分子结合可导致未成熟B细胞死亡或失活

第一组图：未遭遇抗原的未成熟B细胞正常成熟。它们从骨髓迁移到外周淋巴组织，在那里它们有机会成为成熟的再循环B细胞，表面同时携带IgM和IgD。

第二组图：当发育的B细胞表达识别多价配体的受体时，例如类似于MHC这样的普遍存在的细胞表面分子，这些受体会从免疫组库中删除。B细胞要么经历受体编辑清除自身反应性受体（图8.10），要么细胞本身经历程序性细胞死亡（细胞凋亡）产生克隆删除。

第三组图：结合能够交联BCR的可溶性自身抗原的未成熟B细胞会呈现出对抗原无反应性（失能），在细胞表面几乎没有IgM表达。它们迁移到外周，在那里它们表达IgD但仍保持着失能；与周围的其他B细胞竞争中，失能B细胞由于不能接收生存信号而死亡。

第四组图：如果其抗原不可接触，或者是低亲和力单价抗原或可溶性自身抗原，未成熟B细胞不会接受到任何信号从而正常成熟。然而，这样的细胞是潜在的自身反应性细胞，但是由于其抗原虽然存在但是无法激活细胞，因此被认为是克隆忽视。

过程中它们通过细胞凋亡从免疫组库中清除这些特异的自身反应性克隆。早期研究使用表达 H–2K^b MHC Ⅰ类分子特异性免疫球蛋白链的转基因小鼠进行实验，实验表明克隆删除是 B 细胞耐受的主要机制。在这些转基因小鼠中，几乎所有的 B 细胞都表达抗 MHC 免疫球蛋白 sIgM。研究发现，不表达 H–2K^b 的转基因小鼠具有正常数量的 B 细胞，也携带转基因编码的抗 H–2K^b 受体。然而，在共同表达 H–2K^b 和免疫球蛋白转基因的小鼠中，B 细胞发育被阻断。这些小鼠的前 B 细胞和未成熟 B 细胞数量正常，但是表达抗 H–2K^b 免疫球蛋白的 B 细胞不能进入脾脏和淋巴结成熟；相反，大多数这些未成熟的 B 细胞通过细胞凋亡在骨髓中死亡。然而，研究发现，在通过同源重组将自身抗体重链和轻链置于免疫球蛋白基因座内的转基因小鼠（见附录Ⅰ，第 A–35 节，了解该方法的详细信息）中自身反应性的未成熟 B 细胞更有可能进行受体编辑，而不是克隆删除。

　　前面我们讨论了新形成的具有多价交联 sIgM 的 B 细胞的命运。然而那些能结合弱的低价交联自身抗原（如小的可溶性蛋白质）的未成熟 B 细胞应答是不同的。这种情况下，自身反应性 B 细胞会被灭活，并进入永久性无反应或失能状态，但这些细胞不会立即死亡（图8.9）。即使在抗原特异性 T 细胞的辅助下，失能 B 细胞也不会被它们的特异性抗原激活。这一现象也是利用转基因小鼠阐明的。转基因小鼠同时携带编码可溶性鸡蛋白溶菌酶（HEL）基因和抗 HEL 高亲和力抗体的基因。HEL 特异性 B 细胞可在骨髓中发育成熟并迁出，但不能对抗原产生应答。此外，失能 B 细胞的迁移能力受损，细胞滞留在外周淋巴组织的 T 细胞区域并被排除在淋巴滤泡之外，从而降低了它们的寿命以及它们与免疫活性 B 细胞竞争的能力（在第 8-8 节有更详细的描述）。在正常情况下，自身反应性失能 B 细胞很少能成熟，这些细胞死亡速度相对要快一些。这一机制确保了潜在的自身反应性细胞在长寿命的外周 B 细胞池中被清除。

　　自身反应性未成熟 B 细胞的第四个潜在命运是不做改变：它们处于对其自身抗原的免疫忽视（immunological ignorance）状态（图8.9）。免疫忽视的细胞对自身抗原具有亲和力，但由于各种原因不能感知抗原并产生应答。在骨髓或脾脏中发育 B 细胞可能无法接触到抗原，也可能是抗原浓度低，还有可能是 BCR 结合太弱，导致不能产生激活信号。而一些免疫忽视的细胞可以在某些条件下（如炎症）或当自身抗原可以被接触到或达到异常高的浓度时被激活，因此它们不是惰性的。它们与携带非自身反应性受体的细胞不同。非自身反应性细胞永远不会被自身抗原激活。

　　中枢耐受性并不完美，一些自身反应性 B 细胞能够成熟的事实反映了免疫系统在清除所有自身反应性细胞和保持对病原体反应能力之间的平衡。如果清除太多自身反应性细胞，那么受体组库可能就会受损，不能广泛地识别病原体。而一些自身免疫病就是这种平衡的代价：我们将在第 15 章中看到，免疫忽视的自身反应性淋巴细胞可以在特定情况下被激活并引起疾病。然而，正常情况下，免疫忽视的 B 细胞还是受到控制的，这是因为缺乏 T 细胞帮助，自身抗原保持不可接触状态，或成熟 B 细胞从骨髓迁移出来后被诱导耐受，这个会在后面描述。

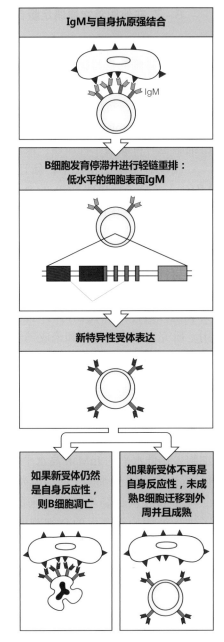

图8.10　通过受体编辑进行轻链置换可以通过改变其抗原特异性来挽救一些自身反应性B细胞当发育的B细胞表达的抗原受体与多价自身抗原例如细胞表面的MHC分子有很强的交联时，其发育会停滞（第一张图）。IgM在细胞表面表达会降低并且不关闭RAG基因表达（第二张图）。RAG蛋白的持续合成使细胞可以继续进行轻链基因重排。这通常会产生新的有效重排，导致新的轻链的表达，新的轻链与先前的重链结合形成新的受体，这个过程叫作受体编辑（第三张图）。如果这种新的受体不是自身反应性的，那么细胞就会被"挽救"并继续正常发育，就像一个从未有自身抗原反应的细胞一样（右下图）。如果细胞保持自反应，可以通过另一个重排循环来挽救；然而，如果细胞持续与自身抗原强烈反应，那么将通过细胞凋亡而被清除，导致B细胞组库的克隆删除（左下图）。

8-7 在外周首次遭遇足量自身抗原的淋巴细胞会被清除或灭活

虽然从骨髓产生的新淋巴细胞群中清除了大量自身反应性 B 细胞，但也只是清除了那些在骨髓中表达或能够到达骨髓的自身抗原特异的淋巴细胞。有些抗原，如甲状腺生产的甲状腺球蛋白是高度组织特异性的，也是区域化的，在循环系统中几乎没有这些抗原。因此，当新迁移出来的自身反应性 B 细胞首次在外周系统遇到特异性自身抗原时必须被清除或灭活。这种作用于新迁移出来的未成熟 B 细胞的耐受机制被称为外周耐受（peripheral tolerance）。像中枢淋巴器官中的自身反应性淋巴细胞一样，在外周系统中遇到自身抗原的淋巴细胞也有可能的三种命运：被剔除、失能或存活（图 8.11）。

在没有感染的情况下，新迁出的 B 细胞在外周遇到强交联抗原时会经历克隆删除。对表达抗 H-2K^b MHC I 类分子特异性 BCR 的 B 细胞的研究精确地展示了这一点。在转基因动物中，通过使用肝脏特异性基因启动子将 H-2Kb 分子的表达限制于肝脏，但是这些自身反应性 B 细胞还会被清除。这些细胞没有进行受体编辑：在外周遇到强交联抗原的 B 细胞直接凋亡，这一点与骨髓中的 B 细胞不同，骨髓中 B 细胞会尝试进一步的受体重排。这种差异可能是由于外周 B 细胞更成熟，不再具备进行轻链基因座重排的能力。

与骨髓中未成熟 B 细胞一样，新生成的外周 B 细胞遇到并结合大量可溶性抗原会变得无反应。这一点同样在转基因小鼠中得到证实。研究人员将 HEL 转基因置于诱导型启动子的控制下，然后通过饮食来调节其表达。这样可以在任何时间诱导溶菌酶的产生，从而研究其在不同成熟阶段对 HEL 特异性 B 细胞的作用。研究表明，当外周和未成熟骨髓 B 细胞长期暴露于可溶性抗原时，它们都被灭活。

8-8 到达脾脏的未成熟 B 细胞迅速转变，这一过程需要细胞因子和 B 细胞受体的阳性信号来促进 B 细胞成熟和长期存活

当 B 细胞从骨髓中迁出进入外周时，它们在功能上仍是不成熟的。如上所述，这为未成熟 B 细胞提供了遭遇外周自身抗原并进行耐受的机会。未成熟 B 细胞表达高水平的 sIgM 但是 sIgD 水平很低，而成熟 B 细胞表达低水平的 IgM 和高水平的 IgD。虽然在 B 细胞成熟过程中 sIgM 和 sIgD 的表达变化已被充分证明，但 sIgD 在成熟 B 细胞上的功能尚不清楚。

大部分从骨髓中迁移出来的未成熟 B 细胞不能存活下来发育成为完全成熟的 B 细胞。图 8.12 显示了进入外周的新产生的 B 细胞的命运。来自骨髓的新生 B 细胞每日产量稳定地占外周池中 B 细胞总数的

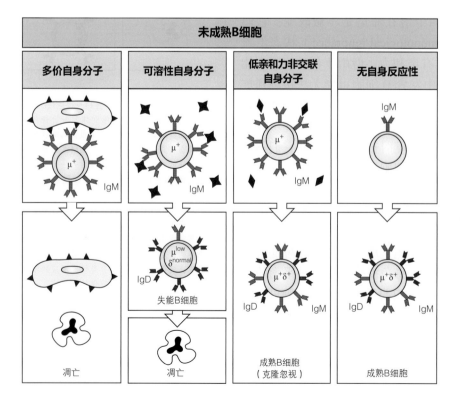

图8.11 识别自身抗原的过渡性B细胞的外周耐受

在从骨髓迁移出来进入循环系统后，未成熟B细胞被称为过渡性B细胞。由于尚未完全成熟，在sIgM受体与自身抗原结合后这些细胞在脾脏中仍然受到耐受控制。过渡性B细胞遇到多价自身抗原后会收到的强BCR信号并执行细胞凋亡。携带与可溶性自身分子结合的sIgM的过渡性B细胞成为失能细胞，并且由于被排除在脾脏中的B细胞滤泡外最终会在几天内死亡（图8.12）。低亲和力结合可溶性自身分子的过渡性B细胞忽视自身抗原并持续成熟。无自身反应性的过渡性B细胞也发育为成熟B细胞。B细胞成熟的最后阶段会上调sIgD，这一过程发生在脾脏中的B细胞滤泡中。

5% ～ 10%。在未免疫的动物中，由于体内动态平衡，外周池的大小保持不变，这意味着需要通过去除相同数量的外周 B 细胞来平衡新流入的 B 细胞。然而，大多数外周成熟 B 细胞，每天仅有 1% ～ 2% 死亡。因此，大多数死亡的 B 细胞是处于快速转变期的外周未成熟 B 细胞，它们每 3 天死亡率超过 50%。大多数新产生的 B 细胞在外周存活不能超过数天，这可能是由于外周 B 细胞在进入脾脏中的滤泡时存在相互竞争。如果新产生的未成熟 B 细胞不进入滤泡，那么它们通往外周之路受阻最终导致死亡。而淋巴滤泡数目有限，不能容纳每天产生的所有 B 细胞，因此这些细胞之间存在持续的准入竞争。

　　滤泡可以提供 B 细胞生存必需的信号。其中 TNF 家族成员 BAFF（TNF 家族的 B 细胞活化因子）尤其重要。虽然有几类细胞可以表达 BAFF，但是 FDC 却可以产生大量 BAFF。FDC 是驻留在 B 细胞滤泡中的非造血来源细胞，它们专门捕获抗原以供 BCR 识别（见第 9-1 节）。B 细胞表达三种不同的 BAFF 受体，分别是 BAFF-R、BCMA 和 TACI。BAFF-R 对于滤泡 B 细胞存活至关重要，BAFF-R 缺失的小鼠只有未成熟 B 细胞，缺乏长寿的外周 B 细胞。BCMA 和 TACI 也结合相关的 TNF 家族细胞因子 APRIL，这对于未成熟 B 细胞的存活不是必需的，但对 IgA 抗体的产生很重要，这些内容将在第 10 章中介绍。

　　脾脏中的未成熟 B 细胞经历两个不同的过渡阶段（transitional stage），分别称为 T1 期和 T2 期，可以根据 B 细胞共受体成分 CD21（补体受体 2）的表达与否来区分（见第 2-13 节和第 7-20 节）。在 BAFF 缺陷的小鼠中，脾脏中未成熟 B 细胞可以进入 T1 期但不能表达 CD21，因此缺乏成熟 B 细胞。脾脏中的未成熟 B 细胞也需要 BCR 信号来通过 T1 和 T2 期然后进入长寿的外周 B 细胞库。在这种情况下，BCR 信号不是来自 BCR sIgM 与抗原之间高亲和力相互作用诱导的强信号；相反，在发育中编程到成熟中的 B 细胞中，这些 BCR 信号是弱的组成型信号，但是负责这种组成型信号传导的机制尚不清楚。这些弱的 BCR 信号与 BAFF-R 信号一起在促进外周 B 细胞成熟的最后阶段起到至关重要的作用。在过表达 BAFF 的患者中，BCR 和 BAFF-R 信号传导之间的平衡失调，导致未能清除自身反应性 B 细胞，从而引起自身免疫病，如干燥综合征（Sjögren's syndrome）。

　　驻留在脾脏和其他次级淋巴器官中的大多数外周 B 细胞被称为滤

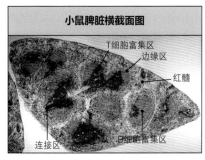

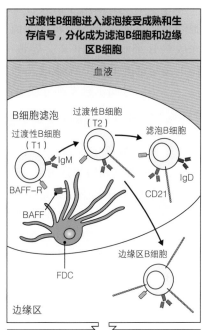

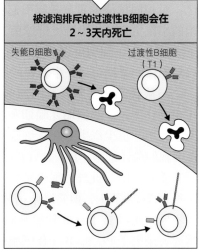

图8.12　过渡性B细胞在脾脏中的B细胞滤泡中完成其成熟过程
顶部图中的显微照片是小鼠脾脏的横截面图，显示了白髓、B细胞（抗B220，棕色）和T细胞（抗CD3，蓝色）的分布。环绕B细胞富集滤泡（棕色深染）的是边缘区（由于存在B220+B细胞也显示为棕色）。白髓位于红髓内，红髓富含髓系细胞（主要是巨噬细胞）、浆细胞和红细胞。骨髓中迁出的过渡性B细胞必须在脾脏的B细胞滤泡中接受必需的成熟和存活信号，完成成熟过程（中图）。一个必要因素是通过BCR的低水平信号传导。另一个必要因素是TNF家族成员BAFF在FDC上的表达。BAFF刺激过渡性B细胞上的BAFF-R，促进B细胞生存。新迁移的过渡性B细胞（过度Ⅰ期，T1）细胞表面表达高水平的IgM和BAFF-R，低水平的IgD。在B细胞滤泡中，这些细胞上调CD21表达成为过渡Ⅱ期B细胞（T2）。这些细胞上调表面IgD表达，成为长寿的成熟B细胞。大多数长寿B细胞是再循环B细胞，称为滤泡B细胞。数目较少的第二个亚群是边缘区B细胞群。边缘区B细胞被认为是弱的自身反应性细胞，表达较高水平的补体受体CD21。这些细胞迁移到脾脏白髓的边缘区，即白髓/红髓交界处的区域。在这个区域，边缘区B细胞可以对血源性抗原或病原体做出快速反应。被滤泡排除在外的过渡性T1 B细胞无法接受成熟和存活信号，会在从骨髓迁出后2～3天内死亡（下图）。自身反应性失能B细胞也被排除在滤泡外从而死亡。显微照片由霍华德·休斯医学研究所和加州大学旧金山分校微生物学和免疫学系的Xiaoming Wang和Jason Cyster提供。

泡 B 细胞（follicular B cell），也称为 B-2 B 细胞。在脾脏中还发现数目较少的第二个 B 细胞亚群由边缘区 B 细胞（marginal zone B cell）组成，以主要位于白髓/红髓交界处的边缘区而得名（图 8.12）。滤泡和边缘区 B 细胞均源自在骨髓中发育的共同谱系，它们在脾脏滤泡中 B 细胞成熟发育的最后阶段才分为两种亚群。在体外培养条件下通过给予外周 B 细胞成熟信号诱导未成熟 B 细胞向成熟 B 细胞发育的重建实验结果显示，细胞过渡到完全成熟阶段时，滤泡与边缘区 B 细胞谱系在过渡期 T2 阶段分群。与滤泡 B 细胞一样，边缘区 B 细胞也依赖 BAFF 信号，在缺乏 BAFF 表达的小鼠中缺失。边缘区 B 细胞可以通过其细胞表面高水平的补体受体 CD21 来鉴定。使用在所有发育中的 B 细胞上表达单一 BCR 特异性的重排免疫球蛋白基因敲入小鼠的研究指出，一部分 BCR 主要产生滤泡 B 细胞，而其他 BCR 则产生边缘区 B 细胞。这一发现表明，BCR 的特异性是决定过渡性 B 细胞向滤泡 B 细胞还是边缘区 B 细胞最终定向发育的主要决定因素，但是这一过程的细节仍然没有被完全探明。由于它们所在的位置，边缘区 B 细胞可以对血源性抗原或病原体做出快速反应。因此，可以认为边缘区 B 细胞构成了针对血源性病原体的早期防线。

外周 B 细胞还包括记忆 B 细胞。记忆 B 细胞是在成熟 B 细胞第一次与抗原接触分化为生产抗体的浆细胞的同时产生的；我们将在第 11 章讨论记忆 B 细胞。已经在外周 B 细胞库中建立的相对成熟和稳定的成熟 B 细胞在滤泡进入的竞争中处于有利地位。成熟 B 细胞经历的表型变化使它们更容易进入滤泡。这些表型包括成熟 B 细胞表达 CXCL13 的受体 CXCR5，而 CXCL13 在 FDC 细胞上表达（见第 10-3 节）。与新发育的未成熟 B 细胞相比，成熟 B 细胞还增加了 CD21 表达，增强了 B 细胞的信号传导能力。

BCR 在外周 B 细胞的成熟和持续再循环中起积极作用。酪氨酸激酶 Syk 参与 BCR 的信号传导（见第 7-20 节），Syk 缺陷小鼠具有未成熟 B 细胞但不能发育为成熟 B 细胞。因此，最终 B 细胞成熟或成熟 B 细胞的存活可能需要 Syk 转导的信号。此外，B 细胞存活需要 BCR 的持续表达，在小鼠中特异性地条件性敲除成熟 B 细胞中的 BCR 会导致所有 B 细胞死亡。尽管每种 BCR 均具有特异性，但抗原特异性相互作用可能不参与诱导最终 B 细胞成熟和存活；反之，受体可以通过受体复合物的组装产生微弱但重要的"滋养"信号，这些信号偶尔触发部分或全部下游信号传导事件。

8-9 B-1 B 细胞是发育早期出现的固有淋巴样细胞亚群

至此，本章主要讨论了 B 细胞主要群体的发育，这些 B 细胞驻留于次级淋巴器官中，主要是滤泡（B-2）B 细胞和边缘区 B 细胞。这两个群体组成了参与适应性免疫应答的 B 细胞。B 细胞的第三个重要亚群，称为 B-1 B 细胞，则是先天免疫系统的一部分。这些细胞在次级淋巴器官中少量存在，但是在腹膜和胸膜腔中大量存在。B-1 B 细胞是"天然"抗体的主要来源，这些抗体是 B 细胞在没有任何感染发生时分泌的组成型循环抗体。由 B-1 B 细胞产生的大部分抗体识别荚膜聚糖抗原，因此 B-1 B 细胞在控制致病病毒和细菌的感染时发挥重要的功能。

B-1 B 细胞的一个重要特征是它们可以在没有来自 T 细胞的"辅助"的情况下产生 IgM 抗体。尽管 T 细胞辅助可以增强这种反应，但是事实上抗体最早出现在抗原暴露后的 48 小时内，这个时间 T 细胞是无法参与其中的。缺乏与辅助性 T 细胞的抗原特异性相互作用可以解释为什么 B-1 细胞应答不会产生免疫记忆：对相同抗原的重复暴露引起相似或降低的应答。虽然 B-1 B 细胞的确切功能仍不清楚，但缺乏 B-1 细胞的小鼠更容易感染肺炎链球菌，这是因为它们不能产生抗磷酸胆碱抗体，无法提供针对该细菌的保护。由于大部分 B-1 细胞可以产生具有这种特异性的抗体，并且因为不需要抗原特异性 T 细胞帮助，所以在感染该病原体的早期可以产生有效的反应。人 B-1 细胞是否具有相同的作用尚不确定。

与从骨髓干细胞发育的滤泡和边缘区 B 细胞不同，大多数 B-1 B 细胞是由胎肝中的前体细胞产生的（图 8.13）。在小鼠胎儿晚期和新生儿早期阶段产生大量 B-1 B 细胞。出生后，以滤泡和边缘区 B 细胞的发育为主，很少产生 B-1 B 细胞。目前的证据表明，产生 B-1 B 细胞的前体细胞定向于该谱系，与产生 B-2 B 细胞的前体细胞不同。BAFF 或 BAFF-R 缺失的小鼠中不存在 B-2 B 细胞，但是 B-1 B 细胞的发育或存活没有受到影响。此外，促进脾脏中 B-2 B 细胞成熟的最后阶段的弱 BCR 信号需要非经典的 NFκB 激活途径（见第 7-23 节），但是这个信号途径对于 B-1 B 细胞发育不是必需的。B-1 B 细胞发育时对细胞因子要求也不同。IL-7 或 IL-7R 信号缺陷的小鼠 B-2 B 细胞发育受阻，但是 B-1 B 细胞正常发育。B-2 B 细胞发育需要转录因子 PU.1，B-1 B 细胞的发育则不需要。

图8.13　B-1细胞、滤泡B细胞（B-2细胞）和边缘区B细胞的特征比较

B-1细胞除了在肝脏中发育外，还可以在胎儿的特殊部位如网膜中发育。尽管B-1细胞在整个生命过程中都可以产生，但是它们在年幼个体中占主导地位。由于B-1细胞主要在胎儿和新生儿期间产生，它们免疫球蛋白基因重排的可变区序列含有很少的N核苷酸。相反，边缘区B细胞在出生后累积，并且直到八周龄才在小鼠体内达到最高水平。滤泡B-2细胞和边缘区B细胞有着共同的前体细胞群，即脾脏中的过渡性T2 B细胞。因此，两个亚群发育都依赖于IL-7和BAFF信号。相反，B-1细胞发育不需要IL-7或BAFF。研究人员认为B-1细胞是由广泛存在的自身和外来抗原选择后部分激活的，具有自我更新能力的淋巴细胞库。可能是因为这种选择，也可能是因为细胞是在生命早期产生的，B-1细胞具有有限的可变区和抗原结合特异性组库。边缘区B细胞也具有有限的V区特异性库，可以通过与选择B-1细胞类似的一组抗原来选择。B-1细胞似乎是特定体腔中B细胞的主要群体，很可能是因为这些部位暴露于驱动B-1细胞增殖的抗原。一般认为边缘区B细胞停留在脾的边缘区，不再循环。B-1细胞的部分活化主要引起IgM抗体分泌，在血液循环中大部分的IgM是由B-1细胞产生的。B-1和边缘区B细胞库的有限多样性以及这些细胞与常见细菌碳水化合物抗原反应的倾向表明它们执行比滤泡B细胞（B-2细胞）更原始、更少适应性的免疫应答。在这方面，它们与γ:δ T细胞类似。

特性	B-1细胞	B-2细胞	
		滤泡B细胞	边缘区B细胞
最初产生时间	胚胎	出生后	出生后
VDJ连接处N区域	很少	广泛	是
V基因组库	受限	多样	部分受限
初始位置	体腔（腹膜，胸膜）	次级淋巴器官	脾脏
BAFF依赖性	否	是	是
IL-7依赖性	否	是	是
更新模式	自我更新	来自骨髓替代	长期存在
免疫球蛋白自发产生	高	低	低
分泌亚型	IgM >> IgG	IgG > IgM	IgM > IgG
对糖类抗原反应	是	可能	是
对蛋白抗原反应	可能	是	是
是否需要T细胞辅助	否	是	有时候
体细胞超突变	低或者无	高	?
记忆细胞发育	很少或者无	是	?

【小结】

在本节中，我们介绍了从骨髓中最早的前体细胞开始到外周成熟B细胞池的B细胞发育的完整历程（图8.14）。首先是重链基因座重排，成功重排则产生μ重链。μ重链与替代轻链结合形成前B细胞受体，这是B细胞发育的第一个检查点。前B细胞受体的产生传递重链基因重排成功信号，抑制进一步重排，从而产生等位排斥。这一信号还启动前B细胞增殖，产生大量子代细胞用于随后的轻链重排。如果最初的轻链基因重排成功，则形成完整的免疫球蛋白BCR，基因重排再次停止，B细胞继续发育。如果第一次轻链基因重排不成功，则重排继续进行，直到产生有效的重排或所有可用的J基因区域耗竭为止。如果没有产生有效的重排，发育的B细胞会死亡。一旦完整的免疫球蛋白受体在细胞表面表达，未成熟B细胞就会对自身抗原产生耐受性。该过程起始于骨髓并在未成熟B细胞迁移到外周后短时间持续。对于大多数B细胞群体，其成熟的最后阶段发生在脾脏的B细胞滤泡中，这个阶段需要TNF家族成员BAFF及BCR信号的参与。

T细胞发育

T细胞与B细胞一样，也源于骨髓中的多能造血干细胞。不同的是，它们的前体细胞从骨髓通过血液迁移到胸腺，并在胸腺成熟（图8.15），这就是其被命名为胸腺依赖淋巴细胞或T细胞的原因。T细胞发育在许多方面与B细胞发育类似，包括抗原受体基因依次有序地重排、成功重排的依次检验，以及异二聚体抗原受体的最终组装。然而，胸腺中的T细胞发育具有B细胞发育没有的一些独特特征，例如产生两个不同谱系的T细胞：γ:δ谱系和α:β谱系，分别表达不同基因编码的抗原受体。发育中的T细胞通常称为胸腺细胞（thymocyte），也经历严格的选择。这依赖于它们与胸腺基质细胞的相互作用来调整成熟T细胞的组库

B细胞		重链基因	轻链基因	细胞内蛋白	细胞表面标志
干细胞	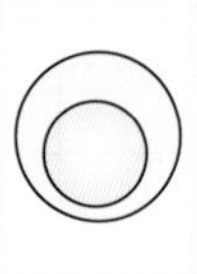	种系	种系		CD34 CD45 AA4.1
早祖B细胞	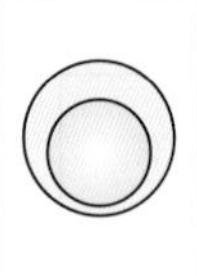	D-J重排	种系	RAG-1 RAG-2 TdT λ5, VpreB	CD34 CD45R AA4.1, IL-7R MHC II类 CD10, CD19 CD38
晚祖B细胞	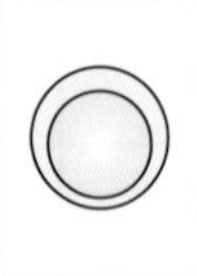	V-DJ重排	种系	TdT λ5, VpreB	CD45R AA4.1, IL-7R MHC II类 CD10, CD19 CD38, CD20 CD40
大前B细胞	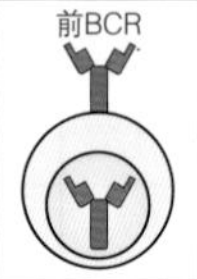 前BCR	VDJ重排完成	种系	λ5, VpreB	CD45R AA4.1, IL-7R MHC II类 pre-B-R CD19, CD38 CD20, CD40
小前B细胞	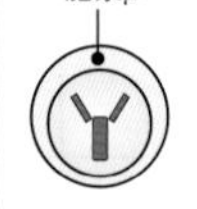 胞浆μ	VDJ重排完成	V-J重排	μ RAG-1 RAG-2	CD45R AA4.1 MHC II类 CD19, CD38 CD20, CD40
未成熟B细胞	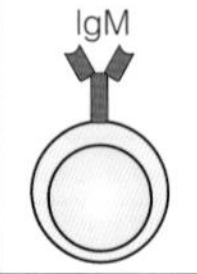 IgM	VDJ重排完成，μ重链膜上表达	VJ重排完成		CD45R AA4.1 MHC II类 IgM CD19, CD20 CD40
成熟初始B细胞	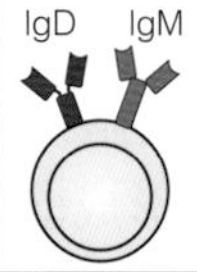 IgD IgM	VDJ重排完成，μ链膜上表达，选择性剪接产生μ+δmRNA			CD45R MHC II类 IgM, IgD CD19, CD20 CD21, CD40
淋巴母细胞	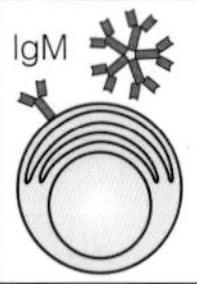 IgM	选择性剪接产生分泌性μ链		Ig	CD45R MHC II类 CD19, CD20 CD21, CD40
记忆B细胞	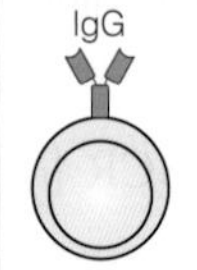 IgG	亚类转化为Cγ、Cα、Cε	体细胞高频突变		CD45R MHC II类 IgG, IgA CD19, CD20 CD21, CD40
浆母细胞和浆细胞	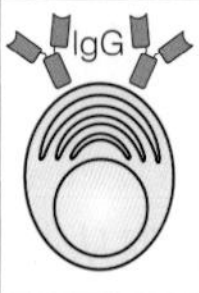 IgG	选择性剪接产生膜型和分泌型Ig	VJ重排完成	Ig	CD135 浆细胞抗原1 CD38

抗原非依赖　骨髓

抗原依赖　外周

终末分化

图8.14　人类常见B谱系细胞发育概述

常见B-2 B细胞发育过程中各阶段免疫球蛋白基因的状态、重要的细胞内蛋白和一些关键细胞表面分子的表达。在抗原驱动的B细胞分化过程中，免疫球蛋白基因经历了进一步的变化，如类别转换和体细胞超突变（见第5章），这些变化在记忆细胞和浆细胞产生的免疫球蛋白中可以看到。抗原依赖性阶段在第9章中有更详细的描述。

以确保自身MHC限制性以及自身耐受性。首先我们简单描述胸腺细胞发育各个阶段及其与胸腺解剖学的关系，然后再探讨基因重排和选择机制。

8-10 前T细胞源自骨髓，但是T细胞所有重要的发育阶段都在胸腺中进行

胸腺位于上胸前部，恰好在心脏上方。它由多个小叶组成，每个小叶特征性地分化为外皮质区，即胸腺皮质（thymic cortex）和内髓质（medulla）区域（图8.16）。在年轻个体中，胸腺中有大量发育的前T细胞，这些前体细胞镶嵌在被称为胸腺基质的上皮细胞网络中。胸腺基质细胞为T细胞发育提供了独特的微环境，其类似于骨髓基质细胞为B细胞发育提供的微环境。

胸腺上皮源自胚胎发育早期内胚层的被称为第三咽囊的结构。这些上皮组织形成基本的胸腺或胸腺原基（thymic anlage）。造血细胞来源的细胞在胸腺中定植，产生大量胸腺细胞，这些细胞定向于T细胞谱系和胸腺内树突状细胞（intrathymic dendritic cell）。胸腺细胞不仅仅是胸腺内的过客：它们还影响其赖以生存的胸腺上皮细胞的排列，诱导形成围绕着发育的胸腺细胞的网状上皮结构（图8.17）。

人胸腺中细胞的组织方式如图8.16所示。骨髓来源的细胞在胸腺皮质和髓质中的分布是不同的。皮质仅含有未成熟的胸腺细胞和散在的巨噬细胞，而在髓质中存在更成熟的胸腺细胞，伴随着DC、巨噬细胞和一些B细胞。这种组织方式反映了这两个区域中发生不同的发育事件，这些内容将在后面介绍。

实际上，对胸腺中T细胞发育的认知大部分都来自小鼠研究。之前在还不清楚T细胞和B细胞差异的时代，人们就对这个器官非常感兴趣，人们发现小鼠出生时手术切除胸腺（胸腺切除术，thymectomy）会导致免疫缺陷。许多证据，包括对免疫缺陷儿童的观察，已经证实了胸腺在T细胞发育中的重要性。迪格奥尔格综合征（DiGeorge syndrome）患者和突变产生的裸鼠不能形成胸腺，他们可以产生B细胞，但几乎没有T细

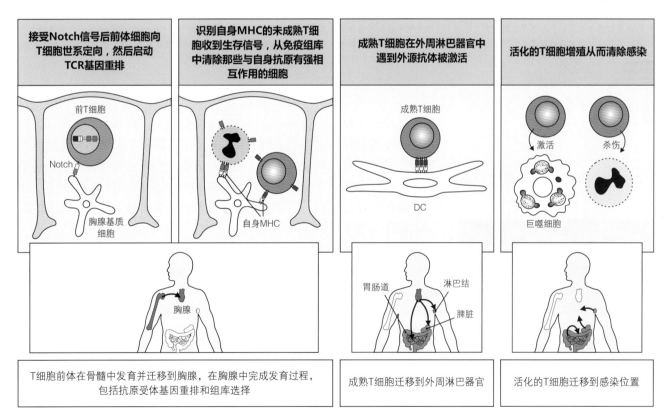

图8.15 T细胞在胸腺中发育，成熟后迁移到外周淋巴器官，然后被外来抗原激活

T细胞前体从骨髓迁移到胸腺，在Notch受体信号作用下向T细胞谱系定向。在胸腺中，TCR基因重排（上部第一组图）；与自身MHC分子相容的α:β TCR通过与胸腺上皮细胞相互作用传递生存信号，促使携带受体的T细胞进行阳性选择。自身反应性受体传递细胞死亡信号，通过阴性选择从组库中去除携带自身反应性受体细胞（上部第二组图）。在选择中存活下来的T细胞成熟后离开胸腺在外周循环。T细胞可以反复地离开血液进入外周淋巴器官，在外周淋巴器官遇到外来特异性抗原时会被激活（上部第三组图）。T细胞激活后进行克隆扩张，分化为效应T细胞。一些效应T细胞进入感染部位，杀死被感染的细胞或者激活巨噬细胞（上部第四组图）。另外的细胞进入B细胞区域，辅助激活抗体反应（未显示）。

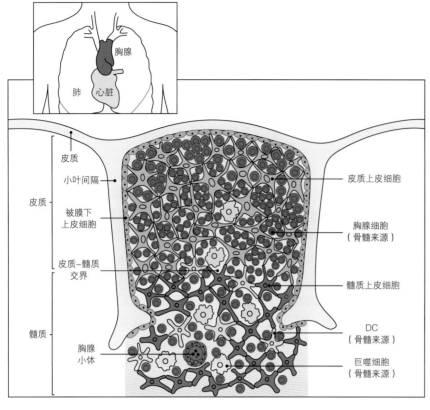

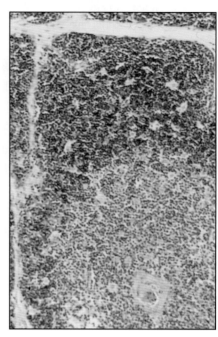

图8.16　人胸腺中细胞的组织方式

胸腺位于身体中线的心脏上方，由几个小叶组成，每个小叶包含离散的皮质（外部）和髓质（中央）区域。如左图所示，皮质包含未成熟的胸腺细胞（深蓝色），而分支的皮质上皮细胞（淡蓝色）与未成熟的皮质胸腺细胞紧密相连，散在分布的巨噬细胞（黄色）负责清除凋亡的胸腺细胞。髓质由成熟的胸腺细胞（深蓝色）和髓质上皮细胞（橙色）以及骨髓来源的巨噬细胞（黄色）和DC（黄色）组成。胸腺小体（Hassall's corpuscle）可能也是细胞降解的部位。外部皮质细胞层中的胸腺细胞是增殖的未成熟细胞，而更深的皮质区胸腺细胞主要是进行胸腺选择的未成熟T细胞。照片显示苏木精-伊红染色的人胸腺的相同区域的切片。皮质被深染，髓质被浅染。髓质中大的结构体是胸腺小体。照片由C. J. Howe提供。

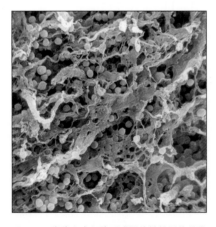

图8.17　胸腺上皮细胞形成网络结构围绕着发育的胸腺细胞

在胸腺的扫描电子显微照片中，发育的胸腺细胞（球形细胞）占据大部分的上皮细胞网络间隙。照片由W. van Ewijk提供。

胞。迪格奥尔格综合征与染色体 22q11 缺失相关，有着心脏、面部、内分泌和免疫缺陷的复杂表型综合征。Foxn1 是终末上皮细胞分化所需的转录因子，该基因的缺陷导致"裸鼠"表型的出现，之所以这么命名是因为 Foxn1 缺陷的小鼠体表无毛。人类 *FOXN1* 基因（位于 17 号染色体上）缺陷的罕见病例与 T 细胞免疫缺陷相关。患者胸腺缺失，先天性脱发，指甲营养不良。

小鼠在出生后胸腺会持续发育 3～4 周，而人的胸腺在出生时已经完全发育。在青春期之前胸腺产生 T 细胞的速率是最大的。青春期之后胸腺开始萎缩，成人新的 T 细胞产生减少，尽管 T 细胞的产生能持续终生。在人和小鼠中，在青春期后切除胸腺不会导致 T 细胞功能丧失或者数目的显著下降。似乎 T 细胞组库一旦建立，即使没有新的 T 细胞产生，免疫功能也可以维持。外周 T 细胞池是由长寿的 T 细胞和一些成熟 T 细胞分裂来维持的。

8-11　胸腺中 Notch 信号指导 T 细胞谱系的定向

骨髓中的淋巴样前体细胞发育产生 T 细胞和 B 细胞。一部分前体细胞离开骨髓迁入胸腺。在胸腺中前体细胞接受来自胸腺上皮细胞通过 Notch1 受体传递的信号，表达一些特异性基因。Notch 信号转导在动物发育组织特化中发挥广泛的作用。在淋巴细胞发育中 Notch 信号指导前体细胞向 T 细胞而不是 B 细胞谱系定向。Notch 信号在整个 T 细胞发育过程中是必需的，也参与调节其他 T 细胞谱系选择，包括对 α:β 或者 γ:δ 的选择。

胸腺前体细胞中 Notch 信号传递对于启动 T 细胞特异性基因表达和 T 细胞谱系定向非常重要（图 8.18）。Notch 信号诱导两个 T 细胞发育中必需的转录因子——T 细胞因子 1（TCF1）和 GATA3 表达。TCF1 和 GATA3 合作启动一些 T 细胞谱系特异性基因的表达，这些基因包括编码 CD3 复合体组分的基因，以及 TCR 和 BCR 重排所必需的重组酶 Rag1 的基因（图 8.18）。然而 TCF1 和 GATA3 不足以诱导所有的 T 细胞特异性基因表达。第三个转录因子 Bcl11b 对于诱导 T 细胞定向、限制前体细胞分化方向也是必需的。Bcl11b 表达是 T 细胞定向的最后阶段，是激活完整的 T 细胞基因表达程序必要的先决条件。

8-12 前 T 细胞在胸腺中大量增殖，但是子代细胞大部分都在胸腺中死亡

T 细胞前体从骨髓到达胸腺，经过一周的分化进入快速增殖期。年轻的成年小鼠胸腺含有（1～2）×10^8 个胸腺细胞。胸腺每天新产生大约 5×10^7 个细胞，但是只有（1～2）×10^6 个细胞（2%～4%）能分化为成熟 T 细胞离开胸腺。尽管胸腺新产生细胞数和离开的细胞数存在差异，但是胸腺在体积和细胞数目方面并没有增长。这是因为 98% 的在胸腺中产生的细胞因凋亡而死于胸腺（见第 1-14 节）。凋亡的细胞会被巨噬细胞识别摄取，在整个胸腺皮质区的巨噬细胞内部可以看到凋亡小体——也就是凋亡细胞残留的致密染色质（图 8.19）。这种胸腺细胞的肆意浪费是 T 细胞发育的一个关键步骤，因为它反映了每个胸腺细胞都经历严格审查即能否识别自身抗原肽：MHC 复合物以及产生自我耐受。

8-13 胸腺细胞发育的各个阶段可以用细胞表面分子来区分

与 B 细胞发育一样，胸腺细胞发育也经历了一系列不同的阶段。每个阶段特征包括 TCR 基因的状态和 TCR 表达变化，细胞表面蛋白如 CD3 复合体（见第 7-7 节）和共受体 CD4 和 CD8 的变化（见第 4-18 节）。这些表面分子的变化反映了细胞功能成熟的状态，细胞表面蛋白的特定组合可以用作区分不同分化阶段 T 细胞的标志物。主要分化阶段总结参见图 8.20。在 T 细胞发育早期产生两种不同谱系的 T 细胞——α:β 细胞和 γ:δ 细胞，它们分别具有不同类型的 TCR 链。在发育晚期 α:β T 细胞发育成两个不同的功能亚群——CD4$^+$ T 细胞和 CD8$^+$ T 细胞。

当前体细胞从骨髓进入胸腺的时候，它们缺乏大部分成熟 T 细胞特有的表面分子，而且它们的受体基因还未重排。这些细胞产生了主要群体 α:β T 细胞和少数群体 γ:δ T 细胞。如果这些细胞被注射进入外周循环，它们甚至可以产生 B 细胞和 NK 细胞。目前还不确定是否每个胸腺前体细胞都保留这种多潜能性，或者说前体细胞群是否由不同细胞混合组成，还是仅一部分能够完全定向于 αβ 或 γδ T 细胞谱系。

与胸腺基质的相互作用引发前 T 细胞沿谱系途径分化的初始阶段，随后是细胞增殖和第一波 T 细胞特异性的细胞表面分子如 CD2 和 Thy-1（在小鼠中）的表达。在持续约一周后这一阶段结束，这时胸腺细胞具有 T 细胞谱系的独特标记，但不表达成熟 T 细胞表达的 CD3:TCR 复合物以及共受体 CD4 或 CD8。由于缺乏 CD4 和 CD8 表达，这种细胞被称为双阴性胸腺细胞（double-negative thymocyte）（图 8.20）。

在完全发育的胸腺中，只有约 60% 的双阴性胸腺细胞是未成熟的 T 细胞。双阴性胸腺细胞池（约占所有胸腺细胞的 5%）还包括属于少数谱系的两个更为成熟的 T 细胞群，它们分别是表达 γ:δ TCR 的 T 细胞（见第 8-16 节）和携带有限多样性 α:β TCR 的 T 细胞（iNKT 细胞；见第 6-19 节）。在此章节和随后的讨论中，我们用"双阴性胸腺细胞"指代那些尚未表达完整 TCR 分子的未成熟胸腺细胞。这些细胞可以产生 γ:δ 和 α:β T 细胞（图 8.20），但是它们中的大多数沿 α:β 途径发育。

图 8.18 详细地描述了 α:β 途径。依据黏附分子 CD44、CD25（IL-2 受体的 α 链）和 SCF 受体 Kit（见第 8-1 节）的表达，双阴性阶段可以进一步细分为四个阶段。首先，双阴性胸腺细胞表达 Kit 和 CD44 但不表达 CD25，称为 DN1 细胞；在这些细胞中，编码 TCR 的两条链的基因处于胚系状态。随着胸腺细胞的成熟，它们开始在细胞表面表达 CD25，称为 DN2 细胞。之后，CD44 和 Kit 的表达降低，称为 DN3 细胞。

TCR β 链基因座的重排起始于 DN2 细胞，首先是 $D_β$-$J_β$ 重排，并且在 DN3 细胞中继续进行 $V_β$-$DJ_β$ 重排。未能成功重排 β 链基因座的细胞停滞在 DN3（CD44^{low}CD25$^+$）阶段并很快死亡，而进行有效 β 链基因重排并表达 β 链蛋白的细胞失去 CD25 的表达进入 DN4 阶段，这一阶段细胞开始增殖。CD25 瞬时表达的功能

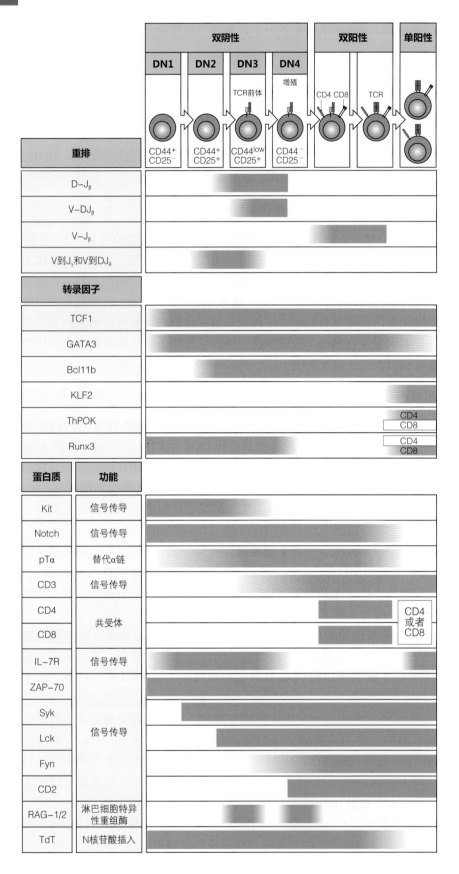

图8.18　小鼠α:β T细胞在胸腺中的发育阶段以及相对应的基因重排程序、细胞表面蛋白表达、信号分子和转录因子

淋巴样前体细胞通过与胸腺基质细胞上表达Notch配体相互作用触发增殖，成为T细胞谱系定向的胸腺细胞。T细胞定向需要Notch信号诱导TCF1和GATA3表达，这两个转录因子又会诱导Bcl11b表达。这个基因表达程序开始于表达CD44和Kit的双阴性（DN1）细胞阶段。细胞向T细胞谱系不可逆地定向发生在随后的阶段（DN2），其标志是IL-2受体α链CD25的表达。在这之后，DN2（CD44+CD25+）细胞开始β链基因座的重排，同时细胞成为CD44lowKitlow的DN3细胞。DN3细胞停留在CD44lowCD25+阶段直到β链重排成功，框内的β链与替代链pTα配对形成前T细胞受体，前T细胞受体在细胞表面表达，触发细胞进入细胞周期。pTα:β与CD3在细胞表面的少量表达终止β链重排，触发细胞快速增殖，CD25表达下调。这时细胞成为DN4细胞。DN4细胞逐渐停止增殖，CD4和CD8在细胞表面表达。小的CD4+CD8+双阳性细胞开始α链基因座的高效重排。然后细胞表达低水平的α:β TCR和相关的CD3复合体用于选择。大部分的细胞由于不能通过阳性选择或者阴性选择而死亡，但是通过选择的细胞会成熟为CD4或CD8单阳性细胞，然后逐渐离开胸腺。CD4+CD8+双阳性细胞成熟为CD4或CD8单阳性细胞分别受转录因子ThPOK和Runx3调节。KLF2在单阳性阶段首先表达；如果不能表达，胸腺细胞会出现向外周淋巴组织迁移的缺陷，部分原因是它们不能表达参与运输的受体，如鞘氨醇1-磷酸（S1P）受体S1PR1（图8.32）。其他蛋白质对T细胞发育的单独作用会在文中描述。

及意义尚不清楚：T 细胞在 IL-2 基因敲除的小鼠中发育正常（见附录 I，第 A-35 节）。相比之下，Kit 对于最早的双阴性胸腺细胞的发育至关重要，缺乏 Kit 的小鼠双阴性 T 细胞数目极大程度地减少。此外，持续的 Notch 信号通路的激活对 T 细胞发育的每个阶段都很重要。第二个重要因子是 IL-7，它由胸腺基质细胞产生。在 IL-7、IL-7 受体 α、γ-c 或 IL-7 受体信号传导蛋白 Jak3 缺陷情况下，小鼠和人的 T 细胞发育会严重阻滞。事实上，以 T 细胞和 NK 细胞缺陷为特征的人类原发性免疫缺陷疾病——X 连锁 SCID 就是 γ-c 蛋白表达缺失的遗传缺陷引起的。

在 DN3 胸腺细胞中（图 8.18），表达的 β 链与替代前 T 细胞受体 α（pre-T-cell α，pTα）链配对，组装成完整的前 T 细胞受体（pre-T-cell receptor）。前 T 细胞受体在结构和功能上类似于前 B 细胞受体。前 T 细胞受体在细胞表面与 CD3 分子形成复合物，CD3 分子提供 TCR 的信号传递组分（见第 7-7 节）。与前 B 细胞受体一样，CD3：前 T 细胞受体复合物的组装产生不需要与配体相互作用的组成型信号传导。最近的结构生物学研究表明，前 T 细胞受体以类似于前 B 细胞受体二聚化的方式形成二聚体。pTαIg 结构域产生两个重要的接触面。它与 $V_β$ 亚基的恒定区 Ig 结构域关联形成前 T 细胞受体本身。然后，pre-Tα 的其他表面区域与来自另一个前 T 细胞受体分子的 $V_β$ 结构域结合，在两个不同的前 T 细胞受体之间形成桥梁。$V_β$ 与之接触的区域包含许多在 $V_β$ 家族中高度保守的氨基酸残基。前 T 细胞受体的表达以这种方式诱导不依赖配体的二聚体化，然后促进细胞增殖，并进一步抑制 β 链基因重排，以及上调 CD8 和 CD4 的表达。双阳性胸腺细胞（double-positive thymocyte）占胸腺细胞的绝大多数。一旦大的双阳性胸腺细胞停止增殖并成为小的双阳性细胞，α 链基因座重排即启动。

正如我们将在本章后面看到的，α 基因座的结构（见第 5-9 节）可以进行多次连续重排，因此它在大多数发育的胸腺细胞中会成功重排。这样，大多数双阳性细胞在其相对短的寿命期间会产生 α:β TCR。

小的双阳性胸腺细胞最初只表达低水平的 TCR。大多数 TCR 不能识别自身抗原肽：MHC 复合物，因此这些细胞无法通过阳性选择而死亡。相反，那些识别自身抗原肽：MHC 复合物的双阳性细胞可以通过阳性选择继而继续成熟，并且表达高水平的 TCR。同时，它们停止表达某种共受体分子，成为 CD4 或 CD8 单阳性胸腺细胞（single-positive thymocyte）（图 8.18）。在双阳性阶段期间或者之后，胸腺细胞也进行阴性选择，这是为了清除那些对自身抗原产生应答的细胞。大约 2% 的双阳性胸腺细胞在这种双重筛选中存活下来并成熟为单阳性 T 细

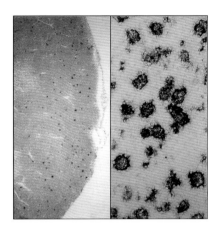

图8.19　发育中凋亡的T细胞被胸腺皮质中的巨噬细胞摄取

左图显示整个胸腺皮质和部分髓质的切片，其中凋亡细胞用红色染料染色。胸腺皮质位于照片的右侧。凋亡细胞分散在整个皮质中，但在髓质中很少见。右图显示了更高放大倍数的胸腺皮质切片，凋亡细胞红色，巨噬细胞蓝色染色。在巨噬细胞中可以看到凋亡细胞。放大倍数：左图，×45；右图，×164。照片由 J. Sprent 和 C. Surh 提供。

图8.20　胸腺中产生两种不同的胸腺细胞谱系

CD4、CD8和TCR复合物分子（CD3，以及TCR α链和β链）是重要细胞表面分子，可以用于鉴定胸腺细胞亚群。胸腺中最早的细胞亚群不表达这些蛋白，因为这些细胞不表达CD4或CD8，所以它们被称为"双阴性"胸腺细胞。这些前体细胞产生两种T细胞谱系：少数群体γ:δ T细胞（即使成熟时也缺乏CD4或CD8）和主要群体α:β T细胞。潜在的α:β T细胞发育成为在同一个细胞上同时表达CD4和CD8的细胞，被称为"双阳性"胸腺细胞。这些细胞增大并且分裂。随后，它们成为静息的小的双阳性细胞，表达低水平的TCR。大多数胸腺细胞在成为小的双阳性细胞后在胸腺内死亡，但那些受体可与自身抗原肽：自身MHC复合物相互作用的细胞下调CD4或CD8的表达同时上调TCR的表达。这一过程产生"单阳性"胸腺细胞，在成熟后作为成熟的单阳性CD4或CD8 T细胞从胸腺迁出。

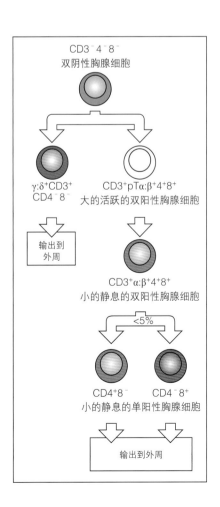

胞，然后逐渐从胸腺迁出，形成外周 T 细胞组库。对于小鼠，从前 T 细胞进入胸腺到成熟后的迁出大约需要 3 周。

8–14　胸腺细胞不同的发育阶段在胸腺不同部位进行

胸腺主要分为两个区域，即外周皮质和中央髓质（图 8.16）。T 细胞发育主要发生在皮质区，在髓质中仅可见到成熟的单阳性胸腺细胞。最初，来自骨髓的前体细胞从皮质 – 髓质连接处的血液进入胸腺并迁移到外皮质区（图 8.21）。在皮质的外缘，胸腺的包膜下区域，大的未成熟的双阴性胸腺细胞进行快速增殖；这些细胞是定向的胸腺前 T 细胞及其后代，它们将分化为后续的胸腺细胞群体。在皮质深处，大多数胸腺细胞是小的双阳性细胞。皮质基质由具有长分支的上皮细胞组成，这些上皮细胞表面同时表达 MHC Ⅱ 类和 MHC Ⅰ 类分子。胸腺皮质紧密地包裹着胸腺细胞，胸腺皮质上皮细胞的分支过程与几乎所有皮质胸腺细胞接触（图 8.17）。我们将在本章后面讲到，胸腺皮质上皮细胞上 MHC 分子与发育中 T 细胞表面受体的接触在阳性选择中起着至关重要的作用。

在阳性选择之后，发育的 T 细胞从皮质迁移到髓质。髓质包含淋巴细胞较少，主要是新产生的成熟的单阳性 T 细胞，这些细胞会逐渐离开胸腺。髓质在阴性选择中发挥作用。在这个环境中，APC 如 DC 表达共刺激分子，而这些细胞不存在于皮质中。而且，特化的髓质上皮细胞可以提呈外周抗原用于自身抗原反应性 T 细胞的阴性选择。

8–15　携带 α:β 或 γ:δ 受体的 T 细胞来自共同的前体细胞

携带 γ:δ 受体的 T 细胞与 α:β T 细胞的不同之处在于它们主要存在于上皮和黏膜部位，并且不表达共受体 CD4 和 CD8。与 α:β T 细胞相比，人们对 γ:δ TCR 识别的配体知之甚少，仅知道这些受体没有 MHC 限制性（见第 4–20 节）。在第 5–11 节中描述了细胞使用不同的遗传基因座来产生这两种类型的 TCR。γ 和 δ 链基因座是最先进行重排的基因座，随后是 β 链基因座。另外，δ 链基因座位于 α 链基因座内部，因此 α 链基因座的重排会删除染色体上的 δ 编码序列。尽管人们还不清楚调节单个前体细胞定向 α:β 对 γ:δ 谱系的机制，但是发现该过程中存在一些可塑性。这可以从胸腺细胞、成熟 γ:δ 和 α:β T 细胞中发现的基因重排模式推断出来。成熟的 γ:δ T 细胞含有重排的 β 链基因，尽管其中 80% 是无效的重排；而成熟的 α:β T 细胞通常含有重排的，但大多数是框外的 γ 链基因。

8–16　在发育过程中表达 γ:δ T 细胞受体的 T 细胞来自两个不同的阶段

尽管 γ:δ T 细胞和 α:β T 细胞源自相同的前体细胞，但是大部分成熟的 γ:δ T 细胞是固有免疫而非适应性

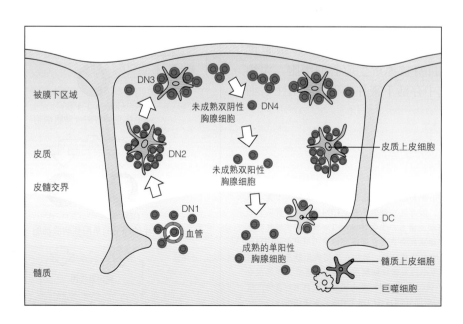

图8.21　不同发育阶段的胸腺细胞存在于胸腺的不同部位

最早的前体胸腺细胞通过皮质–髓质连接处附近的小静脉从血流进入胸腺。与受体Notch1相互作用的配体在胸腺中表达并作用于迁入的细胞使它们定向T细胞谱系。如文中描述那样，这些细胞经历早期CD4⁻CD8⁻双阴性（DN）阶段分化时，它们通过皮质–髓质连接区迁移到外皮质区。DN3细胞位于包膜下区域附近，在那里它们进行增殖。随着前体细胞进一步成熟到CD4⁺CD8⁺双阳性阶段，它会通过皮质区迁移回来。最后，髓质仅含有成熟的单阳性T细胞，这些细胞最终离开胸腺。

免疫的成分。它们在胸腺中的发育成熟过程中，细胞已经获得了确定的效应功能，可以在激活后被快速引发。从胸腺迁移出来后，大多数 γ:δ T 细胞归巢到体内的黏膜和上皮部位，并在这些部位稳定地驻留。

小鼠体内大部分的 γ:δ T 细胞在胚胎发育和出生早期产生。在胚胎胸腺中，首先发育的 T 细胞是 γ:δ T 细胞，它们都表达由相同 Vγ 和 Vδ 区域组装的 TCR（图 8.22）。这些细胞在表皮中定居，它们楔入角质形成细胞中并表现出树突状形状，因此称为树突状上皮 T 细胞（DETC）（图 8.23）。dETC 通过产生细胞因子和趋化因子来监测皮肤并对感染和损伤做出应答。这些因子诱导炎症，增强病原体清除能力，同时还有促进伤口愈合从而修复皮肤损伤的功能。在稳态条件下，dETC 还分泌生长因子来帮助维持表皮细胞生长和存活。

继 DETC 细胞之后，第二个 γ:δ T 细胞亚群在胎儿胸腺中发育。这些细胞归巢于组织的黏膜上皮如生殖道和肺，也包括皮肤的真皮。该亚群被激活后程序性产生炎性细胞因子如 IL-17，在对感染和损伤的反应中发挥作用。与 DETC 一样，这些产生 IL-17 的 γ:δ T 细胞（T$_{γ:δ}$-17）主要表达由单一 V$_γ$-V$_δ$ 组合形成的非变异 TCR。然而，这两个亚群，即 DETC 和胚胎 T$_{γ:δ}$-17 细胞，表达的 TCR 使用不同的 Vγ 基因片段：DETC 使用 V$_γ$5，而 T$_{γ:δ}$-17 细胞使用 V$_γ$6。由于胎儿胸腺细胞不表达 TdT 酶，因此在这两个胎儿衍生的 γ:δ T 细胞亚群中 TCR 的 V、D 和 J 基因片段的连接处没有 N 核苷酸产生额外的多样性。为什么某些 V、D 和 J 基因片段在胚胎发育的特定时间被选择用于重排还不完全清楚。

DETC 和 V$_γ$6 阳性 T$_{γ:δ}$-17 细胞仅在源自胎肝的 HSC 早期发育中形成（图 8.22）。因此，这两个 γ:δ T 细胞亚群仅在胚胎胸腺中短暂时间内产生，然后永久停止生成。γ:δ T 细胞发育的第二阶段始于将要出生小鼠的胚胎胸腺。在成体胸腺整个生命过程中这一阶段持续低水平产生几个细胞亚群，每个细胞亚群具有不同的效应功能和组织归巢特性。与 DETC 和胚胎 T$_{γ:δ}$-17 细胞一样，这些后期发育的 γ:δ T 细胞通常以 TCR 中不同的 V$_γ$-V$_δ$ 区域的使用进行分类（图 8.22），尽管每个群体内部的 TCR 基因连接处序列由于 TdT 添加的 N 核苷酸的存在更丰富的多样化。

其中一个后期发育的 γ:δ T 细胞群体在激活后编程性分泌 IL-17，这个细胞亚群是第二个 T$_{γ:δ}$-17 细胞亚群，与胚胎 T$_{γ:δ}$-17 不同的是这些细胞表达不同的 Vγ 基因。具体地说，这些后来发育的 T$_{γ:δ}$-17 细胞表达的 TCR 使用 V$_γ$4 基因。这个 T$_{γ:δ}$-17 亚群存在于所有淋巴器官，以及皮肤真皮和肠上皮中，可以提供快速炎症信号来响应细菌和寄生虫感染。此外，使用 V$_γ$7 基因作为 TCR 的 γ:δ T 细胞也在第二阶段发育。V$_γ$7 阳性 γ:δ T 细胞特异性地归巢于肠上皮。在肠上皮组织中，这些细胞随时准备应对突破上皮屏障的肠道微生物，是抗菌化合物以及 IFN-γ 的重要产生者。

除了存在于屏障组织如皮肤和肠上皮中的 γ:δ T 细胞亚群外，γ:δ T 细胞也存在于淋巴器官中。大多数淋巴驻留 γ:δ T 细胞在胎儿晚期 - 新生儿早期产生，是一类有着更高多样性的表达 V$_γ$1 基因的细胞群体。V$_γ$1 阳性 T 细胞主要有两个亚群：一个产生 IFN-γ，另外一个产生 IL-4。产生 IL-4 的细胞亚群归巢于肝脏以及几个淋巴器官中，而产生 IFN-γ 的细胞亚群则可以归巢于所有淋巴器官。产生 IL-4 的细胞亚群表达独特的 TCRδ 链（Vδ6）与 V$_γ$1 配对，表现出与表达 α:β TCR 的 iNKT 细胞亚群非常相似的特征，因此它们通常被称为 γ:δ NKT 细胞。与黏膜和上皮驻留 γ:δ T 细胞群不同，其在组织稳态、修复和抗感染先天防御的重要性已得到很好的证实，然而在次级淋巴器官内的 γ:δ T 细胞的功能仍然不是很清楚。

8-17 成功重排的 β 链可以产生前 T 细胞受体，进而触发细胞增殖并且阻止 β 链进一步重排

现在我们再回到 α:β T 细胞的发育上来。β 链和 α 链基因座的重排与 B 细胞发育过程中免疫球蛋白重链和轻链基因座的重排有高度的可比性（见第 8-2 节至第 8-5 节）。如图 8.24 所示，β 链基因座重排首先是 D$_β$ 基因区段与 J$_β$ 基因片段重排，然后是 V$_β$ 与 DJ$_β$ 重排。如果重排不能产生功能性 β 链，细胞则由于不能产生前 T 细胞受体而死亡。然而，与无效重链重排的 B 细胞不同的是，产生无效 β 链 VDJ 重排的胸腺细胞可以通过进一步重排来挽救，这可能是因为 β 链基因座有两个 C$_β$ 基因，而且有两套 C$_β$ 基因上游的 D$_β$ 和 J$_β$ 基因区段簇（图 5.13）。因此，在 β 基因座的有效 VDJ 重排概率比免疫球蛋白重链基因有效重排的概率高 55%。

一旦 β 链有效重排产生，β 链就与非变异的 pTα 和 CD3 分子一起表达，在这个复合体中被运输至细胞表面。β:pTα 复合体是功能性的前 T 细胞受体，与 B 细胞发育中的 μ:VpreB:λ5 前 B 细胞受体复合体类似（见第 8-3 节）。

在胸腺细胞发育的 DN3 阶段表达前 T 细胞受体会传递信号，导致 RAG2 蛋白磷酸化然后降解，终止 β

链基因重排，在β链基因座建立等位排斥。这些信号也会诱导细胞进入DN4阶段，进行快速增殖，逐渐表达共受体蛋白CD4和CD8。前T细胞受体通过胞质蛋白激酶Src家族酪氨酸激酶Lck以不依赖胸腺上皮配体的方式组成性传递信号。Lck随后与共受体关联。在Lck遗传缺陷的小鼠中T细胞发育停滞在CD4⁺CD8⁺双阳性阶段之前，不能进行α链基因重排。

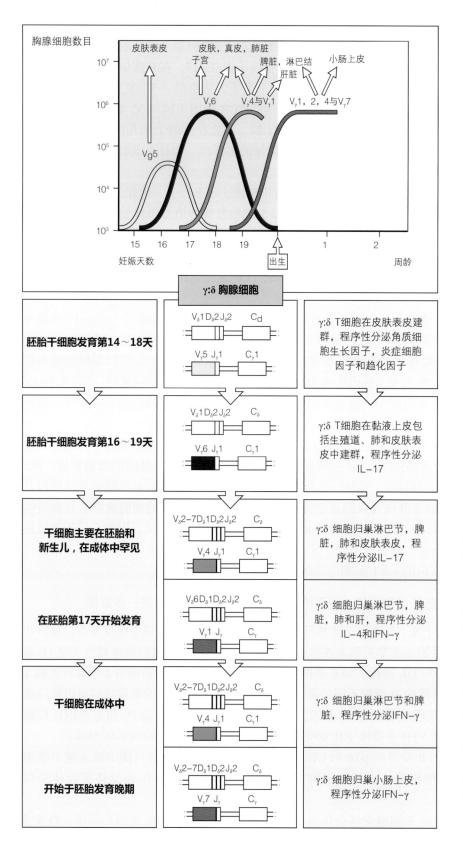

图8.22 小鼠TCR γ和δ基因的重排在细胞表达不同Vγ和Vδ基因片段的发育波中前进

在小鼠妊娠约2周时，Cγ1基因座从与之最接近的V基因（Vγ5）表达。几天后，携带Vγ5的细胞在胸腺（第一行图）中数量下降，被表达下一个近端基因Vγ6的细胞取代。这两个重排的γ链均与同一个重排δ链基因一起表达，如下部组图所示，并且在Vγ或Vδ链中几乎没有连接多样性。因此，在这些早期重排波的每一波产生的大多数γ:δ T细胞具有相同的特异性，但是人们还不清楚这些TCR识别的抗原是什么。携带Vγ5的细胞在表皮中选择性地建群，它们编程地分泌角质形成细胞生长因子、炎性细胞因子和趋化因子。相反，携带Vγ6的细胞在肺、皮肤真皮和生殖道上皮中建群，编程性分泌IL-17。下一波γδ发育始于妊娠第17天，可以产生两个不同的群体。一个群体重排并表达Vγ4链，与不同的δ链配对。携带Vγ4的细胞是Tγ:δ-17（分泌IL-17）细胞的第二个亚群，归巢于淋巴结、脾、肺和皮肤真皮。这一波发育中的第二个细胞群体表达Vγ1，归巢于淋巴结、脾脏和肝脏。其中一部分细胞与Vδ6链配对，程序性分泌IL-4和IFN-γ，代表着γ:δ NKT细胞。最后，最后一波γ:δT细胞发育开始于胎儿发育晚期，可以持续到成年期。这最后一波发育包括携带有Vγ1、Vγ2和Vγ4链的异质性细胞群，可以与许多不同的δ链配对。这些细胞归巢于淋巴器官，编程性分泌IFN-γ。最后一波发育中的另外一个群体是携带与不同的δ链配对Vγ7链的细胞。这些γ:δ细胞归巢于肠上皮，编程性分泌IFN-γ以及抗微生物化合物。虽然γ:δ T细胞在出生后继续产生，但在此阶段α:β T细胞谱系成为胸腺中发育的主要群体。

重排 TCRβ 转基因小鼠研究展示了表达的 β 链在抑制 β 链基因座进一步重排中的作用：这些小鼠在它们的 T 细胞上几乎 100% 表达转基因 β 链，内源 β 链基因的重排被强烈地抑制。pTα 缺陷小鼠也展示其重要性，这些小鼠的 α:β T 细胞减少了大约 100 倍，在 β 基因座也没有了等位排斥。

在前 T 细胞受体表达触发的 DN4 细胞增殖期间，*RAG-1* 和 *RAG-2* 基因表达受到抑制（图 8.18）。因此在增殖期结束前不会进行 α 基因座重排。在增殖结束时 *RAG-1* 和 *RAG-2* 重新转录，功能性 RAG1:RAG2 复合体积累。这一过程使每个成功重排 β 链的细胞产生许多 CD4$^+$CD8$^+$ 双阳性胸腺细胞。一旦细胞停止分裂，每个细胞能独立地重排其 α 链基因。这样，在子代细胞中一个功能性 β 链可以与许多不同的 α 链配对。在 α 链基因重排期间，α:β TCR 一旦表达，胸腺内的细胞上的自身抗原肽：MHC 复合物就开始对胸腺细胞进行选择。

胸腺细胞从双阴性到双阳性最后成为单阳性细胞的过程伴随着一系列蛋白表达模式的变化，这些蛋白参与 DNA 重排、信号转导和 T 细胞特异性基因的表达（见 8.18）。TdT 是负责在连接处插入 N 核苷酸的酶，它在整个 TCR 基因重排期间表达。在所有的重排的 α 基因和 β 链基因连接处都有 N 核苷酸。Lck 和另一种酪氨酸激酶 ZAP-70 均在胸腺细胞发育的早期阶段表达。Lck 除了在前 T 细胞受体信号传导中发挥关键作用外，对 γ:δ T 细胞发育也很重要。相比之下，基因敲除研究（见附录 I，第 A-35 节）表明 ZAP-70 虽然从双阴性阶段就开始表达，但对于前 T 细胞受体信号传导不是必需的，因为双阴性胸腺细胞表达的 Syk 激酶也能够发挥这一作用。相反，ZAP-70 对于后期阶段是必需的，可以促进双阳性胸腺细胞向单阳性胸腺细胞的发育。在这个阶段，Syk 不再表达。Fyn 是一个类似于 Lck 的 Src 家族激酶，从双阳性阶段开始表达水平越来越高。只要 Lck 存在，Fyn 对于 α:β 胸腺细胞的发育就不是必需的，但是它对于 iNKT 细胞的发育却是必不可少的（见第 8-26 节）。

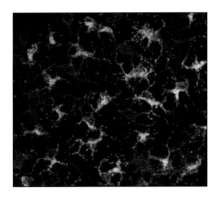

图8.23　树突状上皮T细胞驻留在上皮层内，与朗格汉斯细胞形成交叉网络

小鼠表皮层的正面视图显示朗格汉斯细胞（绿色）和树突状上皮T细胞（DETC；红色）在上皮层内形成交叉网络。荧光图像中没有显示表皮上皮细胞。这些 γ:δ T 细胞的分枝树突状结构是它们的名称的来源。尽管针对所有 γ:δ TCR 的配体还不知道，但是一些 γ:δ T 细胞能识别非经典的MHC分子（见第6-16节和第6-17节），这些分子可以通过紫外线损伤或病原体等应激在上皮细胞中诱导。因此，DETC 可能作为这种损伤的哨兵，产生细胞因子激活先天免疫应答，进而激活适应性免疫。图片由 Adrian Hayday 友情提供。

8-18　T 细胞 α 链基因进行连续重排直至通过阳性选择或细胞死亡

TCR α 链基因与免疫球蛋白 κ 和 λ 轻链基因类似，它们都不具有 D 基因片段，而且仅在它们的伴侣受体链表达后才重排。如图 8.25 所示，α 链基因与轻链基因一样，可以重复重排。有多个 V$_α$ 基因片段和跨越 80 kb 基因组区域的约 60 个 J$_α$ 基因片段，这使得两个 α 链等位基因上可以发生许多次连续的 V$_α$ 到 J$_α$ 的重排。这意味着最初含有无效 α 链基因重排的 T 细胞比含有无效轻链基因重排的 B 细胞有更大的可能被随后的重排挽救。

B 细胞和 T 细胞之间的一个关键区别是免疫球蛋白的最后组装导致基因重排的停止并引发 B 细胞的进一步分化，而 V$_α$ 基因区段的重排在 T 细胞中持续进行，直到有受体阳性选择的自身抗原肽：MHC 复合物传递信号（见第 8-19 节）。这意味着许多 T 细胞在两条染色体上都有框内重排，因此可以产生两种类型的 α 链。这是因为 TCR 的表达本身不足以阻断基因重排。两条染色体上的连续重排使得每个发育中的 T 细胞同时产生几种不同的 α 链，这些 α 链与同一个 β 链配对进行自身抗原肽：MHC 复合物的识别。这个阶段的基因重排在小鼠中可以持续 3～4 天。当受体结合 MHC 而通过阳性选择时停止重排，否则细胞会死亡。可以预测，如果阳性选择的频率足够低，则大约 1/3 的成熟 T 细胞将在细胞表面表达两个有效重排的 α 链。这已经在人和小鼠 T 细胞中得到证实。因此，严格意义上讲，TCR α 链基因没有等位排斥。

具有双特异性的 T 细胞可能会产生异常免疫应答，因为细胞被一个受体激活时还可以作用于第 2 个受体识别的靶细胞。然而，由于只有一个受体可能有能力识别由自身 MHC 分子提呈的多肽，因此 T 细胞在功能上仍然是单特异性的。这是因为一旦胸腺细胞被自身抗原肽：MHC 复合物识别而阳性选择，α 链基因重排就

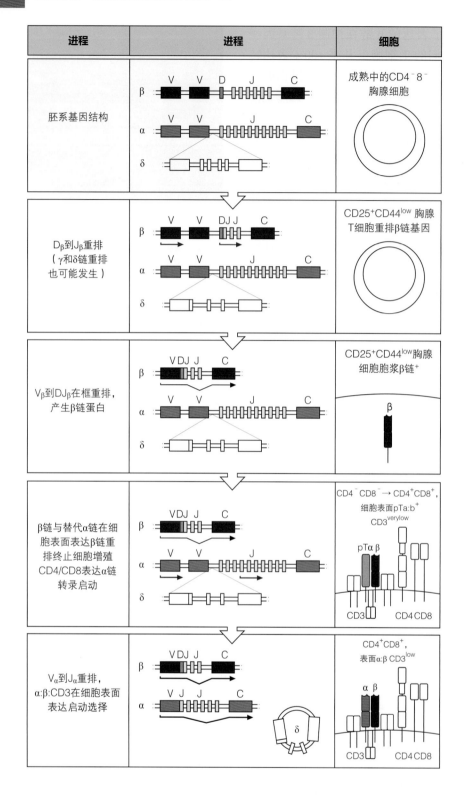

图8.24 α:β T细胞内基因重排的不同阶段

图中显示了基因重排的次序、每个阶段有哪些事件发生以及每个阶段细胞表达的表面受体分子的实质。首先是在表达CD25、低表达CD44的CD4⁻CD8⁻双阴性胸腺细胞中进行β链基因座重排。就像免疫球蛋白重链基因一样，D到J基因片段首先重排，然后是V基因片段到DJ的重排（第二和第三组图）。细胞可能有四次机会进行有效重排的尝试，因为每个TCRβ基因可以与含有四个D基因片段和两套J基因片段相联（没有显示）。有效重排的基因最初在细胞内表达，然后在细胞表面低水平表达。β链与33 kDa的替代α链pTα相关联，pTα类似于B细胞发育中λ5。pTα:β异二聚体与CD3链形成复合体（第四组图）。前T细胞受体表达传递信号给发育的胸腺细胞终止β基因的重排，然后进行几轮细胞分裂。在这个增殖爆发的最后阶段，细胞表达CD4和CD8分子，细胞结束细胞周期，α链基因重排启动。第一轮的α链基因重排会删除染色体上所有的δD、J和C基因片段，尽管这些基因在环状DNA上还有保留，这显示细胞是不分裂的细胞（底部组图）。这会永久地灭活δ链基因。由于存在许多Vα和Jα基因区段，因此α链基因重排可以进行几轮，这样有效重排基本上终会出现。当功能性α链能够与β链有效配对时，CD3lowCD4⁺CD8⁺胸腺细胞就可以进行选择来确定它是否可以识别与自身MHC分子结合的自身多肽。

会停止。因此，尽管存在携带两个有效重排的α链基因并在细胞表面表达两个α链的细胞，但是这并没有否定一个细胞只表达一个功能特异性受体的理论。

【小结】

胸腺为 T 细胞发育成熟提供了特化的、结构上高度有序的微环境。前 T 细胞从骨髓迁移到胸腺，在胸腺中与环境因子如 Notch 受体的配体相互作用，驱动自身定向分化为 T 细胞谱系。发育的胸腺细胞沿着某一种 T 细胞谱系发育，这些 T 细胞包括胸腺中最特别的亚群 γ:δ T 细胞、常规 α:β T 细胞和携带有限多样性受体的

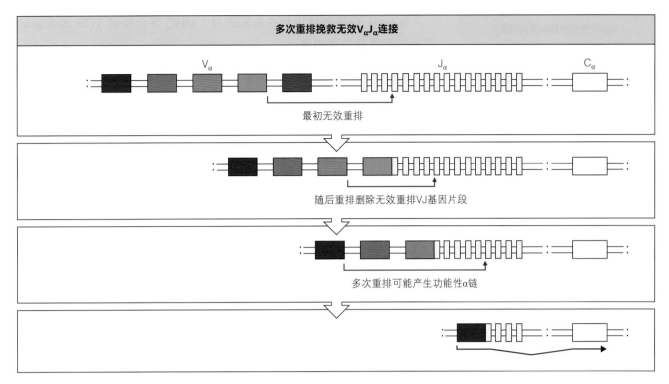

图8.25　多次连续重排可以挽救无效TCR α链基因重排

α链基因座的V和J基因片段多重性允许连续重排以"蛙跳"方式发生在先前重排的VJ片段上，删除中间的基因片段。α链拯救途径类似于免疫球蛋白κ轻链基因（见第8-5节），但可以进行连续重排的数量更多。α链基因重排持续进行，直到产生有效重排进行阳性选择或细胞死亡。

特殊 α:β T 细胞如 iNKT 细胞。

　　前 T 细胞沿 γ:δ 或 α:β T 细胞谱系方向发育。在个体发育早期，机体优先产生 γ:δ T 细胞而不是 α:β T 细胞，这些 γ:δ T 细胞在几个外周组织中定居，这些组织包括皮肤、小肠和其他黏膜和上皮组织。这些亚群主要从胎肝而不是骨髓的干细胞发育而来。成体中超过 90% 的胸腺细胞表达 α:β TCR。在发育的胸腺细胞中，γ、δ 和 β 链基因是最先重排的基因。重排产生功能性 β 链的 α:β 谱系细胞会形成前 T 细胞受体，传递信号促进胸腺细胞增殖，α 链基因重排，CD4 和 CD8 表达。T 细胞发育的大多数步骤在胸腺皮质中进行，而髓质主要驻留成熟的 T 细胞。

T细胞的阳性选择和阴性选择

　　在 α:β 受体产生前，T 细胞发育是不依赖于 MHC 分子和抗原的。一旦形成 α:β 受体，T 细胞的发育就取决于其表面 α:β 受体与胸腺中的抗原肽 : MHC 复合物之间的相互作用。

　　在 DN3 阶段定向发育为 α:β T 细胞后，前 T 细胞会在胸腺被膜下区域迅速增殖并发育到 DN4 阶段。在逐步向内迁移到胸腺皮质的过程中，这些细胞经历了一个短暂的未成熟的 CD8 单阳性阶段，然后发育成为双阳性（CD4⁺CD8⁺）细胞。此时细胞表达低水平的 TCR，并共表达 CD4 和 CD8 分子。这些双阳性细胞的寿命通常只有 3 ～ 4 天，除非它们能够通过 TCR 结合配体而获得生存信号，从而免于程序性细胞凋亡。T 细胞免于程序性细胞凋亡并发育为成熟 CD4 或 CD8 单阳性 T 细胞的过程称为阳性选择。由基因随机重排产生的 TCR 中有 10% ～ 30% 能够识别自身抗原肽 : MHC 复合物，只有这部分细胞可以被阳性选择而存活，并执行针对外来抗原的 MHC 限制性免疫应答（见第 4 章）。双阳性 T 细胞也经历阴性选择：TCR 与自身抗原肽 : MHC 复合物亲和力过强的 T 细胞会发生凋亡，从而清除潜在的自身反应性 T 细胞。在本节中，我们将分析发育过程中双阳性胸腺细胞与胸腺组织其他类型细胞之间的相互作用，并探讨这些相互作用如何塑造了成熟 TCR 库。

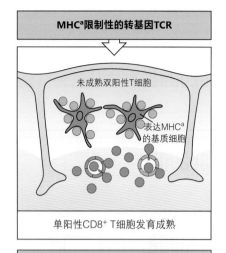

图8.26　重排TCR转基因小鼠T细胞的发育实验证实了阳性选择的存在

重排α:β TCR转基因小鼠T细胞的成熟取决于胸腺中表达的MHC单倍型。如果转基因小鼠胸腺基质细胞表达的MHC单倍型与TCR基因来源小鼠单倍型相同（同为MHCª，图片上半部分），那么转基因T细胞将从双阳性阶段（浅绿色）发育为成熟T细胞（深绿色，此处为CD8单阳性细胞）。如果具有MHCª限制性的T细胞在不同MHC背景小鼠中发育（MHCᵇ，黄色，图片下半部分），那么这些T细胞就只能发育到双阳性阶段，而不能继续发育成熟。其原因是转基因TCR与胸腺皮质上的MHC分子之间没有相互作用，不能形成阳性选择信号，进而导致细胞死亡。

8-19　携带能够识别自身抗原肽 : MHC 复合物的 TCR 的胸腺细胞才能存活并发育成熟

基于骨髓嵌合体（见附录Ⅰ，A-32 节）及胸腺移植的早期实验证明了胸腺中的 MHC 分子可以影响 MHC 限制性的成熟 TCR 库形成。携带外源 TCR 已重排 TCR 的转基因小鼠实验提供了确凿的证据表明 TCR 与自身抗原肽 : MHC 复合物之间的相互作用是 T 细胞存活并发育成熟为 CD4 或 CD8 单阳性 T 细胞的必要条件。在此实验中，已重排的 α 链和 β 链来源于一个既定起源，抗原特异性和 MHC 限制性已知的 T 细胞克隆（见附录Ⅰ，第 A-20 节）。当这些基因转入小鼠基因组时，它们在胸腺细胞发育的早期就开始表达。由于转基因编码的 TCR α 链和 β 链的表达，这些发育中的 T 细胞内源性的 α 和 β 链受体基因重排受到不同程度的抑制。一般来说，内源性 β 链的基因重排被完全抑制，α 链编码基因的重排则被部分抑制，导致 TCR 转基因小鼠的大多数胸腺细胞都表达转基因编码的 TCR。

通过识别已知抗原肽 : MHC 复合物的 TCR 转基因小鼠模型，可以直接研究 MHC 分子等位基因变异对于胸腺细胞发育成熟的影响。研究表明，当转基因小鼠胸腺基质细胞表达的 MHC 分子不同于已知转基因 T 细胞克隆来源小鼠的 MHC 分子时，转基因胸腺细胞可以发育到双阳性阶段，但是不能进一步发育到成熟单阳性阶段。这些 TCR 转基因的胸腺细胞只有在胸腺基质表达与已知转基因 T 细胞克隆所匹配的同一 MHC 分子时，才能够发育为成熟的 CD4 或 CD8 单阳性细胞（图 8.26）。

该实验也可揭示阳性选择失败的胸腺细胞的命运。识别已知抗原肽 : MHC 复合物的 TCR 转基因胸腺细胞在其匹配 MHC 分子缺失的胸腺环境中发育时，可通过转基因 TCR 的特异性抗体染色来追踪，同时使用 CD4 和 CD8 等其他分子来标记 T 细胞的发育阶段。研究结果表明，不能识别胸腺上皮细胞 MHC 分子的胸腺细胞无法越过双阳性阶段继续分化发育，它们将在最后一次分裂后的 3～4 天内死亡。

8-20　阳性选择塑造了对 MHC 分子具有内在识别倾向性的 T 细胞受体库

TCR 的特异性是由 V、D 和 J 基因片段随机重排产生的（见第 5-7 节），其中只有能够识别自身 MHC 的 TCR 能够通过阳性选择，形成 MHC 限制性的 TCR 库。虽然存在这种随机性，但是在阳性选择进行之前 TCR 就具备对 MHC 分子识别的内在倾向性。如果选择前受体库的特异性是完全随机的，那么理论上只有极少数的胸腺细胞能够识别 MHC 分子而被阳性选择。而实际上通过检测未经选择的成熟 TCR 库发现大量 TCR 在选择前就可以识别 MHC 分子。在体外经 TCR V_β 链和 CD4 抗体刺激 MHC 分子缺陷的胚胎胸腺来源的 T 细胞而模拟广义的"阳性选择"，可以检测到多达 5% 的细胞对任何一种 MHC Ⅱ类分子均能识别。这些 T 细胞是在没有 MHC 分子选择的情况下发育而来的，因此这一结果反映了来源于胚系 V 基因片段中编码的一种 MHC 内在识别倾向性，从而显著增加 TCR 通过阳性选择的比例。

这种胚系编码的 MHC 识别倾向性似乎是由 TCR V_β 和 V_α 区的

CDR1、CDR2 内特定的氨基酸决定的。CDR1 和 CDR2 编码基因存在于胚系 V 基因片段中，并且变异度很高（见第 5-8 节）。

但是在这些变异中，某些氨基酸是保守的，存在于许多 V 基因片段中。大量晶体结构分析显示，当 TCR 结合抗原肽：MHC 复合物时，TCR V_β 区的特定氨基酸与 MHC 分子的特定部分存在相互作用。例如，人类和小鼠 V_β 区 CDR2 的第 48 位酪氨酸，可与 MHC Ⅰ 类和 MHC Ⅱ 类分子中间的 α1 螺旋相互作用。V_β 区还有另外两个常见的保守氨基酸（第 46 位酪氨酸和第 54 位谷氨酸）也可与 MHC 分子的这一区域发生相互作用。当 V_β 基因这些位置突变时，T 细胞阳性选择将受到抑制，表明 TCR V 区与 MHC 分子的这种相互作用参与了 T 细胞发育过程。

8−21 阳性选择的 T 细胞基于其 T 细胞受体特异性及潜在效应功能表达 CD4 或 CD8 分子

在阳性选择开始时，胸腺细胞同时表达 CD4 和 CD8 共受体分子。阳性选择之后，发育成熟即将进入外周循环的 α:β T 细胞只表达 CD4 或 CD8 共受体分子。这些细胞大多属于经典的 CD4$^+$ 或 CD8$^+$ T 细胞系。其他的 T 细胞亚群，如 iNKT 细胞和表达 CD4 及高水平 CD25 的 Treg，也是由胸腺 CD4$^+$CD8$^+$ 双阳性细胞发育而来。此外，几乎所有表达 CD4 的成熟 T 细胞都表达可以识别自身抗原肽：MHC Ⅱ 类分子复合物的 TCR，并可分化发育为分泌细胞因子的辅助性 T 细胞；相比之下，大多数表达 CD8 的细胞都表达可以识别自身抗原肽：MHC Ⅰ 类分子复合物的 TCR，并可分化发育为细胞毒性效应细胞（cytotoxic effector cell）。因此，阳性选择也决定了成熟 T 细胞发育为不同表型和潜在功能的细胞亚群，不同的细胞亚群表达合适的共受体并选择特定的分化途径使之最终在免疫应答中发挥不同的功能。

对 TCR 转基因小鼠的研究表明 TCR 对自身抗原肽：MHC 复合物的特异性识别决定了成熟 T 细胞将表达哪种共受体。如果转基因编码的 TCR 特异性识别 MHC Ⅰ 类分子提呈的抗原肽，T 细胞发育成熟为 CD8$^+$ T 细胞；如果转基因编码的 TCR 特异性识别 MHC Ⅱ 类分子提呈的抗原肽，T 细胞发育成熟为 CD4$^+$ T 细胞（图 8.27）。

基因突变使得胸腺上皮细胞缺失 MHC 分子从而引起的人类免疫缺陷疾病证实了 MHC 分子在阳性选择中的重要性。缺乏 MHC Ⅱ 类分子的个体具有 CD8$^+$ T 细胞，但只有少数高度异常的 CD4$^+$ T 细胞；通过在小鼠中靶向敲除 MHC Ⅱ 类分子也得到了类似的结果（见附录 Ⅰ，第 A-35 节）。同样地，缺乏 MHC Ⅰ 类分子的小鼠和人类也缺乏 CD8$^+$ T 细胞。因此，CD4$^+$ T 细胞发育需要 MHC Ⅱ 类分子，而 CD8$^+$ T 细胞发育需要 MHC Ⅰ 类分子。

在成熟的 T 细胞中，CD8 和 CD4 的共受体功能取决于它们各自结合 MHC Ⅰ 类和 Ⅱ 类分子上保守位点的能力（见第 4-18 节）。正常的阳性选择也需要 MHC 分子与共受体的结合，该内容将在下一节中讨论。在胸腺细胞中，几乎所有的 Lck 分子都与 CD4 和 CD8 共受体结合，确保该信号只在 TCR 与 MHC 分子结合的胸腺细胞中启动。

因此，阳性选择依赖于 TCR 和共受体共同识别 MHC 分子，而这一信号决定了只有表达合适共受体的单阳性细胞才能存活。发育成熟为

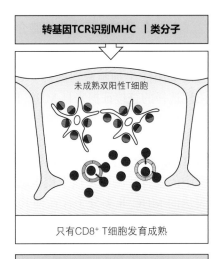

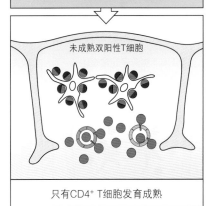

图8.27 诱导阳性选择的MHC分子决定了共受体特异性
在表达MHC Ⅰ 类分子限制性TCR（上图）的转基因小鼠中，发育成熟的T细胞都具有CD8表型（红色）；在表达MHC Ⅱ 类分子限制性TCR（下图）的转基因小鼠中，发育成熟的T细胞都具有CD4表型（蓝色）。在这两种情况下，小鼠体内都含有正常数量的未成熟、双阳性胸腺细胞（一半蓝色，一半红色）。TCR的特异性决定了T细胞发育的途径，确保发育成熟的T细胞表达的共受体能够识别其TCR所识别的自身MHC分子。

CD4 还是 CD8 细胞取决于 TCR 特异性，而胸腺细胞的完整发育过程既需要 TCR 信号也需要整合来自共受体的信号。当 CD4 而不是 CD8 作为共受体时，共受体偶联的 Lck 信号得到最有效地传递，因而这些 Lck 信号在决定细胞发育为成熟 CD4$^+$T 细胞过程中发挥了更为重要的作用。

　　TCR 信号通过控制 ThPOK 和 Runx3 两种转录因子的表达来调控细胞发育分化为 CD4$^+$ 或 CD8$^+$ 细胞（图 8.18）。天然 ThPOK 功能缺失性突变小鼠中 CD4$^+$T 细胞不能发育，这一发现证实了 ThPOK 在 CD4$^+$T 细胞发育中的作用。在缺乏 ThPOK 的小鼠中，MHC Ⅱ类分子限制性胸腺细胞重新定向分化为 CD8$^+$T 细胞。在阳性选择前的胸腺细胞中并不表达 ThPOK，但阳性选择过程中的较强 TCR 信号刺激可诱导其表达，表达的 ThPOK 又可以增强自身的表达，并抑制 Runx3 的表达。总之，ThPOK 的表达和 Runx3 的缺失介导 CD4$^+$T 细胞的发育并使之具备能够表达 CD4$^+$T 细胞经典细胞因子的能力。如果 T 细胞信号强度较弱或持续时间不足，则无法诱导 ThPOK 的表达，因而不能抑制 Runx3 的表达，导致 CD4 基因沉默，并维持 CD8 以及 CD8$^+$T 细胞功能相关基因（即编码参与靶细胞杀伤的蛋白质的基因）的表达。

　　尽管绝大多数经过阳性选择的双阳性胸腺细胞会发育成 CD4 或 CD8 单阳性 T 细胞，胸腺同样可以产生数量较少的具有特殊功能的其他 T 细胞亚群，这些内容将在第 8–26 节中进一步讨论。

8–22　胸腺皮质上皮细胞介导胸腺细胞的阳性选择

　　胸腺移植实验表明基质细胞对阳性选择具有重要意义。这些细胞形成一个细胞网络，与经历阳性选择过程的双阳性 T 细胞密切接触（图 8.17），在接触位点可见 TCR 与 MHC 分子聚集。胸腺皮质上皮细胞介导阳性选择的直接证据来自 MHC Ⅱ类基因敲除小鼠的相关研究（图 8.28）。

　　缺乏 MHC Ⅱ类分子的突变小鼠通常不会产生 CD4$^+$T 细胞。为了检测胸腺上皮细胞在阳性选择中的作用，将 MHC Ⅱ类基因置于胸腺皮质上皮细胞特异性表达启动子的控制之下，然后将其作为转基因导入 MHC Ⅱ类分子突变小鼠体内，CD4$^+$T 细胞的发育成熟得以恢复。通过突变体实验表明，为了促进 CD4$^+$T 细胞的发育，胸腺皮质上皮上的 MHC Ⅱ类分子必须能够有效地与 CD4 相互作用，因为当在胸腺中转基因表达的 MHC Ⅱ类分子存在使其不能与 CD4 结合的突变时，就不能产生 CD4$^+$T 细胞。类似地，对 CD8 与 MHC Ⅰ类分子相互作用的研究表明，MHC Ⅰ类分子与共受体结合也是 CD8$^+$T 细胞阳性选择的必要条件。

　　胸腺皮质上皮细胞在阳性选择中的关键作用衍生出了一个问题：这些细胞是否具有独特的抗原提呈

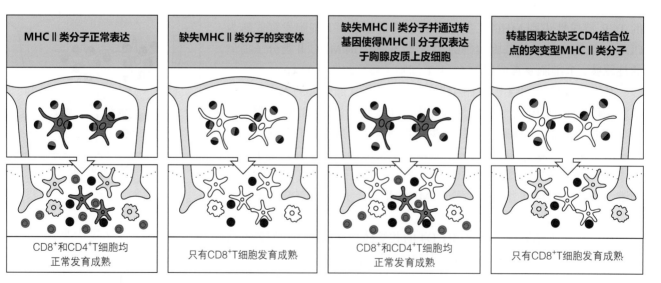

图8.28　胸腺皮质上皮细胞介导阳性选择

正常小鼠的胸腺中（第一组图），MHC Ⅱ类分子表达于胸腺皮质上皮细胞（蓝色）和髓质上皮细胞（橙色）以及骨髓来源细胞（黄色），CD4$^+$（蓝色）和CD8$^+$（红色）T细胞均发育成熟。半红半蓝着色细胞为双阳性胸腺细胞。在MHC Ⅱ类分子被靶向敲除的突变小鼠中，CD4$^+$细胞很少发育，而CD8$^+$T细胞发育正常（第二组图）。在MHC Ⅱ类分子缺陷小鼠中，通过转基因使得胸腺皮质上皮细胞表达MHC Ⅱ类分子时（第三组图），CD4$^+$T细胞可以正常发育成熟。但是如果转基因所表达的是缺乏CD4结合位点的突变型MHC Ⅱ类分子时（第四组图），CD4$^+$细胞则不能发生阳性选择。这些实验表明胸腺皮质上皮细胞是介导阳性选择的关键细胞，并且这一过程依赖MHC Ⅱ类分子与CD4的相互作用。

特性。胸腺基质细胞可能是在位置上与胸腺细胞最接近的APC，因为在胸腺皮质中只有少量的巨噬细胞和DC。此外，胸腺上皮细胞中与抗原加工提呈相关的基因如蛋白酶等的表达也不同于其他组织（见第6-8节）。胸腺皮质上皮细胞高表达的是组织蛋白酶L，而不是更广泛存在的组织蛋白酶S。缺乏组织蛋白酶L的小鼠，其CD4$^+$T细胞发育严重受损。保留MHCⅡ类分子相关恒定链肽段（CLIP）的MHCⅡ类分子在缺乏组织蛋白酶L的小鼠胸腺上皮细胞表面的比例较高（图6.11）。皮质上皮细胞还表达独特的蛋白酶体亚基，即β5T，而其他细胞表达β5或β5i。小鼠缺乏β5T会严重影响CD8$^+$T细胞的发育。由于缺乏组织蛋白酶L或β5T的小鼠，其胸腺皮质细胞表面仍有正常水平的MHC分子，因此推测这些小鼠是由于皮质上皮细胞中MHC分子提呈的抗原肽库异常影响了CD8$^+$T细胞的发育，但具体机制尚不清楚。

8-23　与自身抗原高亲和力结合的T细胞在胸腺中被清除

在外周淋巴器官中，当成熟的初始T细胞的TCR与外周淋巴器官中特化的APC上提呈的抗原肽：MHC复合物紧密结合时，T细胞将被活化从而增殖分化为效应T细胞。相反地，当胸腺细胞的TCR在胸腺内与自身肽：MHC复合物也紧密结合时，则会启动细胞凋亡（图8.29）。未成熟T细胞对抗原刺激的这种反应是阴性选择的基础。在胸腺中清除可识别自身抗原的未成熟的T细胞，可以防止它们在发育成熟以后遇到自身抗原时对机体产生有害的免疫应答。

可特异性识别Y染色体编码蛋白质（只在雄性小鼠中表达）自身肽的TCR转基因小鼠模型的研究阐明了阴性选择过程。雄性小鼠中携带这类TCR的胸腺细胞在双阳性发育阶段被清除，不能发育成熟为单阳性T细胞。相比之下，在缺乏雄性特异性抗原肽的雌性小鼠中，携带转基因TCR的T细胞则能够正常发育成熟。在非转基因小鼠中也发现了对雄性特异性抗原肽的阴性选择，导致相应T细胞被清除。

上述这些经典实验使用了TCR转基因小鼠这一非常重要的研究工具。然而它们早于正常小鼠表达功能性的TCR，并且含有非常高比例的识别特定抗原肽的T细胞，因此这种TCR转基因状态不同于正常的生理状态。为了模拟并评估生理状态下的阴性选择过程，更好的办法是使用仅含有针对特定抗原肽的TCRβ链转基因小鼠。

在这些小鼠中，转基因的β链与内源α链配对，抗原肽特异性的T细胞比例相对较低，但是仍然能够用抗原肽：MHC四聚体检测到这些T细胞并分析它们的分化成熟情况（见附录Ⅰ，第A-24节）。这些和其他更多的接近生理状态的研究表明克隆清除既可以发生在双阳性阶段，又可以发生在单阳性阶段，具体取决于T细胞与相应抗原相遇的位置。

这些实验表明自身反应性的T细胞是通过其在胸腺中遇到自身抗原肽：MHC复合物而被清除的。一个显而易见的问题是，许多组织特异性蛋白如胰岛素，通常被认为是不在胸腺中表达的，那么针对这些自身抗原的T细胞是如何在胸腺中被清除的呢？事实上，我们现在已经清楚，胸腺髓质中的某些基质细胞可以表达许多"组织特异性"蛋白；因此，胸腺内的阴性选择也可以清除那些识别只表达于胸腺外组织抗原的T细胞。胸腺髓质中部分"组织特异性蛋白"的表达受自身免疫调节因子（autoimmune regulator，AIRE）调节。AIRE在髓质基质细胞中表达（图8.30），可与许多参与转录的蛋白相互作用，能够延长原本可能提前终止的基因转录。AIRE基因突变可导致自身免疫病，即自身免疫性多内分泌病–念珠菌病–外胚层营养不良（autoimmune polyendocrinopathy–candidiasis–ectodermal dystrophy，APECED），又称为1型自身免疫性多内分泌腺综合征。这更进一步凸显了组织特异性蛋白在胸腺内表达对于维持自身耐受的重要性。T细胞发育过程中的阴性选择需要与广泛分布的或组织特异性的自身抗原相互作用，可以发生在胸腺皮质或髓质（图8.29）。

当然并非所有的自身蛋白都能在胸腺中表达，某些抗原只出现在其他组织或在发育的不同阶段表达，因此胸腺内的阴性选择并不能清除所有的自身反应性T细胞。

因此，在外周免疫器官还有一些机制可以阻止成熟的T细胞对组织特异性抗原作出免疫应答，这些将在第15章讨论。

8-24　骨髓源性抗原提呈细胞是阴性选择最有效的驱动者

如上所述，在整个胸腺细胞发育过程中都有阴性选择发生，无论是在胸腺皮质还是在髓质中都存在。此

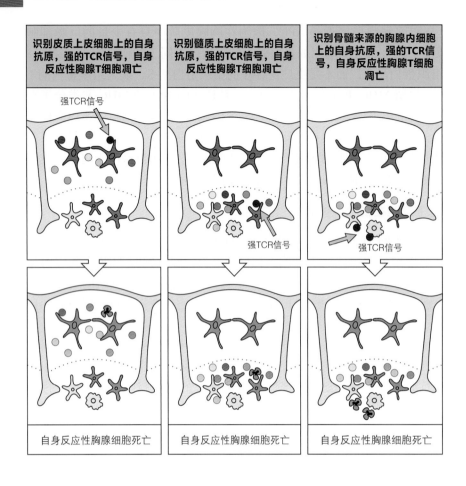

识别皮质上皮细胞上的自身抗原,强的TCR信号,自身反应性胸腺T细胞凋亡	识别髓质上皮细胞上的自身抗原,强的TCR信号,自身反应性胸腺T细胞凋亡	识别骨髓来源的胸腺内细胞上的自身抗原,强的TCR信号,自身反应性胸腺T细胞凋亡

强TCR信号　　　　　强TCR信号　　　　　强TCR信号

自身反应性胸腺细胞死亡　　自身反应性胸腺细胞死亡　　自身反应性胸腺细胞死亡

图8.29　胸腺细胞的阴性选择可发生在胸腺的皮质或髓质

当发育中胸腺细胞的TCR在识别自身抗原肽:MHC复合物过程中受到强烈刺激时,胸腺细胞(红色)被诱导死亡,这一过程被称为阴性选择。当CD4+CD8+双阳性胸腺细胞对皮质上皮细胞上的自身抗原肽:MHC复合物强烈反应时,可在胸腺皮质内发生阴性选择(左图)。当未成熟的CD4或CD8单阳性胸腺细胞在识别胸腺髓质上皮细胞(中图)或骨髓来源的巨噬细胞、DC(右图)表面的自身抗原肽:MHC复合物过程中接收到强的TCR信号时,阴性选择也可以在髓质内发生。

过程可能是由几种不同类型的 APC 介导的(图 8.29)。不同细胞在介导阴性选择的能力方面似乎存在等级差异。最高等级的是骨髓来源的 DC 和巨噬细胞,这些 APC 在外周淋巴组织中也能激活成熟的 T 细胞,这一点将在第 9 章中介绍。因此,这些细胞所提呈的自身抗原是潜在自身免疫反应的主要来源,必须在胸腺中清除对这些自身肽具有反应性的 T 细胞。

此外,胸腺细胞本身和胸腺上皮细胞均可引起自身反应性细胞的清除。表达 AIRE 的髓质上皮细胞表达广泛性的自身抗原,可直接诱导胸腺细胞阴性选择。更普遍的情况是,在接受无亲缘关系供体骨髓移植的患者中,所有的胸腺巨噬细胞和 DC 都来源于供体,因此胸腺上皮细胞介导的阴性选择对于维持自身抗原的耐受至关重要。

8−25　阴性和阳性选择信号的特异性和(或)强度有所不同

T 细胞通过与表达在胸腺基质细胞上的自身抗原肽:MHC 复合物相互作用,经历阳性选择和阴性选择从而获得 MHC 限制性和自身耐受性。既然同样都是 TCR 与自身抗原肽:MHC 复合物的作用,如何会导致不同的选择结果?首先,大多数的 TCR 必须满足阳性选择的条件而非阴性选择的条件,否则所有在胸腺皮质中被阳性选择的细胞将会被阴性选择清除,那样就不会产生成熟的 T 细胞。其次,阳性选择和阴性选择的结果是不同的,能识别皮质上皮细胞自身抗原肽:MHC 复合物的 T 细胞可以继续发育成熟,而相互作用强度过高或者有潜在的自我反应性的时候则会诱导细胞凋亡。

目前认为,T 细胞经历阳性选择还是阴性选择可能与自身抗原肽:MHC 复合物和 TCR 结合的强度有关,即所谓的亲和力假说(affinity hypothesis)(图 8.31)。适当亲和力的相互作用使细胞生存下来而不至于因为没有接收到任何信号走向凋亡,发生阳性选择;高亲和力的相互作用诱导细胞凋亡,从而发生阴性选择。因为多数抗原肽:MHC 复合物与 TCR 的结合倾向于低亲和力而不是高亲和力的结合,这一模型也就解释了为何阳性选择的 TCR 库大于阴性选择的受体库。TCR 转基因改造的胸腺细胞实验也证明,在体内或者体外培养的胸腺中,亲和力较低的抗原肽突变体可以诱导阳性选择。这种受体亲和力(量变)的不同是如何导致细胞命运（质变）改变的呢？这一问题仍然是目前研究热点。通常情况下低亲和力结合产生的细胞传导信号比高亲和力结合产生的信号弱且作用时间短。

然而，有研究发现低亲和力的结合可以持续激活蛋白激酶 Erk，而高亲和力的结合则只能瞬时激活 Erk。这提示 Erk 或者其他 MAPK 分子活化的不同可能决定了胸腺选择的结果。有关实验证明了发育中的 T 细胞需要与低亲和力配体结合超过 24 小时后才会发生阳性选择。

8-26 能识别自身抗原的调节性 T 细胞和固有免疫 T 细胞在胸腺中的发育

除了上述经典的 CD4$^+$ 和 CD8$^+$ α:β T 细胞外，胸腺中还存在另外一些数量少但功能也很重要的发育过程独特的 T 细胞亚群，如 Treg（见第 9-23 节）和 iNKT 细胞（见第 6-18 节）。

胸腺来源的 Treg 是 CD4$^+$ T 细胞的一个亚群，其功能是维持自身耐受。与经典的 T 细胞一样，Treg 也来源于 CD4$^+$CD8$^+$ 胸腺细胞，不同之处在于发育成熟的过程中，Treg 上调了转录因子 FoxP3 的表达，且发育依赖于 IL-2 受体信号通路。Treg 表达的 TCR 与自身抗原肽：MHC 复合物亲和力较高。主要依据是某些 TCR 转基因的小鼠品系在表达 TCR 特异的抗原时能产生大量的 Treg。此外，用荧光报告系统来监测 TCR 信号强度时也发现无论是在胸腺中还是离开后，Treg 都能表达高水平的荧光素，提示 Treg 上的 TCR 与自身抗原肽亲和力较高。这样一种以 TCR 与自身抗原肽：MHC 复合物高亲和力相互作用介导的阳性选择被称为激动选择（agonist selection）。换句话说，这种 TCR 与自身抗原肽：MHC 复合物之间的相互作用类似于正常情况下可以激活成熟 T 细胞的相互作用。

由 CD4$^+$CD8$^+$ 胸腺细胞前体发育而来的另一种特殊的 T 细胞亚群是恒定 NKT 细胞（iNKT），因其表面表达 NK 细胞受体 NK1.1 而得名。iNKT 细胞在多种感染的早期被激活；与大多数 α:β T 细胞不同的是 iNKT 细胞识别 CD1 分子而不是 MHC Ⅰ／Ⅱ类分子（见第 6-18 节），因此 iNKT 细胞发育需要一种能识别结合 CD1 分子的 TCR 和能通过接头蛋白质 SAP 传导的信号通路。iNKT 细胞同 γδ T 细胞一样，在胸腺发育过程中建立了特定的效应分子模式，因此其离开胸腺迁移到外周淋巴组织和黏膜时呈现出记忆细胞的表型。

iNKT 细胞可能也通过激动信号介导而发育成熟。最近的研究发现，肠道共生菌产生的能与 CD1 结合的脂质抗原就是激动配体的重要来源，这些肠道菌群的组成成分在生命发育早期调控了 iNKT 细胞的发育。因为激动刺激也可导致未成熟 T 细胞的克隆清除，所以胸腺中引起克隆清除的激动刺激和诱导 Treg 或者 iNKT 细胞发育的激动刺激有何不同尚不清楚。

8-27 T 细胞最终在胸腺髓质中发育成熟

在经历阳性和阴性选择后，存活下来的胸腺细胞在胸腺髓质中完成最终的发育成熟，并迁移至外周淋巴器官。最终的这一成熟过程使得细胞的 TCR 信号通路构成发生改变，对于未成熟的双阳性或单阳性胸腺细胞，TCR 刺激会引起细胞凋亡；而成熟的单阳性胸腺细胞接

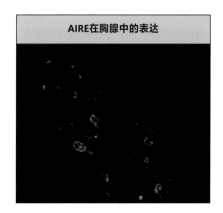

AIRE在胸腺中的表达

图8.30　AIRE表达于胸腺髓质，促进外周组织的蛋白在胸腺中表达
胸腺的AIRE蛋白在胸腺髓质区域内的部分上皮样细胞中表达。示意图中胸腺髓质上皮细胞标志物MTS10显示为红色，显示为绿色的AIRE仅存在于小部分髓质上皮细胞中。照片由R. K. Chin与Y.-X. Fu提供。

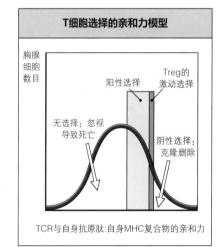

图8.31　T细胞阳性和阴性选择的亲和力模型
TCR α链和β链的随机基因重排产生了大量表达不同特异性TCR的未成熟胸腺细胞。其中许多胸腺细胞的TCR没有足够的亲和力结合胸腺上皮细胞上的自身抗原肽:MHC复合物，导致细胞缺乏刺激信号而死亡。另一部分未成熟的胸腺细胞经历阳性选择，因为其TCR有足够的亲和力结合胸腺上皮细胞上表达的自身抗原肽:MHC复合物，获得TCR活化信号而继续存活。在这些经历阳性选择的细胞中，阴性选择使得一部分与胸腺上皮细胞的自身抗原肽:MHC复合物亲和力过高的细胞被清除（克隆清除），从而建立成熟T细胞的自我耐受性。阳性选择的一小部分细胞接收的信号强度仅次于阴性选择信号，这些细胞发育为Treg，这一过程称为激动选择。

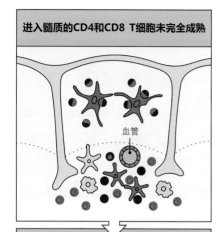

进入髓质的CD4和CD8 T细胞未完全成熟

血管

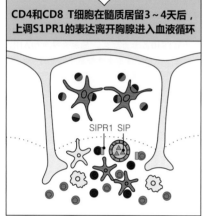

CD4和CD8 T细胞在髓质居留3~4天后，上调S1PR1的表达离开胸腺进入血液循环

S1PR1 S1P

图8.32   胸腺细胞迁移依赖于鞘氨醇1-磷酸受体（S1PR1）信号通路
髓质中经历了阳性和阴性选择的CD4和CD8单阳性T细胞仍未完全成熟。在发育的最终阶段（通常为3~4天），CD4和CD8单阳性胸腺细胞上调S1PR1表达。S1PR1是G蛋白偶联受体，可以促进细胞向配体S1P趋化。由于S1P在血液中浓度较高，可以诱导单阳性胸腺细胞离开胸腺进入血液，参与淋巴细胞再循环。

收到 TCR 刺激则会增殖活化。最终发育阶段需要不超过 4 天的时间，功能性的 T 细胞就会迁移出胸腺进入血液（图 8.32）。这种迁移由胸腺细胞上表达的 G 蛋白偶联受体 S1PR1 识别脂质分子鞘氨醇 1 - 磷酸（sphingosine 1-phosphate，S1P）介导。S1P 在血液和淋巴液中浓度较高，可以引导成熟的胸腺细胞迁移。成熟胸腺细胞还表达一种淋巴结归巢受体 CD62L（L 选择素），帮助成熟的 T 细胞从胸腺迁出并定居于外周淋巴器官。

8－28 T 细胞在外周首次遇到大量的自身抗原后发生免疫清除或失活

许多自身反应性 T 细胞在胸腺发育过程中被清除。如第 8-23 节所讨论的，AIRE 蛋白能促使多种组织特异性抗原在胸腺髓质上皮细胞表达，从而介导阴性选择的完成。尽管如此，并不是所有的自身抗原都在胸腺中表达，一些潜在的自身反应性 T 细胞存活下来，发育成熟并向外周迁移。利用表达自身反应性 TCR 的转基因小鼠，我们可以研究这些迁移到外周的自身反应性 T 细胞的命运。在某些情况下，经历一个短暂的细胞活化和增殖过程后，对外周自身抗原应答的 T 细胞会被清除，这称为活化诱导的细胞死亡（activation-induced cell death）。在其他情况下，自身反应细胞可能呈现失能状态，体外研究发现这些失能的 T 细胞对 TCR 传递的信号不敏感。

那么问题是：如果成熟的 T 细胞识别自身抗原会导致细胞死亡或失能，为什么 T 细胞识别了病原体来源的抗原不会发生死亡或者失能呢？答案是感染会引发炎症，从而诱导抗原提呈细胞 DC 表达共刺激分子以及促进淋巴细胞活化的细胞因子，最终使能识别结合抗原的淋巴细胞活化、增殖，并向效应细胞状态分化。在没有感染或炎症的情况下，DC 仍然可以处理和提呈自身抗原，但由于缺乏共刺激分子和其他信号，成熟淋巴细胞与特异抗原之间的识别结合只会产生诱导耐受的信号。

【小结】

从胸腺细胞发育到前 TCR 表达的几个阶段——包括 α:β 或 γ:δ T 细胞的定向——都不依赖于与抗原肽：MHC 复合物的相互作用。在 α 链基因重排和 TCR 表达后，α:β 胸腺细胞进一步的发育则依赖于 TCR 和胸腺基质上的自身抗原肽：MHC 复合物的相互作用。TCR 能与自身 MHC 复合物及胸腺皮质上皮细胞上的自身抗原肽识别和结合。经此过程，CD4⁺CD8⁺ 双阳性胸腺细胞经过阳性选择，发育成为 CD4 或 CD8 单阳性细胞。而后胸腺中对自身抗原反应过强的 T 细胞在 APC 和表达 AIRE 的胸腺髓质上皮细胞的协助下被清除。胸腺细胞经历阳性选择和阴性选择后成为既有 MHC 限制性又对自身耐受的成熟 T 细胞。一些非经典的 T 细胞通过较强 TCR 信号刺激完成激动选择。自身抗原肽：MHC 复合物的识别如何精确地指导 T 细胞发生阴性选择或阳性选择依然是一个未完全解决的问题。

第8章总结

本章主要介绍了未分化的 HSC 发育分化成为 B 细胞和 T 细胞的过程。来源于骨髓淋巴祖细胞的 T 细胞和 B 细胞在发育的早期阶段，通过体细胞基因重排产生了高度多样化的抗原受体库——B 细胞的 BCR 和 T 细胞的 TCR。哺乳动物的 B 细胞在胚肝或出生后的骨髓中发育成熟；T 细胞也来源于胚肝或骨髓中的干细胞，但主要在胸腺中发育成熟。在 B 细胞和 T 细胞发育过程中许多体细胞基因重组的机制都是通用的，如都依赖于 RAG 重组酶；基因重排都从含有 D 基因片段的位点开始，接着依次进行其他区域的重排。B 细胞的基因重排从免疫球蛋白重链基因座开始，而 T 细胞则从 β 链开始。只有开放阅读框内的重排可以表达为细胞表面蛋白，如前 BCR 或前 TCR，淋巴细胞发育才会进入到下一个阶段。如果编码受体两条链的基因不能成功重排，淋巴细胞则发生凋亡。经典的 B 细胞发育过程见图 8.14，α:β T 细胞发育过程见图 8.33。

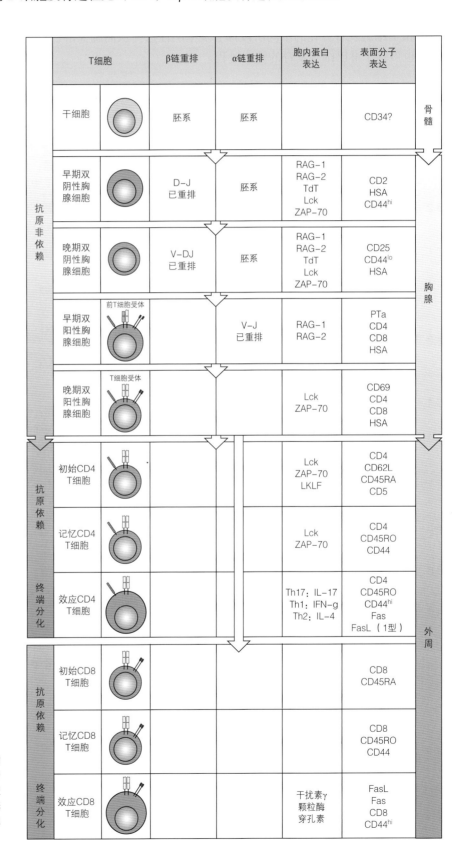

图8.33　人类 α:β T细胞发育总结
图为α:β T细胞发育的各个阶段TCR基因的构成，重要胞内蛋白和膜表面标志物的表达情况。注意，因为抗原驱动的细胞分化不会使TCR基因发生改变，图中只展示胸腺中*TCR*基因活跃重排的各个阶段。CD4/CD8 T细胞依赖于抗原的分化过程将在第9章中详细阐述。

当细胞表面表达功能性的抗原受体后，机体即可通过两种途径对其进行筛选。阳性选择检验产生的抗原受体是否可能是对机体有用的，而阴性选择则从淋巴细胞群体中清除自身反应性细胞，获得对自身抗原的耐受。阳性选择对于 T 细胞尤其重要，因为它保证了只有那些能够识别自身抗原肽：MHC 复合物的 T 细胞能够继续发育成熟。阳性选择也协调 T 细胞上共受体的选择表达，CD4 与 MHC Ⅱ类分子限制性的 TCR 共表达，CD8 与 MHC Ⅰ类分子限制性的 TCR 共表达，这样确保了共受体在针对病原的免疫应答中发挥最优功能。对于 B 细胞，阳性选择发生在外周淋巴组织中，是未成熟 B 细胞到成熟 B 细胞的最终转化阶段。在 B 细胞和 T 细胞发育分化的不同阶段都会发生阴性选择从而确保淋巴细胞对自身抗原的耐受性。同样地，阳性选择也贯穿于淋巴细胞发育的整个过程。

练习题

8.1　**判断题**：细胞因子受体通用 γ 链缺陷小鼠中的 B 细胞发育不受影响。

8.2　**填空题**：B 细胞发育受各种转录因子表达的调控，这些转录因子能够帮助基因重排并且使细胞发育顺利进入到下一个阶段。比如，在（　　）阶段，Rag-1 和 Rag-2 表达是由（　　）诱导表达的，从而导致重链基因 D-J 的重排以及 V-DJ 的重排。最终，功能性的（　　）得到表达并传导信号，继而细胞表达（　　）并且进入下一个发育阶段，开始轻链基因重排。

8.3　**判断题**：自身抗原识别对于前 B 细胞受体的活化中是必要的，它导致该受体复合物产生信号传导，完成祖 B 细胞向前 B 细胞的转化。

8.4　**配对题**：将 B 细胞的各个发育阶段和相应描述配对。

A. 早期祖 B 细胞　　　　ⅰ. V-DJ 重排（重链）
B. 小前 B 细胞　　　　　ⅱ. D-J 重排（重链）
C. 未成熟 B 细胞　　　　ⅲ. 表达前 B 细胞受体
D. 晚期祖 B 细胞　　　　ⅳ. V-J 重排（轻链）
E. 大前 B 细胞　　　　　ⅴ. 表面 IgM

8.5　**简答题**：等位基因排斥阻止第二条重链的基因重排是如何进行的？它为什么重要？

8.6　**简答题**：一个大前 B 细胞是如何产生多个不同抗原特异性 B 细胞的？

8.7　**配对题**：将下列名词与相对应的解释进行配对。

A. 受体编辑　　ⅰ. 受体编辑失败后持续性自身反应的结果
B. 同型排斥　　ⅱ. κ 或 λ 轻链的选择
C. 克隆清除　　ⅲ. 在外周产生弱的交联或与识别低价抗原的结果
D. 失能　　　　ⅳ. 为产生非自身反应性受体而发生的轻链基因重排
E. 免疫忽视　　ⅴ. 由于各种原因，识别自身抗原的 B 细胞不发生应答

8.8　**判断题**：所有的 CD4 和 CD8 双阴性胸腺细胞都是未成熟 T 细胞。

8.9　**配对题**：将有关 CD44、CD25、TCR 基因重排的表述与对应的 DN T 细胞阶段配对。

A. DN1　　　　ⅰ. CD44⁺CD25⁺，TCRβ 链 D-J 重排
B. DN2　　　　ⅱ. CD44⁺CD25⁻，胚系 TCR 位点
C. DN3　　　　ⅲ. CD44ˡᵒʷCD25⁺，β 链 V-DJ 重排
D. DN4　　　　ⅳ. CD44⁻CD25⁻，功能性 β 链重排

8.10　**填空题**：在 DN（　　）阶段，（　　）的成功重排促进前 T 细胞受体的产生，这种受体在结构和功能上与前 B 细胞受体相似。TCR β 链与（　　）连接，引起前 T 细胞受体不依赖配体的交联，致使（　　）、后续（　　）基因重排的终止和（　　）的同时表达。（　　）能对 B 细胞轻链基因进行多种重排以产生不同的功能蛋白。

8.11　**配对题**：将以下小鼠 γ:δ T 细胞与合适的描述配对。

A. 树突状上皮 T 细胞　　　ⅰ. 能够被分成两个亚群：产生 IFN-γ 和 IL-4 的亚群与产生 IFN-γ 的亚群。
B. Vγ4⁺　　　　　　　　ⅱ. 定居在生殖道、肺和皮肤，经刺激能够产生炎症因子。
C. Vγ6⁺ T 细胞　　　　　ⅲ. 生长发育晚期的 γ:δ T 细胞中的一群，经刺激可分泌 IL-17，分布于所有的淋巴器官以及皮肤。
D. Vγ1⁺ 细胞　　　　　　ⅳ. 病原体感染或创伤刺激下，能够诱发炎症，促进伤口愈合，产生生长因子，TCR 含有 Vδ5 片段。
E. Vγ7⁺ 细胞　　　　　　ⅴ. 特异性定居于小肠上皮。

8.12 选择题：下列哪些选项正确描述了 BCR 和 TCR 的区别？

A. 在 T 细胞发育过程中 TCR β 链的 VDJ 重排最先发生，BCR 在轻链 VJ 重排之后才进行 VDJ 的重排。

B. T 细胞不需要形成前 T 细胞受体就可以继续发育下去，B 细胞需要通过前 B 细胞受体传导信号，引起等位排斥，从而继续发育成熟的过程。

C. BCR 的表达阻止了轻链的进一步重排，并且导致更加严格的等位排斥作用，而 TCR 会继续 α 链的重排，直到与抗原肽 : MHC 复合物结合，所以许多 T 细胞表达两条不同的 α 链。

D. TCR α 链不能进行连续的重排，而不像 BCR 一样可以在受体编辑过程中进行连续的重排。

8.13 选择题：下列关于 Treg 的描述哪些是正确的？

A. Treg 是 CD8⁺ T 细胞的一种，能够对胞内病原体感染的细胞产生细胞毒性。

B. Treg 受体对自身 MHC 具有较弱的亲和性，因此可以介导自身耐受。

C. Treg 表达 FoxP3。

D. 在许多情况下，自身免疫病是 Treg 过度应答导致的。

8.14 选择题：下列哪些选项不会导致胸腺中 CD8⁺ T 细胞发育缺陷？

A. 组织蛋白酶的基因缺失。

B. 转录因子 Runx3 失活突变。

C. 转录因子 ThPOK 的过表达。

D.MHC – Ⅰ 基因缺失。

E. 蛋白酶亚基 β5T 的基因缺失。

8.15 选择题：下列哪些选项合理地解释了成熟 T 细胞的 MHC 限制性？

A.TCRα 和 TCRβ CDR1、CDR2 胚系基因具有内在识别 MHC 的倾向性。

B. 过强的 TCR 信号诱导胸腺中的细胞发生凋亡。

C.CD4 和 CD8 结合了几乎所有的胞内 Lck。

D. 胸腺髓质上皮细胞表达的 AIRE 促进组织特异性蛋白的表达。

E. 来源于骨髓的 DC 和巨噬细胞在介导胸腺细胞阴性选择时比胸腺上皮细胞和胸腺细胞更有效。

（郝冰涛　王晓明译，邓　凯校）

参考文献

第四部分
适应性免疫应答

T细胞介导的
免疫应答

9

当病原体突破固有免疫防御时，机体即启动适应性免疫应答。随着病原体的复制和抗原的累积，固有免疫系统的APC被激活进而触发适应性免疫应答。尽管仅通过固有免疫应答即可清除某些感染（见第2章和第3章），但宿主对大多数病原体的防御几乎都需要适应性免疫应答的参与，这一特点在适应性免疫应答的特定部分功能障碍相关的免疫缺陷综合征中得到证实（见第13章）。在接下来的三章中，我们将学习机体如何启动抗原特异性T细胞、B细胞介导的适应性免疫应答及相关效应机制。本章将重点讲述T细胞介导的细胞免疫应答，第10章将主要介绍B细胞介导的抗体产生和体液免疫应答，我们将在第11章中结合固有免疫的知识介绍T细胞和B细胞应答的动态过程以及适应性免疫应答中最重要的特征——免疫记忆。

一旦T细胞在胸腺中完成最初的发育，它们进入血液，迁移到淋巴组织，随后通过淋巴管返回血液循环系统，在血液和次级淋巴组织之间循环。未接触特异性抗原的成熟T细胞被称为初始T细胞。为了参与适应性免疫应答，初始T细胞必须接触APC表面呈递的抗原肽：MHC复合物中的特异性抗原。这些特异性抗原可以诱导初始T细胞的分化和增殖，并产生有助于清除病原体的子代T细胞。这些子代细胞称为效应T细胞。与初始T细胞不同的是，效应T细胞一旦识别其他细胞提呈的特异性抗原，通常不需要进一步分化，而是直接发挥功能。由于T细胞只能识别由MHC分子提呈的抗原肽，因此所有效应T细胞均是作用于宿主细胞，而不是病原体本身。效应T细胞所作用的细胞称为靶细胞。

识别抗原后，初始T细胞可以分化为多种具有特定功能的效应T细胞。初始CD8$^+$ T细胞主要识别由MHCⅠ类分子提呈的抗原肽，随后分化为 CTL，识别和杀灭病原体感染的细胞。CD4$^+$ T 细胞功能更加灵活，初始 CD4$^+$ T 细胞在识别 MHC Ⅱ类分子提呈的抗原肽后，可以通过不同途径分化为具有不同免疫功能的效应 T 细胞亚群。CD4$^+$ T 细胞亚群主要包括 Th1、Th2、Th17、Tfh 和 Treg，分别发挥激活相应的靶细胞或抑制免疫活化的功能。

效应 T 细胞与初始 T 细胞的不同之处在于，当它们遇到靶细胞上的特异性抗原时，能够快速有效地做出应答。通过调控表面分子的表达，效应 T 细胞可以改变迁移模式，离开次级淋巴组织并迁移到病原体入侵的炎症部位，或者迁移到次级淋巴组织内部的 B 细胞区域，促进 B 细胞产生针对病原体的特异性抗体。效应 T 细胞与靶细胞的相互作用方式包括 T 细胞 – 靶细胞的直接接触和细胞因子介导的间接调控。这些细胞因子局部作用于靶细胞，并可在一定范围内促进抗原的清除。本章将讨论 T 细胞的一部分效应功能，第 10 章和第 11 章将讨论 T 细胞辅助 B 细胞和增强固有免疫系统效应细胞活化的功能。

初始 T 细胞在最初遇到抗原时的活化和克隆扩增通常称为致敏（priming），该定义用以区分效应 T 细胞对靶细胞上抗原的应答和记忆 T 细胞再次遇到抗原时的应答。适应性免疫应答的启动是免疫学中最受关注的内容之一。初始 T 细胞的活化受到各种信号的调控。如第 6 章所述，初始 T 细胞只能识别 APC 表面以抗原肽：MHC 复合物形式存在的抗原。除此之外，初始 T 细胞的活化还需要识别 APC 表面的共刺激分子。最终，在各种细胞因子刺激下活化的初始 T 细胞分化为不同的效应 T 细胞。固有免疫系统识别病原体所产生的早期信号是上述所有事件启动的基础。固有免疫细胞通过表面受体如 TLR 等，识别微生物表面的 PAMP，从而激活并产生相应的早期信号（见第 2 章和第 3 章）。正如我们将在本章中学习的，这些信号首先可以活化 APC，而后进一步活化初始 T 细胞。

在目前研究中，DC 是初始 T 细胞活化中最重要的 APC，其主要功能是摄取和提呈抗原。组织内的 DC 是固有免疫应答的一部分，在感染部位吞噬处理抗原并发生活化，之后迁移到局部淋巴组织，逐渐分化成为具有较强抗原提呈能力的成熟 DC，成熟 DC 可以有效地将抗原提呈给再循环的初始 T 细胞。在本章的第一部分，我们将学习次级淋巴组织的发育，讨论初始 T 细胞和 DC 如何在这些部位相遇，从而启动适应性免疫应答。

次级淋巴器官的发育和功能——适应性免疫应答启动的起点

如第 8 章所述，T 细胞在初级淋巴器官胸腺中分化发育并进行受体选择，而 B 细胞则在骨髓中发育成熟。适应性免疫应答在次级淋巴器官（如淋巴结、脾和 MALT）中启动。机体各处的次级淋巴组织结构基本相似，为稀少的再循环 T 细胞和 B 细胞克隆前体（clonal precursor）与同源抗原（DC 提呈抗原或游离抗原）的相互作用提供了场所。由于识别特定抗原肽：MHC 复合物的初始 T 细胞的数量较少（在小鼠整个免疫系统约 1 亿个 T 细胞中仅有 50～500 个细胞识别同一抗原）以及病原体感染部位的广泛性，病原体的抗原或者某些情况下病原体本身必须从感染部位被带到次级淋巴器官后才能被淋巴细胞识别。在本章的这一部分中，我们首先介绍能够实现这些相互作用的次级淋巴器官的发育和结构，再讨论初始 T 细胞是如何被引导而离开血液进入淋巴器官，然后介绍 DC 是如何捕获抗原并迁移到局部淋巴器官，以及 DC 如何提呈抗原并激活初始 T 细胞。

9 – 1 T 淋巴细胞、B 淋巴细胞在次级淋巴组织的不同分布

各种次级淋巴器官具有相似的组织结构（见第 1 章），B 细胞和 T 细胞集中在不同的区域——B 细胞区和 T 细胞区。这些区域还含有巨噬细胞、DC 和基质细胞。以脾脏为例，专门捕获血液抗原的淋巴组织部位称为白髓。

由中央小动脉的分支形成的血管网络称为边缘窦（marginal sinus），是白髓与红髓的分界线。首先，循环中的 T 细胞和 B 细胞被运送到边缘窦，这是一个高度组织化的细胞区域，专门用于捕获血源性抗原和微生物，如病毒或细菌。边缘窦富含巨噬细胞并含有一群独特的 B 细胞亚群，因其不进入循环被称为边缘区 B 细胞（marginal zone B cell）。边缘窦内巨噬细胞可以有效地束缚血流中的病原体，使 B 细胞能对这些病原体产生初次免疫应答。随后，边缘窦的 T 细胞和 B 细胞向中央小动脉迁移，分别迁移到 T 细胞区、B 细胞区或者位于更外围的淋巴滤泡，T 细胞区聚集在中央小动脉周围的围动脉淋巴鞘（PALS）。有些滤泡可能含

有生发中心，B 细胞在生发中心内进行增殖和体细胞高频突变，参与适应性免疫应答（见第 1-16 节）。抗原驱动生发中心的产生过程将在第 10 章讨论 B 细胞免疫应答时详述。

在 B 细胞区和 T 细胞区还有其他类型的细胞存在。FDC 是定居在 B 细胞区的一种细胞，主要集中在最远离中央小动脉的滤泡区域，并与 B 细胞长期保持接触。与前文所述的 DC（见第 1-3 节）不同，FDC 不是淋巴细胞，也并非来自骨髓前体细胞，它们不具备吞噬功能且不表达 MHC Ⅱ 类分子。FDC 细胞表面表达专门用于捕获免疫复合物形式的抗原，如抗原 - 抗体、抗原 - 补体复合物，这类免疫复合物不会被内化，而是在细胞表面完整保持一段时间，使 B 细胞可以识别免疫复合物中的抗原，同时，FDC 在 B 细胞滤泡的发育过程中也起到至关重要的作用。

T 细胞区分布有骨髓来源的 DC——并指状树突状细胞（interdigitating dendritic cell），并指状 DC 与 T 细胞交织分布。并指状 DC 有两种主要亚型，分别以特征性细胞表面蛋白加以区分：一类表达 CD8 α 链的细胞，另一类则是不表达 CD8 分子，但表达巨噬细胞表面的整合素 CD11b∶CD18 分子。

与脾脏相似，淋巴结 T/B 细胞区域中的 T 细胞和 B 细胞同样呈离散分布（图 9.1）。B 细胞滤泡位于淋巴结外囊的内侧，其结构和组成与脾脏相似。T 细胞区围绕皮质旁区的滤泡分布。与脾脏不同，淋巴结与血液系统和淋巴系统都有联系。淋巴液由输入淋巴管传导到淋巴结并进入包膜下间隙（边缘窦），而淋巴液中携带着外周组织来源的抗原和负载抗原的 DC。T 细胞和 B 细胞通过 T 细胞区中的 HEV 进入淋巴结，这一过程将在第 9-3 节中进一步介绍。

MALT 分布在机体上皮层，是抵抗感染的物理屏障。派尔集合淋巴结是分布在肠道黏膜固有层和上皮细胞下的 MALT，其中含有 B 细胞滤泡和 T 细胞区（图 9.1）。M 细胞是一种覆盖在 B 细胞滤泡和 T 细胞区的上皮细胞，能将抗原和病原体直接从肠腔输送到淋巴组织（见第 1-16 节和第 12 章）。派尔集合淋巴结和扁桃体中的类似组织是 B 细胞合成 IgA 的重要场所。第 12 章中将详细介绍黏膜免疫系统。

9-2　淋巴组织诱导细胞和 TNF 家族蛋白调控次级淋巴组织的发育

在讨论 T 细胞和 B 细胞如何在次级淋巴器官中划分各自的区域之

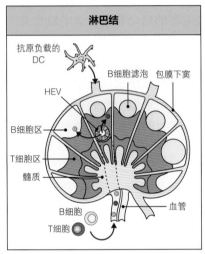

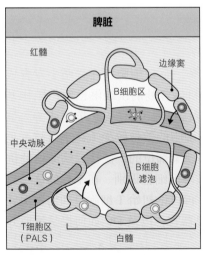

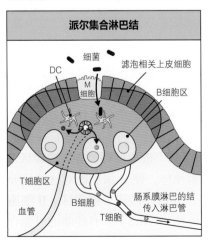

图9.1　次级淋巴组织是抗原与淋巴细胞相互作用的解剖学中心

次级淋巴组织是淋巴细胞与抗原相互作用的场所。在淋巴结的图片中，抗原（红点标注）以游离或偶联载体的形式在淋巴液中传递，递送载体为已吸收淋巴结排出组织中抗原的DC。抗原通过淋巴管传递到包膜下窦，T 细胞可以在T细胞区识别DC所负载的抗原，B 细胞在T细胞区和B细胞滤泡边缘中识别游离抗原。T细胞和B细胞通过T细胞区中的高内皮细胞小静脉（HEV）进入淋巴结，然后分别进入T细胞区域和B细胞区域。在脾脏的图片中，抗原通过小动脉传递，小动脉是中央小动脉到边缘窦的分支并与边缘窦相通，边缘窦是白髓、红髓的边界。B 细胞、巨噬细胞和DC可以在边缘窦的边缘区摄取抗原，并转移到T细胞区（PALS）或者B细胞滤泡，T细胞和B细胞与抗原进入脾脏的路径一致，从边缘窦到PALS或者B细胞滤泡。在肠道组织的图片中，抗体通过微褶皱或M细胞从内腔中转移。派尔集合淋巴结是圆顶区中DC聚集的区域，M细胞是覆盖在派尔集合淋巴结上的一种特殊的内皮细胞。在T细胞区域中，T细胞检测到携带抗原的DC，如果局部的T细胞不能识别则被传递到肠系膜淋巴结。淋巴结中，T细胞和B细胞通过T细胞区域的HEV进入派尔集合淋巴结。

前，我们先介绍一下次级淋巴器官的发育过程。在胚胎发育过程中，血管内皮细胞形成淋巴管。一些早期静脉系统中的内皮细胞在表达同源框转录因子 *Prox1* 后，从静脉出芽迁移，重新结合形成淋巴管的平行网络。缺乏 *Prox1* 基因的小鼠具备正常的动脉和静脉，但不能形成淋巴系统，这表明 *Prox1* 对淋巴管内皮的形成至关重要。随着淋巴管的形成，一群造血细胞——淋巴组织诱导细胞（lymphoid tissue inducer cell，LTi 细胞）在胎肝中出现并随着血流迁移到可形成淋巴结和派尔集合淋巴结的部位。通过与基质细胞的相互作用，LTi 细胞分泌细胞因子和趋化因子，募集其他淋巴细胞，以启动淋巴结和派尔集合淋巴结的形成。实验表明，TNF/TNFR 细胞因子家族在 LTi 细胞和基质细胞的相互作用中十分关键。

对 TNF 家族的配体或其受体的敲除小鼠的研究已经证实，TNF 家族在次级淋巴器官的形成中非常重要。由于单个 TNF 细胞因子可以与多种受体结合，而且大多数 TNFR 可以结合多种配体，因此这些敲除小鼠具有复杂的表型。虽然 TNF 家族蛋白之间存在一些重叠或协同的功能，但仍能总结出一些关于 TNF/TNFR 细胞因子家族的总体结论。

淋巴结的发育依赖于 TNF 家族中淋巴毒素（lymphotoxin，LT）的表达，不同类型的淋巴结依赖于不同的 LT 信号转导。LT-α3 是 LT-α 链的可溶性同源三聚体，分布在黏膜部位，并诱导宫颈和肠系膜淋巴结的发育，同时可能在腰椎和骶淋巴结的发育中也发挥作用，与 TNFR-I 结合是其发挥作用的可能方式。膜结合异源三聚体 LT-β 由两分子 LT-α 和一分子跨膜蛋白 LT-β（即 LT-α2:β1）组成，仅与 LT-β 受体结合，支持所有淋巴结的发育。LT-β 缺失后，派尔集合淋巴结的形成受阻，在成年动物中 LT 敲除的影响是不可逆的；在某些关键的发育期，LT 家族蛋白的缺失或抑制会永久性阻断淋巴结和派尔集合淋巴结的发育。

LTi 细胞表达的 LT-β，可以结合淋巴细胞位点基质细胞表面的 LT-β 受体，进而激活非经典 NFκB 通路（见第 7-23 节）。NFκB 通路激活后，基质细胞会表达黏附分子和趋化因子，如 CXCL13（B 细胞趋化因子，BLC），招募更多的 LTi 细胞到此处，形成大的细胞簇进而成为淋巴结或派尔集合淋巴结。除此之外，基质细胞表达的趋化因子还可以招募其他淋巴细胞和造血系细胞等来填充正在形成的淋巴器官。胎儿次级淋巴器官发育的一些分子机制与成人淋巴组织的维持非常相似，这部分将在下一节中详述。

在 TNF 或 TNFR 家族蛋白缺陷的小鼠中，脾脏虽然可以发育，但其结构大都是异常的（图 9.2）。LT（可能是膜结合的 LT-β）是脾脏中 T 细胞和 B 细胞区正常形成的必需蛋白质，TNF-α 与 TNFR-I 的结合有助于白髓的形成，当 TNF-α 信号通路被阻断后，B 细胞会形成环绕 T 细胞区分布的滤泡，而不是形成离散的滤泡，且 B 细胞与 T 细胞区分界模糊。

TNF-α 和 TNFR-I 影响 FDC 的发育，这是其在淋巴器官发育中发挥的重要作用。在敲除 TNF-α 或 TNFR-I 的小鼠体内 FDC 细胞缺失（图 9.2），淋巴结和派尔集合淋巴结存在，它们正常表达 LT。在 LT-β 受体缺失或 LT-β 信号转导受阻的小鼠脾脏和淋巴结中也缺失正常的 FDC。因此，LT-β 是 FDC 正常发育

受体	配体	敲除小鼠的结果				
		脾脏	外周淋巴结	肠系膜淋巴结	派尔集合淋巴结	FDC
TNFR-I	TNF-α LT-α3	结构失常	TNF-α敲除小鼠存在 LT-α敲除小鼠缺失 由于缺少LT-β信号	存在	减少	缺失
LT-β受体	TNF-α LT-α2:β1	结构失常 无边缘区域	缺失	LT-β敲除小鼠存在 LT-β受体敲除小鼠缺失	缺失	缺失

图9.2　TNF家族成员在外周淋巴器官发育中的作用

TNF家族成员在外周淋巴系统发育的重要地位已经在TNF家族受体和配体缺陷小鼠的研究中被证实。因为TNF家族成员的一些受体结合多种配体，同时有些配体也结合不止一种受体，它们敲除后的作用很难阐明（请注意，受体以结合的第一个已知配体命名）。这里的缺陷主要是关于两种受体TNFR-I和LT-β受体及其配体TNF-α和淋巴毒素（LT）。值得注意的是，结合同一受体的几个配体中的单个配体丢失会导致如图所示不同的表型，这是由于不同受体对应的配体不同所致。LT-α蛋白链作用在两种不同的配体，即三聚体LT-α3和异二聚体LT-α2:β1，它们各自通过不同的受体起作用。总的来说，LT-β受体发出信号是淋巴结和FDC发育和维持正常脾结构所需的，TNFR-I发出的信号也是FDC和正常脾结构所需的，但是淋巴结的发育则不需要。

所必需的蛋白质。与淋巴结发育阻断不同，恢复 TNF 家族成员的功能可以逆转脾脏淋巴结构的无序分布。B 细胞可能是 LT-β 的来源，将正常小鼠的 B 细胞过继到 RAG 缺陷的小鼠中（缺乏淋巴细胞），可以恢复 FDC 和滤泡的形成。

9-3 趋化因子诱导 T 细胞、B 细胞在不同区域形成次级淋巴组织

循环中的 T 细胞和 B 细胞共同通过血液迁移到次级淋巴组织，然后在不同趋化因子的招募下进入各自的区域。这些趋化因子主要由基质细胞和驻留在 T 细胞和 B 细胞区的髓系细胞产生（图 9.3）。T 细胞定位到 T 细胞区涉及两种趋化因子的调控，即 CCL19（MIP-3β）和 CCL21（次级淋巴趋化因子，secondary lymphoid chemokine，SLC），两者都可以与 T 细胞表面的 CCR7 受体结合。

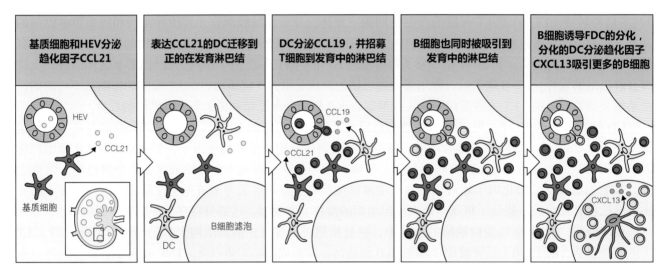

图9.3　趋化因子调控次级淋巴器官的发育

基质细胞和血管内皮细胞分泌趋化因子CCL21来触发淋巴器官的组织形成（图一）。表达CCL21受体CCR7的DC被CCL21吸引到淋巴结发育区域（图二）。与成熟的DC一致，未成熟的DC也能从血液或淋巴管中到达处于早期发展阶段的淋巴结，但机制目前尚不清楚。DC进入淋巴结后表达趋化因子CCL19，CCL19也能与CCR7结合。总之，基质细胞和DC分泌的趋化因子将T细胞吸引到发育中的淋巴结（图三），同时这些趋化因子也会吸引B细胞到达发育中的淋巴结（图四）。FDC的谱系来源不同于骨髓来源的DC，它们能被B细胞诱导分化或者募集到淋巴结中。FDC分泌B细胞趋化物CXCL13，CXCL13驱使B细胞至FDC周围的B细胞区（滤泡）中，并有助于进一步从循环募集B细胞到淋巴结中（图五）。

CCR7 缺陷型小鼠的淋巴结内不具有正常的 T 细胞区，并且初次免疫应答受损。CCL21 主要是由次级淋巴组织中 T 细胞区的基质细胞产生的，并在 HEV 的内皮细胞上高表达；它的另一个来源是并指状 DC，该细胞也产生 CCL19 且高表达于 T 细胞区。事实上，即使在缺乏淋巴细胞的 RAG 缺陷小鼠中，DC 所表达的 CCR7 也会定位于次级淋巴组织。所以，在正常淋巴结发育过程中，T 细胞区的形成首先是通过基质细胞产生的 CCL21 招募 DC 和 T 细胞聚集。随后，驻留的 DC 分泌 CCL21 和 CCL19，招募更多的 T 细胞和 DC 向 T 细胞区迁移，进一步增加该区域细胞数量。

与 T 细胞类似，循环 B 细胞在 CCR7 的信号传导下通过 HEV 进入淋巴结。B 细胞组成性地表达趋化因子受体 CXCR5，可以在配体 CXCL13 的作用下趋化迁移到滤泡。FDC 是 CXCL13 最可能的来源，其他滤泡基质细胞也可能分泌 CXCL13。同时，在淋巴结形成过程中，基质细胞也会表达 CXCL13（见第 9-2 节）。相反，FDC 发育所需的 LT 来源于 B 细胞，而激活基质细胞所需的 LT 主要来源于 LTi 细胞。次级淋巴组织的发育是一个复杂网络化的相互作用，B 细胞、FDC、LTi 细胞和基质细胞相互依赖。CD4$^+$ T 细胞中存在一种 Tfh 亚群，该亚群被抗原激活后也能表达 CXCR5，而后在趋化因子作用下进入 B 细胞滤泡参与生发中心的形成（见第 10 章）。

9-4 在次级淋巴组织中迁移的初始T细胞捕获树突状细胞表面抗原肽：MHC复合物

初始T细胞不停地从血液循环进入淋巴结、脾脏和黏膜相关的淋巴组织并回到血液中（图1.21），这使得它们每天可以遇到数千个DC，并接触这些DC表面负载的抗原肽：MHC复合物。T细胞的高效再循环以及它们在T细胞区域（迁移而来的DC的居所）中高密度地存在，使得每个T细胞都有很大概率遇到体内感染的病原体抗原（图9.4）。在DC到达的几个小时内，没有遇到特定抗原的初始T细胞离开淋巴组织并重新进入血流，通过淋巴结或MALT的输出淋巴管再循环，或者直接返回到脾脏的血液中。

初始T细胞在识别活化的DC表面负载的特异性抗原后，它们将停止迁移并停留在T细胞区，经历数天增殖和分化，产生具有相同抗原特异性的效应T细胞和记忆T细胞。增殖期结束时，大多数效应T细胞会离开淋巴器官并随着血流迁移到感染部位（见第11章），一部分效应T细胞与B细胞相互作用，迁移到B细胞区，参与生发中心的免疫反应（见第10章）。

在淋巴结中T细胞快速捕获特异性的抗原，它们在淋巴结中被APC筛选的效率非常高。抗原注射部位的引流淋巴结48小时内就可以捕获体内所有抗原特异性T细胞（图9.5）。这种高效率对于启动适应性免疫应答至关重要，在$10^5 \sim 10^6$个初始T细胞中可能只有一个细胞对特定抗原具有特异性，而适应性免疫应答依赖于这些少量细胞的活化和扩增。

9-5 淋巴细胞进入淋巴组织依赖于趋化因子和黏附分子

通过T细胞和HEV细胞的相互作用，初始T细胞向次级淋巴组织迁移，这种细胞–细胞的相互作用不是抗原特异性的，但相关过程受到细胞黏附分子的调控。参与淋巴细胞相互作用的主要黏附分子包括选择素、整合素、免疫球蛋白超家族成员和一些黏蛋白样分子（图3.30）。淋巴细胞进入淋巴结的过程分为四个不同阶段，包括沿内皮表面的初始滚动、整合素的激活、牢固粘连及穿过内皮层向皮质区的T细胞区迁移渗透（图9.6）。这些阶段受黏附分子和趋化因子的相互调节，此过程类似于白细胞向炎症部位的募集（见第3章）。黏附分子在免疫反应中发挥的作用十分广泛，不仅涉及淋巴细胞的迁移，还涉及初始T细胞和APC之间的相互作用（见第9-14节）。

白细胞特异性地被引导至特定组织，这种现象称为白细胞归巢（homing），而选择素（图9.7）在其中发挥着十分重要的作用。L选择素（CD62L）在白细胞上表达，P选择素（CD62P）和E选择素

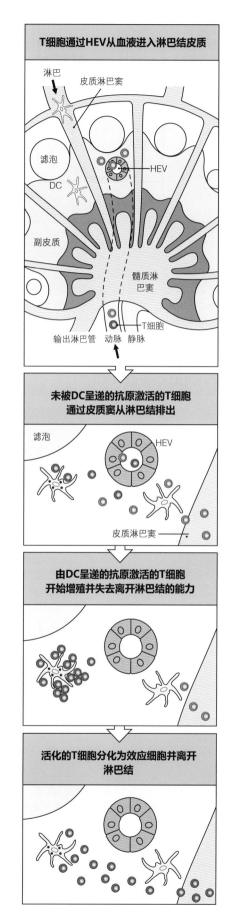

图9.4　初始T细胞在周围淋巴器官的再循环中遇到抗原

初始T细胞的再循环经过外周淋巴器官（如图所示），它们通过高内皮细胞小静脉（HEV）的特化血管内皮进入动脉血从而到达淋巴器官中。T细胞通过HEV壁进入副皮质区与成熟的DC相遇（图一），这一进入淋巴结的趋化过程受到趋化因子的调节（图中未显示）。绿色标记的是未遇到特异性抗原的T细胞，它们通过自身肽的相互作用，接受生存信号自身抗原肽:MHC复合物和IL-7，通过淋巴管离开淋巴结返回循环（图二）。蓝色的T细胞遇到了表达它们的特异性抗原的成熟DC，它们被激活留在淋巴结中，增殖分化为效应T细胞（图三）。几天后，这些抗原特异性效应T细胞重新表达离开淋巴结所需的受体，通过输出淋巴管离开，大量的抗原特异性效应T细胞进入循环（图四）。

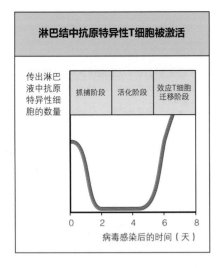

淋巴结中抗原特异性T细胞被激活

传出淋巴液中抗原特异性细胞的数量

| 抓捕阶段 | 活化阶段 | 效应T细胞迁移阶段 |

病毒感染后的时间（天）

图9.5　淋巴组织中抗原特异性的初始T细胞被抓捕和活化

从血液进入淋巴结的初始T细胞在T细胞区遇到提呈抗原的DC。其特异识别抗原的T细胞稳定地结合到DC上，并通过TCR活化，使得它们停留在淋巴结内发育成效应T细胞。在接触抗原后5天，大量活化的效应T细胞通过输出淋巴管离开淋巴结。淋巴细胞再循环和识别机制十分高效，这使得所有外周循环中抗原特异性的初始T细胞可在2天内完成抗原捕获。

（CD62E）在血管内皮上表达（见第 3-18 节）。L 选择素与 HEV 壁的轻微黏附，使 T 细胞可以沿着内皮表面滚动，从而促进初始 T 细胞从血液进入次级淋巴组织（图 9.6）。

P 选择素和 E 选择素在感染部位的血管内皮上表达，它们的主要功能是将效应细胞募集到感染组织中。选择素是具有共同核心结构的细胞表面分子，不同的选择素分子可以通过胞外段的凝集素结构域进行区分。选择素可以通过凝集素结构域与细胞表面特定的糖基结合：L 选择素可以与黏液样分子血管地址素的 s-Le^x 糖基部分结合，这些血管地址素分子主要在血管内皮细胞表面表达。而淋巴结的 HEV 中会表达两个血管地址素 CD34 和 glycam-1（图 9.7）。第三种血管地址素是 MAdCAM-1，在黏膜内皮上表达，其功能主要是引导淋巴细胞进入小肠派尔集合淋巴结等黏膜淋巴组织。L 选择素和血管地址素之间的相互作用使得初始 T 细胞特异地归巢到淋巴器官。然而，其本身不能使细胞穿过内皮屏障进入淋巴组织，该过程需要趋化因子和整合素分子的协同作用。

9 – 6 整合素介导的趋化因子的激活是初始 T 细胞进入淋巴结的关键

被选择素招募的初始 T 细胞在 HEV 内皮上滚动，它们需要两种额外的细胞黏附分子——整合素和免疫球蛋白超家族的成员，才能进入次级淋巴器官。在接收使其构象发生变化的信号后，整合素会与配体紧密结合。白细胞表面的整合素分子在受到趋化因子的激活后，会促使白细胞紧密地附着于血管壁，为其迁移进入到炎症部位做准备（见第 3-18 节）。同理，在初始 T 细胞迁移到淋巴器官期间，HEV 腔表面的趋化因子会激活其表面的整合素（图 9.6）。

整合素分子由分子量较大的 α 链与分子量较小的 β 链经非共价结合组成。整合素亚家族各成员可通过它们的 β 链加以区分。我们将主要关注白细胞整合素家族，它们具有共同的 β2 链，与不同的 α 链配对（图 9.8）。所有 T 细胞均表达整合素 αL:β2（CD11a:CD18）——白细胞功能相关抗原 – 1（leukocyte functional antigen–1，LFA-1）。它能够促进初始 T 细胞和效应 T 细胞向血液系统外迁移。巨噬细胞和中性粒细胞表面也

图9.6　黏附分子、趋化因子和趋化因子受体参与淋巴细胞从血液进入淋巴结的不同阶段
在T细胞表面表达的选择素与内皮细胞表面的血管地址素的相互作用下，初始T细胞沿高内皮小静脉（HEV）的表面滚动。HEV表面的趋化因子激活T细胞表面的受体，活化趋化因子受体信号通路，使得T细胞上的整合素与HEV上的黏附分子之间的亲和力增加，并产生了很强的附着。黏附后，T细胞随着趋化因子的梯度穿过HEV壁进入淋巴结的副皮质区。

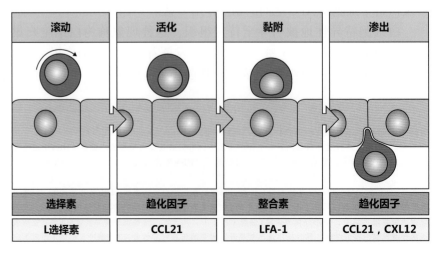

滚动	活化	黏附	渗出
选择素	趋化因子	整合素	趋化因子
L选择素	CCL21	LFA-1	CCL21，CXL12

图9.7　L选择素结合黏蛋白样血管地址素

表达在初始T细胞上的L选择素能识别碳水化合物基序，它能与HEV上的血管地址素CD34和GlyCAM-1上的硫酸化的s-Le^{x}结合，这使得淋巴细胞与内皮细胞微弱地结合。在此期间，CD34和GlyCAM-1相互作用的重要性尚不清楚。CD34具有跨膜锚结构，它的糖基化形式仅在HEV细胞上表达，其他形式可以在其他内皮细胞上存在。在HEV上表达的GlyCAM-1没有跨膜区并且可以分泌到HEV中。血管地址素MAdCAM-1在黏膜内皮上表达，它们将淋巴细胞引导至黏膜淋巴组织。如图所示，小鼠的MAdCAM-1含有最接近细胞膜的IgA样结构域，人的MAdCAM-1有很长的黏蛋白样结构域而没有IgA样结构域。

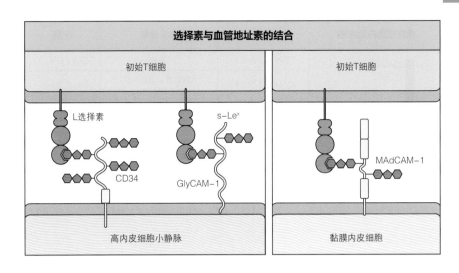

存在LFA-1，LFA-1参与它们向感染部位的募集（见第3-18节）。

　　LFA-1在初始T细胞、效应T细胞与其靶细胞的黏附中也发挥着重要作用。然而，β2整合素链（包括LFA-1）的遗传缺失并不会导致T细胞应答异常，这可能是因为T细胞还表达其他黏附分子，如免疫球蛋白超家族成员CD2和β1整合素，对LFA-1的缺失起到代偿作用。在T细胞活化的晚期，β1整合素的表达显著增加，通常被称为VLA（非常晚期活化的抗原），它们对于效应T细胞向炎症靶组织的迁移十分重要。

　　在T细胞活化过程中，至少有五个免疫球蛋白超家族成员特别重要（图9.9）。三种相似的细胞间黏附分子——ICAM-1、ICAM-2和ICAM-3都可与T细胞整合素LFA-1结合。ICAM-1和ICAM-2在内皮细胞和APC上表达，淋巴细胞与这些分子结合后才能通过血管壁迁移。ICAM-3仅在初始T细胞上表达，它与DC上LFA-1的结合可促进T细胞与APC的黏附。剩下的两个免疫球蛋白超家族黏附分子是APC上的CD58（以前称为LFA-3）和T细胞上的CD2，它们之间的结合与ICAM-1或ICAM-2与LFA-1的相互作用具有协同作用。

图9.8　整合素在T细胞黏附中起重要作用

整合素是一种异二聚体蛋白，含有可定义其类别的β链以及区别于不同整合素的α链。α链比β链大，并且含有二价阳离子的结合位点，在信号传导中发挥重要作用。LFA-1（整联蛋白α$_L$:β$_2$）在所有白细胞上都表达，它结合ICAM并且在细胞迁移和T细胞与APC或靶细胞的相互作用中发挥重要作用，它在效应T细胞上的表达水平高于初始T细胞。淋巴细胞派尔集合淋巴结的黏附分子（LPAM-1或整合素α$_4$:β$_7$）由一群初始T细胞表达，并通过增强与血管地址素MAdCAM-1的黏附相互作用促进淋巴细胞进入黏膜淋巴组织。VLA-4（整合素α4:β1）在T细胞激活后高表达，它与活化内皮细胞上的VCAM-1结合，在效应T细胞到感染部位的募集中发挥重要作用。

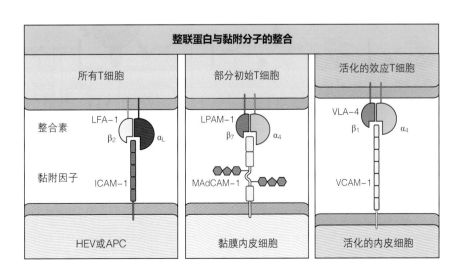

免疫球蛋白超家族	名称	组织分布	配基
ICAM1/3, VCAM1　CD58　CD2	CD2（LFA-2）	T细胞	CD58（LFA-3）
	ICAM-1（CD54）	活化的血管、淋巴细胞、DC	LFA-1, Mac-1
	ICAM-2（CD102）	静息的血管	LFA-1
	ICAM-3（CD50）	初始T细胞	LFA-1
	LFA-3（CD58）	淋巴细胞、APC	CD2
	VCAM-1（CD106）	活化的内皮细胞	VLA-4

图9.9　免疫球蛋白超家族的黏附分子参与到白细胞的相互作用

免疫球蛋白超家族的黏附分子与各种类型的黏附分子结合，包括整联蛋白（LFA-1和VLA-4）和其他免疫球蛋白超家族成员［CD2-CD58（LFA-3）相互作用］。它们的相互作用对于淋巴细胞迁移、归巢和细胞与细胞相互作用有影响，此处未列出的分子见图3.24。

正如上文淋巴组织发育中讨论的（见第9-3节），初始T细胞会被趋化因子特异地招募到次级淋巴组织的T细胞区。趋化因子与在细胞外基质和高内皮细胞小静脉壁中的糖蛋白结合，形成浓度梯度，而后被初始T细胞上的受体感知。趋化因子CCL21主要由高内皮静脉细胞、淋巴组织间质细胞以及位于T细胞区的DC分泌，它们介导初始T细胞迁出血管。CCL21与初始T细胞上的趋化因子受体CCR7结合，诱导胞内受体相关G蛋白亚基Gαi的激活，产生的细胞内信号传导迅速增加了整合素结合的亲和力（见第3-18节）。

图9.10中详细展示了初始T细胞进入淋巴结的过程。L选择素驱动了T细胞在HEV表面的初始滚动，T细胞表面CCR7识别HEV内皮表面上的CCL21，激活LFA-1，增加T细胞与ICAM-2和ICAM-1的结合。在没有炎症的情况下，ICAM-2在所有内皮细胞上组成型表达，而ICAM-1仅在次级淋巴组织的高内皮静脉细胞上表达。趋化因子刺激会改变T细胞膜中LFA-1分子的分布，导致LFA-1在细胞-细胞接触区域聚集。LFA-1使得结合能力更强，以阻止T细胞在内皮表面迁移，并促进T细胞进入淋巴组织。

通过HEV进入T细胞区，CCR7会使T细胞驻留，同时T细胞区DC产生的CCL21和CCL19，协助T细胞驻留在该区域。初始T细胞寻找DC表面的特定抗原肽：MHC复合物，如果T细胞发现了抗原并与之结合，便会驻留在淋巴结中。相反，如果未被抗原激活，就会很快离开淋巴结（图9.4）。

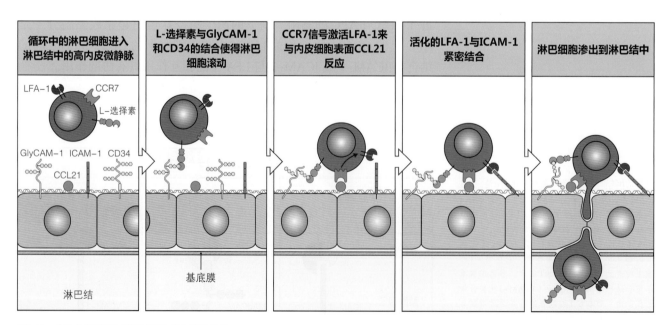

图9.10　血液中的淋巴细胞通过HEV进入淋巴组织

第一步是将淋巴细胞上的L选择素与HEV上GlyCAM-1和CD34的硫酸化碳水化合物（硫酸化唾液酸-SloodX）结合。局部趋化因子如CCL21与HEV表面上的蛋白多糖基质结合，T细胞上的趋化因子受体刺激后活化LFA-1，这使得T细胞与内皮细胞上的ICAM-1紧密结合，T细胞从内皮细胞中迁移出来。与中性粒细胞迁移的情况一致（图3.31），淋巴细胞表面的基质金属蛋白酶（图中未显示）使淋巴细胞能够穿透基底膜。

9–7 趋化性脂质调控淋巴结中 T 细胞的迁出

T 细胞通过皮质窦从淋巴结中迁出，通向髓窦，而后进入输出淋巴管。脂质分子 S1P 参与次级淋巴器官内 T 细胞的迁出（图 9.11）。S1P 的受体是 G 蛋白偶联受体，该脂质具有类似于趋化因子的趋化活性和信号传导特性。淋巴组织与淋巴或血液之间的 S1P 浓度梯度，可以促使表达 S1P 受体的未活化初始 T 细胞从淋巴组织中迁出到淋巴或血液中。而淋巴器官中活化的 T 细胞会在几天中持续下调 S1P 受体 – S1PR1 的表达。CD69 主要调控 S1PR1 的表达下调。CD69 是一种细胞表面蛋白，其作用是内化 S1PR1。CD69 的表达主要受 TCR 信号转导调控。CD69 高表达后，T 细胞不再响应 S1P 浓度梯度，故而不会迁出淋巴器官。增殖数天后，随着 T 细胞活化的减弱，CD69 表达减少，S1PR1 重新出现在效应 T 细胞表面，此时的 T 细胞能再次响应 S1P 浓度梯度而迁移出淋巴组织。新型潜在的免疫抑制剂 FTY720（芬戈莫德）的关键作用机制就是通过调控 S1P 来调节初始和效应淋巴细胞的迁出。FTY720 通过阻止淋巴细胞循环来抑制免疫应答，将淋巴细胞隔离在淋巴组织中，使血液中的淋巴细胞快速减少。在体内，FTY720 被磷酸化，以模拟 S1P 受体激动剂的方式发挥作用。磷酸化的 FTY720 通过作用于内皮细胞抑制淋巴细胞的迁出，或通过诱导 S1P 受体持续性活化使受体失活并导致其表达下调。

9–8 活化的树突状细胞在次级淋巴器官中启动 T 细胞应答

次级淋巴器官在启动适应性免疫应答的过程中发挥了十分重要的作用。有个巧妙的实验验证了这一观点。从体壁分离一片皮肤使其具有血液循环但没有淋巴引流，这使得经皮肤接种的抗原并不能引起 T 细胞应答。这一实验表明，T 细胞不会在感染组织中自身致敏，病原体及其抗原必须转运到淋巴组织。血流中的抗原可以被脾脏中的 APC 获取，而其他感染部位（如皮肤伤口）的病原体，则通过淋巴在淋巴管中转运，并在最靠近感染部位的淋巴结中被捕获（见第 1–16 节）。感染黏膜表面的病原体可以直接穿过黏膜转移到淋巴组织，如扁桃体、派尔集合淋巴结以及引流淋巴结。

在本章中，我们重点介绍 DC 活化 T 细胞的过程，该过程发生在全身免疫系统中，如淋巴结和脾脏。黏膜免疫系统中 DC 对 T 细胞的活化也遵循相同的原理，但与第 12 章中描述有些细节上的差异，如抗原提呈

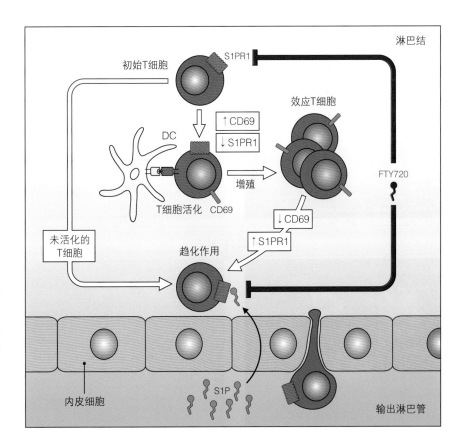

图9.11　鞘氨醇1–磷酸（S1P）浓度梯度调控淋巴细胞流出淋巴结的过程

淋巴组织内的S1P较传出淋巴液中低，S1P在组织内外形成浓度梯度（由背景阴影标注出）。初始T细胞上的S1P受体1（S1PR1）感受S1P浓度梯度变化，在未被抗原识别的情况下，S1PR1信号介导T细胞从T细胞区域流出，进入输出淋巴管。而被DC活化的T细胞，其表面的CD69表达上调，同时S1PR1的表达下调，从而导致T细胞滞留在T细胞区域内。完成增殖活化后，效应T细胞重新表达S1PR1，下调CD69的表达，并从淋巴结中迁出。FTY720一方面通过配体诱导的S1PR1内化下调其表达，另一方面通过增强内皮细胞之间的缝隙连接来关闭内皮细胞上的出口，使得组织T细胞的迁出被抑制。

的途径和效应细胞的后续循环模式等。

　　固有免疫应答可以辅助抗原有效地从感染部位向淋巴组织递送。固有免疫的一个作用是引起炎症反应，增加血浆进入感染组织的速率，进而促进细胞外液向淋巴液的转移和游离抗原向淋巴组织的迁移。感染部位摄取了颗粒物和可溶性抗原的 DC 在组织内的激活是启动适应性免疫应答的关键步骤（图 9.12）。

　　DC 可以通过其表面表达的 TLR 或其他 PRR（见第 3 章）被组织损伤或炎症反应中产生的细胞因子激活。活化的 DC 迁移至淋巴结并表达激活初始 T 细胞所需的共刺激分子。这些 DC 在淋巴组织中将抗原提呈给初始 T 细胞，诱导抗原特异性 T 细胞增殖并分化为成熟的效应 T 细胞，并重新进入循环。巨噬细胞存在于大多数组织（包括淋巴组织）中，B 细胞主要位于淋巴组织中，它们也可以通过表面 PRR 被化，表达共刺激分子，并发挥抗原提呈功能。淋巴结中的 DC、巨噬细胞和 B 细胞的分布如图 9.13 所示。只有这三种细胞仅在感染的情况下可有效表达激活 T 细胞所需的共刺激分子。但是，这些细胞激活 T 细胞应答的方式不尽相同。DC 主要存在于 T 细胞区，可以摄取、加工和提呈各种来源的抗原，启动初始 T 细胞的克隆增殖，诱导它们分化为效应 T 细胞。相比之下，B 细胞和巨噬细胞则分别专门处理并提呈可溶性抗原和细胞内病原体的抗原。它们主要与已被 DC 激活的效应 CD4[+] T 细胞相互作用，进一步激活 T 细胞的辅助功能。

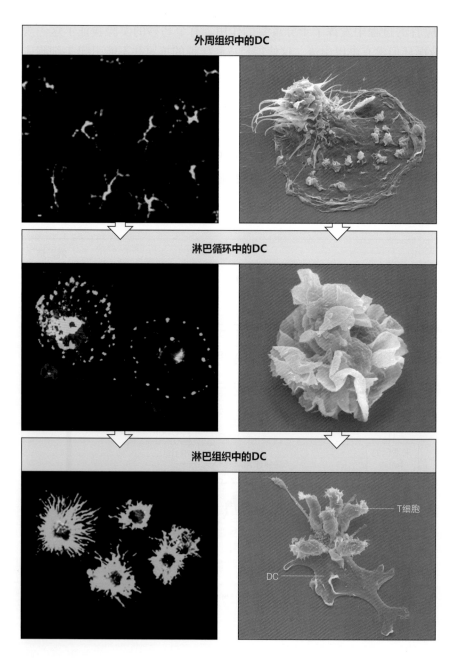

图9.12　不同阶段DC的活化与迁移
左图为荧光显微镜拍摄的DC图片，绿色标记MHC Ⅱ类分子，红色标记溶酶体蛋白。右图为单个DC的扫描电子显微图片。未激活的DC（图一）有许多长的树突，DC由此得名。细胞体则在荧光显微镜中很难区辨别，但是细胞含有许多内吞囊泡，囊泡内含有MHC Ⅱ类分子和溶酶体蛋白，均显色，所以胞体内呈现两色重叠的黄色荧光。活化的DC离开组织，通过淋巴管迁移至次级淋巴组织。迁移过程中，它们的形态发生变化，DC停止吞噬抗原，溶酶体蛋白与MHC Ⅱ类分子重叠区域开始分开（图二左），这时的DC有许多膜出现褶皱（图二右），这些细胞过去被称为"面纱"细胞。最终，在淋巴结中的DC高表达MHC复合物和共刺激分子，并且很好地诱导初始CD4[+]和初始CD8[+] T细胞活化。此阶段活化的DC并不发挥吞噬功能，溶酶体蛋白的红色荧光区域与MHC Ⅱ类分子的高密度绿色荧光区域完全不相交（图三左）。典型的成熟DC的形态显示图三右中，此时它正与T细胞发生相互作用。荧光显微镜图片由I. Mellman、P. Pierre和S. Turley教授提供，扫描电子显微镜由K. dittmar教授提供

9-9 树突状细胞处理来自多种病原体的抗原

DC 主要来自骨髓内的髓系祖细胞（图 1.3），在骨髓中产生后，DC 通过血液迁移到全身机体组织或直接迁移到次级淋巴器官。DC 分为两大类：cDC 和 pDC（图 9.14）。这两类细胞表达不同的细胞表面标志物和特异的转录因子。除此之外，固有免疫应答中 pDC 可以产生干扰素，此内容已在第 3 章中讨论。在本章中，我们将重点讨论 cDC 在适应性免疫应答中的作用——将抗原提呈给初始 T 细胞并激活它们。

cDC 广泛分布于肠、肺和皮肤等屏障组织，它们与表面上皮细胞紧密接触。cDC 还存在于心脏和肾脏等许多实体器官中，在没有感染和损伤的组织中，cDC 的共刺激分子表达水平较低，不具备激活初始 T 细胞的能力。像巨噬细胞一样，DC 通过补体受体、Fc 受体（识别抗原 – 抗体复合物中抗体的恒定区域）和 C 型凝集素受体等受体介导吞噬和摄取抗原，也通过巨胞饮作用吞噬大量的周围流体以非特异性地摄取其他细胞外抗原。通过这种方式可以摄取企图利用进化策略逃避吞噬和识别的微生物抗原，如具有厚荚膜聚糖的细菌。多种抗原摄取途径使得 DC 能够获取几乎所有类型的微生物抗原，包括真菌、寄生虫、病毒和细菌（图 9.15）。摄取细胞外的抗原经过内吞和加工处理后，提呈在 MHC Ⅱ类分子上（见第 6 章），以供 CD4$^+$T 细胞识别。

当抗原直接进入细胞质时，如病毒感染，会触发 DC 的第二种抗原处理的途径。DC 容易受到某些病毒的感染，这些病毒通过与细胞表面的受体分子结合进入细胞质。和任何其他类型的病毒感染细胞一样，病毒蛋白在 DC 细胞质中的蛋白酶体中加工，然后被转运到内质网后，装载到 MHC Ⅰ类分子上，表达于病毒感染的细胞表面（见第 6 章）。这一过程可以使 DC 完成抗原提呈并激活初始 CD8$^+$ T 细胞，后者可以分化成识别和杀灭病毒感染细胞的 CD8$^+$ CTL。

通过巨胞饮或吞噬等方式摄取的胞外病毒颗粒或病毒感染的细胞，其病毒肽均可负载在 MHC Ⅰ类分子上。这种交叉提呈的途径有别于经典 MHC Ⅰ类分子介导的常规胞质抗原提呈途径，这部分将在第 5-6 节中被详述。在交叉提呈中，通过内吞或吞噬囊泡将进入 DC 的病毒抗原转移到细胞质中通过蛋白酶体降解后转移到内质网中，并加载到 MHC Ⅰ类分子上，这使得未被感染的 DC 也可以激活 CD8$^+$ T 细胞。cDC 能通过交叉提呈激活针对细胞内病原体的 T 细胞应答（见第 6-5

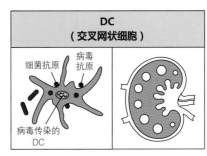

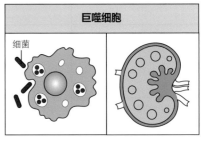

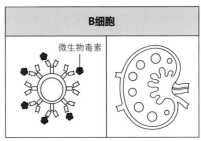

图9.13　APC分布在淋巴结中的特殊区域
在T细胞区域的淋巴结皮质中有DC，成熟的DC是目前初始T细胞最强的活化剂，可以提呈来自许多不同类型的病原体抗原，包含细菌和病毒。巨噬细胞在整个淋巴结中都有分布，主要集中分布在边缘窦和髓管，边缘窦是传入淋巴液在渗透到组织前的汇集处，髓管则是传出淋巴液进入血液之前的汇集处。B细胞主要存在于滤泡中，主要作用为中和可溶性抗原如毒素。

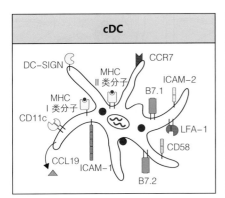

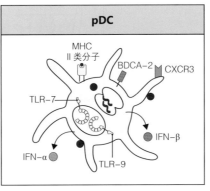

图9.14　cDC和pDC在免疫反应中的不同作用
成熟的cDC（左图）主要参与初始T细胞的活化过程。cDC有许多子集，但每个子集都能有效地处理抗原，并表达MHC蛋白和共刺激分子以活化初始T细胞。上文中已详述了成熟DC表达的细胞表面蛋白，这些蛋白质在未成熟的DC表面则很少表达，未成熟的DC表面有许多识别病原体分子的受体，包括大多数TLR。pDC（右图）是病毒感染的哨兵细胞，能分泌大量的 Ⅰ 型干扰素。这类DC在激活初始T细胞方面效率较低，但它们在细胞内表达受体TLR-7和TLR-9，用于感知病毒感染。

DC抗原加工提呈的不同方法				
受体介导的吞噬	巨胞饮作用	病毒感染	吞噬或巨胞饮后的交叉递呈	新进入的DC成为驻留DC
病原体的种类				
胞外细菌	胞外细菌 可溶性抗原 病毒颗粒	病毒	病毒	病毒
MHC分子载体				
MHCⅡ类分子	MHCⅡ类分子	MHCⅠ类分子	MHCⅠ类分子	MHCⅠ类分子
激活的初始T细胞类别				
CD4$^+$T细胞	CD4$^+$T细胞	CD8$^+$T细胞	CD8$^+$T细胞	CD8$^+$T细胞

图9.15 DC摄取、加工和抗原提呈的不同途径

通过受体介导的吞噬作用或巨胞饮作用将抗原摄入内吞系统，抗原肽被递送至MHCⅡ类分子上，这是CD4$^+$T细胞接受抗原提呈的主要途径（前两个图）；细胞溶质中抗原的产生，抗原肽被递送至MHCⅠ类分子，提呈给CD8$^+$T细胞，则是CD8$^+$T细胞接受抗原提呈的主要途径。如果进入内吞途径的外源抗原递送到细胞溶胶，而后通过MHCⅠ类分子提呈给CD8$^+$T细胞的过程称为交叉提呈。最终抗原在DC间相互传递，特别是抗原提呈给CD8$^+$T细胞，但这一过程的细节仍不十分清楚（图五）。

节）。因此，无论病毒是否直接感染DC，都可以诱导具有细胞毒效应的CD8$^+$T细胞的产生。此外，DC通过MHCⅡ类分子提呈的病毒肽可激活初始CD4$^+$T细胞并诱导效应CD4$^+$T细胞的产生，效应CD4$^+$T细胞可以刺激B细胞分泌抗病毒抗体，同时分泌增强免疫应答的细胞因子。

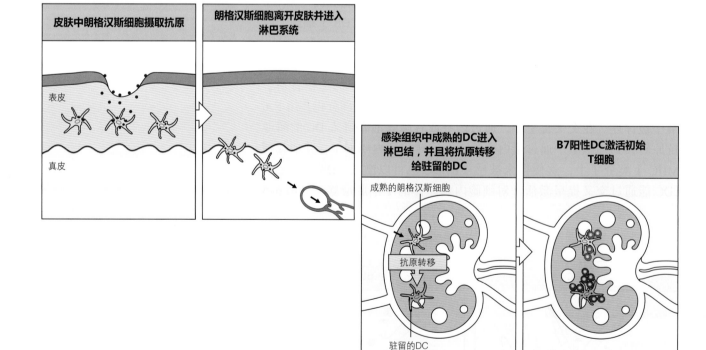

图9.16 朗格汉斯细胞从皮肤中获取抗原后迁移到次级淋巴器官，将抗原提呈给T细胞

朗格汉斯细胞（黄色标记）是一种在驻留在表皮的未成熟的DC，它们以各种方式摄取抗原，但缺乏共刺激活性（图一）。在感染发生后，它们在局部吸收抗原后迁移到淋巴结（图二）。在淋巴结中，它们分化成成熟的DC，失去摄取抗原的能力，但具有共刺激活性，它们可以活化初始的CD4$^+$T细胞和CD8$^+$T细胞。在病毒感染的情况下，如单纯疱疹病毒感染时，从感染部位迁移而来的DC将抗原传递给淋巴结中驻留的DC（橙色标记）（图三）以MHCⅠ类限制性抗原激活初始CD8$^+$T细胞（图四）。

在某些情况下，如单纯疱疹病毒或流感病毒导致的感染，从外周组织迁移到淋巴结的 DC 并非最终向初始 T 细胞提呈抗原的细胞。例如，在单纯疱疹病毒感染中，皮肤中的 DC 捕获抗原并将其转运到引流淋巴结（图 9.16），在这里，部分抗原被转移给驻留的 CD8α 阳性的 DC，而主要由后者激活初始 CD8$^+$ T 细胞。这种抗原转移方式确保了体内 DC 在病毒肆虐的情况下，经 TLR 激活的未感染 DC 仍可交叉提呈病毒抗原。

9−10 微生物介导的 Toll 样受体信号可以诱导组织驻留的树突状细胞向淋巴器官迁移并增强其抗原处理能力

DC 的激活和成熟是诱发适应性免疫应答的关键步骤。当感染发生时，DC 通过吞噬受体或巨胞饮作用捕获病原体，然后通过 PRR 如 TLR 激活免疫应答（图 9.17）。组织中的 DC 表达多种 TLR 受体，这些受体参与各种病原体的识别和信号通路激活（图 3.16）。人类 cDC 表面表达除 TLR-9 之外的所有已知 TLR，pDC 表面 TLR-9 可以和 TLR-1 和 TLR-7 共表达，但 pDC 表面其他 TLR 表达水平较低。除了第 3 章中介绍的 PRR 外，DC 也表达并使用其他吞噬受体以摄取病原体和促进 DC 成熟，例如识别各种病原体甘露糖和岩藻糖残基的 DC-SIGN 受体和识别真菌细胞壁 β-1,3-葡聚糖的 Dectin-1 受体（图 3.2）。其他可以识别病原体的受体，如补体受体和甘露糖受体等，也有助于 DC 的活化以及吞噬功能。

TLR 信号可以显著地促进 DC 表面趋化因子受体的表达，并可易化 DC 向次级淋巴组织的迁移。DC 的这种变化通常称为许可（licensing），此时的 DC 才开始分化出具备激活 T 细胞的能力。TLR 信号可以诱导 CCR7 受体的表达，增加活化后的 DC 对淋巴组织产生的趋化因子 CCL21 的敏感性，诱导它们通过淋巴管迁移并进入局部淋巴组织。T 细胞必须穿过高内皮微静脉离开血液到达 T 细胞区，但通过输入淋巴管进入的 DC 可以从边缘窦直接迁移到 T 细胞区。

CCL21 激活 CCR7 的信号传导不仅可以诱导 DC 向淋巴组织的迁移，并可增强其抗原提呈功能（图 9.17，图三）。活化的 DC 到达淋巴组织后，不能继续通过吞噬或巨胞饮作用吞噬抗原。相反，DC 会持续地高表达 MHC Ⅰ类和Ⅱ类分子，保证它们能够稳定提呈已摄取和加工的抗原肽。同时，DC 表面会高表达共刺激分子。共刺激分子跨膜糖蛋

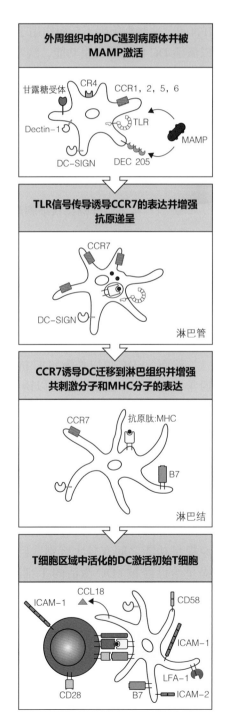

图9.17 cDC通过至少两个已知的阶段被激活，成为外周淋巴组织中的有力的APC

DC起源于骨髓祖细胞并通过血液迁移，驻留在大多数组织中，其中包括它们可以直接进入的外周淋巴组织。表达的特定趋化因子受体是它们进入特定组织的基础，这些特定的趋化因子包括CCR1、CCR2、CCR5、CCR6、CXCR1和CXCR2（这里仅部分展示）。组织驻留的DC基于受体（如Dectin-1、DEC 205、DC-SIGN和Langerin）的表达，具有很强的吞噬能力，并能激活巨胞饮，但它们不表达共刺激分子。它们携带大多数不同类型的TLR，在感染部位，DC暴露于病原体中，导致其TLR活化（图一）。TLR信号传导导致DC被激活（许可作用），其过程涉及诱导趋化因子受体CCR7（图二）。TLR信号传导还上调了吞噬体中的抗原处理。表达CCR7的DC对CCL19和CCL21敏感，CCL19和CCL21将它们引导至引流淋巴组织（图三）。CCL19和CCL21提供进一步的成熟信号，其导致更高水平的共刺激B7分子和MHC分子。到达引流淋巴结的cDC已经成为初始T细胞的强有力激活剂，但不再具有吞噬功能。它们表达B7.1、B7.2和高水平的MHCⅠ类和Ⅱ类分子，以及高水平的黏附分子ICAM-1、ICAM-2、LFA-1和CD58（图四）。

白 B7.1（CD80）和 B7.2（CD86）可以与初始 T 细胞上的受体相互作用，传递共刺激信号（见第 7-21 节）。活化后的 DC 高水平表达包括 DC-SIGN 在内的黏附分子，并分泌趋化因子 CCL19，而后者可以特异地招募初始 T 细胞。总之，这些特性使 DC 能够刺激初始 T 细胞产生强烈的应答（图 9.17）。

尽管活化后的 DC 增强了对病原体的抗原提呈功能，但也可能提呈一些自身肽，因此可能存在维持自身耐受性的问题。T 细胞可以清除受体库中识别胸腺自身肽的相关受体（见第 8 章），从而避免了大多数针对自身抗原引起的 T 细胞应答。此外，淋巴组织中未被激活的 DC 同样携带自身抗原肽：MHC 复合物，而这些自身抗原肽主要来自细胞外液中的自身蛋白和组织蛋白的分解。这些细胞不表达共刺激分子，因此它们不能像活化的 DC 一样，激活 T 细胞。尽管具体机制未明，但淋巴结驻留的或"未经许可"的 DC 提呈自身肽会诱导初始 T 细胞中的一条替代激活途径，这一途径利于免疫调节，而非免疫激活。

病原体在胞内降解后，病原的其他组分而非多肽触发了 DC 的激活。例如，含有 CpG 的细菌或病毒的 DNA 被胞内囊泡中的 TLR-9 受体识别后可以诱导 pDC 的快速活化（图 3.10）。CpG 可以激活 DC 的 NFκB 和 MAPK 信号通路（图 7.19 ~ 图 7.21），促进 DC 分泌促炎因子，如 IL-6、IL-12、IL-18、IFN-α 和 IFN-β。这些细胞因子转而作用于 DC，以增强 DC 细胞表面共刺激分子的表达。细菌内部的热休克蛋白也可以激活 DC 的抗原提呈功能，病毒在复制过程中产生的双链 RNA 也可以被 DC 胞内的 TLR 受体识别。

微生物组分诱导 APC 产生共刺激分子的这一过程，是免疫系统区分病原体感染和无害蛋白质、自身蛋白质相关的抗原的关键机制。许多外源蛋白在单独注射时不会引发免疫应答，这是因为它们不能诱发 APC 的共刺激活性。然而，当这些蛋白质抗原与细菌混合时，它们便具有免疫原性，因为细菌会诱导 DC 产生共刺激活性。因此，细菌和细菌的组分也常被用作免疫佐剂（见附录 I，第 A-1 节）。我们将在第 15 章中学习与细菌佐剂混合的自身蛋白质如何诱导自身免疫病，揭示共刺激活性在免疫系统识别自己与非己过程中至关重要的作用。

9-11 浆细胞样树突状细胞产生丰富的 I 型干扰素，可以辅助经典树突状细胞完成抗原提呈

pDC 表达 TLR 和胞内的 RIG-I 受体，pDC 也可以产生高水平的抗病毒 I 型干扰素（见第 3-10 节和第 3-22 节），因而被认为是早期防御病毒感染的"哨兵"。一般认为 pDC 不是诱导抗原特异的初始 T 细胞活化的关键细胞，这主要基于以下两个原因：首先，与 cDC 相比，pDC 表面的 MHC II 类分子和共刺激分子表达量少，不能有效地处理抗原。其次，与 cDC 不同，pDC 在激活后不会停止 MHC II 类分子的合成和再循环，这意味着 pDC 表面的 MHC II 分子会快速回收，不能像 cDC 那样将抗原肽：MHC 复合物稳定地提呈给 T 细胞。

然而，pDC 可以作为 cDC 抗原提呈的辅助细胞，这一现象在感染李斯特菌的小鼠实验中得到了证实。通常，cDC 产生的 IL-12 可以诱导 CD4$^+$ T 细胞产生大量的 IFN-γ，而 IFN-γ 有助于巨噬细胞清除细菌。当消除小鼠体内 pDC 时，cDC 产生的 IL-12 显著减少，并且对李斯特菌感染更易感，这提示我们 pDC 与 cDC 的相互作用可以维持 IL-12 的产生。研究表明 TLR-9 信号通路可以激活 pDC 表面 TNF 家族的跨膜细胞因子 CD40 配体（CD40L 或 CD154）的表达，而后者与 cDC 表面的 CD40 结合，可以促进 cDC 持续产生促炎细胞因子 IL-12，进而促进 T 细胞产生 IFN-γ。pDC 本身也可以产生 IL-12，但其分泌能力低于 cDC。

9-12 巨噬细胞是清道夫细胞，被病原体激活后可以向初始 T 细胞提呈抗原

还有两种细胞，巨噬细胞和 B 细胞，可以向 T 细胞提呈抗原，这些细胞的抗原提呈功能与 DC 的抗原提呈功能之间有较大区别。巨噬细胞和 B 细胞并不能提呈抗原激活初始 T 细胞，这些细胞主要将抗原提呈给已经被 cDC 激活的 T 细胞，作为募集效应性或辅助性 T 细胞的手段，进而增强 T 细胞的效应功能。初始 B 细胞被与表面免疫球蛋白受体结合的抗原激活后会向效应 T 细胞提呈该抗原衍生的多肽。同时，在效应 T 细胞的协助下 B 细胞分化成可分泌免疫球蛋白的细胞。正如我们在第 3 章中提到的，虽然吞噬细胞提供了非特异性防御的第一道防线，许多进入体内的微生物会被吞噬细胞吞噬和破坏，但一些病原体已经通过抵御巨噬细胞杀伤等机制来逃避固有免疫细胞的清除。此时，已经吞噬了微生物但未能将之清除的巨噬细胞，可以通过使用抗原提呈的方式来招募适应性免疫细胞，以增强其杀菌活性。该部分将在第 11 章中进一步介绍。

静息状态下的巨噬细胞表面几乎不表达 MHC Ⅱ 类分子，且不表达 B7。摄取微生物和识别微生物相关分子模式（MAMP）后，巨噬细胞表面 MHC Ⅱ 类分子和 B7 分子上调表达。像 DC 一样，巨噬细胞表达多种识别微生物表面成分的 PRR（见第 3 章）。Dectin-1 受体、清道夫受体和补体受体等介导巨噬细胞吞摄微生物入溶酶体后，产生用于抗原提呈的抗原肽，而 TLR 识别病原成分后所产生的信号则有助于促进巨噬细胞 MHC Ⅱ 类分子和 B7 分子的表达。然而，与 cDC 不同，组织驻留的巨噬细胞通常不具有迁移的能力。被病原体激活时，它们不会迁至淋巴组织的 T 细胞区。因此，活化后的巨噬细胞其表面 MHC Ⅱ 类分子和共刺激分子的表达，只在组织局部增强已被 DC 启动的 T 细胞的应答，因而对维持进入感染部位的效应 T 细胞或记忆 T 细胞的功能有重要的作用。

巨噬细胞不仅存在于组织之中，也存在于淋巴器官中（图 9.13）。巨噬细胞存在于淋巴结的许多区域，包括边缘窦（淋巴液输入淋巴组织的位置）以及髓索（输出淋巴进入血流的位置）。大部分巨噬细胞与 T 细胞区隔离，且不能有效活化初始 T 细胞。巨噬细胞在淋巴组织中的主要功能似乎是摄入微生物和颗粒抗原以防止它们进入血液，同时，它们也是清除凋亡淋巴细胞的主力军。

其他部位的巨噬细胞也会不断清除死亡或濒死的细胞，这些细胞是自身抗原的丰富来源，因此巨噬细胞不能激活初始 T 细胞是十分重要的。尤其是肝脏窦状隙的库普弗细胞和脾红髓的巨噬细胞，它们每天会从血液中除去大量的濒死细胞。库普弗细胞中 MHC Ⅱ 类分子表达很低，且不表达细菌 LPS 的受体 TLR-4。因此，巨噬细胞虽然在体内处理加工大量的自身肽，但这些巨噬细胞却极少诱发适应性免疫应答。

9-13 B 细胞可以高效提呈与其表面免疫球蛋白结合的抗原

B 细胞可以通过它们的膜结合抗原受体或 BCR 结合特定的可溶性分子。膜相关的 IgM 是一种重要的抗原结合组分，可以高效地激活受体介导的内吞作用。如果抗原含有蛋白质成分，B 细胞会将内化的蛋白加工成多肽片段，然后以抗原肽：MHC Ⅱ 类分子复合物的形式提呈。通过这种机制，B 细胞能够摄取低浓度的特异性抗原并将其提呈给 T 细胞。B 细胞组成性高表达 MHC Ⅱ 类分子，因此高水平的抗原肽：MHC Ⅱ 类分子复合物可以分布在 B 细胞表面（图 9.18）。正如我们将在第 10 章所述，这种抗原提呈途径允许 B 细胞与已被相同的抗原致敏的 CD4⁺T 细胞发生特异的相互作用，从而促进 B 细胞分化成浆细胞，并分泌抗体。

B 细胞不能组成型表达共刺激分子，但是，与 DC 和巨噬细胞一样，它们可以被各种微生物成分激活，随后表达 B7 分子。事实上，B7.1 分子最初是在 LPS 激活的 B 细胞发现的，B7.2 分子也主要表达于机体 B 细胞中。感染期间其实可溶性蛋白的抗原并不丰富，大多数天然抗原（如细菌和病毒）都是以微粒的形式存在的。许多可溶性细菌毒素通过与细胞表面结合起作用，因而在体液中浓度较低。一些天然的免疫原〔如细菌毒素和许多变应原（allergen）等〕可以可溶性分子形式进入体内。在天然免疫应答中，B 细胞似乎不能提呈可溶性抗原将初始 T 细胞激活。组织内的 DC 可以通过巨胞饮作用摄取可溶性抗原，虽然它们不能像抗原特异性 B 细胞那样浓缩这些抗原，但 DC 更可能遇到具有适当抗原特异性的初始 T 细胞。一旦初始 T 细胞通过 DC 提呈的抗原激活并克隆扩增后，B 细胞遇到这些 T 细胞的机会便会大大增加。

在图 9.19 中比较了三种类型的 APC。在这些细胞中，共刺激分子主要负责启动针对病原体的免疫应答，避免激活针对自身的免疫应答。

图 9.18　B 细胞可以使用它们的表面免疫球蛋白高效地向 T 细胞提呈特异性抗原
表面免疫球蛋白使得 B 细胞能非常高效地结合和内化特异性抗原，特别是可溶性蛋白，大多数毒素属于可溶性蛋白。内化的抗原在细胞内囊泡中加工，并与 MHC Ⅱ 类分子结合。囊泡被转运至细胞表面，其中包含可被 T 细胞识别 MHC Ⅱ 类分子复合物外源肽。当蛋白质不是 BCR 特异性的抗原时，它的内化效率降低，仅有少数蛋白质的片段在 B 细胞表面呈现（图中未显示）。

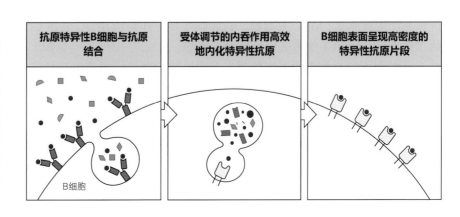

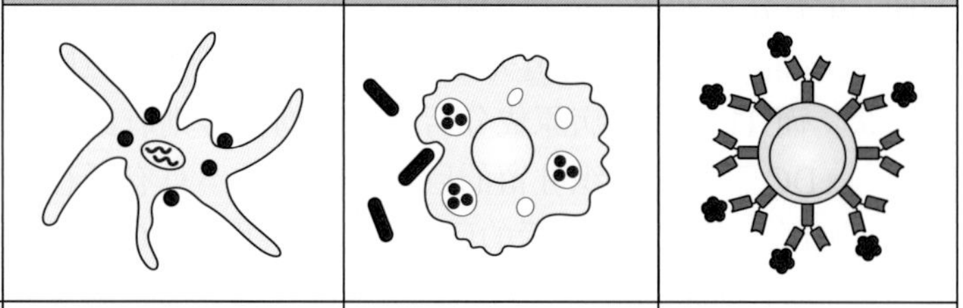

	DC	巨噬细胞	B细胞
抗原摄取	+++ 组织驻留的DC巨胞饮和吞噬	+++ 巨胞饮 +++ 吞噬	抗原特异性受体（Ig） ++++
MHC分子的表达	组织驻留的DC低 淋巴组织中的DC高	可由细菌或细胞因子诱导 －至+++	激活时增加 +++至++++
共刺激信号的传递	淋巴组织中的DC高 ++++	可诱导 －t至+++	可诱导 －到+++
分布	非特异性全身分布	淋巴组织 结缔组织 体腔	淋巴组织 外周血
功能	活化初始T细胞	活化巨噬细胞	给B细胞传递帮助信号

图9.19　各种APC的特性

DC、巨噬细胞和B细胞是主要APC类型，它们在抗原摄取、MHCⅡ类表达、共刺激物表达、有效抗原类型、在体分布以及表面黏附分子表达上均有所不同（图中未显示）。DC的抗原呈递主要参与激活初始T细胞的增殖和分化，巨噬细胞和B细胞主要通过呈递抗原来接受效应T细胞以细胞因子或表面分子形式发送的信号。

【小结】

次级淋巴器官中，初始 T 细胞接触活化的 APC 后，启动适应性免疫应答。这些淋巴组织含有能使循环淋巴细胞与靶抗原有效接触的特殊结构。TNF 家族蛋白及其受体（TNFR）参与调控外周淋巴器官的形成和发育。表达淋巴毒素-β（LT-β）的淋巴组织诱导（LTi）细胞与胚胎中表达 LT-β 受体的基质细胞相互作用，促进基质细胞产生趋化因子，推动淋巴结和派尔集合淋巴结的形成。同理，表达淋巴毒素的 B 细胞和表达 TNFR-Ⅰ 的滤泡 DC（FDC）的相互作用，建立了脾和淋巴结的正常结构。最后，通过特异性趋化因子将 B 细胞和 T 细胞分隔于淋巴组织内的不同区域。

为了保证数量较少的抗原特异性 T 细胞能有效获取 APC 负载的病原体，抗原 T 细胞不断地通过淋巴器官再循环，对来自不同部位的 APC 携带的抗原取样。趋化因子受体 CCR7 介导初始 T 细胞向淋巴器官迁移。次级淋巴组织的 T 细胞区中 CCR7 可以结合基质细胞产生的 CCL21，在 HEV 的内皮上 CCL21 形成浓度梯度驱动 T 细胞迁移，而这一迁移过程是由初始 T 细胞表达的 L 选择素启动的，在与 CCL21 接触后，T 细胞表达的整合素 LFA-1 会转换为与小静脉内皮细胞表面 ICAM-1 亲和力较高的构型，进一步增强 T 细胞的黏附力，促使其向 T 细胞区的渗透和迁移。在 T 细胞区，初始 T 细胞会遇到携带抗原的 DC。DC 主要分为两个亚群：cDC 和 pDC。cDC 会持续监测入侵组织的病原体，是激活初始 T 细胞的主要 DC 亚群。接触病原体后，DC 通过表面 TLR 和其他受体识别病原体，传递信号。这些受体信号会加速 DC 加工处理外源性抗原并产生抗原肽：MHC 复合物。TLR 信号传导还会诱导 DC 表达 CCR7，帮助它们迁移到次级淋巴器官中的 T 细胞区，激活 T 细胞区内的初始 T 细胞。

巨噬细胞和 B 细胞也可以处理来自病原体的颗粒抗原或可溶性抗原，并以抗原肽：MHC 复合物的形式提呈给 T 细胞。DC 是诱导初始 T 细胞活化的关键细胞，而巨噬细胞和 B 细胞的抗原提呈作用可以募集已经活化的抗原特异性效应 T 细胞，进而增强巨噬细胞和 B 细胞的活性。如第 11 章所述，通过提供摄入的病原体的抗原，巨噬细胞可以募集产生 IFN-γ 的 CD4[+] T 细胞，该类 T 细胞可以增强巨噬细胞对病原体的细胞内杀伤。B 细胞的抗原提呈作用可以招募 T 细胞，协助其分化为产生抗体的 B 细胞，这一过程将在第 10 章中进一步介绍。在上述三种类型的 APC 中，固有免疫系统的受体识别病原体后产生的信号转导是调控共刺激分子表达的重要机制。

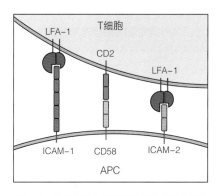

病原体活化的树突状细胞致敏初始T细胞

当成熟的初始 CD4 或 CD8 T 细胞接触活化后的 APC 所携带的抗原肽 : MHC 复合物时，T 细胞应答将被启动。

本部分我们将描述由初始 T 细胞分化为效应 T 细胞的过程。初始 T 细胞的激活和分化（通常称为致敏）既不同于后期的效应 T 细胞对靶细胞抗原的应答，也不同于已致敏的记忆 T 细胞与相同抗原再次接触时的应答。致敏的初始 CD8 T 细胞分化为 CTL，而 CTL 能够直接杀死被病原体感染的细胞。根据 CD4 细胞在致敏过程中接收信号性质的不同，其可分化成一系列不同类型的效应细胞。CD4 细胞效应活性也包括细胞毒性，但更多时候它体现为分泌一系列的细胞因子，这些细胞因子使 CD4 细胞的功能更具病原体特异性。

9–14 细胞黏附分子介导初始 T 细胞与抗原提呈细胞的相互作用

初始 T 细胞在淋巴结的皮质区迁移时，会短期接触它们遇到的每一个 APC。通过 T 细胞上的 LFA-1 和 CD2 与 DC 上的 ICAM-1、ICAM-2 以及 CD58 的相互作用，活化的 DC 能高效地与初始 T 细胞结合（图 9.20）。也许正是因为这种协同作用，每个黏附分子的确切作用一直难以区分。缺乏 LFA-1 的人群有正常的 T 细胞应答，并且这一现象同样出现在 CD2 缺陷的小鼠上，提示这些分子在功能上显著互补。

在同源抗原肽的存在下，初始 T 细胞与 APC 的瞬时结合至关重要，它给 T 细胞"检阅"大量 MHC 分子提供了充足的时间。如果初始 T 细胞识别相应的 MHC 配体，由 TCR 介导的信号转导会诱导 LFA-1 构象变化，大大增加了它与 ICAM-1 和 ICAM-2 的亲和力。在初始 T 细胞迁移到次级淋巴器官期间，CCR7 信号转导同样能诱导这一构象改变的发生（见第 9–6 节）。LFA-1 的构象变化能维持抗原特异性 T 细胞和 APC 之间的结合（图 9.21）。这种结合可以持续数天，在此期间，初始 T 细胞大量增殖，且其子代细胞也可以与 APC 结合，并可分化成效应 T 细胞。然而，大多数与 APC 结合的 T 细胞不会识别抗原。在这种情况下，T 细胞必须能有效地与 APC 分离，这样它才能通过淋巴组织继续迁移，最终脱离淋巴组织，重新进入血液循环系统。与稳定

图9.20　免疫球蛋白超家族的细胞表面分子在淋巴细胞与APC的相互作用中至关重要
在T细胞与APC的初次结合中，CD2结合APC上的CD58，LFA-1结合ICAM-1和ICAM-2，它们发挥协同作用。LFA-1是αL:β2整合素异二聚体CD11a:CD18。ICAM-1和ICAM-2也分别称为CD54和CD102。

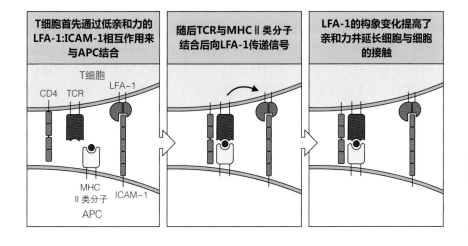

图9.21　特异性抗原识别能稳定T细胞与APC间的瞬时相互黏附作用
当T细胞与APC上的特定配体结合时，通过TCR的胞内信号转导来诱导LFA-1的构象变化，使其以更高的亲和力与APC上的ICAM结合。

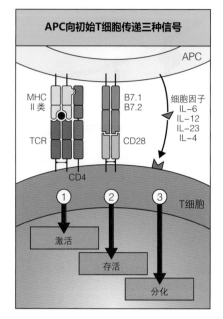

图9.22 参与APC激活初始T细胞的三种信号

外源肽：自身MHC复合物与TCR的结合，在本图中，CD4共受体将信号（箭头1）传递给与抗原结合的T细胞。初始T细胞的有效激活需要第二信号（箭头2），即由同一APC传递的共同刺激信号。T细胞表面的CD28结合APC表面的B7分子后传递第二信号，其主要作用是促进接收了第一信号的T细胞的存活和增殖。ICOS和TNFR家族的各个成员也可能提供共刺激信号。特别是对于CD4细胞，APC递送的第三信号（箭头3）的性质决定了不同的分化途径，因而产生执行不同的效应功能的效应T细胞亚群。细胞因子通常但不仅仅只导向这种分化。

结合一样，解离也可能涉及 T 细胞和 APC 之间的信号转导，但对其机制知之甚少。

9-15 抗原提呈细胞为初始 T 细胞的克隆扩增和分化提供多种信号

在讨论初始 T 细胞的激活时，至少考虑三种不同类型的信号（图 9.22）。第一种信号来自特定的抗原肽：MHC 复合物与 TCR 的相互作用。TCR 与其特异性抗原肽的结合对于激活初始 T 细胞至关重要。然而，即使共受体 CD4 或 CD8 也被结合，也不会充分诱导 T 细胞增殖并分化成效应 T 细胞。初始 T 细胞的扩增和分化至少还需另外两种信号：促进 T 细胞存活和扩增的共刺激信号和诱导 T 细胞分化为不同效应 T 细胞亚群的细胞因子。其他信号如 Notch 配体，可以促进初始 T 细胞的效应分化，但这些信号不如谱系特异性细胞因子重要。

目前研究得较为清楚的共刺激分子是 B7 分子。免疫球蛋白超家族的这些同型二聚体成员只存在于可诱导初始 T 细胞增殖的细胞（如 DC）表面（见第 9-8 节）。T 细胞上 B7 分子的受体是 CD28，它是免疫球蛋白超家族成员之一（见第 7-21 节）。CD28 与 B7 分子的结合是初始 T 细胞理想的克隆增殖所必需的，B7 分子的靶向缺失或阻断 B7 分子与 CD28 的结合能够抑制 T 细胞应答。

9-16 活化 T 细胞依赖 CD28 的共刺激诱导 IL-2 和高亲和力的 IL-2 受体的表达

初始 T 细胞是一种体积小且处于静息状态的细胞，常伴随着染色质浓缩，细胞质稀少，它们合成少量的 RNA 或蛋白质。在活化过程中，经抗原驱动，它们重新进入细胞周期并迅速分裂产生大量的子代细胞。与效应 T 细胞（获取成熟表型后可产生大量细胞因子）不同的是，初始 T 细胞在激活时主要产生 IL-2。虽然体外研究证明 IL-2 是初始 T 细胞增殖所必需的，但是体内研究表明，即使 IL-2 可以增强 T 细胞的增殖和存活，在许多情况下这个功能也不是必需的，而且 IL-2 的其他功能可能更重要。特别要指出的是，IL-2 对于维持 Treg 是必不可少的，而活化后的 Treg 不具备分泌 IL-2 的能力。IL-2 似乎也会影响在抗原的初次应答中产生的效应 T 细胞和记忆 T 细胞之间的平衡（这一点将在第 11 章中讨论）。

在共刺激信号存在的情况下，与特异抗原的初次接触可触发 T 细胞进入细胞周期的 G1 期；同时，它还能诱导 IL-2 以及 IL-2 受体的 α 链（又称 CD 25）的合成。IL-2 受体由三条链组成：α 链、β 链和 γ 链（图 9.23）。在未活化时，初始 T 细胞仅表达由 β 链和 γ 链组成的受体，这种受体形式与 IL-2 的结合力较弱。在激活后数小时内，初始 T 细胞上调 CD25 的表达。CD25 结合 β 链和 γ 链组成的异源二聚体而产生了对 IL-2 具有更高亲和力的受体，使 T 细胞也能响应极低浓度的 IL-2 并产生应答。

与初始 T 细胞相反，Treg 或 Treg' 能持续表达 CD25，并由此形成高亲和力的 IL-2 受体三聚体形式（图 9.23）。正如后面讨论的（见第 9-23 节），在免疫应答早期，通过表达高亲和力形式的 IL-2 受体，Treg 可以与只表达 IL-2 低亲和力受体形式的 T 细胞竞争结合有限的 IL-2。通过这种方式，Treg 充当 IL-2 的"蓄水池"，限制 IL-2

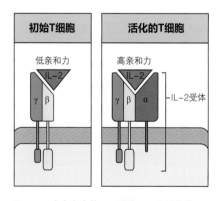

图9.23 高亲和力的IL-2受体是只在活化的T细胞上存在的三链结构

在静息T细胞表面，β链和γ链是持续表达的。它们以中等亲和力与IL-2结合。T细胞的活化诱导α链的合成并形成高亲和力异源三聚体受体，β链和γ链与细胞表面调节细胞生长分化的生长激素及催乳素受体的氨基酸序列相似。

结合其他细胞。然而一旦活化，初始 T 细胞 CD25 表达上调后就能够形成高亲和力受体并与 Treg 竞争结合 IL-2。这些活化的初始 T 细胞与 IL-2 的结合触发了初始 T 细胞的活化和分化，并促进其增殖（图9.24）。以这种方式活化的 T 细胞每天可分裂 4 次，持续数天，一个前体细胞能够产生数千个克隆子代，它们都携带相同的抗原受体。

　　TCR 在识别后抗原可诱导转录因子 NFAT、AP-1 和 NFκB 的表达或活化，这些转录因子与初始 T 细胞中 IL-2 基因的启动子区域结合，从而激活其转录（见第 7-14 节和第 7-16 节）。由 CD28 共刺激产生 IL-2 的途径至少有三种：其一，CD28 信号转导激活 PI3K 来增加 AP-1 和 NFκB 转录因子的表达，从而增加 IL-2 的转录。其二，由于 3' 非翻译区具有不稳定序列（AUUAUUUA），所以包括 IL-2 在内的许多细胞因子的 mRNA 寿命很短。CD28 信号诱导某种蛋白质，以阻断不稳定序列的活性来延长 IL-2 mRNA 的寿命，引起 IL-2 mRNA 翻译增加并产生更多 IL-2 蛋白。其三，PI3K 有助于激活蛋白激酶 Akt（见第 7-17 节），Akt 的激活通常促进细胞生长和存活，从而诱导活化的 T 细胞产生更多的 IL-2。

9-17　参与 T 细胞活化的其他共刺激途径

　　一旦初始 T 细胞被激活，它会表达包括 CD28 在内的许多蛋白质来维持或修饰共刺激信号。这些其他的共刺激受体通常属于 CD28 或 TNF 受体家族。

　　表达在活化 T 细胞表面的 CD28 相关蛋白在 T 细胞应答过程中会修饰共刺激信号。其中一个 ICOS 可以与被称为 ICOSL（ICOS 配体或 B7-H2）的配体结合，该配体与 B7.1 和 B7.2 的结构相近。ICOSL 主要表达在活化的 DC、单核细胞和 B 细胞表面。尽管 ICOS 在促 T 细胞增殖的作用类似于 CD28，但它不诱导 IL-2 表达，而是调节由 CD4 T 细胞亚群中其他细胞因子（如 IL-4 和 IFN-γ）的表达。ICOS 对于 CD4 T 细胞辅助 B 细胞应答尤为重要。ICOS 在淋巴滤泡内生发中心的 T 细胞上表达，缺失 ICOS 的小鼠不能形成生发中心，并且抗体应答严重减弱。

　　B7 分子的另一受体是 CTLA-4（CD152），其与 CD28 序列相近。CTLA-4 与 B7 分子之间的亲和力比 CD28 与 B7 之间的亲和力强约 20 倍，但 CTLA-4 的作用是抑制而非激活 T 细胞（图 9.25）。CTLA-4 不含 ITIM 结构域，它通过与 CD28 竞争结合 APC 表达的 B7 分子来抑制 T 细胞活化。初始 T 细胞的活化可诱导其细胞表面 CTLA-4 的表达，使活化的 T 细胞对 APC 的刺激不再敏感，从而限制 IL-2 的产生。因此，CTLA-4 与 B7 分子的结合对于限制抗原和 B7 激活的 T 细胞增殖反应至关重要。通过构建携带缺损的 CTLA-4 基因的小鼠证实了这一结论：这类小鼠会出现以淋巴细胞过度生长为特征的致命疾病。阻断 CTLA-4 与 B7 分子结合的抗体能显著增强 T 细胞依赖的免疫应答。

　　TNF 家族分子也传递共刺激信号。它们可通过 TRAF 依赖的途径激活 NFκB 来发挥功能（见第 7-23 节）。DC 表面表达的 CD70 与初始 T 细胞上持续表达的 CD27 受体结合后，可在 T 细胞早期活化过程中向 T 细胞传递有效的共刺激信号。DC 表达的 CD40 受体与 T 细胞表达的

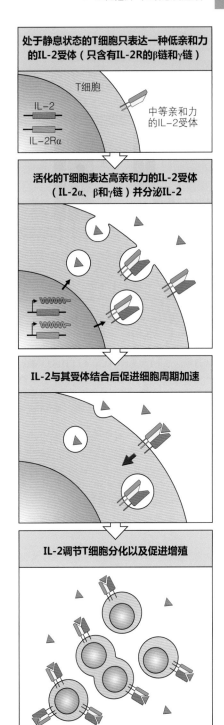

图9.24　活化的T细胞分泌IL-2并对其产生应答初始T细胞的活化诱导IL-2的表达和分泌以及高亲和力的IL-2受体的表达。IL-2与高亲和力的IL-2受体结合可以增强T细胞的生长和分化。

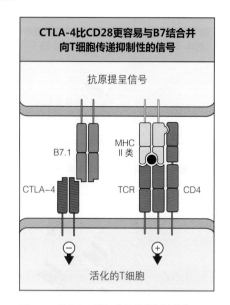

CTLA-4比CD28更容易与B7结合并向T细胞传递抑制性的信号

图9.25　CTLA-4是B7分子的抑制性受体
初始T细胞表达CD28，与B7分子结合并传递共刺激信号（图9.22），从而促使T细胞的存活和增殖。活化T细胞的CTLA-4（CD152）表达水平升高，而CTLA-4（CD152）对B7分子的亲和力高于CD28，因此结合了大部分或全部B7分子。所以说，CTLA-4作用于调节T细胞应答的增殖期

CD40 配体相结合，启动双向激活信号，将活化信号传递给 T 细胞的同时诱导 DC 表达高水平的 B7 分子，进一步刺激 T 细胞增殖。在 CD40 配体缺陷型小鼠中也证实了 CD40–CD40 配体在维持 T 细胞应答中的重要作用。当以抗原免疫这些小鼠时，T 细胞的克隆增殖障碍发生于早期阶段。T 细胞表达的 4–1BB（CD 137）分子和活化的 DC、巨噬细胞和 B 细胞表达的配体 4–1BBL，构成了另一对 TNF 家族共刺激因子。T 细胞和 APC 都接受活化信号的这种相互作用有时被称为 T 细胞和 APC 对话。另一种共刺激受体及其配体，即 OX40 和 OX40L，也分别在活化的 T 细胞和 DC 上表达。OX40 缺陷的小鼠在应对病毒感染时表现出 CD4 T 细胞增殖能力减弱，提示 OX40 可通过增强 T 细胞的存活和增殖来维持正在进行的 T 细胞应答。

9－18　增殖的 T 细胞分化为效应 T 细胞时不需要共刺激作用

在初始 T 细胞活化后细胞快速分裂的 4 ～ 5 天内，活化的 T 细胞会分化为效应 T 细胞。这些效应 T 细胞再次接触特异性抗原时，会合成具有辅助功能或细胞毒性功能的分子，并通过其他改变，使其有别于初始 T 细胞。其中，它们最重要的活化条件是：当 T 细胞分化成效应 T 细胞后，只要接触它的特异性抗原就会产生免疫攻击，无须通过共刺激（图 9.26）。对 CD8 CTL 来说，这一特性更容易理解，因为它必须能够作用于任何被病毒感染的细胞，无论被感染的细胞是否表达共刺激分子。然而，这一特性对 CD4 细胞效应功能的发挥也很重要：因为效应 CD4 T 细胞必须能激活已摄取抗原的 B 细胞和巨噬细胞即使它们起初并不表达共刺激分子。这些变化也常见于效应 T 细胞表达的细胞黏附分子和受体。它们失去细胞表面 L 选择素，因此不再通过淋巴结再循环。相反，它们表达的聚糖能作为 P 选择素和 E 选择素的配体（如 P 选择素糖蛋白 – 1 或 PSGL–1），并且其在炎症血管内皮细胞表面上调，从而介导效应 T 细胞在炎症部位的血管中迁移。与初始 T 细胞相比，效应 T 细胞表达的 LFA-1、CD2 和整合素 VLA-4 水平更

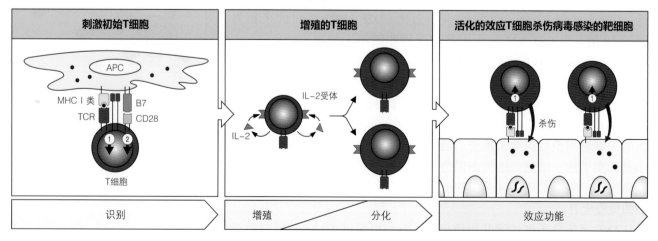

图9.26　效应T细胞能在没有共刺激信号的情况下对其靶细胞做出应答
一个初始T细胞能识别APC表面的抗原，并接收所需的两种活化信号（左图箭头1和2），它既能分泌IL-2又能对IL-2产生应答。IL-2信号传导增强克隆扩增，并使T细胞分化为效应细胞（中间的插图）。一旦细胞分化为效应T细胞，与特异性抗原的任何接触都会触发它们的效应功能，且不需要共刺激信号。因此，如图所示，CTL可以杀死任何病毒感染的靶细胞，包括那些不表达共刺激分子的感染细胞。

高。VLA-4 使效应 T 细胞能够与血管内皮上的黏附分子 VCAM-1 结合，而 VCAM-1 也在炎症内皮细胞上表达。这使得效应 T 细胞可以离开血液进入感染部位，以启动局部的免疫应答。图 9.27 总结了 T 细胞表面分子的变化，并将在第 11 章中进一步介绍。

细胞表面分子											
CD4 T细胞	L选择素	PSGL-1	S1PR1	CD45RA	CD45RO	VLA-4	CD4	TCR	LFA-1	CD2	CD44
静息	++	–	+	+	–		+	+	+	+	+
活化	–	+	–		+	+	+	+	++	++	++

图9.27 T细胞的活化改变了一些细胞表面分子的表达

这里以CD4 T细胞为例。处于静息状态的初始T细胞表达并通过L选择素归巢到淋巴结，此外其还携带表达量相对低的其他黏附分子如CD2和LFA-1。活化后，L选择素停止表达，相反地，P选择素和E选择素配体的表达被诱导上调（如PSGL-1），而介导活化的T细胞在表达P选择素和E选择素的炎症部位的内皮上滚动。整联蛋白LFA-1表达量也增加，其与其配体ICAM-1和ICAM-2的相结合从而被激活。新表达的VLA-4整合素使得T细胞滞留在发炎的血管内皮中，确保活化的T细胞能够进入可能会受到感染的外周组织。活化的T细胞表面上还具有更高密度的黏附分子CD2，CD2增加了它们与潜在靶细胞之间相互作用的亲和性，高密度的黏附分子CD44也是如此。CD45基因RNA转录本的可变剪接产生静息T细胞上的CD45亚型和活化的T细胞上的CD45RO亚型，其与TCR和CD4相关联。这种变化使T细胞对低浓度的抗原肽：MHC复合物的刺激更加敏感。最后，静止状态的初始T细胞表达S1PR1，使得从淋巴组织流出的细胞不被活化（图9.11）。在活化后的几天内，S1PR1的下调可防止T细胞在增殖和分化过程中的外流。在若干天后，S1PR1再次表达，使效应细胞离开淋巴组织。

9 – 19 CD8 T 细胞以不同的方式被激活成细胞毒性效应细胞

初始 T 细胞可分为两大类，一种是表面表达共受体 CD8，另一种则表达共受体 CD4。CD8 T 细胞分化为能杀死其靶细胞的 CD8 CTL（有时称为细胞毒性淋巴细胞）（图 9.28）。它们在抵御胞内病原体，尤其在抵御病毒时非常重要。病毒感染的细胞表面表达的病毒蛋白片段形成抗原肽：MHC Ⅰ类复合物，从而被 CTL 识别。

或许是因为这些细胞的效应作用具有破坏性，所以初始 CD8 T 细胞比初始 CD4 T 细胞需要更多的共刺激信号才能成为活化的效应细胞。这种需求可以通过两种方式实现。最简单的方式是由活化的 DC 致敏，DC 具有较高的内在共刺激活性。在某些病毒感染中，DC 充分活化后直接诱导 CD8 T 细胞产生其分化为细胞毒性效应细胞所需的 IL-2，并且不需要 CD4 T 细胞的辅助。DC 的这一特性已经被用来产生抵抗肿瘤的 CTL，我们将在第 16 章中介绍。

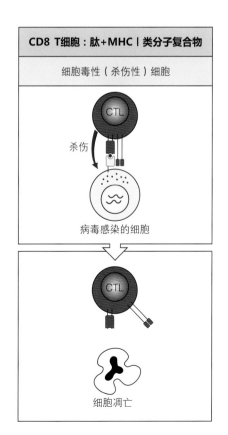

图9.28 CD8 CTL是专门杀死感染胞内病原体的细胞

CD8细胞毒性细胞杀死在细胞表面呈递与MHC Ⅰ类分子结合的胞质病原体肽段的靶细胞，病毒是最常见的胞内病原体。

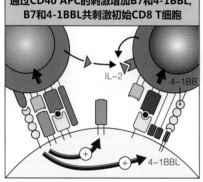

APC刺激效应CD4 T 细胞来诱导
CD40L和IL-2的表达

通过CD40 APC的刺激增加B7和4-1BBL,
B7和4-1BBL共刺激初始CD8 T细胞

图9.29　大多数CD8 T细胞应答需要CD4 T细胞识别弱共刺激信号细胞上的抗原的CD8 T细胞可能仅在与同一APC相互作用的CD4 T细胞存在时才能被激活。这主要在效应CD4 T细胞识别APC上的抗原并能增加APC的共刺激活性的情况下发生。CD4 T细胞也能产生大量的IL-2,从而促进CD8 T细胞的增殖,这也可以反过来激活CD8 T细胞自我产生IL-2。

然而,在大多数病毒感染中,CD8 T 细胞的活化需要 CD4 效应 T 细胞的辅助。CD4 T 细胞识别 APC 所提呈的相关抗原,并通过进一步激活 APC 来增强初始 CD8 T 细胞的活化(图 9.29)。DC 所表达的 B7 首先激活 CD4 T 细胞,并促进 IL-2 和 CD40 配体的表达(见 9-16 节和 9-17 节)。CD40 配体与 DC 表面的 CD40 受体结合,促进 DC 表面 B7 和 4-1BBL 的表达,反过来又为初始 CD8 T 细胞提供更多的共刺激信号。活化的 CD4 T 细胞产生的 IL-2 也能促进效应 CD8 T 细胞的分化。

9 – 20　CD4 T 细胞分化为若干个功能不同的效应细胞亚群

与 CD8 T 细胞不同,CD4 T 细胞分化为若干个功能不同的效应 T 细胞亚群。主要的功能亚群包括 Th1、Th2、Th17、Tfh 和 Treg。Th1、Th2 和 Th17 亚型的概念是根据它们分泌的细胞因子的不同组合来定义的,并可由不同的病原感染触发(图 9.30)。这些亚群与不同的髓系单核细胞来源的固有细胞和 ILC 共同形成专门用于清除不同类型病原体的完整"免疫模块"(图 3.37)。在持续性感染、自身免疫病或过敏反应中,随着免疫应答的进程,这些亚群中的某一种亚型会成为主导力量。我们将在第 11 章中进一步介绍,这些 T 细胞亚群的功能特征在许多方面类似于 ILC,虽然 ILC 缺少抗原受体,但它能产生许多与 T 细胞亚群相同的效应细胞因子或细胞毒素。

最早被确定的 CD4 T 细胞亚群是 Th1 和 Th2 亚群。Th1 的特征在于产生 IFN-γ,而 Th2 的特征是可分泌 IL-4、IL-5 和 IL-13 等细胞因子。Th17 正如其命名的那样,它们能够产生细胞因子 IL-17A 和 IL-17F,也能够产生 IL-22。Tfh 与 Th1、Th2 或 Th17 协同发育,以帮助 B 细胞产生不同类别的免疫球蛋白,而不同亚型免疫球蛋白通过它们展示的 Fc 受体阵列靶向不同的固有免疫效应细胞。Treg 具有免疫调节功能,能促进机体对所识别抗原的耐受,而非将抗原清除。

Th1 有助于清除能在巨噬细胞内存活或复制的微生物所引起的感染,如某些病毒、原生动物和细胞内细菌(引起肺结核和麻风病的分枝杆菌)。这些细菌通常被巨噬细胞吞噬,但可逃逸细胞内杀伤机制(见第 3 章所述)。如果 Th1 识别被感染的巨噬细胞表面所提呈的细菌抗原,它将通过释放 IFN-γ 进一步激活巨噬细胞,从而增强巨噬细胞的杀菌能力来清除被摄入的细菌或病毒。Ⅰ 型反应也能促进 B 细胞抗体类型转换,有利于起调理作用的 IgG 抗体的产生,如小鼠 IgG2a。我们将在第 11 章详细描述 Th1 的巨噬细胞活化功能。

Th2 通过促进嗜酸性粒细胞、肥大细胞和 IgE 介导的免疫应答来控制胞外寄生虫(尤其是蠕虫)的感染,尤其是 Ⅱ 型应答产生的一部分细胞因子是 B 细胞发生抗体类别转换并产生 IgE 所必需的。IgE 的主要作用是对抗寄生虫感染,IgE 也是引起过敏和哮喘的抗体,这使 Th2 的分化成为另一个医学热点。

CD4 T 细胞的第三个效应亚群是 Th17。Th17 通常被诱导用于应对胞外细菌和真菌,并促进中性粒细胞的免疫应答以清除这些病原体(图 9.30)。Th17 或 Ⅲ 型应答也能促进 B 细胞发生类型转换,并生成起调理作用的 IgG 2 和 IgG 3 抗体。Th17 产生的细胞因子(包括 IL-17 和 IL-22)对于胃肠道、呼吸道、泌尿生殖道和皮肤抵抗微生物入侵很重

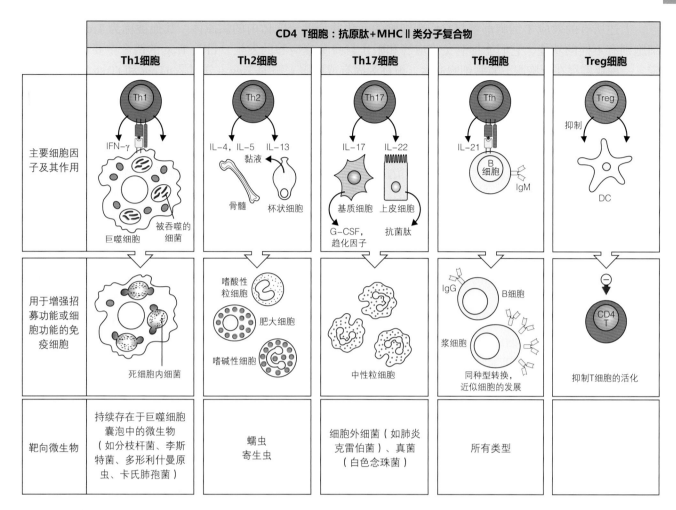

图9.30　CD4效应T细胞亚群主要辅助不同靶细胞去清除不同种类的病原体

与直接作用于被感染的靶细胞来清除病原体的CD8 T细胞不同，CD4 T细胞通常增强其他细胞清除病原体的效应功能——无论是固有免疫系统的细胞，还是Tfh，或者抗原特异性B细胞。Th1（第一列）产生的细胞因子（如IFN-γ）激活巨噬细胞，使巨噬细胞能更有效地破坏细胞内微生物。Th2（第二列）产生细胞因子，招募和激活嗜酸性粒细胞（IL-5）、肥大细胞和嗜碱性细胞（IL-4），增强黏膜表面的屏障免疫力（IL-13），从而清除寄生虫。Th17（第三列）分泌IL-17家族细胞因子，这些细胞因子能诱导局部上皮细胞和基质细胞产生能够招募中性粒细胞进入感染部位的趋化因子。Th17也产生IL-22，IL-22与IL-17一起能激活屏障部位的上皮细胞产生杀死细菌的抗菌肽。Tfh（第四列）通过抗原的连锁识别，运输至B细胞滤泡与初始B细胞形成同源相互作用，从而促进生发中心应答。Tfh产生其他亚群特征性的细胞因子，并参与1型、2型和3型反应，抵抗不同类型的病原体。在1型反应中Tfh产生的IFN-γ激活B细胞产生属于IgG亚类（人IgG1和IgG3和他们的同源物，鼠IgG2a和IgG2b）的调理抗体。Tfh产生的IL-4促使B细胞分化并产生免疫球蛋白IgE，IgE使肥大细胞和嗜碱性细胞在2型反应中脱颗粒。在3型/Th17免疫背景下，Tfh产生的IL-17对具有抗胞外病原体功能的调理抗体的产生非常重要。Treg（第五列）通常抑制T细胞和固有免疫细胞的活性，并有助于防止免疫应答过程中自身免疫病的产生。

要，它能激活屏障内的上皮细胞产生抗菌肽。

　　Tfh与Th1、Th2和Th17不同，不管与之相关的免疫应答模式如何，它都能通过独特的作用以帮助B细胞生发中心的形成，并清除大多数类型的病原体。因此，Tfh是在Ⅰ型、Ⅱ型或Ⅲ型应答的背景下激活，并在产生不同类别转换抗体的过程发挥着核心作用。Tfh主要通过它们表达的某些标记物（如CXCR 5和PD-1）以及在淋巴滤泡中的定位来鉴定。

　　在发现Tfh之前，CD4 T效应细胞亚型在辅助B细胞的功能上存在争议。虽然最初表明这是Th2的主要功能，但现在认为Tfh才是在淋巴滤泡中辅助B细胞产生高亲和力抗体的主要效应T细胞，而不是Th1、Th2或Th17。然而，Tfh作为Ⅰ型、Ⅱ型或Ⅲ型应答的一个组成部分，也会产生一些与Th1、Th2和Th17相同的细胞因子，以促进初始B细胞分化为不同的亚型。这就解释了在感染时，B细胞在Th2因子存在下如何转换生成IgE，或在Th1因子存在下如何转换生成其他类型的抗体如IgG2a。因此，虽然Tfh与其他CD4亚群的发育关系仍需积极研究，但是Tfh似乎代表着效应T细胞的一个独特分支，其保留在淋巴组织中专门为B细胞提供帮助。我们将在第10章和第11章更加细节地介绍Tfh。

上述所有的效应 T 细胞都参与它们靶细胞的活化并帮助清除体内的病原体。其他被称为 Treg 的 CD4 T 细胞则有不同的功能，它们能抑制免疫应答和阻止自身免疫应答的发生。目前 Treg 的两个主要亚群已被鉴定。一种亚群存在于胸腺，监管细胞命运，被称为固有或胸腺来源的 Treg（分别是 nTreg 和 tTreg，见第 8-26 节）。另一种 Treg 亚群被称为诱导或外周来源的 Treg（分别是 iTreg 和 pTreg），它们是在外周组织特定条件的影响下从初始 CD4 T 细胞分化而来的。这些细胞将会在第 9-23 节中介绍。

9-21　细胞因子通过不同的效应途径诱导初始 CD4 T 细胞分化

在简要介绍 CD4 T 细胞亚群的类型和功能之后，我们现在介绍它们是如何从初始 T 细胞分化而来的。初始 CD4 T 细胞后代的命运主要决定于早期致敏阶段，并受当时致敏环境中的 APC 或由病原体活化的其他固有免疫细胞所提供的信号来调控。如前文提及，决定初始 CD4 T 细胞发育命运的主要因素是谱系特异性细胞因子的组合和平衡，这些细胞因子在致敏阶段与 TCR 和共刺激信号整合在一起。初始 CD4 T 细胞分化成 Th1、Th2、Th17、Tfh 和诱导型调节性 T 细胞（iTreg）五种主要亚群，这五种亚群之间可以通过诱导它们形成的不同信号、促使它们分化的不同转录因子，以及定义它们的特异细胞因子和表面标记物来区分（图 9.31 和 9.32）。

在初始 CD4 T 细胞活化的早期，当细胞因子 IFN-γ 和 IL-12 占主导地位时可诱导 Th1 的形成。如第 3-16 节所述，许多关键的细胞因子，包括 IFN-γ 和 IL-12，通过活化胞内 JAK-STAT 信号通路，激活特定的基因网络。JAK 和 STAT 家族的不同成员由不同细胞因子激活。每条效应通路都依赖于谱系特异的细胞因子下游的不同的 STAT 激活模式，来形成一个独特的、能够定义成熟效应 T 细胞基因表达谱的转录因子网络（图 9.32）。STAT1 和 STAT4 对于 Th1 的分化至关重要，它们分别由感染早期固有免疫细胞产生的干扰素（IFN-α、IFN-β、IFN-γ）和 IL-12 依次激活。活化的 1 型 ILC，如 NK 细胞，也可能是 IFN-γ 的重要来源。最后，Th1 本身同样可以提供 IFN-γ，通过正反馈回路为促进 Th1 分化提供增强信号。

在活化的初始 CD4 T 细胞中，IFN 诱导 STAT1 的活化诱导了另一转录因子 T-bet 的表达，T-bet 启动了 IFN-γ 基因和 IL-12 受体中的可诱导组分 IL-12Rβ2（受体的另一组分 IL-12Rβ1 已经在初始 T 细胞上表达）的表达。这些 T 细胞现在已经开始定向分化为 Th1，并能被 DC 和巨噬细胞产生的 IL-12 进一步激活，从而诱导 STAT4 信号。后者再进一步上调 T-bet 表达并完成 Th1 分化。鉴于 T-bet 在 Th1 发育过程中的核心作用，它有时被称为 Th1 分化的"主要调节子"。

Th2 发育需要 IL-4，当由抗原活化的初始 T 细胞遇到 IL-4 时，其受体激活 STAT6 以促进转录因子 GATA3 的表达。GATA3 是 Th2 产生的细胞因子（如 IL-4 和 IL-13）强有力的转录激活因子。GATA3 表达同样受其自身调控，从而以细胞内源性正反馈方式稳定 Th2 的分化。长期以来，引发 Th2 应答的 IL-4 的初始来源一直是争论的焦点。嗜酸性粒细胞、嗜碱性细胞和肥大细胞都有可能是 IL-4 的初始来源，因为它们在被几丁质激活时会产生大量的 IL-4，从而诱导 Th2 应答。几丁质是寄生虫、昆虫和甲壳类动物中的一种

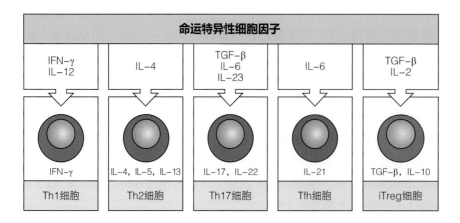

图9.31　细胞因子是CD4 T细胞效应分子选择性分化的主要决定因素。

APC，主要是DC，也包括其他先天免疫细胞，可以提供各种细胞因子，诱导初始CD4 T细胞发育成不同的亚群。环境条件（如暴露于各种病原体）决定了将产生哪些先天细胞因子感受细胞。Th1依次在对IFN-γ和IL-12的信号的应答下分化而成，Th2是对IL-4应答下分化而成的。由DC产生的IL-6与转化生长因子-β（TGF-β）共同作用，诱导Th17分化，上调Th17中IL-23受体的表达，使其对IL-23做出应答。Tfh的发育也需要IL-6，目前尚不清楚哪个额外信号可以诱导其从初始祖细胞分化而来。当病原体不存在时，TGF-β和IL-2的存在以及IL-6的缺乏，有利于诱导Treg的发育。

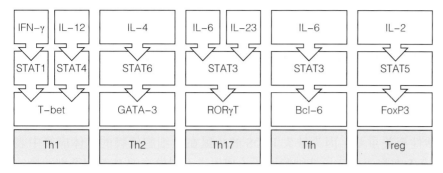

图9.32 细胞因子下游的STAT转录因子家族的不同成员的快速作用来决定CD4 T细胞亚群的发育
除了参与Th17和iTreg发育的TGF-β外，诱导不同效应细胞发育的每种细胞因子可以激活转录因子STAT家族的不同成员。Th1的分化依赖于胞内STAT1和STAT4的依次激活，而STAT1、STAT4的激活是由IFN-γ以及IL-12与活化的CD4 T细胞表面受体结合所引起的。这两个STAT因子参与诱导T-bet的表达，然后T-bet与STAT共同调控Th1的分化。Th2的分化依赖于IL-4受体信号下游STAT6的激活。STAT6促进GATA3的表达，GATA3与STAT6协同作用实现Th2分化。IL-6激活STAT3，STAT3与TGF-β共同诱导RORγt的表达和Th17分化。之后在Th17分化中起作用的IL-23也激活STAT3来维持和扩大Th17分化。虽然STAT3在Bcl-6表达上游发挥的作用很重要，但STAT因子调控Tfh分化的机制尚不完全清楚。由IL-2激活的STAT5在iTreg分化中很重要，作用于Foxp 3表达的上游。

多糖。在几丁质处理的小鼠中，嗜酸性粒细胞和嗜碱性粒细胞被招募到组织中并被激活产生IL-4。尽管未经证实，但人2型ILC也能产生IL-4，这表明这些细胞可能具备诱导Th2分化的能力。显然，有多种固有免疫细胞可能为Th2的发育提供IL-4，这取决于不同的细胞来源和不同的刺激抗原。与活化的Th1产生IFN-γ为Th1发育提供正反馈信号类似，Th2活化后产生的IL-4可能也促进初始T细胞分化为Th2。

当细胞因子IL-6和TGF-β在初始CD4 T细胞活化过程中占主导地位时，Th17就会出现（图9.31和9.32）。Th17的发育需要STAT3介导的信号传导，而STAT3由IL-6信号激活。发育中的Th17表达细胞因子IL-23的受体，而不是经典Th1表达的IL-12受体。Th17的增殖及其效应活性的产生似乎需要IL-23，这类似于有效的Th1应答需要IL-12（图9.31和9.32）。Th17分化的标志性转录因子或主要调节因子是ROR-γt。它是一种核激素受体，对稳定Th17的发育至关重要。Th17分化所需的IL-6和TGF-β源自由微生物产物激活的固有免疫细胞。与Th1或Th2不同，Th17似乎不通过正反馈方式直接促进初始CD4 T细胞进一步发育成Th17，因为Th17不产生IL-6。然而，Th17产生的IL-17似乎能促进固有免疫细胞产生IL-6，它提供了一种间接的机制来增强初始前体细胞分化为Th17。iTreg与nTreg的不同之处在于iTreg的发育是在次级淋巴组织，而不在胸腺。经抗原识别刺激后，初始T细胞被TGF-β而不是IL-6等其他促炎细胞因子激活发育成iTreg。因此，IL-6的存在与否决定了TGF-β信号是诱导免疫抑制性Treg的发育还是促进炎症和产生免疫力的Th17的发育（图9.33）。固有免疫细胞IL-6的产生受病原体的调节，病原体的产物能诱导IL-6的分泌表达。在没有病原体的情况下，IL-6的产生量很低，有利于免疫抑制性Treg的分化，从而防止不必要的免疫应答。与nTreg一样，iTreg可通过转录因子FoxP3和细胞表面CD25的表达来区分，在功能

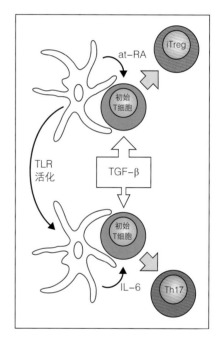

图9.33 在iTreg和Th17分化中均需要TGF-β反映了它们在促进与微生物互利共生中的互补作用

iTreg和Th17主要分布在黏膜组织，尤其是肠黏膜中，免疫系统必须应对高密度的微生物构成的微生物群。虽然微生物为宿主提供了重要的代谢功能，但它也是一种潜在的威胁，因为微生物群中有些是机会致病菌，如果这些机会致病菌突破黏膜屏障，就会引起严重的感染。作为一种适应抑制微生物的不良炎症同时在屏障被破坏时保留宿主发起保护性免疫应答的能力，抑制微生物炎症反应的iTreg与促进宿主保护性炎症反应的Th17之间的发育平衡是由维生素A代谢物全反式视黄酸（at-RA）和黏膜DC产生的促炎细胞因子IL-6的平衡决定的。在稳态下，来自微生物群的抗原是由一群产生at-RA但不产生IL-6的驻留DC亚群来提呈。然而，当抗原在TLR刺激信号中被识别时，at-RA的产生被抑制，从而有利于产生IL-6，因此有利于Th17效应细胞的发育。

上几乎与 nTreg 相当。iTreg 和 nTreg 本身都能产生 TGF-β 和 IL-10，并作为免疫抑制机制的一种来抑制免疫应答和炎症，并可促使 iTreg 进一步分化。

Tfh 与上述亚群不同，尚未在体外有效诱导成功，因此对其分化的条件尚不明确。IL-6 似乎对 Tfh 的发育很重要，但是对于这个亚群的调控还有很多需要了解的地方。Tfh 发育的一个重要转录因子是 Bcl-6，它是 CXCR5 表达所必需的。CXCR5 是 B 细胞囊泡的基质细胞产生的趋化因子 CXCL13 的受体，也是 Tfh 定位在囊泡所必需的，而其他效应 T 细胞亚群不表达 CXCR5。Tfh 也表达 ICOS，而其配体在 B 细胞表面大量表达。ICOS 似乎对 Tfh 的辅助活性至关重要，因为缺失 ICOS 的小鼠在 T 细胞依赖的抗体应答中表现出严重缺陷。除了分泌低水平的效应 T 细胞亚群特异性细胞因子（如促进不同模式的 B 细胞类别转换的 IFN-γ、IL-4 或 IL-17）外，Tfh 可分泌高水平的 IL-21。IL-21 是一种可诱导 B 细胞增殖和分化并成为产生抗体的浆细胞的细胞因子。

9 – 22 CD4 T 细胞亚群可以通过它们产生的细胞因子相互调节彼此的分化

不同 CD4 效应 T 细胞亚群有着截然不同的功能。为了有效地控制不同病原体，免疫应答必须协调由这些亚群中的某一种亚群主导的效应。实现这一目标的主要方式是由不同细胞亚群产生不同的细胞因子。重要的是，这些细胞因子同时参与了控制初始 T 细胞分化为效应 T 细胞的正、负反馈回路，在促进某一效应功能的同时也抑制了其他效应功能。例如，IFN-γ（由 Th1 产生）和 IL-4（由 Th2 产生）分别促进 Th1 或 Th2 发育的同时，也可有效地抑制 Th17 的发育（图 9.34）。同样，Th1 和 Th2 之间也存在相互调节。Th2 产生的 IL-4 能有效地抑制 Th1 的分化，Th1 产生的 IFN-γ 能抑制 Th2 的增殖（图 9.34），而 Treg 产生的 TGF-β 可抑制 Th1 和 Th2 的分化。如此，效应 T 细胞产生的细胞因子总是增强了它们由初始 T 细胞向自身亚群分化的能力。

Th1 识别靶细胞上的抗原后可产生大量的 IFN-γ，从而提供正反馈信号以增强 Th1 的分化。这样，固有免疫系统对特定病原体的识别会引发固有免疫应答和适应性免疫应答之间的链式反应，这反过来又放大了固有免疫应答。因此，某些胞内的细菌感染（如分枝杆菌和李斯特菌）可诱导 DC 和巨噬细胞分泌 IL-12，这有利于 Th1 效应细胞的产生。Th1 反过来又促进巨噬细胞的活化，以清除这些胞内的病原体。

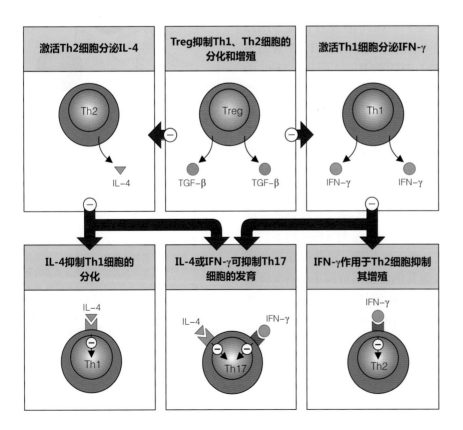

图9.34　CD4 T细胞亚群各自产生的细胞因子可负调节其他亚群的发育或效应活性

在稳态条件下，Treg产生的TGF-β能够抑制Th1和Th2应答，从而促进Treg的发育。在有利于IL-6产生的炎性条件下，Treg产生的TGF-β同样抑制Th1或Th2反应的激活（上图），以促进Th17的发育，否则Th17会被IFN-γ或IL-4有效抑制。相反地，若存在诱导Th1或Th2的信号，则它们产生的细胞因子IFN-γ或IL-4可以覆盖IL-6的作用，并抑制Th17的发育（下中图）。Th1产生的IFN-γ阻断Th2的生长（下右图）。Th2产生的IL-4主要抑制Th1，但利于Th2的发育（下左图）。虽然没有显示，但所有T细胞亚群在持久的抗原刺激下均能产生IL-10，IL-10能抑制DC和巨噬细胞产生的IL-12、IL-4和IL-23，从而抑制Th1、Th2和Th17的发育和维持。

由细胞因子引起的效应 T 细胞应答的失调所产生的不良后果已经在小鼠感染模型中得到印证。这些研究再次验证了一个事实，即诱导适当的效应 CD4 T 细胞亚群对病原体清除至关重要，而 CD4 T 细胞应答中的细微差异可能对感染结果产生重大影响。其中，在原生动物寄生虫——利什曼原虫感染的小鼠中，需要 Th1 应答和活化的巨噬细胞同时参与才能清除寄生虫。C57BL/6 小鼠通过激活受感染的巨噬细胞促进 Th1 的产生，以杀死利什曼原虫来保护小鼠。然而，在感染利什曼原虫的 BALB/c 小鼠中，CD4 T 细胞分化为 Th2（不能分化为 Th1），因此不能活化巨噬细胞来控制利什曼原虫的生长。这种差异似乎是由特异性识别肠源性抗原并交叉识别利什曼原虫表达的抗原 LACK（利什曼原虫类似物的活化 C 激酶受体）的记忆 T 细胞导致的。这些记忆细胞存在于两种小鼠品系中，但原因不明的是，它们在 BALB/c 小鼠中产生 IL-4，但在 C57BL/6 小鼠中则不产生。在 BALB/c 小鼠感染利什曼原虫期间，这些记忆细胞分泌的少量 IL-4 促使新的特异性 CD4 T 细胞分化成为 Th2 而不是 Th1，从而导致宿主不能清除病原而死亡。如果在感染早期使用 IL-4 抗体中和 IL-4，BALB/c 小鼠中 Th2 比 Th1 优先发育的情况可以被逆转，但是在感染大约 1 周后，这种处理就会失效，提示细胞因子在初始 T 细胞发育决策的早期发挥重要作用（图 9.35）

9-23 调节性 CD4 T 细胞参与调控适应性免疫应答

Treg 在预防自身免疫应答中起着核心作用，它们可以根据不同的发育起源和功能分为不同的类群。天然型 Treg（nTreg）在胸腺中发育（见第 8-26 节），是一群 CD4 阳性细胞，且持续表达 CD25、L 选择素受体 CD62L 和 CTLA-4。诱导型 Treg（iTreg）细胞来自外周组织的初始 CD4 T 细胞，同样能表达 CD25 和 CTLA-4（见 9-20 节）。总的来说，Treg 约占循环中 CD4 T 细胞的 5% ~ 10%。转录因子 FoxP3 的表达是 nTreg 和 iTreg 的共同标志之一，它能够干扰 AP-1 和 NFAT 在 IL-2 基因启动子上的相互作用，阻止 IL-2 基因的转录、激活和表达。

nTreg 由表达常规 αβ TCR 的自身反应性 T 细胞发育而来，这种 Treg 是在胸腺中通过与含有自身肽的 MHC 分子高亲和力结合被选择出来的。目前尚不清楚它们是被相同的自身配体还是被其他自身或异己抗原激活后，行使它们在外周组织中的调节功能。Treg 可通过多种机制抑制其他 T 细胞的功能，但主要的机制是通过与 APC 的相互作用来干扰 APC 提供活化信号的能力。nTreg 表面的高水平的 CTLA-4 被认为能使它们竞争性地与 APC 表达的 B7 结合，从而阻止其对初始 T 细胞的共刺激。事实上，已经有人提出 Treg 上表达的 CTLA-4 可以物理去除 APC 表面的 B7 分子，从而消除它们的共刺激活性。同样地，Treg 虽然缺乏产生 IL-2 的能力，但其似乎通过表达 IL-2 的高亲和力受体 CD25，阻止初始 T 细胞获取 IL-2，这些初始 T 细胞在完全激活之前缺少 CD25 的表达。

Treg 的其他功能是通过产生免疫抑制性细胞因子来介导的。Treg 产生的 TGF-β 能抑制 T 细胞增殖（图 9.34）。Treg 在免疫应答后期产生的 IL-10 能抑制 APC 中 MHC 分子和共刺激分子的表达。作为限制效应 T 细胞应答的一种方式，IL-10 还抑制 APC 产生促炎细胞因子。

无论是否使用阻断IL-4的抗体治疗，BALB/c小鼠均感染了大利什曼原虫

硕大利什曼原虫

BALB/c老鼠

抗IL-4抗体

硕大利什曼原虫

BALB/c老鼠

未经治疗的BALB/c小鼠产生TH2反应，无法治愈感染并死亡。抗IL-4抗体治疗的小鼠产生Th1反应并消除了寄生虫

存活率

抗IL-4抗体治疗的小鼠

100

未经治疗的小鼠

0

0　20　40　60　80

感染后天数

9.35　感染早期CD4 T细胞群的发育可以通过改变细胞因子的作用进行调节

消除细胞内利什曼原虫感染需要Th1应答，因为IFN-γ能激活对宿主提供保护作用的巨噬细胞。因为BALB/c小鼠对病原体产生Th2应答，所以它们对利什曼原虫十分敏感。这是因为它们在感染早期产生IL-4，IL-4诱导初始T细胞发育成Th2（见正文）。感染初期使用IL-4中和抗体处理BALB/c小鼠会抑制IL-4，并防止初始T细胞分化为Th2；这些小鼠就产生保护性Th1应答。

例如，IL-10 有效地抑制 APC 产生 IL-12 和 IL-23，从而削弱 IL-12 和 IL-23 促进 Th1 和 Th17 分化和维持的能力。Treg 不同功能的缺陷导致自身免疫综合征的出现（在第 15 章中描述），这进一步印证了 Treg 在免疫调节中的关键作用。

虽然 iTreg 从胸腺离开后在次级淋巴组织中分化，但也表达 FoxP3，并与 nTreg 的大部分表型和功能特征相同。iTreg 的主要功能之一是阻止对共生微生物尤其是肠道等黏膜组织中的微生物产生免疫应答。在肠道中，iTreg 似乎是 IL-10 的主要来源，iTreg 缺失将导致炎症性肠病（inflammatory bowel disease，IBD）。这是一种免疫介导的肠道疾病，其特征是机体免疫系统对肠道微生物抗原产生持续性应答（见第 15-23 节）。正如在第 12 章中更详细的介绍，APC 产生的视黄酸源自维生素 A，有利于肠道中 iTreg 的分化。肠道 DC 产生的视黄酸与 TGF-β 共同发挥作用，诱导 Treg 的分化，同时抑制 Th17 的分化（图 9.33）。因此，视黄酸与 IL-6 的拮抗平衡分别控制肠道 MALT 中 iTreg 和 Th17 的分化。此外，还发现了一群缺乏 FoxP3 表达但产生 Treg 特有的免疫抑制细胞因子的 CD4 T 细胞。其中有一个称为 TR1 细胞的群体，主要由它们产生 IL-10 来命名，但它们不表达 FoxP3。然而，我们现在发现许多不同的细胞（包括 Th1、Th2、Th17 和 B 细胞）在某些情况下（如在对持久性抗原的慢性应答期间）都可以分泌 IL-10。因此，还不能确定 TR1 细胞是否是 T 细胞的某一单一亚群，即使是，也不能确定它们在免疫调节中是否发挥了独特的功能。

【小结】

在适应性免疫应答中，关键性的第一步是通过淋巴组织内不断循环的 APC 来激活或致敏抗原特异的初始 T 细胞。APC 最显著的特征是其表面有共刺激分子的表达，其中 B7 分子是最为重要的。只有当 APC 同时将特异性抗原提呈给 T 细胞上的 TCR，并将 B7 提供给 T 细胞上的 CD28 时，初始 T 细胞才会对抗原做出免疫应答。这种 T 细胞活化需要同一 APC 提供受体结合信号以及共刺激信号的双重条件，有助于阻止初始 T 细胞对缺乏共刺激分子的组织细胞上的自身抗原产生应答。

初始 T 细胞的激活增殖并分化为效应 T 细胞，是多数适应性免疫应答中的关键事件。在抗原刺激下，细胞因子的不同组合调节不同类型效应 T 细胞的发育。反之，初始 T 细胞活化过程中产生的细胞因子也受到固有免疫系统的影响。一旦 T 细胞扩增的克隆获得效应功能，其后代就可以对任何表面有抗原的靶细胞起作用。效应 T 细胞具有多种功能：CD8 CTL 能识别并杀死病毒感染的细胞；Th1 效应细胞能促进巨噬细胞的活化以增强它们对胞内病原体的杀伤能力；Th2 能增强黏膜免疫屏障功能来抵抗病原体，例如，通过促进嗜酸性粒细胞和肥大细胞等细胞的活性来消除蠕虫。某些细菌和真菌的清除由 Th17 来执行，尤其是在屏障部位，它们招募中性粒细胞到感染部位，并促进上皮细胞产生抗菌肽。Tfh 定位于 B 细胞滤泡和生发中心，专门与 B 细胞相互作用，这有助于抗体的产生和类别转换的发生。调节性 CD4 T 细胞亚群抑制 APC 激活自身反应性初始 T 细胞，并产生抑制性细胞因子来限制其他 T 细胞亚群的效应应答。

效应 T 细胞及其分泌的细胞因子的特性

T 细胞的效应功能涉及效应 T 细胞与提呈特异性抗原的靶细胞之间的相互作用。由 T 细胞表达的效应蛋白，无论是与细胞偶联的（如 CD40L）还是由细胞分泌的（如细胞因子），都通过抗原识别诱导的活化机制聚焦到靶细胞。这种聚焦机制是所有的效应 T 细胞通用的，而它们效应作用由参与的效应 T 细胞的类型所决定。

9-24 效应 T 细胞与靶细胞的相互作用由抗原非特异性细胞黏附分子启动

一旦效应 T 细胞在淋巴组织中完成分化，它必须找到并识别携带抗原肽：MHC 复合物的靶细胞。Tfh 细胞在不离开淋巴组织的情况下就能与 B 细胞中的靶细胞相遇。然而，大部分其他效应 T 细胞在淋巴组织中活化后迁移入血液，如果在脾脏中被抗原致敏则直接进入血液；如果在淋巴结中被致敏，则通过输出淋巴管和胸导管进入血液。由于在分化过程中效应 T 细胞表面会发生变化，所以效应 T 细胞可以迁移到组织中，特别是到感染部位。它们通过感知感染引起的局部血管内皮上表达的黏附分子和局部趋化因子而被招募到这些部位，这将在第11章进一步介绍。

效应T细胞与靶细胞的结合初期，就像初始T细胞与APC的结合一样，是由LFA-1和CD2介导的抗原非特异性相互作用。效应T细胞的LFA-1和CD2表达水平比初始T细胞高2～4倍，因此与APC相比，效应T细胞能够更有效地与表面ICAM和CD58表达量较低的靶细胞结合。但这种相互作用是短暂的，除非TCR识别靶细胞上的抗原，才能增强T细胞的LFA-1与其配体的亲和力。然后T细胞与靶细胞结合得更加紧密，并保持足够长时间的结合来释放其效应分子。为了激活巨噬细胞或诱导B细胞分泌抗体，CD4 T细胞必须启动新的基因来合成新的蛋白质来执行效应功能，因此必须与靶细胞保持较长时间的接触。相比之下，CTL能快速地附着于靶细胞后，并与之分离，因为它们会杀死靶细胞（图9.36）。杀死靶细胞或T细胞的一些局部改变，使得效应T细胞得以脱离并定位到新的靶细胞。尽管有证据表明MHC Ⅱ类分子与CD4结合而不与TCR结合，为效应T细胞的脱离提供了信号，但CD4⁺效应T细胞如何脱离抗原阴性靶细胞的机制尚不清楚。

9-25 效应T细胞与其靶细胞形成免疫突触以调控信号传导和效应分子的释放

当TCR与特异的抗原肽（自身MHC复合物或自身抗原肽）结合时，TCR及其相关的共受体聚集在细胞-细胞接触部位，形成所谓的超分子活化复合物（supramolecular activation complex，SMAC）或免疫突触。细胞表面的其他分子也聚集在这里。通过TCR的交联，LFA-1与ICAM-1紧密结合形成包围TCR及其共受体的分子闭环（图9.37）。在某些情况下，接触面分成两个区域：中心区域称为中心超分子活化复合物（cSMAC），而外围区域称为外围超分子活化复合物（pSMAC）。cSMAC包含了大部分已知在T细胞活化中起重要作用的信号蛋白。pSMAC主要含有LFA-1和细胞骨架蛋白——踝蛋白，而后者将LFA-1与肌动蛋白的细胞骨架连接起来（见第3-18节）。免疫突触不是图9.37所示的静态结构，而是动态的。TCR从外周移到cSMAC，在那里它们通过泛素介导的降解途径（通过E3连接酶Cbl）被内吞（见第7-5节）。由于TCR在cSMAC中被降解，cSMAC中的信号实际上比正在形成TCR微团簇外周接触区更弱（见第7-8节）。

TCR聚集发出信号使细胞骨架重新定位，使效应细胞极化并聚集效应分子在与靶细胞接触的位点释放。图9.38所示的为CTL。T细胞信号传导对细胞骨架影响的重要介质是WASp，它的缺陷会导致T细胞无法极化和免疫缺陷综合征，该蛋白质就是以此命名的（见第7-19节和第13-6节）。TCR信号对WASp的激活和招募是由接头蛋白Vav介导的（见第7-19节）。极化始于接触部位皮质肌动蛋白细胞骨架

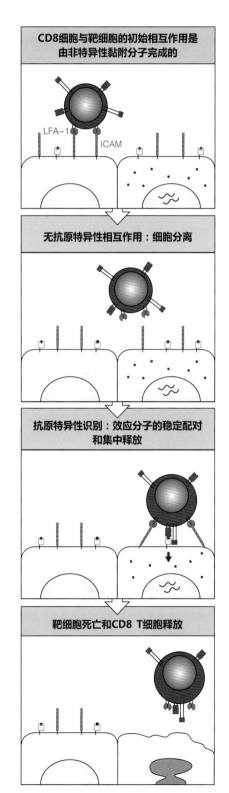

图9.36　T细胞与靶细胞的相互作用最初涉及非特异性黏附分子
主要的初始相互作用发生在T细胞上的LFA-1（这里指CD8 CTL）和靶细胞上的ICAM-1或ICAM-2之间（第一张图）。这种结合允许T细胞与靶细胞保持接触，并探测其表面是否存在特异的抗原肽:MHC复合物。如果靶细胞不携带特异性抗原，则T细胞脱离（第二张图），并探测其他潜在的靶细胞，直到找到特异性抗原（第三张图）。通过TCR的信号传递增强了细胞间黏附作用的强度，延长了两个细胞之间的接触时间，刺激T细胞传递其效应分子，然后T细胞解离（第四张图）。

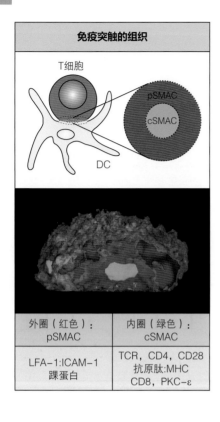

免疫突触的组织

T细胞

pSMAC

cSMAC

DC

外圈（红色）：pSMAC	内圈（绿色）：cSMAC
LFA-1:ICAM-1 踝蛋白	TCR, CD4, CD28 抗原肽:MHC CD8, PKC-ε

图9.37 效应T细胞和另一个细胞之间的接触区域形成一个免疫突触

图示CD4 T细胞与APC接触面的共聚焦荧光显微图（通过其中一个细胞观察）。在T细胞与APC接触区域内的蛋白质形成一个称为免疫突触的结构，也称为超分子活化复合体（SMAC），它由两个不同的区域组成：外周，或外周SMAC（pSMAC），由红色的圆环表示；内部，或中心SMAC（cSMAC），用亮绿色表示。cSMAC富集TCR、CD4、CD8、CD28、CD2和PKC-ε等分子。pSMAC富含整合素LFA-1和细胞骨架蛋白——踝蛋白。照片由A. Kupfer提供。

的局部重组，进而导致微管组织中心（microtubule-organizing center，MTOC）和高尔基体（GA）的重新定位，前者是产生微管细胞骨架的中心，后者是大多数分泌蛋白的运送途径。在CTL中，T细胞与其靶细胞接触部位发生细胞骨架的重排，形成细胞毒性颗粒的胞吐。T细胞的极化也集中于通过TCR的交联，诱导的新合成的效应分子进行分泌。例如，Th2分泌的细胞因子IL-4是其主要的效应分子，它被限制并集中在与靶细胞接触的部位。

因此，TCR通过三种方式控制效应信号的传递：首先，它诱导效应细胞与其靶细胞紧密结合，形成一个狭窄的空间使效应分子得以浓缩；其次，它通过诱导效应细胞分泌结构的重新定位，使效应分子在接触点集中传递；最后，它触发效应分子的合成和（或）释放。所有这些机制都有助于将效应分子靶向到携带特异抗原的细胞上。因此，即使效应分子本身并不是抗原特异性的，效应T细胞对相应靶细胞的作用仍具有高度选择性。

图9.38 特异性抗原识别过程中T细胞的细胞极化使效应分子聚集在携带抗原的靶细胞上

这里举的例子是CD8 CTL。CTL含有一种特殊的溶酶体，称为细胞毒性颗粒（左图中红色部分），其含有细胞毒性蛋白。通过黏附分子与靶细胞的初始结合，对细胞毒性颗粒的位置没有任何影响。TCR的结合使T细胞极化：接触点的皮质肌动蛋白细胞骨架的重组使微管组织中心（MTOC）对齐，MTOC又将包括高尔基体（GA）在内的分泌装置对准靶细胞。然后将储存在高尔基体的细胞毒性颗粒中的蛋白质特异地导向到靶细胞。图a中的显微照片显示了一个未结合的、孤立的CTL。微管细胞骨架呈绿色，细胞毒性颗粒呈红色。注意颗粒是如何分散在T细胞中的。图b描绘了一个CTL与一个靶细胞（较大的）结合。颗粒现在聚集在结合T细胞的细胞接触部位。图c的电镜图所示为CTL释放颗粒。图a和图b由G. Griffiths提供；图c由E. Podack提供。

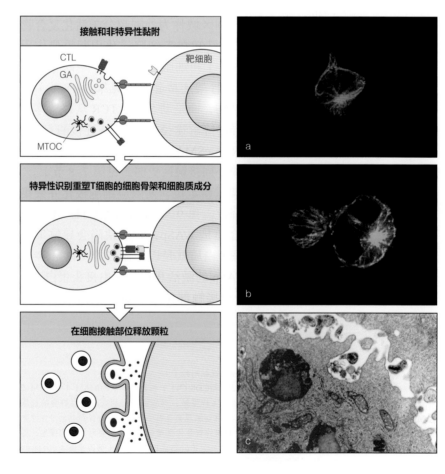

接触和非特异性黏附

CTL

GA

靶细胞

MTOC

a

特异性识别重塑T细胞的细胞骨架和细胞质成分

b

在细胞接触部位释放颗粒

c

9 – 26　T 细胞的效应功能是由其产生的一系列效应分子决定的

效应 T 细胞产生的效应分子可分为两大类：储存在细胞毒性颗粒中的细胞毒素，由 CD8 CTL 释放（图 9.38）；细胞因子和相关的膜蛋白，由所有效应 T 细胞直接合成。细胞毒素是 CTL 的主要效应分子，我们将在第 9-31 节中介绍。它们的释放必须被严格调控，因为它们不是抗原特异性的：它们可以穿透脂质双分子层，触发细胞的凋亡。相比之下，CD4 效应 T 细胞主要通过产生细胞因子和膜相关蛋白发挥作用，其作用主要局限于携带 MHC Ⅱ 类分子和表达这些蛋白质受体的细胞。

图 9.39 总结了 T 细胞的主要效应分子。细胞因子是一类不同的蛋白质，在讨论 T 细胞因子及其功能之前，我们将简要介绍一下它们。分泌的细胞因子与膜相关蛋白常以协同作用来调节 T 细胞效应。

CD8 T细胞抗原肽:MHC Ⅰ 类复合物		CD4 T细胞抗原肽:MHC Ⅱ 类复合体							
CTL		Th1细胞		Th2细胞		Th17细胞		Treg	
细胞毒性分子	其他	激活巨噬细胞的效应分子	其他	激活屏障免疫的效应分子	其他	激活屏障免疫效应分子，中性粒细胞募集	其他	抑制性细胞因子	其他
穿孔素 颗粒酶 颗粒溶素 Fas配体	IFN-γ LT-α TNF-α	IFN-γ GM-CSF TNF-α CD40配体 Fas配体	IL-3 LT-α CXCL2（GROβ）	IL-4 IL-5 IL-13 CD40配体	IL-3 GM-CSF IL-10 TGF-β CCL11（趋化因子） CCL17（TARC）	IL-17A IL-17F IL-22 CD40配体	IL-3 TNF-α CCL20	IL-10 TGF-β	IL-35

图9.39　不同类型的效应T细胞亚群产生不同的效应分子

CD8 T细胞是识别抗原肽:MHC Ⅰ 类分子复合物的主要杀伤性T细胞。它们释放穿孔素（帮助颗粒酶递送到靶细胞中）和颗粒酶（细胞内被激活用来诱导靶细胞凋亡的蛋白酶前体），通常还产生细胞因子IFN-γ。它们还携带膜结合效应分子——Fas配体（CD178）。当它与靶细胞上的Fas（CD95）结合时，可激活表达Fas的细胞的凋亡。CD4 T细胞的各种功能亚群识别抗原肽:MHC Ⅱ 类分子复合物。Th1专门用于激活被病原体感染或摄入病原体的巨噬细胞，它们分泌IFN-γ活化被感染的细胞以及其他效应分子。它们可以表达膜结合的CD40配体和/或Fas配体。CD40配体触发靶细胞的活化，而Fas配体触发携带Fas的靶细胞死亡，因此，不同分子的表达决定Th1的不同功能。Th2主要促进对寄生虫的免疫应答和过敏反应。它们辅助B细胞活化并分泌B细胞生长因子——IL-4、IL-5、IL-9和IL-13。由Th2表达的主要膜结合效应分子是CD40配体，其与B细胞上的CD40结合并诱导B细胞增殖和同型转换（见第10章）。Th17产生IL-17家族成员和IL-22，并协助中性粒细胞招募到感染部位来促进急性炎症。Treg产生抑制性细胞因子，例如IL-10和TGF-β，其还可以在一定距离内发挥抑制作用，如通过细胞-细胞接触起作用来隔离B7和IL-2的接触。

9 – 27　细胞因子可以局部或远距离发挥作用

细胞因子是由细胞分泌的、可溶性的小分子蛋白质，它们可以改变分泌细胞本身（自分泌作用）或其他细胞（旁分泌作用）的行为或功能。除了免疫细胞之外，细胞因子还能由许多其他类型的细胞产生。我们已经在第 3 章和第 7 章中介绍了在固有和适应免疫应答中非常重要的细胞因子及其受体家族（见第 3-15 节和第 7-1 节）。这里，我们仅关注介导 T 细胞效应功能的细胞因子。由 T 细胞产生的许多细胞因子被命名为 IL，随后是数字。T 细胞产生的细胞因子如图 9.40 所示，更全面的免疫学相关细胞因子请见附录 Ⅲ。虽然许多细胞因子在体外有许多不同的生物学效应，但靶向敲除小鼠细胞因子和细胞因子受体基因（见附录 Ⅰ，第 A-35 节）有助于阐明它们的生理作用。

TCR 的结合会协调细胞因子的极化释放，使它们在与靶细胞接触的结合区域聚集（见第 9-25 节）。此外，大多数可溶性细胞因子协同膜结合效应分子可在局部发挥作用。这些分子是组合发挥作用的，因为膜结合的效应因子只能与相互作用的细胞上的受体结合，这是细胞因子的选择性作用集中在靶细胞上的另一种机制。通过严格调节其合成，细胞因子的作用被进一步限定于靶细胞，例如，IL-2、IL-4 和 IFN-γ 的合成受

细胞因子	T细胞来源	细胞作用					基因敲除的影响
		B细胞	T细胞	巨噬细胞	造血细胞	其他组织细胞	
白介素-2（IL-2）	初始Th1，部分CD8	刺激生长和J链合成	生长和分化	–	刺激NK细胞生长	–	Treg细胞发育和功能受损
干扰素-γ（IFN-γ）	Th1，Tfh，CTL	分化IgG2a合成（小鼠）	抑制Th2和Th17细胞的分化	激活，↑MHC I类和MHC II类	激活NK细胞	抗病毒↑MHC I类和MHC II类	对分枝杆菌和某些病毒易感
淋巴毒素-α（LT-α，TNF-β）	Th1，部分CTL	抑制	杀死	激活，诱导NO产生	激活中性粒细胞	杀死成纤维细胞和肿瘤细胞	淋巴结缺失，脾脏功能紊乱
白介素-4（IL-4）	Th2，Tfh	激活生长IgG1，IgE ↑MHC II类诱导	生长和存活	促进边缘区巨噬细胞激活	↑肥大细胞生长	–	没有Th2
白介素-5（IL-5）	Th2	小鼠：分化IgA合成	–	–	↑嗜酸性粒细胞的生长和分化	–	嗜酸性粒细胞减少
白介素-13（IL-13）	Th2	IgG1、IgE类型转换	–	促进边缘区巨噬细胞	–	↑黏液产生（杯状细胞）	蠕虫感染加重
白介素-17（IL-17）	Th17	促进IgG2a、IgG2b、IgG3（小鼠）	–	–	刺激中性粒细胞募集（间接）	刺激成纤维细胞和上皮细胞分泌趋化因子	抗菌防御受损
白介素-22（IL-22）	Th17	–	–	–	–	刺激黏膜上皮和皮肤产生抗菌肽	抗菌防御受损
转化生长因子-β（TGF-β）	Treg	抑制IgA转换因子产生	促进Th17和iTreg分化，抑制Th1和Th2	抑制激活	激活中性粒细胞	抑制/刺激细胞生长	Treg细胞发育受损，多器官自身免疫反应最终死亡（10周）
白介素-10（IL-10）	Treg，部分Th1，Th2，Th17，CTL	↑MHC II类	抑制Th1	抑制炎性细胞因子的释放	共同刺激肥大细胞生长	–	IBD
白介素-3（IL-3）	Th1，Th2，Th17，部分CTL	–	–	–	初始造血细胞的生长因子（多CSF）	–	–
肿瘤坏死因子-α（TNF-α）	Th1，Th17，部分Th2，部分CTL	–	–	激活，诱导NO产生	–	激活微血管内皮	对革兰氏败血症的易感
粒细胞-巨噬细胞集落刺激因子（GM-CSF）	Th1，Th17，部分Th2，部分CTL	分化	抑制生长？	激活分化为DC	↑粒细胞和巨噬细胞（骨髓生成）和DC的产生	–	

图9.40 已知的T细胞细胞因子的命名和功能

每种细胞因子在不同细胞类型上具有多种活性。效应细胞因子的主要活性以红色突出显示。给定细胞类型分泌的细胞因子的混合物通过所谓的"细胞因子网络"产生许多作用。↑，增加；↓，减少。

mRNA 不稳定性的控制（见第 9-16 节）。因此，在与靶细胞的相互作用结束后，T 细胞不会继续分泌这些细胞因子。

部分细胞因子具有远程效应。由 Th1、Th2 和 Th17 释放的 IL-3 和 GM-CSF（图 9.39），可作用于骨髓细胞以诱导巨噬细胞和粒细胞的产生。巨噬细胞和粒细胞是抗体和 T 细胞介导的免疫应答中重要的固有效应细胞。IL-3 和 GM-CSF 也刺激骨髓前体生成 DC。Th17 产生的 IL-17A 和 IL-17F 主要作用于基质细胞，活化它们产生粒细胞集落刺激因子（granulocyte colony stimulating factor，G-CSF），而 G-CSF 能够促进骨髓来源中性粒细胞的产生。Th2 产生的 IL-5 能刺激骨髓产生嗜酸性粒细胞。某一细胞因子的作用是局部的还是远距离的取决于它们释放的量（集中在靶细胞上的释放量），以及细胞因子在体内的稳定性。

9 – 28　T 细胞以三聚体形式表达多种 TNF 家族细胞因子

大多数效应 T 细胞在细胞表面表达 TNF 家族蛋白。这些成员包括 TNF-α、淋巴毒素（LT）、Fas 配体（CD178）和 CD40 配体，后两者表达于细胞表面。T 细胞分泌的 TNF-α 分为可溶性和膜结合两种形式，可组装成同源三聚体。分泌型的 LT-α 是同源三聚体，但在其膜结合形式中，LT-α 与该家族的第三个跨膜成员 LT-β 连接形成异源三聚体，简称 LT-β（见第 9-2 节）。作为 TNF-α 和 LT-α 的受体，TNFR-Ⅰ 和 TNFR-Ⅱ，在与其配体结合时形成同源三聚体。三聚体结构是 TNF 家族所有成员的特征，并且配体诱导其受体的三聚化似乎是启动信号传导的关键事件。

Fas 配体和 CD40 配体分别与靶细胞上的跨膜蛋白 Fas（CD95）和 CD40 结合。Fas 在其细胞质尾部含有"死亡"结构域，并且与 Fas 配体结合，诱导表达 Fas 分子的细胞发生凋亡（图 11.22）。其他 TNFR 家族成员，包括 TNFR-Ⅰ，也与死亡结构域相关，并且还能诱导细胞凋亡。因此，TNF-α 和 LT-α 通过与 TNFR-Ⅰ 结合诱导细胞凋亡。

CD40 配体对 CD4 T 细胞发挥其效应功能尤为重要：CD40L 在 Th1、Th2、Th17 和 Tfh 上被诱导表达，并通过 CD40 向 B 细胞和固有免疫细胞传递活化信号。与 Fas 配体相反，CD40 的细胞质尾部缺少死亡区域，它与下游名为 TRAF（TNF 受体相关因子）的蛋白质相连。CD40 参与 B 细胞和巨噬细胞的活化；B 细胞上 CD40 的活化促进其生长和同型转换，而巨噬细胞上 CD40 的连接诱导它们分泌更多的促炎细胞因子（如 TNF-α）并且能够接受更低浓度 IFN-γ 的激活。CD40 配体表达的缺陷与免疫缺陷的发生有关，我们将在第 13 章中学习这一内容。

【小结】

效应 T 细胞与其靶标之间的相互作用由瞬时抗原 – 非特异性的黏附引发。仅当靶细胞表面上的抗原肽：MHC 复合物被效应 T 细胞上的受体识别时才诱导 T 细胞的效应功能。该识别事件促使效应 T 细胞更强地黏附于携带抗原的靶细胞上，并直接向靶细胞释放效应分子，导致靶细胞的活化或死亡。效应 T 细胞的抗原识别功能主要由 T 细胞在结合特定的靶细胞后产生的效应分子介导。CD8 CTL 将预先形成的细胞毒素预存于专门的细胞毒性颗粒中，集中释放于与感染的靶细胞接触的部位，从而杀死感染的靶细胞而不会杀死附近任何未感染的细胞。大多数效应 T 细胞表达的细胞因子和膜相关效应蛋白的 TNF 家族成员需从头合成。膜相关效应分子只能将信号传递给携带相应受体的细胞，而可溶性细胞因子可作用于局部表达细胞因子受体的靶细胞，或远距离作用于其他细胞。T 细胞的效应功能由细胞因子和膜相关效应分子通过其特异性受体的作用或通过 CD8 细胞释放的细胞毒素的作用而产生。

T细胞介导的细胞毒性

所有病毒和部分细菌可在被感染细胞的胞质中繁殖。病毒本身是一种高度复杂的寄生生物，它没有自己的生物合成和代谢器官，所以只能在细胞内复制。虽然它们进入细胞前易被抗体清除，但是一旦进入细胞，这些病原体就不能被抗体识别，只有摧毁或改造被感染的细胞后才能将其消灭。虽然 Th1 也具有一定的细胞毒性功能，但宿主的这一防御作用主要由 CD8 CTL 来执行。在动物上将这些 CTL 人为地剔除，或者在小鼠和人体中缺少将抗原提呈给 CD8 T 细胞的 MHC I 类分子，都会导致对病毒的易感性，这些现象很好地说明了 CTL 在限制感染上有着很重要的作用。清除感染的细胞但又不破坏健康组织，则需要 CD8 T 细胞发挥强大又精准的细胞毒性机制。

9–29 细胞毒性 T 细胞通过凋亡的内源性和外源性的途径诱导靶向细胞的程序性凋亡

为了清除宿主胞质中的病原体，CTL 靶向感染的宿主细胞并诱导其死亡。细胞的死亡途径有多种，物理的和化学的损伤，如心脏病发生时心肌细胞会缺氧，又或者抗体和补体破坏细胞膜导致细胞的解体或坏死。这些形式的细胞死亡常伴随局部的炎症并且引起伤口愈合。另一种细胞死亡称作程序性细胞死亡，可通过凋亡或者自噬诱导发生。细胞凋亡是一种受特异的细胞外信号或缺乏生存所需信号诱导的调节过程，它能引发一系列的细胞事件，包括质膜起泡、膜脂分布改变和染色体 DNA 酶的促断裂。细胞凋亡的一个标志就是通过激活在核小体之间切割 DNA 的核酸酶将 DNA 切割成 200 个碱基对的片段。正如第 6 章所述，自噬是细胞处理衰老或异常蛋白质和细胞器的过程。在自噬性细胞死亡中，大囊泡会在细胞核凝结和被破坏之前降解细胞器，而细胞核的变化也是细胞凋亡的特征之一。

CTL 通过诱导靶细胞凋亡而发挥杀伤作用（图 9.41）。有两种较常见的细胞凋亡途径：外源性途径是由胞外配体通过激活死亡受体介导。配体的结合会刺激表达死亡受体的细胞发生凋亡。另一种途径称为细胞凋亡的内源性或线粒体途径，这种途径会被有害刺激（如紫外线照射或化疗药物）和缺乏生存所必需的生长因子所激活。这两种途径的共同点是活化特定的蛋白酶，即天冬氨酸特异性巯基蛋白酶或胱天蛋白酶，我们在第 3 章中已介绍，它们可以加工细胞因子 IL-1 和 IL-18，使其具有活性。

像很多其他蛋白酶一样，胱天蛋白酶以无活性的前体形式被合成，在这种情况下，其前体中的催化结构域被相邻的前体结构域所抑制。胱天蛋白酶原被其他胱天蛋白酶切割并释放出抑制性前体结构域后被激活。参与凋亡途径的胱天蛋白酶有两种类型：起始胱天蛋白酶通过切割和激活其他胱天蛋白酶促进凋亡；效应

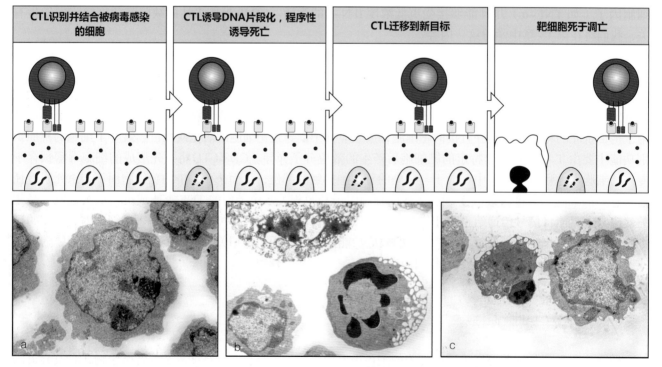

图9.41 CD8 CTL诱导靶细胞凋亡

CD8 CTL特异识别靶细胞上的抗原肽:MHC复合物（顶部图）会导致靶细胞以凋亡形式死亡。CTL可以循环杀死多个靶标。每次杀灭都需要一系列相同的步骤，包括受体结合和存储在颗粒中的细胞毒性蛋白的定向释放。显微照片显示了细胞凋亡过程（下图），其中图a显示具有正常细胞核的健康细胞。细胞凋亡的早期（图b），染色质浓缩（红色），尽管细胞脱落了膜囊泡，但细胞膜的完整性仍保留，与同一区域上部分的坏死细胞相反。细胞凋亡的晚期（图c），细胞核（中间细胞）是固缩紧密的，线粒体缺失，细胞通过囊泡脱落而失去大部分胞质和细胞膜。照片（×3500）由R. Windsor和E. Hirst提供。

脱天蛋白酶启动与凋亡相关的细胞变化。外源性凋亡途径利用两种相关的起始脱天蛋白酶——caspase 8 和 caspase 10，然而内源性途径利用 caspase 9。两条途径都将 caspase 3、caspase 6、caspase 7 作为效应脱天蛋白酶。效应脱天蛋白酶是对细胞完整性很重要的一类蛋白质，可以激活并促进细胞死亡。例如，它们的切割和降解是维持细胞核结构完整性所必需的，并且它们还可以激活核酸内切酶使染色质 DNA 片段化。

CTL 通过外源性或内源性凋亡途径诱导靶细胞死亡。外源性途径由 FasL、TNF-α 或 LT-α 介导，它们的受体（Fas、CD95 或 TNFR-1）由免疫系统的其他细胞和非免疫细胞表达。由于这些受体的分布有限，CTL 已具备更加广谱地诱导抗原特异性靶细胞死亡的机制：即定向释放细胞毒性颗粒来激活细胞凋亡的内源性途径。当 CTL 与靶向细胞混合并通过离心快速接触时，CTL 可在 5 分钟内诱导抗原特异性靶细胞死亡，尽管死亡整个过程可能需要几个小时才能完全实现。该反应的快速性提示递送至靶细胞的效应分子是预先形成的。除了杀死宿主细胞外，细胞凋亡机制可能也直接作用于胞质中的病原体。例如，细胞凋亡激活的核酸酶在破坏细胞 DNA 的同时也可以降解病毒 DNA。这样能够阻止病毒粒子的组装和感染性病毒的释放以感染邻近的细胞。在细胞凋亡的过程中被激活的其他酶可能会破坏胞质中的非病毒病原体。因此，相较于细胞坏死，细胞凋亡是更好的杀死感染细胞的手段。因为如果完整的病原体可从坏死细胞中释放出来，它们将继续感染健康细胞或寄生于摄取它们的巨噬细胞。

9–30 细胞凋亡的内源性途径由线粒体释放的细胞色素 c 介导

凋亡的内源性途径是由线粒体释放的细胞色素 c 所触发的，它能够激活脱天蛋白酶。一旦细胞色素 c 在胞质中结合到 Apaf-1（凋亡蛋白酶激活因子-1）蛋白上，就可刺激其寡聚化并形成凋亡小体。然后凋亡小体招募起始脱天蛋白酶原 9，使其聚集促进其自身切割并释放其催化结构域来活化效应脱天蛋白酶（图 9.42）。

细胞色素 c 的释放由 Bcl-2 家族蛋白成员间的相互作用调控。Bcl-2 家族成员是由其结构中存在的一个或多个 Bcl-2 同源（BH）结构域来定义的，它们通常可被分为两组：促进细胞凋亡的成员和抑制凋亡的成

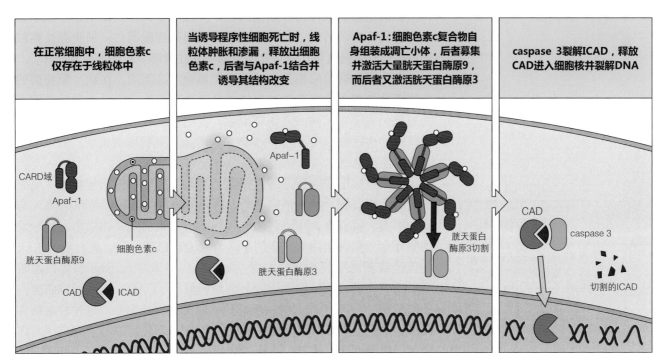

图9.42 在内源性途径中，来自线粒体释放的细胞色素c诱导凋亡小体的形成，从而激活脱天蛋白酶原9来启动程序性细胞死亡
在正常细胞中，细胞色素c限于线粒体中（第一张图）。然而，在内源性途径的刺激过程中，线粒体发生肿胀，细胞色素c泄露到细胞质中（第二张图）与Apaf-1结合。随后Apaf-1的构象改变诱导多聚凋亡小体的自组装，并招募脱天蛋白酶原9（第三张图）。通过凋亡小体使脱天蛋白酶原9聚集并活化caspase 9，使其可以切割下游的脱天蛋白酶如caspase 3，这会导致切割DNA的酶的活化，如ICAD（第四张图）。

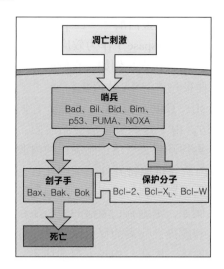

图9.43　Bcl-2家族蛋白调节的内源性通路的总览。

细胞外的凋亡刺激活化一群促凋亡（哨兵）蛋白。哨兵蛋白既能封阻由保存活保护蛋白提供的保护作用，又能直接激活促凋亡的刽子手蛋白。在哺乳动物细胞中，细胞凋亡由刽子手蛋白Bax、Bak及Bok介导。在正常细胞，这些蛋白质的作用被保护性蛋白（Bcl-2、Bcl-XL和Bcl-W）阻止。活化的刽子手蛋白的释放导致细胞色素c的释放，随后导致细胞死亡，如图9.42。

员（图9.43）。促凋亡的Bcl-2家族成员，如Bax、Bak和Bok（称为"刽子手"）可与线粒体膜结合，能直接造成细胞色素c的释放。它们如何做到这一点仍然未知，但它们可能是通过在膜上穿孔的方式来实现的。抗凋亡Bcl2家族成员由促进细胞存活的刺激物诱导。最被人们熟知的抗凋亡蛋白就是Bcl-2本身。*Bcl-2*基因首先被鉴定为B细胞中的原癌基因，其在肿瘤中过表达赋予细胞抵抗凋亡的能力，因此，更有可能发展为侵袭性癌症。抑制家族的其他成员包括Bcl-XL和Bcl-W，它们通过结合到线粒体膜上阻止细胞色素c的释放来执行功能，但其确切机制尚不清楚，目前认为它们可能通过直接阻断促凋亡家族成员的功能来起作用。

促凋亡Bcl-2家族成员的第二大家族称为"哨兵"，它们被凋亡刺激所激活。一旦激活，这些蛋白质包括Bad、Bid和PUMA，可以阻断抗凋亡蛋白的活性或直接刺激"刽子手"的促凋亡活性。

9 – 31 诱发细胞凋亡的细胞毒性效应蛋白包含在CD8细胞毒性T细胞的颗粒中

CTL作用的主要机制是识别靶细胞表面抗原后，随后释放特异性的细胞毒性颗粒，这一过程是钙离子依赖的。细胞毒性颗粒是被修饰的溶酶体，包含着至少三种类型的细胞毒性效应蛋白如穿孔素、颗粒酶和颗粒溶素，这些蛋白质在CTL中特异性表达（图9.44）。这些蛋白质以活性形式储存在细胞毒性颗粒中，但颗粒内的环境阻止它们发挥功能直到被释放。穿孔素通过在靶细胞质膜上形成孔或制造穿孔而起作用，两者都对靶细胞造成直接损伤，从而使细胞毒性颗粒的其他成分能够通过形成的导管进入靶细胞的细胞质中。颗粒酶在人体中共有5种，在小鼠中共有10种，一旦通过穿孔素形成的通道被运输到靶细胞的胞质后就能诱导细胞凋亡。颗粒溶素只在人而不在小鼠中表达。它具有抗菌活性，在高浓度下能引起靶细胞凋亡。细胞毒性颗粒还包括丝甘蛋白聚糖，它可作为支架与穿孔素和颗粒酶形成复合体。

穿孔素与颗粒酶都是有效杀死靶细胞所必需的。在缺少颗粒酶的细胞毒性细胞中，穿孔素虽然能单独杀死靶细胞，但是大多数细胞毒性细胞仍需要颗粒酶来杀伤靶细胞，否则杀伤效率不高。而来自穿孔素缺陷的小鼠的CTL由于缺少向靶细胞运输颗粒酶的机制，所以无法杀死其他细胞。

在靶细胞中颗粒酶通过直接激活胱天蛋白酶和损伤线粒体（也能激活胱天蛋白酶）触发细胞凋亡。两种最丰富的颗粒酶是颗粒酶A与颗粒酶B。颗粒酶A可通过胱天蛋白酶非依赖的线粒体损伤方式触发细胞死亡，其机制尚未完全明了。与胱天蛋白酶一样，颗粒酶B在天冬氨酸残基之后切割蛋白并激活caspase 3，激活caspase的蛋白水解级联反应，最终通过切割使脱氧核糖核酸酶（CAD）失活的抑制蛋白（ICAD），来激活胱天蛋白酶活化的脱氧核糖核酸酶。这种核酸酶在靶细胞中是负责DNA降解的酶（图9.45）。颗粒酶B也会靶向线粒体来激活内源性凋亡途径，它通过活化的caspase 3直接或间接切割BID蛋白（用于BH3相互作用结构域的死亡激动剂蛋白），造成线粒体外膜的破裂并释放线粒体膜内的促凋亡分子，如细胞色素c。正如上述所

CTL颗粒中的蛋白质	对靶细胞的作用
穿孔素	帮助将颗粒内容物输送到靶细胞的细胞质中
颗粒酶	丝氨酸蛋白酶，一旦进入靶细胞的细胞质中就会激活细胞凋亡
颗粒溶素	具有抗菌作用，可诱导细胞凋亡

图9.44　由CTL释放的细胞毒性效应蛋白

图9.45　穿孔素、颗粒酶以及丝甘蛋白聚糖从细胞毒性颗粒中释放，并递送颗粒酶到靶细胞的胞质中诱导其凋亡

CD8 CTL识别被病毒感染的细胞表面的抗原来诱导T细胞定向释放其细胞毒性颗粒的内容物。穿孔素和颗粒酶与蛋白多糖丝甘蛋白聚糖形成复合体，一起被递送到靶细胞的膜上（第一幅图）。通过某种未知的机制，穿孔素诱导颗粒内容物进入靶细胞的胞质而没有明显的孔形成，然后导入的颗粒酶作用于特定的胞内靶标，如BID蛋白和脱天蛋白酶原3（第二幅图）。以直接的或间接的方式，颗粒酶将BID剪切为截断的BID（tBID），并且将脱天蛋白酶原3切割为活性脱天蛋白酶（第三幅图）。tBID作用于线粒体使其将细胞色素c释放到细胞质中，从而通过诱导凋亡小体的形成来促进细胞凋亡。凋亡小体能够活化脱天蛋白酶原9，活化的caspase 9又反过来进一步扩大caspase 3的激活。活化的caspase 3靶向ICAD来释放脱天蛋白酶激活的DNA酶（CAD）将DNA片段化（第四幅图）。

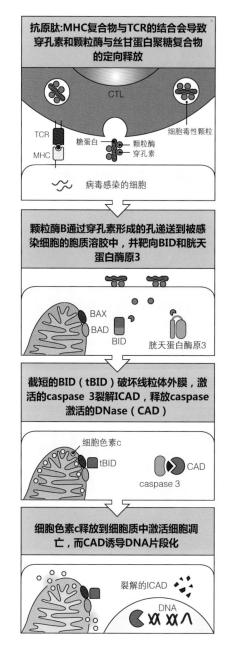

讨论（第9-30节），细胞色素c是内源性凋亡级联扩大的关键，因为它与Apaf-1参与启动凋亡小体的组装，然后反过来激活起始caspase 9。因此，颗粒酶B在激活效应caspase 3过程中直接发挥作用，而在激活起始caspase 9中发挥间接作用。

经历细胞程序性死亡的细胞会快速地被吞噬细胞摄取，吞噬细胞能够识别细胞膜的改变：磷脂酰丝氨酸（通常只存在于细胞膜的内侧）取代磷脂酰胆碱成为细胞膜外侧的主要磷脂。摄入的细胞会被降解并完全被吞噬细胞消化，且不会诱导共刺激分子的产生。因此，细胞凋亡一般是免疫学上"平静"的过程，也就是说，凋亡细胞一般不会激活免疫应答。

9-32　细胞毒性T细胞选择性杀伤表达特异抗原的靶细胞

当CTL与等量的两种靶细胞混合物（一种带有特异性抗原，另一种不携带特异性抗原）接触时，它们只杀死携带有特异性抗原的靶细胞。"无辜的旁观者"细胞和CTL自身则未被杀死。CTL未被杀死的原因可能因为是释放细胞毒性效应分子是高度极化的。如我们在图9.38中可以看到，CTL引导自身高尔基体和微管组织中心，使其分泌集中在与靶细胞的接触点上。图9.46中显示，颗粒向接触点移动。附着在若干个不同的靶细胞上的CTL依次将它们的"分泌装置"重新定位到每一个细胞，并逐个杀死它们，这样的机制可以使它们无论何时只在一个接触点攻击靶细胞。CD8 CTL的这种"狭隘行动"允许它们能杀死组织中的单个感染细胞而不会产生大规模组织损伤（图9.47），这在不发生细胞再生的组织（如中枢神经系统中的神经元，或者再生非常有限的胰岛）中至关重要。

CTL在细胞毒性颗粒中储存预先以无活性的形式形成细胞毒性蛋白，从而能够快速杀死靶细胞。当初始CTL前体首次接触特异性抗原后，细胞毒性蛋白被合成并快速装载到颗粒中。TCR的桥联也能诱导效应CD8 T细胞中穿孔素和颗粒酶的从头合成，使细胞毒性颗粒被继续补充，而单个CD8 T细胞则能够连续杀死一系列靶细胞。

9-33　细胞毒性T细胞也通过释放细胞因子来发挥作用

诱导靶细胞凋亡是CD8 CTL消除感染的主要方式。然而，大部分CTL也释放细胞因子，如IFN-γ、TNF-α和LT-α。这些细胞因子以其他的方式参与宿主防御。IFN-γ能直接抑制病毒复制，并诱导增

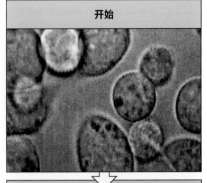

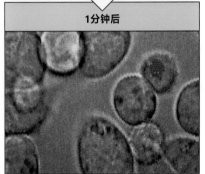

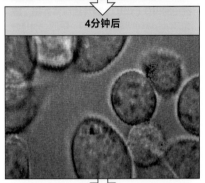

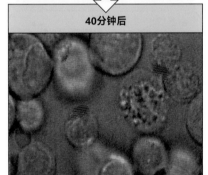

图9.46 效应分子以高度极化的方式从T细胞颗粒中释放

将CTL的颗粒标记上荧光染料，允许颗粒在显微镜下观察并通过延时拍摄观察其运动。这里，我们展示了CTL与靶细胞相互作用并最终被杀死靶细胞的一系列照片。在第一张图中，时间为0时，T细胞（右上）刚刚与靶细胞接触（对角线斜下方）。此时，标记了红色荧光染料的T细胞颗粒是远离接触点的。第二张图中，仅过了1分钟，颗粒开始向靶细胞移动。第三张图显示，4分钟后颗粒的移动基本上已经完成。40分钟后，在第四张图中，颗粒的内容物被释放到T细胞与靶细胞之间的空隙中，此时靶细胞开始进入凋亡（注意碎片状的核）。T细胞现在将脱离靶细胞，之后它可以继续识别并杀死其他靶细胞。照片由G. Griffiths提供。

加 MHC Ⅰ类分子和其他蛋白质的表达，这些蛋白质参与这些新合成的 MHC Ⅰ类分子在感染细胞中的肽装载。这增加了被感染细胞被 CTL 攻击的概率。IFN-γ 同样能激活巨噬细胞，招募它们到感染部位。巨噬细胞在感染处既可作为效应细胞，也可作为 APC。TNF-α 和 LT-α 通过 TNFR-Ⅱ 能和巨噬细胞中的 INF-γ 协同作用，并通过与 TNFR-Ⅰ（诱导细胞凋亡）的相互作用来杀死靶细胞（见第 9-28 节和第 9-29 节）。因此，效应 CD8 CTL 以多种方式来限制胞内病原体的扩散。

【小结】

效应 CD8 CTL 在宿主抵抗胞内病原体的防御中必不可少，最常见的功能是抵御病毒感染。这些 CTL 能够通过识别被转运至细胞表面与 MHC Ⅰ类分子结合的外源肽来杀死任何携带此类病原体的细胞。CD8 CTL 通过释放 3 类预先形成的细胞毒性蛋白来执行杀伤功能：颗粒酶以多种方式诱导任何类型的靶细胞凋亡；穿孔素在向靶细胞运输颗粒酶时发挥作用；颗粒溶素具有抗菌活性和促凋亡能力。这些特性允许 CTL 攻击并破坏几乎任何感染了胞内病原体的细胞。CD8 和部分 CD4 T 细胞表达的膜结合 Fas 配体，可能也通过与某些靶细胞表达的 Fas 结合来诱导细胞凋亡。然而，这一途径在大部分感染中不如细胞毒性颗粒介导的杀伤那样重要。CD8 CTL 产生的 IFN-γ 可抑制病毒复制，并且可诱导 MHC Ⅰ类分子表达和巨噬细胞活化。CTL 非常精确地杀死感染的细胞而保留相邻的正常细胞，这种精确度对于在清除感染细胞时将组织损伤降到最低至关重要。

第9章总结

当初始 T 细胞与 APC 负载的特异性抗原在次级淋巴组织的 T 细胞区域相遇时，适应性免疫应答被启动。在大多数情况下，负责激活并克隆扩增初始 T 细胞的 APC 是表达共刺激分子 B7.1 与 B7.2 的 cDC。

cDC 不仅只驻留在淋巴组织中，也会巡视外周组织。在外周组织中，DC 与病原体相遇，在感染部位摄取抗原，通过固有免疫识别激活，并迁移到局部淋巴组织。DC 可能有效地直接激活初始 T 细胞，或者它可将抗原转移至驻留在次级淋巴细胞器官的 DC，向初始 CD8 T 细胞交叉提呈抗原。pDC 通过产生 Ⅰ 型干扰素，诱导机体产生抵抗病毒的快速应答。活化的 T 细胞产生 IL-2，而 IL-2 对于调节 T 细胞

图9.47　CTL杀死携带特异性抗原的靶细胞，同时保留临近的未感染细胞

组织中的所有细胞都容易被武装效应CD8 T细胞的细胞毒性蛋白杀死，但只有被感染的细胞被杀死。通过TCR的特异性识别可辨认哪些靶细胞被杀死，而细胞毒性颗粒的极化释放（未显示）确保相邻细胞不受影响。

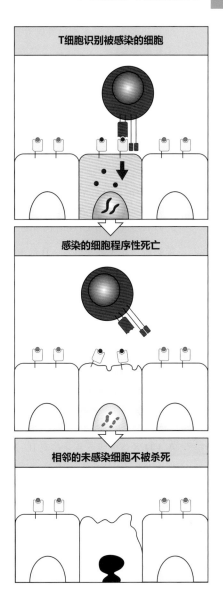

早期增殖与分化很重要；其他不同的信号驱动若干种效应 T 细胞的分化，这些效应 T 细胞主要通过释放介质直接作用于其靶细胞。抗原肽：MHC 复合物对效应 T 细胞的驱动不需要共刺激物的参与，因此任何被感染的靶细胞都能被效应 T 细胞激活或破坏。CD8 CTL 杀死被胞质病原体感染的靶细胞，因此消除了病原体复制的场所。通过靶向不同的固有免疫和适应性免疫细胞〔巨噬细胞（Th1）、嗜酸性粒细胞、嗜碱性粒细胞和肥大细胞（Th2），中性粒细胞（Th17），或者 B 细胞（Tfh）〕的效应功能，CD4 T 细胞能够成为专门的效应细胞并反过来促进免疫应答的独特武器。因此，效应 T 细胞实际上控制了所有适应性和固有免疫应答的效应机制。此外，CD4 调节 T 细胞亚群的产生可通过抑制 T 细胞活性来帮助调控免疫应答。

练习题

9.1　**选择题**：下面哪项陈述是正确的？
A. 动脉和静脉系统的发育受同源框转录因子 Prox1 的调节。
B. 动脉将淋巴毒素传递给非造血基质 LTi 细胞以诱导淋巴结发育。
C. 淋巴毒素 – α3 信号传导抑制 NFκB 来诱导趋化因子如 CXCL13。
D. 淋巴毒素 – α3 结合 TNFR – Ⅰ并支持宫颈和肠系膜淋巴结的发育。

9.2　**填空题**：T 细胞和 B 细胞通过血液分布到次级淋巴器官。随后它们在趋化因子的指示下导向各自的区室。例如，在脾脏的 T 细胞区域 CCL21 由 ＿＿＿＿＿＿ 分泌，并在淋巴结中由 ＿＿＿＿＿＿ 呈列。这一趋化因子以及 ＿＿＿＿＿＿ 通过 CCR7 的信号传导将 T 细胞导向相应的 T 细胞区域。相反，＿＿＿＿＿＿ 是 CXCR5 的配体，由

＿＿＿＿＿＿ 分泌并将 B 细胞吸引至 ＿＿＿＿＿。T 细胞也可以响应 CXCL13，因为 T 细胞亚群能表达 ＿＿＿＿＿＿，这允许它们进入 B 细胞滤泡并参与生发中心的形成。

9.3　**选择题**：下面哪项正确描述了初始 T 细胞进入淋巴结所需的事件？
A. CCR7 信号传导诱导 Gαi，导致整合素结合的亲和力降低。
B. 初始 T 细胞上 S1P 受体的上调促其向淋巴结的迁移。
C. 在 HEV 中滚动将 T 细胞暴露于 CCL21，CCL21 激活 LFA-1 并促进迁移。
D. 在 HEV 上表达的 MadCaM-1 与 T 细胞上的 CD62L 相互作用促进向淋巴结的迁移。

9.4　**简答题**：在某些情况下，受到 HSV 或流感病毒感染的来自外周组织的 APC 不将病毒抗原提呈给初始 T

细胞。那么免疫系统如何能对这些病原体产生适应性免疫应答？

9.5　判断题：在 DC 中，TLR 的激活诱导 CCR7 的表达，这促进 DC 通过血流迁移至淋巴结。

9.6　配对题：将以下每个激活特征分类为 cDC 或 pDC 病原体应答。
1. CCL18 的产生
2. 激活后引起可持续的 MHC 循环
3. DC-SIGN 的表达
4. CD80 和 CD86 的表达
5. TLR-9 激活后 CD40L 的表达

9.7　简答题：在免疫应答中，B 细胞、DC 和巨噬细胞的抗原提呈过程有何不同？

9.8　选择题：下列哪些是 TCR 与 CCR7 信号传导的常见结果？
A. 整合素激活
B. 阳性选择
C. Th1 诱导
D. Th2 诱导

9.9　选择题：下列哪项描述了 CD28 信号传导增加 IL-2 产量的机制？
A. CD28 信号传导诱导稳定 IL-2 mRNA 序列的蛋白质的表达。
B. PI3K 抑制 Akt，通过细胞周期停滞来支持 IL-2 的产生。
C. PI3K 抑制 AP-1 和 NFκB 的产生，因此增加了 IL-2 的产生。

9.10　判断题：在大部分病毒感染中，CD8 T 细胞的激活需要 CD4 T 细胞的帮助。

9.11　配对题：将下列每个 CD4 T 细胞亚群特异性分泌的细胞因子与其相应的效应功能进行配对。
A. IL-17　　　　　　ⅰ. 根除细胞内的感染
B. IL-4　　　　　　ⅱ. 对胞外细菌做出应答
C. IFN-γ　　　　　ⅲ. 控制胞外的寄生虫
D. IL-10　　　　　ⅳ. 抑制 T 细胞应答

9.12　配对题：以下细胞因子能驱动 CD4 Th 亚群的效应分化。将每个与其各自亚群对应的特异性转录因子相互匹配。
A. IFN-γ　　　　　ⅰ. RORγt
B. IL-4　　　　　　ⅱ. FoxP3
C. IL-6 和 TGF-β　ⅲ. T-bet
D. TGF-β　　　　　ⅳ. GATA3

9.13　选择题：下列哪些陈述是错误的？
A. TCR 信号传导在 cSMAC 处最强。
B. E3 连接酶 Cb1 介导 cSMAC 中的 TCR 降解。
C. 细胞骨架重组指导效应分子在免疫突触处释放。
D. 整合素如 LAF-1，在 SMAC 相关联。

9.14　填空题：从列表中挑选最合适的词填于空白处。并不是所有的词会被用到，每个词只能用一次。
CD8 T 细胞可以特异性地破坏感染的细胞或恶性细胞。为了做到这一点，CD8 T 细胞诱导 _____ 细胞死亡，这可以通过两种不同的方式实现。首先，CD8 T 细胞具有可以诱导 _____ 凋亡途径的配体，例如 _____，_____ 或 _____。相反地，细胞死亡也可以通过内源性途径诱导。为了启动这种机制，_____ 被释放，它允许颗粒酶进入细胞。一旦颗粒酶进入细胞的胞质中，它们就可以切割并激活 _____，它反过来切割 _____，允许 _____ 降解 DNA。颗粒酶 B 也切割 _____，结果破坏了线粒体膜，允许 _____ 释放并形成 _____。

CAD	坏死	caspase 3
内源性	LT-α	质子梯度
凋亡	caspase9	ICAD
凋亡小体	内源性	TNF-α
FasL	穿孔素	BID
细胞色素 c	缺氧	

（赖玉平　贾鑫明译，周　猛校）

参考文献

10

体液免疫应答

胞外空间受到体液免疫应答的保护，在此过程中，病原体可在机体的胞外间隙繁殖，胞内病原体亦可通过细胞外液扩散。B 细胞产生的抗体可清除胞外微生物及其产物，抑制胞内感染向胞外扩散。第 1–20 节介绍了抗体发挥效应的三种方式：中和作用、调理作用及激活补体（图 10.1）。中和作用，即抗体与病原体结合阻断其侵入及感染宿主细胞，或者是抗体与细菌毒素结合并阻止其发挥生物学作用。抗体恒定区（C 区）与吞噬细胞表面的 Fc 受体结合，促进吞噬细胞吞噬细菌，从而介导调理作用。第 2 章中已介绍，抗体与病原体结合后通过经典途径激活补体，活化的补体成分沉积于病原体表面，招募吞噬细胞，促进调理作用；另外还可形成攻膜复合物，通过攻膜复合物上的孔道直接溶解病原体。抗体重链的同种型影响机体对效应机制的选择，并决定抗体的种类（见第 5–12 节）。

本章的第一部分介绍了初始 B 细胞、抗原及辅助性 T 细胞的相互作用，以致 B 细胞的活化及抗体的产生。有些抗原无须 T 细胞的辅助即可刺激抗体产生，但初始 B 细胞的活化通常需要 Tfh 的辅助（见第 9–20 节）。活化 B 细胞分化为分泌抗体的浆细胞或记忆 B 细胞。抗体应答过程称为亲和力成熟的过程，抗体通过可变区（V 区）基因的体细胞高频突变产生对靶抗原更高亲和力的抗体。体细胞高频突变、抗体类别转换赋予抗体应答的多样性。亲和力成熟和类别转换仅发生于 B 细胞，但需要 T 细胞的辅助。本章的第二部分介绍了各类抗体的分布和功能，特别是黏膜部位的抗体。第三部分详细介绍了抗体利用 Fc 段控制和消除感染的不同效应机制。体液免疫应答的记忆效应不在本章介绍（见第 11 章）。

B细胞的活化

BCR 是 B 细胞抗原的特异性识别受体，在 B 细胞活化的过程中起

本章概要：

B细胞的活化

各类免疫球蛋白的分布与功能

通过Fc受体破坏抗体包被的病原体

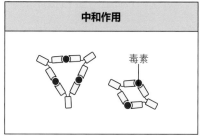

中和作用

毒素

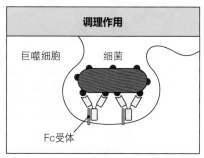

调理作用

巨噬细胞　细菌

Fc受体

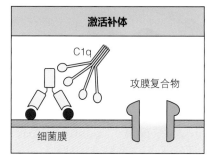

激活补体

C1q

攻膜复合物

细菌膜

图10.1　抗体通过中和作用、调理作用和激活补体发挥生物学效应

浆细胞分泌的抗体主要以三种方式保护宿主免受感染：结合病原微生物及其产物，中和毒素、阻断病原体侵入，称为"中和作用"（上图）。结合病原体后，抗体的Fc段可与巨噬细胞或中性粒细胞表面的Fc受体结合，辅助吞噬细胞摄取和杀死病原体，该过程称为"调理作用"（中图）。抗体通过活化C1激活补体是经典途径的第一步。补体活化成分（如C3b）的沉积增强调理作用，亦可通过激活攻膜复合物直接杀死某些感染细胞（下图）。

重要作用。BCR 能够特异性结合抗原启动信号级联反应，该过程与 TCR 相似。B 细胞内化 BCR 结合的抗原，并对抗原进行加工处理，在 B 细胞表面形成抗原肽：MHC Ⅱ类分子复合物，提呈给抗原特异的辅助性 T 细胞（Th）。效应 T 细胞通过表面分子和分泌细胞因子辅助 B 细胞增殖分化，成为具有抗体分泌功能的浆细胞和记忆 B 细胞。抗体应答阶段，即在长期产生抗体的浆细胞或记忆 B 细胞形成前，会形成生发中心（见第 10-6 节）。一些抗原无须 T 细胞辅助即可直接活化 B 细胞，B 细胞对这些抗原的直接应答可快速识别多种病原体。抗体应答的精细调节可增加抗体对抗原的亲和力，抗体的类别转换取决于抗原刺激的 B 细胞与 Th 及周围淋巴器官中其他细胞的相互作用。因此，微生物抗原诱生的抗体与 T 细胞辅助诱生的抗体相比较，其亲和力较低且功能较弱。

10－1 B 细胞受体和滤泡辅助性 T 细胞或微生物抗原促进了 B 细胞的活化

如第 8 章中所述，初始 T 细胞的活化需要 TCR 特异性识别抗原及 APC 提供的共刺激信号。同样，除了 BCR 的特异性识别抗原外，初始 B 细胞的活化还需要 Tfh 的辅助信号或直接来自微生物成分的信号（图 10.2）。

T 细胞缺陷的个体，纯蛋白质抗原无法诱导抗体应答，由于此类抗原通常需要抗原特异性 T 细胞（即 Tfh）的辅助来激活体液免疫应答，因而称为胸腺依赖性抗原（TD 抗原）。B 细胞获得 Tfh 辅助的前提是 B 细胞识别并内化、提呈能够被 Tfh 细胞识别的抗原肽。BCR 结合的抗原被 B 细胞内化降解，形成抗原肽：MHC Ⅱ类分子复合物转移至细胞表面（图 10.2，图一），Tfh 识别抗原肽：MHC Ⅱ类分子复合物，向 B 细胞提供活化增殖的信号。这些信号包括 Tfh 活化后表达的 CD40L（CD154）、细胞因子，如 IL-21（图 10.3），并诱导 B 细胞表达 CD40。CD40 激活非经典的 NFκB 通路（见第 7-23 节），通过诱导 Bcl-2 等抗凋亡分子的表达来促进 B 细胞的存活。IL-21 活化 STAT3，促进 B 细胞增殖分化为浆细胞和记忆 B 细胞。Tfh 分泌的细胞因子还包括 IL-6、TGF-β、IFN-γ 和 IL-4 等，这些因子可调节抗体的类别转换，详见第 10-12 节。这些细胞因子亦可由其他效应 T 细胞亚群分泌（第 9 章中介绍），但 Tfh 与其他 T 细胞亚群有着本质的不同，如 Tfh 细胞中 IL-4 基因的转录不依赖于 GATA-3 和 STAT6，而 Th2 细胞 IL-4 基因的转录却依赖于上述两个转录因子。

虽然 B 细胞对蛋白抗原的应答依赖于 T 细胞的辅助，但是部分微生物无须 T 细胞辅助即可诱导抗体产

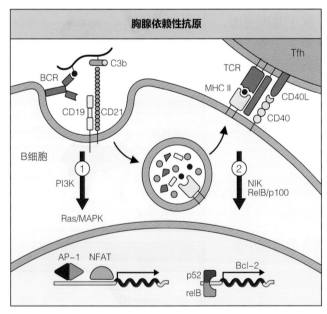
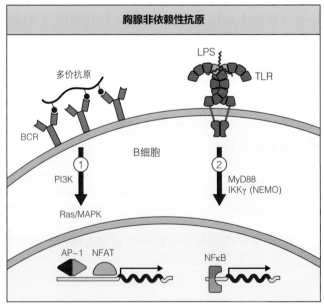

图10.2　胸腺依赖性抗原或胸腺非依赖性抗原活化B细胞需要第二信号的参与
B细胞活化的第一信号（箭头1）由抗原受体（BCR）传递，激活了第7章所述的信号通路。共受体CD21和CD19通过与抗原表面C3b的相互作用增强B细胞活化信号，对于胸腺依赖性抗原（图一），第二信号（箭头2）由Tfh传递，Tfh识别B细胞表面MHC Ⅱ类分子提呈的抗原肽。Tfh表面的CD40L与B细胞表面的CD40结合，通过NFκB激酶（NIK）活化非经典的NFκB信号通路，诱导Bcl-2等抗凋亡基因的表达（见第7-17节）。对于胸腺非依赖性抗原（图二），第二信号可以通过TLR传递，这些受体识别抗原相关的TLR配体，如细菌LPS或细菌DNA，第3章中已有相关叙述。

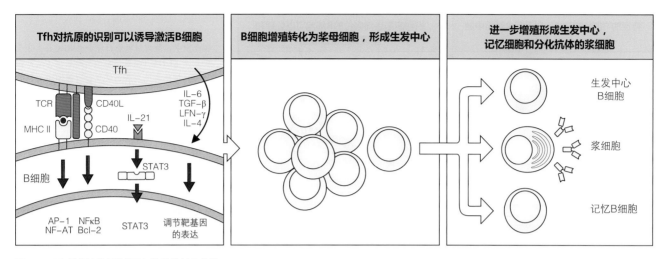

图10.3 Tfh提供的信号激活B细胞并控制其分化

BCR结合抗原提供B细胞活化的第一信号，Tfh识别B细胞表面的抗原肽:MHC Ⅱ复合物（图一），提供B细胞活化的第二信号。Tfh表达CD40L，分泌多种重要的细胞因子，如IL-21，激活转录因子STAT3增强B细胞增殖和活化，亦可调节免疫球蛋白的类别转换（见第10-12节）。在上述信号的作用下，活化的B细胞开始增殖（图二）并进入生发中心，最终分化为浆细胞或记忆B细胞（图三）。

生。这些微生物抗原被称为胸腺非依赖性（thymus-independent，TI）抗原，它们可在 T 细胞缺陷的个体中诱导抗体应答。这种抗原通常具有高度重复的结构特征，引起 BCR 的交联，如细菌细胞壁的 LPS。在这种情况下，第二信号可以通过直接识别病原微生物的保守结构（如 LPS），激活 B 细胞中的 TLR 信号（图 10.2，图二），进而激活 NFκB 通路。胸腺非依赖性抗原应答在一定程度上可抵御胞外细菌入侵，相关内容详见后文。

10-2 T 细胞和 B 细胞对抗原的连锁识别增强抗体应答

病原体表面结合的补体成分可极大程度地易化抗原诱导的 B 细胞激活。B 细胞共受体包含细胞表面蛋白 CD19、CD21 和 CD81（图 7.27）。CD21 或补体受体 2（CR2）与结合在微生物表面的补体片段 C3d 和 C3dg 结合后（见第 2-13 节）可转移至 BCR 周围。CD21 与 CD19 彼此关联，活化的 BCR 促进 CD19 磷酸化，进而招募 PI3K 并活化其下游通路，刺激 B 细胞增殖、分化和分泌抗体（图 10.2，箭头 1）。这一效应在母鸡蛋清溶菌酶免疫小鼠时尤为突出。未添加佐剂时，诱导抗体所需的修饰溶菌酶的剂量仅为未修饰溶菌酶剂量的 1/10000。

对于 T 细胞依赖的抗体应答，参与 T 细胞活化的抗原也可同时被 B 细胞识别（linked recognition）。但 Tfh 识别的抗原肽与 BCR 识别的蛋白表位不同。天然抗原如病毒和细菌，含有多种蛋白质，同时携带蛋白质和碳水化合物表位。如果连锁识别发生，那么 T 细胞识别的抗原肽与 BCR 识别的抗原必须有物理关联，这样 B 细胞才能摄取抗原并向 T 细胞提供合适的抗原肽。例如，识别病毒外壳蛋白表位的 B 细胞会将完整的病毒颗粒内化。B 细胞可以将病毒蛋白降解为多肽，结合至 B 细胞表面的 MHC Ⅱ 类分子上。病毒肽特异性的 CD4+ T 细胞在感染早期即可被 DC 活化，且部分细胞已经分化为 Tfh，当这些 Tfh 被提呈抗原肽的 B 细胞活化时会提供特定的信号，辅助 B 细胞产生针对病毒外壳蛋白的抗体（图 10.4）。

连锁识别依赖于 B 细胞表面 MHC Ⅱ 类分子提呈的抗原肽浓度。经 BCR 捕获的抗原比巨胞饮摄取的抗原能更有效地以抗原肽：MHC Ⅱ 类分子复合物的形式出现在 B 细胞表面，其效率增强了约 10000 倍。连锁识别的现象是研究 B 细胞针对半抗原的识别时发现的，半抗原是一种小的化学基团，不能单独引起抗体应答（见附录Ⅰ，第 A-1 节）。但与载体蛋白偶联的半抗原会产生免疫原性，即半抗原载体效应，出现这种现象的原因在于载体蛋白可携带多个半抗原组，使其能够交联 BCR。另外，受载体蛋白多肽活化的 T 细胞可分化成为 Tfh，增强对半抗原的抗体应答。半抗原与蛋白质的偶联是个体对青霉素过敏的诱因，青霉素与宿主载体蛋白偶联，刺激机体产生抗体，详见第 14 章。

连锁识别具有自我耐受性，因为只有同时存在自身反应性 Tfh 和自身反应性 B 细胞时才会出现自身抗

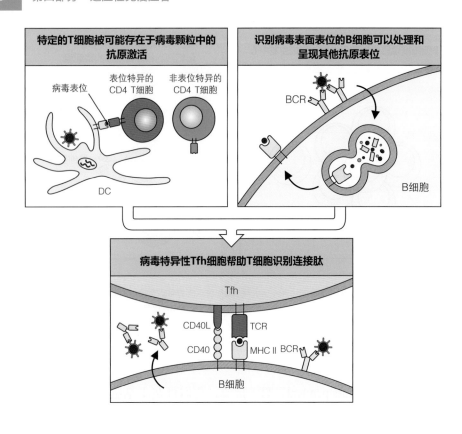

图10.4　T细胞和B细胞必须识别同一个分子复合物抗原才能相互作用

在此例中，胞内病毒蛋白包含由MHC Ⅱ类分子提呈并由CD4⁺T细胞识别的抗原表位（红色部分）。该病毒外膜蛋白还包含可被BCR识别的天然表位（蓝色部分）。若该病毒被DC捕获并提呈，则可活化抗原特异性CD4⁺T细胞（蓝色）（左上图），而非特异性T细胞（绿色）不被活化。若该病毒被特异的B细胞识别（右上图），病毒内的蛋白质肽段由MHC Ⅱ类分子加工提呈。活化的T细胞识别B细胞提呈的抗原肽（下图），并向B细胞传递信号，促进B细胞产生针对外膜蛋白的抗体，此过程称为连锁识别。

体。这一点在第15章中会有进一步讨论。疫苗设计可以利用连锁识别的特点，如用于预防婴儿b型流感嗜血杆菌的疫苗就采用了这一策略（见第16-26节）。

10-3　在次级淋巴组织中，结合抗原的B细胞迁移至B细胞和T细胞区的交界区

抗原特异性初始淋巴细胞出现的频率极低（不足1/10⁸），故具有相同抗原特异性的T细胞和B细胞相遇的概率应小于1/10⁸，因此连锁识别依赖于趋化因子及其受体精确调节活化B细胞和T细胞分别迁移至淋巴组织中的特定位置，从而增加它们相互作用的机会（图10.5）。

初始T细胞和B细胞通过表达S1PR1从外周淋巴组织迁出（见第9-7节）。然而在迁出前，它们分别定居于两个不同区域——T细胞区和初级淋巴滤泡（或B细胞区）（图1.18～图1.20）。这些区域富含趋化因子与趋化因子受体。初始T细胞表达趋化因子受体CCR7，并定居于其配体CCL19和CCL21高表达的基质细胞和DC区域（见第9-3节）。循环初始B细胞表达CXCR5，当它们迁移到淋巴组织时，淋巴滤泡内间质细胞和FDC分泌CXCL13，招募B细胞进入初级淋巴滤泡区。FDC发育时间较长，其既非造血来源亦非吞噬细胞，FDC通过其表面表达的补体受体捕获抗原，为B细胞的迁移创造机会。

在滤泡中，FDC、基质细胞和DC分泌的TNF-α家族可溶性细胞因子BAFF（见第8-8节）作为初始B细胞的生长因子。BAFF可通过三种受体（BAFF-R、TACI和BCMA）发挥作用，但它主要通过BAFF-R促进B细胞生存（图10.6）。BAFF-R信号通过TRAF3活化非经典NFκB通路（见第3-7节），与CD40及CD40信号诱导Bcl-2表达相似（图7.31）。BAFF的另外两种受体为TACI和BCMA，BCMA是BAFF的低亲和力受体。TACI和BCMA与相关细胞因子APRIL结合，它们通过TRAF-2、TRAF-5和TRAF-6参与B细胞的活化。

微生物和病毒来源的抗原通过淋巴循环进入淋巴结，经血液循环输送至脾脏。被调理（结合C3b或C3dg）的抗原在B细胞滤泡中堆积，并被FDC表面补体受体CR1和CR2捕获。调理性颗粒抗原也可被位于淋巴结被膜下淋巴窦（subcapsular sinus，SCS）和脾边缘窦的巨噬细胞吞噬，这两个区域都与B细胞区相邻（图10.7）。

巨噬细胞将抗原提呈在表面，而不是吞噬或降解。细胞表面的抗原可以被抗原特异性B细胞识别并摄

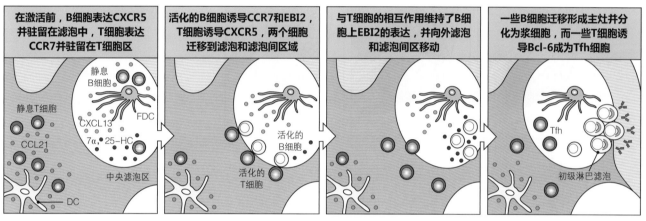

脾脏结构

滤泡　红髓
中央小动脉
T细胞区
边缘区

图10.5　在次级淋巴组织T细胞、B细胞交界区，已识别抗原的B细胞与T细胞相遇
抗原从血液进入脾脏，在T细胞区和滤泡中聚集（图一）。初始型CCR7⁺T细胞和CXCR5⁺B细胞迁移至产生趋化因子CCL19、CCL21、CXCL13和7，25-二羟基胆固醇（7α，25-HC）的不同区域（图二），若B细胞识别FDC或巨噬细胞捕获的抗原，则CCR7表达增加，B细胞向T细胞区边界处迁移（图三）。DC活化的T细胞诱导CXCR5的表达，并迁移至同一区域，连锁识别可进一步诱导B细胞增殖。2～3天后，B细胞CCR7表达减少，EB12将持续表达，在7α，25-HC介导下B细胞迁移至滤泡外和滤泡间区域（图四）。接下来，B细胞在红髓附近的滤泡间区聚集且最终分化为分泌抗体的浆细胞。持续表达EB12的T细胞定居于滤泡中并分化为表达Bcl-6的Tfh，参与B细胞生发中心的形成。

在激活前，B细胞表达CXCR5并驻留在滤泡中，T细胞表达CCR7并驻留在T细胞区	活化的B细胞诱导CCR7和EBI2，T细胞诱导CXCR5，两个细胞迁移到滤泡和滤泡间区域	与T细胞的相互作用维持了B细胞上EBI2的表达，并向外滤泡和滤泡间区移动	一些B细胞迁移形成主灶并分化为浆细胞，而一些T细胞诱导Bcl-6成为Tfh细胞

静息B细胞　FDC
静息T细胞
CXCL13
CCL21　7α，25-HC
DC
中央滤泡区

活化的B细胞
活化的T细胞

Tfh
初级淋巴滤泡

取，B 细胞亦可通过其补体受体从巨噬细胞中摄取抗原，并在滤泡内转运。脾脏中的 B 细胞在边缘区与滤泡间穿梭，携带的抗原滞留在边缘区，并沉积在 FDC 上。SCS 巨噬细胞在抑制感染扩散中发挥重要作用。在小鼠淋巴结中，水疱性口炎病毒感染巨噬细胞并诱导细胞产生 IFN，并诱导 pDC 生成，而 pDC 产生的 I 型干扰素则进一步限制了病毒向中枢神经系统的传播。

当初始滤泡 B 细胞首次遇到 FDC 或巨噬细胞提呈的特异性抗原后，在数小时内它们将驻留于淋巴结或脾脏外的淋巴外滤泡中。这种定位是由 B 细胞表达的趋化因子受体 EBI2（GPR183）介导的，该受体的配体是羟固醇（如 7，25 - 二羟基胆固醇）。以上配体确切的来源目前尚不清楚，但它们在滤泡外和滤泡间区域的表达十分丰富。摄取抗原 6 小时至 1 天后，B 细胞诱导 CCR7 表达，CCR7 与 EBI2 共同作用，诱导活化的 B 细胞沿 B 细胞与 T 细胞边界分布，并表达 CCL21。

在免疫应答过程中，DC 诱导 T 细胞区的 T 细胞活化。部分初始 T 细胞活化后增殖分化为效应细胞，下调 S1P1 的表达，并迁出淋巴组

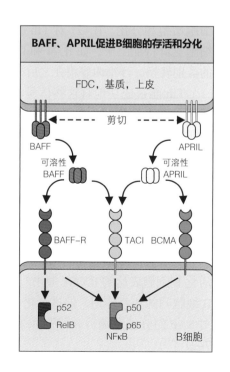

BAFF、APRIL促进B细胞的存活和分化

FDC，基质，上皮

剪切

BAFF　APRIL

可溶性BAFF　可溶性APRIL

BAFF-R　TACI BCMA

p52　p50
RelB　p65
NFκB　B细胞

图10.6　BAFF和APRIL促进B细胞存活并调控其分化
B细胞活化因子BAFF［又称B细胞刺激因子（BLyS）］和APRIL（一种诱导增殖的配体）都是TNF超家族的成员。它们最初是由几种细胞以膜结合三聚体的形式存在。BAFF由B细胞滤泡区的FDC和其他细胞分泌，对B细胞的生存具有十分重要的作用。它的主要受体BAFF-R，以类似CD40的信号方式（图7.31），通过TRAF3和NIK活化非经典的NFκB通路（产生RelB:P52转录因子）和典型的p50:p65 NFκB通路。BAFF还与受体TACI（跨膜活化剂和钙调节因子及亲环蛋白配体）和BCMA（B细胞成熟抗原）结合，但与后者的亲和力相对较弱。这些受体激活经典的NFκB通路。

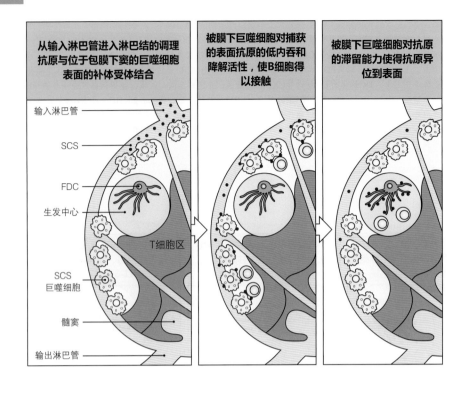

从输入淋巴管进入淋巴结的调理抗原与位于包膜下窦的巨噬细胞表面的补体受体结合

被膜下巨噬细胞对捕获的表面抗原的低内吞和降解活性，使B细胞得以接触

被膜下巨噬细胞对抗原的滞留能力使得抗原异位到表面

输入淋巴管
SCS
FDC
生发中心
T细胞区
SCS
巨噬细胞
髓窦
输出淋巴管

图10.7 被膜下淋巴窦（SCS）巨噬细胞摄取并保存调理抗原

SCS中的巨噬细胞表达CR1和CR2，此类巨噬细胞内吞性差，溶酶体酶水平低于普通巨噬细胞。从输入淋巴管进入的调理抗原与SCS巨噬细胞表面的CR1和CR2结合。部分抗原保留在巨噬细胞表面，而不被完全降解，因此抗原可以被提呈并转移至滤泡B细胞的表面。B细胞进而将抗原转运至滤泡中，FDC即可捕获抗原并将其表达在表面。

织。另一部分则会上调 CXCR5 的表达，并迁移至 B 细胞区边界。T 细胞遇到新迁移至此区域活化的 B 细胞，增加连锁识别抗原的机会（图 10.5）。

10–4 T 细胞表面分子和分泌的细胞因子活化 B 细胞，进而促进滤泡辅助性 T 细胞的发育

Tfh 细胞接受 B 细胞提呈的抗原肽，活化的 Tfh 细胞表达受体和分泌细胞因子，进而活化 B 细胞。如上所述，Tfh 表面 CD40L 诱导活化的 B 细胞表达 CD40，以促进 B 细胞存活，并且诱导 B 细胞表达共刺激分子，特别是 B7 家族。活化的 T 细胞亦可表达 CD30 配体（CD30L），结合 B 细胞表达的 CD30，以促进 B 细胞活化。缺乏 CD30 的小鼠淋巴滤泡中活化 B 细胞的增殖受限，减轻再次体液应答的强度。Tfh 还分泌调节 B 细胞增殖和抗体产生的细胞因子，其中最主要的是 IL–21。IL–21 活化 B 细胞转录因子 STAT3，促进 B 细胞增殖和分化。IL–21 对 Tfh 通过自分泌效应也会发挥类似作用。在抗体应答后期，Tfh 也会分泌其他 T 细胞亚群特征因子，如 IL–4 和 IFN–γ（见第 9 章）。上述过程同样会影响 B 细胞分化，尤其是免疫球蛋白的类别转换，详细内容将在之后的章节中讨论。

Tfh 能否成功地将这些信号传递给 B 细胞取决于细胞间的紧密接触。此过程涉及特异性黏附分子，包括信号淋巴细胞活化分子（SLAM）家族的几种 Ig 超家族受体，可延长并稳定细胞 – 细胞间接触。Tfh 和 B 细胞均表达 SLAM（CD150）、CD84 和 Ly108，它们通过同种分子结合促进细胞黏附（图 10.8）。这些 SLAM 家族受体的胞质区均与衔接蛋白 SLAM 相关蛋白（SAP）相互作用，后者由 Tfh 高度表达，是稳定细胞 – 细胞间接触所必需的。SAP 基因在 X 连锁淋巴增生综合征中失活，与 T 细胞和 NK 细胞增殖性疾病相关，且由于生发中心 Tfh 细胞和 B 细胞之间不能相互作用，导致抗体产生缺陷。活化的 B 细胞和 Tfh 向外周淋巴器官中相同位置迁移增加了连锁识别的机会，更好地辅助 B 细胞分化。已摄取抗原的 B 细胞若不能与 Tfh 相互作用，则在 24 小时内死亡。

T 细胞和 B 细胞间的第一次相互作用不仅辅助 B 细胞活化，B 细胞提供的信号亦会影响 T 细胞分化。活化 B 细胞表达的 ICOSL 是 B7 共刺激分子家族的成员，是 T 细胞表面 ICOS 的配体。连锁识别中 T 细胞和 B 细胞间的相互作用，促进活化 T 细胞表面 ICOS，并诱导转录因子 Bcl–6 和 c–Maf 的表达，这些转录因子对 SAP 的分泌及随后 B 细胞和 Tfh 之间的持续接触十分重要，此过程对于 Tfh 分化也有重要的作用（见第 7–21 节）。

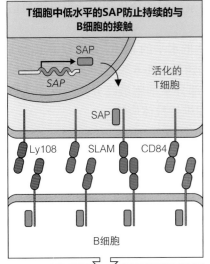

图10.8　Tfh表达的SAP可使SLAM受体家族保持与B细胞的持续接触

SLAM受体家族成员包括SLAM、Ly108和CD84，其在T细胞和B细胞上均有表达并可介导细胞间黏附。SLAM还可以增强TCR的信号传导，同时辅助B细胞的细胞因子产生，如IL-21。SLAM受体与另一种SLAM受体维持结合需要信号适配器即SLAM相关分子SAP。T细胞最初表达低水平SAP，不足以维持T细胞和B细胞之间的黏附。完全分化的Tfh表达高水平的转录因子Bcl-6，诱导更高水平的SAP表达。该水平足以维持细胞-细胞相互作用并将CD40L和细胞因子信号传递给B细胞。

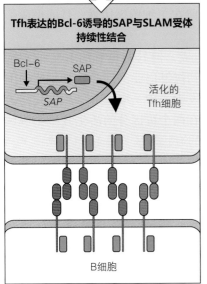

10-5　活化的B细胞分化为分泌抗体的浆母细胞和浆细胞

初次接触抗原后，受T细胞辅助活化的B细胞从滤泡边缘迁出后继续增殖和分化。活化后2～3天，B细胞CCR7表达降低，EBI2表达增加（图10.5）。CCR7的表达降低使B细胞远离T细胞区的边界。在EBI2引导下迁移至淋巴结髓质，或脾脏中T细胞区和红髓之间的脾桥接通道，通常在感染或免疫5天后形成初级淋巴滤泡。

B细胞在初级淋巴滤泡中增殖数天，此为初次体液免疫应答的第一阶段。部分增殖的B细胞在初级淋巴滤泡中分化为分泌抗体的浆母细胞。并非所有与Tfh相互作用后活化的B细胞都会进入初级淋巴滤泡；一部分细胞将与Tfh共同迁移到淋巴滤泡中并最终分化成浆细胞。浆母细胞分泌抗体但仍能分裂并表现活化B细胞的特征，可与T细胞相互作用。几天后，初级淋巴滤泡中的浆母细胞停止分裂并最终死亡。随后，浆细胞继续发育并迁移至骨髓，持续产生抗体。浆细胞在初级淋巴滤泡消散后很长时间才出现，因此它们很可能并非直接来自初级淋巴滤泡中的浆母细胞，而是来自进入生发中心应答的B细胞。

图10.9中比较了静息B细胞、浆母细胞和浆细胞的特性。B细胞分化为浆细胞伴随着许多形态学变化，这些变化可使浆细胞分泌大量抗体，占浆细胞合成蛋白质的20%。浆母细胞和浆细胞有明显的核周高尔基体和丰富的粗面内质网，合成大量的免疫球蛋白分子并输送至内质网的腔内，并分泌出细胞。浆母细胞表面有相对丰富的BCR，而浆细胞表面较少。浆细胞表面表达的低水平免疫球蛋白可能仍具有重要的生理学意义，因为它们的存活似乎部分取决于继续结合抗原的能力。浆母细胞表达B7共刺激分子和MHC Ⅱ类分子；而浆细胞下调

图10.9　浆细胞高效分泌抗体但不再对抗原产生应答

静息的初始B细胞表面具有膜结合的免疫球蛋白（通常是IgM和IgD）和MHC Ⅱ类分子。尽管它们的V区基因不携带体细胞突变，但B细胞可识别抗原并将其提呈给Th细胞，T细胞亦可诱导B细胞增殖并发生类别转换和体细胞高频突变，但B细胞在此期间仅分泌少量抗体。浆母细胞具有中间型，它们虽分泌抗体但也保留了大量的表面免疫球蛋白和MHC Ⅱ类分子，故可继续摄取抗原并提呈给T细胞。免疫应答早期的浆母细胞和由非胸腺依赖性抗原活化的浆母细胞通常不经历体细胞高频突变和类别转换，因此分泌IgM。浆细胞是分泌抗体的终末分化细胞，具有非常低水平的表面免疫球蛋白，但表达MHC Ⅱ类分子且在分化过程中可通过负反馈途径抑制Tfh活化。在免疫应答早期，浆细胞来自不能产生类别转换的活化B细胞并分泌IgM；应答后期，它们来自活化的B细胞，这些细胞进入生发中心并经历了类别转换和体细胞高频突变。浆细胞已失去类别转换或发生进一步体细胞高频突变的能力。

B淋巴细胞	固有特性			抗原刺激诱发		
	表面Ig	表面MHC Ⅱ类分子	高效Ig分泌	生长	体细胞高频突变	类别转换
静息B细胞	高	是	否	是	是	是
浆母细胞	高	是	是	是	未知	是
浆细胞	低	是	是	否	否	否

MHC Ⅱ类分子的表达。但 T 细胞仍为浆细胞的分化和存活提供重要信号，如 IL-6 和 CD40 配体。

最近有证据表明，即使浆细胞表达低水平的 MHC Ⅱ类分子也能向 Tfh 提呈同种抗原，抑制 IL-21 产生和诱导 Bcl-6 表达，并作为一种反馈机制调节正在进行的 B 细胞应答。部分浆细胞最终分化后仅存活数天至数周，部分浆细胞寿命长并能长期维持抗体应答。

10-6　初次免疫应答的第二阶段：活化的 B 细胞迁移至初级淋巴滤泡形成生发中心

并非所有由 Tfh 活化的 B 细胞均迁移至滤泡并最终形成初级淋巴滤泡。只有部分 B 细胞与其相关的 Tfh 一起进入初级淋巴滤泡（图 10.10），继续增殖并最终形成生发中心。具有生发中心的滤泡又名次级淋巴滤泡，B 细胞下调 EBI2 有利于生发中心的形成。在 EBI2 表达缺陷的小鼠中，抗原活化的 B 细胞驻留在 T 细胞区边界，且能形成生发中心，但产生较少的浆母细胞。

生发中心主要由增殖的 B 细胞组成，但其中也有约 10% 的细胞为抗原特异性 T 细胞。生发中心是在初级淋巴滤泡的静息 B 细胞周围形成的一个活跃的细胞分裂区域。生发中心中，增殖 B 细胞取代滤泡周围静息 B 细胞，向滤泡外周移动，在两个可区分的活化 B 细胞区域（明区和暗区）周围形成静息 B 细胞的冠状带区（图 10.11，左图）。随着免疫应答的进行，生发中心逐渐增大，感染清除后逐渐缩小直至消失。在初次抗原暴露后，生发中心存在 3～4 周。

初级淋巴滤泡和生发中心的不同之处在于分泌的抗体类型不同。浆母细胞、生发中心 B 细胞和早期记忆 B 细胞在免疫应答最初的 4～5 天出现。初级淋巴滤泡中的浆母细胞主要分泌 IgM，提供即时保护。而生发中心的 B 细胞经历体细胞高频突变，即免疫球蛋白 V 区基因高频突变（见下文），并实现抗体亲和力成熟，这一过程导致只有对抗原具有高亲和力的 B 细胞才能存活。此外，发生类别转换的 B 细胞分泌具有多种效应功能的抗体。这些 B 细胞将在免疫应答后期分化为具有高亲和力和经历免疫球蛋白类别转换的浆细胞或记忆 B 细胞，如第 11 章所述。

生发中心的 B 细胞分裂迅速，每 6～8 小时分裂一次。最初，这些快速增殖的 B 细胞，称为中心母细胞，表达趋化因子受体 CXCR4 和 CXCR5，其表面免疫球蛋白尤其是 IgD 表达显著降低。中心母细胞在生发中心的暗区增殖（图 10.12），暗区中的基质细胞产生 CXCL12（SDF-1），CXCR12 是 CXCR4 的配体，其作用是滞留该区域的中心

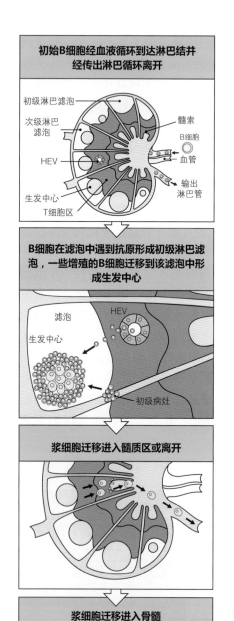

图10.10　活化的B细胞在淋巴滤泡中形成生发中心

此处介绍淋巴结中B细胞的活化。图一：初始循环B细胞通过HEV从血液进入淋巴结，并被趋化因子吸引到初级淋巴滤泡中，若这些B细胞在滤泡中未结合抗原，则会通过淋巴管传出。图二：结合抗原的B细胞移动到T细胞区边界，可能遇到被相同抗原特异活化Th细胞，这些T细胞与B细胞相互作用，使B细胞活化增殖并分化为浆母细胞。在T-B细胞区边界处活化的一些B细胞迁移至淋巴结髓质（脾脏红髓和T细胞之间），形成B细胞初级淋巴滤泡，部分增殖的B细胞在初级淋巴滤泡分化为浆母细胞，而其他B细胞迁移至滤泡中，继续增殖并形成生发中心。生发中心是B细胞持续增殖和分化的位置。已形成生发中心的滤泡称为次级淋巴滤泡。生发中心内，B细胞开始分化为分泌抗体的浆细胞或记忆B细胞。图三和图四：浆细胞离开生发中心迁移至骨髓，或通过输出淋巴管完全离开淋巴结迁移至骨髓。

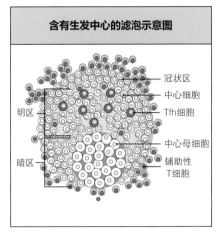

含有生发中心的滤泡示意图

冠状区
中心细胞
Tfh细胞
明区
中心母细胞
暗区
辅助性T细胞

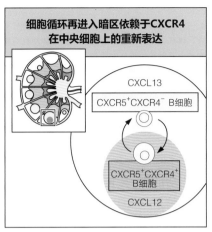

细胞循环再入暗区依赖于CXCR4
在中央细胞上的重新表达

CXCL13
CXCR5⁺CXCR4⁻ B细胞
CXCR5⁺CXCR4⁺ B细胞
CXCL12

图10.11　生发中心的结构
生发中心是一种特殊的微环境，B细胞在其中经历克隆增殖、体细胞高频突变和抗体亲和力成熟。密度较大的中心母细胞表达CXCR4和CXCR5，形成生发中心的"暗区"；密度较小的明区含有中心细胞且仅表达CXCR5。暗区中的基质细胞表达CXCL12，招募吸引表达CXCR4的中心母细胞。循环图介绍了B细胞CXCR4表达降低后又升高的过程，使其从明区移动到暗区并再次返回明区。

母细胞。随着时间的推移，一些中心母细胞分裂速率降低，进入生长期，在细胞周期的 G2/M 期停滞，CXCR4 表达降低，并开始表达更高水平的表面免疫球蛋白，这些 B 细胞称为中心细胞。CXCR4 的降低使中心细胞进入明区，明区细胞密度较小，含有丰富的 FDC，产生趋化因子 CXCL13（BLC），即 CXCR5 的配体（图 10.11，右图）。B 细胞在明区的增殖程度低于暗区。

10-7　生发中心 B 细胞经历 V 区体细胞高频突变，选择对抗原具有亲和力的突变细胞

体细胞高频突变导致抗原受体获得氨基酸突变，产生 BCR 特异性和亲和力不同的 B 细胞克隆（图 10.13）。V 区基因的突变由活化诱导的胞嘧啶核苷脱氨酶（AID）启动，AID 仅由生发中心的 B 细胞表达。在介绍 AID 启动的酶促机制之前，我们首先介绍随机突变提高抗体亲和力的这一过程。

细胞每分裂一次，免疫球蛋白 V 区基因以 $1/10^3$ 碱基突变的速率进行多次分裂突变并累积。而其他部位基因发生自发突变的概率则低得多（$1/10^{10}$ 碱基）。体细胞高频突变会影响 V 区基因的重排，但一般不会影响到 C 区外显子。由于每个 V 区约由 360 个碱基对编码，且每四个碱基变化中约有 3 个改变编码的氨基酸，因此在每个 B 细胞分裂期间约有 50% 的机会发生受体突变。

B 细胞在生发中心增殖过程中的快速分裂可导致点突变累积（图 10.14）。受体的突变可影响 B 细胞结合抗原的能力，进而影响生发中心 B 细胞的命运。大多数突变阻碍免疫球蛋白分子的正确折叠或阻碍 BCR 与抗原表位的结合。不利的突变可能改变保守的框架区（图 4.7）并破坏免疫球蛋白的基本结构。携带这种不利突变的 B 细胞不能

图10.12　生发中心是细胞迅速增殖和死亡的部位
显微照片（图一）为人扁桃体生发中心。在该显微照片下部，密集的中心母细胞形成了生发中心的暗区。该区域上方是密度较小的明区。第二组为生发中心的免疫荧光染色。B细胞位于暗区、明区和被膜上；Ki67是分裂细胞的细胞核中表达的抗原，Ki67染色下增殖细胞染成绿色，暗区中显示快速增殖的中心母细胞。FDC的密集网染成红色，主要位于明区。明区中的中心细胞较中心母细胞增殖程度弱。小的再循环B细胞位于B细胞滤泡边缘的被膜上。在T细胞区中可以看到大量染成蓝色的 CD4⁺T 细胞，这些细胞将滤泡分隔开。生发中心的明区也有大量的T细胞；暗区中的CD4染色主要与CD4阳性的吞噬细胞有关，吞噬死亡的B细胞。

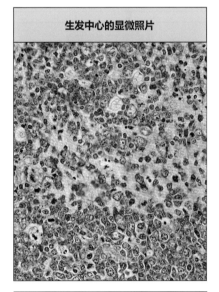

生发中心的显微照片

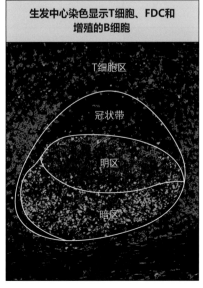

生发中心染色显示T细胞、FDC和增殖的B细胞

T细胞区
冠状带
明区
暗区

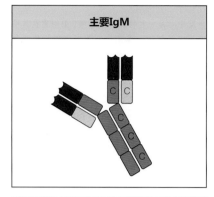

主要IgM

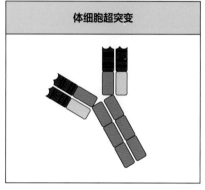

体细胞超突变

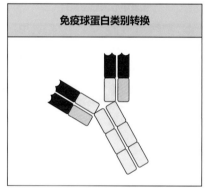

免疫球蛋白类别转换

图10.13 免疫球蛋白基因的重排，导致抗体的多样化
图一：抗体由V（D）J重组产生的含IgM的可变区（红色）和来自μ基因片段的恒定区（蓝色）组成。该抗体库的应答多样性可以通过体细胞高频突变和免疫球蛋白位点的类别转换重组以及在一些物种中基因转化进一步修饰（未显示）。
图二：体细胞高频突变导致突变（显示为黑线）引入重链和轻链V区（红色），改变抗体对抗原的亲和力。
图三：在类别转换中，初始μ重链C区（蓝色）被另一同种型的重链区（显示为黄色）替换，修饰抗体的效应子活性但不改变其抗原特异性。

表达功能性 BCR，不能正常摄取抗原，在阴性选择过程中通过细胞凋亡被清除（图 10.15）。生发中心充满凋亡的 B 细胞，这些细胞被巨噬细胞迅速吞噬，从而产生特异性的易染体巨噬细胞（tangible body macrophage）。此类细胞胞质中含有深染的核碎片。阴性选择是由于框架区氨基酸替换相对稀缺，反映了免疫球蛋白 V 区折叠有关的残基缺失受到细胞内的多种影响。阴性选择抑制了 B 细胞的快速分裂，防止 B 细胞的过度分裂超过淋巴组织所容纳的细胞数量。极少数的突变能够改变 BCR 的亲和力，但是这样的突变一旦发生，B 细胞会被选择性扩增，因为高亲和力的 B 细胞与低亲和力细胞相比具有更高的生存率，并进一步增殖。互补决定区决定了 BCR 特异性和亲和力，氨基酸置换的积累反映了阳性选择（图 10.14），具体过程将在下一节讨论。

免疫球蛋白 V 区 CDR 部分由于氨基酸序列的改变，影响了蛋白质的结构，从而增强了对抗原的亲和力，而不影响蛋白质序列和结构的一些中性突变主要分布于 CDR 以外的骨架区。

10-8 生发中心 B 细胞的阳性选择涉及与滤泡辅助性 T 细胞的接触和 CD40 信号传导

对抗原具有高亲和力的 B 细胞的选择是逐步发生的。最初在体外发现，静息期的 B 细胞通过同时交联 BCR 和黏附细胞表面 CD40 来保持活性，而在体内这些信号由抗原和 Tfh 传递。目前通过活体双光子显微镜能够更清晰地观察生发中心选择的细节（见附录 I，A-10），

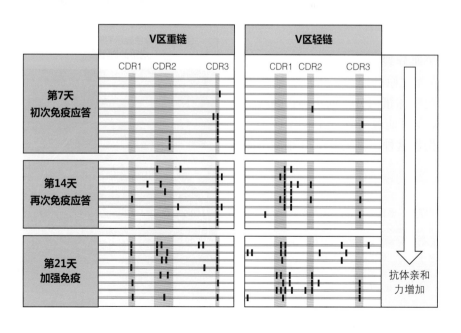

图10.14 免疫球蛋白可变区（V区）重排过程中体细胞高频突变，增强与抗原结合的能力
体细胞高频突变的过程可通过对免疫后的小鼠不同时间点建立的杂交瘤（产生抗体的细胞的克隆；见附录 I，第A-7节）中的免疫球蛋白 V 区进行测序来追踪。每个水平线代表一个 V 区序列，互补决定区CDR1、CDR2和CDR3为粉红色阴影。突变的氨基酸序列用红色条带表示。在免疫后的几天内，效应B细胞特定克隆内的V区开始突变，并且在下一周积累更多突变（上图）。V区已积累的不利突变导致不再能结合抗原的B细胞死亡。V区突变促进BCR更有效地竞争性结合抗原，并接收增殖信号，产生具有更高亲和力的抗体。这种突变和选择过程可在淋巴结生发中心多次发生，以响应相同抗原进行免疫引起的多次免疫应答（中图和下图）。通过这种方式，抗体与抗原结合效率随时间不断提高。

图10.15　生发中心中高亲和力突变体的选择依赖于Tfh的辅助

活化的B细胞在滤泡边缘与Tfh相互作用后，迁移至生发中心进一步增殖分化。在生发中心暗区，免疫球蛋白V区发生体细胞高频突变（图一）。在部分B细胞（黄色）中，突变的BCR对抗原具有低亲和力或没有亲和力，而在其他B细胞（橙色）中，突变的BCR具有较高的亲和力。离开暗区后，具有高亲和力BCR的B细胞捕获FDC上的抗原（红色），加工处理并将其以MHC II 类分子的形式展示在细胞表面（图二）。具有低亲和力BCR的B细胞则不能捕获并提呈抗原。向Tfh提呈抗原肽:MHC II 类分子复合物的B细胞接受CD40L和IL-21刺激，促进B细胞存活和增殖，而缺乏抗原肽:MHC II 类分子复合物的B细胞则会死亡（图三）。存活的B细胞再次返回暗区，进行下一轮增殖、突变和选择（图四），分化成记忆B细胞或浆细胞（未显示）。

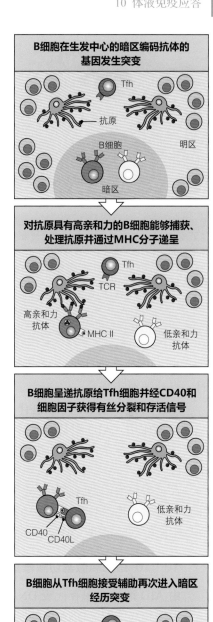

B细胞在生发中心的暗区编码抗体的基因发生突变

对抗原具有高亲和力的B细胞能够捕获、处理抗原并通过MHC分子递呈

B细胞呈递抗原给Tfh细胞并经CD40和细胞因子获得有丝分裂和存活信号

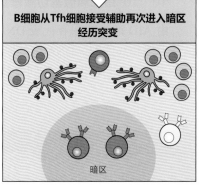

B细胞从Tfh细胞接受辅助再次进入暗区经历突变

表明 B 细胞的阳性选择取决于 B 细胞结合抗原的能力和接收由 Tfh 传递的信号。体细胞高频突变发生在生发中心暗区的中心母细胞，当生发中心母细胞增殖速率减慢并成为生发中心细胞时，BCR 数量增加，B 细胞迁移至明区，与众多的 FDC 接触。抗原附着在 FDC 上以免疫复合物的形式被捕获和长期储存（图 10.16 和图 10.17）。生发中心细胞与具有不同突变的其他克隆的中心细胞竞争结合抗原的能力决定了其捕获抗原的能力。

具有高抗原亲和力的中心细胞在细胞表面以抗原肽：MHC II 的形式提呈抗原至 Tfh 细胞，而 Tfh 细胞提供共刺激信号和细胞因子活化 B 细胞。而突变后抗原亲和力降低的中心细胞捕获较少的抗原，因此从 Tfh 接收的活化信号较弱。活化的 B 细胞将重新表达 CXCR4 并返回暗区，再次增殖成为中心母细胞。生发中心 B 细胞若无法从 FDC 获得足够的抗原与 Tfh 结合，就会发生凋亡和丢失。B 细胞在生发中心内迁移的过程称为循环再入（图 10.11，右图）。随着亲和力的不断成熟，B 细胞的亲和力和特异性在生发中心不断完善（见第 10-6 节）。这个选择过程相当严格：虽然有 50 ～ 100 个 B 细胞在生发中心，但其中大多数不会产生子代，当生发中心细胞达到最大量时，通常也只由一个或几个 B 细胞的子代组成。

Tfh 和 B 细胞在生发中心中相互传递的信号对双方活化十分重要（见第 10-4 节）。缺乏 ICOS 的小鼠无法形成生发中心反应，且由于 Tfh 功能缺陷导致抗体类别转换缺陷。B 细胞中的 CD40 信号通路被 Tfh 上的 CD40L 激活后 Bcl-XL 的表达量增加。Tfh 和 B 细胞之间的相互作用还包括 SLAM 家族受体通过适配器蛋白 SAP 发出的信号。通过双光子活体显微镜的观察发现，缺乏 SLAM 受体 CD84 的小鼠生发中心中抗原特异性 T 细胞和 B 细胞之间的结合数量减少，小鼠对抗原的体液免疫应答降低。

10–9 激活诱导 AID 将突变引入 B 细胞转录的基因中

前文我们介绍了体细胞高频突变和亲和力成熟的过程，接下来将深入介绍突变过程的细节。AID 酶对于体细胞高频突变和类别转换都很重要，缺乏 AID 的小鼠将不能发生上述过程。这种情况导致抗体以 IgM 为主并缺乏亲和力成熟，称为高 IgM II 型免疫缺陷（见第 13 章）。

AID 酶在生成 RNA 和 DNA 核苷酸前体时将胞嘧啶脱胺为尿嘧啶。其最接近的同系物 APOBEC1（apolipoprotein B mRNA editing catalytive polypeptide 1）是一种 RNA 编辑酶，在 RNA 合成中脱氨基胞嘧啶。AID 通过作用于免疫球蛋白位点 DNA 中的胞嘧啶来实现抗体基因多样

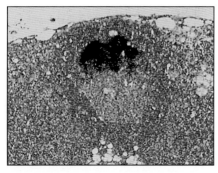
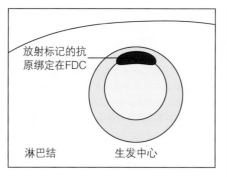
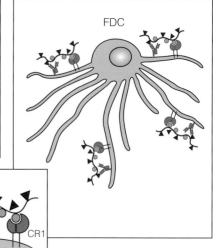

图10.16　抗原以免疫复合物形式结合在FDC表面

放射性标记抗原持续存在于引流淋巴结的淋巴滤泡中［见光显微照片和示意图（中图），显示淋巴结中的生发中心］。广泛的暗背景显示了3天前注射的放射性标记抗原存在于生发中心。抗原是以抗原–抗体–补体复合物的形式与Fc受体结合或与FDC表面的补体受体CR1或CR2分子结合，如右图和插图所示。这些复合物不被内化，因而抗原可以长期以这种形式存在。照片由J. Tew提供。

化。当 AID 使免疫球蛋白 V 区中的胞苷残基脱氨基时，启动体细胞高频突变；当转换相关胞苷残基去氨基时，启动类别转换。

　　AID 可使单链 DNA 中胞苷残基脱氨，但不能使双链 DNA 中的胞苷残基脱氨（图 10.18）。为了使 AID 发挥作用，AID 靶基因通常发生转录，此时 DNA 双螺旋暂时被解开。由于 AID 仅在生发中心 B 细胞中表达，免疫球蛋白基因的靶向仅发生于生发中心 B 细胞内主动转录重排时 RNA 聚合酶作用下产生的短暂单链区。

　　在没有发生主动转录的位点上不会出现体细胞的高频突变。即使是"非复制性"的 V_H 和 V_L 基因重排，并且表达蛋白质，只要被转录即会发生突变。除了免疫球蛋白基因外，B 细胞中的某些活跃转录基因也会受到体细胞突变的影响，但频率要低得多。

10 – 10　错配和碱基切除修复途径导致 AID 启动后的体细胞高频突变

　　由 AID 产生的尿苷代表 DNA 中的双重损伤：不仅与正常 DNA 相异，而且它与互补 DNA 链上的鸟苷核苷不能相互匹配。DNA 中的尿苷可触发几种类型的 DNA 修复 – 包括错配修复和碱基切除修复途径，从而进一步改变 DNA 序列。不同修复过程导致不同的突变结果（图 10.19）。在错配修复过程中，错配修复蛋白

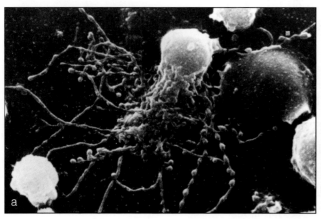
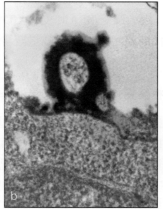
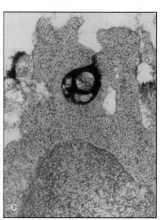

图10.17　免疫复合物附着在FDC聚集成为串珠样小体，释放后可被生发中心的B细胞摄取

FDC表面具有树枝状突起。通过其表面FC受体和补体受体将免疫复合物滞留或浓缩在细胞表面，沿着树突（A）形成明显的"珠"。图中显示，FDC有一种中间形式，既有直的丝状枝晶，也有其他呈串珠状的枝晶。生发中心（B）的B细胞可内化串珠样小体，结合并识别抗原（C）。在图B和图C中，串珠样小体由含有辣根过氧化物酶的免疫复合物形成，后者是电子致密，因此在透射电子显微镜下显示为暗色。照片由A. K. Szakal提供。

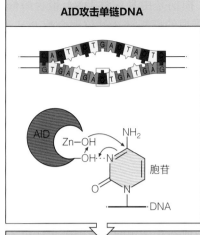

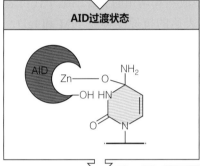

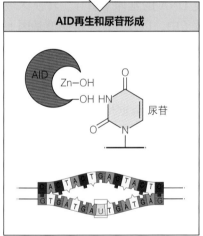

图10.18 激活诱导的AID是体细胞高频突变、基因转换和类别转换的启动子

仅在B细胞中表达的AID需进入单链DNA分子的胞苷侧链（图一），由双链DNA中的氢键抑制。AID对暴露的胞嘧啶环进行亲核攻击（图二），胞苷脱氨基形成尿嘧啶核苷（图三）。

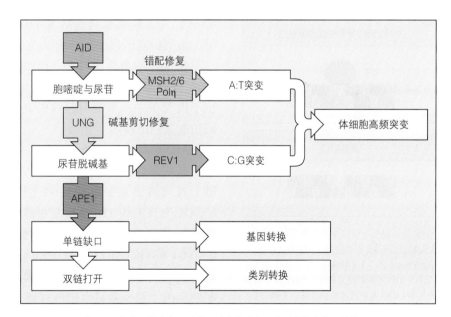

MSH2 和 MSH6（MSH2/6）监测尿苷的存在，修复蛋白招募核酸酶，从受损的 DNA 链中除去完整的尿苷核苷酸以及几个相邻的核苷酸，随即进行 DNA 聚合酶"补丁修复"。与其他所有细胞的修复过程不同，在 B 细胞中，DNA 合成容易出错，并经常出现 A/T 碱基的突变。

碱基切除修复途径的初始步骤如图 10.20 所示。在此途径中，尿嘧啶–DNA 糖苷酶（UDG）将尿嘧啶碱基从尿苷中去除，从而在 DNA 中形成一个碱性位点。如果不进行进一步的修饰，将导致在下一轮 DNA 复制中 DNA 聚合酶随机插入与碱基相反的核苷酸，诱导突变。随后，脱嘌呤/脱嘧啶核酸内切酶 1（APE1）切除剩余的核糖，在原始胞苷位点的 DNA 中造成不连续单链（称为单链缺口）。通过双链断裂修复单链缺口可能导致基因转换。基因转换不影响人类和小鼠免疫球蛋白基因的多样化，但在其他一些哺乳动物和鸟类中具有重要意义。

体细胞高频突变既包括 AID 靶向的原始胞苷突变，也包括附近非胞苷核苷酸的突变。若 UDG 识别出原始 U:G 不匹配，DNA 中将产生一个脱碱基位点（图 10.19）。若未对该位点进行进一步的修饰，则可通过一类易误性 DNA 聚合酶修复 DNA 损伤，如紫外线（UV）辐射引起的 DNA 损伤。此外该聚合酶可将任意核苷酸结合至与碱性位点相对的新 DNA 链中，在新一轮 DNA 复制后，可在原始 C:G 碱基位点产生稳定突变。

图10.19 AID诱导DNA损伤，其修复导致体细胞高频突变、类别转换或基因转换

AID将免疫球蛋白基因DNA中的胞苷（C）转换为尿苷（U），最终产生的突变取决于使用何种修复途径。体细胞高频突变可由错配修复（MSH2/6）途径结合POLη易错聚合酶或碱基切除修复（UDG）途径引起。两种途径共同作用下，原始C:G对位点及其周围产生点突变。Rev1是一种DNA修复酶，可在受损DNA的碱基位点上合成DNA，或招募其他可以合成DNA的酶。Rev1本身只插入与碱性位点相对的C，但它可以招募其余可插入A、G和T的聚合酶。最终在AID作用的C:G残基上插入一个随机核苷酸。类别转换重组和基因转换都需在DNA中形成单链断裂。作为修复过程的一部分，脱嘌呤/脱嘧啶核酸内切酶1（APE1）从DNA中去除受损残基，形成单链断裂（图10.20，后两幅图）。在类别转换重组中，C区基因上游两个转换区中产生的单链断裂转换为双链断裂。细胞修复双链断裂的机制类似于V（D）J重组的后期阶段，继而以重组的方式重新连接DNA末端，其中不同的C区基因被带到重排的V区附近。基因转换的结果是断裂的DNA链使用免疫球蛋白基因侧翼的同源序列作为模板来修复DNA合成，从而以新的序列置换部分基因。

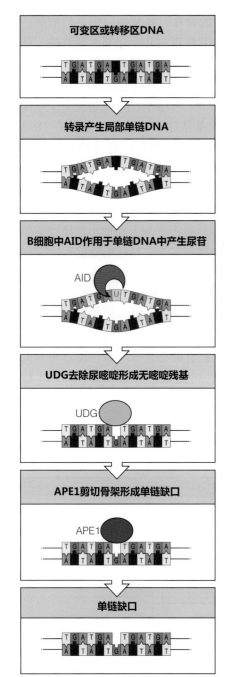

图10.20 碱基切除修复途径通过AID、UDG和APE1的顺序作用在DNA中产生单链缺口

双链DNA（图一）局部解开DNA螺旋转录（图二）使AID发挥功能。在活化的B细胞中特异表达的AID将胞苷残基转化为尿苷（图三）。普遍存在的碱基切除修复酶UDG可从尿苷中去除尿嘧啶环，形成脱碱基位点（图四）。修复内切酶APE1切割碱性残基旁的糖-磷酸DNA骨架（图五），从而在DNA中形成单链缺口（图六）。APE1不切除核糖，而是切割DNA主链产生5'-脱氧核糖磷酸酯末端，形成DNA单链缺口，然后被DNA聚合酶b去除。

在B细胞错配修复途径中，DNA损伤是由易误性DNA聚合酶修复的，而不是通过聚合酶稳定复制未受损的模板链。易位聚合酶POLη缺陷个体在其高突变的免疫球蛋白V区中A:T处突变相对较少，而C:G处突变相对较多。这一现象表明POLη是参与体细胞高频突变途径的修复聚合酶。色素性干皮病也存在于这些个体，这是由于其细胞无法修复紫外线辐射引起的DNA损伤。

10-11 AID启动类别转换，可使免疫反应过程中相同组装的 V_H 外显子与不同的 C_H 基因相连接

在免疫应答中被激活的抗原特异性B细胞的所有子代都表达其在骨髓发育过程中产生的相同 V_H 基因，尽管该基因可被体细胞高频突变修饰。然而，当细胞在免疫应答过程中成熟和增殖时，B细胞子代可表达几种不同的C区亚型。B细胞最初表达的抗原受体是IgM和IgD，初次免疫应答最先产生IgM。再次免疫应答中，在IgG、IgA或IgE抗体中可表达相同的V区，这种变化称为类别转换（或等类型转换）。IgD分子表达不同的V区，它涉及不可逆的DNA重组。类别转换在免疫应答过程中受到外部信号（如Tfh释放的细胞因子）的调节。

只有B细胞接受抗原刺激后，才能从IgM转换为其他类型的免疫球蛋白。类别转换是通过类别转换重组实现的，类别转换重组是一种非同源DNA重组，由转换区域的重复DNA的延伸来引导。转换区域位于 J_H 基因片段和 C_μ 基因之间的内含子中，以及其他重链同型基因上游的等效位点上，但δ基因除外，其表达无须DNA重排（图10.21，图一）。当B细胞从IgM和IgD的共表达转变为另一种亚型的表达时，新的恒定区基因上游的 S_μ 区和S区之间发生DNA重组。

在这样的重组事件中，C_μ 编码区以及 C_μ 与重排S区之间的整个DNA被删除。图10.21介绍了小鼠从 C_μ 到 C_ε 的转换。由于转换序列位于内含子中，不能引起移码突变，因此所有的转换重组都能产生编码功能蛋白的基因。

AID启动类别转换重组，且仅作用于转录的DNA区域。转换区序列的某些属性在转录时促进了AID的可及性。每个转换区域由非模板链上富含许多重复的G序列元件组成。例如，S_μ 由序列（GAGCT）$_n$（GGGGGT）约150个重复组成，其中 n 通常为3也可以多达7个。其他转换区（S_γ、S_α 和 S_ε）的序列在特定区域虽有不同，但都包含GAGCT和GGGGGT重复序列。RNA聚合酶移动至这个高度重复的区域时偶尔会停止，这称为聚合酶停滞。可能是由R-环的泡状结构引起的，由于在一条链上串联许多G残基，转录的RNA取代DNA双螺旋的非模板链。

聚合酶停滞似乎与被转录的特定转换区AID的招募密切相关。一种多亚单位RNA加工/降解复合物——RNA外泌体，与AID结合并聚集在转换区，且蛋白质Spt5与受体聚合酶结合，两者都是AID产生双链断裂必需的。最近的证据表明AID通过某种机制被选择性地引导至转录转换上。RNA聚合酶完成一个RNA模板的转录后，含有转换区的内含子RNA被剪接。RNA加工后产生G四联体，该结构转换区富含G的重复元件（图10.22）。G四联体具有双重作用，既与AID结合，同时基于它的序列互补性，又与其转录的转换区相关联。因此，G

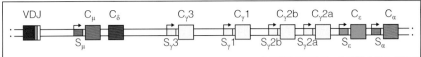

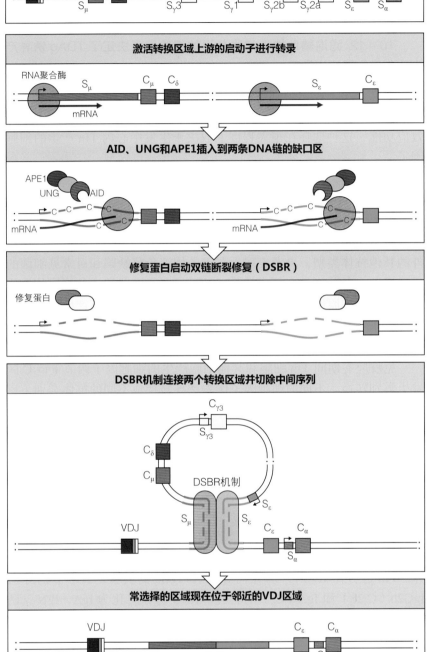

图10.21 类别转换涉及特定转换信号间的重组

图一：显示了类别转换前重排的免疫球蛋白重链位点的组成。

图二：说明了在小鼠重链位点中μ和ε亚型之间的切换。转换区（S）是指导类别转换的重复DNA序列，在除δ基因之外的每个免疫球蛋白C区基因的上游都存在转换区。转换是由位于每个S上游的启动子（如箭头所示）通过这些区域的RNA聚合酶（阴影圈）启动转录引导的。由于存在重复序列，RNA聚合酶可在S区内停顿，此区域可作为AID的底物，随后可成为UDG和APE1的底物。

图三：这些酶将高密度的单链NICK引入到非模板DNA链和模板链中。交错的缺口被一种尚未发现的机制转化为双链断裂。

图四：这些断裂的双链被细胞双链断裂修复机制识别，此过程涉及DNA-PKcs、Ku蛋白和其他修复蛋白。

图五、图六：在这种情况下，两个转换区，即Sμ和Sε，通过修复蛋白结合在一起，且通过切除DNA的中间区域（包括C_μ和C_δ），连接S_μ和S_ϵ区来完成类别转换。

四联体将 AID 引导至适当的转换区，其中特定的回文序列（如 AGCT）为良好的底物，致使其胞苷脱氨酶同时作用于两条链。G 四联体的作用方式类似于将 Cas9 内切酶传递至特定基因组区域的合成导向 RNA，如附录Ⅰ第 A–35 节所述。

转换区产生双链断裂后，修复断裂细胞的机制致使转换区间的非同源重组，从而导致类别转换（图 10.21，图四和图五）。对不同转换区共有重复序列进行比对，将末端组合在一起，DNA 末端的重新连接致使两个转换区之间所有 DNA 被切除，并在连接处形成嵌合区域。AID 的缺失会完全阻断类别转换，小鼠和人类 UDG 的缺乏严重影响类别转换，这表明 AID 和 UDG 的连续作用致使 DNA 断裂。DNA 末端的连接可能是由经典的非同源末端连接［如 V（D）J 重组］以及一个未知的替代末端连接途径介导的。共济失调毛

转化区RNA是从成熟的重链mRNA中剪切出来的

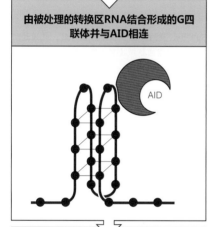

由被处理的转换区RNA结合形成的G四联体并与AID相连

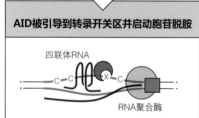

AID被引导到转录开关区并启动胞苷脱胺

图10.22　转换区域内含子加工的RNA与AID相互作用并介导其活动

图一：每个转换区上游的启动子通过重排的 V_H 基因上游的RNA聚合酶启动转录，如本文所示的 C_μ ，或所有其他恒定区的非编码外显子。转换区通常位于编码恒定区的外显子上游的内含子内。该内含子交换区的RNA通过剪接受体和供体位点从原RNA转录体中移除。

图二：剪接后，转录区RNA进一步加工，且其重复元素形成假定的G四联体结构。有证据表明，这些RNA能够结合AID。

图三：RNA通过G四联体与原DNA模板链杂交，引导AID进入转换区。

细血管扩张症是由已知的 DNA 修复蛋白 DNA-PKcs 家族激酶 ATM 突变引起的，该疾病会导致类别转换受损，但目前尚不清楚 ATM 在类别转换中的具体作用。

10-12　滤泡辅助性 T 细胞分泌的细胞因子决定了 TDAg 诱导产生的免疫应答抗体类型

上文介绍了控制类别转换的 DNA 重排的一般机制，接下来将介绍免疫应答中如何选择特定的重链。抗体同种型的选择最终决定抗体效应功能，这种选择在很大程度上取决于生发中心内 Tfh 产生的细胞因子。

如上所述，生发中心 B 细胞表面的 CD40 和 Tfh 细胞表面表达的 CD40L 之间的相互作用是发生类别转换的必要条件。CD40L 的遗传缺陷不仅大大减少了类别转换，而且会导致血浆 IgM 水平提高，这种症状称为高 IgM 综合征（hyper IgM syndrome）。该类患者缺乏 IgM 以外的其他抗体类型，患者表现为严重的体液免疫缺陷和对常见细菌的反复感染。高 IgM 综合征中的 IgM 可能由长期感染患者的病原体上非胸腺依赖性抗原诱导分泌。然而，CD40L 缺陷的个体可产生对胸腺依赖性抗原应答的 IgM 抗体，这表明在 B 细胞应答中，CD40L-CD40 相互作用在实现包括类别转换和亲和力成熟的持续反应中尤为重要。

免疫应答期间 Tfh 细胞和其他细胞产生的细胞因子调节重链 C 区发生类别转换。不同的细胞因子优先诱导转换成不同的抗体类型（图 10.23）。细胞因子通过每个重链 C 基因片段 5' 转换区诱导 RNA 转录产物，诱发类别转换。例如，当活化的 B 细胞暴露于 IL-4 时，来自 $C_\gamma1$ 和 C_ε 转换区上游启动子的转录可在转换发生前一两天检测到。两个重链 C 基因中的任意一个可发生转换，但在生发中心所有特定的 B 细胞中，重组只发生在某一个细胞中。在图 10.21 所示的类别转换中，S_ε 区的转录导致 S_μ 和 S_ε 区间的重排，从而产生 IgE 同种抗体。这是因为 IL-4 信号激活了转录因子 STAT6，启动 S_ε 区上游的 Iε 启动子转录。不同细胞因子激活不同的转换区上游的启动子产生不同类别的抗体。Tfh 也分泌 IL-21，诱导向 IgG1 和 IgG3 的转换。TGF-β 诱导向 IgG2b（$C_\gamma2b$）和 IgA（C_α）的转化。IL-5 诱导转化为 IgA，IFN-γ 诱导转化为 IgG2a 和 IgG3。

10-13　生发中心存活的 B 细胞最终分化为浆细胞或记忆细胞

B 细胞经历亲和力成熟和类别转换后，一部分细胞从明区迁出并开始分化为分泌抗体的浆细胞。转录因子 Pax5 和 Bcl-6 抑制浆细胞的分化，因此在 B 细胞开始分化为浆细胞时首先下调 Pax5 和 Bcl-6 的表达。转录因子 IRF4 诱导 BLIMP-1 的表达，BLIMP-1 是一种调控 B 细胞增殖、类别转换和亲和力成熟所需的转录抑制因子。BLIMP 诱导 B 细胞分化为浆细胞，促进免疫球蛋白的合成和分泌，上调细胞表面趋化因子受体 CXCR5，同时下调 CXCR4 和整合素 α4:β1 的表达，趋化浆细胞离开生发中心而进入外周组织。

来自淋巴结或脾脏生发中心的浆细胞迁移至骨髓，其中一些亚群存活时间长，而另一些则迁移至淋巴结或脾脏红髓的髓索中。B 细胞在黏膜组织生发中心活化，主要转换为分泌 IgA 的细胞，定居在

细胞因子在调节抗体表达中的作用							
细胞因子	IgM	IgG3	IgG1	IgG2b	IgG2a	IgE	IgA
IL-4	抑制	抑制	诱导		抑制	诱导	
IL-5							增加产生
IFN-γ	抑制	诱导	抑制		诱导	抑制	
TGF-β	抑制	抑制		诱导			诱导
IL-21		诱导	诱导				诱导

图10.23　不同的细胞因子诱导转化成不同的抗体类别

不同细胞因子诱导（紫色）或抑制（红色）某些抗体类别的产生。许多抑制效应可能是定向转换到不同类别所产生的。IL-21对类别转换的作用由IL-4调节。这些数据取自小鼠细胞实验。

黏膜系统内。浆细胞表达 X 盒结合蛋白 1（X-box binding protein 1，XBP1）的剪接变异体，有助于调节其分泌能力。骨髓中浆细胞接收来自基质细胞的生存信号，因此与脾脏髓索或者红髓中的浆细胞相比，其寿命更长。浆细胞在骨髓中的定居也需要 XBP1。骨髓中的浆细胞是持续高亲和力类别转换抗体的来源。

生发中心部分 B 细胞分化为记忆 B 细胞。记忆 B 细胞是长期存活的子代细胞，曾接受抗原刺激，并在生发中心增殖。记忆 B 细胞分裂非常缓慢（如若存在），它们表达膜免疫球蛋白但不分泌抗体，或以低速分泌。由于某些记忆 B 细胞的前体来源于生发中心，可遗传生发中心产生的基因突变，包括体细胞高频突变和导致类别转换的基因重排。控制 B 细胞分化的信号仍在深入研究中。我们将在第 11 节中简要回顾记忆 B 细胞。

10-14 某些抗原诱导 B 细胞应答并不依赖 T 细胞的辅助

人类和 T 细胞缺陷的小鼠能够产生针对 TI 抗原的抗体，在第 10-1 节中已经介绍了 TI 抗原的特点。TI 抗原包括某些细菌多糖、聚合蛋白和 LPS，且无须 T 细胞辅助即可活化初始 B 细胞。这些细菌产物并非蛋白质，也不能引起经典的 T 细胞应答，但在正常个体中能诱导抗体应答。此外，还有非细菌来源的 TI 抗原，包括植物源性有丝分裂原和凝集素、病毒抗原和超抗原，以及一些寄生虫源性抗原。

非胸腺依赖性抗原分为两类，即 TI-1 和 TI-2，它们通过不同的机制活化 B 细胞。TI-1 抗原直接诱导 B 细胞分裂而无须 T 细胞辅助，其包含的分子无论抗原特异性如何，都会非特异性地诱导大多数 B 细胞的增殖和分化，称为多克隆激活（图 10.24，上图）。因此，TI 抗原通常被称为 B 细胞有丝分裂原，有丝分裂原是一种诱导细胞进行有丝分裂的物质。例如，LPS 和细菌 DNA 都是 TI-1 抗原，因为它们表达 TLR 激活 B 细胞（见第 3-5 节），并且可发挥有丝分裂原活性。小鼠初始 B 细胞组成性表达大多数 TLR，但人初始 B 细胞只有通过 BCR 接受抗原刺激后才会表达高水平 TLR。因此，当 B 细胞通过 BCR 接受抗原刺激后，它很可能表达多种 TLR 并伴随抗原对配体的刺激作出反应。因此，当 B 细胞暴露于比多克隆激活低 $10^3 \sim 10^5$ 倍的 TI-1 抗原浓度时，只有特异性识别 TI-1 抗原的 B 细胞才被激活。在此低浓度下，激活 B 细胞的 TI-1 抗原只能特异性结合在 B 细胞表面（图 10.24，下

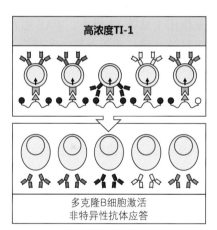

高浓度TI-1

多克隆B细胞激活
非特异性抗体应答

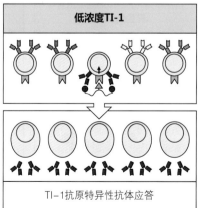

低浓度TI-1

TI-1抗原特异性抗体应答

图10.24　TI-1抗原在高浓度下诱导多克隆B细胞应答，在低浓度下诱导抗原特异性抗体应答

在高浓度下，TI-1抗原足以诱导大多数B细胞增殖和抗体分泌（上图）。在低浓度下，只有特异性识别TI-1抗原的B细胞才可被活化，这就导致TI-1抗原表位的特异性抗体应答（下图）。

图）。感染早期，B 细胞对 TI-1 抗原的应答对抵御部分胞外病原体感染十分重要，但不会发生亲和力成熟或产生记忆 B 细胞，因为这两个过程都需抗原特异性 T 细胞的辅助。

第二类非胸腺依赖性抗原 TI-2，由具有高度重复结构的分子组成，如细菌荚膜多糖。此类抗原不具有内在的 B 细胞刺激活性。TI-1 抗原可以激活未成熟和成熟的 B 细胞，但 TI-2 抗原只能激活成熟的 B 细胞，正如第 8-6 节中所述，未成熟的 B 细胞遇到重复表位时即被灭活。婴儿和 5 岁以下的幼儿对多糖抗原的抗体应答不完全有效，这可能是因为他们体内多数 B 细胞并未成熟。

对 TI-2 抗原应答的主要为边缘区 B 细胞（位于脾白髓边界的非循环 B 细胞亚群）和 B-1 细胞（见第 8-9 节）。边缘区 B 细胞在出生时数量很少，随着年龄的增长而累积，对大多数 TI-2 抗原发生生理性应答，随着年龄的增长，其效率也会提高。TI-2 抗原通过交联抗原特异性成熟 B 细胞表面大量的 BCR 而发挥作用（图 10.25，左图）。

DC 和巨噬细胞可为 TI-2 抗原活化 B 细胞提供共刺激信号。其中一个共刺激信号为 BAFF，可由 DC 分泌，并与 B 细胞表面的 TACI 受体相互作用（图 10.25，右图）。TI-2 抗原表位的密度至关重要：BCR 的过度交联导致成熟 B 细胞无免疫应答；在未成熟的 B 细胞中，密度过低则不利于活化。

细胞荚膜多糖也是重要的 TI-2 抗原，许多常见的胞外细菌病原体被荚膜多糖包裹，使它们能够抵抗吞噬细胞的摄取。这种细菌不仅能逃脱吞噬细胞的直接破坏，还能抑制巨噬细胞提呈细菌肽进而活化 T 细胞。不依赖特异性 T 细胞辅助而迅速产生的抗荚膜多糖的 IgM 抗体结合细菌，促进其在感染早期被吞噬细胞摄取和消化。

并非所有针对细菌多糖的抗体都是通过 TI-2 机制产生，如前文提到的抗 b 型流感嗜血杆菌荚膜多糖抗体对流感嗜血杆菌的保护性免疫。免疫缺陷病 WAS 由 T 细胞缺陷引起，它影响了 T 细胞与 B 细胞之间的相互作用（见第 13 章）。WAS 患者对蛋白抗原的应答较差，且不能分泌抗多糖抗原的 IgM 和 IgG 抗体，并且极易被流感杆菌等荚膜细菌感染。IgM 分泌不足的原因可能是脾脏边缘区发育受限，而边缘区 B 细胞能产生抗碳水化合物的低亲和力抗体。因此，在许多细菌感染中，TI-2 抗原诱导的 IgM 和 IgG 抗体是体液免疫应答的重要组成部分，人体针对 TI-2 抗原的抗体，其类别转换在一定程度上依赖于 T 细胞的辅助。

除分泌 IgM 外，TI 应答还包括抗体类别转换，例如小鼠中的 IgG3。该过程受到 DC 的辅助作用（图 10.25，右图），DC 受到 TI 抗原刺激，分泌细胞因子 BAFF，产生膜结合信号，刺激浆母细胞增殖。图 10.26 介绍了胸腺依赖性抗原、TI-1 和 TI-2 抗原的应答特征。

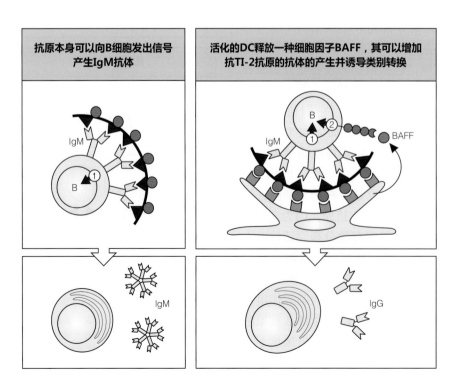

图10.25　抗原TI－2活化B细胞需要细胞因子或被细胞因子增强

TI-2抗原对BCR的多重交联可诱导IgM抗体的分泌（左图），有证据表明，细胞因子可增强此应答，并可诱导同型转换（右图）。这些细胞因子的来源尚不清楚，但可能来自DC，它可以通过表面天然免疫系统受体结合抗原并提呈给B细胞，DC分泌BAFF，激活B细胞的类别转换。

图10.26 引起抗体应答的不同种类抗原的特性质
一些数据表明，T细胞在TI-2抗原的应答中起着微不足道的作用，T细胞缺陷小鼠可观察到对TI-2抗原的强烈应答。

	TD抗原	TI-1抗原	TI-2抗原
婴儿期抗体应答	是	是	否
先天性无胸腺的个体抗体产生	否	是	是
T细胞缺乏的个体抗体产生	否	是	是
激活T细胞	是	否	否
多克隆B细胞活化	否	是	否
重复性抗原表位	否	否	是
举例	白喉毒素 病毒性血凝素 结核杆菌纯蛋白衍生物	细菌脂多糖 流产布鲁氏菌	肺炎球菌多糖 沙门菌聚合鞭毛蛋白 葡聚糖 半抗共轭Ficoll（聚蔗糖）

【小结】

抗原活化 B 细胞既需要与 B 细胞表面的 BCR 结合，也需要与抗原特异性 Th 细胞相互作用。Th 细胞识别 B 细胞提呈的抗原肽：MHC Ⅱ 类分子复合物。Tfh 活化 B 细胞需多种机制参与，包括在生发中心遭遇 B 细胞、T 细胞表面 CD40L 与 B 细胞表面 CD40 结合，以及释放多种细胞因子（如 IL-21）。活化的 B 细胞也表达刺激 T 细胞活化的因子，如 ICOSL。B 细胞和 T 细胞之间的初始作用发生在外周免疫器官 T 细胞和 B 细胞区边界，抗原激活的 Th 细胞和 B 细胞在趋化因子作用下迁移至此区域。T 细胞和 B 细胞迁移至滤泡形成生发中心后继续相互作用。

在生发中心 T 细胞诱导 B 细胞大量增殖，调控 B 细胞分化为分泌抗体的浆细胞或记忆性 B 细胞。B 细胞中表达的免疫球蛋白基因通过激活诱导的 AID 表达，启动体细胞高频突变和类别转换，在生发中心中产生多种抗体。与 V（D）J 重组不同，上述过程只发生在 B 细胞中。体细胞高频突变引入点突变使 V 基因多样化，随着免疫应答的进行，产生高亲和力的抗体。类别转换不影响 V 区，但通过替换免疫球蛋白 C_μ 基因来增加免疫球蛋白功能的多样性，C_μ 区分别由 IgG、IgA 或 IgE 抗体的重链 C 区替代。类别转换产生具有相同抗原特异性但具有不同效应功能的抗体。不同抗体同种型的转换由 Th 分泌的细胞因子调节。在缺乏抗原特异性 Th 细胞连锁识别的情况下，某些非蛋白质抗原可直接活化 B 细胞。TI 抗原诱导的免疫应答不发生抗体类别转换和记忆性 B 细胞的产生。然而，此类应答对于宿主抵御某些无法诱导抗原特异性 T 细胞应答的病原体感染至关重要。

各类免疫球蛋白的分布与功能

胞外病原体可以入侵机体的大多数部位，因此抗体须广泛分布于相应的部位才能有效抵御病原体的入侵。大多数种类的抗体需要特定的转运机制才能从合成部位穿过肺和肠等器官黏膜上皮到达特定部位。抗体特定的同型重链既可以限制抗体扩散，也可以与特定的转运蛋白结合，从而介导抗体穿过上皮细胞。本章的这部分内容介绍了抗体的转运机制以及不同类型抗体如何利用相应的转运机制进入机体的特定部位从而发挥相应的生物学功能。这里我们只介绍抗体通过结合病原体介导的保护性功能，在下一部分内容中我们将介绍与不同类型抗体特异性结合的效应细胞和效应分子。

10 – 15　不同类型的抗体在不同部位起作用，具有独特的效应功能

病原体通常通过受损的皮肤或者穿过呼吸道、消化道和泌尿生殖道黏膜上皮屏障进入机体。少数情况下病原体可以通过昆虫、伤口或皮下注射针直接进入血液。抗体保护机体的黏膜、组织和血液免受上述感染，且在病原体造成严重感染之前发挥中和或促进其消除的作用。

不同种类的抗体（图 5.19）在机体的各部位发挥着不同的功能。各类抗体的功能和分布如图 10.27 所示。因为通过类别转换一个特定的 V 区可以与任何一个 C 区相连，所以单个 B 细胞的子代产生的抗体具有相同的特异性，但却提供了适用于机体各部位的所有保护性功能。所有初始 B 细胞表达细胞表面 IgM 和 IgD。IgM 是由活化 B 细胞分泌的第一种抗体，不过其只占血浆免疫球蛋白总量的 10% 以下。IgD 可在个体发育的任何时候产生，IgE 虽然含量很少但生物学功能却很重要。IgG 和 IgA 是主要的抗体种类。IgG 的优势部分归因于其在血浆中具有较长的寿命（图 5.20）。

IgM 是体液免疫应答中最先产生的抗体，但亲和力较低。IgM 分子可通过单个 J 链分子连接（图 5.23）形成稳定的五聚体，具有 10 个抗原结合位点，可结合多价抗原，如结合细菌荚膜多糖时具有较高的整体亲和力。五聚体的高亲和力弥补了 IgM 单体中单个抗原结合位点亲和力低的弱点。由于 IgM 五聚体较大，故主要存在于血液中，其次在淋巴液中，但不存在于组织内细胞间隙。IgM 的五聚体结构使其能有效激活补体系统，本章最后一部分将探讨这一功能。IgM 也可以形成六聚体，比五聚体更能有效激活补体，可能是因为 C1q 也是一个六聚体。不过体内 IgM 六聚体的抗感染作用尚未完全明确。

如果血液中的感染无法得到迅速控制，会产生严重后果。快速产生 IgM 及有效激活补体系统在控制此类感染方面发挥重要作用。部分 IgM 是由未经历类别转换的常规 B 细胞产生，但大多数 IgM 是由位于腹腔和胸膜腔的 B-1 细胞以及脾脏边缘区 B 细胞产生。这些细胞分泌的抗体针对细菌常见的碳水化合物抗原，并且不需要 T 细胞的辅助，这为机体提供了一个预存于血液和体腔中的 IgM 抗体库，用以识别入侵的病原体（见第 8-9 节）。

其他类别的抗体 IgG、IgA 和 IgE 分子量较小，很容易从血液中扩散至组织。IgA 可以形成二聚体（图5.23），而 IgG 和 IgE 总是以单体形式存在。因此，这些抗体中的单个抗原结合位点结合抗原的亲和力对于抗体功能的发挥尤为关键。大多数分泌这些类别抗体的 B 细胞已经在生发中心经历过体细胞的高频突变，因

功能活性	IgM	IgD	IgG1	IgG2	IgG3	IgG4	IgA	IgE
中和作用	+	−	++	++	++	++	++	−
调理作用	+	−	++	*	++	+	+	−
被NK细胞杀伤的敏感性	−	−	++	−	++	−	−	−
肥大细胞致敏	−	−	+	−	+	−	−	+++
活化补体系统	+++	−	++	+	+++	−	+	−

分布	IgM	IgD	IgG1	IgG2	IgG3	IgG4	IgA	IgE
跨上皮转运	+	−	−	−	−	−	+++（二聚体）	−
跨胎盘转运	−	−	+++	+	++	+/−	−	−
扩散到血管外部位	+/−	−	+++	+++	+++	+++	++（单体）	+
平均血清水平（mg/mL）	1.5	0.04	9	3	1	0.5	2.1	3×10^{-5}

图10.27　各类免疫球蛋白均有专门的功能和独特的分布

每类免疫球蛋白的主要效应功能（+++）用深红色阴影显示，次要功能（++）用深粉红色阴影显示，非常次要的功能（+）用淡粉色阴影显示。免疫球蛋白的分布也用类似的颜色显示，其在血清中的实际平均水平显示在表的最后一行。IgA 有 2 个亚型：IgA1 和 IgA2。IgA 列指的是这两种亚型。*在有合适的同种异体的 Fc 受体存在的情况下，IgG2 具有调理作用，约 50% 的高加索人血统中发现这一作用。

而其与抗原的亲和力显著增强。IgG4 是 IgG 亚类中含量最少的亚类，但却具有形成混合抗体的特殊功能。一个 IgG4 重链和其连接的轻链可以从原来的重链二聚体中分离出来，并与另一个不同的 IgG4 重链 – 轻链配对，形成的二价 IgG4 抗体具有两种不同的抗原特异性。

IgG 是血液和细胞外液中的主要抗体类别，而 IgA 是分泌物中的主要抗体类别，其中最重要的是来自肠道和呼吸道上皮的分泌物。IgG 可有效地发挥调理作用，增强吞噬细胞对病原体的吞噬作用，并激活补体系统，而 IgA 的调理作用和激活补体的作用不强。IgG 主要在组织中发挥作用，组织中有辅助性细胞和分子；而二聚体 IgA 主要在没有补体和吞噬细胞的上皮表面发挥作用。因此 IgA 主要发挥抗体的中和功能。单体 IgA 可以由浆细胞产生，浆细胞由淋巴结和脾脏中的已经历类别转换的 B 细胞分化而来，单体 IgA 在细胞外液和血液中发挥中和作用。单体 IgA 主要是 IgA1 亚类，血液中的 IgA1 与 IgA2 之比为 10 ∶ 1。由肠道浆细胞产生的 IgA 为二聚体，主要是 IgA2 亚类，肠道中的 IgA2 与 IgA1 之比为 3 ∶ 2。

IgE 抗体仅在血液或细胞外液中以极低水平存在，但可以与皮肤和黏膜下以及结缔组织中沿血管分布的肥大细胞表面的受体大量结合。抗原与肥大细胞表面的 IgE 结合后，触发肥大细胞释放多种生物活性介质，引起咳嗽、喷嚏、呕吐等反应，本章后续将做详细介绍。

10 – 16　多聚免疫球蛋白受体结合到 IgA 和 IgM 的 Fc 段，介导它们穿过上皮屏障

在黏膜免疫系统中，分泌 IgA 的浆细胞主要分布在固有层，其位于许多表面上皮的基底膜下方。IgA 抗体可穿过上皮细胞从固有层被运输到腔面或皮肤表面，如肠道或支气管的管腔（图 10.28）。在固有层中合成的 IgA 抗体通过 J 链连接形成二聚体，然后被分泌。二聚体 IgA 与上皮细胞基底外侧表面的多聚免疫球蛋白受体（polymeric immunoglobulin receptor，pIgR）特异性结合。IgA–pIgR 复合物被内吞，形成运输囊泡，由上皮细胞胞质转运至管腔，这一过程称为胞吞转运。IgM 也可以与 pIgR 结合，通过同样的机制被分泌到肠道。抗体 – pIgR 复合物到达肠上皮细胞管腔表面后，通过蛋白酶裂解 pIgR 的细胞外区域，抗体被释放到覆盖肠壁的黏膜层中。被裂解的 pIgR 细胞外区域称为分泌片（通常缩写为 SC），通过 IgA 上的 Fcα 受体 Ⅰ 结合位点与 IgA 相结合，并阻断 IgA 与 Fcα 受体 Ⅰ 结合。分泌片具有多种生理功能，它能与黏液中的黏蛋白结合，作为"胶"将分泌的 IgA"黏"到肠上皮细胞管腔表面的黏液层，在该部位抗体能结合并中和肠道病原体及其毒素（图 10.28）。分泌片还能保护抗体不被肠道酶水解。

IgA 合成和分泌的主要部位是肠道和呼吸道上皮、哺乳期乳腺和其他外分泌腺，如唾液腺和泪腺。研究表明，IgA 抗体的主要功能是保护上皮表面免受感染物的侵害。通过结合细菌、病毒颗粒和毒素，IgA 抗体可以防止细菌和病毒附着在上皮细胞上以及毒素的吸收，从而提供抵御各种病原体的第一道防线。也有学者认为，IgA 在肠道中具有其他作用，如调节肠道微生物群（见第 12 章）。下呼吸道的肺泡腔缺乏上呼吸道的厚黏膜层，IgG 可以迅速渗透到肺泡腔，故而 IgG 是保护肺泡腔的主要抗体类型。

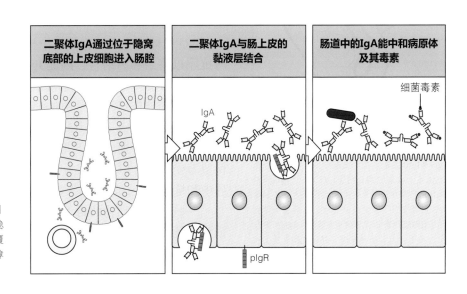

图10.28　二聚体IgA是肠腔中的主要抗体类别 IgA由固有层中的浆细胞合成，并通过位于隐窝底部的上皮细胞进入肠道。二聚体IgA与覆盖肠上皮的黏液层结合，起着抗原特异性屏障的作用。

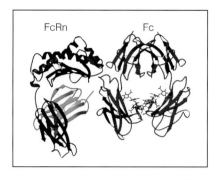

图10.29　新生儿Fc受体（FcRn）结合到IgG Fc段

FcRn（蓝色）与IgG Fc段（红色）的一条链结合（在C₂2和C₂3结构域的交界处结合，顶部为C₂2结构域）。FcRn的β₂m组分为绿色。与IgG Fc段相连的深蓝色结构是糖链，反映糖基化。FcRn运输IgG分子穿过人的胎盘和老鼠的肠道，其在维持成人IgG水平方面也有作用。虽然图中只显示一个FcRn与Fc段结合，但事实上两个FcRn捕获一个IgG。图片由P. BJórkman提供。

10–17　新生儿 Fc 段受体携带 IgG 穿过胎盘并阻止 IgG 从体内排出

新生儿在出生时没有接触过微生物，因此特别容易受到感染。IgA抗体在母乳中分泌，并转移到新生儿的肠道，保护其免受细菌感染，直到新生儿可以自己合成保护性抗体。IgA并不是母亲传给新生儿的唯一保护性抗体。胎儿在子宫内时，母体IgG直接通过胎盘运输到胎儿的血液中；胎儿出生时，与母亲的血浆IgG水平相同且抗原特异性范围相同。IgG从母体向胎儿的选择性转运是由于胎盘中存在IgG转运蛋白新生儿Fc受体（FcRn），其结构与MHC Ⅰ类分子类似。尽管具有相似性，但FcRn结合IgG与肽结合MHC Ⅰ类分子完全不同，因为其肽结合槽是封闭的。FcRn与IgG分子的Fc部分结合（图10.29），两个FcRn分子结合一个IgG分子，促进其穿过胎盘。新生儿从其母亲的乳汁和初乳中摄取IgG，初乳是产后早期乳腺分泌的富含蛋白质的乳汁。在此情况下，FcRn将IgG从新生儿肠道转运进入血液和组织中。有趣的是，在成人的肠道和肝脏及内皮细胞中也发现了FcRn的表达。它在成人中的作用是通过结合抗体、将其内吞并循环到血液中，从而维持血浆中IgG水平，防止IgG从体内排出。借助于这些专门的运输系统，哺乳动物从出生起就具有针对环境中常见病原体的抗体。当新生儿逐渐成长并能够自己产生所有类型的抗体时，这些抗体被选择性地分布到身体的不同部位（图10.30）。因此，在整个生命过程中，抗体类别转换和不同类别抗体在全身的分布为细胞外感染提供了有效的保护。

10–18　高亲和力的 IgG 和 IgA 抗体能中和毒素，阻断病毒和细菌的感染

病原体通过产生毒素或直接感染细胞对宿主造成损害，抗体可以通过阻断这两条途径来保护宿主。许多细菌通过分泌毒素损害或干扰宿主细胞的功能从而引起疾病（图10.31）。许多毒素由不同的结构域组成，有的可直接发挥毒性，有的可与细胞表面特定受体结合以入侵细胞。抗体结合到毒素受体结合位点后能够阻止毒素进入细胞并保护细胞免受攻击（图10.32）。以这种方式中和毒素的抗体称为中和抗体。大多数毒素在纳摩尔浓度下就可以发挥作用，如单分子白喉毒素可以杀死一个细胞。因此，为了中和毒素，抗体必须能够扩散到组织中，并以高亲和力迅速结合毒素。

IgG抗体容易在细胞外液中扩散，一旦亲和力成熟后，IgG抗体能与抗原以高亲和力结合，因此IgG是在组织中发挥中和毒素作用的主要抗体。高亲和力的IgA抗体同样能在黏膜表面中和毒素。

白喉和破伤风毒素是两种细菌毒素，其毒性和受体结合功能分别位于不同的蛋白链上。因此，可以用修饰后的毒素分子（使毒性链变性）免疫个体（通常在婴儿期）。这些修饰后的毒素缺乏毒性，但仍保留着受体结合位点，称为类毒素（toxoid）。用类毒素免疫机体可诱导中和抗体产生，以抵御天然毒素。

一些昆虫或动物的毒液毒性很强，一次接触就会造成严重的组织损伤或死亡。在这种情况下，适应性免疫应答太慢，因此无法起到保护作用。不过接触到这些毒液的情况并不常见，因此目前尚没有研发

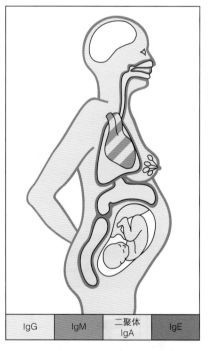

图10.30　各类免疫球蛋白在体内有选择地分布

IgG和IgM主要存在于血液中（为了方便，此处仅显示心脏中的IgM和IgG），而IgG和单体IgA是体内细胞外液中的主要抗体。二聚体IgA主要存在于上皮的分泌物中，也存在于母乳中。IgG经胎盘从母体转运至胎儿。IgE主要与上皮表面（尤其是呼吸道、胃肠道和皮肤）和皮下的肥大细胞有关。大脑中通常没有免疫球蛋白。

图10.31 许多常见疾病是由细菌毒素引起的
这里的毒素指的是外毒素——细菌分泌的蛋白
质。高亲和力的IgG和IgA抗体可以中和这些毒
素。细菌也有非分泌的内毒素，如LPS，在细
菌死亡时释放，也可以导致疾病的发生。宿主
对外毒素的反应更为复杂，因为固有免疫系统
具有一些内毒素受体，如TLR-4（见第3章）。

疾病	微生物	毒素	体内效应
破伤风	破伤风梭菌	破伤风毒素	阻断抑制性神经元活动，导致慢性肌肉收缩
白喉	白喉棒状杆菌	白喉毒素	抑制蛋白质合成，导致上皮细胞损伤和心肌炎
气性坏疽	产气荚膜梭菌	梭菌毒素	磷脂酶活化导致细胞死亡
霍乱	霍乱弧菌	霍乱毒素	激活腺苷酸环化酶，提升细胞中的cAMP水平，使肠上皮细胞发生变化，导致水和电解质流失
炭疽病	炭疽杆菌	炭疽毒性复合物	增加血管通透性，导致水肿、出血和循环衰竭
肉毒杆菌中毒	肉毒杆菌	肉毒杆菌毒素	阻断乙酰胆碱的释放，导致麻痹
百日咳	百日咳杆菌	百日咳毒素	G蛋白的ADP核糖化，导致淋巴增生
		气管细胞毒素	抑制纤毛并导致上皮细胞丢失
猩红热	化脓性链球菌	红疹毒素	血管扩张，导致猩红热皮疹
		白细胞酸性链球菌溶血素类	杀死吞噬细胞，使细菌存活
食物中毒	金黄色葡萄球菌	葡萄球菌肠毒素	作用于肠神经细胞诱导呕吐；也是一种有效的T细胞有丝分裂原（SE超抗原）
中毒性休克综合征	金黄色葡萄球菌	中毒性休克综合征毒素	引起低血压和皮肤脱落；也是一种有效的T细胞有丝分裂原（TSST-1超抗原）

出用于人类的保护性疫苗。相反，用昆虫和蛇毒免疫其他物种如马，诱导中和抗体产生从而得到抗蛇毒抗体
或抗蛇毒素（antivenin），将抗蛇毒素注射到暴露的个体中可保护其免受蛇毒的危害。这种转移抗体的方式
称为被动免疫（passive immunization）（见附录Ⅰ，第 A-30 节）。

　　动物病毒通过结合特定的细胞表面受体来感染细胞。这些受体通常是细胞特异性的蛋白质，决定病毒能
感染哪些细胞。抗体可直接阻断病毒与表面受体的结合（图 10.33）。例如，流感病毒的血凝素与存在于呼吸

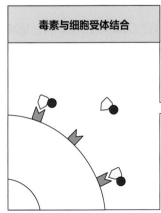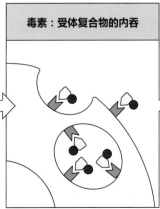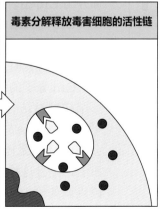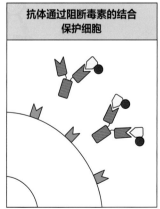

| 毒素与细胞受体结合 | 毒素：受体复合物的内吞 | 毒素分解释放毒害细胞的活性链 | 抗体通过阻断毒素的结合保护细胞 |

图10.32　IgG抗体中和毒素可以保护细胞免受损伤
许多细胞的破坏作用是由它们产生的毒素引起的（图10.31）。这些毒素通常由几个不同的部分组成。毒素分子的一部分结合细胞表面受体，使分子内
化；毒素分子的另一部分进入细胞质并损害细胞。抗体可以抑制毒素结合细胞表面受体，从而预防或中和这些作用。

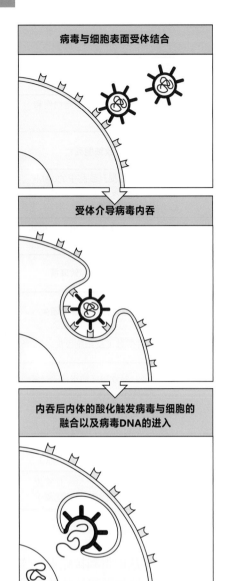

病毒与细胞表面受体结合

受体介导病毒内吞

内吞后内体的酸化触发病毒与细胞的
融合以及病毒DNA的进入

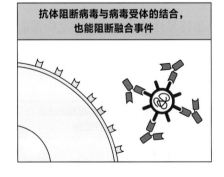

抗体阻断病毒与病毒受体的结合，
也能阻断融合事件

图10.33　中和抗体可以阻断病毒感染细胞
病毒要在细胞内繁殖，必须将其基因导入细胞。进入细胞的第一步通常是病毒与细胞表面受体的结合。如图所示，对于包膜病毒，其进入细胞质需要病毒包膜和细胞膜的融合。对于某些病毒，这种融合可以发生在细胞膜表面（未显示）；对于其他病毒，如图所示，融合只能发生在内体的酸性环境中。非包膜病毒也必须与细胞表面的受体结合，但它们通过破坏内体进入细胞质。与病毒表面蛋白结合的抗体能中和病毒，既抑制病毒一开始与细胞结合，也抑制病毒随后进入细胞。

道上皮细胞的糖蛋白上的末端唾液酸残基结合。之所以被称为血凝素，是因为其可识别并结合鸡红细胞表面类似的唾液酸残基，并使这些红细胞发生凝集。抗血凝素抗体能阻止流感病毒感染。这些抗体被称为病毒中和性抗体，与中和毒素的抗体类似，其中高亲和力的 IgA 和 IgG 抗体尤为重要。然而，抗体也可在病毒与表面受体结合后干扰病毒进入细胞胞质及其与细胞的融合机制，从而发挥中和病毒的作用。

许多细菌的表面具有黏附素，可使细菌附着在宿主细胞的表面。无论细菌是进入细胞还是粘附在细胞表面，黏附功能对于细菌的致病性至关重要（图 10.34）。淋病奈瑟菌（*Neisseria gonorrhoeae*）是性传播疾病的病原体，其细胞表面表达菌毛蛋白，能使细菌黏附在尿路和生殖道的上皮细胞上，对其传染性至关重要。抗菌毛蛋白抗体能抑制这种黏附反应，阻止感染。

分泌到肠道、呼吸道和生殖道黏膜表面的 IgA 抗体可以阻断病原体定殖于黏膜表面，阻止上皮细胞被感染。细菌对组织内细胞的黏附也有助于疾病发生，抗黏附素的 IgG 抗体能保护组织免受细菌的损害，其作用方式与 IgA 抗体保护黏膜表面的方式大致相同。

10－19　抗原－抗体复合物通过与 C1q 结合激活补体的经典途径

第 2 章介绍了作为固有免疫重要组成部分的补体系统。在没有抗体的情况下，通过 MBL 和纤维胶原素的作用，补体的凝集素途径被激活。但补体也是抗体应答的重要效应物质，可通过经典途径被激活。补体激活的不同途径均能使病原体表面被覆盖或抗原－抗体复合物与补体片段 C3b 共价结合，通过调理作用促进吞噬细胞吞噬和清除病原体。此外，补体激活的终末期可形成攻膜复合物，裂解某些细菌。

在经典途径中，补体激活由 C1 触发，C1 是由 C1q 与丝氨酸蛋白酶 C1r 和 C1s 组成的复合物（见第 2-7 节）。当抗体附着在病原体表面并与 C1q 结合时，补体激活被启动（图 10.35）。

C1q 可以结合 IgM 或 IgG，但是，由于结合 C1q 的结构要求，IgM 或 IgG 均不能激活体液中的补体；只有当抗体已经结合到细胞表面的多个抗原位点时，补体激活才会被启动。

C1q 分子的每个球形结构域都能结合到一个 Fc 段，两个或多个球形结构域被结合后会激活 C1 复合物。在血浆中，五聚体 IgM 分子为平面构型，不结合 C1q（图 10.36，左图）。然而，结合到病原体表面会使 IgM 五聚体改变构型，使其看起来像一个钉书钉（图 10.36，右图），并且这种构型改变会暴露 IgM 分子中与 C1q 球形结构域结合的位点。如第 10-15 节所述，IgM 也可以形成六聚体，但在总血清 IgM 中仅占不到 5% 的比例。或许因为 C1q 也是六聚体的原因，六聚体 IgM 激活补体的效率是其五聚体形式的 20 倍。IgM 六聚体在体内预防感染方面的作用还没有完全明确，甚至有人认为 IgM 六聚体可能会引

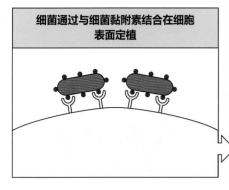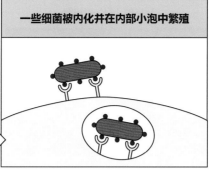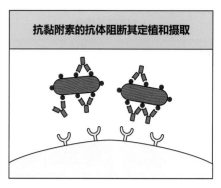

图10.34　抗体可以阻止细菌附着在细胞表面
许多细菌感染需要细菌和细胞表面受体之间的相互作用，黏膜表面的感染尤其如此。附着过程涉及细菌黏附素与其宿主细胞表面受体之间的相互作用，针对细菌黏附素的抗体可以阻止这种感染。

起过度反应，对机体有害。

　　尽管在溶液中 C1q 与某些 IgG 亚类结合的亲和力较低，但只要一个 C1q 分子能够结合两个或两个以上 IgG 分子（由于结合抗原，IgG 分子彼此保持在 30 ～ 40 nm 范围内）就能获得 C1q 活化所需的结合能。这就要求溶液中的多个 IgG 分子与单个病原体或单个抗原结合。因此，在激活补体方面，IgM 比 IgG 更有效。C1q 与五聚体 IgM 分子结合，或与两个或两个以上 IgG 分子结合（图 10.35）导致 C1r 蛋白酶被激活，触发补体级联反应。

10 – 20 补体受体和 Fc 受体都有助于清除循环中的免疫复合物

　　Fc 受体与不同类型抗体的 Fc 段相互作用，赋予抗体多种功能。其中之一是清除循环中的抗原 – 抗体复合物（免疫复合物），循环中的毒素、微生物或死亡宿主细胞碎片与相应的抗体结合后形成了抗原 – 抗体复合物。抗体的 Fc 段与组织中不同吞噬细胞上表达的 Fc 受体结合可清除免疫复合物。这种清除也有助于补体

图10.35　C1q 与病原体表面的抗体结合后启动补体激活的经典途径
当一个IgM分子结合病原体表面多个相同的表位时，它被弯曲成"钉"形，这使得C1q的球形结构域能结合到IgM的Fc段（左图）。多个IgG分子结合在病原体表面，一个C1q分子可以与两个或两个以上Fc段结合（右图）。在这两种情况下，C1q与Fc段结合后构象发生变化，从而激活C1r，活化的C1r激活C1s的丝氨酸蛋白酶活性，启动经典的补体级联反应（见第2章）。

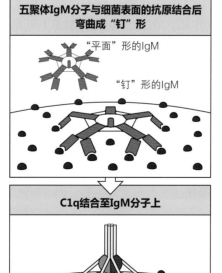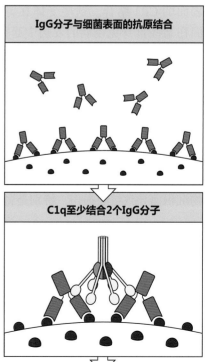

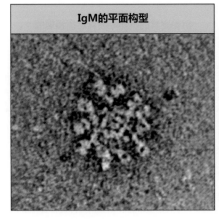 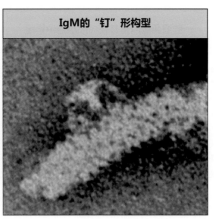

| IgM的平面构型 | IgM的"钉"形构型 |

图10.36 IgM的两种构型
左图显示可溶性IgM的平面构型；右图显示与细菌鞭毛结合的IgM的"钉"形构型。照片（×760 000）由K. H. Roux提供。

激活（在最后一节中描述），当Fc段激活C1q时会发生。C4b和C3b沉积到免疫复合物上，与红细胞表面的补体受体1（CR1）结合，有助于免疫复合物的清除（不同类型补体受体的描述见第2-13节）。红细胞将抗原－抗体－补体复合体转运到肝脏和脾脏。

在肝脏和脾脏中，表达CR1和Fc受体的巨噬细胞在不破坏红细胞的情况下，从红细胞表面去除复合物，然后降解复合物（图10.37）。即使更大的颗粒抗原聚集物，如细菌、病毒和细胞碎片，都可以被补体包裹，继而被红细胞捕获，然后运输到脾脏内被清除。

未从循环中清除的被补体覆盖的免疫复合物往往沉积在小血管的基底膜，尤其是肾小球基底膜。在肾小球的基底膜处血液被过滤形成尿液。穿过肾小球基底膜的免疫复合物与位于基底膜下方的肾足细胞表面的CR1结合。这些受体在肾脏中的功能和意义尚不清楚，但它们在某些自身免疫病的发病中起重要作用。在自身免疫病SLE（见第15-16节）中，过量的循环免疫复合物沉积在足细胞上，损害肾小球，甚至造成肾衰竭。SLE的最大遗传风险因素是缺乏C1q，但非常罕见。CR2和CR3以及Fc受体FcγRⅢa的突变也与狼疮的易感性增加有关，提示补体受体和FcR通路都参与清除免疫复合物。

患者缺乏补体组成部分（C1、C2和C3）也可能导致抗原－抗体复合物清除障碍。这些缺陷使得补体经典途径无法被有效激活，因而免疫复合物不能被补体标记和被有效清除。这些患者也会因免疫复合物沉积而导致组织损伤，特别是肾脏损伤。

【小结】

T细胞依赖性抗体应答始于IgM分泌，但很快发展到产生其他抗体类别。每类抗体都有其特定的分布和功能。IgM抗体主要存在于血液中，其结构为五聚体。IgM五聚体与抗原结合后能有效激活补体，弥补了IgM单体的抗原结合位点亲和力低的缺陷。IgG抗体通常具有较高的亲和力，存在于血液和细胞外液中，它们可以中和毒素、病毒和细菌，发挥调理作用，并激活补体系统。IgA抗体合成时为单体，进入血液和细胞外液。此外，各种黏膜组织固有层中的浆细胞可以分泌

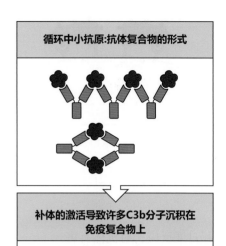

循环中小抗原:抗体复合物的形式

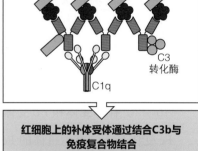

补体的激活导致许多C3b分子沉积在免疫复合物上

C3b
C3
转化酶
C1q

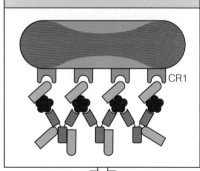

红细胞上的补体受体通过结合C3b与免疫复合物结合

CR1

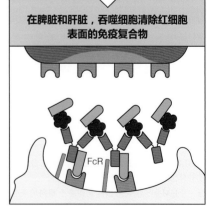

在脾脏和肝脏，吞噬细胞清除红细胞表面的免疫复合物

FcR

图10.37 红细胞表面CR1有助于清除循环中的免疫复合物
红细胞表面的CR1在清除循环免疫复合物中起着重要作用。免疫复合物与红细胞上的CR1结合，被转运到肝脏和脾脏。在肝脏和脾脏中，免疫复合物被表达CR1和Fc受体的巨噬细胞清除。

二聚体 IgA。IgA 二聚体跨上皮层选择性地转运到肠道等部位，在那里它们中和毒素和病毒，并阻止细菌跨越肠道上皮。大多数 IgE 可与机体肥大细胞的表面受体结合，识别抗原后诱发局部防御反应。抗体可以通过多种方式保护机体免受细胞外病原体及其毒性产物的侵害。最简单的方式是直接作用于病原体或其产物（如毒素）并中和它们，或通过特定受体阻断它们与宿主细胞的结合。当某些类别的抗体与抗原结合时，能激活补体的经典途径，通过多种机制消除病原体（详见第 2 章）。可溶性抗原 – 抗体复合物也能固定补体，并通过红细胞表面的补体受体将抗原 – 抗体复合物从循环中清除。

通过 Fc 受体破坏抗体包被的病原体

通过高亲和力抗体中和毒素、病毒或细菌可以防止感染，但仅靠中和作用不能解决从体内清除病原体及其产物的问题。此外，许多病原体不能被抗体中和，必须通过其他方式清除。许多病原体特异性抗体不能与病原体表面的特异性位点结合，因此需要其他效应机制来发挥其在宿主防御中的作用。我们已经知道抗体与抗原结合后是如何激活补体的。另一个重要的防御机制是激活多种表达 Fc 受体的辅助效应细胞，因为 Fc 受体可与抗体的 Fc 段特异性结合。这些受体促进巨噬细胞、DC 和中性粒细胞吞噬与抗体结合的细胞外病原体。另外，当免疫系统的非吞噬细胞——NK 细胞、嗜酸性粒细胞、嗜碱性粒细胞和肥大细胞（图 1.8）的 Fc 受体与抗体包被的病原体结合时，这些细胞被活化并分泌事先储存的介质。无论抗体与上述细胞在哪里结合，这些机制都确保了抗体效应的最大化。

10 – 21　辅助细胞的 Fc 受体是针对不同种类免疫球蛋白的信号受体

Fc 受体是一个细胞表面分子家族，它们可以结合免疫球蛋白的 Fc 段。Fc 家族成员通过 Fc 受体 α 链上的结构域识别一个或几个密切相关的重链同型免疫球蛋白。大多数 Fc 受体本身是免疫球蛋白基因超家族的成员。不同类型的细胞表达不同的 Fc 受体，抗体的类型决定了哪些类型的细胞将参与特定的反应。图 10.38 显示了不同的 Fc 受体、表达 Fc 受体的细胞以及 Fc 受体结合不同抗体类别的特异性。

大多数 Fc 受体作为多亚单位复合体的一部分发挥作用。抗体识别只需要 α 链，当与 Fc 段结合时，其他链承担将受体转运到细胞表面和信号转导的功能。部分 Fcγ 受体、FcαRⅠ 和高亲和力的 IgE 受体（FcεRⅠ）都使用 γ 链来传递信号。该链与 TCR 复合物的 ζ 链非常相似（见第 7-7 节），与 Fcα 链非共价结合。人 FcγRⅡ–A 是单链受体，其中 α 链的胞质结构域取代了 γ 链的功能。FcγRⅡ–B1 和 FcγRⅡ–B2 也是单链受体，但它们作为抑制性受体发挥作用，因为其胞质区含有结合肌醇 5' – 磷酸酶 SHIP 的 ITIM（见第 7-25 节）。Fc 受体最主要的功能是激活辅助细胞攻击病原体，但它们也通过其他方式参与免疫应答。例如，FcγRⅡ–B 受体负向调控 B 细胞、肥大细胞、巨噬细胞和中性粒细胞的活性，主要通过调节免疫复合物激活这些细胞的阈值来发挥这种负向调控作用。DC 表达的 Fc 受体能有效地摄取抗原 – 抗体复合物，从而将这些抗原以肽的形式呈递给 T 细胞。

抗体包裹的病毒进入细胞质后可以被一种称为 TRIM21（含有 21 个三部分基序）的新型 Fc 受体系统清除。TRIM21 是一种胞质内 IgG 受体，由多种免疫或非免疫细胞表达，与其他 Fc 受体相比，它对 IgG 具有更高的亲和力，也具有 E3 连接酶活性。当结合了 IgG 的病毒进入胞质时，TRIM21 附着在抗体上，并利用其 E3 连接酶活性使病毒蛋白质泛素化。使得病毒在胞质溶胶中的蛋白酶体内被降解，因而不会发生病毒编码基因的翻译。

10 – 22　吞噬细胞上的 Fc 受体被黏附在病原体表面的抗体激活，使吞噬细胞能够吞噬并消灭病原体

体液免疫中最重要的一类细胞是来源于单核系和髓系的带有 Fc 受体的吞噬细胞，如巨噬细胞和中性粒细胞。许多细菌被吞噬细胞直接识别、摄入和破坏，而这些细菌在正常个体中不具有致病性。然而，某些细菌含有荚膜多糖（位于细菌细胞膜外的分子量较大的结构），能够抵抗吞噬细胞的直接吞噬。只有当这些病原体被抗体和补体包被，并与吞噬细胞上的 Fcγ 或 Fcα 受体和补体受体 CR1 结合后，才会被吞噬细胞摄取（图 10.39）。

受体	FcγRI（CD64）	FcγRII -A（CD32）	FcγRII -B2（CD32）	FcγRII -B1（CD32）	FcγRIII（CD16）	FcεRI	FcεRII（CD23）	FcαRI（CD89）	Fcα/μR
结构	α 72 kDa / γ / γ样结构域	α 40 kDa	α 40 kDa / ITIM	α 40 kDa / ITIM	α 50～70 kDa 或 γ或ζ / ITIM	α 45 kDa / β 33 kDa / γ 9 kDa	凝聚素结合域 三聚体 / N	α 55～75 kDa / γ 9 kDa	α 70 kDa
结合	IgG1	IgG1	IgG1	IgG1	IgG1	IgE	IgE	IgA1, IgA2	IgA, IgM
	$10^8\,M^{-1}$	$2\times10^6\,M^{-1}$	$2\times10^6\,M^{-1}$	$2\times10^6\,M^{-1}$	$5\times10^5\,M^{-1}$	$10^{10}\,M^{-1}$	$(2\sim7)\times10^7\,M^{-1}$（三聚体）$(2\sim7)\times10^6\,M^{-1}$（单体）	$10^7\,M^{-1}$	$3\times10^9\,M^{-1}$
亲和顺序	1) IgG1=IgG3 2) IgG4 3) IgG2	1) IgG1 2) IgG3=IgG2* 3) IgG4	1) IgG1=IgG3 2) IgG4 3) IgG2	1) IgG1=IgG3 2) IgG4 3) IgG2	IgG1=IgG3			IgA1=IgA2	1) IgM 2) IgA
细胞类型	巨噬细胞 中性白细胞 嗜酸性粒细胞	巨噬细胞 中性白细胞 嗜酸性粒细胞 血小板 朗格汉斯细胞	巨噬细胞 中性白细胞 嗜酸性粒细胞	B细胞 肥大细胞	NK细胞 嗜酸性粒细胞 巨噬细胞 中性白细胞 肥大细胞	肥大细胞 嗜酸性粒细胞	嗜酸性粒细胞 B细胞	巨噬细胞 嗜酸性粒细胞† 中性白细胞	巨噬细胞 B细胞
连接的效应	摄取 刺激 呼吸爆发的激活 诱导杀伤	摄取 颗粒释放（嗜酸性粒细胞）	摄取 抑制刺激	不摄取 抑制刺激	诱导杀伤（NK细胞）	分泌颗粒	脱颗粒	摄取 诱导杀伤	摄取

图10.38　不同的辅助细胞表达不同类型免疫球蛋白Fc段的受体

图中显示Fc受体的结构和结合特征以及表达Fc受体的细胞。除了FcεRII，其他Fc受体都属于免疫球蛋白超家族成员。FcεRII属于凝集素，能形成三聚体。任何受体确切链的组成因细胞类型而异。例如，中性粒细胞表面的FcγRIII是具有糖基磷脂酰肌醇膜锚的分子，无γ链。而NK细胞表面的FcγRIII是与γ链结合的跨膜分子。FcγRII –B1与FcγRII –B2的不同之处在于，其胞内区有额外的外显子（用黄色三角形表示），这一外显子防止FcγRII –B1在交联后被内化。结合亲和力为人类受体的数据。*只有某些同种异体FcγRII –A与IgG2结合。†在嗜酸性粒细胞中，CD89 α链的分子量为70～100 kDa。

　　补体结合的抗原与补体受体结合后能够促进吞噬细胞的吞噬作用，这对于早期免疫应答尤为重要，特别是在抗体的类别转换发生前。荚膜多糖属于TI–2类胸腺非依赖性抗原，因此可在应答早期刺激机体产生IgM抗体，并有效激活补体系统。IgM与含荚膜多糖的细菌结合后通过补体触发调理作用，携带补体受体的吞噬细胞迅速摄取和破坏这些细菌。最近，Fcα/μR被发现是一种可结合IgA和IgM的受体。Fcα/μR主要在肠固有层和生发中心的巨噬细胞和B细胞上表达，其在内吞IgM抗体－细菌（如金黄色葡萄球菌）复合物中起作用。

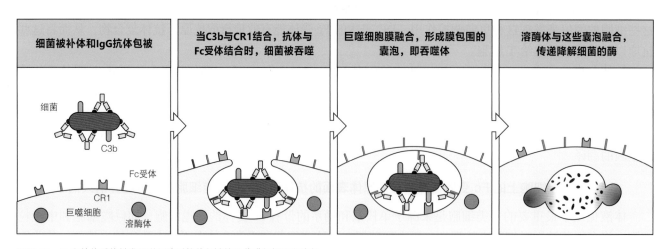

图10.39　Fc和补体受体触发吞噬细胞对抗体包被的细菌进行摄取和降解

许多细菌可以抵抗巨噬细胞和中性粒细胞的吞噬。然而，当抗体与这些细菌结合后，附在细菌表面的多个Fc段与吞噬细胞表面的Fc受体结合，促进吞噬细胞吞噬和降解细菌。抗体包被还可以诱导补体系统的激活并和补体成分结合至细菌表面。抗原–抗体补体复合物可以与吞噬细胞上的补体受体（如CR1）相互作用。Fc受体和补体受体协同诱导吞噬作用。因此，包被IgG抗体和补体的细菌比单独包被IgG的细菌更容易被摄取。Fc和补体受体的结合向吞噬细胞传递信号，导致吞噬速度增加，促进溶酶体与吞噬体融合，并增加其杀菌活性。

吞噬细胞的激活可以引发炎症反应，导致组织损伤，因此，吞噬细胞上 Fc 受体的存在，赋予了吞噬细胞区分与病原体结合的抗体分子和不与任何抗原结合的大量游离抗体分子的能力。细胞表面的单个 Fc 受体可以低亲和力与游离抗体单体结合，当出现抗体包被颗粒时，多个 Fc 受体同时结合导致高亲和力的结合，这是结合抗体区别于游离免疫球蛋白的主要机制（图 10.40）。最终结果是，Fc 受体能使细胞识别与抗体结合的病原体。因此，Fc 受体能使无特异性的吞噬细胞具有识别和清除病原体及其胞外产物的能力。

通过包被微生物的表面分子和吞噬细胞表面受体之间的相互作用，吞噬作用大大增强。例如，当抗体包被的病原体与 Fcγ 受体结合时，随着 Fcγ 受体与病原体表面的抗体 Fc 段相继结合，吞噬细胞的细胞表面围绕病原体表面延长。这是由 Fcγ 受体被刺激后所触发的活化过程。吞噬作用导致病原体（或颗粒）被包围在酸性胞质囊泡中，即吞噬体。然后与一个或多个溶酶体融合，形成吞噬溶酶体；溶酶体的酶被释放到囊泡内部，破坏细菌（图 10.39）。第 3 章更详细地描述了吞噬细胞的杀伤过程。

有些颗粒太大（如寄生虫），吞噬细胞无法将其摄取。在这种情况下，吞噬细胞通过其 Fcγ、Fcα 或 Fcε 受体附着在抗体包被的寄生虫表面，吞噬细胞通过胞吐作用释放分泌颗粒或溶酶体内的内容物。这些内容物直接释放到寄生虫的表面，并对其造成损害。因此，Fcγ 和 Fcα 受体刺激可以触发胞外颗粒通过吞噬作用被内化或胞内囊泡通过胞吐作用被释放。参与细菌破坏的白细胞主要是巨噬细胞和中性粒细胞，而蠕虫等大型寄生虫通常受到嗜酸性粒细胞的攻击（图 10.41），这种非吞噬细胞可以通过几种不同的 Fc 受体结合抗体包被的寄生虫，包括和 IgE 结合的低亲和力 Fcε 受体 – CD23（图 10.38）。这些受体在抗体包被的表面被交联，可以激活嗜酸性粒细胞释放其颗粒内容物，对寄生虫进行杀伤（图 14.10）。如上所述，IgE 抗原与肥大细胞和嗜碱性粒细胞上的高亲和力 FcεRI 结合导致的受体交联，也会使细胞通过胞吐作用释放颗粒内容物。

10 – 23 Fc 受体激活 NK 细胞破坏抗体包被的靶标

病毒感染的细胞通常被能识别细胞表面病毒抗原肽：MHC 复合物的 T 细胞杀伤。被某些病毒感染的细胞也通过在其表面表达病毒包膜蛋白来显示胞内感染的存在，病毒包膜蛋白可被相应的抗体所识别，该抗体最初来源于对病毒颗粒的应答。带有抗体的宿主细胞可以被 NK 细胞杀伤，NK 细胞是淋巴样谱系的非 T 细胞、非 B 细胞，第 3 章中介绍过该细胞。NK 细胞是细胞内存在明显大颗粒的细胞，在外周血淋巴细胞中所占比例很小。虽然属于淋巴系，但 NK 细胞表达有限的非变异受体库，这些受体识别在异常细胞（如感染病毒的细胞、肿瘤细胞）上诱导表达的配体，NK 细胞被认为是固有免疫的一部分（见第 3–25 节）。在识别配体时，NK 细胞不需要抗体可直接杀死靶细胞。虽然最初发现 NK 细胞具有杀死某些肿瘤细胞的能力，但在病毒感染的早期，NK 细胞也在固有免疫应答中起重要作用。

除了固有免疫功能外，NK 细胞还可以通过抗体依赖的细胞介导的细胞毒作用（ADCC）识别和破坏抗体包被的靶细胞。当抗体结合 NK

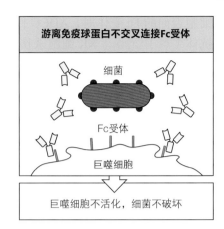

游离免疫球蛋白不交叉连接 Fc 受体

细菌

Fc 受体

巨噬细胞

巨噬细胞不活化，细菌不破坏

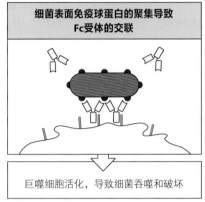

细菌表面免疫球蛋白的聚集导致 Fc 受体的交联

巨噬细胞活化，导致细菌吞噬和破坏

图 10.40　结合抗体通过其聚集状态与游离免疫球蛋白区别开来
游离免疫球蛋白分子以极低的亲和力结合大多数 Fc 受体，不能交叉连接 Fc 受体。然而，抗原结合免疫球蛋白能以高亲和力结合 Fc 受体，因为几个抗体分子同时结合辅助细胞表面多个 Fc 受体上。这种 Fc 受体交联会激活细胞；如果是具有 ITIM 的 Fc 受体，则是抑制细胞。

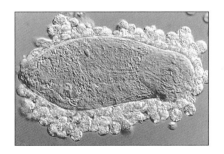

图 10.41　在感染患者血清中，嗜酸性粒细胞攻击血吸虫幼虫
大型寄生虫如蠕虫，不能被吞噬细胞吞噬。但是当蠕虫被抗体包被时，嗜酸性粒细胞可以通过 IgG 和 IgA 的 Fc 受体结合蠕虫，从而对其进行攻击。其他携带 Fc 受体的细胞也可以对类似的大靶标进行攻击。这些细胞将颗粒中的有毒物质直接释放到靶细胞上，这一过程称为胞吐。图片由 A. Butterworth 提供。

细胞表面的 Fc 受体时，ADCC 作用被触发。NK 细胞表达 FcγRⅢ（CD16）受体，该受体识别 IgG1 和 gG3 抗体（图 10.42）。NK 细胞杀伤机制与 CTL 类似，包括释放含有穿孔素和颗粒酶的胞质颗粒（见第 9-31 节）。ADCC 已被证明在防御病毒感染方面发挥作用，它提供了另一种杀伤机制，即抗体通过效应细胞发挥抗原特异性的杀伤效应，尽管该效应细胞本身并没有抗原特异性。

10 – 24　肥大细胞和嗜碱性粒细胞通过高亲和力的 Fcε 受体结合 IgE 抗体

当病原体通过上皮屏障并建立局部感染灶时，宿主必须动员其防御系统并将其导向至病原体所在部位。其中一种方法是激活肥大细胞。肥大细胞较大并含有独特的胞质颗粒，其中含有多种化学介质如组胺，能迅速发挥作用，使局部血管更具渗透性。肥大细胞用甲苯胺蓝染色后具有独特的外观，使其在组织中易于识别（图 1.8）。肥大细胞主要存在于皮下的结缔组织中，包括胃肠道和呼吸道的黏膜下组织和皮肤的真皮。

肥大细胞具有特异性结合 IgE（FcεRⅠ）和 IgG（FcγRⅢ）的 Fc 受体，抗体与 Fc 受体结合后可激活肥大细胞，使其释放胞内颗粒，并分泌脂质炎症介质和细胞因子。大多数 Fc 受体只有在抗体结合抗原的情况下才能与抗体的 Fc 段稳定结合，并且需要多个 Fc 受体的交联才能实现稳定的结合。与之相反，FcεRⅠ 结合 IgE 单体的亲和力非常高，约 10^{10} M^{-1}。因此，即使在正常个体中循环 IgE 水平很低的情况，仍有相当一部分的 IgE 会与组织中的肥大细胞和循环中嗜碱性粒细胞表面的 FcεRⅠ 结合。

虽然肥大细胞通常可与 IgE 稳定结合，但这种结合并不会激活肥大细胞，单体抗原与 IgE 的结合也不会激活肥大细胞。只有当结合的 IgE 被多价抗原交联时肥大细胞才会被激活。该信号激活肥大细胞释放其颗粒内容物，这一反应在数秒内发生（图 10.43），合成并释放脂质介质（如前列腺素 D2 和白三烯 C4），并分泌细胞因子（如 TNF-α），从而引发局部炎症反应。脱颗粒也会使储存的组胺释放，从而增加局部血流和血管通透性，很快导致外周组织中液体和血液中蛋白质（包括抗体）的积聚。不久后，血细胞如中性粒细胞，然后是单核细胞、嗜酸性粒细胞和效应淋巴细胞大量涌入。血细胞的大量涌入可以持续几分钟到几小时，并在感染部位产生炎症反应。因此，肥大细胞是宿主针对跨上皮屏障进入机体的病原体的前线防御机制之一。由于肥大细胞也参与 IgE 介导的过敏反应，因此在疾病的发病中也很重要，第 14 章将详细讨论。在过敏反应中，机体通常暴露于无害的抗原（变应原）如花粉，产生变应原特异性 IgE，肥大细胞以上述方式被激活。

10 – 25　IgE 介导的辅助细胞活化在抗寄生虫感染中具有重要作用

肥大细胞在宿主防御中至少有三个重要功能。第一，肥大细胞位于体表附近，这使得它们能够招募病原体特异性细胞（如抗原特异性淋巴细胞）和非特异性效应细胞（如中性粒细胞、巨噬细胞、嗜碱性粒细胞和嗜酸性粒细胞）到病原体最可能入侵的部位。第二，肥大细胞引起的炎症增加了淋巴液从抗原沉积部位向局部淋巴结的流动，在局部淋巴结中，初始淋巴细胞首先被激活。第三，肥大细胞产物触发肌肉收缩的能力有

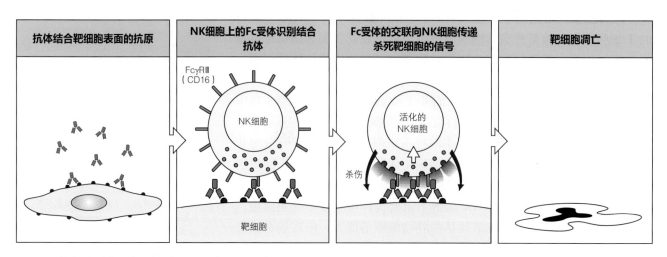

图10.42　抗体包被的靶细胞通过抗体依赖的细胞介导的细胞毒作用（ADCC）被NK细胞杀伤

NK细胞（见第3章）是含大颗粒的非T细胞、非B细胞，其表面有FcγRⅢ（CD16）。当NK细胞遇到包被有IgG抗体的细胞时，它们会迅速杀死靶细胞。ADCC只是NK细胞参与宿主防御的一种方式。

图10.43　肥大细胞表面的IgE抗体交联导致炎症介质的快速释放

肥大细胞是结缔组织中的大细胞，其分泌颗粒中含有许多炎症介质是其特征之一。它们通过高亲和力受体FcεRI与IgE单体稳定结合。抗原交联肥大细胞表面的IgE抗体，触发其快速脱颗粒，将炎症介质释放到外周组织中。这些介质会引发局部炎症，从而招募宿主防御所需的细胞和蛋白质至感染部位。当变应原与肥大细胞上的IgE结合时，这些细胞也会在过敏反应中被触发。照片由A. M. Dvorak提供。

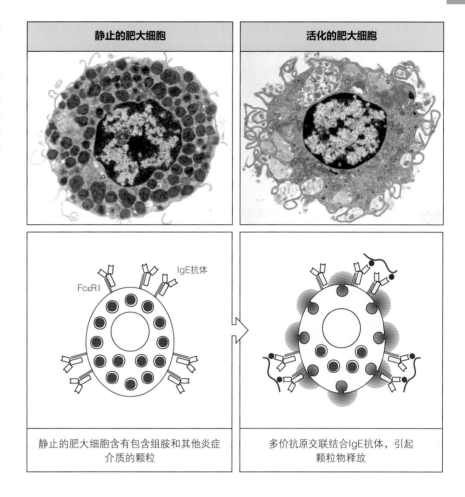

抗原与细胞表面的 IgE 抗体结合后，肥大细胞迅速激活，导致炎症反应的发生，以及嗜碱性粒细胞和嗜酸性粒细胞的募集和激活，进一步加剧了炎症反应（见第 14 章）。越来越多的证据表明，这种 IgE 介导的应答对于防御寄生虫感染至关重要。

伴随着蠕虫感染，肠道中的肥大细胞积聚诱发的肥大细胞增多症，以及在 W/W^v 突变小鼠中观察到一些现象提示肥大细胞在清除寄生虫中具有重要的作用。W/W^v 突变小鼠的 c-kit 基因突变引起肥大细胞严重缺乏，表现为对肠道线虫旋毛虫和类圆线虫的清除受损。在缺乏 IL-3 的 W/W^v 小鼠中不能产生嗜碱性粒细胞，对类圆线虫的清除受损更为突出。因此，肥大细胞和嗜碱性粒细胞似乎均有助于防御这些蠕虫寄生虫。

也有证据表明，IgE 抗体和嗜酸性粒细胞在抵御寄生虫感染方面具有重要作用。某些类型的多细胞寄生虫，尤其是蠕虫的感染，与 IgE 抗体的产生及血液和组织中异常大量嗜酸性粒细胞（嗜酸性粒细胞增多）的出现密切相关。此外，小鼠实验表明，用多克隆抗嗜酸性粒细胞抗血清清除嗜酸性粒细胞后，会增加寄生的蠕虫曼氏血吸虫感染的严重程度。嗜酸性粒细胞似乎能够直接破坏蠕虫，检查受感染组织发现，脱颗粒的嗜酸性粒细胞黏附在蠕虫上，体外实验表明，在抗血吸虫 IgG 或 IgA 抗体的存在下，嗜酸性粒细胞可以杀死曼氏血吸虫（图 10.41）。

IgE、肥大细胞、嗜碱性粒细胞和嗜酸性粒细胞在抵抗吸血硬蜱中也发挥重要作用。蜱虫叮咬部位的皮肤上有脱颗粒的肥大细胞及脱颗粒的嗜碱性粒细胞和嗜酸性粒细胞的累积，提示其为新近激活。初次接触蜱虫后，机体会产生对蜱虫吸血的抵抗，提示体内存在特殊的免疫机制。肥大细胞缺乏的小鼠对蜱虫没有这种获得性抵抗力，而在豚鼠中，通过特异性的多克隆抗体清除嗜碱性粒细胞或嗜酸性粒细胞后，也降低了对蜱虫吸血的抵抗力。小鼠实验表明，特异性 IgE 抗体介导了对蜱虫的抵抗力。因此，许多临床研究和实验都支持 IgE 与高亲和力 FcεRI 结合这一机制在宿主抵抗跨上皮细胞病原体或胞外寄生虫（如蜱虫）方面的作用。

【小结】

抗体包被的病原体被效应细胞识别，其识别机制为结合在病原体表面的抗体 Fc 段恒定区与效应细胞上的

Fc 受体相结合。这种结合会激活细胞并通过吞噬作用和（或）释放颗粒导致病原体的破坏。Fc 受体是一个蛋白质家族，其每个家族成员识别特定类型的免疫球蛋白。巨噬细胞和中性粒细胞上的 Fc 受体识别与病原体结合的 IgG 或 IgA 抗体的恒定区域，并触发对此类病原体的吞噬和破坏；结合到 Fc 受体还诱导吞噬细胞的胞内囊泡中产生杀菌物质。嗜酸性粒细胞在消除太大而不能被吞噬的寄生虫方面具有重要作用：它们表达特异结合 IgG 恒定区域的 Fc 受体，以及结合 IgE 的 Fc 受体，这些受体的聚集诱导细胞产生毒性物质释放到寄生虫表面。NK 细胞、组织中的肥大细胞和血液中的嗜碱性粒细胞在其 Fc 受体被聚集时，也能释放其颗粒中的内容物。

肥大细胞和嗜碱性粒细胞组成性表达 IgE 的高亲和力受体。它与其他 Fc 受体的不同之处在于，它能结合游离单体抗体，从而能够在病原体首次进入组织的部位产生针对病原体的瞬时应答。当结合到肥大细胞表面的 IgE 通过与抗原结合而聚集时，它会触发组胺和许多其他介质的释放，从而促进血液流向感染部位，因此，能将抗体和效应细胞招募到这些部位。肥大细胞是主要存在于皮肤真皮以及消化道和呼吸道基底膜之下的结缔组织。如第 14 章所述，它们被变应原激活，导致许多急性过敏反应的症状。

第10章总结

抗感染体液免疫应答包括初始 B 细胞活化、分化形成浆细胞产生抗体、抗体与病原体的结合，以及病原体被体液免疫系统中的吞噬细胞和分子清除。抗体的产生通常需要 B 细胞识别抗原且辅助性 T 细胞特异性识别同一抗原衍生的不同表位，这种现象称为连锁识别。活化的 B 细胞首先移动到次级淋巴组织的 T-B 细胞区边界，在那里可能遇到相关的 T 细胞，接受 T 细胞共刺激信号（如 CD40L 和 IL-12）后开始活化增殖。一些 B 细胞成为浆母细胞，而另一些则转移到生发中心，在那里发生体细胞高频突变和类别转换。与抗原以最高亲和力结合的 B 细胞被选择存活并进一步分化，导致抗体的亲和力成熟。由辅助性 T 细胞产生的细胞因子直接诱导类别转换，从而产生各种类型的抗体，这些抗体可以分布到机体的不同部位。

IgM 抗体在感染早期由常规 B 细胞产生，也可以在无感染的情况下由特定部位的非常规 B 细胞亚群产生（称为天然抗体）。IgM 在防止血液感染方面起重要作用，而在随后的适应性免疫应答中，同种型免疫球蛋白（如 IgG）被分泌并扩散到组织中。具有高度重复抗原决定簇的抗原和含有有丝分裂原的抗原，称为 TI 抗原，可以不依赖于 T 细胞的辅助而诱发 IgM 和某些 IgG 的产生，提供了早期保护性免疫应答。多聚体 IgA 在固有层中产生，跨过上皮表面被转运，而 IgE 产量较少，并与嗜碱性粒细胞和肥大细胞表面的受体紧密结合。

抗体与毒素、病毒和细菌的关键部位以高亲和力结合从而发挥中和效应。然而，病原体及其产物更多的是通过被吞噬细胞摄取且在胞内被降解，从而被清除。包被病原体的抗体与吞噬细胞上的 Fc 受体结合，从而导致病原体被吞噬和破坏。抗体 C 区与其他细胞上的 Fc 受体结合导致存储介质的胞吐作用，这在抗寄生虫感染中尤为重要，其中表达 FcεR 的肥大细胞在抗原与 IgE 抗体结合后直接释放炎症介质到寄生虫表面。抗体也可以通过激活补体系统来破坏病原体。补体成分可以通过调理作用使病原体被吞噬细胞摄取，并将吞噬细胞招募到感染部位。补体受体和 Fc 受体在促进吞噬以及破坏病原体和免疫复合物时常常发挥协同效应。因此，体液免疫应答是通过产生特异性的抗体来发挥抗感染效应，然而抗体的生物学效应则由其重链类型决定。

练习题

10.1 选择题：以下哪项不是抗体的效应功能？
    A. 调理
    B. 中和
    C. 补体激活
    D. 联合识别
    E. NK 细胞毒性
    F. 肥大细胞脱颗粒

10.2 简答题：b 型流感嗜血杆菌（Hib）疫苗最初仅由病原体的荚膜多糖组成，但未能产生有效的抗体应答。然而，直接将 Hib 多糖与破伤风或白喉类毒素结合，可产生对 Hib 非常有效的抗体应答，是目前的疫苗配方。请回答为什么将 Hib 荚膜多糖与类毒素结合，结合后如何激发有效的抗体应答？

10.3 **配对题**：在 T 细胞依赖性抗体应答期间 Tfh 细胞与活化 B 细胞之间发生大量的受体 / 配体相互作用和细胞因子信号传导事件。指出下列选项中的受体 / 配体和细胞因子，是由 T 细胞（T）、B 细胞（B）、两者（TB）产生，还是两者都不（N）产生。

A. IL-21

B. ICOSL

C. CD40L

D. CD30L

E. 抗原肽：MHC Ⅱ 类分子复合物

F. CCL21

G. SLAM

10.4 **配对题**：将人类疾病与相关的遗传缺陷进行配对。

A. X 性连锁淋巴增生性疾病　　ⅰ. 易位聚合酶 polη

B. 高 IgM2 型免疫缺陷病　　ⅱ. ATM（DNA-PKc 家族激酶）

C. 着色性干皮病　　ⅲ. SLAM 相关蛋白（SAP）

D. 共济失调毛细血管扩张症　　ⅳ. 活化诱导的 AID

10.5 **配对题**：指出适用于 IgA、IgD、IgE、IgG 和（或）IgM 的选项。

A. 在体液应答中第一个产生

B. 单体（主要）

C. 二聚体（主要）

D. 五聚体（主要）

E. 包含 J 链

F. 能够引起补体沉积

G. 在黏膜表面和分泌物中含量最丰富

H. 亲和力低

I. 与肥大细胞结合

J. 结合多聚免疫球蛋白受体（PIgR）

K. 结合新生儿 Fc 受体（FcRn）

10.6 **简答题**：TRIM21 是一种新型的 Fc 受体，与其他 Fc 受体有何不同？

10.7 **选择题**：以下哪项功能不是由抗体结合 Fcγ 受体引起的？

A. NK 细胞介导的抗体依赖的细胞介导的细胞毒作用（ADCC）

B. 中性粒细胞吞噬作用

C. 肥大细胞脱颗粒

D. B 细胞活性的下调

E. DC 摄取免疫复合物

10.8 **选择题**：以下哪项陈述是错误的？

A. 初始 B 细胞在滤泡中的存活依赖于 BAFF，其通过 BAFF-R、TACI 和 BCMA 信号来诱导 Bcl-2 表达。

B. 淋巴结的包膜下窦和脾脏的边缘窦在功能上是相似的区域，充满特化的巨噬细胞，该巨噬细胞可以潴留但不消化抗原。

C. T 细胞中的 ICOS 信号对完成 Tfh 分化和转录因子 Bcl-6 和 c-Maf 的表达至关重要。

D. 浆母细胞和浆细胞都表达 B7 共刺激分子、MHC Ⅱ 类分子和高水平的 BCR。

E. 在 T 细胞依赖性抗体应答中，Tfh 细胞决定类别转换中抗体的类型。

10.9 **判断题**：生发中心有一个明区和一个暗区。在明区，B 细胞广泛增殖，被称为中心母细胞。它们通过 CXCL12-CXCR4 趋化因子信号维持在那里，并经历体细胞高频突变，导致亲和力成熟和类别转换。在暗区，B 细胞停止增殖，称为中心细胞。在这里，它们被 CXCL13-CXCR5 趋化因子信号维持，表达更高水平的 BCR，并与 Tfh 细胞广泛相互作用。

10.10 **选择题**：选择正确的说法。

A. R 环是在体细胞高频突变过程中形成的结构，促进免疫球蛋白 V 区与 AID 的易接近性。

B. APE1 移除去氨基胞嘧啶，产生碱基残基，导致在下一轮 DNA 复制过程中碱基随机插入。

C. 由于转换区域位于内含子中，因此类别转换重组期间不会发生移码突变。

D. 易错 MSH2/6 聚合酶修复 DNA 损伤并引起突变，促进体细胞高频突变。

10.11 **填空题**：Fc 受体使不同类型抗体的效应功能多样化。大多数 Fc 受体都能以＿＿＿＿亲和力与抗体的 Fc 段结合。相反，FcεRI 以＿＿＿＿亲和力结合。多价抗原结合的 IgE 能结合肥大细胞表面的＿＿＿＿并导致脂质介质的释放，如＿＿＿＿和＿＿＿＿。肥大细胞也会因 Fc 受体结合的 IgE 的交联而脱颗粒，从而释放＿＿＿＿，引起局部血流和＿＿＿＿的增加，启动炎症反应。

（钱　莉　苏兆亮译，龚卫娟校）

参考文献

固有免疫与适应性免疫的动态整合

11

在本书的其他章节中，我们已经了解固有免疫应答和适应性免疫应答如何抵御病原体的入侵。在本章节中，我们将介绍免疫系统中的细胞和分子作为一个整体防御系统去清除或控制病原体的感染，以及适应性免疫应答如何提供长期持续的保护性免疫。在第 2 章和第 3 章中，我们知道在病原体感染的早期，固有免疫如何发挥作用以防止环境中大多数病原体在体内的定植。另外，我们也介绍了 ILC，该类细胞缺乏抗原特异性受体，但与效应性 CD4$^+$ T 细胞亚群和 CD8$^+$ CTL 在发育和功能上存在类似的特点，在特定病原体感染的早期，它们能产生特征性的免疫应答。不同于初始 T 细胞和 B 细胞，ILC 存在于机体的屏障组织，如肠道和呼吸道黏膜，能快速地产生免疫应答以限制或中止病原体的扩散。

然而，大多数病原体能通过不同的策略来逃避免疫系统的攻击从而感染机体。在病原体感染时，固有免疫应答能促进适应性免疫应答，适应性免疫应答也受到固有免疫系统中识别病原体的细胞所触发的信号调节，从而与固有免疫效应细胞协同清除病原体。在初次免疫应答中，ILC 能迅速响应固有免疫系统中 APC 产生的信号，针对入侵的病原体产生持续数小时至数天的早期快速应答。在固有免疫发挥应答作用的同时，初始淋巴细胞发生克隆扩增并分化为效应 T 细胞，而 B 细胞也在固有免疫细胞及 ILC 的协助下分化为产生抗体的浆细胞。然而，由于抗原特异性淋巴前体细胞数量稀少，适应性免疫应答系统需要数天至数周才能成熟并发挥功能。在次级淋巴组织中经历扩增和分化后，效应 T 细胞迁移至感染部位，与特异性抗体协同作用，增强固有免疫细胞的效应功能，在大多数情况下能有效地清除病原体（图 11.1）。

在机体清除病原体的过程中，适应性免疫细胞能产生特异的免疫记忆，提供长期甚至终身的免疫保护，从而保证机体再次遇到同一种病原体感染时能激发再次免疫应答，快速产生抗原特异性的抗体和效应 T 细胞，抵抗该病原体感染。免疫记忆应答在多个方面与初次免疫应答不同，这也是免疫记忆能维持的原因，有关免疫记忆的内容将在本章节的最后部分进行介绍。

本章概要：

固有免疫应答与适应性免疫应答整合以应对特定的病原体感染

效应 T 细胞增强固有免疫细胞的效应功能

免疫记忆

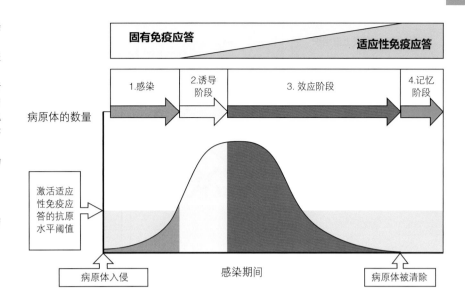

图11.1　适应性免疫应答清除急性病原体感染的典型过程

1. 病原体入侵定植机体后大量扩增。固有免疫应答在识别病原体后迅速启动。

2. 当病原体的数量超过激活适应性免疫应答所需的最低抗原量时，适应性免疫应答启动。病原体数量虽然增长，但其速度已经受到固有免疫应答系统的限制。在此过程中，免疫记忆亦开始诱导产生。

3. 感染4～7天后，适应性免疫应答中的效应细胞和分子开始清除病原体。

4. 当感染被清除，抗原量下降至基线水平时，免疫应答中止，但是在大多数情况下，抗体、留存的效应细胞及免疫记忆细胞仍然提供对病原体再感染的长期免疫保护。

固有免疫应答与适应性免疫应答整合以应对特定的病原体感染

免疫应答是一个动态的过程，其性质和强度会随着时间发生相应的变化。最开始出现的是抗原非依赖的固有免疫应答，随后产生强大的针对特定病原体抗原的特异的适应性免疫应答。免疫应答的特征与病原体的种类密切相关，不同种类的病原体（如胞内或胞外菌、病毒、寄生虫和真菌）会激发不同类型的免疫应答（如1型、2型和3型），从而诱导强有力免疫应答以有效地清除病原体。在抵抗病原体感染过程中，固有免疫系统不仅激发 T 细胞和 B 细胞介导的适应性免疫应答，还能提供效应细胞，以及通过某些信号通路的活化以增强免疫应答。另外，不同亚群的 ILC 在免疫应答的早期能被固有免疫细胞产生的细胞因子活化。这些早期的免疫应答能够在适应性免疫应答尚未形成时，限制感染部位的病原体进入并控制其播散。当然，完全清除感染需要效应 T 细胞以及经历过类别转换和亲和力成熟的 B 细胞所介导的更敏感和特异的免疫效应功能，称为消除性免疫。在本章节的相关内容中，我们将介绍不同时相免疫应答的时空调节机制，探讨固有免疫细胞产生的各种细胞因子是如何激活不同亚群的 ILC，从而在适应性免疫应答形成时，能够介导针对特异病原体的防御反应并限制病原体入侵。

11 - 1　感染过程的不同时相阶段

不同的病原体虽然具有某些共同的 MAMP，但是它们之间存在的其他不同的 PAMP 却能诱导独特的固有免疫与适应性免疫应答，主要可分为1型、2型和3型免疫应答。尽管入侵的病原体和其激发的免疫应答的种类有所不同，机体免疫应答防御的速度和时相是类似的，主要可分为四个不同的时相（图 11.1，图 3.38）。

感染发生的最初阶段是机体暴露于由其他个体传播的或者环境中存在的感染物。感染物质的数量、感染方式、传播途径及其在体外的稳定性都决定了感染物质的感染能力大小。感染物质与机体的初次接触主要是通过上皮组织，如皮肤以及呼吸道、胃肠道和泌尿道的黏膜。病原体接触机体后会形成局部的感染，黏附在上皮表面并定植，或者穿过上皮在组织中增殖（图 11.2）。节肢动物（如昆虫和蜱）的叮咬及创伤都会破坏皮肤的屏障功能，使病原体易于入侵。

只有当病原微生物在机体形成稳定的局部感染时，疾病才会进一步进展，但大多数情况下这不会造成机体的损伤，除非局部感染的病原体发生播散或者病原体分泌的毒素扩散至机体其他部位。外来病原体在机体内的直接扩散主要通过淋巴系统或血液系统，当淋巴系统被严重感染和破坏时，病原体就会在血液系统里播散。专性胞内病原体在细胞间的扩散主要通过两种方式，从细胞到另一细胞的直接感染，或是病原体通过细胞外组织液感染临近或远处的细胞。兼性胞内病原体能在细胞外环境中生存一段时间后也通过上述两种方式

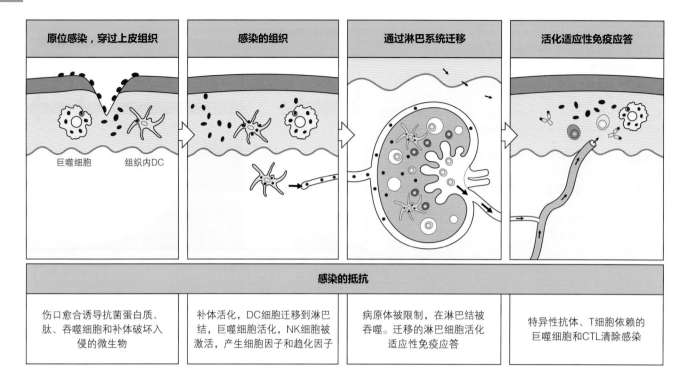

图11.2　感染及抗感染免疫应答的系列过程

图中展示的是病原微生物（红色）通过上皮的伤口入侵机体的过程。微生物首先黏附到上皮细胞，然后穿过上皮侵入皮下组织（图一）。局部的固有免疫应答帮助限制微生物的感染，并且提呈抗原给DC，负载抗原的DC通过淋巴系统迁移（图二）。携带抗原的DC最终到达局部淋巴结（图三），促进B细胞和T细胞的活化及进一步分化，产生抗体和效应T细胞，活化适应性免疫应答，最终清除感染（图四）。

进行扩散。然而，有些导致肠胃炎的细菌的致病过程并不需要扩散到组织中。这些细菌在肠道上皮的肠腔表面形成感染灶，通过损伤肠道上皮而致病，也可以通过分泌毒素引起感染部位的组织损伤，或者分泌的毒素穿过肠道上皮屏障进入血液循环而损伤其他部位的组织。

　　组织局部感染的形成及固有免疫系统对此产生的应答能在微环境中引起相应的变化。固有免疫系统的感应细胞如上皮细胞、组织驻留的肥大细胞、巨噬细胞和DC（见第2章、第3章）上表达着各类由胚系基因编码的PRR，它们能识别病原微生物并启动固有免疫应答，从而在局部感染阶段就能抵御或限制许多病原微生物。病原体激活固有免疫细胞所产生的细胞因子和趋化因子能激发局部炎症及活化ILC。这些免疫应答能在数分钟至数小时内启动，并至少维持数天。局部毛细血管后小静脉的内皮细胞活化亦参与炎症反应（图3.31）。静脉内皮细胞的活化能招募外周循环中的固有免疫效应细胞，特别是中性粒细胞和单核细胞，从而增加吞噬细胞的数量，增强对病原微生物的吞噬清除。随着单核细胞进入组织并被活化，其他的炎症性细胞也浸润到感染部位的组织中，进一步维持和增强炎症反应。血管内皮细胞通透性增加会导致组织中血清蛋白如补体的渗出。感染部位补体的活化主要是通过旁路途径和凝集素途径（图2.15），所产生的过敏毒素C3a和C5a会进一步活化血管内皮细胞，而产生C3b会通过调理吞噬作用促进吞噬细胞对病原体的吞噬。上述这些早期的免疫炎症反应大多是非特异性的。

　　除了产生炎症因子（如TNF-α等）激发非特异炎症反应外，固有免疫识别细胞在感染后数小时内也能产生其他细胞因子，差异性地活化ILC的不同亚群。不同的病原体上表达特异的PAMP或者某些PAMP的特定组合，从而激活固有免疫识别细胞产生各种细胞因子。固有免疫识别细胞所产生的这些细胞因子能调节ILC不同亚群的差异活化，促进特有的效应细胞因子和趋化因子的产生，进而指导抵抗病原体的免疫应答（图11.3）。活化的ILC产生的细胞因子能调节及增强局部的固有免疫应答，使之能更有效地抵御特定类型的病原体，以及影响不同的髓系固有免疫效应细胞（包括中性粒细胞、嗜酸性粒细胞、嗜碱性粒细胞和单核细胞）向感染部位的募集和成熟。另外，ILC产生的细胞因子也能指导初始T细胞向不同的效应细胞亚群（如Th1、Th2和Th17）分化，其机制是通过直接作用于初始T细胞本身，或是通过调节迁移至区域淋巴组织的DC的活化，从而间接

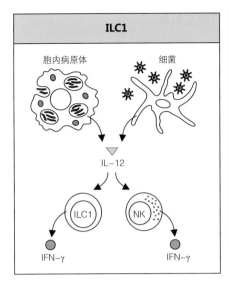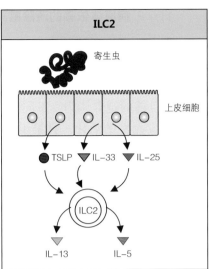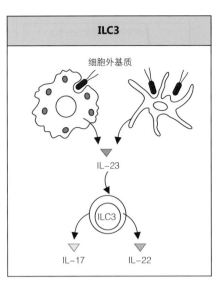

图11.3　固有免疫细胞产生的细胞因子活化ILC
不同病原体上表达的PAMP激活固有免疫细胞产生不同类型的细胞因子，进而刺激不同类型的ILC活化。活化的ILC会产生不同的效应细胞因子，调节和增强固有免疫应答。

影响初始 T 细胞的分化。因此，ILC 在免疫应答的前期扮演了重要的桥梁角色，它们既可以发挥固有免疫防御的作用，也可以影响后期适应性免疫应答的种类。

当病原体感染突破固有免疫系统的抵御，并产生足够的抗原时，适应性免疫应答将被启动（图 11.1）。在感染局部的淋巴组织中，固有免疫应答阶段活化的 DC 提呈的抗原能激发适应性免疫应答（图 11.2，第 2、3 幅图）。在被 ILC 所调控的固有免疫系统发挥抵御病原体所争取到的数天时间内，适应性免疫应答逐渐被活化，T 细胞和 B 细胞经历克隆扩增及分化，分别转变为抗原特异性 T 细胞和产生抗体的 B 细胞。在感染发生数天后，抗原特异性 T 细胞和抗体进入血液系统并到达感染部位（图 11.2，第 4 幅图）。此后，抗原特异性的固有免疫效应机制能更加精准地清除病原体，使得适应性免疫应答的作用更为强大。例如，抗体能够激活补体，使之直接杀灭病原体；抗体能调理病原体，使之更容易被吞噬；抗体也能促使表达 Fc 受体的固有免疫细胞释放病原体杀伤因子，招募细胞毒性 NK 细胞，而 NK 细胞通过抗体依赖的细胞介导的细胞毒作用（ADCC）杀伤病原体；效应性 CD8$^+$ T 细胞也能够通过与 NK 细胞类似的细胞毒作用直接杀伤病原体感染的靶细胞；而效应性 CD4$^+$ T 细胞直接分泌细胞因子作用于巨噬细胞，增强其清除病原体的能力。

感染的清除一般包含以下的过程：病原体在数天至数周内被全部杀灭，抗原消失，之后大多数效应淋巴细胞走向死亡，这一过程也称为克隆收缩（第 11-16 节）。但产生抗体的浆细胞能在机体继续存活以维持循环抗体水平数月至数年之久，另外少量的记忆性 B 细胞和 T 细胞也会存活数年，随时准备加速适应性免疫应答的活化以抵御病原体的再次感染。因此，除了清除病原体，有效的适应性免疫应答也能保护机体抵抗病原体的再次感染。对于大多数病原体，适应性免疫应答的保护作用仅能减少再感染的发生，而对于某些病原体却能发挥完全的抵抗作用。

目前尚不清楚有多少病原体仅依靠固有免疫应答就能被清除，因为这些病原体在早期被清除，机体并不产生症状或病理损伤。然而，在缺乏固有免疫系统成分但具有完整的适应性免疫应答系统的小鼠中，感染持续进展不受控制，表明固有免疫系统对机体有效抵御病原体的感染是至关重要的（图 11.4）。与之相反，适应性免疫系统的缺陷只是限制但不能有效地清除病原体的感染。

大多数病原体感染在被初次适应性免疫应答有效清除后基本不会导致组织损伤，但某些病原体感染自身或者其诱导的免疫应答会引起严重的组织损伤。在机体感染巨细胞病毒或结核杆菌时，病原体不会被清除，而是在机体内长期潜伏。当适应性免疫系统功能变弱，例如在适应性免疫缺陷综合征的患者体内，这些病原体就会重新生长，并引起全身性的感染。关于病原体利用哪些策略去逃逸或破坏适应性免疫应答，从而引起持续慢性感染会，在第 13 章进行介绍。

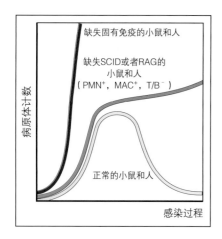

图11.4　病原体在正常及免疫缺陷的小鼠和人中的感染时相

红色曲线表示在巨噬细胞和多形核白细胞缺乏导致的固有免疫缺陷时，病原体快速生长。绿色曲线表示在固有免疫应答正常，但T细胞和B细胞缺乏引起的适应性免疫缺陷时的病原体生长曲线。黄色曲线表示免疫应答功能正常的小鼠和人中感染的常规时相。

11 - 2　病原体依赖的清除感染的效应机制

　　大多数感染最终都会激发 T 细胞和 B 细胞介导的适应性免疫应答，以清除病原体和启动保护性免疫应答。然而，不同免疫应答效应机制和不同型别的抗体在免疫应答中的相对重要程度因病原体的种类而异。目前的观点认为，不同种类的免疫应答都存在相对应的特定的免疫效应元件的活化（见第 1-19 节）。在每种免疫应答中，特定类型组合的固有免疫和适应性免疫联合作用以清除特定病原体的感染。免疫效应元件，包括不同的固有免疫识别细胞、ILC、效应 T 细胞和不同型别的抗体，都可以协同循环或组织驻留的髓系单个核细胞一起发挥作用，并且可以促进髓系单个核细胞的招募及增强其功能（图11.5）。循环系统中的髓系单个核细胞在迁移至感染部位后，能被 ILC、效应 T 细胞和抗体等活化，成为重要的固有免疫效应细胞。这些髓系单个核细胞根据其在血液中的丰度包括中性粒细胞、单核细胞（进入炎症组织后会转变为活化的巨噬细胞）、嗜酸性粒细胞和嗜碱性粒细胞。与嗜碱性粒细胞功能类似的组织驻留的肥大细胞，也会被 ILC 和效应 T 细胞促进其功能。

　　三种主要的 ILC 和不同的效应 T 细胞亚群（ILC1/ILC2/ILC3 和

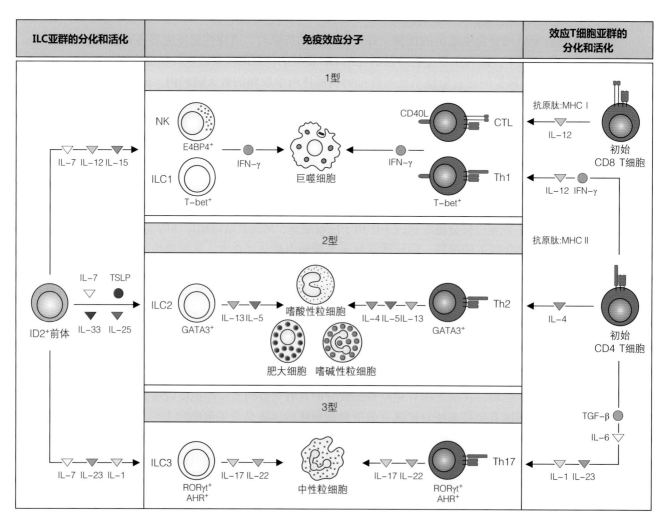

图11.5　ILC、T细胞亚群和固有免疫效应细胞整合成免疫效应单元

不同的诱导性效应细胞因子及转录因子（如ID2、T-bet、GATA3、RORγt和AHR）参与各种免疫应答效应单元。

Th1/Th2/Th17）能整合适应性免疫应答，加强及调节髓系单个核细胞的功能，以有效地清除不同的病原体：Th1 能增强单核细胞和巨噬细胞的功能；Th2 能增强嗜酸性粒细胞、嗜碱性粒细胞及肥大细胞的功能；Th17 能增强中性粒细胞的功能。而细胞因子和趋化因子网络能调控上述三种主要的免疫应答。

　　1 型免疫应答主要是由 1 型 ILC（ILC1）、Th1、调理性 IgG 亚型（如 IgG1 和 IgG2）及巨噬细胞针对胞内病原体包括细菌、病毒和寄生虫产生的免疫应答（图 11.5）。2 型免疫应答由多种胞内寄生虫或蠕虫触发，由 2 型 ILC（ILC2）、Th2、IgE 和固有免疫效应细胞如嗜酸性粒细胞、嗜碱性粒细胞及组织肥大细胞介导，其中嗜碱性粒细胞及组织肥大细胞是通过 IgE 结合其表面 Fcε 受体而发挥效应。3 型免疫应答由 3 型 ILC（ILC3）、Th17、调理性 IgG 亚型和中性粒细胞针对胞外细菌和真菌发挥免疫效应。在固有免疫应答的早期，不同亚群 ILC 的活化决定了 1 型、2 型和 3 型免疫应答的偏向。不同于拥有类似功能特征的效应 CD4$^+$ T 细胞，ILC 无须预刺激和分化就能发挥效应功能，从而能迅速地促进组织驻留及招募的固有免疫效应细胞的活化。这里我们将主要阐述 ILC 亚群的诱导和功能，以及 ILC 介导的免疫应答和适应性 T 细胞免疫应答的整合。

　　正如在第 3 章中讨论的，ILC1 和相关的 NK 细胞的特征是在病原体活化的 DC 和巨噬细胞产生的 IL-12 和 IL-18 的刺激下分泌 IFN-γ。在功能上，ILC1 和 NK 细胞分别类似于 Th1 和 CTL。ILC1 缺乏 NK 细胞和 CTL 所特有的颗粒酶，主要是通过分泌 IFN-γ 促进巨噬细胞的活化来清除胞内病原体。因此，巨噬细胞通过分泌 IL-12 和 IL-18 来快速地诱导 ILC1 产生 IFN-γ 作用于巨噬细胞，在 Th1 尚未分化及招募的数天前，就能增强巨噬细胞对胞内菌的杀伤。而且，ILC1 产生的 IFN-γ 可以促进 Th1 的早期分化，发挥其诱导 Th1 免疫应答的功能。与此类似，NK 细胞能在抗原特异的 CD8$^+$ CTL 产生之前，通过识别靶细胞上的表面分子，快速活化杀伤病原体感染的靶细胞（见第 3-23 节）。另外，与 ILC1 产生的 IFN-γ 对 Th1 的作用类似，NK 细胞产生的 IFN-γ 也能增强 CD8$^+$ CTL 的分化。

　　ILC2 分布在黏膜组织，主要被蠕虫感染后 STAT5 介导产生的胸腺基质淋巴细胞生成素（TSLP）、IL-33 或 IL-25 等细胞因子所活化。这些细胞因子主要由上皮细胞识别蠕虫共有的 PAMP 后产生，如几丁质，一种在蠕虫、昆虫的甲壳和部分真菌中广泛存在的 β-1，4-N- 乙酰氨基葡萄糖的多糖聚合物。活化的 ILC2 快速产生大量的 IL-13 和 IL-5，IL-13 刺激肠道上皮中的杯状细胞产生黏液，促进肠道平滑肌收缩以驱除蠕虫。IL-5 刺激嗜酸性粒细胞的产生和活化以杀伤蠕虫。与具有类似功能特点的 Th2 不同，ILC2 在体内产生少量或不产生 IL-4，提示它们可能不直接促进 Th2 的分化。然而，通过 ILC2 分泌的趋化因子所招募的嗜酸性和嗜碱性粒细胞能被 ILC2 产生的 IL-13 和 IL-5 所活化而产生 IL-4，ILC2 可能通过此种机制间接地影响 Th2 的分化。而且，ILC2 产生的 IL-13 能够调节 DC 的活化，促进其向局部淋巴组织的迁移，从而促进 Th2 的分化，但是这些 DC 是否产生 IL-4 尚不清楚。

　　屏障组织中的 ILC3 在抵抗外源细菌和真菌感染中发挥重要作用。与 Th17 类似，IL-23 和 IL-1β 能刺激 ILC3 产生 IL-17 和 IL-22，从而在早期促进 3 型免疫应答的活化。炎性细胞因子 IL-17 能刺激多种细胞（基质细胞、上皮细胞和髓系细胞）产生其他类型的炎性细胞因子（如 IL-6 和 IL-1β）、造血生长因子（G-CSF 和 GM-CSF），以及能招募中性粒细胞和单核细胞的趋化因子。IL-22 作用于上皮细胞，诱导抗菌肽产生及增强屏障系统的完整性。与其他 ILC 类似，ILC3 产生的细胞因子通过刺激 IL-6 和 IL-1β 的生成间接地增强 3 型免疫应答，而且局部产生增加的 IL-23 和 IL-1β 正反馈地增强 ILC3 的功能。通过促进 IL-6、IL-1β 和 IL-23 的产生，ILC3 也可能促进黏膜淋巴组织中含量丰富的 Th17 的分化。

　　与效应 CD4$^+$ T 细胞相比，ILC 的重要特征是能"教育"其他免疫细胞，使之杀伤或清除病原体，而 ILC 自身并不直接参与这些过程。但是，髓系单个核细胞甚至黏膜上皮细胞都是 ILC 和效应 CD4$^+$ T 细胞所作用的对象，它们能被 ILC 和效应 CD4$^+$ T 细胞所产生的炎性细胞因子和趋化因子活化和招募。例外的是 NK 细胞，类似于 CD8$^+$ T 细胞，它能直接杀伤携带病原体的靶细胞。正如我们后面将要讨论的，效应 CD4$^+$ T 细胞能针对携带抗原的靶细胞产生效应细胞因子，诱导 B 细胞成熟及促进类别转换，因此效应 CD4$^+$ T 细胞除了"教育"初始效应细胞以增强他们的病原体杀伤和清除能力之外，也能发挥其他的重要作用。

【小结】

　　固有免疫应答与适应性免疫应答的整合是有效保护机体以抵御病原微生物所必需。固有免疫应答在早期发挥作用以限制病原体的感染，与此同时也能帮助启动适应性免疫应答，后者需要较长时间才能完全活化。不同的病原体触发固有免疫效应细胞产生不同种类的细胞因子，以促进不同种类的 ILC 活化，从而招募固有免疫效应细胞至感染部位，并且促进 CD4$^+$T 细胞向不同谱系分化。相关的 ILC 亚群、固有免疫效应细胞、效应 CD4$^+$T 细胞和类别转换后的抗体组成了不同的免疫效应单元，协调合作以诱发不同类型的免疫应答，抵御和清除各种病原体。

效应T细胞增强固有免疫细胞的效应功能

在第 9 章中，我们阐述了 DC 如何负载抗原，从感染部位经淋巴系统迁移至次级淋巴组织，从而启动适应性免疫应答。另外介绍了 CD8$^+$T 细胞如何活化并特异杀伤表达 MHC Ⅰ类分子的感染病原体的靶细胞。我们也阐述了由特异细胞因子活化的转录因子如何指导初始 CD4$^+$T 细胞分化为不同种类的效应 CD4$^+$T 细胞，如 Th1、Th2 和 Th17（图 9.31）。

在第 10 章中，我们介绍了 Tfh 的特殊功能，其在生发中心根据 1 型、2 型和 3 型免疫应答，控制抗原携带的 B 细胞发生抗体类别转换和成熟。在下面这部分内容中，我们将聚焦各种效应 CD4$^+$T 细胞亚群的特别功能，它们在分化后从次级淋巴器官迁移出来，并能调节感染部位固有免疫细胞的功能。

在感染的早期，病原微生物影响固有免疫识别细胞行为的方式以及参与应答的 ILC 的种类，从而决定了固有免疫应答中细胞因子产生的模式。在 T 细胞与 DC 接触的过程中，局部的炎症环境条件对 T 细胞的分化有着较大的影响，也决定了不同效应 T 细胞亚群的产生（第 9 章）。反之，迁移至感染部位的效应 T 细胞保持和扩大了 ILC 激发的固有免疫效应细胞的应答作用，其机制是依赖抗原特异性识别，不管是通过 CD4$^+$T 细胞或 CD8$^+$T 细胞与携带抗原的靶细胞之间的直接接触，还是通过病原体特异性抗体。在这一部分，我们将要讨论在适应性免疫应答改变效应 CD4$^+$T 细胞的表面表达的标志后，效应 CD4$^+$T 细胞如何分化，以及如何离开次级淋巴组织并归巢至感染部位。另外，我们也将阐述在感染部位 Th1、Th2 和 Th17 如何与固有免疫细胞相互作用，以清除能激发效应 T 细胞发育和迁移的特定病原体。最后我们将阐述当病原体被清除时初次免疫应答是如何终止的。

11 - 3 效应 T 细胞通过改变其表面黏附分子和趋化因子受体的表达到达特定的组织和感染部位

当初始 T 细胞分化为效应 T 细胞后，细胞表面特定的分子发生改变，在 Tfh 的介导下，效应 T 细胞从淋巴结的 T 细胞区迁移至 B 细胞区，或者在其他效应 T 细胞的帮助下从淋巴组织迁移至非淋巴组织。初始 T 细胞在次级淋巴组织中分化为效应 T 细胞所需的 3～5 天里，细胞表面的迁移相关分子（包括选择素和其配体、整合素以及趋化因子受体）的表达发生了显著改变。这些迁移相关分子的表达有些是在所有的 CD4$^+$ 和 CD8$^+$ 效应 T 细胞中广泛存在的，也有些是组织特异性的，能促进 T 细胞迁回至它们接受抗原刺激的组织部位。然而，某些迁移相关分子的表达具有 T 细胞亚群特异性，特别是趋化因子受体的表达变化，在指导 Tfh 到达生发中心协助 B 细胞发育过程中非常重要，它们也指导 Th1、Th2 和 Th17 到达感染组织部位，以招募和加强髓系单个核细胞的效应功能。

当抗原活化的初始 CD4$^+$T 细胞分化为 Tfh 时，细胞表面需要表达 CXCR5，并且低表达 CCR7 和趋化脂质 S1PR1（见第 9-7 节）。滤泡 DC 组成性表达的 CXCL13 能招募正在分化的 Tfh 到达含有 B 细胞滤泡的 T 细胞边缘区，在那里 Tfh 能与 B 细胞相互作用并提呈同种抗原，随后 Tfh 进入 B 细胞滤泡，辅助生发中心 B 细胞的生成。与 Tfh 不同，其他的效应 CD4$^+$T 细胞和 CD8$^+$T 细胞必须离开其发生分化的淋巴组织，到达非淋巴组织的感染部位与髓系单个核细胞相互作用。效应 T 细胞不表达 CCR7 和重新表达 S1PR1 来离开淋巴组织。初始 T 细胞在受到抗原刺激后，其 CD69 能迅速下调 S1PR1 的表达，以维持初始 T 细胞在淋巴组织中通过分化和克隆扩增，发育成效应 T 细胞（见第 9-6 节）。

L 选择素能介导初始 T 细胞在次级淋巴器官（如淋巴结）的高内皮静脉上的滚动，而大多数活化的 T 细胞不再表达 L 选择素，而是通过细胞表面表达的一种同型二聚体唾液酸糖蛋白，P 选择素糖蛋白配体 1（PSGL-1），作为主要配体结合表达在活化内皮细胞的 P 选择素和 E 选择素上，实现在炎症部位内皮细胞上的黏附和滚动（图 11.6）。粒细胞和单核细胞组成性表达糖基转移酶，介导选择素配体的生物学合成，而 T 细胞仅在发育成效应 T 细胞后才诱导表达一种可以介导 P 选择素和 E 选择素产生配体的关键糖基转移酶——α1，3 岩藻糖基转移酶Ⅶ（FucT-Ⅶ）。虽然 PSGL-1 在初始 T 细胞和效应 T 细胞上都有表达，但是 PSGL-1 仅在效应 T 细胞中被糖基化，因此只有效应 T 细胞能结合选择素。

　　介导效应 T 细胞迁移至炎症组织部位的其他黏附分子（如整合素）的表达也发生上调（图 11.6）。初始 T 细胞主要表达 LFA-1（$\alpha_L\beta_2$），LFA-1 在它们发育成效应 T 细胞后仍旧表达。然而，效应 T 细胞并不是只表达整合素 LFA-1，它们还表达整合素 $\alpha_4:\beta_1$（或称 VLA-4），后者能与免疫球蛋白超家族中的黏附分子 VCAM-1 结合。当 T 细胞被趋化因子信号激活时，VLA-4 构象发生改变，能与 VCAM-1 以更高亲和力结合，类似于趋化因子诱导的 LFA-1 和 ICAM-1 的结合（见第 3-18 节）。因此，趋化因子激活 VCAM-1 结合 VLA-4 到炎症部位的血管内皮细胞上，促使效应 T 细胞的渗出。虽然 VCAM-1 和 ICAM-1 都表达于活化的血管内皮细胞表面，但在炎症组织血管灶处，它们与其他分子形成黏附分子配对的参与优势有所差别，效应 T 细胞的招募在有些组织中依赖于 VLA-4，而在其他组织中更依赖于 LFA-1。

　　有些黏附分子的诱导表达具有区域化特征。不论是免疫活化状态还是静息状态，在这些组织的淋巴区域中预活化的效应 T 细胞会归巢至相应的淋巴区域。因此，预活化赋予了效应 T 细胞迁移至特定组织的能力，这一过程依赖于黏附分子对组织特定的地址素的特异识别，这类黏附分子也称为归巢受体（图 11.7）。正如在第 12 章中介绍的，在 GALT 中预活化 T 细胞经 DC 诱导整合素 $\alpha_4:\beta_7$ 的表达，能结合在组成性表达黏膜血管地址素 MAdCAM-1 的肠道黏膜血管内皮细胞上（图 11.7，左上）。

　　在 GALT 中预活化的 T 细胞也表达特定的趋化因子受体，它们能结合组成性及特异性表达于肠道上皮的趋化因子。因此，小肠淋巴组织中预活化的 T 细胞通过其表达的趋化因子受体 CCR9 结合不同水平的 CCL25 配体，被招募至小肠上皮邻近的固有层（图 11.7 右上）。相反，在皮肤引流淋巴结中预活化的 T 细胞诱导表达一种黏附分子——皮肤淋巴细胞抗原（cutaneous lymphocyte antigen，CLA），是具有不同糖基化模式的 PSGL-1 的同型物，能够结合皮肤血管内皮细胞上的 E 选择素，因而使 T 细胞能归巢至皮肤组织（图 11.7 左下）。表达 CLA 的 T 细胞也表达趋化因子受体 CCR4 和 CCR10，它们先后与皮肤血管和表皮中高表达的趋化因子 CCL17（TARC）和 CCL27（CTACK）结合。因为这些组织归巢趋化因子表达较稳定，所以它们也称之为自稳性趋化因子（homeostatic chemokine）。与自稳性趋化因子类似的是在淋巴组织中稳定及组成性表达的趋化因子如 CCL19 和 CCL21，它们能指导表达 CCR7 的初始 T 细胞从高内皮静脉迁移至 T 细胞区（图 11.8）。与自稳性趋化因子相对的是炎症性趋化因子，它们在感染时被表达，招募循环免疫细胞至炎症部位。

　　在效应 T 细胞分化过程中，除了诱导广泛和组织特异的迁移相关分子的变化之外，当 CCR7 表达消失时，有些细胞亚群特异的趋化因

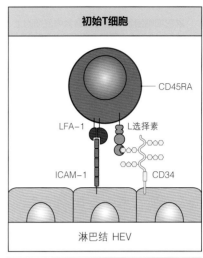

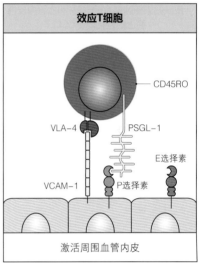

图11.6　效应T细胞改变其表面的分子表达，迁移至感染部位

初始T细胞通过细胞表面表达的L选择素结合高内皮静脉上不同蛋白质如CD34和GlyCAM-1中的硫酸碳水化合物来实现向淋巴结的归巢（上图）。在识别抗原后，大多数分化后的效应T细胞不再表达L选择素，4~5天后离开淋巴结，新表达整合素VLA-4以及上调LFA-1的表达（图中未展示）。VLA-4和LFA-1分别结合炎症部位外周血管内皮细胞上的VCAM-1和ICAM-1（下图）。在效应T细胞的分化过程中，T细胞中编码细胞表面蛋白CD45的mRNA的剪接也会发生改变。与初始T细胞中表达的CD45RA同型物相比，效应T细胞中表达的CD45RO同型物缺少一个或更多的编码胞外结构域的外显子，使得效应T细胞对于特定抗原的刺激更为敏感。

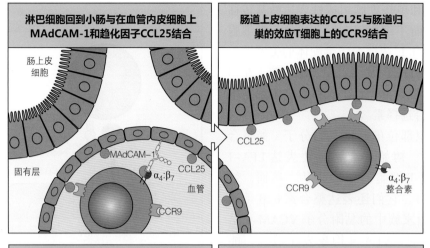

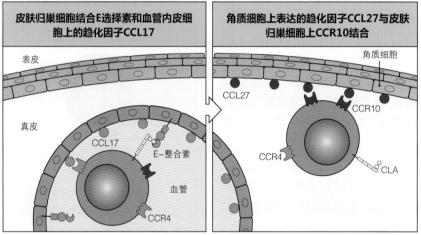

图11.7　皮肤和肠道归巢T细胞利用整合素和趋化因子的特定组合特异地迁移至目标组织

GALT中预活化的循环淋巴细胞通过其表达的整合素$\alpha_4\beta_7$首先结合MAdCAM-1（左上），然后利用CCR9结合不同梯度的CCL25，穿过内皮，迁移至肠道上皮（右上）。类似地，在皮肤引流淋巴结中预活化的循环淋巴细胞上的皮肤淋巴细胞抗原（CLA）与内皮细胞上组成性表达的E选择素相互作用，从而介导淋巴细胞结合到皮肤血管内皮细胞上（左下）。而淋巴细胞上的趋化因子受体CCR4和内皮细胞上的趋化因子CCL17的相互作用加强了淋巴细胞在血管内皮细胞上的黏附。当效应T细胞穿过血管内皮时，就能通过其上的趋化因子受体CCR10结合趋化因子CCL27，从而与表皮中的角质细胞发生黏附（右下）。

子受体的表达，因而导致 Th1、Th2 和 Th17 表达不同的趋化因子受体，在固有免疫细胞针对不同病原体产生的局部炎症性趋化因子的介导下，迁移至不同的炎症部位（图 11.9）。例如，Th1 表达 CCR5，而 CCR5 也表达在迁移至炎症部位后能分化成熟为巨噬细胞的单核细胞上。因此，Th1 和固有免疫效应细胞能被同一种趋化因子招募至同一部位，从而使固有免疫效应细胞的效应功能得到增强（图 11.8）。与大多数趋化因子受体类似，CCR5 有多种配体（CCL3、CCL4、CCL5 和 CCL8），这些配体由 1 型免疫应答中多种细胞针对不同的病原体产生。有些配体是巨噬细胞迁移至炎症部位后活化而产生的，因而这些过程中存在一种正向调节机制，即固有免疫应答活化后能促进 Th1 的招募，而 Th1 能反过来以抗原依赖的辅助方式促进巨噬细胞的进一步活化。Th1、NK 细胞和 CD8$^+$ CTL 均表达 CXCR3，在其配体 CXCL9 和 CXCL10 的作用下，这些免疫细胞均迁移至同一炎症部位，协同杀伤感染胞内病原体如李斯特菌或某些病毒的靶细胞。

　　Th2 和 Th17 上表达不同模式的炎症性趋化因子受体（其中有些受体类似于 Th1 细胞上的受体）也表达于髓系单核细胞，从而使髓系单核细胞能与炎症组织相互作用（图 11.8 和图 11.9）。这种固有免疫和适应性免疫细胞共有某些趋化因子受体的模式体现了在抵抗不同种类病原体时免疫效应单元之间的时空协同和整合（图 11.8）。因此，感染部位局部释放的细胞因子和趋化因子能在远端发挥作用。血管壁的改变除了招募循环中组成性表达特定趋化因子受体的粒细胞和单核细胞之外，也能促使新分化的效应 T 细胞进入感染组织。这些招募的 T 细胞一旦进入炎症组织，就能产生辅助性 T 细胞特异的细胞因子，而这些细胞因子能促进固有免疫细胞产生特定的趋化因子，因而这种正向的反馈机制导致更多的效应 T 细胞和固有免疫效应细胞迁移至感染组织中。因为 ILC 也能分泌一些类似的细胞因子而促进局部具有特异免疫效应的趋化因子产生，所以这也体现了 ILC 的另一主要功能：调节病原体特异免疫应答的早期极化。

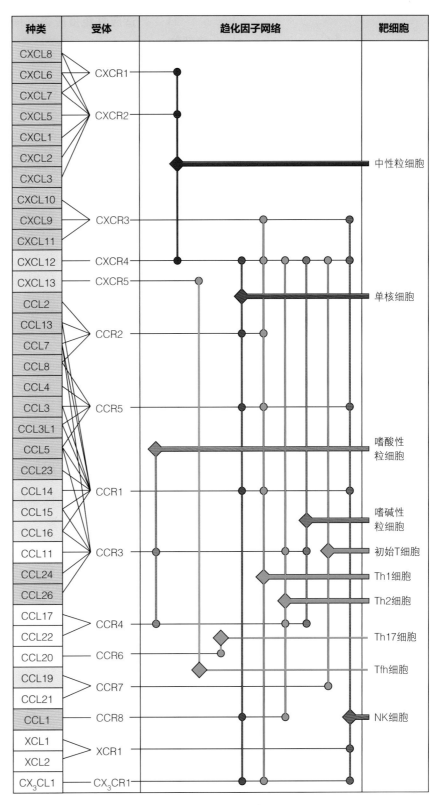

图11.8　趋化因子网络协调固有免疫和适应性免疫应答细胞之间的相互作用

趋化因子根据其结构的不同分为四个家族：CXCL、CCL、XCL和CX3CL。趋化因子也可以分类为促炎型（红色底色标记）、自稳型（绿色底色标记）和混合功能型（黄色底色标记）。趋化因子结合一类七次跨膜G蛋白偶联受体，根据他们所结合的趋化因子种类可分为CXCR、CCR、XCR和CX3CR。本图已展示大部分但非全部的能调节免疫应答的趋化因子及趋化因子受体作用网络。趋化因子受体与表达该受体的细胞之间的联系使用线条和连接点组成的路径来展示。趋化因子及其受体和作用靶细胞之间的连接使用水平线加每个节点的垂直线来展示。不同颜色的菱形图案代表不同的细胞类型。注意大多数趋化因子受体是能结合多种趋化因子的。本图修改自Mantovani等，Nat. Rev. Immunol.，2006，6：907-918。

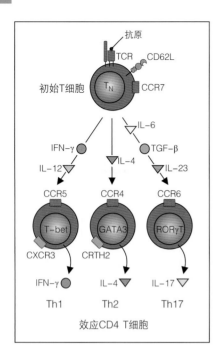

图11.9　效应T细胞分化过程中黏附和趋化因子受体的表达发生改变

在初次免疫应答中，来自固有免疫系统的特定细胞因子（由三个不同的箭头展示）以及特定的关键转录因子（T-bet、GATA3和RORγt）指导初始T细胞分化为Th1、Th2或Th17效应细胞。每种效应T细胞不再表达L选择素（CD62L）和CCR7，而表达相应独特的趋化因子受体。

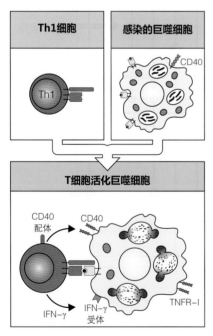

图11.10　Th1活化巨噬细胞增强其病原体杀伤能力

当效应Th1特异识别巨噬细胞提呈的细菌抗原肽后，T细胞就被诱导分泌细胞因子IFN-γ和表达CD40L，这些由Th1新合成的蛋白质共同促进巨噬细胞的活化。

11－4　适应性免疫应答过程中病原体特异性效应T细胞富集于感染部位

在适应性免疫应答的早期阶段，进入感染组织部位的效应T细胞中仅有一小部分是特异针对病原体的。这是因为被炎症因子活化的局部血管内皮细胞能表达选择素、整合素配体和趋化因子，从而招募那些无论是否含有抗原特异性但表达相应迁移受体的循环效应T细胞或记忆T细胞。然而，随着病原特异T细胞数量的增加和抗原的识别，使T细胞在炎症组织部位停留，免疫应答的特异性也迅速增强。虽然效应T细胞在炎症组织部位停留的精确机制尚不完全清楚，但是在效应T细胞分化过程中抗原活化的初始T细胞在次级淋巴器官停留的机制也许在这一过程中同样发挥作用。这些机制包括S1P信号通路以及其他趋化因子信号。当适应性免疫应答到达顶峰，经历过数天的克隆扩增和分化，招募的T细胞中大部分都将变为病原体特异性的。

进入组织但没识别相应抗原的效应T细胞不会被保留。它们或是在局部发生凋亡，或是进入输入淋巴管而迁移至引流淋巴结，甚至再回到血液系统。因此，位于组织输入引流淋巴结部位的T细胞为记忆或效应T细胞，它们特征性表达CD45的同型物CD45RO且不表达L选择素（图11.6）。效应T细胞和部分记忆T细胞有着类似的迁移表型（见第11-22节），都要迁移穿过屏障组织，即感染的首要部位，而在有些情况下它们会停留于屏障组织。这种迁移模式除了使效应T细胞清除所有部位的感染之外，也使得机体再次感染相同的病原体时，效应T细胞和记忆T细胞能够协同保护机体。

11－5　Th1通过对巨噬细胞发挥经典的激活作用，协调和增强机体对胞内病原体的免疫应答

1型免疫应答（图11.5）在清除巨噬细胞胞内存活和复制的病原体中发挥重要作用，这些病原体，如病毒、细菌和原虫，通过多种进化机制在巨噬细胞胞内囊泡中存活。在病毒感染时，Th1免疫应答能辅助激活CD8 CTL，从而使它们能识别并杀伤病毒感染的靶细胞（见第9章）。在1型免疫应答中分化的Tfh能辅助诱导IgG抗体亚类的产生，而这些抗体能中和血液和细胞外液中的病毒颗粒。在巨噬细胞吞噬胞内细菌如结核杆菌、沙门菌以及原虫如利什曼原虫和弓形虫后，Th1能促进巨噬细胞的活化，增强其杀伤病原菌的能力（图11.10）。

巨噬细胞能从细胞外液中吞噬病原菌，经常在无须进一步活化时就能杀灭病原体。但是，在某些临床感染中，如结核杆菌就不被巨噬细胞所杀灭，反而在巨噬细胞中造成慢性感染并抑制其功能。这些病原体能使自己在巨噬细胞吞噬体这一"敌对性"环境中生存，屏蔽了抗体和CTL的攻击，其机制是抑制了吞噬体和溶酶体的融合或者阻止了溶酶体酶活化所需的酸化。然而，这些病原体来源的抗原肽能被MHC Ⅱ类分子提呈到巨噬细胞表面，从而被抗原特异的效应Th1所识别。Th1被抗原肽刺激后，能合成产生膜相关蛋白和可溶性细胞因子，它们能加强巨噬细胞杀伤病原体的活性，促进巨噬细胞清除病原体或者控制病原体的增殖和扩散。这种病原体杀伤机制的增强作用称为巨噬细胞的所谓"经典"活化或者M1型巨噬细胞所介导的（图11.11）。

巨噬细胞的经典活化需要两类主要的信号，而效应 T 细胞恰好能提供这两类信号。一类信号是细胞因子 IFN-γ，另一类是能增强巨噬细胞对 IFN-γ 反应性的 CD40L（图 11.10）。Th1 也能分泌淋巴毒素，它能替代 CD40L 对 M1 型巨噬细胞的活化作用。M1 型巨噬细胞是一种能杀伤清除病原体的强力效应细胞，其杀伤作用主要通过吞噬体与溶酶体的融合以及杀菌活性氧和氮类自由基来实现（见第 3-2 节）。当 Th1 通过 IFN-γ 和 CD40L 活化巨噬细胞后，M1 型巨噬细胞也能分泌 TNF-α，反过来通过结合自身的 TNFR-I 即 LT-α 的受体，从而促进巨噬细胞的活化。TNF 受体信号在某些情况下对于维持巨噬细胞的存活非常重要。在 TNFR-I 缺陷小鼠中（见第 9-28 节），一种在健康人中不会致病的，胞内菌鸟型结核杆菌感染会引起巨噬细胞过度的凋亡，导致该细菌在没被所感染的巨噬细胞内杀灭之前就会播散。CD8 T 细胞也能分泌 IFN-γ，激活通过 MHC Ⅰ 类分子提呈抗原肽的巨噬细胞。很少量的细菌 LPS 也能提高巨噬细胞对 IFN-γ 的敏感性，这一活化机制对于 CD8 T 细胞是 IFN-γ 的主要来源时尤其重要。

除了提高巨噬细胞的胞内杀菌能力，Th1 也能诱导巨噬细胞其他的改变，辅助增强抗胞内病原菌的适应性免疫应答。这些改变包括 M1 型巨噬细胞表面的 MHC Ⅱ 类分子、B7 分子、CD40 和 TNF 受体数量的上调（图 11.10 和图 11.11），使得巨噬细胞能更有效地提呈抗原给 T 细胞，以及对 CD40 配体和 TNF 的反应更敏感。另外，巨噬细胞分泌的 IL-12 能促进 ILC1 和 Th1 产生更多的 IFN-γ。IL-12 也能促进活化的初始 CD4 T 细胞向 Th1 的分化，以及促进初始 CD8 T 细胞向细胞毒性效应细胞的分化（见第 9-20 节和第 9-18 节）。

Th1 另一重要的功能是招募吞噬细胞到感染部位。Th1 主要通过两种机制招募巨噬细胞（图 11.12）。首先，Th1 产生造血生长因子 IL-3 和 GM-CSF，从而刺激骨髓中单核细胞的生成。其次，感染部位 Th1 分泌的 TNF-α 和淋巴毒素改变内皮细胞的表面性质使单核细胞能黏附上去。炎症部位 Th1 诱导产生的趋化因子 CCL2 指导单核细胞通过血管内皮迁移至感染组织部位，从而分化为巨噬细胞（见第 3-17 节）。M1 型巨噬细胞自身分泌的细胞因子和趋化因子也在招募其他的单核细胞中发挥重要作用。总之，Th1 介导的这些效应正反馈的增强和维持 1 型免疫应答，直至病原体被控制或清除。

某些囊泡内感染菌，包括一些结核杆菌和产单核李斯特菌，能从吞噬囊泡中逃逸出来进入胞质，因而对活化巨噬细胞的杀伤活性不再敏感。然而，逃逸进入巨噬细胞胞质的细菌能被 CD8⁺ CTL 所识别。巨噬细胞被这些 CD8 CTL 杀伤后，释放出来的病原体能被环境中抗体依赖的机制所杀灭，或者被其他新招募的巨噬细胞所吞噬。在这种情况中，Th1 对 CTL 分化提供的辅助，如 Th1 产生 IL-2，在调节 Th1 和 CTL 的免疫应答中发挥重要作用。

11 – 6 Th1 介导的巨噬细胞的活化受到严密的调控以避免组织损伤

在第 9 章中我们已经讨论过，效应 T 细胞的显著特征是：它们具有无须共刺激信号即可被抗原诱导其效应功能的能力；以及它们可以通过以与抗原负载细胞形成免疫突触为主的方式分泌细胞因子或表达细胞表面分子，从而有效递送效应分子（见第 9-25 节）。Th1 自识别巨噬细胞表达的相应抗原至其分泌效应因子需经若干小时，因此与杀伤性 CD8 T 细胞相比，Th1 黏附至其靶细胞的时间往往更长。不过 Th1 具有和 CD8 T 细胞类似的分泌机制，Th1 倾向于在其与巨噬细胞接触的位置分泌细胞因子（图 9.38）。CD40 配体似乎也被递送至该处。尽管所有的巨噬细胞都有 IFN-γ 的受体，受感染的巨噬细胞比附近未发生感染的巨噬细胞更容易活化。

除了更有效地将活化信号聚集于受感染巨噬细胞上，抗原特异诱导的巨噬细胞活化也在限制组织损伤中发挥重要作用。Th1 可以通过"MHC 与抗原肽识别"的机制特异性靶向受感染的巨噬细胞，从而使炎症组

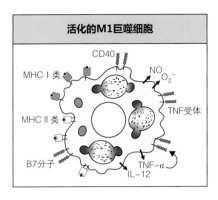

图11.11　Th1促进巨噬细胞的活化，提高巨噬细胞杀伤病原体的活性，增强免疫应答　活化的巨噬细胞上调CD40和TNF受体的表达，且能在刺激后分泌TNF-α。TNF-α又通过自分泌结合巨噬细胞自身上的TNF受体，与Th1产生的IFN-γ协同诱导经典的M1型巨噬细胞活化，使其产生一氧化氮和超氧化物（O₂⁻）。T细胞上的CD40配体结合巨噬细胞的CD40后能上调巨噬细胞上B7分子的表达，而IFN-γ能提高巨噬细胞上MHC Ⅱ 类分子的表达，因此使巨噬细胞进一步活化静息CD4 T细胞

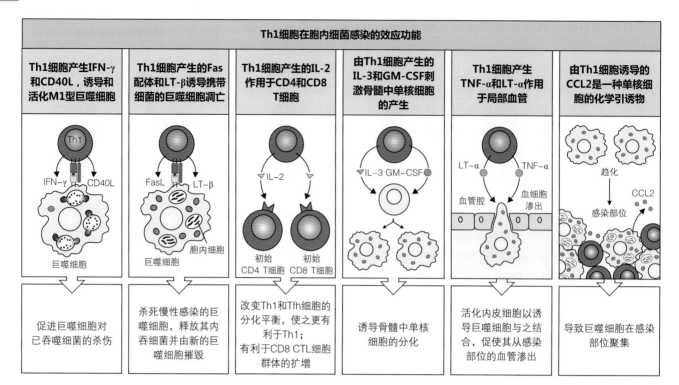

图11.12   活化的Th1协调对胞内细菌的免疫应答

由受感染巨噬细胞引起的Th1活化导致Th1分泌细胞因子,以诱导M1型巨噬细胞和调节对于胞内病原体的免疫应答。IFN-γ和CD40配体协同活化巨噬细胞,促使巨噬细胞杀伤其内吞的病原体。慢性感染的巨噬细胞失去杀伤胞内细菌的能力,这时Th1产生的膜结合型Fas配体或LT-β可以杀伤此类巨噬细胞,从而释放其内吞的细菌使之被新的巨噬细胞吞噬。IFN-γ和LT-β以此方式协同清除胞内细菌。Th1产生的IL-2可以增强效应T细胞的分化和其他细胞因子的释放。IL-3和GM-CSF通过作用于骨髓中的HSC促进新的单核细胞生成。分泌的TNF-α、LT-α及其他细胞因子为单核细胞传递从血流进入组织分化为巨噬细胞的信号,它们作用于血管内皮从而招募新的巨噬细胞抵达感染部位。具有单核细胞趋化活性的趋化因子CCL2也能为单核细胞传递信号使之迁移并聚集在感染部位。因此,Th1具有协调巨噬细胞应答使其高效摧毁胞内感染物质的能力。

织中的正常组分尽可能少受"附带损伤"。这些附带损伤包括氧自由基、NO、对机体有毒副作用的蛋白酶和病原体等。因此,Th1介导的抗原特异性巨噬细胞活化既可以使防御效应最大化又可以使局部组织损伤最小化。值得注意的是,尽管ILC1也能产生IFN-γ,但它们缺乏能将细胞因子聚集于受感染巨噬细胞使之被更有效活化的抗原受体。ILC1细胞是否还有其他机制使IFN-γ靶向作用于巨噬细胞,以及ILC1是否在巨噬细胞活化中扮演更有限的角色,我们目前尚不清楚,不过它们产生的IFN-γ在间接促进局部炎症反应中的确非常重要。

11-7 由Th1引起的巨噬细胞的慢性活化介导包含胞内病原体的肉芽肿形成

有一些胞内病原体,比如结核杆菌,对于活化的巨噬细胞的杀菌效应有足够的抵抗力,因此它们并不会被1型免疫应答完全清除。这会催生一种持续的、慢性的、低水平的Th1应答以阻止病原体增殖和扩散。在这种情况下,Th1和巨噬细胞的慢性协调为一种称为"肉芽肿"的免疫应答奠定基础,其中的微生物被控制在由活化的淋巴细胞包围的巨噬细胞的中心区域(图11.13)。肉芽肿的一个显著特点是具有由若干个巨噬细胞融合形成的多核巨细胞,其位于由活化的巨噬细胞及其外围淋巴细胞形成的中心的边界处,并且它们具有更强的抗菌能力。肉芽肿作为"一堵墙"将抵抗机体清除的病原体隔离起来。肺结核中,大的肉芽肿中心可被隔离,其中的细胞可能因为缺氧和巨噬细胞的杀伤效应而死亡。由于位于中央的死亡组织形似奶酪,这个过程也称为"干酪样坏死"。由此可见,Th1的慢性活化可以导致严重的疾病。但是,Th1应答缺失,却能导致感染扩散甚至死亡,这种情况常见于感染分枝杆菌的AIDS患者。

11-8 1型免疫缺陷揭示其在胞内病原体消除的重要性

如果小鼠的IFN-γ或CD40配体基因被靶向敲除,则经典的巨噬细胞活化被削弱,小鼠会遭受亚致死剂量的分枝杆菌、沙门菌和利什曼原虫等引起的感染。经典（即 M1型）巨噬细胞的活化对于控制痘病毒感染至关重要。尽管 IFN-γ 和 CD40 配体可能是 Th1 合成的最重要的效应分子，但由于 Th1 对在巨噬细胞囊泡中增殖病原体的免疫应答较为复杂，Th1 分泌的其他细胞因子也可能非常关键（图 11.12）。

HIV/AIDS 患者由于 CD4 细胞的匮乏导致机体 Th1 应答不足，原本应该被巨噬细胞清除的微生物在机体扩散。与此同时 HIV/AIDS 患者还会遭受杰氏肺孢菌肺炎这类真菌的机会性感染（见第 13 章）。健康人的肺部由于肺泡巨噬细胞的吞噬和胞内杀伤作用可以有效清除杰氏肺孢菌。杰氏肺孢菌肺炎却是 AIDS 患者的常见死因。CD4 T 细胞的缺失使得肺部清除杰氏肺孢菌的能力减弱，这种真菌在肺上皮表面定植并且侵袭肺部组织。机体对于 CD4 T 细胞的需求至少体现在 Th1 具有产生 IFN-γ 和 TNF-α 等巨噬细胞活化所需细胞因子的能力。

11-9 Th2 协调 2 型应答以驱除肠道蠕虫和修复组织损伤

2 型免疫直接针对机体的寄生性蠕虫，如蛔虫和两类扁形虫—绦虫和血吸虫。微生物类病原体（细菌、病毒、真菌、原生动物）可以经过若干轮的快速复制突破机体防御，与之不同的是，大多数寄生性蠕虫都不在其哺乳动物宿主中复制，并且蠕虫是多细胞的后生动物，它们的尺寸从 1 mm 到 1 m 不等，对于宿主吞噬细胞来说实在过大而难以吞噬，因此机体对于这类病原体需要采取不同的防御策略。在发展中国家，很多动物甚至人都可能有肠道蠕虫感染（图 11.14）。这些肠道感染的寄生虫可以被 2 型免疫快速清除，宿主可以借此减少机体寄生虫负担，但倘若这些寄生虫未被完全清除，则可能引起宿主的慢性疾病。在这种情况下，寄生虫长期存在并且与宿主竞争营养导致疾病，或者造成宿主局部组织损伤。

不论是何种寄生蠕虫入侵，也无论其入侵位置，宿主的适应性免疫应答都是由 Th2 引发的（图 11.15，图 9.30）。Th2 应答是由寄生虫产物在各种固有细胞（上皮细胞、ILC2、肥大细胞、DC）的作用下诱导的。由 ILC2 产生的 IL-13，以及一些固有因子，如上皮来源的 TSLP（TSLP 抑制 Th1 和 Th17 诱导的 DC 发育但有利于促 Th2 分化的

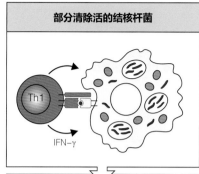

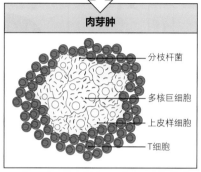

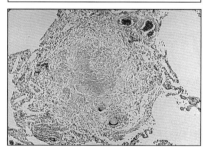

图11.13 胞内病原体或其组分不能被完全清除时会形成肉芽肿

当结核杆菌（红色）抵抗巨噬细胞的活化效应时，一种称为"肉芽肿"的局部炎症反应形成。肉芽肿由受感染的巨噬细胞的中心核组成。中心核可能包括由多个巨噬细胞融合形成的多核巨细胞，并称为上皮样细胞的巨噬细胞环绕，由结核杆菌引起的肉芽肿其中心核通常会发生坏死。结核杆菌可以在肉芽肿细胞中持续存在。肉芽肿的中心核被 T 细胞包围，CD4[+] T 细胞是其主要类型。我们对于肉芽肿如何维持平衡以及这种平衡如何被破坏的具体机制目前还不清楚。如最后一栏图片所示，机体可能由于不明显的分枝杆菌感染而在肺部和类肉瘤中形成肉芽肿。图片由 J. Orrell 惠赠。

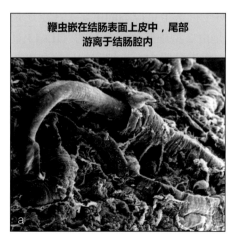

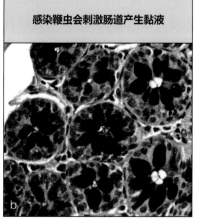

图11.14 肠道寄生虫感染

左图：鞭虫是一种寄生于肠道的蠕虫寄生虫，其身体各部分嵌入肠道上皮细胞。这张小鼠结肠的扫描电镜图显示鞭虫的头部埋进上皮细胞而其尾部则留在肠腔。

右图：感染鞭虫的小鼠肠隐窝横截面图显示肠上皮的杯状细胞黏液分泌量显著增加。图中可见杯状细胞内的大液滴即为黏液，被高碘酸希夫试剂染成深蓝色。放大倍数为 400 倍。

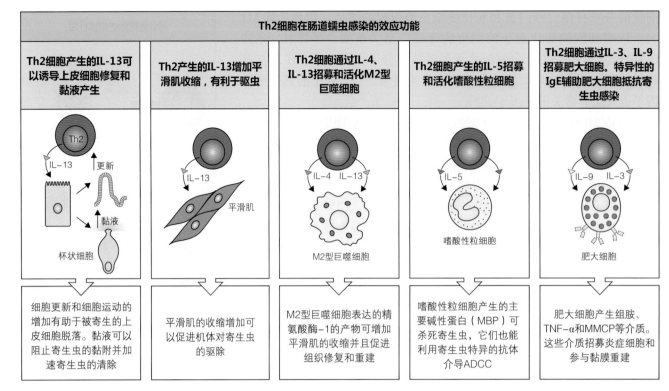

图11.15　Th2介导抗肠道寄生虫的保护性应答

大多数肠道蠕虫会诱导CD4 T细胞介导的保护性和病理性应答。Th2的应答往往是保护性的，Th2应答为肠道内营造一种排斥寄生虫的环境，促进寄生虫的驱除和保护性免疫应答的产生（详见正文）。M2型巨噬细胞，即替代性活化巨噬细胞。

DC）介导DC的活化，之后活化的DC将寄生虫抗原提呈给初始CD4 T细胞。对于Th2分化所需的IL-4的最初来源可能是iNKT细胞、肥大细胞、嗜碱性粒细胞等多种细胞类型，但它们之中并没有哪一类已被证实对IL-4的产生非常关键。

　　Th2在引流淋巴组织中分化后大批聚集到寄生虫侵袭部位，在该处这些细胞可以促进循环的2型固有免疫效应细胞（嗜酸性粒细胞、嗜碱性粒细胞、组织肥大细胞、巨噬细胞）的募集和功能发挥。和Th1、Th17类似，Th2表达一套特定的趋化因子受体，这套受体为与Th2相互作用的循环固有免疫细胞所共享，因此Th2可以选择性指引循环固有免疫细胞到达正在进行的2型免疫应答位点（图11.8和图11.9）。Th2、嗜酸性粒细胞、嗜碱性粒细胞都表达CCR3和CCR4。和CRTh2一样，它们的配体都是一种由活化的组织肥大细胞产生的脂类介质——前列腺素D2。在IL-4和IL-13信号诱导下，位于寄生虫感染部位的多种固有免疫细胞产生CCR3的配体，如CCL11、CCL24、CCL26等趋化因子。因此，ILC2、Th2、嗜酸性粒细胞和嗜碱性粒细胞均可通过趋化因子网络扩大其他2型细胞的募集效应。

　　Th2能通过增强固有效应细胞的功能以协调直接杀伤某些寄生虫，对于抗寄生虫应答的主要关注点还是宿主对于寄生虫的驱逐和减少寄生虫入侵导致的组织损伤，而这两者都是由2型细胞因子介导的。IL-13直接增强杯状细胞的黏液分泌，活化黏膜组织的平滑肌细胞使其运动增加，促进黏膜中上皮细胞的迁移和更新（图11.15，第一列）。肠道是蠕虫在宿主最常出没的部位，上述效应对于宿主应答都非常重要，它们一方面辅助机体消灭依附在上皮组织的寄生虫，另一方面减少寄生虫定植的可用表面积。

　　机体在抗寄生虫应答时会产生高水平的IgE抗体，其是由与Th2一起发育的能分泌IL-4的Tfh诱导产生（第9-20节）。IgE与肥大细胞、嗜酸性粒细胞、嗜碱性粒细胞表达的Fcε受体结合，为这些细胞的特异性抗原识别和活化做准备。2型适应性应答同样也促进IgG1的产生，巨噬细胞识别IgG1后参与2型应答。Th2产生的IL-4和IL-13也会导致替代性活化巨噬细胞（即M2型巨噬细胞）的分化。经典活化的巨噬细胞（即M1型巨噬细胞）在与Th1相互作用后发生分化并显著促进炎症反应（图11.10），而与之不同的是，M2型巨噬细胞参与机体对于寄生性蠕虫的杀伤和驱除，也促进组织的重建和修复（图11.15）。M1型和

M2 型巨噬细胞的一个主要区别体现在它们由精氨酸产生抗病原体产物的代谢差异上。M1 型巨噬细胞表达的 iNOS 可以产生强大的胞内杀伤物质—氧化氮（NO）（见第 3-2 节），M2 型巨噬细胞表达精氨酸酶 –1，精氨酸酶 –1 可以将精氨酸催化为鸟氨酸和脯氨酸。鸟氨酸和其他因子一起增加平滑肌的收缩，促进组织重塑和修复（图 11.15）。鸟氨酸对于某些 IgG 包被的蠕虫幼体也有直接的毒害作用，其具体机制未知。由于巨噬细胞难以摄取入侵组织的蠕虫，通过抗体依赖细胞介导的细胞毒作用（ADCC）直接靶向虫体释放有毒介质可以使巨噬细胞以及嗜酸性粒细胞（见下文）更好地攻击这些大的胞外病原体。

由 Th2 活化的巨噬细胞在隔离入侵的寄生性蠕虫以及修复由蠕虫迁移导致的组织损伤中起到重要作用。M2 型巨噬细胞的"组织修复"功能依赖于在组织重塑中起重要作用的分泌因子，包括精氨酸酶 –1 介导产生的脯氨酸能刺激胶原蛋白的产生和形成。Th2 活化的巨噬细胞也能诱导肉芽肿形成以包围组织中的幼虫。鉴于此，Th2 介导活化的抗原特异性巨噬细胞在 2 型免疫应答中有着非冗余的功能。尽管 ILC2 和固有效应细胞可能通过 IL-13 促进 M2 型巨噬细胞的活化，但它们不能维持该应答。在蠕虫感染的几个模型中，RAG 缺失或 T 细胞缺失的小鼠中抗蠕虫应答显著减弱，证明 Th2 为巨噬细胞持续性的替代性活化所必需。

由 Th2 和 ILC2 产生的 IL-5 招募和活化嗜酸性粒细胞（图 11.15），嗜酸性粒细胞通过释放其分泌颗粒中储存的细胞杀伤性分子如主要碱性蛋白（major basic protein，MBP）对寄生虫产生直接毒害作用。除了 Fcε 受体结合 IgE 使嗜酸性粒细胞做好脱颗粒的准备外，嗜酸性粒细胞表面的 IgG Fc 受体还能介导针对被 IgG 包被的寄生虫的 ADCC 效应（图 10.38）。嗜酸性粒细胞同样还表达 Fcα 受体（CD89），在与分泌型 IgA 结合后刺激细胞发生脱颗粒。

黏膜中的 Th2 产生的 IL-3 和 IL-9 招募、扩增和活化一类特定的肥大细胞群体，即黏膜肥大细胞（图 11.15）。固有细胞因子 IL-25 和 IL-33 同样也在机体抗寄生虫早期阶段活化黏膜肥大细胞。黏膜肥大细胞和其他组织中的肥大细胞在 IgE 受体表达上存在差异，前者只表达少量 IgE 受体并且只产生很少量的组胺。当被细胞因子活化或者当蠕虫抗原与受体结合的 IgE 结合时，黏膜肥大细胞释放大量存储于分泌颗粒的炎症介质：前列腺素、白三烯及一些蛋白酶，如黏膜肥大细胞蛋白酶（MMCP-1）。MMCP-1 可以降解上皮细胞之间的紧密连接以增加细胞透过性和进入黏膜腔的液流量。总之，肥大细胞产生的介质可以增加血管和上皮的透过性，增加肠道蠕动，刺激杯状细胞的黏液分泌，诱导白细胞的招募，这些作用都是为了更好地帮助宿主清除寄生虫。

11 – 10 Th17 协调 3 型应答以促进胞外菌和真菌的清除

Th17 是效应 T 细胞的一个亚群，在抗胞外细菌和真菌感染中发挥作用。静息状态下，Th17 几乎仅位于肠道黏膜，促进宿主和肠道菌群（由胞外细菌和某些真菌组成）的互惠关系。然而，当致病性的胞外细菌和真菌侵袭，或者菌群的某些组分在上皮屏障由于创伤或致病性感染而功能受损时乘虚而入，Th17 都发挥着关键作用。在这些条件下，Th17 的一个主要功能是触发 3 型应答，中性粒细胞是 3 型应答中主要的固有效应细胞类型。

在第 9 章中我们已经讨论过，Th17 的发育是由 TGF-β 和 IL-6、IL-1、IL-23 等炎症因子的共同作用诱导的（图 9.31）。上述炎症因子由 CD103⁺CD11b⁺ cDC 识别微生物相关的分子模式（MAMP）之后优先产生。MAMP 来源于细菌或真菌，如胞外细菌所具有的由 TLR5 识别的鞭毛蛋白，来源于酵母和真菌的 β- 葡聚糖多聚物等由 Dectin-1 识别。与 Th1、Th2 类似，Th17 在次级淋巴组织的输出与趋化因子表达的改变相关：主要是 CCR6 的产生改变，CCR6 的配体 CCL20 则由黏膜组织和皮肤中活化的上皮细胞、Th17 自身和 ILC3 细胞产生（图 11.8 和图 11.9）。

Th17 在感染部位被抗原刺激后释放 IL-17A 和 IL-17F（图 11.16）。这些细胞因子的主要效应是促进中性粒细胞的产生和招募。IL-17A 和 IL-17F 的受体广泛表达于成纤维细胞、上皮细胞和角质形成细胞表面。IL-17 诱导这些细胞分泌多种细胞因子，如可增强 Th17 的应答的 IL-6，以及可增强骨髓产生中性粒细胞能力的 G-CSF，此外，IL-17 还能刺激趋化因子 CXCL8 和 CXCL2 的产生，其相应受体均仅表达于中性粒细胞表面（图 11.8）。总之，IL17 在感染部位的一个重要作用是诱导该处细胞分泌细胞因子和趋化因子以吸引中性粒细胞。

Th17 还能产生 IL-22，IL-22 作为 IL-10 家族的一员和 IL-17 协同作用促进上皮细胞抗菌蛋白的表达

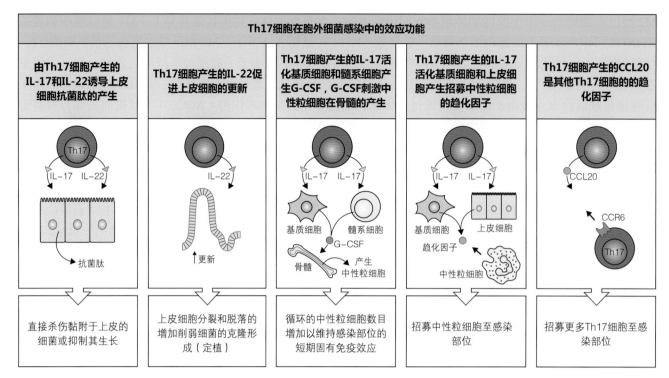

图11.16　Th17协调对抗胞外细菌和某些真菌的免疫应答
Th17被屏障组织（如肠道黏膜或呼吸道黏膜、皮肤）中携带抗原的巨噬细胞和DC活化，之后产生可活化局部上皮和基质细胞的细胞因子以协调对于胞外细菌或真菌的免疫应答。

（图 11.16）。这些抗菌蛋白包括 β- 防御素和 C 型凝集素 Reg Ⅲ β、Reg Ⅲ γ 等，它们均具有直接杀伤细菌的效应（见第 2-4 节）。IL-22 和 IL-17 还能诱导上皮细胞产生抑制细菌和真菌的金属结合蛋白。例如，脂质运载蛋白 -2 限制细菌等病原体对铁元素的利用；S100A8 和 S100A9 这两个抗菌肽在异二聚化后形成具有抗菌效应的钙网蛋白，从而截取微生物所需的锌元素和锰元素。大量抗菌物质也能由募集到感染部位的中性粒细胞产生。据报道，钙网蛋白在中性粒细胞细胞质中的蛋白质占比高达 1/3。IL-22 还能促进上皮细胞的增殖和脱落以抑制细菌和真菌在上皮表面的定植。屏障组织中的 ILC3 细胞在遇到病原体后可以快速产生 IL-22，病原体特异性的 Th17 则增强和维持 IL-22 在感染部位的产生。

与 1 型和 2 型应答类似，3 型应答中固有免疫细胞和适应性效应细胞的整合在很大程度上是由病原体特异性抗体产生来介导的，这些抗体通过调理作用促进中性粒细胞、巨噬细胞和补体对胞外细菌和真菌的摧毁。和 Th17 共同发育的 Tfh 促进表达 CCR6 的浆细胞产生高亲和力的 IgG 和 IgA 抗体，因此在这些位于屏障组织中的 3 型应答部位 Tfh 可辅助该处的中性粒细胞和巨噬细胞。对于由常见胞外细菌如金黄色葡萄球菌和肺炎链球菌感染引起的 3 型应答，抗体是主要的免疫反应物。

11-11　分化的效应 T 细胞在执行效应功能时继续响应信号

CD4+ T 细胞在外周淋巴组织如淋巴结中分化为不同的效应细胞。这些效应 T 细胞的效应并不仅仅取决于淋巴组织接收到的信号。有证据表明分化的 CD4 细胞的扩增和效应活动受到持续的调控，尤其是那些进入感染部位的 Th17 和 Th1。

在第 9 章中提过，初始 T 细胞分化为 Th17 由 TGF-β 和 IL-6 诱发，分化成为 Th1 最初由 IFN-γ 触发。然而，这些初始条件并不足以产生完整或有效的 Th17 或 Th1 应答。Th17 亚群还需要 IL-23 的刺激，Th1 亚群还需要 IL-12 的刺激。IL-23 与 IL-12 在结构上比较相近，它们都是异二聚体且有一个共同亚基（图 11.17）。IL-23 由一个 p40（IL-12 p40）亚基和一个 p19（IL-23 p19）亚基组成，IL-12 由一个 p40（IL-12 p40）亚基和一个 p35（IL-12 p35）亚基组成。定向分化的 Th17 表达 IL-23 的受体，也表达低水平的 IL-12 的受体。Th1 表达 IL-12 的受体。IL-12 的受体和 IL-23 的受体也具有一个共同的组成亚基，即初始 T 细胞

图11.17　IL-12和IL-23有一个共同亚基，其受体也有一个共同亚基
IL-12和IL-23这两个细胞因子都是含有p40亚基的异二聚体，它们的受体均含有一个结合p40的IL-12RβR1亚基。IL-12信号主要活化转录因子STAT4从而增加IFN-γ的产生。IL-23主要活化STAT3，对于STAT4的活化较为微弱（图片未显示）。IL-12和IL-23都可以增加表达它们受体的CD4 T细胞亚群的活动和增殖；Th1表达IL-12R，Th17主要表达IL-23R，但也表达低水平的IL-12R（图片未显示）。p40缺陷型小鼠均不能表达IL-12和IL-23，导致这种小鼠由于Th1和Th17活化的缺陷出现免疫缺陷。

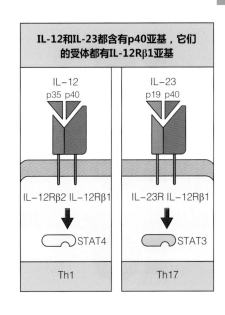

会表达的 IL-12Rβ1。一旦接收到分化细胞因子信号后，正在发育的 Th17 会合成 IL-23R，IL-23R 是成熟 IL-23 受体异二聚体的可诱导性组分；Th1 则合成 IL-12Rβ2，即成熟 IL-12 受体的可诱导性组分。

IL-23 和 IL-12 各自增强 Th17 和 Th1 的活动。和许多其他细胞因子一样，它们都通过 JAK-STAT 胞内信号通路发挥作用（图 9.32）。IL-23 信号主要活化胞内转录因子 STAT3，并同样活化 STAT4。而 IL-12 则主要活化 STAT4，对于 STAT3 的活化很弱。IL-23 并非 CD4 T 细胞定向分化为 Th17 的起始驱动因子，但它刺激 Th17 群体的扩大并有利于它们的维持。在 IL-23 缺乏的情况下很多 IL-17 依赖性的体内应答效应明显减弱。例如，缺乏 IL-23 特异性亚基 p19 的小鼠，在肺部肺炎克雷伯菌感染后其 IL-17A 和 IL-17F 产生减少。

IL-12 可调控 Th1 在感染部位的效应活性。对于两种不同病原体的研究表明，Th1 在分化起始阶段还不足以起到保护作用，还需要一个持续的信号。给 IL-12 p40 缺陷型小鼠连续注射 IL-12 可以抵抗弓形虫的初始感染，倘若在感染的前 2 周内连续使用 IL-12，p40 缺失的小鼠可以在初始感染中存活下来并且建立以携带病原体囊肿为特征的潜伏慢性感染。一旦对此小鼠终止使用 IL-12，小鼠体内的潜伏性囊肿逐渐复活，小鼠最终死于弓形虫脑炎。在 IL-12 缺失时，病原体特异性 T 细胞产生的 IFN-γ 减少，重新使用 IL-12 则可恢复其产生。同样地，过继转移从已治愈利什曼原虫感染的小鼠中分离的 Th1 可以保护 RAG 缺陷型小鼠的利什曼原虫感染（图 11.18）。这些实验表明 Th1 在感染时仍对信号产生应答，并且分化的 Th1 抵抗某些病原体的效应需要持续的 IL-12 来维持。

11-12　效应 T 细胞可在不依赖于抗原识别的情况下活化并释放细胞因子

正如我们所看到的，适应性免疫的一个中心范例是初始淋巴细胞通过其受体进行抗原识别后被诱导分化为成熟的效应细胞。然而，效应 T 细胞还具有被细胞因子组合激活的能力，这不依赖于 TCR 介导的抗原识别。这些介导已分化效应细胞的细胞因子组合与活化 ILC 亚群的细胞因子组合作用方式类似（图 11.19）。激活效应 T 细胞的细胞因子组合包括一个活化 STAT 信号的细胞因子和一个活化 NFκB 信

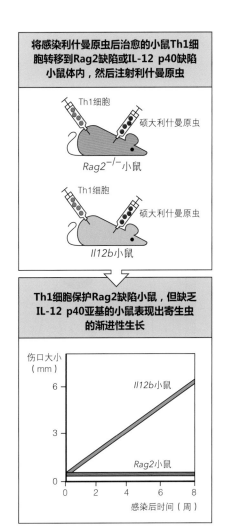

图11.18　Th1参与的抗病原体感染需要持续的IL-12
消除了利什曼原虫感染的小鼠体内会产生针对该病原体的特异性Th1，从此类小鼠中采集Th1并过继回输至Rag2缺陷型小鼠（这种小鼠缺乏T细胞、B细胞却可以产生IL-12），或者将Th1过继回输至缺少IL-12 p40的小鼠（这类小鼠无法产生IL-12）。在Rag2缺失小鼠的后续感染中，因为过继Th1赋予的免疫力其感染伤口并没有增大。而对于IL-12缺陷型小鼠来说，由于该小鼠缺少IL-12来支持Th1的功能，所以过继的Th1并不能赋予该小鼠对于利什曼原虫感染的抵抗力。

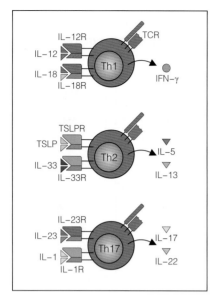

图11.19 效应T细胞能以抗原识别非依赖性形式活化并释放细胞因子

与ILC类似，效应T细胞在细胞因子的刺激下能以TCR信号通路非依赖形式产生效应细胞因子。

号通路的细胞因子（相应受体通常是IL-1受体家族成员）。因此，对于Th1和ILC1来说，可通过IL-12（活化STAT4）和IL-18的刺激诱导IFN-γ的产生。相似地，Th2和ILC2在TSLP（活化STAT5）和IL-33的刺激下可产生IL-5和IL-13，Th17和ILC3通过IL-23（活化STAT3）和IL-1共同刺激诱导产生IL-17和IL-22。成熟的CD4效应T细胞以这种方式获得固有样的功能特性，使得它们无须抗原识别也能放大不同类型的免疫应答。注意在1型和3型细胞中，IL-1家族成员IL-18和IL-1都是由髓系细胞炎症小体活化后产生。活化2型应答的IL-33却在炎症小体中失去活性，表明在2型免疫与1型或3型免疫应答中存在一个拮抗性的调节作用。尽管细胞因子对效应T细胞的非同源激活的确切作用尚不明确，但它为组织定居型的记忆T细胞在再次免疫时被快速募集提供一种可能的机制（第11-22节）。

11-13 效应T细胞的可塑性和协同性使其在抗病原免疫应答中发生功能调整

在前文中我们讨论了效应CD4$^+$T细胞亚群在发挥作用后其功能表型未发生改变，从而说明该细胞亚群具有内在稳定性。通常来讲，机体只通过一种免疫应答方式来清除特定的病原体，不同类型的免疫应答过程似乎是相互孤立的。但也有例外，当病原体能够识别宿主的免疫应答策略并逃脱免疫细胞的攻击时，会引起效应T细胞做出功能调整从而清除宿主内的病原体。这种功能调整过程可发生在T细胞可变的程序化过程中，即T细胞具有可塑性，其中效应T细胞可因局部炎症环境的改变而转变为表达不同细胞因子的表型，这一过程亦可由不同亚群的T细胞协同完成。细胞的可塑性适用于具有相同克隆起源以及相同抗原特异性的细胞，而细胞的协同性则适用于由不同的克隆前体发育而来以及针对不同抗原的细胞，尤其是处于不同感染阶段的细胞。

既往研究表明不同类型的效应CD4细胞亚群均有一定程度的可塑性，且这种属性在3型免疫应答中最为常见。Th17亚群可在细胞因子的作用下发生"重编程"并转变为Th1型细胞（图11.20），该现象最初是在小鼠模型中发现的。在该类小鼠体内，表达IL-17F的Th17可以基于细胞内受*Il17f*基因调控的相关分子来鉴定并分离，进一步使用诱导Th1分化的细胞因子IL-12再刺激，从而使Th17子代表达IFN-γ而不再表达IL-17。此外，利用Th17谱系的细胞因子IL-23对上述子代细胞再刺激亦会导致其重新获得Th17的特性。上述Th17"重编程"为Th1的过程依赖Th1相关转录因子T-bet的表达以及Th17相关转录因子RORγt的不表达，且这两种转录因子的表达取决于IL-12和IL-23受体对STAT4的激活。因此，当Th17的T-bet或STAT4表达缺

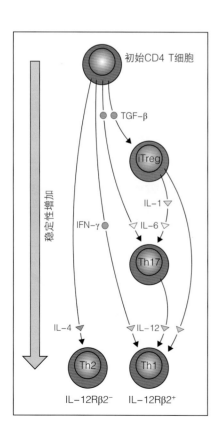

图11.20 CD4$^+$T细胞亚群的可塑性

效应型和调节型CD4$^+$T细胞的稳定性存在差异。初始CD4$^+$T细胞具有多向转化的潜能，而Th1和Th2对转化为其他效应细胞表型具有高度抗性，因此相对保持稳定。iTreg和Th17则相对不稳定，其可在细胞因子的作用下转变为不同类型的细胞亚群。iTreg可在IL-6和IL-1的作用下转变为Th17，并在IL-12作用下进一步转变为Th1，且该细胞类型的转变过程是单向不可逆的。如图中左侧所示，在初始CD4$^+$T细胞向Th2分化后，IL-12受体诱导成分（IL-12Rβ）的表达受到抑制，因此Th2对IL-12无应答；而图中右侧所示的iTreg细胞、Th17和Th1在发生了细胞类型的转变后仍可对IL-12的作用产生应答。

陷时，则不具有向 Th1 转变的能力，即细胞可塑性能力消失。

在兼性胞内细菌病原体（如沙门菌）感染机体的过程中，具有重塑性和协同性的效应 T 细胞发挥重要保护作用，这一过程不同于专性胞外细菌病原体的感染，不依赖于 IFN-γ 诱导的巨噬细胞活化。在沙门菌感染的早期，该菌属可定植于小肠上皮（与革兰氏阴性病原体类似），此时 Th17 所发挥的免疫应答起关键作用，该免疫应答过程主要包括 IL-17 诱导的中性粒细胞集聚、中性粒细胞对胞外细菌的吞噬、IL-22 诱导释放抗菌蛋白，抑制肠道菌群。在肠道感染阶段，大量 T 细胞通过直接攻击位于细菌鞭毛内的抗原表位而有效地激活 TLR5，进而诱导肠道内经典的 CD11b⁺DC 分泌 IL-23，从而引起 3 型免疫应答。此外，在感染早期也出现了鞭毛蛋白特异性的 Th1，其可能来源于具有重塑性的 Th17 前体。由于被 "ex-Th17" Th1 激活的巨噬细胞具有胞内杀伤作用，沙门菌在下调鞭毛蛋白表达的同时通过合成新的蛋白质（如 SseI 和 SseJ）来抑制这种杀伤作用。利用此过程，沙门菌不仅可逃避鞭毛蛋白特异性 T 细胞的监测，还可在感染扩散短期内利用宿主的巨噬细胞来抵抗胞外杀伤作用。

在全身感染阶段，T 细胞则在针对细胞内病原体的免疫应答过程中发挥作用。一些新表达的抗原可激活经典 CD8α⁺DC 内的识别受体，并通过产生 IL-12 进一步激活病原特异性 Th1 和 Ⅰ 型免疫应答。通过以上过程，由 Th1 诱导激活的巨噬细胞可直接针对这些新表达的抗原从而清除病原体。综上所述，沙门菌在 1 型和 3 型免疫应答的共同参与下被宿主清除。

11–14 细胞和抗体共同介导的免疫应答对于防御不同种类的病原体至关重要

宿主在防御病原体入侵时所需要的效应 T 细胞或抗体的类型取决于感染的阶段以及病原体的不同特性。在第 9 章中我们介绍了 CTL 杀伤感染病毒的细胞以及血液中经典的淋巴细胞在原发性病毒感染中起到的重要作用。而抗体在宿主清除体内病毒以及预防再次感染的过程中起到不可或缺的作用。由于埃博拉病毒感染会导致出血热而使其成为目前已知致死率最高的病毒，如若患者在首次感染埃博拉病毒后能够幸存，该患者再次感染埃博拉病毒后则不再出现症状。在首次和再次感染过程中，抗病毒的 IgG 免疫应答能够有效快速地发挥其抗病毒作用，这对改善患者预后十分重要。抗体介导的免疫应答主要负责清除血液中的病毒同时激活 CTL，研究表明若机体感染后未发生此过程，尽管仍可激活 T 细胞，但病毒的持续复制会引起疾病进展最终导致预后不良。

某些胞内细菌病原体，如立克次体和李斯特菌，通过逃脱吞噬囊泡可避免被巨噬细胞杀伤，而 CTL 对于这类细菌的杀伤清除起到重要作用。相反地，分枝杆菌虽然可以抵抗吞噬溶酶体的杀伤作用而存活于巨噬细胞囊泡内，但在 Th1 的监控下巨噬细胞的进一步激活将杀伤这类细菌。当死亡的吞噬细胞释放胞内的微生物时，诱导产生的抗体将发挥一定的病原杀伤作用并帮助机体抵抗再次感染的发生。

在大多数情况下，中和性抗体可介导有效的保护性免疫来防止病原体引起的感染，目前已知的多种针对儿童时期易感病毒的疫苗就是通过诱导产生保护性抗体来预防感染。例如，脊髓灰质炎病毒可快速地感染并损伤运动神经元，针对该病毒有效免疫后的预存抗体快速地发挥其中和作用来防止病毒的全身播散。此外，黏膜上皮表面的特异性 IgA 在脊髓灰质炎病毒进入组织前也有一定的中和作用。也就是说，保护性免疫在此例中所涉及的 IgA 效应机制在清除首次感染中并不发挥作用。

11–15 初始 CD8⁺T 细胞可在无 CD4⁺T 细胞辅助的情况下发挥对病原的免疫应答

多数 CD8⁺T 细胞介导的免疫应答依赖于 CD4⁺T 细胞的辅助（见第 9-19 节），这种情况下 CD4⁺T 细胞通过激活 DC 从而刺激 CD8⁺T 细胞发挥完整的免疫应答过程，也就是说 CD4⁺T 细胞起到了辅助 APC 的作用（见第 9-10 节）。此辅助过程需要 DC 表达共刺激分子（如 B7、CD40 和 4-1BBL）来传导信号使初始 CD8⁺T 细胞完全激活（图 9.29）。此外，这一过程还使 CD4⁺T 细胞和 CD8⁺T 细胞对抗原进行双重识别以防产生自身免疫应答。双重识别也见于 T 细胞和 B 细胞协同产生抗体的过程中（见第 10 章）。然而如本段文首所讲，并不是所有的 CD8⁺T 细胞均需要 CD4⁺T 细胞的这一辅助作用。

有一些感染原如胞内革兰氏阳性菌（产单核李斯特菌）和革兰氏阴性菌（类鼻疽伯克霍尔德菌），可在无 CD4⁺T 细胞辅助下直接作用于 DC 从而诱导初始 CD8⁺T 细胞产生免疫应答（图 11.21）。在 MHC Ⅱ 类分子缺陷小鼠体内，缺乏 CD4⁺T 细胞的参与，感染产单核李斯特菌后，由初始 CD8⁺T 细胞介导的免疫反应依然存在（见第 11-23 节）。针对病原体抗原的特异性 CD8⁺ T 细胞的数量可由肽四聚体（MHC 复合物）或肽段（MHC 四聚体）来测定（见附录Ⅰ，第 A-24 节），这些四聚体能够在 TCR 抗原特异性的基础上识别 CD4⁺ T 细胞或 CD8⁺ T 细胞。在感染的第 7 天，野生型小鼠和缺乏 CD4⁺ T 细胞的小鼠体内的病原特异性 CD8⁺ T 细胞获得了等量的扩增及细胞毒性。

缺乏 CD4⁺ T 细胞的小鼠在首次感染产单核李斯特菌后，其免疫系统清除病原体的能力与野生型小鼠相当。因此，该研究表明保护性免疫应答可在没有 CD4⁺ T 细胞的辅助下由病原特异性 CD8⁺ T 细胞产生。与此不同的是，记忆 CD8⁺ T 细胞所介导的免疫应答必须依赖 CD4⁺ T 细胞的辅助才能进行。

初始 CD8⁺ T 细胞还可作为"旁观者"细胞被 IL-12 和 IL-18 激活，在感染早期产生 IFN-γ（图 11.21）。感染了单核细胞增生李斯特菌或类鼻疽伯克霍尔德菌的小鼠体内会迅速产生 IFN-γ，该过程对改善小鼠的预后至关重要。IFN-γ 由 NK 细胞和初始 CD8⁺ T 细胞在感染的前几个小时内共同分泌，而此时 CD8⁺ T 细胞因扩增不足而无法完成抗原特异性的免疫应答。实验表明在感染早期，NK 细胞和初始 CD8⁺ T 细胞产生 IFN-γ 可被 IL-12 和 IL-18 的抗体阻断，因此证明 IL-12 和 IL-18 在该过程中是必不可少的。以上研究表明，感染早期初始 CD8⁺ T 细胞在固有免疫中可非特异性地发挥其作用，且这一过程不依赖 CD4⁺ T 细胞的辅助。

11-16 感染的清除伴随效应细胞的死亡和记忆细胞的产生

在适应性免疫系统有效抗感染的过程中根据抗原有无分两种情况：其一是效应型细胞清除病原体，病原体内的抗原进一步促进该类细胞的分化；而在抗原缺失时，大多数效应 T 细胞因不能进一步分化而凋亡。效应 T 细胞的"克隆收缩"是由于抗原刺激产生的促生存细胞因子的缺失（如 IL-2）以及这些细胞因子受体表达的缺失。CD25 是 IL-2 受体的组成部分，可介导高亲和力的结合，在抗原激活的 T 细胞表面 CD25 瞬时上调后下降，从而在缺失抗原再刺激时限制了 IL-2 的信号通路。在第 11-21 节中介绍到，大多数效应 T 细胞在激活后都存在 IL-7 受体特异性组成部分 IL-7Rα（CD127）表达的缺失。与 IL-2 信号通路类似，IL-7

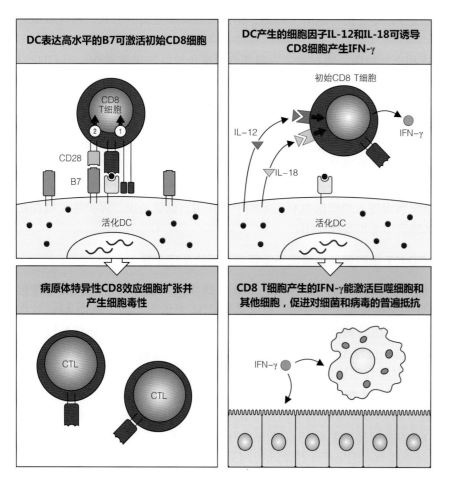

图11.21　初始 CD8⁺ T 细胞可通过其 TCR 或某些细胞因子的作用而被 APC 直接激活

左图：初始 CD8⁺ T 细胞与 DC 表面的抗原肽:MHC Ⅰ 类复合物结合后，由于病原体产生的炎症微环境，DC 可高表达共刺激分子（左上图），随后激活 CD8⁺ T 细胞并使其增殖，最终分化成 CD8⁺ CTL（左下图）。

右图：激活的 DC 通过分泌细胞因子 IL-12 和 IL-18，从而诱导 CD8⁺ T 细胞快速产生 IFN-γ（右上图）。在 IFN-γ 作用下，激活的巨噬细胞可以杀伤细胞内的细菌并促进其他细胞内抗病毒免疫应答的过程（右下图）。

信号通路激活 STAT5 促进抗凋亡因子的表达（如 Bcl-2）。对 IL-2 和 IL-7 无应答的效应 T 细胞常常缺失 Bcl-2 和 Bim 的表达，这些促进凋亡的因素通过内源性或称线粒体相关的凋亡通路导致凋亡小体的形成（见第 9-29 节和第 9-30 节）。

众多效应 T 细胞由于生存信号的缺失以及 Bim 介导的内源性凋亡通路的激活而死亡，效应 T 细胞的死亡也可由 TNF 受体超家族，尤其是 Fas（CD95）激活的外源性凋亡通路介导（图 11.22）。外源性通路的激活（或称为死亡受体通路）会导致死亡诱导信号复合体（death-inducing signaling complex，DISC）的形成。Fas 介导 DISC 形成的第一步是 Fas 配体（fas ligand，FasL）与 Fas 受体相结合形成三聚体，这会导致 Fas 的死亡结构域与 Fas 相关死亡结构域（Fas-associated via death domain，FADD）的结合（一种调节蛋白，见第 3-25 节）。FADD 由死亡结构域和死亡效应结构域（death effector domain，DED）两个部分组成，其中 FADD 的 DED 部分可与其他蛋白质的 DED 部分相结合。当 FADD 集聚于 Fas 周围时，FADD 的 DED 结构域可通过与胱天蛋白酶原内的 DED 相互作用从而募集胱天蛋白酶原 8 和胱天蛋白酶原 10。局部高浓度的胱天蛋白酶与激活受体可协同诱导其自身发生剪切并激活。一旦胱天蛋白酶被激活，caspase 8 和 caspase 10 就会从受体复合物中释放并激活下游介导凋亡的效应胱天蛋白酶。Fas 在发生功能失活性突变后会使淋巴细胞增多，这是导致自身免疫性淋巴增生综合征（autoimmune lymphoproliferative syndrome，ALPS）的病因之一，该病亦可由 FasL 和 caspase 10 的突变引起。

由 Bim 和 Fas 介导的凋亡通路引起的效应 T 细胞的缺失与感染原有关，研究表明 Bim 或 Fas 缺失的小鼠 T 细胞清除能力较两者均缺失的小鼠要弱一些，因此推测两条通路存在一定的互补性。但针对不同病原体的感染，哪一条通路起主导作用目前尚不清楚。无论是通过内源性还是外源性通路，在此过程中死亡的 T 细胞将通过细胞膜表面的磷脂酰丝氨酸被吞噬细胞快速识别并清除。一般来讲，磷脂酰丝氨酸只出现在细胞膜的内膜面，而在凋亡的细胞中磷脂酰丝氨酸快速地重分布于细胞膜的外膜面，从而可以被多种细胞的特异性受体识别。因此，在感染的终末阶段不仅仅是病原体被清除，大多数病原特异性的效应细胞也被清除。剩余幸存的抗原特异性效应细胞则为记忆 T 细胞和 B 细胞发挥免疫应答效应提供基础，将在下文中详细介绍。

【小结】

CD4⁺ T 细胞参与由病原体诱导产生的免疫应答过程。病原体抗原随 DC 迁移进入局部的淋巴器官，并由

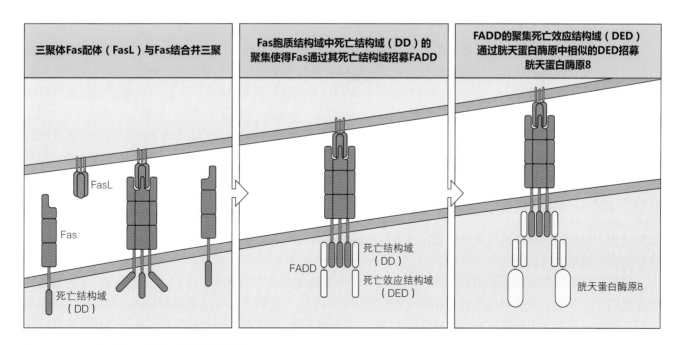

图11.22　Fas 与其配体结合后启动了外源性凋亡通路
位于细胞表面的 Fas 受体包含了存在于胞质内的所谓"死亡结构域"（DD）的部分。当 Fas 配体（FasL）与 Fas 受体相结合将形成一个三聚体结构（左图）。含有 DD 的调节蛋白 FADD（也称 MORT-1）可以与 Fas 的 DD 相结合（中图）。FADD 还有一种称为死亡效应结构域（DED）的部分，该部分可以募集同样含有 DED 结构的胱天蛋白酶原 8 或胱天蛋白酶原 10，集聚的胱天蛋白酶原 8 自身激活后可在胞内释放活化型胱天蛋白酶。

DC 提呈给参与淋巴细胞再循环且具有抗原特异性的初始 T 细胞。在此，T 细胞将发生初步活化以及向效应 T 细胞的转化。此外，效应 T 细胞是否由淋巴器官迁移至感染部位发挥其免疫应答功能或由抗原结合 B 细胞激活后在淋巴器官内继续发挥其体液免疫功能也取决于此。

CD4$^+$T 细胞所转化成的细胞类型取决于感染病原体的类型，且其转化过程受固有免疫细胞产生的细胞因子和在应答早期被激活的 ILC 影响。

效应 CD4$^+$ 细胞可有效协同 ILC 增强固有免疫应答，Tfh 与每一种亚群的效应 T 细胞保持一致，促进产生高亲和力抗体可协助固有效应细胞提高病原体的清除作用。其中，Th1 能够促进 M1 型巨噬细胞激活从而发挥其对胞内病原体的抵御作用。Th2 则主要针对寄生虫感染（如蠕虫），同时还可促进 M2 型巨噬细胞的激活并募集嗜酸性粒细胞和嗜碱性粒细胞至感染部位。Th17 可协同中性粒细胞和屏障组织（如小肠、肺和皮肤）上皮细胞产生的抗菌肽作为整体在清除胞外菌和真菌的过程中发挥作用。CD8$^+$T 细胞则在保护性免疫应答中发挥重要作用，尤其是保护宿主抵抗病毒感染、胞内菌（李斯特菌）感染以及其他可通过特殊方式进入宿主细胞内的致病微生物的感染。初始 CD8$^+$T 细胞所介导的免疫应答常依赖于 CD4$^+$T 细胞的辅助，而针对某些病原体则不依赖于 CD4$^+$T 细胞的辅助也能完成其免疫应答过程。由于不同的病原体会诱导机体产生不同类型的免疫应答，因此效应 T 细胞的可塑性可使其在不同的免疫应答过程中做出相应的功能调整。理论上来说，通过适应性免疫应答清除感染原会导致效应 T 细胞的"克隆收缩"，最终仅存少许可长期存活的记忆型细胞为宿主再次感染该病原体时提供免疫保护作用。

免疫记忆

本部分将继续讨论机体有效清除感染后保护性免疫在体内如何持续发挥作用。适应性免疫应答过程使机体获得免疫记忆功能对于机体而言至关重要，因为该功能使得机体在二次感染病原体时能够迅速有效地产生免疫应答从而使机体免于致病。免疫记忆应答包括再次免疫应答、三次免疫应答等，且由于暴露抗原数量的不同与初次免疫应答的反应性质存在一定的差异。再次应答主要由 B 细胞介导的免疫反应来清除病原体，与初次免疫应答不同的是再次应答过程中的抗体亲和力更高。记忆 T 细胞介导的免疫应答类型由不同的 T 细胞类型（初始 T 细胞或效应 T 细胞）、免疫反应发生部位、迁移方式以及效应功能来决定。

11 – 17   在感染或接种疫苗后免疫记忆将持续存在

目前，发达国家的儿童通过接种疫苗来抵抗麻疹病毒感染。但在疫苗广泛应用之前，机体感染麻疹病毒后将发生急性且凶险的病程。接种麻疹疫苗或是经历麻疹病毒感染都将使儿童获得对麻疹病毒的保护性免疫且这种保护作用将持续终身。许多其他急性感染性疾病也是如此（见第 16 章），这是免疫记忆功能介导的免疫保护作用。

免疫记忆的基础较为复杂，这种现象在古希腊人首次报道后常规应用疫苗长达 200 多年，然而直到近 30 年才有学者逐步认识到这种免疫记忆现象是由一群在适应性免疫应答中产生的记忆细胞介导的，并且该现象在缺失初始病原体时也可发挥作用。免疫记忆维持的机制与曾经感染过特定病原体后获得免疫力的机制一致。既往的一项研究对居住在偏远岛屿上的人群进行观察，发现免疫记忆不依赖于与其他感染者接触而导致的反复感染。在这种情况下麻疹病毒会在人群中发生流行，在岛上的居民全部致病后将进入该病毒致病的相对静止期。当相同的病毒再次从岛外地区进入岛内时，该病毒将不再感染岛上的原居民而是感染那些在第一次疾病流行后出生的人群。

免疫记忆的持续时间可通过检测机体"种痘"后产生的免疫应答来反映（图 11.23）。早在 1978 年人类就彻底消灭了天花，并推测机体对天花病毒的免疫记忆不是由天花病毒的反复感染引起的，而是机体本质的反应。既往一项研究表明牛痘病毒特异性的 CD4$^+$T 细胞和 CD8$^+$T 细胞介导的免疫记忆应答可在首次获得免疫后维持长达 75 年的时间，并根据免疫记忆应答的强度推算其半衰期为 8 ～ 15 年，此处半衰期则代表免疫应答强度减半所需要的时间。与 T 细胞的免疫记忆功能相比，抗病毒抗体的效价则保持相对稳定。

以上结果均表明免疫记忆功能的维持不依赖于病原体的反复感染，而取决于初次感染后免疫应答过程中诱导产生的具有抗原特异性的淋巴细胞，且这种免疫记忆功能将持续至病原体再次感染时发挥作用。大多数的记忆细胞都处于静息状态，仅有小部分可在任意时间发生分化和增殖。这种现象是由于在其他非交叉抗原介导的特异性免疫应答过程中分泌的细胞因子（如 IL-17 和 IL-15）作用而产生的。特定抗原产生记忆型免疫细胞的数量是受到高度调控的，其主要通过调控细胞增殖以及细胞死亡来维持记忆型免疫细胞相对较长的半衰期。

多种试验方法均可用于检测免疫记忆应答过程。使用非活体病原（该类抗原的特点在于不能增殖）免疫动物获得的淋巴细胞往往采用转移试验检测（见附录 I，第 A-30 节）。在这些研究中，对于已有的记忆细胞则是通过将已免疫动物的特异性应答转移到未免疫动物中进行检测。与未接受记忆细胞的动物机体相比，接收了记忆细胞的动物机体针对抗原将产生更加快速且强烈的免疫应答。

这些研究均表明，当动物首次对蛋白类抗原免疫后，针对这些抗原的功能性辅助性 T 细胞水平将在 5 天左右达到峰值。功能性抗原特异性 B 细胞的记忆功能则在若干天后出现，随后在淋巴组织中进入细胞增殖和选择阶段。此后 1 个月，记忆 B 细胞水平将达峰值。此时的记忆 T 细胞和 B 细胞水平将在动物机体内维持终身。重要的是，在这些研究中诱发的功能性记忆免疫应答过程可能与记忆细胞前体或是记忆细胞自身有关。

这些前体细胞可能会激活为 T 细胞和 B 细胞，且有一部分会分化为记忆型细胞。因此，记忆细胞的前体在获得免疫后将很快出现，甚至可以出现在处于静息期记忆淋巴细胞还未开始发生作用时。在后文中，我们将更进一步地探讨抗原激发后淋巴细胞以及处于静息态的记忆淋巴细胞产生的改变，并进一步探索引起以上过程的具体机制。

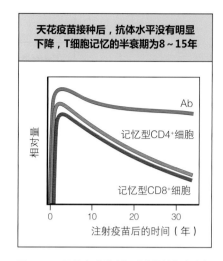

图11.23　机体在"种痘"后获得的抗病毒免疫将持续存在

"种痘"的出现使得天花被彻底消灭，在未被天花病毒再次感染时，进行过"种痘"的机体出现的记忆性免疫应答可被认为是机体产生的本质的反应。在接种天花疫苗后早期将出现血清抗体水平的峰值，随后抗体水平迅速衰减至一定程度并维持在该水平。CD4+ T细胞和CD8+ T细胞的免疫记忆功能持续存在，仅呈现出半衰期为8~15年的缓慢衰减。

11-18　记忆 B 细胞较初始 B 细胞介导的免疫应答更迅速且具有更高的抗原亲和力

B 细胞的免疫记忆功能可以通过体外试验进行检测，从已免疫和未免疫的小鼠体内分离 B 细胞后，在存在相同抗原特异性的辅助性 T 细胞的同时给予其抗原再刺激（图 11.24）。结果表明：已免疫小鼠体内 B 细胞介导产生的再次免疫应答与未免疫小鼠体内初始 B 细胞介导产生的初次免疫应答存在数量和强度上的不同。已免疫的小鼠体内分离的 B 细胞在抗原的刺激下将以 100 倍的频率增加。此外，由于存在抗体亲和力成熟的过程（见第 10 章），已免疫小鼠的 B 细胞介导的再次应答较初始应答过程中产生的抗体对抗原具有更高的亲和力。在已免疫的小鼠体内产生的再次应答是由初次应答后产生的记忆 B 细胞诱导完成的。在初次应答中记忆 B 细胞来源于生发中心，在此 B 细胞将发生类别转换和体细胞突变，但是记忆 B 细胞也可来源于在初次应答中寿命较短的浆细胞。以上两种情况，记忆 B 细胞都将通过血液循环后归巢至脾脏和淋巴结。记忆 B 细胞表达表面标记有别于初始 B 细胞和浆细胞。

记忆 B 细胞可发生表面免疫球蛋白类别转换，初始 B 细胞的表面只表达 IgM 和 IgD，而浆细胞表面的免疫球蛋白浓度较低。人类记忆 B 细胞的表面标记是 TNF 受体家族成员的 CD27，初始 T 细胞也表达该分子且可与 DC 表达的 TNF 家族配体 CD70 相结合（见第 9-17 节）。

初次应答中产生抗体的特点在于反应开始时 IgM 便快速升高而 IgG 稍延迟且轻度增高，这种延迟是由于免疫球蛋白类别转换需要的时间（图 11.25）。再次应答的特点在于在应答初期将产生相对少量的 IgM 抗体、大量的 IgG 抗体和一些 IgA 以及 IgE。再次应答开始时，由初次应答中产生的记忆 B 细胞产生抗体且此时已经完成了 IgM 的类别转换，因而在细胞表面表达 IgG、IgA 或 IgE。与初始细胞相比，记忆 B 细胞表达较高水平的 MHC II 类分子和共刺激配体 B7.1，这使得记忆 B 细胞可以更高效地将抗原提呈给 Tfh，再加上 Tfh 表面受体 CD28 与 B7.1 配体的结合，更有助于应答早期抗体的产生。总之，再次应答比初次应答更加高效且浆细胞出现更早，从而使得再次应答中能够迅速地产生大量的 IgG。

	B细胞来源	
	未免疫供体初级反应	免疫供体二次反应
抗原特异性B细胞的频率	$1:10^4 \sim 1:10^5$	$1:10^2 \sim 1:10^3$
产生的同种抗体	IgM > IgG	IgG, IgA
抗体性质	低	高
体细胞突变	低	高

图11.24　记忆型B细胞介导的二次免疫应答过程中产生的抗体与初次应答产生抗体的对比　通过分离免疫和未免疫小鼠的B细胞，并在体外给予抗原特异性效应T细胞的刺激可用于研究初次和二次免疫应答产生抗体的不同。初次应答常常由来源于前B细胞的浆细胞产生的抗体分子组成，这些前B细胞存在不同抗原表位且存在对抗原不同亲和力的受体。初次应答中的抗体亲和力常较低且偶尔会合并体细胞突变。再次应答则由一群特殊的高亲和力的B细胞介导完成，这些B细胞的受体和抗体则对病原体有较高的亲和力并且存在广泛的体细胞突变。尽管在再次免疫应答发生后仅出现活化B细胞呈10～100倍的增长，但此时的免疫应答较初次应答更为高效

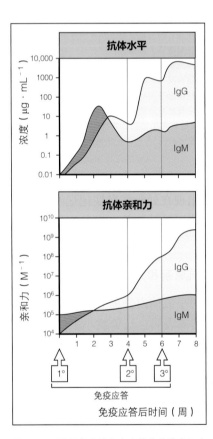

图11.25　重复多次的免疫应答使抗体亲和力以及数量较前升高
上图：在初次应答（1°）、二次应答（2°）以及三次应答（3°）后抗体浓度的变化。
下图：在重复应答后抗体亲和力的变化（即亲和力成熟）。
亲和力成熟常见于来自成熟B细胞的IgG抗体（也可见于IgA和IgE），在此过程中将发生同种型转换和体细胞高频突变从而产生高亲和力抗体。图中蓝色阴影部分代表IgM、黄色阴影部分代表IgG、绿色阴影代表IgG和IgM。虽然在初次应答过程中会发生部分亲和力成熟过程，但是抗体的显著上升主要发生在抗原再次注入机体后。
注：该图纵坐标经对数转换，因此可能无法准确描述初始阶段特异性IgG抗体的浓度呈一百万倍左右的总体增长幅度。

11－19　再次应答时记忆B细胞在生发中心进行体细胞高频突变和亲和力成熟

当机体发生再次感染时，初次应答中产生的抗体将迅速与病原体结合使其标记后被补体或吞噬细胞降解。若病原体能够完全被抗体中和则不会导致再次应答的发生。若抗原不能被完全中和，过多的抗原会结合BCR并触发外周淋巴器官发生再次应答。同初始B细胞一样记忆B细胞经过再循环将进入次级淋巴器官，包括脾脏的滤泡、淋巴结及肠道黏膜的派尔集合淋巴结。对抗原具有最高亲和力的B细胞首先被激活，因此那些对抗原亲和力较高的记忆B细胞则成为再次应答过程中的主要组成部分。

记忆B细胞不仅应答更加快速，还可在再次应答中归巢至生发中心发生体细胞高频突变和亲和力成熟（详见第10-6节至第10-8节）。与初次应答相同，再次应答时B细胞介导的应答开始于T细胞区和B细胞区之间，在此部位获得抗原的记忆B细胞在MHC Ⅱ类复合物的作用下将抗原提呈给辅助性T细胞，此过程导致B细胞和T细胞的增殖。

再次激活的记忆B细胞尚未分化成浆细胞且未迁移至滤泡和B细胞的生发中心，而是在分化成可分泌抗体的浆细胞前发生了再一次的增殖以及体细胞高频突变。B细胞的高亲和力抗原结合受体使其能够更加有效地获取抗原并将抗原提呈给在生发中心的抗原特异性Tfh。值得注意的是，抗体亲和力在多次应答过程中将呈进行性升高（图10.14）。

11－20　MHC 四聚体用于记忆 T 细胞的相关研究

目前，对于 T 细胞介导免疫应答的检测主要还是依赖于 T 细胞功能测定，而不是直接鉴定抗原特异性记忆 T 细胞。例如，测定 T 细胞对 B 细胞或巨噬细胞的辅助作用可能需要花费几天的时间。故这些测定方法对于区别记忆 T 细胞和已有的效应细胞是欠佳的，因为记忆 T 细胞可在此测定过程中再一次被激活。CD8[+] T 细胞可在 5 分钟内迅速裂解靶细胞，可不受该测定方法时间的影响，因此适用于该方法，而 CD4[+] T 细胞则不适于该测定方法。相比之下，记忆 CD8[+] T 细胞再次激活转变为细胞毒性细胞的过程则需较长的时间，这也是记忆 CD8[+] T 细

胞在许多已有效应型细胞发挥作用后才奏效的原因。

通过 MHC 四聚体检测来明确 T 细胞记忆功能更加简单（见附录 I，第 A-24 节）。在 MHC 四聚体问世后，效应型和记忆型免疫应答过程的研究主要是利用 TCR 转基因小鼠的初始 T 细胞进行的。特定的抗体可识别 TCR 转基因的 T 细胞的受体，但是不能够识别宿主本身正常的 TCR。在给予特异性抗原后 MHC 四聚体可在体内对所有的克隆频率进行测定，但是不能区分同种特异性 T 细胞的不同克隆。MHC 四聚体主要针对 MHC I 类分子和某些 MHC II 类分子，因此可用于正常小鼠和人类 CD8$^+$ T 细胞和 CD4$^+$ T 细胞的相关研究中。

MHC 四聚体可用于研究记忆 T 细胞的形成过程。例如，感染胞内产单核李斯特菌后，由 T 细胞介导的免疫应答可通过 MHC II 类四聚体对李斯特菌溶血素 O（listeriolysin O，LLO）的特异性来分析（图 11.26）。小鼠体内的初始 T 细胞，最初约有 100 个 LLO 特异性的 CD4$^+$ T 细胞，在感染产单核李斯特菌后的 6 天内（扩增期）即呈 1000 倍地扩增并转变为效应型 T 细胞。当感染被机体清除后，则进入相对缓慢的细胞减少期，此时 T 细胞大约在几周内减少 100 倍。因此，最终使得记忆 T 细胞数量较初始 T 细胞多约 10 倍，且这些记忆 T 细胞的半衰期为 60 天左右。

11-21　源于效应 T 细胞的记忆 T 细胞可对 IL-17 和 IL-15 产生效应

初始 T 细胞和记忆 T 细胞的区别在于：细胞表面表达的蛋白质不同、对相同刺激产生的应答以及某些基因的表达不同。总的来说，记忆 T 细胞会持续表达激活 T 细胞的表面标志，如吞噬细胞糖蛋白-1（phagocytic glycoprotein-1，Pgp1，CD44），但不表达其他的激活标志（如 CD69）。记忆 T 细胞表达 Bcl-2，Bcl-2 是一种可促进细胞存活以及延长细胞半衰期的蛋白质。图 11.27 列出了可用于区分初始 T 细胞、效应 T 细胞和记忆 T 细胞的表面标志。

记忆 T 细胞的重要标志是 IL-7 受体的 α 亚基（IL-7Rα 或 CD127）。初始 T 细胞表达 IL-7Rα，但是该标志在 T 细胞激活后迅速消失且大多数效应 T 细胞也不表达该标志。如图 11.28 所示，被淋巴细胞性脉络丛脑膜炎病毒（lymphocytic choriomeningitis virus，LCMV）感染的小鼠在感染 7 天左右，大约 5% 的效应型 CD8$^+$ T 细胞表达高水平的 IL-7Rα。将这些 IL-7Rα^{hi} 细胞过继转移后将导致未感染的小鼠产生功能性的 CD8$^+$ T 细胞介导的记忆性免疫应答，而接受 IL-7Rα^{low} 细胞转移的小鼠则不发生该过程。这一研究表明由效应型 T 细胞来源的记忆 T 细胞可保持或者再一次表达 IL-7Rα，这或许是因为它们较 IL-7 能够传递更多的细胞生存信号。

机体内记忆 T 细胞保持相对稳定的机制与初始 T 细胞有所不同，记忆 T 细胞较初始 T 细胞增殖更加频繁且记忆 T 细胞的扩增受控于细胞增殖与死亡的平衡。如图 11.29 所示，初始 T 细胞通过与自身 MHC 复合物的相互作用以及在外周淋巴组织中细胞因子的刺激下达到长期生存（图 9.4）。记忆 T 细胞的生存则依赖于 IL-7 和 IL-15 受体介导的信号通路。在正常情况下记忆 CD4$^+$ T 细胞和 CD8$^+$ T 细胞的生存均依赖于 IL-7，而 IL-15 对于记忆型 CD8$^+$ T 细胞的增殖和长寿至关重要。与初始 T 细胞不同的是，记忆 T 细胞较少

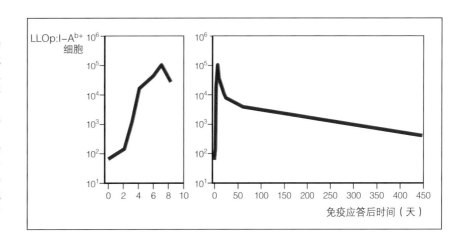

图11.26　感染后记忆 T 细胞的产生

在感染单核细胞增生李斯特菌的减毒菌株后，特异性地针对李斯特菌溶血素 O（LLO）的 T 细胞数量会迅速升高随后下降并使记忆型 T 细胞维持在稳定水平。T 细胞介导的免疫应答可通过与 MHC 四聚体的结合来检测，MHC 四聚体由一种由 I-Ab 结合的 LLO 肽组成。

左图：CD4$^+$ T 细胞参与的首次应答是 LLO 特异性的。

右图：细胞减少并转变为记忆时期。初始 T 细胞在 7 天内由约 100 个细胞迅速扩增并转变为 100 000 效应细胞，在随后的 25 天左右下降并转变为约 7 000 个记忆 T 细胞，这些记忆 T 细胞则在 450 天左右缓慢衰减至 500 个左右（数据由 Marc Jenkins 提供）。

LLOp:I-A^{b+} 细胞

免疫应答后时间（天）

蛋白质	初始T细胞	效应T细胞	记忆T细胞	备注
CD44	+	+++	+++	细胞黏附分子
CD45RO	+	+++	+++	调节T细胞受体信号
CD45RA	+++	+	+++	调节T细胞受体信号
CD62L	+++	–	部分 +++	
CCR7	+++	+/–	部分 +++	归巢淋巴结的趋化因子受体
CD69	–	+++		早期激活抗原
Bcl-2	++	+/–	+++	促进细胞存活
IFN-γ		+++	+++	效应细胞因子；mRNA表达和激活时产生的蛋白质
颗粒酶B	–	+++	+/–	细胞杀伤中的效应分子
FasL	–	+++	+	细胞杀伤中的效应分子
CD122	+/–	++	++	IL-15和IL-2受体的一部分
CD25	–	++	–	IL-2受体的一部分
CD127	++	–	+++	IL-7受体的一部分
Ly6C	+	+++	+++	GPI连接蛋白
CXCR4	+	+	++	趋化因子CXCL12受体；控制组织迁移
CCR5	+/–	++	部分 +++	趋化因子CCL3和CCL4的受体；组织迁移
KLRG1	–	+++	部分 +++	细胞表面受体

图11.27　初始T细胞转变为记忆T细胞时其蛋白质表达发生改变

初始T细胞、效应T细胞和记忆T细胞表达不同的蛋白质，包括主要与APC和内皮细胞相互作用的黏附分子；趋化因子受体可影响其在淋巴组织和炎症部位的游走；蛋白质和受体可促进记忆细胞的存活；颗粒酶B为参与效应功能的蛋白质。一些蛋白质的改变还会导致记忆T细胞对抗原刺激的敏感性增强。许多在记忆T细胞中发生的改变也可见于效应T细胞，但是一些细胞表面蛋白（如CD25和CD69）表达的改变则仅见于效应T细胞；生存因子Bcl-2的表达则仅见于寿命较长的记忆T细胞。该表格列出了小鼠和人类CD4⁺T细胞和CD8⁺细胞表达蛋白的总体情况，为简洁起见省略了一些细胞之间存在差异的蛋白质。

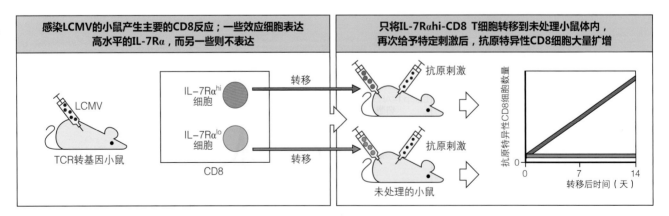

图11.28　IL-7受体（IL-7Rα）的表达提示效应CD8⁺T细胞将产生高效的记忆免疫应答过程

给予可针对淋巴细胞脉络丛脑膜炎病毒（LCMV）表达特异性TCR的转基因小鼠病毒注射，并在第11天收集其体内的效应细胞。将表达高水平IL-7Rα（IL-7αʰⁱ，图中蓝色）的效应CD8⁺T细胞分离并植入未被处理过的小鼠体内，将表达低水平IL-7Rα（IL-7αˡᵒ，图中绿色）的效应型CD8⁺T细胞植入另一组小鼠。植入3周后，再次给予两组小鼠特定的病毒抗原的刺激，并在感染后多次监测参与免疫应答过程的植入T细胞的数量（通过转基因TCR表达来检测）。结果表明，仅植入表达IL-7αʰⁱ效应型细胞的小鼠在二次感染后出现了CD8⁺T细胞的显著扩增。

与自身 MHC 肽相互作用，且其对细胞因子的敏感性更高。

当记忆 T 细胞再次受病原体刺激时，仍需要通过与 MHC 复合物相互作用后再次活化，且对抗原的再刺激较初始 T 细胞更为敏感。不仅如此，在该过程中记忆 T 细胞较初始 T 细胞产生细胞因子（如 IFN-γ、TNF-α 和 IL-2）更加快速高效。人类接种抗黄热病病毒的疫苗后也会产生如上类似的免疫应答过程。

11-22 记忆 T 细胞包括中央型记忆 T 细胞、效应型记忆 T 细胞和组织原位的细胞亚群

在抗原刺激后记忆 CD4⁺ T 细胞表面的蛋白质将发生显著的改变（图 11.27）。L 选择素（CD62L）是可直接使 T 细胞归巢至次级淋巴组织的归巢受体，而效应 T 细胞和大多数记忆 CD4⁺ T 细胞则不表达该受体。CD44 是透明质酸以及其他在外周组织表达的配体的受体，主要表达于效应和记忆 T 细胞。L 选择素（CD62L）和 CD44 表达的改变将辅助记忆 T 细胞，同初始 T 细胞一样直接迁移至淋巴组织。CD45 作为一个在所有造血细胞表面均存在的蛋白酪氨酸磷酸酶，具有多种不同的亚型，有助于区分效应、记忆和初始 T 细胞。CD45RO 亚型的产生是由于编码 CD45 胞外结构域的外显子可变剪接发生了改变，虽然目前尚不清楚这种改变会带来何种功效，但其可区别效应和记忆 T 细胞。还有一些表面受体，例如活化的效应 T 细胞所表达的 IL-2 受体 α 亚基 CD25，当记忆 T 细胞被抗原再次激活并转变为效应 T 细胞时可再一次表达。

记忆 T 细胞包括 CD4⁺ T 细胞和 CD8⁺ T 细胞，其种类众多大致可分为三个亚群：中央型记忆 T 细胞、效应型记忆 T 细胞和组织原位记忆 T 细胞。每一类细胞表达不同的受体如不同的趋化因子和黏附分子的受体，同时它们的激活特性各异（图 11.30）。中央型记忆 T 细胞（T$_{CM}$）表达趋化因子受体 CCR7，这使得它们能够像初始 T 细胞一样发生再循环并通过 T 细胞区游走至外周淋巴组织。T$_{CM}$ 对 TCR 的交联非常敏感并能够在应答过程中迅速表达 CD40 配体；然而，与其他记忆 T 细胞亚群相比，T$_{CM}$ 在获取效应功能（如在再刺激早期产生细胞因子）方面则相对较慢。T$_{CM}$ 最初来源于血液随后进入次级淋巴器官，而后进入淋巴系统最终回流入血液，这与初始 T 细胞的迁移过程大致相似。相比之下，效应型记忆 T 细胞（T$_{EM}$）则表达高水平的 β1 和 β2 整合素而不表达趋化因子受体 CCR7，这使得该类细胞可以快速地进入炎症组织。此外，T$_{EM}$ 还可表达炎症趋化因子的受体，当再次刺激作用时，T$_{EM}$ 可快速成熟分化为效应 T 细胞并分泌大量的 IFN-γ、IL-4 和 IL-5。T$_{EM}$ 由血液迁移至周围的非淋巴组织，随后通过淋巴系统最终进入次级淋巴组织。通过这种方式 T$_{EM}$ 将经过淋巴系统再一次回到血液。组织原位记忆 T 细胞（T$_{RM}$）包含了一部分不能迁移的记忆 T 细胞，但是其特点在于可以长期驻存在各种上皮组织中（图 11.31）。同 T$_{EM}$ 一样，T$_{RM}$ 细胞表达趋化因子受体 CXCR3 和 CCR9 而不表达 CCR7，使得该类细胞可迁移至外周组织中（如真皮或小肠固有层）。在这些部位，T$_{RM}$ 诱导 CD69 的表达而减少 S1RP 的表达，从而促进其在组织中的驻存。CD8⁺ T$_{RM}$ 细胞则进入上皮组织内并长期驻存。由上皮细胞产生的 TGF-β 将诱导 T$_{RM}$ 表达整合素 α$_E$:β$_7$，整合素 α$_E$:β$_7$ 可结

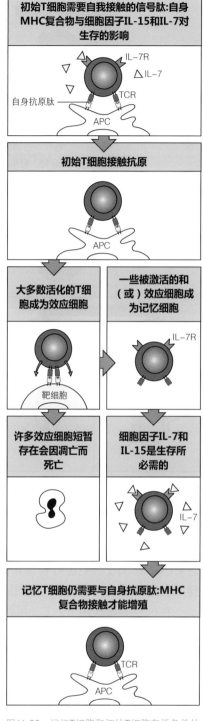

图11.29　记忆T细胞和初始T细胞存活条件的差异

初始T细胞在外周淋巴组织中的存活需细胞因子IL-7和IL-15的间断刺激，且需要通过自身MHC分子进行抗原提呈。针对初始T细胞的特异性抗原可使其发生增殖和分化。大多数初始T细胞会分化成为相对存活时间较短且不表达IL-7受体的效应T细胞（图中黄色），但还有一些效应T细胞仍然表达或再一次表达IL-7受体最终成为存活时间较长的记忆型T细胞。这些记忆T细胞可在IL-7和IL-15刺激下持续存在且不依赖于与自身MHC复合物的相互作用。一些记忆T细胞通过与自身抗原相互作用而保持一定的数量，但是这在不同的克隆过程可能有所不同，有待进一步研究。

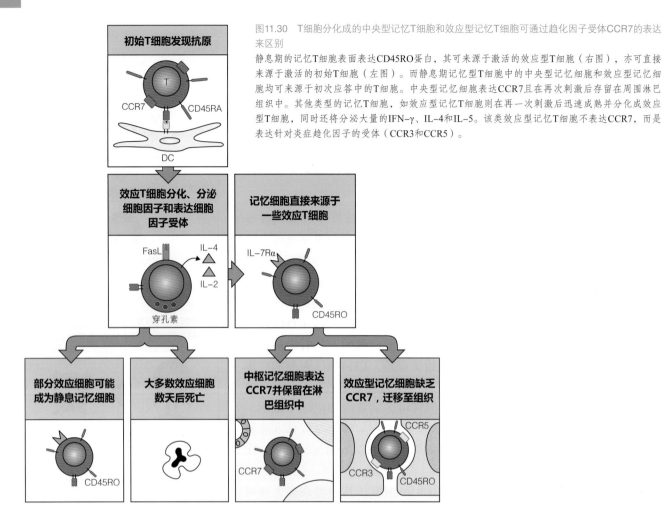

图11.30 T细胞分化成的中央型记忆T细胞和效应型记忆T细胞可通过趋化因子受体CCR7的表达来区别

静息期的记忆T细胞表面表达CD45RO蛋白，其可来源于激活的效应型T细胞（右图），亦可直接来源于激活的初始T细胞（左图）。而静息期记忆型T细胞中的中央型记忆细胞和效应型记忆细胞均可来源于初次应答中的T细胞。中央型记忆细胞表达CCR7且在再次刺激后存留在周围淋巴组织中。其他类型的记忆T细胞，如效应型记忆T细胞则在再一次刺激后迅速成熟并分化成效应型T细胞，同时还将分泌大量的IFN-γ、IL-4和IL-5。该类效应型记忆T细胞不表达CCR7，而是表达针对炎症趋化因子的受体（CCR3和CCR5）。

合由上皮表达的E-钙黏素，这对于T_{RM}在外周组织中的驻存也是至关重要的。

在小鼠和人体内T_{CM}、T_{EM}和T_{RM}三类细胞已被区分，但每一个细胞亚群也不完全是同质的。例如，表达CCR7的T_{CM}细胞也可表达其他的表面标记，如一些趋化因子受体。还有一些CCR7阳性的T_{CM}与Tfh一样可表达CXCR5，然而这些表达CCR7的T_{CM}是否可以在生发中心辅助B细胞发挥作用尚不得而知。

在抗原刺激作用下，T_{CM}可快速对CCR7失表达并分化成T_{EM}。T_{EM}也可表达不同的趋化因子受体，且根据所表达的趋化因子受体的不同可分为Th1（CCR5）、Th17（CCR6）和Th2（CCR4）。虽然最终产生的Th1、Th17和Th2与趋化因子受体的表达有一定的关系，但是中央型记忆T细胞不会分化成为Th1、Th17和Th2。进一步的抗原刺激似乎促进效应型记忆T细胞逐渐分化成不同的效应型T细胞谱系。

11-23 CD8⁺T细胞发挥其免疫记忆功能需要CD4⁺T细胞、CD40和IL-2信号通路的共同参与

既往研究表明，CD4⁺T细胞在CD8⁺T细胞发挥记忆性免疫应答程序中发挥了重要作用。如图11.32所示，实验对比了不表达MHCⅡ类分子的小鼠（缺乏CD4⁺T细胞）和野生型小鼠体内由CD8⁺T细胞介导的初次应答和记忆应答过程。使用载有卵清蛋白的单核细胞增生李斯特菌来感染小鼠（*Listeria monocytogenes* expressing the model antigen ovalbumin，LM-OVA），针对卵清蛋白检测CD8⁺T细胞介导的免疫反应。在感染7天后，野生型小鼠和MHCⅡ⁻/⁻型小鼠均表现出抗原特异性效应型CD8⁺T细胞的等量扩增。但是在再次应答过程中，野生型小鼠体内记忆CD8⁺T细胞的扩增远多于MHCⅡ⁻/⁻型小鼠且记忆性免疫应答过程较MHCⅡ⁻/⁻型小鼠更为高效。因此认为，CD8⁺T细胞在初次应答及再次应答过程中均依赖于CD4⁺T细胞的辅助。

进一步的研究表明，初始CD8⁺T细胞发挥作用也依赖于CD4⁺T细胞的辅助作用。将来源于缺乏CD4⁺T细胞小鼠的记忆CD8⁺T细胞回输至野生型小鼠体内，再次给予该小鼠LM-OVA刺激后，其体内的CD8⁺T

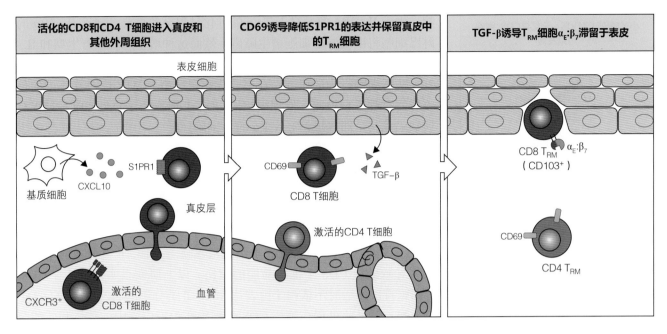

图11.31　病原体再次感染时组织原位的记忆型T细胞在外周组织中主要发挥重要作用
在淋巴组织中激活的CD8⁺T细胞和CD4⁺T细胞在各种趋化因子的作用下进入血液和组织，如图所示活化的CD8⁺T细胞在CXCR3趋化作用下进入真皮组织内。抗原刺激或其他因素导致T细胞CD69的再表达将导致细胞表面S1PR1表达减少，从而促进细胞在真皮组织的驻存。TGF-β刺激后一些T细胞表达整合素αε:β₇（CD103），通过与上皮细胞表达的E-钙黏素相结合，从而促进T细胞进入并驻存在表皮组织，在此处有较多CD8⁺T_RM。目前研究推测T_RM的数量可能超过在体内迁移并参与再循环的T细胞总数。

细胞虽表达了 MHC Ⅱ 类分子，但其增殖能力仍较弱。以上结果表明，CD4⁺T 细胞对 CD8⁺T 细胞的辅助作用在初次应答和再次应答过程中均存在。

这种 CD4⁺T 细胞对记忆 CD8⁺T 细胞的产生过程的辅助作用，在使用抗体阻断清除 CD4⁺T 细胞或基因敲除 CD4 分子的小鼠体内也得到了证实。

CD8⁺T 细胞依赖于 CD4⁺T 细胞辅助的机制尚不完全明确。这或许与 CD8⁺T 细胞通过 CD40 和 IL-2 受体传递的两种信号有关。不表达 CD40 的 CD8⁺T 细胞不能够产生记忆 T 细胞。虽然许多细胞可以表达 CD40 配体来刺激 CD40，而 CD4⁺T 细胞很有可能就是这些信号的来源。

CD8⁺T 细胞一旦缺乏 IL-2Rα 亚基则无法对 IL-2 做出应答，此时 CD8⁺T 细胞记忆功能的形成受到影

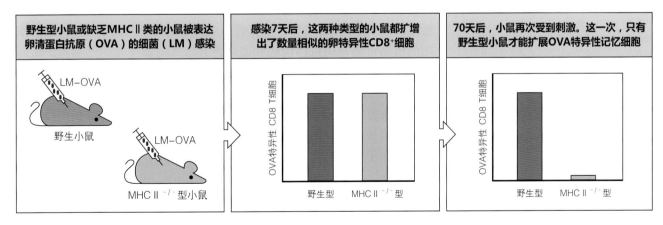

图11.32　功能性记忆CD8⁺T细胞的扩增依赖于CD4⁺T细胞的辅助
不表达MHCⅡ类分子（MHCⅡ⁻/⁻）的小鼠体内没有CD4⁺T细胞。使用表达模型抗原卵清蛋白的单核细胞增生李斯特菌（LM-OVA）感染野生型和MHCⅡ⁻/⁻型小鼠，OVA特异性的CD8⁺T细胞的数量可通过含有OVA肽的特异性MHC四聚体来检测，这种四聚体通过抗原-抗体特异性反应结合TCR。感染7天后，缺乏CD4⁺T细胞的小鼠也产生了与野生型小鼠相同数量的OVA特异性CD8⁺T细胞。然而，在随后的60天（在此期间将产生记忆型T细胞），再次给予两组小鼠LM-OVA刺激，缺乏CD4⁺T细胞的小鼠则不再出现OVA特异性的记忆型CD8⁺T细胞的扩增，而野生型小鼠则发生了由记忆CD8⁺T细胞诱导产生的高效免疫应答。

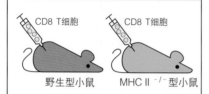

小鼠感染LCMV后，记忆性CD8⁺细胞可以发育

将LCMV特异的CD8记忆T细胞转移到野生型小鼠或缺少MHC Ⅱ类的缺乏CD4 T胞的小鼠中

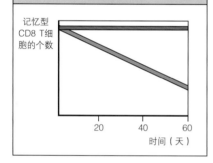

野生型小鼠　　　MHC Ⅱ⁻/⁻型小鼠

记忆CD8 T细胞在具有CD4 T细胞的小鼠中得以维持，但在缺乏CD4 T细胞的小鼠中却不存在

图11.33　CD4⁺T细胞可促使记忆型CD8⁺T细胞维持一定数量

记忆型CD8⁺T细胞对CD4⁺T细胞的依赖表现在将记忆型CD8⁺T细胞植入宿主小鼠体内（野生型和MHC Ⅱ⁻/⁻型），将导致两组小鼠寿命存在差异。在缺乏MHC Ⅱ类蛋白的小鼠体内，CD4⁺T细胞无法在胸腺内分化发育。在感染LCMV 35天后，分离小鼠体内特异性的LCMV记忆型CD8⁺T细胞，并将这些CD8⁺T细胞回输野生型和MHC Ⅱ⁻/⁻型小鼠体内，记忆型CD8⁺T细胞仅在有CD4⁺T细胞的小鼠体内能够维持一定数量。目前该过程的具体机制尚不清楚，但这可能对人类免疫缺陷病毒（HIV）感染引起CD4⁺T细胞缺乏的AIDS有所启示。

响。由于 IL-2Rα 信号对于 Treg 的分化过程至关重要，缺乏 IL-2Rα 的淋巴细胞将出现淋巴细胞增生障碍。然而这种增生障碍在野生型和 IL-2Rα 缺乏的骨髓嵌合体小鼠体内不会发生，这些嵌合体还可用于 IL-2Rα 缺乏细胞行为的研究。在嵌合体小鼠感染 LCMV 后对其体内的免疫应答过程进行检测，发现由记忆 CD8⁺T 细胞介导的免疫应答过程有所缺陷尤其是那些缺乏 IL-2Rα 的 T 细胞。

图 11.33 的实验表明，不同于作用在初始 CD8⁺T 细胞的效应，CD4⁺T 细胞对于记忆 CD8⁺T 细胞可发挥辅助其维持数量的作用。将正常小鼠体内产生的记忆 CD8⁺T 细胞植入未经处理过的野生型和 MHC Ⅱ⁻/⁻ 型小鼠，与野生型小鼠相比，MHC Ⅱ⁻/⁻ 型小鼠体内记忆型 CD8⁺T 细胞数量迅速减少。

不仅如此，将效应 CD8⁺T 细胞植入缺乏 MHC Ⅱ类分子的小鼠体内将导致效应 CD8⁺T 细胞功能的损伤。以上研究表明，虽然在 CD8⁺T 细胞首次激活时不依赖于由表达 MHC Ⅱ类分子的 APC 激活的 CD4⁺T 细胞，但是此过程在维持 CD8⁺T 细胞在免疫应答中的数量和效能至关重要。CD4⁺T 细胞对 CD8⁺T 细胞的辅助作用包括：辅助初始 CD8⁺T 细胞转变为记忆 CD8⁺T 细胞、促进 CD8⁺T 细胞有效发挥其效应功能以及维持记忆 CD8⁺T 细胞的数量。

11-24 记忆淋巴细胞在再次应答及重复应答中的作用

在感染的自然病程中，当病原体增殖到一定水平可诱发体内适应性免疫应答的发生，随后刺激抗体以及效应 T 细胞的产生从而清除病原体。此后由于诱发该免疫应答过程的病原体已不复存在，故大多数的效应 T 细胞将发生死亡同时抗体水平也逐渐下降。该过程可被认为是一个反馈性的抑制作用。记忆 T 细胞和 B 细胞则仍存在于机体内并且在相同的病原体再次感染时发挥其免疫应答作用。

当相同的抗原再次出现，已免疫个体体内的抗体和记忆淋巴细胞将减少初始 B 细胞和初始 T 细胞的活化。实际上，将抗体被动地植入未免疫的个体可用来抑制相同抗原引起的由初始 B 细胞介导的免疫应答。当 Rh⁻ 的孕妇怀有 Rh⁺ 的胎儿时常用这种方法来预防新生儿溶血的发生（见附录 Ⅰ，第 A-6 节）。如果在 Rh⁻ 的孕妇首次怀有 Rh⁺ 的胎儿前给予其抗 Rh 抗体，可有效预防新生儿溶血的发生。这种预防作用的机制可能是由抗体清除和破坏进入母体的新生儿的红细胞，从而防止初始 B 细胞和 T 细胞介导的免疫反应的发生。因此推测，由于抗 Rh 抗体的数量超过抗原的数量，故在抗原消失时候免疫复合物尚未形成且无法通过 Fc 受体激活初始 B 细胞。由记忆 B 细胞介导的免疫应答不会受到抗体的抑制，因此 Rh⁻ 的孕妇有发生新生儿溶血的风险时需要在初次免疫应答发生前及时诊断并治疗。由于记忆 B 细胞对抗原的高亲和性以及其对 BCR 信号需求的改变，记忆 B 细胞对小剂量的抗原更加敏感，因此这些抗原不能有效地被被动性的抗 Rh 抗体清除。虽然体内已有初次应答产生抗体的存在，但是记忆 B 细胞激活后产生抗体的能力对于已获得免疫的个体而言仍然至关重要。

原始抗原效应的现象也可用这一抑制机制来解释。原始抗原效应是指无论再次感染流感病毒的免疫原性和抗原表位的高低，机体产生的流感病毒抗体往往只针对机体最先接触到的流感病毒株（图

11.34）。第一次感染流感病毒的抗体将抑制初始 B 细胞对新抗原表位的特异性，此时将由记忆 B 细胞介导更加快速高效的免疫应答来清除病毒，从而使宿主获益。若再次感染的流感病毒缺乏相关的抗原表位，将导致已有的抗体无法与病毒相结合且此时初始 B 细胞也不能介导免疫应答。

相同的抑制现象也可见于抗原特异性记忆 T 细胞对初始 T 细胞介导免疫应答的抑制，例如 LCMV 感染小鼠或登革热病毒感染人类机体。再次感染 LCMV 的小鼠将通过 CD8$^+$ T 细胞的扩增来抵抗入侵机体的病毒，但此时的抗原特异性则仅仅针对首次感染 LCMV 的抗原表位。然而当再次感染细菌病原体（单核细胞增生李斯特菌）时针对不同的卵清蛋白抗原表位则不出现这种现象，因此"原始抗原效应"并不能概括所有的免疫应答过程。

【小结】

在适应性免疫应答过程后出现的保护性免疫应答过程，对于机体抵抗再次感染发挥至关重要的作用，保护性免疫应答过程由长寿的记忆 B 细胞和记忆 T 细胞介导完成。这些抗原特异性的记忆细胞源自淋巴细胞在初次应答过程中的大量扩增，其数量甚至超过了初始淋巴细胞的数量。记忆细胞可在相同抗原再次入侵机体时快速高效地发挥其保护性免疫应答效应，且这种保护性免疫可通过记忆 B 细胞和记忆 T 细胞转移至未获得免疫的个体。记忆淋巴细胞将继续表达细胞表面细胞因子受体（如 IL–7 和 IL–15 的受体）来传递生存信号。由于类别转换和体细胞突变将导致记忆 B 细胞表面免疫球蛋白的基因改变，这种改变提高了 B 细胞介导的再次免疫应答的抗体亲和力。受体特异性 MHC 四聚体的出现使得效应型和记忆 T 细胞的扩增及分化可被直观地检测分析。T 细胞的记忆体系较为复杂且记忆 T 细胞种类众多，包括中央型记忆 T 细胞、效应型记忆 T 细胞和原位组织记忆 T 细胞。CD8$^+$ T 细胞可在无 CD4$^+$ T 细胞的辅助下完成有效的初次免疫应答，而 CD4$^+$ T 细胞在调节 CD8$^+$ T 细胞的记忆型免疫应答过程中发挥重要作用。以上所述对于进一步研发有效抗 HIV/AIDS 的疫苗至关重要。

第11章总结

脊椎动物可通过多种途径抵抗病原微生物的感染。机体内的固有免疫可迅速有效地清除感染，若固有免

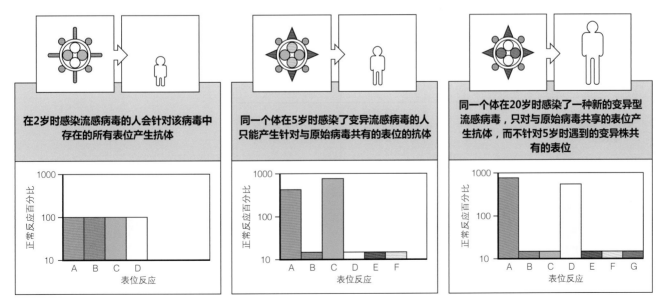

图11.34　当机体被流感病毒的一种变异体感染后，再重复感染病毒其他变异体时，机体只产生针对首次感染病毒表位的抗体
小儿在2岁时首次感染流感病毒后将对病毒的所有表位产生免疫应答（左图）。若该小儿在5岁的时候再一次感染了不同的流感病毒，机体则优先针对那些初次感染的病毒表位来产生免疫应答，此时的免疫应答效能较机体首次感染时低很多（中图）。在20岁时，这种针对首次感染病原体表位的低于正常的免疫应答仍持续存在（右图）。该现象称为"原始抗原效应"。

疫未能清除病原体则由适应性免疫应答来控制感染。以上两个阶段的免疫应答过程依赖于固有免疫系统的非克隆型受体对于感染的识别（图 11.35 和第 3 章）。一些兼具固有免疫和适应性免疫特性的免疫细胞亚群随后发挥作用，包括 ILC 和 NK 细胞。ILC 可快速应答固有效应细胞产生的细胞因子，从而使 CD4$^+$ T 细胞的免疫应答更加倾向于效应 T 细胞亚群。NK 细胞可被募集至淋巴结并分泌 IFN-γ 从而促进 Th1 的免疫应答过程。免疫应答的第三个阶段是适应性免疫应答（图 11.35），该免疫应答过程主要发生在外周淋巴组织和感染局部且一般需要几天的时间，这是因为 T 细胞和 B 细胞需要与其特异性的抗原结合才能够增殖并分化成效应细胞。依赖 T 细胞辅助的 B 细胞需要在抗原特异性 Tfh 的辅助下方可增殖和分化。适应性免疫应答的发生将使抗体和效应 T 细胞通过血液循环募集至被感染组织，随后感染得到控制，病原体得以清除。清除感染的机制取决于感染病原体的类型，大多数情况下与早期的免疫应答过程相同，仅识别病原体的机制有可能发生变化，更具选择性。

　　有效的适应性免疫应答过程将使机体获得保护性免疫，此时机体将出现初始应答过程中的效应细胞、释放的分子以及免疫记忆功能。免疫记忆功能表现为再次感染相同病原体时机体产生的更为高效的免疫应答过程。在未经免疫的个体中植入记忆 T 细胞和记忆 B 细胞将使机体获得记忆型免疫功能。记忆型免疫功能的维持依赖一些细胞因子（如 IL-7 和 IL-15）以及记忆 T 细胞表面受体与自身抗原肽：MHC 复合物的结合。接种疫苗是人工诱导形成的保护性免疫，也是免疫学在医学领域中最突出的成就。在后续第 13 章中将介绍：一些病原体被机体完全清除后不会诱导机体产生保护性免疫，因此在研制出有效针对这些病原体的疫苗前，我们仍需进一步探索机体获得保护性免疫的具体过程及机制。

免疫应答的三个阶段		
即刻（0～4小时）	早期（4～96小时）	晚期（96～100小时）
没有记忆 无特异性T细胞	非特异性和特异性	有记忆 有特异性T细胞

	即刻（0～4小时）	早期（4～96小时）	晚期（96～100小时）
屏障功能	皮肤，上皮，黏蛋白，酸	局部炎症（C5a）局部TNF-α	IgA抗体在管腔空间 IgE抗体 肥大细胞 局部炎症
对细胞外病原体的反应	吞噬细胞 选择性和MBL补体途径 溶菌酶 乳铁蛋白 过氧化物酶 防御素	MBL C反应蛋白 非T细胞依赖性B细胞 抗体补体	IgG抗体与Fc受体 轴承细胞 IgG、IgM抗体和经典补体途径
对细胞内细菌的反应	巨噬细胞	活化NK依赖性巨噬细胞激活IL-1、IL-6、TNF-α、IL-12	IFN-γ对巨噬细胞 T细胞的激活作用
对病毒感染细胞的反应	NK细胞	IFN-α、IFN-β IL-12激活的NK细胞	CTL IFN-γ

图11.35　针对不同类型微生物免疫应答的三个阶段

固有免疫前两个阶段的机制在第2章和第3章中已详细介绍，关于非胸腺依赖性（非T细胞依赖性）B细胞介导的免疫应答在第10章中已介绍。感染的早期阶段将启动适应性免疫，且该应答过程将影响在终末阶段免疫应答过程中出现的抗原特异性效应型T细胞和抗体的功能特性。每一阶段免疫应答的效应机制都极其相似，主要的不同点在于对结构的识别过程。

练习题

11.1　判断题：免疫应答过程是一个动态过程，起始时是抗原非依赖的，当该过程具有抗原特异性后将更有针对性且更为高效。适应性免疫系统一旦形成，一类免疫应答过程即可清除任何病原体。

11.2　选择题：以下哪几项不正确？

A. 由巨噬细胞和 DC 产生的 IL-12 和 IL-18 可诱导

ILC1 分泌 IFN-γ，增强对胞内病原体的杀伤作用。

B. ILC3 由 TSLP 激活，通过活化 STAT5 诱导 IL-17 的产生。

C. 与蠕虫相同的分子模式将激活 IL-33 和 IL-25 的产生，从而活化 ILC2 诱导杯状细胞分泌黏液以及引起黏膜平滑肌收缩。

D. 来源于 ILC3 的 IL-22 作用于上皮细胞可诱导产生抗微生物肽同时促进屏障的完整性。

11.3 配对题： 请将以下蛋白质与其在 T 细胞迁徙过程中的作用进行配对。

A. CXCR5	ⅰ. 与 P 选择素及 E 选择素相互作用，表达与激活的上皮细胞
B. PSGL-1	ⅱ. 结合 CXCL13 以趋化 Tfh 向 B 细胞滤泡游走
C. FucT-Ⅶ	ⅲ. 通过与 VCAM-1 相互作用诱导效应型 T 细胞的渗出
D. VLA-4	ⅳ. 对于 P 选择素及 E 选择素的产生是必需的

11.4 填空题： 效应 T 细胞选择性表达黏附分子与其自身分布有关。例如，存于 GALT 的 T 细胞将诱导表达 _____ 整合素，并与肠黏膜上皮细胞组成性表达的 _____ 相结合。这些 T 细胞还可表达趋化因子受体 _____，从而通过 _____ 梯度趋化 T 细胞至小肠固有层。这种自我分布能力不是肠道所特有的，也可见于其他器官（如皮肤）。例如，糖基化形式表达的 PSGL-1，_____，可与皮肤组织中的血管上皮 _____ 相结合。

11.5 选择题： 针对 Th1 巨噬细胞的激活以下哪几项叙述是错误的？

A. CD40 配体使得巨噬细胞对 IFN-γ 更为敏感。

B. LT-α 能够代替 CD40 配体在巨噬细胞激活中的作用。

C. TNFR-Ⅰ 的激活可被 Th1 的激活所拮抗。

D. 少量细菌的 LPS 将使巨噬细胞对 IFN-γ 更为敏感。

11.6 简答题： M2 型的巨噬细胞如何激活胶原的产生从而促进组织修复？

11.7 选择题： 对于 3 型免疫应答的描述哪项不正确？

A. 初始的固有效应细胞为中性粒细胞，其可由 CXCL8 和 CXCL2 募集并在 G-CSF 和 GM-CSF 作用下增多。

B. 处于免疫自稳状态时，Th17 几乎完全存在于小肠黏膜。

C. IL-17 是核心的细胞因子。

D. IL-22 诱导抗微生物肽的产生、上皮细胞的增值和 NK 细胞的减少。

E. IL-23 可诱发初始 CD4⁺T 细胞向 Th17 分化。

11.8 选择题： 以下哪种病原体可诱导 CD4⁺T 细胞辅助非依赖的 CD8⁺T 细胞免疫应答？

A. 肺炎链球菌

B. 淋巴细胞性脉络丛脑膜炎病毒（LCMV）

C. 单核细胞增生李斯特菌

D. 金黄色葡萄球菌

E. 沙门菌

F. 弓形虫

11.9 填空题： 在针对病原体的免疫应答过程中，激活的 T 细胞将表达 _____，它是高亲和力的 IL-2 受体的组成部分；同时不表达 _____，它是 IL-7 受体的组成部分。激活的细胞还可产生不同类型的 _____，是一种由造血细胞表达的酪氨酸磷酸酶。效应型和中央型记忆细胞的不同在于前者高表达 _____ 而后者高表达 _____。CD4⁺ 和 CD8⁺ 记忆型 T 细胞的生存都依赖于 _____，而 CD8⁺ 记忆型 T 细胞还需依赖 _____。

11.10 判断题： CD27 是初始 B 细胞和记忆 T 细胞的标志。

11.11 简答题： 炎症小体激活如何诱导 1 型免疫应答和 3 型免疫应答的发生而阻断 2 型免疫应答？

11.12 配对题： 请将细胞因子与其对应的下游 STAT 进行配对。

A. IL4 和 IL-13	ⅰ. STAT3
B. IL-12	ⅱ. STAT4
C. IL-23	ⅲ. STAT5
D. TSLP、IL-2 和 IL-7	ⅳ. STAT

（侯　晋　刘星光译，徐洁筠校）

参考文献

黏膜免疫系统

12

经典的适应性免疫应答通常在引流受感染组织的外周淋巴结中启动。人体内大部分组织中没有活跃的微生物生长，黏膜表面是大多数病原体入侵的场所。在本章中，我们将介绍作用于黏膜表面的免疫系统即黏膜免疫系统的特性。

黏膜免疫系统，尤其是肠道黏膜免疫系统，很可能是脊椎动物适应性免疫系统演化过程的第一阶段。这个阶段的形成可能与脊椎动物需要应对与其共同演化的大量共生细菌有关。脊椎动物中，淋巴组织和免疫球蛋白首先在原始软骨鱼类的肠道被发现，并且两个重要的中枢淋巴器官——胸腺和鸟类的法氏囊均来源于胚肠。鱼类同样具有保护其体表的原始形式的分泌型抗体，这种分泌型抗体可能是哺乳动物中 IgA 的前体。因此有观点认为，黏膜免疫系统代表着脊椎动物的原始免疫系统，而脾脏和淋巴结在后来演化为专职免疫器官。

黏膜免疫系统的性质和结构

机体抵御潜在病原体和共生微生物入侵的第一道防线是黏膜表面的上皮细胞。然而薄层上皮细胞易被损伤，因此黏膜系统的屏障功能需要多种免疫细胞和分子的增强。黏膜组织的固有防御机制，如抗菌肽和细胞表达的病原体 PRR，已在第 2 章和第 3 章中阐述。本章将重点讨论适应性黏膜免疫系统。黏膜免疫系统的解剖学和免疫学原理适用于其所有的构成组织，在本章我们仅以小肠为例，读者可以查阅本章的参考文献以便了解其他黏膜组织的更多细节。

12 - 1　黏膜免疫系统保护身体的内表面

黏膜免疫系统由机体内部规则排列的可分泌黏液的上皮细胞组成，包括覆盖在胃肠道、上呼吸道、下呼吸道、泌尿生殖道和中耳的上皮细胞，还包括与这些器官相关的外分泌腺，如眼结膜、泪腺、唾液腺和哺乳期的乳腺（图 12.1）。黏膜表面形成了一个巨大的需要保护的区域，如人类小肠表面积约为 400 平方米，是皮肤面积的 200 倍。

从数量上来说，黏膜免疫系统是人体免疫组织的最大的组分，含有大约全身 3/4 的淋巴细胞，人体中大部分的免疫球蛋白也由此产生。黏膜免疫系统还持续暴露于外界抗原。因此，与淋巴结和脾脏相比（本章称为全身免疫系统），黏膜免疫系统有许多独特的特征（图 12.2）。

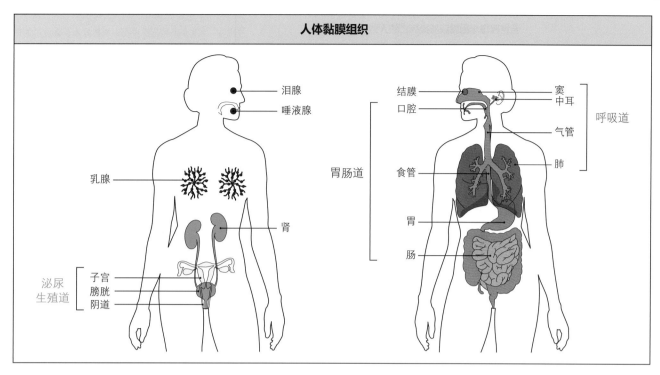

图12.1　黏膜免疫系统
黏膜免疫系统组织是指广泛分布于胃肠道、呼吸道和泌尿生殖道黏膜下，以及一些外分泌腺体（如唾液腺和泪腺）处的淋巴组织，哺乳期的乳房也是黏膜免疫系统的一部分。

　　黏膜是覆盖身体内部的一层可渗透的薄层屏障，行使重要的生理功能。黏膜组织执行着气体交换（肺）、食物吸收（肠道）、感觉活动（眼、鼻、嘴和喉）及生殖（子宫和阴道）等重要生理功能，因此，黏膜组织结构和功能的完整可保护机体免受病原微生物的入侵。然而，黏膜免疫系统还具有脆性和渗透性，因而多数传染源通过黏膜侵入人体也就不足为奇（图 12.3）。腹泻病、急性呼吸道感染、肺结核、麻疹、百日咳和蠕虫感染仍然是全世界人口死亡的主要病因（尤其是发展中国家的婴儿）。此外，值得注意的是人类免疫缺陷病毒（HIV）以及其他性传播传染病如梅毒，也可以通过黏膜表面进入人体。这些病原体通过黏膜表面进入体内的途径常常被忽视。

图12.2　黏膜免疫系统独有的特点
相比其他免疫系统（本章称为全身免疫系统），黏膜免疫系统更大，能更加频繁地接触到更广泛的抗原。这些均反映在其独特的解剖学特征、独特的抗原摄取机制，以及旨在防止对食物和其他无害抗原产生免疫应答的免疫调节中。

黏膜免疫系统独有的特点	
解剖学特点	黏膜上皮和淋巴组织之间的相互作用密切
	弥漫性淋巴组织，如派尔集合淋巴结、孤立淋巴滤泡和扁桃体
	特殊的抗原摄取机制，如存在于派尔集合淋巴结、腺样增殖体和扁桃体中的M细胞
效应机制	活化或记忆T细胞也占据大部分
	存在多种活化的"天然"效应或调节性T细胞
	分泌型IgA抗体
	存在独特的微生物群
免疫调节微环境	对食物和其他无害抗原的免疫应答水平显著下调
	抑制性巨噬细胞和诱导免疫耐受的DC

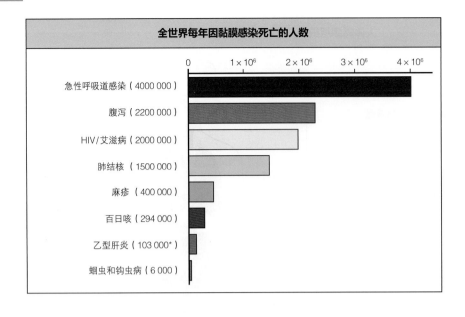

图12.3 黏膜感染是全世界最大的健康问题之一 导致全世界范围内死亡案例的大多数病原体存在于黏膜表面，或通过黏膜表面途径进入人体。许多细菌（如肺炎链球菌和流感嗜血杆菌可引起肺炎；百日咳鲍特菌可由百日咳）和病毒（如流感和呼吸道合胞病毒）引起。腹泻病也是由细菌（如霍乱弧菌）和病毒（如轮状病毒）引起。引发AIDS的HIV通过泌尿生殖道黏膜进入人体，或者分泌到母乳中并以这种方式从母亲传给孩子。引发结核病的结核杆菌也通过呼吸道侵入。麻疹表现为全身性疾病，但最初是通过口腔/呼吸道途径侵入。乙型肝炎病毒也是一种性传播病毒。寄居在肠道的寄生虫会导致宿主慢性衰弱性疾病和过早死亡。大多数死亡案例，特别是那些急性呼吸道和腹泻疾病的死亡案例往往发生在发展中国家5岁以下的儿童中，并且目前仍然没有针对其中大多数病原体的有效疫苗。图中显示的是估计数字（全球疾病负担：2004更新版。世界卫生组织，2008年）。

*不包括因慢性感染导致的肝癌或肝硬化的死亡案例。

黏膜表面也是大量非致病性外来抗原入侵的门户，尤其是在肠道中。肠道与大量食物蛋白接触——每人每年 30～35 kg。与此同时，至少有一千种与宿主共生的细菌定植在健康的大肠中，也就是共生微生物或微生物群。这些细菌在结肠内容物中以每毫升至少 10^{12} 的水平存在，为体内细胞数量的 10 倍。在健康的肠道中同时也存在大量病毒和真菌。在正常情况下，这些微生物不会对人体造成伤害，并且许多微生物对宿主有益，具有重要的代谢功能和免疫调节功能。除了肠道，其他黏膜表面也有大量共生微生物定植（图 12.4）。

由于食物蛋白和微生物群中富含外来抗原，因而它们能够被适应性免疫系统识别。然而，对这些无害的抗原产生保护性免疫应答是不合适的，并且会造成机体免疫系统的消耗。事实上，这种异常的免疫应答现在被认为是一些常见疾病的病因，包括乳糜泻（由对小麦蛋白谷蛋白的应答引起，在第 14 章中讨论过）和炎症性肠病（如克罗恩病，一种对共生细菌产生的免疫应答）。因此，肠黏膜免疫系统已经演化出区分有害病原体与食物中正常微生物群的能力。其他黏膜表面如呼吸道和女性生殖道也存在类似的异常免疫应答。

在黏膜表面，对病原体的保护性免疫应答必不可少，但进入黏膜组织的许多抗原是无害的，如来自共生微生物、花粉、其他无害环境物质的抗原，以及下泌尿生殖道和精液中的抗原。胎儿是正常黏膜免疫系统接触外来抗原的另一重要来源，因此针对其的免疫应答必须受到控制。

12-2 黏膜免疫系统的细胞位于解剖学上已经明确的区室，并且分散在整个黏膜组织中

淋巴细胞和其他免疫细胞（如巨噬细胞和DC）遍布整个肠黏膜组织，它们分布于淋巴组织黏膜表面上皮和黏膜下层的结缔组织（固有层）。肠道中的次级淋巴组织包括GALT、肠系膜淋巴结和尾侧淋巴结（图 12.5）。GALT 和肠系膜淋巴结具有典型的外周淋巴器官解剖学结构，是免疫应答最初发生的部位。而散布在整个黏膜上皮层和固有层的细胞构成了局部免疫应答的效应细胞。

GALT 包括仅存在于小肠中的派尔集合淋巴结、遍布肠道的孤立淋巴滤泡（isolated lymphoid follicle，ILF）、阑尾、喉咙中的扁桃体和腺样体。腭扁桃体，腺样体和舌扁桃体是由一层鳞状上皮覆盖的较大的淋巴组织，在口腔后部和气道入口周围形成一个 Waldeyer 环（图 12.6）。由于反复感染，它们在儿童期经常会极度肿大，并且在过去常因此被切除。对于切除扁桃体和腺样体的患者，可以观察到对口服脊髓灰质炎疫苗的 IgA 应答能力降低。

小肠中的派尔集合淋巴结，阑尾的淋巴组织和孤立淋巴滤泡均位于肠壁内。派尔集合淋巴结是肠道中免疫应答启动的重要部位，其具有独特外观，可形成穹顶状的淋巴细胞聚集体伸入肠腔（图 1.24）。在人类小

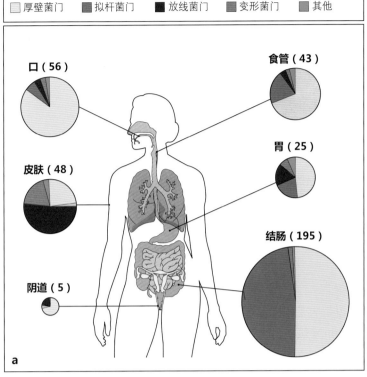

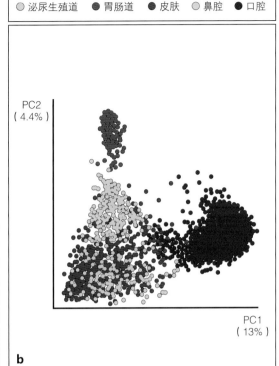

图12.4　健康人体中不同黏膜表面共生微生物群的组成

图a：不同部位饼状图的大小反映了通常存在于这些组织内细菌种类的数量。结肠中包含的微生物种类最多（据调查约超过1000种）。四种主要颜色代表包含大部分共生微生物种类的四种细菌门类。普遍存在的共生细菌包括乳杆菌属和梭菌属（厚壁菌门）、双歧杆菌属（放线菌门）、脆弱拟杆菌属（拟杆菌门）和大肠埃希菌属（变形菌门）。

图b：根据从人体不同组织分离的微生物群的组成进行分析，绘制出丰度排列第一（PC1）和第二（PC2）主要的成分图。微生物群主要成分的差异由身体部位决定，不同部位微生物多样性的差异约为13%。图a引自Dethlefsen L. 等：Nature，2007，449：811–818；图b引自Huttenhower C. 等：Nature，2012，486：207–214。

图12.5　GALT和淋巴细胞群

小肠的肠黏膜由指状突起（绒毛）组成，其表面覆盖一层负责消化食物和吸收营养的薄层上皮细胞（红色）。这些上皮细胞可被来自隐窝中的干细胞产生的细胞不断地替换补充。上皮下面的组织层称为固有层（浅黄色）。淋巴细胞存在于肠道中几个不连续的区室，淋巴组织如派尔集合淋巴结和散在淋巴滤泡形成的GALT中。这些组织位于肠壁中，通过单层上皮与肠腔内容物分隔。肠道的引流淋巴结是肠系膜淋巴结，其通过输入淋巴管与派尔集合淋巴结和肠黏膜相连，是体内最大的淋巴结。这些组织负责将抗原提呈给T细胞和B细胞，从而诱发免疫应答。派尔集合淋巴结和肠系膜淋巴结中含有T细胞区（蓝色）和滤泡B细胞（黄色），而散在淋巴滤泡中主要包含B细胞。此外，许多淋巴细胞散布在淋巴组织外的整个黏膜中，包括一些效应细胞如效应T细胞、分泌抗体的浆细胞以及ILC。在上皮和固有层中均可发现效应淋巴细胞。淋巴管也可从固有层引流到肠系膜淋巴结。

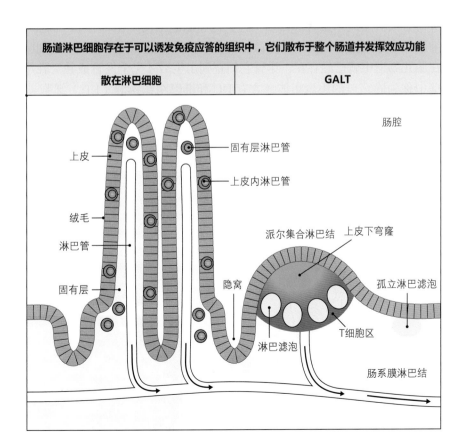

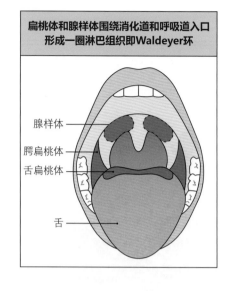

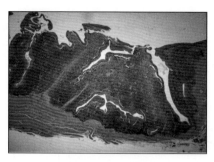

图12.6 Waldeyer环围绕着消化道和呼吸道入口
腺样体位于鼻底部两侧，腭扁桃体位于口腔后部两侧。舌根上的舌扁桃体是离散淋巴器官。图中显微照片显示的是发炎的人扁桃体切片，其中淋巴组织区域被一层鳞状上皮覆盖（照片顶部）。扁桃体表面含有深裂缝（隐窝），可以增加其表面积，但很容易成为感染部位。图为苏木精-伊红染色，放大倍数为100倍。

肠中有 100 ～ 200 个派尔集合淋巴结。与全身外周淋巴器官相比，它们富含 B 细胞，每个派尔集合淋巴结由大量具有生发中心的 B 细胞滤泡组成，在滤泡之间和紧接着滤泡下面具有小的 T 细胞区（图 12.5）。紧贴于上皮组织下方的穹窿区，富含 DC、T 细胞和 B 细胞。而将淋巴组织与肠腔分开的是一层滤泡相关上皮细胞。如图 1.24 所示，滤泡相关上皮细胞包括传统的肠上皮细胞和少量特殊的微褶细胞（M 细胞）。M 细胞的发育受局部 B 细胞和 RANK 配体（RANKL）调控，RANK 配体是 TNF 超家族的成员，如 CD40L（见第 7-23 节）。与构成大部分肠上皮的肠细胞表面微绒毛不同，M 细胞具有折叠的腔表面（并非微绒毛），不分泌消化酶或黏蛋白，因此缺乏覆盖在常规上皮细胞的厚层表面黏液（糖萼）（图 1.24）。M 细胞直接暴露于肠腔内的微生物和颗粒物质，是微生物等抗原从肠腔进入派尔集合淋巴结的首选途径（图 12.7）。滤泡相关上皮组织中也含有淋巴细胞和 DC。

　　显微镜观察可见，在整个肠道中存在着数千个孤立淋巴滤泡，以大肠中更为常见，这与肠道局部微生物负荷有关。与派尔集合淋巴结一样，这些滤泡上皮中也含有 M 细胞。孤立淋巴滤泡中以 B 细胞为主，且 B 细胞在个体出生后，由于共生微生物在肠道中定植和抗原刺激，B 细胞才逐渐分化发育。而派尔集合淋巴结在胎儿肠道中就已经存在，尽管它们直到出生后才完全发育成熟。在小鼠肠道中，孤立淋巴滤泡可能来自肠壁中称为隐窝斑的小聚集体，含有 DC 和淋巴组织诱导（LTi）细胞（见第 9-2 节）。而在人类肠道中尚未

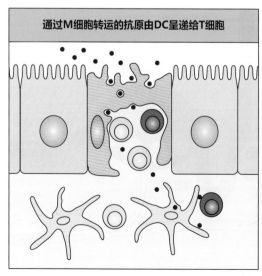

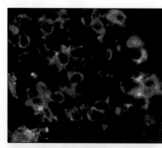

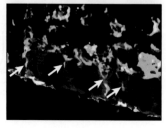

图12.7 M细胞转运抗原有助于抗原提呈
左图：抗原通过派尔集合淋巴结中滤泡相关上皮细胞中的M细胞进行转运。这有利于M细胞从肠道摄取抗原进行局部转运，以及抗原向DC的递送并进行抗原提呈。
右上图：用荧光标记抗体染色的派尔集合淋巴结显微照片可显示出上皮细胞（细胞角蛋白，深蓝色）和M细胞的皱褶，内含T细胞（CD3，红色）和B细胞（CD20，绿色）推测出M细胞的存在。
右下图：派尔集合淋巴结滤泡上皮含有CX3CR1⁺的髓样细胞（绿色）和M细胞［肽聚糖识别蛋白S（红色）及UEA-1凝集素顶端染色（青色）］。髓系细胞和M细胞相互作用，作用过程延伸到M细胞中（箭头）。
右上图的显微照片来自Espen S. 等：Immunol. Today，1999，20：141-151. 右下图的显微照片来自Wang等：J. Immunol, 2011, 187: 5277-5285。

发现隐窝斑。派尔集合淋巴结和孤立淋巴滤泡通过淋巴管连接到引流淋巴结。

小肠淋巴组织汇入肠系膜淋巴结，而肠系膜淋巴结位于将肠道固定在腹腔后壁的结缔组织中。肠系膜淋巴结是体内最大的淋巴结，在启动和调控针对肠道抗原的免疫应答中起关键作用。大肠黏膜表面和淋巴样组织部分汇入肠系膜淋巴结或者位于靠近主动脉分叉处的尾侧淋巴结中。在胎儿发育期间，肠系膜淋巴结和派尔集合淋巴结独立于全身免疫系统，它们的发育涉及不同趋化因子和 TNF 家族受体（见第 9-2 节）。因此，GALT 和全身淋巴器官之间的差异在生命早期已截然不同。

在一些物种（如小鼠中）的鼻内壁和上呼吸道壁也发现了孤立淋巴滤泡。鼻腔中的孤立淋巴滤泡被称为 NALT，而在上呼吸道中则被称为 BALT。MALT 这一术语有时是指在黏膜器官中发现的所有此类淋巴组织，尽管在成年人的鼻或呼吸道中未发现有此类淋巴组织（除非存在感染）。

12 – 3 肠道具有独特的抗原摄取途径和机制

黏膜表面的抗原必须通过上皮屏障之后才能刺激黏膜免疫系统。派尔集合淋巴结和孤立淋巴滤泡非常适合从肠腔摄取抗原。滤泡相关上皮组织中的 M 细胞通过内吞或吞噬作用不断从肠腔中吸收分子和颗粒物质（图 12.7）。对于几种特定细菌物质的吞噬，可能与 M 细胞上的糖蛋白（GP2）特异性识别 1 型菌毛中的 FimH 蛋白有关。抗原物质在细胞内部通过膜结合囊泡运输到基底细胞膜，随后被释放到细胞外，这一过程也称为转胞吞作用。由于 M 细胞缺乏糖萼，与肠细胞相比更容易暴露于肠腔，被抗原所识别。许多病原体通过靶向 M 细胞进入固有层，诱发适应性免疫应答。这些病原体包括引起伤寒热的伤寒血清型肠道沙门菌（*Salmonella enterica*）、引起细菌性食物中毒的其他血清型肠道沙门菌、引起痢疾的志贺菌、引起鼠疫的鼠疫耶尔森菌，以及脊髓灰质炎病毒、呼肠孤病毒、逆转录病毒（如 HIV）、朊病毒等。进入 M 细胞后，细菌产生的蛋白质可以重组 M 细胞骨架，从而促进其转胞吞作用。

M 细胞的基底细胞膜广泛折叠，形成了一个包围淋巴细胞的口袋，并与包括 DC 在内的局部髓系细胞紧密接触（图 12.7）。巨噬细胞和 DC 摄取 M 细胞释放出的转运物质，并将其加工提呈给 T 细胞。局部组织中，DC 分布在有利于摄取肠道抗原的位置，它们通过响应上皮细胞组成性释放的趋化因子而被招募至滤泡相关上皮细胞。这些趋化因子包括 CCL20（MIP-3α）和 CCL9（MIP-1γ），它们分别与 DC 上的受体 CCR6 和 CCR1 结合（见附录Ⅳ中列出的趋化因子及其受体）。负载抗原的 DC 从派尔集合淋巴结的穹窿区迁移到 T 细胞区，与初始抗原特异性 T 细胞相遇。随后，DC 和被激活的 T 细胞共同激活 B 细胞，并经过抗体类别转换至 IgA。上述抗原摄取和递呈的过程，包括 M 细胞对抗原的摄取、DC 向上皮层的迁移、趋化因子的产生以及 DC 向 T 细胞区域的迁移，在病原微生物存在时显著增强（见第 3-5 节），这也是肠道中孤立淋巴滤泡和其他黏膜表面 MALT 诱发免疫应答的基础。

12 – 4 即使在没有疾病的情况下，黏膜免疫系统中也含有大量效应淋巴细胞

除了淋巴器官外，肠和肺黏膜表面也含有大量淋巴细胞和其他白细胞。这些分散的淋巴细胞构成了黏膜免疫系统中的效应 T 细胞和浆细胞群。肠道中效应性细胞主要分布在两个区域：上皮层和固有层（图 12.5）。

上皮层和固有层仅由一层基底膜隔开，但它们的免疫作用截然不同。上皮层中的免疫细胞主要由淋巴细胞组成，在小肠中几乎都是 CD8$^+$ T 细胞。固有层中包含许多类型的免疫细胞，包括产生 IgA 的浆细胞、具有效应和记忆表型的 CD4$^+$ 和 CD8$^+$ T 细胞、ILC、DC、巨噬细胞和肥大细胞。小肠固有层中的 T 细胞表达整合素 α$_4$:β$_7$ 和趋化因子受体 CCR9（图 12.8），它们可以将 T 细胞从血液招募到组织中。上皮内淋巴细胞（intraepithelial lymphocyte，IEL）主要是 CD8$^+$ T 细胞并且表达 CD8α:β 或 CD8α:α 同二聚体。IEL 表达 CCR9 和整合素 α$_E$:β$_7$（CD103），可以与上皮细胞表面的 E – 钙黏素结合（图 12.9）。相比之下，在固有层中 CD4$^+$ T 细胞占主导地位。

因此，健康的肠黏膜可显示出慢性炎症反应的许多特征，即组织中存在大量效应性淋巴细胞和白细胞。对于健康的非淋巴组织来说，很少存在如此大量效应性细胞，但在肠道中这并不一定意味着感染。相反，这是机体对存在于黏膜表面大量无害抗原的局部应答，对于维持宿主和微生物群之间的有益共生是必需的。这也有利于效应性和 Treg 生成之间的平衡，一旦需要，肠道黏膜免疫系统可以重新诱发足够的针对入侵病原体的适应性免疫应答。

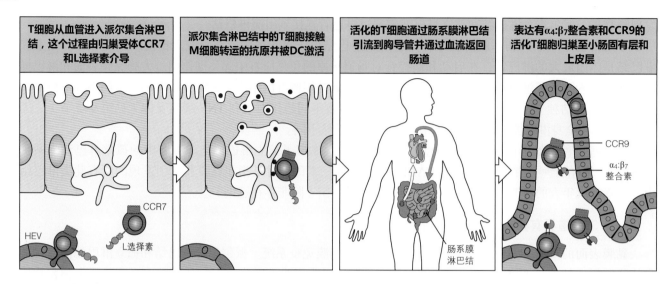

| T细胞从血管进入派尔集合淋巴结，这个过程由归巢受体CCR7和L选择素介导 | 派尔集合淋巴结中的T细胞接触M细胞转运的抗原并被DC激活 | 活化的T细胞通过肠系膜淋巴结引流到胸导管并通过血流返回肠道 | 表达有α₄:β₇整合素和CCR9的活化T细胞归巢至小肠固有层和上皮层 |

图12.8   初始T细胞的激活和效应T细胞在肠道免疫系统中的重新分布

初始T细胞携带趋化因子受体CCR7和L选择素，可以通过HEV进入派尔集合淋巴结。在T细胞区域中，抗原被M细胞转运到淋巴组织并由局部DC提呈给初始T细胞。T细胞在活化的过程中，可在肠道DC的选择性调控下，失去L选择素并表达趋化因子受体CCR9和整合素α₄:β₇。活化的T细胞在其完全分化之前，通过引流淋巴管从派尔集合淋巴结中排出，穿过肠系膜淋巴结进入胸导管，并通过血液回输至小肠壁。随后，表达CCR9和α₄:β₇的T细胞被招募进入绒毛固有层。

12-5 黏膜免疫系统内淋巴细胞的循环由组织特异性黏附分子和趋化因子受体调控

效应淋巴细胞被激活后可显现归巢特性并进入黏膜。在血流中循环的初始 T 细胞和 B 细胞不能预先决定它们最终是否会进入免疫系统特定区域，它们通过 HEV 进入派尔集合淋巴结和肠系膜淋巴结（图 9.4）。在全身免疫系统中，该过程主要受到趋化因子 CCL21 和 CCL19 的调控，CCL21 和 CCL19 从淋巴组织释放，并与初始淋巴细胞表面受体 CCR7 结合。在派尔集合淋巴结中，这个过程依赖于 HEV 上的 MAdCAM-1 与初始 T 细胞上表达的 L 选择素结合来辅助。CXCR5 与 B 细胞滤泡产生的 CXCL13 的结合有利于将初始 B 细胞募集到派尔集合淋巴结和肠道孤立淋巴滤泡中。与其他次级淋巴组织一样，如果初始淋巴细胞没有遇到抗原，则会通过淋巴管返回血流。如果它们在 GALT 中遇到抗原，淋巴细胞会被激活并下调 CCR7 和 L 选择素的表达，从而失去了通过 HEV 回到次级淋巴器官的能力（见第 9-5 节）。

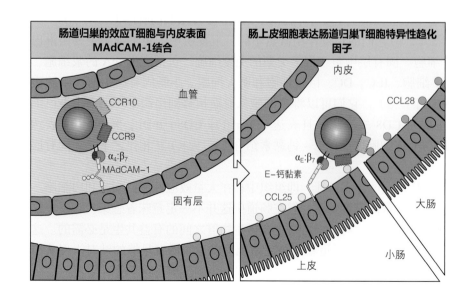

| 肠道归巢的效应T细胞与内皮表面MAdCAM-1结合 | 肠上皮细胞表达肠道归巢T细胞特异性趋化因子 |

图12.9   肠道特异性归巢淋巴细胞的分子调控

左图：在派尔集合淋巴结或肠系膜淋巴结中被抗原激活的T和B细胞作为效应淋巴细胞到达供应肠壁的血流中（图12.8）。这些淋巴细胞表达整合素α₄:β₇，可以特异性地与黏膜组织中血管内皮表达的MAdCAM-1结合，从而提供细胞迁移到固有层中所需的黏附信号。

右图：如果在小肠中被激活，效应淋巴细胞会表达趋化因子受体CCR9，使得它们能够与小肠上皮细胞产生的CCL25结合（黄色圆圈），从而增强效应淋巴细胞的选择性招募。结肠中被激活的效应淋巴细胞不表达CCR9，而表达CCR10。CCR10可与结肠上皮细胞产生的CCL28结合（蓝色圆圈），功能与CCR9类似。预定进入上皮层的淋巴细胞停止表达α₄:β₇整合素，而是表达αᴇ:β₇整合素，其受体是上皮细胞表面的E-钙黏素。一旦进入上皮细胞，这些相互作用可能有助于将淋巴细胞停留在上皮层中。

在黏膜淋巴器官中被激活的淋巴细胞随后进入黏膜，作为效应细胞发挥作用。虽然最初在派尔集合淋巴结中被激活的 T 细胞和 B 细胞可能会直接迁移到固有层附近，但大多数淋巴细胞通过淋巴管离开，经肠系膜淋巴结最终进入胸导管，从而开始在血流中循环（图 12.8），并通过小血管选择性地重新进入肠道固有层。派尔集合淋巴结滤泡区域的抗原特异性初始 B 细胞经历了从 IgM 到 IgA 的抗体类别转换，一旦它们返回到固有层，就只能完全分化为产生 IgA 的浆细胞。因此在派尔集合淋巴结中很少发现浆细胞，效应 T 细胞也是如此，只有到达黏膜后才完全分化。

抗原激活的 T 细胞和 B 细胞的肠道特异性归巢主要依赖于淋巴细胞表面黏附分子 $\alpha_4:\beta_7$ 整合素的表达，及其与肠壁内血管内皮细胞上的黏附分子 MAdCAM-1 结合（图 12.9）。最初在肠道中被激活的淋巴细胞也由肠上皮组织特异性表达的趋化因子招募而来。在小肠中，上皮细胞组成性表达的 CCL25（TECK）是肠道归巢 T 细胞和 B 细胞表面 CCR9 的配体。CCL25 只存在于小肠中，因而其与 CCR9 的相互作用也只存在于小肠中。结肠、哺乳期乳腺和唾液腺表达 CCL28（MEC，黏膜上皮趋化因子），是肠道激活淋巴细胞表面受体 CCR10 的配体，可以将产生 IgA 的 B 淋巴母细胞招募到这些组织。然而，参与活化淋巴细胞向其他黏膜表面迁移的黏附分子和趋化因子受体尚不清楚。

大多数正常情况下，只有在肠相关次级淋巴器官中初次遇到抗原的淋巴细胞才会被诱导表达肠特异性的归巢受体和整合素。正如下一节将介绍的那样，这些分子在抗原提呈过程中被肠源 DC 诱导或"印记"在 T 细胞上。相反，来自非黏膜淋巴组织的 DC 则会诱导淋巴细胞表达其他黏附分子和趋化因子受体，如 $\alpha_4:\beta_1$ 整合素（VLA-4，与 VCAM-1 结合）、CLA（与 E 选择素结合），以及趋化因子受体 CCR4（将淋巴细胞直接引导到皮肤等组织）（见第 11-3 节）。GALT 中组织特异性淋巴细胞的激活解释了为什么针对肠道感染的有效疫苗接种需要通过黏膜途径进行免疫，因为其他途径如皮下或肌肉接种，不能激活肠源 DC。

12-6 在黏膜组织中激活的淋巴细胞可以在其他黏膜表面诱导保护性免疫

黏膜免疫系统的不同组分利用不同的组织特异性趋化因子，这导致黏膜免疫系统内淋巴细胞再循环的局部区域化。因此，引流至小肠淋巴器官中的效应 T 细胞和 B 细胞（肠系膜淋巴结和派尔集合淋巴结）最有可能返回的部位是小肠。同样，在呼吸道中激活的淋巴细胞最有效的迁移途径是回到呼吸道黏膜。这种归巢有助于将抗原特异性效应细胞送回黏膜器官，在黏膜器官中，它们对抗感染或调控针对外来病原体和共生菌的免疫应答最为有效。然而，已经在 GALT 中激活的淋巴细胞也可以作为效应细胞再循环到其他黏膜组织，如呼吸道、泌尿生殖道和哺乳期乳腺。黏膜再循环途径之间的这种重叠引出了共同黏膜免疫系统的概念，这不同于免疫系统的其他部分。尽管人们对共同黏膜免疫系统的理解尚不全面，但它确实对疫苗的开发有重要意义，因为这样可以通过某一种黏膜途径进行免疫以预防在另一处黏膜表面发生的感染。其中一个重要的例子是通过自然感染或黏膜表面（如肠道）接种疫苗来诱导哺乳期乳腺中 IgA 抗体的产生。这是因为哺乳期乳房的脉管系统表达 MAdCAM-1，该现象是产生保护性免疫的关键途径，这种保护性免疫可通过母乳中的抗体传递给婴儿。另外一个例子是在实验动物中发现的，即鼻黏膜疫苗接种可以激发泌尿生殖道对 HIV 的免疫应答，其中的机制尚不清楚。

12-7 不同群体的树突状细胞调控黏膜免疫应答

DC 对于激活和调控黏膜组织中的免疫应答十分重要，它们位于次级黏膜淋巴器官中，并且散布在整个黏膜表面。在派尔集合淋巴结中，DC 分布在两个主要区域。DC 可以在上皮下穹窿区域中从 M 细胞中获取抗原（图 12.10）。DC 的两种主要亚型都存在于小肠中（见第 6-5 节和第 9-1 节）。在小鼠派尔集合淋巴结中，激活的 DC 亚群表达 CD11b（αM 整合素），产生 IL-23，可促进 Th17 细胞和 ILC3 的分化，这两种细胞均可产生 IL-17 和 IL-22（见第 3-23 节和第 11-2 节）。这些 DC 表达 CCR6，CCR6 是滤泡相关上皮细胞产生的 CCL20 的受体。在静息条件下，DC 位于上皮下并产生 IL-10 以响应抗原摄取和维持非炎症性环境。然而，在由诸如沙门菌等病原体感染期间，上皮细胞会增加 CCL20 的释放量，募集 DC 到派尔集合淋巴结的上皮层中。细菌产物还可以激活 DC 表达共刺激分子，诱导病原体特异性的 T 细胞分化为效应 T 细胞。在派尔集合淋巴结的 T 细胞区域中，也有少量 CD11b 阴性的 DC 亚群，其发育需要 BATF3 因子并产生细胞因子 IL-12（见第 6-5 节和第 9-9 节），这些 DC 在许多肠道感染中具有保护性作用。

　　DC 在派尔集合淋巴结外的小肠壁中数量也很丰富，主要分布在固有层。来自肠及其外周组织的 DC 在肠道中的滞留时间相对较短，随后经淋巴液迁移到引流的肠系膜淋巴结，将抗原提呈给初始 T 细胞。与其他组织一样，DC 的迁移依赖于趋化因子受体 CCR7（图 9.17）。据估计，每天有 5%～10% 的黏膜 DC 从静息肠壁中迁移到肠系膜淋巴结，将抗原从肠道表面持续递呈给 T 细胞。在没有感染或炎症的情况下，迁移的 DC 与肠系膜淋巴结中的初始 T 细胞相遇，导致肠道归巢分子 CCR9 和整合素 α4:β7 的表达上调，以及抗原特异性 FoxP3⁺ Treg（见第 12-4 节）的产生。这些"激活的"Treg 随即离开淋巴结，返回到小肠壁，抑制针对食物中无害抗原的免疫应答。

　　Treg 的产生及其归巢分子的表达均需要 DC 产生的视黄酸。视黄酸是膳食维生素 A 在视黄酸脱氢酶作用下的代谢产物，也可由肠系膜淋巴结中的基质细胞产生，可进一步增强 DC 的作用。派尔集合淋巴结中也存在可产生视黄酸的 DC，其对于 Treg 的产生十分重要。肠组织中 Treg 的诱导需要 DC 产生的 TGF-β 协助。在结肠和其他黏膜表面如肺中也发现 DC 持续摄取局部组织中的抗原并将它们运输到引流淋巴结。这些组织的 DC 也参与维持对无害物质如共生细菌的免疫耐受，但它们不产生视黄酸，尚不清楚它们如何影响 T 细胞的分化和归巢。

　　肠固有层中的 DC 同样包括上述两个主要亚型。总的来说，肠道 DC 的特性造就了耐受原性的环境，可

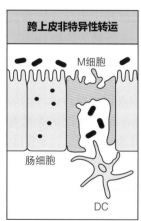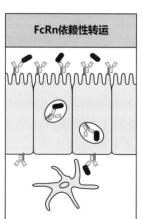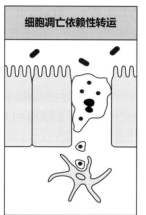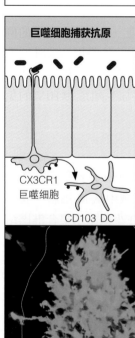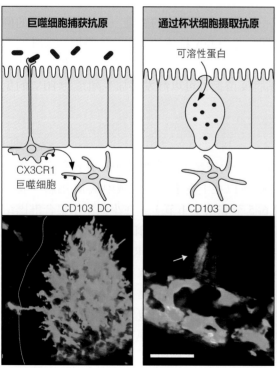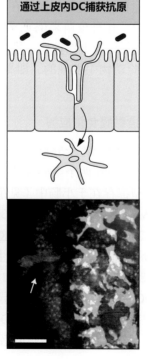

图12.10　通过固有层中单核细胞从肠腔中捕获抗原

以防止对食物和共生微生物不必要的破坏性应答。在黏膜环境中持续产生的因子促进了健康肠道中黏膜 DC 的抗炎作用，这些因子包括 TSLP、由 DC 和上皮细胞产生的 TGF-β、由基质细胞产生的前列腺素 PGE2，以及由肠道巨噬细胞和 CD4$^+$ T 细胞产生的 IL-10。存储在肝脏中并通过胆汁运送到小肠中的视黄醇为局部产生视黄酸提供了额外来源，可调节小肠 DC 的功能。

12-8 巨噬细胞和树突状细胞在黏膜免疫应答中具有不同作用

健康肠道固有层中包含体内最大的巨噬细胞群。与 DC 一样，这些巨噬细胞表达 CD11c 和 MHCII 类分子，但与 DC 不同的是它们缺乏 CD103 的表达，而表达 FcγR1（CD64；图 10.38）和 CX3CL1（趋化因子）的受体 CX3CR1。巨噬细胞不能从肠道迁移到引流淋巴结，也不能将抗原提呈给初始 T 细胞。肠道巨噬细胞与许多其他组织中驻留的巨噬细胞不同，例如，大脑或肝脏中的巨噬细胞是从胚胎前体发育而来的（见第 3-1 节），而肠道内的巨噬细胞需要血液中的单核细胞来不断补充。

巨噬细胞对维持肠道健康非常重要。它们位于上皮层的正下方并处于高度吞噬状态，因此十分适于摄取和降解穿透上皮屏障的微生物。它们还负责清除肠道中大量因快速分裂而导致死亡的上皮细胞。然而，与身体其他部位的巨噬细胞不同，肠巨噬细胞在吞噬或接触刺激物如细菌或 TLR 配体时，不会产生大量炎症细胞因子或活性氧或氮物质。这是因为它们组成性地产生大量 IL-10，从而允许其在发挥强力清除作用的同时限制炎症发生。巨噬细胞来源的 IL-10 也有助于维持黏膜中的抗原特异性耐受，因为其可以维持 FoxP3$^+$ Treg 的存活和扩增，而 FoxP3$^+$ Treg 在被淋巴结中的耐受原性 DC 激活后已迁移回肠道。实际上，肠道巨噬细胞同时具有巨噬细胞和 Treg 这两个细胞群体的特征，巨噬细胞和 DC 在维持肠道稳态中发挥不同但是互补的作用：DC 在次级淋巴器官中诱导 T 细胞的初始激活并进行调控，而固有层的巨噬细胞清除细胞碎片和微生物并且可以调节黏膜中已经启动的 T 细胞活性。

12-9 肠黏膜中的抗原提呈细胞通过多种途径获取抗原

肠道固有层被完整的上皮覆盖，而派尔集合淋巴结上皮层中 M 细胞可摄取抗原的总表面积是有限的。因此，已有各种其他机制被提出来解释抗原如何穿过上皮细胞并被巨噬细胞和 DC 获取（图 12.10）。例如，可溶性抗原（如食物蛋白质）可以通过上皮细胞或者通过正在脱落的凋亡上皮细胞之间形成的间隙传递。此外，M 细胞也可以存在于派尔集合淋巴结以外的黏膜表面上皮中。

一些肠道细菌，如肠致病性和肠溶血性大肠埃希菌，具有附着和侵入上皮细胞的能力，使其能够直接进入上皮下固有层。表达 FcRn 的上皮细胞可以通过摄取抗体包被的抗原将肠腔抗原递送至固有层中的 DC。来自凋亡上皮细胞的抗原可通过交叉提呈的 DC 进行处理（见第 6-5 节）处理，并诱导针对肠道病毒的免疫应答，如轮状病毒可以特异性感染肠上皮细胞而引起腹泻病（图 12.10）。

固有层巨噬细胞也可通过跨上皮的树突状结构接触细菌，从而参与局部抗原摄取（图 12.10）。据报道，固有层巨噬细胞可从肠腔中吸收可溶性抗原，将其传递给 DC，再提呈给 T 细胞。DC 或巨噬细胞也可能会进入肠腔获取细菌等抗原，然后再将它们带回固有层。

12-10 分泌型 IgA 是与黏膜免疫系统相关的抗体类别

黏膜免疫系统中的主要抗体类型是 IgA，其由局部黏膜壁中的浆细胞产生。血液和黏膜分泌物中的 IgA 并不相同，血液中的 IgA 主要以单体（mIgA）形式存在，由来自淋巴结中活化 B 细胞分化的浆细胞在骨髓中产生。而在黏膜组织中的 IgA 通常为二聚体，由两个免疫球蛋白单体通过 J 链连接而成（见第 5-16 节）。

分泌 IgA 的黏膜浆细胞的初始 B 细胞前体在派尔集合淋巴结和肠系膜淋巴结中被激活。活化 B 细胞向 IgA 的类别转换由细胞因子 TGF-β 调控。在人类肠道中，这种类别转换仅发生在淋巴组织中，且为 T 细胞依赖性的。Tfh 调控 B 细胞的机制见第 10 章。随后经 IgA 抗体类别转换的 B 细胞在 IL-5、IL-6、IL-10 和 IL-12 驱动下发生扩增和分化。在正常人肠道中存在约 75 000 个产生 IgA 的浆细胞，并且黏膜组织每天分泌 3～4g IgA，是免疫球蛋白主要的类型。这种连续产生的大量 IgA 是在没有致病性侵袭情况下发生的，并且几乎完全通过识别共生微生物群来驱动。

在人体中，单体和二聚体 IgA 均有两种亚类 IgA1 和 IgA2。IgA1 与 IgA2 的比例因组织而异，在血液和上呼吸道中约为 10 : 1，在小肠中约为 3 : 2，在结肠中约为 2 : 3。呼吸道黏膜中的常见病原体（如流感嗜血杆菌）和生殖器黏膜中的常见病原体（如淋病奈瑟球菌）可产生裂解 IgA1 的蛋白酶，而 IgA2 对裂解具有抗性。在大肠中分泌 IgA2 的浆细胞的比例较高，可能是由于该处高密度的共生微生物促进了选择性类别转换细胞因子的产生。在小鼠中仅发现一种 IgA 同种型，其与人类中的 IgA2 最为相似。

表达 IgA 的 B 淋巴母细胞在活化和分化后会表达黏膜归巢整合素 $\alpha_4 : \beta_7$，以及趋化因子受体 CCR9 和 CCR10，并定位于黏膜组织。一旦进入固有层，B 细胞就会分化为浆细胞，浆细胞合成 IgA 二聚体并分泌到上皮下间隙（图 12.11）。为了在肠腔中到达靶抗原部位，IgA 必须通过多聚免疫球蛋白受体（pIgR）转运并穿过上皮细胞（见第 10–16 节）。pIgR 在位于肠隐窝底部的未成熟上皮细胞的基底外侧表面上组成性表达，并与 J 链连接的多聚免疫球蛋白（如二聚体 IgA 和五聚体 IgM）的 Fc 段共价结合，其通过以下方式运输抗体：将抗体胞吞至上皮肠腔表面，然后经蛋白水解切割受体的细胞外结构域的作用来释放抗体。部分被切割的 pIgR 仍然与 IgA 相联，称为分泌成分（通常缩写为 SC）。这样产生的抗体可被 SC 保护免于被蛋白水解切割，称为分泌型 IgA（SIgA）。

在某些动物体内存在第二种 IgA 分泌进入肠道的途径——肝胆途径。未结合 pIgR 的二聚体 IgA 被吸收到固有层小静脉中，通过门静脉排至肝脏。在肝脏中，小静脉（血窦）由内皮细胞排列组成，可允许抗体进入表面具有 pIgR 的肝细胞。IgA 被吸收到肝细胞中并通过转胞吞作用进入相邻胆管。分泌型 IgA 能以这种方式通过胆总管直接被递送到小肠上部。这种肝胆途径可使二聚体 IgA 消除已经侵入固有层且被 IgA 结合的抗原。尽管在大鼠和其他啮齿类动物中具有高效性，但是肝胆途径在人类和其他灵长类动物中似乎并不具有显著的意义，因为人类和其他灵长类动物的肝细胞表面不表达 pIgR。

分泌到肠腔中的 IgA 通过分泌成分中的碳水化合物与覆盖在上皮表面的黏液层结合。在那里，IgA 参与防止病原微生物的入侵，并且其对于维持宿主和共生微生物之间的稳态也有重要作用。IgA 通过多种方式来实现其功能（图 12.12）。首先，IgA 可以抑制微生物对上皮细胞的黏附，IgA 分子的 Fab 片段之间异常宽且灵敏的角度增强了其结合细菌的能力，特别是 IgA1 亚类（见第 5–12 节）可以对细菌等大抗原实现非常有效的二价结合。分泌型 IgA 也可以中和微生物毒素或者酶。

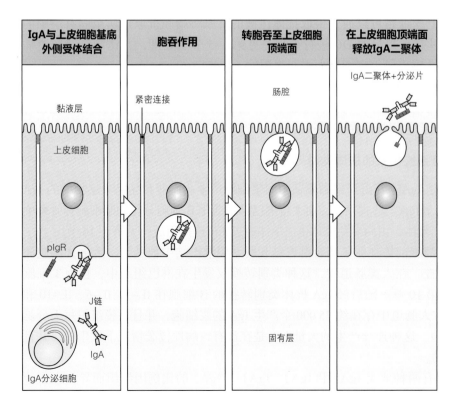

图 12.11 跨上皮细胞的 IgA 抗体的转胞吞作用由 pIgR 介导，pIgR 是一种特殊的转运蛋白 大多数合成 IgA 抗体的浆细胞位于肠道上皮基底膜下方、呼吸道上皮、泪腺和唾液腺以及哺乳期乳腺中。通过 J 链连接的 IgA 二聚体扩散穿过基底膜并且与上皮细胞基底外侧表面 pIgR 结合。结合后所得复合物被包裹在囊泡中，通过转胞吞作用穿过细胞内部运输至顶端表面。在细胞顶端面 pIgR 被切割，使得细胞外 IgA 结合组分与 IgA 分子结合，形成分泌成分。尽管图中未示出，但分泌成分上的碳水化合物会与黏液中黏蛋白结合并将 IgA 固定在上皮表面。pIgR 的残余部分无功能且会被降解。IgA 以这种方式通过上皮细胞运输到几个与外部环境接触的器官腔面中。

图内标注：

| IgA 与上皮细胞基底外侧受体结合 | 胞吞作用 | 转胞吞至上皮细胞顶端面 | 在上皮细胞顶端面释放 IgA 二聚体 |

黏液层
紧密连接
肠腔
IgA 二聚体 + 分泌片
上皮细胞
pIgR
J 链
IgA
固有层
IgA 分泌细胞

除了具有腔内活性，IgA 还可以中和细菌 LPS 和在上皮细胞内体中的病毒，以及穿透上皮屏障后存在于固有层中的细菌和病毒。结合后的 IgA – 抗原复合物会被再次输送到肠腔，随后从肠腔排出体内（图 12.12）。在固有层中形成二聚体 IgA 的复合物也可以通过肝胆途径进行排泄。除了能够清除抗原外，IgA – 抗原复合物还可通过 IgA 上的碳水化合物残基与 Dectin-1 和 DC-SIGN 等凝集素受体结合，从而增强 M 细胞和局部 DC 对肠腔抗原的摄取。除了上述抗原特异性的免疫效应，分泌型 IgA 还可通过非特异性方式抑制细菌入侵。IgA 重链 Fc 段的高碳水化合物与细菌竞争性结合上皮表面的碳水化合物受体。分泌型 IgA 几乎没有能力激活补体经典途径或者充当调理素，因此不会诱导炎症。DC 对 IgA – 抗原复合物的摄取也会诱导其产生抗炎性 IL-10。这些特性意味着 IgA 可以限制微生物渗透到肠道黏膜中，并且不会对肠道造成炎症性损伤。因此，分泌型 IgA 对宿主和肠道菌群之间的有益共生至关重要（见第 12-20 节）。

12 – 11 非 T 细胞依赖性细胞过程可以促进某些物种的 IgA 生成

与人类不同的是，小鼠中大部分肠道 IgA 来源于非 T 细胞依赖性的 B 细胞活化和抗体类别转换。这依赖于共生微生物产物对固有免疫系统的激活，可能是 B 细胞与孤立淋巴滤泡中传统 DC 和滤泡 DC 直接相互作用所致。这种抗体的产生可能涉及淋巴细胞中的 B-1 亚群（见第 8-9 节），其源自腹膜腔 B 细胞前体并通过对微生物成分如 LPS 产生应答而迁移至肠壁。一旦进入黏膜，在一些局部因素如 IL-6、视黄酸、BAFF 和 APRIL（图 10.6）的影响下，TGF-β 诱导抗体类别转化为 IgA，与 B 细胞上 TACI 结合，从而取代由 CD4⁺ 辅助性 T 细胞提供的信号（见第 10-1 节）。肠上皮细胞可以产生 BAFF 和 APRIL，而局部嗜酸性粒细胞可以通过产生 APRIL、IL-6 和 TGF-β 发挥作用。其他髓系细胞可能会产生一氧化氮（NO）和 TNF-α，这两者都有助于 TGF-β 的加工和活化。

在这些非 T 细胞依赖性应答中产生的 IgA 抗体多样性有限，并且通常只有较低的亲和力，几乎没有体细胞高频突变。然而 IgA 是针对共生细菌的"天然"抗体的重要来源。迄今几乎没有证据表明人体中含有该类

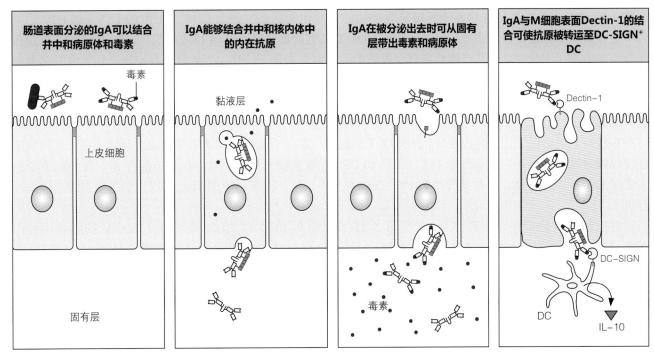

图12.12　上皮表面的黏膜IgA具有多种功能

图一：IgA吸附在覆盖上皮的黏液层上，在那里IgA可以中和病原体及其毒素，从而阻止它们进入组织并抑制其功能。

图二：由上皮细胞内化的抗原可以在核内体中接触IgA并将其中和。

图三：已到达固有层的毒素或病原体会接触病原体特异性IgA，并且当二聚体IgA分泌时，所得的复合物会被再次输送穿过上皮细胞到达肠腔中。

图四：与腔内分泌型IgA结合的抗原可通过IgA Fc端上的碳水化合物残基与派尔集合淋巴结中M细胞上的Dectin-1结合，并转运至派尔集合淋巴结下的DC。含有IgA的复合物与DC上DC-SIGN结合，并诱导其产生抗炎性IL-10。

型 IgA，人体中所有分泌型 IgA 应答均涉及体细胞高频突变，并且似乎均依赖 T 细胞。由酶活化诱导的 AID 是抗体类别转换所必需的（见第 5 章），其在人类肠道固有层中无法检测到，表明在人体固有层中不可能发生 IgA 类别转换。然而，在小鼠固有层 B 细胞中 IgA 的类别转换可以让人们了解黏膜特异性抗体应答的进化过程，并且可能是人体中 T 细胞依赖性 IgA 产生受到损害时可被激活的旁路途径。尽管如此，B 淋巴母细胞可能在固有层二次激活并完全分化成浆细胞，这个过程可能涉及髓系和上皮细胞产生的 APRIL、BAFF 和其他介质。

12-12 IgA 的缺乏在人类中相对常见，但可通过分泌型 IgM 补偿

IgA 的选择性缺乏是人类最常见的原发性免疫缺陷，在高加索人群中每 500 ~ 700 人中就有 1 人发病，然而其他种族群体中这种情况比较少见。已经鉴定出最常见的基因突变是 BANFF 的 TAXI 受体。据报道，患有 IgA 缺乏症的老年人呼吸道感染、特应性（对无害环境抗原的过敏反应倾向）和自身免疫病的发病率略高。然而，除非 IgG2 产生不足，否则大多数 IgA 缺乏患者不会过度易于感染。IgA 的特殊分配性提示 IgM 可取代 IgA 作为分泌物中主要抗体，并且确实在 IgA 缺陷型患者肠黏膜中发现产生 IgM 的浆细胞数量增加。因为 IgM 是通过 J 链连接的聚合物，所以在肠黏膜中产生的 IgM 可被 pIgR 有效结合，并且作为分泌性 IgM 穿过上皮细胞被转运到肠腔中。

这种备用机制的重要性已经在基因敲除的小鼠中得到证实。只缺乏 IgA 的动物具有正常表型，但是缺乏 pIgR 的动物对黏膜感染十分敏感。这些动物还显示出共生细菌对组织渗透能力的增强，从而对这些细菌产生全身性免疫应答。在人类，从未报道过 pIgR 的遗传缺失，表明这种缺陷是致命的。

12-13 肠道固有层含有抗原刺激过的 T 细胞和特殊固有淋巴样细胞群

健康固有层中大多数 T 细胞已经被 DC 激活，并表达效应或记忆 T 细胞标志物，如人源 CD45RO、肠道归巢标志物 CCR9 和 $\alpha_4:\beta_7$ 整合素，以及促炎性趋化因子 CCL5（RANTES）的受体。与全身淋巴组织相似，固有层 T 细胞群中 CD4$^+$ 与 CD8$^+$ T 细胞的比例为 3：1 或者更高。

固有层 CD4$^+$ T 细胞即使在没有明显炎症情况下也会分泌大量细胞因子，如 IFN-γ、IL-17 和 IL-22，反映了肠道中针对微生物群和其他环境抗原持续的免疫识别状态。缺乏 CD4$^+$ T 细胞的个体（如 HIV 感染者）会频繁发生肠道机会性感染，更加体现出 CD4$^+$ T 细胞的重要性（见第 13-24 节）。效应性 Th17 细胞在肠黏膜中的作用十分突出，其产物是局部免疫防御的重要组成部分。IL-17 是参与 IgA 分泌到腔内的多聚免疫球蛋白受体完全表达所必需的，而 IL-22 刺激肠上皮细胞产生抗菌肽，有助于维持上皮屏障完整性。效应性 CD8$^+$ T 细胞也存在于正常固有层中，当需要对病原体产生保护性免疫应答时，其能够产生细胞因子且具有细胞毒活性。

在任何其他情况下，如此大量分化的效应 T 细胞的存在提示病原体的感染并可能会导致炎症。这种情况在健康固有层中不存在，这是因为 Th1、Th17 和 CTL 的生成被大量产生 IL-10 的 Treg 平衡。在小肠中 Treg 主要是 FoxP3 阴性群体，而在结肠中 FoxP3$^+$ Treg 占主导地位。许多诱导型 Treg 可以识别来自组织内微生物群抗原。

健康的固有层中还含有许多 ILC（见第 1-19 节和第 9-20 节）。ILC3 亚群在人和小鼠肠黏膜中的作用都很突出。成熟的 ILC3 会产生 IL-17 和 IL-22，并且部分 ILC3 可以表达 NK 细胞的受体——NKp44 和 NKp46，其发育受芳烃受体和转录因子 RORγT 调控（见第 9-21 节）。ILC3 存在于肠道次级淋巴器官中，并且对于该部位淋巴组织的发育十分重要。由 DC 分泌的 IL-23 会促进 ILC3 应答并产生 IL-22，刺激上皮细胞产生抗菌肽，促进肠道对细菌和真菌病原体的局部防御。在炎症性疾病中，IL-12 可以促进 ILC3 产生 IFN-γ，加上 ILC3 可以产生 IL-17，这赋予其显著的病理学特性。由 ILC2 产生的 IL-5 和 IL-13 在针对肠道寄生蠕虫的 T 细胞非依赖性应答中发挥重要作用，ILC2 还参与呼吸道过敏反应。

CD1 限制性 iNKT 细胞（见第 6-18 节）和 MAIT 细胞（见第 6-19 节）也存在于固有层，占人体小肠固有层 T 细胞的 2% ~ 3%。MAIT 细胞能够表达稳定的 TCR α 链，与有限范围内的 TCR β 链配对，主要识别由 MR1 提呈的微生物核黄素代谢途径中维生素 B 的代谢产物。

12 – 14　肠上皮是免疫系统中的特殊组成部分

我们之前已经介绍过肠道中存在丰富的 IEL。在正常的小肠中，每 100 个上皮细胞中就有 10 ～ 15 个淋巴细胞，这使得 IEL 成为体内独立存在的最大淋巴细胞群体之一（图 12.13）。与固有层淋巴细胞的组成不同，小肠中超过 90% 的 IEL 是 T 细胞，其中约 80% 为 CD8 阳性。IEL 也存在于大肠组织中，尽管与小肠上皮细胞相比数量较少，但 CD4⁺ T 细胞占比远高于小肠。

与固有层淋巴细胞相似，大多数 IEL 即使在没有病原体感染的情况下也具有活化表型。IEL 与经典 CD8⁺ CTL 相同，细胞内含有颗粒，如穿孔素和颗粒酶等。然而，大多数 CD8⁺ IEL 的 TCR 含有限制性 V（D）J 基因片段，具有寡克隆性，表明其可对相对少量的抗原产生应答和局部扩增。小肠 IEL 可表达趋化因子受体 CCR9 和 α_E:β_7 整合素（CD103），并与在上皮细胞上表达的 E – 钙黏素相互作用，促进其在上皮细胞内滞留（图 12.9）。

根据 CD8 分子的表达形式，CD8⁺ 上皮内 T 细胞可分为两种亚群，即 a 型（诱导型）和 b 型（天然型）。亚群的相对比例会随年龄、菌株（小鼠）和肠道细菌数量而变化。a 型 IEL 表达 α:β TCR 和 CD8α:β 异二聚体，它们来自在派尔集合淋巴结或肠系膜淋巴结中被抗原激活的初始 CD8⁺ T 细胞，发挥经典 MHC Ⅰ 类分子限制性 CTL 功能，以杀伤病毒感染的细胞（图 12.14，上图），同时分泌效应性细胞因子——IFN-γ。b 型（天然型）CD8⁺ IEL 既可表达 α:β，也可以表达 γ:δ TCR，但以表达 CD8α:α 同型二聚体为其特征。与其他组织不同，肠道 γδ T 细胞富含特定的 Vγ 和 Vδ 基因（图 8.23）。IEL 表达的一些 α:β 受体可与 MHC Ⅰb 类分子提呈的非经典的配体结合（见第 6-17 节）。b 型 IEL 还表达 NK 细胞的典型分子，如活化性 C 型凝集素——NKG2D，其可结合两种 MHC 样分子——MIC-A 和 MIC-B。这些分子在肠上皮细胞针对细胞损伤、应激或 TLR 配体应答中发挥重要作用（见第 6-16 节）。而且，损伤的上皮细胞可通过分泌 IL-15 促进 IEL 对其识别和杀伤。与固有免疫细胞相似，b 型 IEL 组成性表达与炎症相关的基因，如高水平的细胞毒性分子、NO、促炎细胞因子及趋化因子。它们在肠道中的作用可能是快速识别和清除因应激或感染而表型异常的

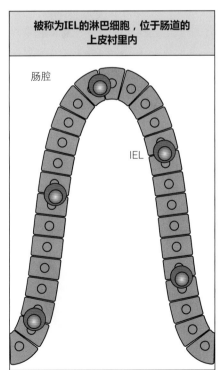
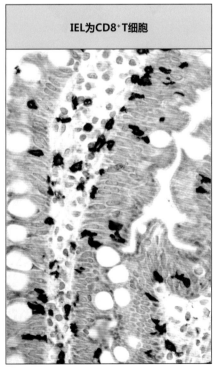
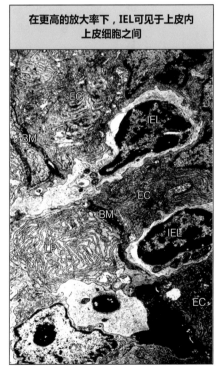

图12.13　上皮内淋巴细胞

小肠上皮含有大量上皮内淋巴细胞（IEL，左图）。中间显微镜照片显示人小肠组织内可见被过氧化物酶标记的单克隆抗体染成棕色的 CD8⁺ T 细胞，且上皮组织中大多数淋巴细胞为 CD8⁺ T 细胞（放大倍数 400 倍）。右侧电子显微镜图片显示 IEL 位于基底膜（BM）上的上皮细胞（EC）间，将固有层（LP）与上皮层分开。并可见一个 IEL 已经穿过基底膜进入上皮层，留下一条细胞质痕迹（×8000 倍）。

上皮细胞（图12.14，下图）。b型IEL也被认为在炎症损伤后的黏膜修复过程中发挥重要作用：它们刺激抗菌肽的释放，从而有助于消除炎症诱因。同时释放多种细胞因子（如角质形成细胞生长因子），可增强上皮屏障功能和有助于组织修复及抑制局部炎症反应的TGF-β。

　　b型IEL通过共表达信号抑制因子，包括免疫调节因子TGF-β和NK细胞表面的抑制性受体被准确调控，避免不适当或过度激活b型IEL导致疾病的发生。例如在乳糜泻中，发现针对小麦蛋白的异常免疫应答可引起表达γ:δ TCR的IEL数量异常增加（见第14-17节）。在此条件下，谷蛋白的某些成分可刺激上皮细胞产生IL-15，并上调MIC-A的表达，进而促进MIC-A依赖性上皮内T细胞的细胞毒活性，从而导致肠损伤。如上所述，这些过程导致活化的IEL对肠上皮细胞的损伤（图12.14，下图）。

　　b型IEL的起源和发育一直存在争议，尤其是针对人b型IEL的研究尚属空白。与a型IEL不同，多数表达α:β TCR的b型IEL似乎没有经历过经典的阳性和阴性选择（见第8章），而表达明显的自身反应性

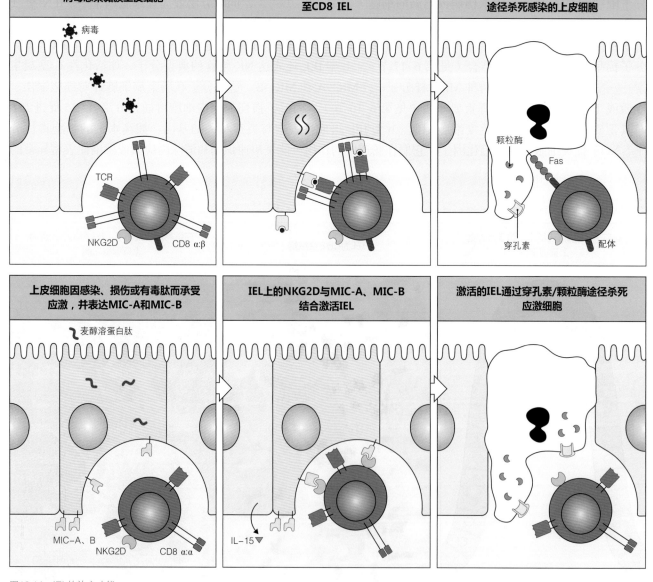

图12.14　IEL的效应功能

a型IEL（上图）是经典CD8⁺CTL，其识别来自病毒的肽或与感染上皮细胞上的经典MHC I类分子结合的其他细胞内病原体。a型IEL表达α:β TCR和CD8α:β异二聚体共受体。携带CD8α:α同源二聚体的b型IEL（下图）通过受体NKG2D识别MIC-A和MIC-B并被IL-15激活。感染、改变细胞生长或来自蛋白质α-麦醇溶蛋白（谷蛋白的组分）的毒性肽可激活人上皮细胞，使其上调非经典MHC I类分子MIC-A和MIC-B的表达，并产生IL-15。两种类型的IEL都可以通过释放穿孔素和颗粒酶来发挥杀伤作用，也可以通过T细胞上的FasL与上皮细胞上的Fas结合来诱导上皮细胞的凋亡。

TCR。然而，由于 CD8β 链比 CD8α 链与经典 MHC 分子的亲和力更强，而缺乏 CD8α:β 异二聚体意味着这些 b 型 IEL 对经典抗原肽：MHC 复合物的亲和力较低。因此，表达 α:β TCR 的 b 型 IEL 不能成为自身免疫应答的效应细胞。而这种对自身 MHC 分子的低亲和力可能也是该细胞亚群在胸腺中能够逃避阴性选择的重要原因。相反，它们似乎通过阳性选择过程而发育的，晚期双阴性 / 早期双阳性 T 细胞在胸腺中由未知配体阳性选择后，被立即释放到肠道。它们在肠道成熟，并在上皮细胞释放的 TGF-β 诱导下表达 CD8α:α 同源二聚体。而且肠上皮细胞表达的非经典 MHC 分子对于这些 b 型 IEL 的成熟也发挥重要作用。这种选择分子的一个例子是胸腺白血病抗原（thymus leukemia antigen，TL），这是在某些不提呈抗原肽的小鼠品系中发现的一种非经典 MHC Ⅰ类分子（图 6.26），TL 由肠上皮细胞表达，并可与 CD8α:α 高亲和力直接结合。

作为 γ:δ T 细胞程序化发育的一部分，表达 γ:δ TCR 的 b 型 IEL 也通过胸腺中的阳性选择方式发育（图 8.23）。胸腺内特异性配体诱导其受体的表达，并促进该细胞向肠上皮组织内迁移，在肠上皮内在相同刺激性配体的作用下进一步程序化发育。

b 型 IEL 在肠道内的局部分化发育需要细胞因子 IL-15 的参与，肠道微生物可诱导 IL-15 的产生，IL-15 与其表达在上皮细胞表面的受体形成复合体，进而促进 b 型 IEL 在肠道局部的分化。b 型 IEL 发育依赖于芳烃受体（AhR），这是一种从芸薹及其他膳食蔬菜中提取的环境配体激活的核转录因子。缺乏 AhR 的小鼠 ILC3 和 b 型 IEL 的数量明显减少，同时上皮屏障修复功能异常，进一步证实了这些非经典淋巴细胞在肠道局部固有免疫应答中发挥重要作用。

【小结】

肠道和呼吸道等黏膜组织持续暴露于大量不同抗原中，而这些抗原可以是病原体，抑或是食物及共生菌群等无害物质。针对这些局部抗原的潜在免疫应答能够被免疫系统特殊部分所调控，即体内最大的黏膜免疫系统。其特征包括独特的抗原摄取和提呈途径。如利用 M 细胞转运抗原穿过派尔集合淋巴结的上皮，以及产生视黄酸的 DC 通过肠道归巢特性影响 T 细胞和 B 细胞的活化。DC 也有利于 FoxP3⁺Treg 在正常肠道中的生成。组织常驻型肠巨噬细胞通过产生 IL-10 发挥调节作用，如吞噬抗原而不引起炎症。在 MALT 中的淋巴细胞可表达特异性归巢受体，促进其作为效应细胞再次迁移至黏膜表面。黏膜组织中适应性免疫应答的特征表现为分泌性 IgA 二聚体的产生，以及上皮层和固有层中不同种类的记忆性 / 效应 T 细胞亚群的存在。即使在没有明显感染的情况下，固有层中的 CD4⁺ T 细胞也能产生促炎细胞因子——IL-17 和 IFN-γ，而 Treg 可通过产生 IL-10 来维持黏膜局部免疫应答的平衡。IEL 所表现出的细胞毒活性及其他固有免疫功能有助于维持健康的上皮屏障。

黏膜感染免疫应答及黏膜免疫应答的调控

黏膜免疫应答的主要作用是抵御感染原，防止包括病毒及多细胞寄生虫等各种形式微生物的入侵。许多微生物已经进化出适应和逃避宿主免疫应答的方式和方法，因此机体必须能够产生广泛的免疫应答，以应对单个病原体的挑战。为了确保对病原体的充分应答，黏膜免疫系统需要能够识别并针对任何外来抗原产生免疫应答，但它不能对无害抗原（食物或共生菌群的抗原）产生与对病原体相同的免疫应答。黏膜免疫系统的一个主要作用就是维持各类黏膜免疫应答的平衡，本章的重点将聚焦在其如何维持平衡。

12-15 肠道病原体引起局部炎症反应和保护性免疫

尽管肠道内存在固有免疫应答机制及共生菌的竞争抑制，然而肠道仍是众多致病微生物的常见感染部位。这些致病微生物包括各种病毒、弧菌、沙门菌和志贺菌等肠道细菌，以及阿米巴原虫、绦虫和蛲虫等寄生虫。与机体其他部位一样，这些肠道病原体可通过多种途径致病，而肠道固有免疫系统的适当激活是机体形成保护性免疫应答的关键。

固有免疫系统的效应机制本身能够迅速消除大多数肠道感染，使感染不会扩散到肠道以外。上皮表面这些反应的基本特征在第 2-2 节中进行了讨论，这里我们仅重点强调肠道独特的特征，其中最重要的是上皮细胞自身（图 12.15）。上皮细胞间的紧密连接形成阻止大分子及异物入侵的屏障。干细胞在隐窝中不断生成新的上皮细胞，使得屏障在机械性损伤或细胞损伤后能够迅速修复。尽管如此，病原体仍有办法进入屏障，沙门菌进入屏障机制如图 12.16 所示，志贺菌进入屏障机制如图 12.17 所示。

上皮细胞的顶部和基底面表达 TLR，其可以识别肠腔和穿透上皮的细菌。此外，上皮细胞内囊泡也表达 TLR，可识别细胞内或细胞外病原体及其吞噬的物质。如第 3 章所述，上皮细胞也有细胞内传感器，当微生物或其产物进入胞质时上皮细胞会产生应答。这些传感器包括 NOD 蛋白——NOD1 和 NOD2（见第 3-8 节，图 3.17）。NOD1 识别仅在革兰氏阴性菌细胞壁中表达的含二氨基二甲酸的肽。NOD2 可识别大多数细菌肽聚糖中的胞壁酰二肽，NOD2 缺失的上皮细胞对细胞内细菌感染的抵抗力降低。缺乏 NOD2 的小鼠也表现出细菌在上皮细胞和派尔集合淋巴结外的易位增加。NOD2 对共生菌群的识别缺陷似乎在克罗恩病中也很重要，因为高达 25% 的患者携带 NOD2 基因突变，导致 NOD2 蛋白功能缺陷。

阻断上皮细胞中 TLR 或 NOD 蛋白可刺激 IL-1 和 IL-6 等细胞因子及趋化因子的产生。CXCL8（中性粒细胞趋化因子）、CCL2、CCL3、CCL4 和 CCL5 等趋化因子从血液中募集单核细胞、嗜酸性粒细胞和 T 细胞。细胞因子进一步促进上皮细胞分泌 CCL20，该趋化因子可促进未成熟的 DC 迁移至上皮表面（见第 12-4 节和第 12-7 节）。

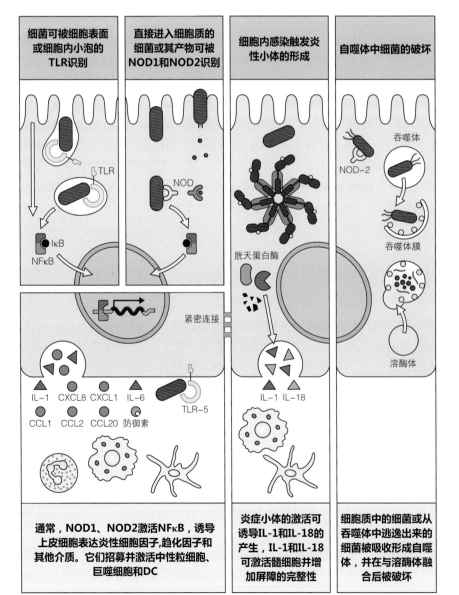

图12.15　上皮细胞在抗病原体固有防御中起重要作用

TLR存在于细胞内囊泡或上皮细胞的基底外侧或顶端表面，识别入侵细菌的不同成分。细胞质内NOD1和NOD2识别细菌细胞壁多肽。TLR和NOD激活NFκB（图3.15），诱导上皮细胞产生CXCL8、CXCL1（GROα）、CCL1和CCL2（募集中性粒细胞和巨噬细胞）、CCL20（募集DC）、IL-1和IL-6（激活巨噬细胞）。各种类型的细胞损伤可激活炎症小体（见第3-9节），炎症小体激活胱天蛋白酶原1，并产生IL-1和IL-18。侵入上皮细胞质或从吞噬体逃逸到胞质中的细菌可诱导自噬。微生物泛素化后导致衔接蛋白的募集，从而吸引吞噬体形成自噬体。然后，自噬体与溶酶体融合导致自噬体内容物的破坏。NOD2也可以通过直接与包括克罗恩病相关分子ATGL16L1在内的衔接蛋白结合来触发自噬体的形成。

图12.16　伤寒沙门菌是引起食物中毒的重要原因，它通过三种途径侵入上皮层

伤寒沙门菌附着并进入M细胞，通过诱导细胞凋亡杀伤M细胞（左上图），然后感染巨噬细胞和上皮细胞。上皮基底膜表达的TLR5能与沙门菌鞭毛蛋白结合，激活NFκB通路。被固有层巨噬细胞吞噬后，侵袭性沙门菌诱导caspase 1活化，促进IL-1和IL-8的产生。感染的巨噬细胞产生CXCL8，这些因子共同募集并激活中性粒细胞（左下图）。沙门也可以通过黏附在肠腔上皮表面称为纤毛膜的细丝状突起直接入侵肠上皮细胞（上中图）。单核吞噬细胞在上皮细胞间延伸的细胞过程可能被管腔内的沙门菌感染，从而有效破坏上皮层。（右上图）。固有层中的DC可能被感染的巨噬细胞感染，并将感染携带到引流肠系膜淋巴结，以启动适应性免疫应答（右下图）。如果在淋巴结的防御过程失败，沙门菌会扩散至肠及其淋巴组织外，并进入血液引起全身感染。

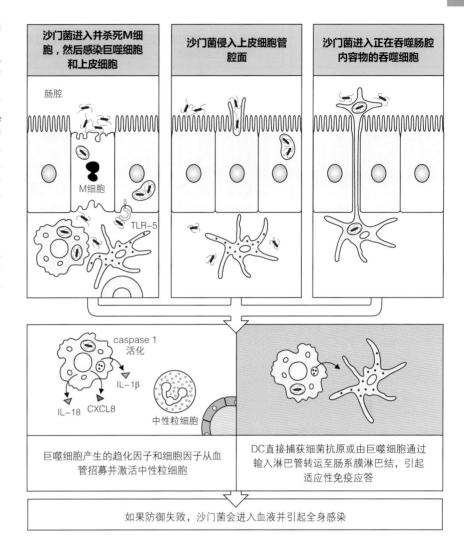

上皮细胞也表达细胞内 NOD 样受体（NLR）家族成员，包括可形成炎性小体的 NLRP3、NLRC4 和 NLRP6（图 12.15）。如第 3-9 节所述，炎症小体的形成导致 caspase 1 的激活，caspase 1 裂解 IL-1 和 IL-18 的前体，生成具有活性的细胞因子（图 3.19）。这两种细胞因子参与屏障完整性的维持，有助于上皮细胞抵御细菌入侵，但若长期存在可能导致组织损伤。

我们在第 6-6 节中讨论了自噬与抗原加工的关系。最近发现，上皮细胞抗感染的重要机制之一是自噬。在此过程中，称为隔离膜或膜池的细胞质中新月形双层膜结构可吞噬各种细胞质内容物，形成一个完整的囊泡，即自噬体，它与溶酶体融合以降解内容物（图 12.15）。当自噬被破坏时细菌不能被有效抑制，上皮细胞呈现应激状态。这会易化细菌向体内侵入并增强 NFκB 介导的炎症。NOD1 和 NOD2 细胞内的细菌传感器可促进自噬。自噬相关基因 ATG16L1 和 IRGM1 的突变与 NOD2 一样，与人类克罗恩病的易感性有关。

某些特定的上皮细胞亚群在肠道固有免疫防御中发挥重要的作用。帕内特细胞只存在于小肠中，当暴露于 CD4+ Th17 细胞或 ILC3 释放的 IL-22 时，它们会产生诸如 RegIIIγ 和防御素等抗菌肽。由于帕内特细胞表达 TLR 和 NOD 且高度自噬，因此可直接对微生物产生应答。帕内特细胞功能缺陷会导致细菌防御功能降低，这被认为是人类对炎症性肠病易感的重要原因。杯状细胞是另一种特殊的上皮细胞，CD4+ Th2 或 ILC2 产生的细胞因子可促进其黏液的分泌。黏液是由高电荷糖蛋白（黏液蛋白）构成的复杂混合物，构成所有黏膜表面免疫防御的重要组成部分。黏液的密度、电荷和黏性表明它可以捕获微生物和其他颗粒，为阻止异物入侵提供了强大屏障。同时也起到了支架作用，可容纳上皮分泌到肠腔的 IgA 抗体和抗菌肽。黏液实际上很滑，所以被捕获的物质很容易被正常的蠕动运动排出。分布在大肠内的黏液有两层，一层是疏松的外层，另一层是比较致密的内层。虽然细菌可以穿透黏液的疏松层，但它们通常停留在致密层内，从而远离上皮细胞

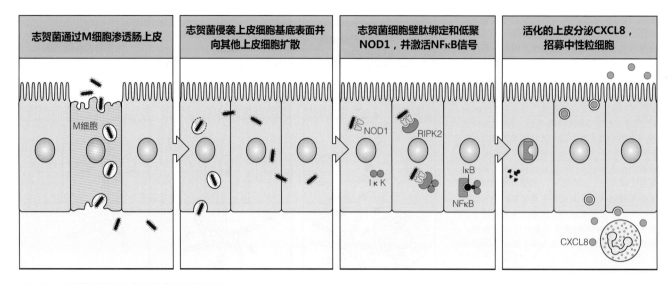

图12.17   志贺菌感染肠上皮细胞引起细菌性痢疾

志贺菌与M细胞结合，并转移到肠上皮（图一）。细菌从其基底面感染肠上皮细胞并进入胞质（图二）。志贺菌细胞壁上含有二氨基二甲酸的胞壁三肽结合并促进NOD1蛋白寡聚化。寡聚化的NOD1结合丝氨酸/苏氨酸激酶RIPKA2并激活NFκB通路（图3.17），诱导趋化因子和细胞因子基因转录（图三）。活化的上皮细胞释放中性粒细胞趋化因子CXCL8（图四）。

表面。黏液结构的缺陷会损害抗菌防御功能。

　　正如我们所讨论的，肠黏膜也富含固有免疫细胞，能对感染迅速做出应答。肠黏膜的固有免疫细胞包括巨噬细胞、嗜酸性粒细胞、肥大细胞、ILC、MAIT细胞、NKT细胞和γ:δ T细胞。

12 – 16　固有防御被破坏时病原体会引起适应性免疫应答

　　如果致病菌和病毒进入上皮下间隙，它们可能与基底层炎症细胞上的 TLR 相互作用。伴随着上皮细胞释放炎性介质的级联反应，黏膜微环境和局部 APC（如 DC）的功能显著改变。如第 9-8 节所述，活化的 DC 表达高水平的共刺激分子和细胞因子，如 IL-1、IL-6、IL-12 和 IL-23，并促进效应 T 细胞的分化。在派尔集合淋巴结中活化的 DC 迁移至 T 细胞依赖区域，而固有层中抗原激活 DC 在 CCR7 的趋化下迁移到肠系膜淋巴结。在视黄酸的刺激下，效应 T 细胞获得肠道归巢分子（如 α_4:β_7 和 CCR9）的表达，并活化迁移至肠道炎症部位。同样，在派尔集合淋巴结和肠系膜淋巴结中产生 IgA 的 B 细胞，在固有层中分化成浆细胞。由于 TLR 配体和促炎细胞因子促进 pIgR 的表达，因此感染后肠腔分泌的 IgA 迅速增多，而当入侵微生物到达全身免疫组织时，来自血清中的 IgG 抗体才可在肠道分泌物中被发现。

　　炎性黏膜组织中活化的髓样细胞有助于维持效应 T 细胞和 B 细胞迁移至肠黏膜后的功能。单核细胞分泌的 IL-1 和 IL-6 对维持局部 Th17 细胞的存活和功能具有重要意义。促炎性髓样细胞也可产生如 IL-6、TNF-α 和 NO 等介质，这些分子有助于介导黏膜 B 细胞向 IgA 类别转换和再次扩增。

12 – 17　肠内效应 T 细胞应答保护上皮细胞功能

　　一旦被激活，蓄积在肠道中的效应 T 细胞表现出与机体其他部位 T 细胞相似的功能，即产生细胞因子及溶细胞活性。不同的是，肠道保护性免疫应答的目的在于保持上皮屏障完整性和功能。根据病原体性质的不同，可通过多种方式实现。在病毒感染时，IEL 中的 CD8$^+$ CTL 可杀伤受感染的上皮细胞（图 12.14），并由隐窝中迅速分裂的未感染的干细胞来更新替换。

　　效应性 CD4$^+$ T 细胞分泌的细胞因子直接刺激上皮细胞分裂，这一过程也可发生在其他形式的保护性免疫应答中。该过程不仅迫使感染细胞被替换更新，还保障了上皮表面的完整性。例如，Th2（和 ILC2）在寄生虫感染期间产生的 IL-13 就具有上述功能。除了能够刺激帕内特细胞产生抗菌肽外，Th17 细胞产生的 IL-22 还可通过增强上皮细胞之间的紧密连接保持黏膜屏障完整性，从而有助于防御细胞外细菌和真菌的入侵。黏液对保护上皮屏障的完整性至关重要，CD4$^+$T 细胞分泌的细胞因子（如 IL-13 和 IL-22）以及肥大细胞和 T 细胞募集的其他效应性固有免疫细胞分泌的细胞因子，可促进杯状细胞分泌黏液。最后，这些介质及其他介质可以增强肠道的蠕动和液体的分泌，冲洗肠道内的病原体。这些过程共同的目的是为病原体创造一个敌对、不稳定的环境，降低其侵入和破坏上皮屏障的能力。

12 – 18　黏膜免疫系统必须对无害的外来抗原保持耐受

尽管对食物和共生细菌抗原缺乏中枢耐受性，但它们通常不会引起炎症免疫应答（图 12.18）。黏膜免疫系统的微环境具有先天耐受性，这是开发灭活疫苗的一个障碍，因为需要克服局部调节机制。食物蛋白在肠内不能完全消化，大量的蛋白质被人体吸收。对口服蛋白抗原的无应答是口服耐受的表现。这是一种外周耐受，促使全身和黏膜免疫系统对同一抗原相对无反应。通过给小鼠喂食卵清蛋白等外源蛋白的实验可以证明这一点（图 12.19）。当动物通过非黏膜途径被抗原免疫时，如注射到皮肤中，免疫耐受就会减弱。这种对全身免疫应答的抑制是持久且抗原特异性的：对其他抗原的反应不受影响。在将蛋白质注入呼吸道后，随后的免疫应答也会受到类似的抑制，这就产生了黏膜耐受的概念，因为通常对这种抗原的反应是通过黏膜表面传递的。全身性 T 细胞应答也可以通过喂食从未接触过的人类蛋白质抗原来抑制。

口服耐受可影响外周免疫应答的各个方面，包括 T 细胞依赖性应答及 IgE 的产生。黏膜的效应 T 细胞应答在口服耐受中也可被下调，尽管在健康人体内有较低水平针对食物蛋白的分泌性 IgA 抗体，但并不会导致炎症。

多种机制可以解释对蛋白质抗原的口服耐受，这些机制包括无反应性、抗原特异性 T 细胞的缺失、肠系膜淋巴结中诱导生成的 Treg 的肠道归巢，以及通过迁移期 DC 产生的视黄酸和 TGF-β 诱导生成的抗原特异性 Foxp3$^+$ Treg（见第 12-7 节）。虽然这些过程也是抑制全身免疫应答的关键，但是对于造成黏膜和外周免疫系统之间的联系机制目前还不清楚。有时，口服耐受也会失败，如乳糜泻（在第 14-17 节详细讨论）或花生过敏（在第 14-10 节和第 14-12 节讨论）等疾病的发生。

虽然黏膜耐受可用于避免 1 型糖尿病、关节炎和脑脊髓炎实验动物模型中的炎症性疾病，但人类临床试验的成功率较低，并已被其他治疗方法所取代，如单克隆抗体，这些我们将在第 16 章进行更详细的讨论。

12 – 19　正常的肠道含有大量健康所需的细菌

健康人体表面存在大量微生物定殖，这些微生物统称为微生物群或微生物组，主要由细菌组成，但也包括古菌、病毒、真菌和原生动物。尽管其他黏膜组织都有自己独特的微生物种群，但肠道是这些微生物的主要来源。我们每个人的肠道中都有 1000 多种共生细菌，它们在结肠和回肠末端数量最多。由于许多菌种无法在培养基中生长，它们的确切数量和种类现在只能通过高通量测序技术来确定。在人类中，有几个主要的细菌门类（按降序排列）：厚壁菌门、拟杆菌门、变形杆菌门

	保护性免疫	黏膜耐受
抗原	侵入性细菌、病毒、毒素	食物蛋白质、共生细菌
主要Ig生产	血清中存在肠道IgA特异性抗体	血清中局部IgA低或无抗体
主要的T细胞反应	局部和系统效应T细胞和记忆T细胞	没有局部效应T细胞反应
对抗原再暴露的反应	增强的（内存）响应	低反应或无反应或系统反应

图12.18　免疫启动和耐受是肠道接触抗原的不同结果

肠道免疫系统对病原微生物感染时出现的抗原产生保护性免疫。IgA抗体在局部产生，血清IgG和IgA生成，相应的效应T细胞在肠道和其他地方被激活。当再次遇到抗原时，有效的记忆确保快速保护性免疫应答的发生。来自食物蛋白的抗原可诱导局部和全身耐受，很少或不产生IgA抗体。T细胞不被激活，随后反应被抑制。在共生细菌的情况下，可能有一些局部IgA产生，但没有较强全身抗体反应，效应T细胞没有被激活。

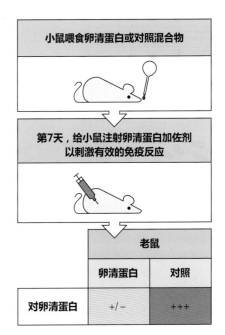

图12.19　口服实验产生对抗原的耐受性

小鼠喂食25 mg卵清蛋白（实验蛋白）或另一种蛋白质作为对照，为期两周。7天后，小鼠皮下注射卵清蛋白和佐剂，2周后，测定血清抗体和T细胞功能。喂食卵清蛋白的小鼠比对照组小鼠产生卵清蛋白特异性全身免疫应答更弱。

和放线菌门。这些微生物数量至少有 10^{14}，总重约 1 kg。肠道微生物群通常处于一种互利共生的关系中，这种关系被称为互惠共生，在人类身上已经存在了数千年，并伴随着脊椎动物的进化而共同进化。因此，在不同的动物群体中发现的这些微生物种群是独特的，并高度适应各自的宿主物种。

微生物群在维持健康方面起着至关重要的作用。其有助于纤维素等膳食成分的代谢，降解毒素，并产生必需的辅助因子，如维生素 K_1。通过由共生细菌对膳食碳水化合物的无氧代谢，而产生的短链脂肪酸（SCFA），如乙酸盐、丙酸盐，尤其是丁酸盐，可被结肠肠细胞作为底物进入三羧酸（TCA）循环成为产生能量的重要来源。外科手术，如回肠造瘘术，使正常粪便流到结肠受到抑制，可导致一种称为转移性结肠炎的综合征，其中缺乏短链脂肪酸的肠细胞会发生炎症和坏死。向受影响的结肠段提供短链脂肪酸可以逆转这种情况。共生微生物的另一个重要特性是，它们通过竞争生存空间和营养物质，抑制致病菌在肠道中定植和入侵。它们还可以直接影响病原体激活上皮细胞的炎症信号通路。如果在微生物群中各种细菌之间的平衡受到干扰（失衡），将增加对各种疾病的易感性（见第 12-21 节和第 12-22 节）。

广谱抗生素的不良反应充分说明了共生菌群的保护作用。这些抗生素可以杀死大量的共生肠道细菌，从而为潜在的致病菌创造生存环境，否则这些致病细菌无法与共生菌竞争。艰难梭菌（图 12.20）就是抗生素处理后肠道中过度繁殖的一种细菌，它可以导致严重的感染。在广泛使用抗生素的国家，这种致病菌感染已成为一个日益严重的问题，因为它们产生的毒素诱导严重腹泻和黏膜损伤。通过健康个体的粪便移植来恢复正常的微生物群，可以用来治疗艰难梭菌感染。

通过缺乏一种或多种因素的动物实验，表明了共生细菌的局部防御机制对健康的重要性。例如，缺乏抗体分泌的小鼠体内共生细菌的数量明显增加，这些共生细菌已经穿透肠道黏膜，并扩散到淋巴组织之外。这些小鼠体内微生物群的组成也发生了变化，细菌数量增加，但物种多样性下降。在缺乏 $FoxP3^+$ Treg 或嗜酸性粒细胞的小鼠中也发现了类似的肠道菌群失调现象。

12–20 固有和适应性免疫系统调控微生物群，防止炎症而不损害免疫防御功能

尽管共生菌群有其益处，但当肠上皮细胞完整性受损后，共生菌亦是一个潜在的危险因素。在这种条件下，通常无害的肠道细菌，如非致病性大肠埃希菌可以穿过黏膜，进入外周血循环，造成致命的全身感染。

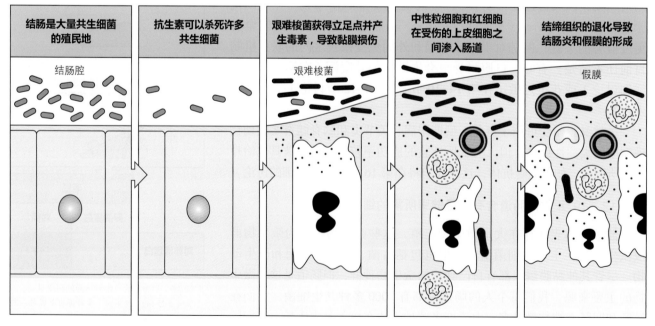

图12.20　艰难梭菌感染

用抗生素治疗会导致通常寄生在结肠的共生细菌大量死亡。这使得致病细菌能够繁殖并占据一个通常由无害共生菌占据的生态位。艰难梭菌是一种产生毒素的病原体，其释放的毒素可导致抗生素治疗患者出现严重的出血性腹泻。

图12.21　一些局部过程确保宿主和微生物之间的稳态

腔内共生菌通过M细胞进入免疫系统。在非炎症条件下，抗原被派尔集合淋巴结中的DC和分离的滤泡所吸收（左图）。这些抗原促进IgA类别转换B细胞的生成，并作为产生IgA的浆细胞定居在固有层（右图）。然后IgA与共生菌结合，改变它们的基因表达，限制它们进入上皮细胞，阻止它们与上皮细胞表面结合，黏液层的存在有助于干扰向上皮细胞的浸润，黏液中还含有具有抗菌特性的黏液糖蛋白。此外，刺激帕内特细胞上的PRR可诱导Reg III γ和防御素等抗菌肽的产生（见第2-4节），也可通过来源于CD4[+] Th17细胞和ILC3的IL-22刺激黏液的分泌。IL-22也能使上皮细胞屏障更加紧密。上皮细胞下的吞噬细胞可以吞噬并杀死穿透表面的细菌。

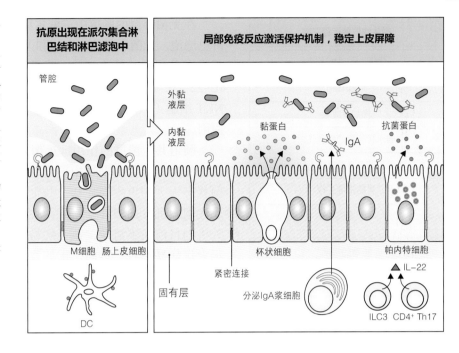

因此，机体的免疫系统必须通过一些应答机制去控制共生菌（图12.21）。由于不良反应可能导致慢性炎症和肠道受损，免疫系统必须在对共生菌的识别与应答和炎症所造成的组织损伤之间维持平衡。共生菌诱导产生的抗原特异性应答可维持宿主和微生物群体的局部平衡，并在很大程度上对肠道起保护作用。与可溶性食物抗原不同的是，共生菌不会引起全身免疫无应答状态。只有当这些微生物进入血液时，才可引起初次全身免疫应答。

适应性免疫系统对共生菌群的识别依赖于局部DC对微生物的摄取和细胞内转运，这些细胞要么留在派尔集合淋巴结中，要么迁移到肠系膜淋巴结（图12.21）。其作用是防止共生菌群的广泛播散。由于共生菌是非侵入性的，DC没有被完全激活并诱导一个精细平衡的应答，包括分泌IgA抗体，这些抗体进入肠道分泌物并直接靶向共生菌。多达75%的腔内共生菌似乎被IgA包裹（图12.21），这限制了它们对上皮细胞的黏附和渗透。此外，用sIgA覆盖菌群可以改变它们的基因表达。在健康肠道中发现的大量完全分化的Th1和Th17细胞可针对共生菌群。虽然这些细胞产生的介质，可以帮助巨噬细胞和上皮细胞清除细菌，但是它们也有产生炎症的风险。黏膜中存在由T细胞和FoxP3[+] Treg产生的IL-10使得这种情况一般不会发生。肠道内的Th17和FoxP3[+] Treg可以进入派尔集合淋巴结的生发中心，获得Tfh功能，介导IgA类别转换。

共生细菌的内毒素对碱性磷酸酶等肠道酶的中和作用似乎也异常敏感，导致免疫活性降低。如果仅少量的共生菌穿过上皮细胞，由于缺乏毒素的释放，无法抵抗吞噬细胞的吞噬和杀伤，因此很快被破坏。与在其他组织中发生的情况不同，摄入肠道内的共生菌不会导致炎症。如果巨噬细胞不能对IL-10的抑制作用起反应，肠道炎症就会自发进展。健康肠道中的嗜酸性粒细胞通过在与共生菌群的接触中产生APRIL、IL-6和TGF-β来协助抗原特异性IgA的类别转换（见第12-11节）。因此，共生菌与黏膜表面结合而不入侵或引发炎症。这种共生关系涉及许多固有和适应性免疫效应细胞，这些细胞通常与慢性炎症有关，但在肠道中有时会产生一种称为生理性炎症的状态。

12-21　肠道微生物群在塑造肠道和全身免疫功能中发挥重要作用

共生细菌及其产物在免疫系统的正常发育中起重要作用。这些作用可以在肠道中缺乏微生物定植的无菌小鼠中得以证实。这些动物体内淋巴器官明显变小，血清免疫球蛋白水平降低。成熟T细胞减少，免疫应答显著降低，尤其是Th1和Th17应答。这些小鼠易产生Th2型应答，例如IgE抗体的分泌，并且更易患某些免疫性疾病，如1型糖尿病。

微生物群的远程影响
降低IgE、Th2反应
增加Treg
增加骨重建
碳水化合物的脂类代谢
胰岛素敏感度
骨髓细胞生成
肾上腺皮质轴

影响的疾病
关节炎
实验性自身免疫性脑脊髓炎
炎症性肠病
特异反应性、哮喘
代谢性疾病
心血管疾病
1型糖尿病（减少微生物群）

图12.22　共生菌群对疾病和系统免疫功能的影响

共生菌群的存在和组成对免疫系统和其他身体组织的功能有许多下游影响，其中一些可能是黏膜应答的次要因素，而其余可能反映肠道微生物产物进入循环系统的能力。共生菌群对人类和实验动物的多种疾病易感性也有多种影响。

在无菌小鼠的肠道中，派尔集合淋巴结不能正常发育，也缺少孤立淋巴滤泡。无菌小鼠的固有层和上皮层中的 T 细胞和 ILC 数量减少，几乎没有分泌 IgA 的浆细胞，局部免疫介质如抗菌肽、视黄酸、IL-7、IL-22、IL-25、IL-33 和 TSLP 减少。相比之下，在无菌肠道中，恒定 NKT 细胞（iNKT）数量增加，这可能是导致在无菌动物中 Th2 增多的原因。

肠道共生菌群的作用远远超出肠道范围（图 12.22）。例如，一些自身免疫病在无菌动物中更为常见。在 1 型糖尿病的遗传模型中，无菌状态大大加重疾病症状。共生菌群的组成会影响多种免疫疾病、造成代谢紊乱，如肥胖、癌症、心血管疾病甚至精神疾病的易感性。相关机制目前尚不清楚，在疾病易感性方面，只有很少的个体物种被确定为疾病易感者。然而，正如我们在第 12-19 节所看到的，一些受影响的个体会出现正常共生菌群中主要细菌种类的异常组合，这是一种微生态的失衡。在实验模型中，通过在受影响和未受影响的动物之间转移肠道菌群，可以改变疾病的易感性，证明微生物群的变化是一个重要诱因，而不是疾病导致的结果。这也是益生菌使用的基础。益生菌是被认为有益的活细菌和酵母的特殊混合物，它们的使用可能会改变肠道微生物群，以预防疾病和促进健康。但关于它们的潜在益处还有待进一步了解。

共生菌群的作用可能涉及许多不同的机制（图 12.23）。TLR 和 NLR 的连接对于上皮细胞和髓系细胞的许多局部效应无疑是重要的。鞭毛蛋白存在于许多肠道细菌中，能刺激表达 CD11b 的 DC 表面的 TLR-5，诱导 IL-6 和 IL-23 的产生，有利于 Th17 和 IgA 应答。也有个别细菌种类对免疫功能有特殊影响。用分段丝状细菌（SFB）定植小鼠，可提高 IgA 的产生、IEL 的蓄积和肠道效应 Th17 细胞的数量（图 12.23）。乳酸杆菌将膳食色氨酸转化为犬尿酸代谢物，可激活 AhR（见第 12-14 节），并通过 ILC3 增强 IL-22 的产生。脆弱拟杆菌多糖 A（PSA）以 TLR-2 依赖的方式促进 Treg 的分化。此外，一些梭菌可能通过促进 TGF-β 的释放和短链脂肪酸的产生来刺激结肠中 FoxP3$^+$ Treg 的产生。SCFA 直接改变免疫细胞功能的机制尚不清楚。到目前为止，很少有特定的微生物能够诠释这种失调对人类疾病的影响，尽管某些大肠埃希菌（统称为肠黏附性大肠埃希菌）在克罗恩病患者中普遍存在。最近的研究也表明，在一些新确诊的类风湿关节炎患者中，粪普氏菌的数量增加，但需要做更多的工作来确认这些因素的相关性，并找出是否在其他疾病中有类似的作用。

12-22　对共生菌的过度免疫应答引起肠道疾病

现在普遍接受的观点来自 20 世纪 90 年代进行的实验，即正常动物体内存在可以对共生细菌产生免疫应答的潜在侵袭性 T 细胞，但通常通过主动调节加以控制（图 12.24）。如果这种调节机制失效，对共生细菌的过度免疫应答可导致炎症性肠病，如克罗恩病。许多与人类克罗恩病易感性相关的基因可编码调节固有免疫的蛋白质。当这些免疫调节过程失败时，会针对共生细菌（如鞭毛蛋白）抗原产生全身免疫应答。在黏膜中也会产生 T 细胞应答，进而导致严重的肠道损伤。IL-23 在肠道损伤过程中起关键作用，其可促进 Th17 效应细胞的分

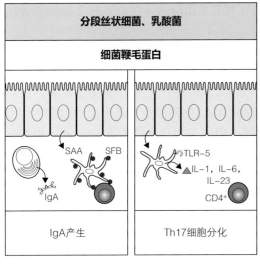
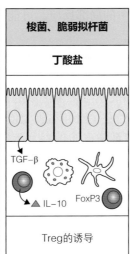
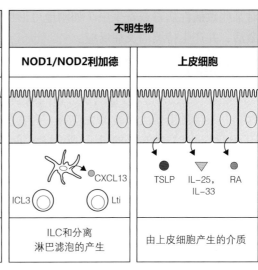

图12.23　共生菌群调节局部和全身免疫应答

共生菌群对免疫功能有局部和全身的影响，尽管只有少数个别微生物和机制被确定。分段丝状菌（SFB）可能通过诱导上皮细胞产生可影响DC的血清淀粉样蛋白A（SAA）蛋白，能有效诱导SFB特异性Th17细胞。细菌鞭毛蛋白通过刺激黏膜内表达CD11bDC的TLR-5，有利于Th17和IgA应答。孤立淋巴滤泡和ILC也需要共生菌群的存在，特别是ILC3，但抑制恒定NKT细胞（iNKT）的蓄积。除了为结肠肠细胞提供能量外，丁酸盐和其他短链脂肪酸也可以促使Foxp3⁺Treg的生成，尽管分子机制尚不清楚。梭菌也能通过上皮细胞诱导TGF-β的产生。脆弱类杆菌的多糖抗原（PSA）可能通过与CD4⁺T细胞上的TLR-2结合来刺激Treg的优先生成。维持TSLP、IL-25、IL-33和RA的产生也需要共生菌群中的未知成分的存在。

化。同时 IL-23 和 IL-12 也可在肠道黏膜中诱导炎性 Th1 型免疫应答，在这种情况下可见同时产生 IFN-γ 和 IL-17 的 CD4⁺ 效应 T 细胞。这些实验结果与临床证据一致，表明 IL-23 受体多态性与人类克罗恩病之间存在关联。在所有实验模型中，由于共生细菌导致的肠道损伤是可以通过抗生素治疗来预防的，并且不会在无菌动物中发生。

克罗恩病及溃疡性结肠炎患者通常表现为肠道共生菌群发育不良及菌群亚群异常。然而，除了上文提到的肠黏附性大肠埃希菌外，尚未证明单一种类的共生细菌是造成肠道损害的主要原因。也有实验证据表明，

细胞转移	中立的TGF-β	微生物区	疾病
未纯化的CD4⁺ T细胞	−	+	无
纯化的CD4⁺CD45RBʰⁱ T细胞	−	+	肠炎
纯化的CD4⁺CD45RBˡᵒ T细胞+（CD25⁺/FoxP3⁺）Treg	−	+	无
CD4⁺CD45RBʰⁱ T细胞+CD4⁺CD45RBˡᵒ Treg	−	+	无
CD4⁺CD45RBʰⁱ T细胞+CD4⁺CD45RBˡᵒ Treg	+	+	肠炎
CD4⁺CD45RBʰⁱ T细胞	−	−	无

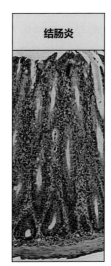
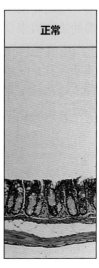

图12.24　正常动物体内存在对共生细菌产生炎症反应的T细胞，但受Treg调控

将总CD4⁺T细胞从正常小鼠分离并回输到免疫缺陷小鼠体内，如rag基因（rag⁻ᐟ⁻）缺失小鼠，将导致受体CD4⁺T细胞重新发育。然而，如果初始CD4⁺T细胞（CD4⁺CD45RBʰⁱ）被纯化并回输，则导致宿主小鼠出现严重的结肠炎。这可以通过同时回输在纯化初始CD4⁺T细胞时去除的CD4⁺CD25⁺FoxP3⁺Treg来预防。Treg发挥功能需要IL-10参与并可在体内被TGF-β中和而被阻断。初始CD4⁺T细胞引起的肠道炎症需要微生物菌群的存在，因为在无菌小鼠或使用抗生素的小鼠中回输初始CD4⁺T细胞不能诱发炎症。这些实验表明，正常动物体内的某些CD4⁺T细胞能够引起肠道微生物菌群的炎症反应，但这些炎症反应通常受到Treg的调控。图片来自Powrie F，et al.：J. Exp. Med.，1996，183：2669-2674.

对某些致病性病毒或寄生虫（如刚地弓形虫）的局部反应，可能引发对共生菌群特异性的效应 T 细胞的旁路激活，并产生持续的炎症反应。

【小结】

黏膜免疫系统须具有识别潜在的致病性抗原与无害抗原的能力，对病原体产生强烈的免疫应答，但对食物、共生菌群等无害抗原无应答。食物蛋白在全身和黏膜免疫系统中诱导免疫耐受，该耐受的形成由产生 IL-10 和（或）TGF-β 的 Treg 所介导。免疫系统也能识别共生细菌，但这仅限于黏膜及其引流淋巴组织，因为从肠壁迁移到引流肠系膜淋巴结的未成熟 DC 可将共生细菌抗原提呈给 T 细胞。其可激活黏膜的耐受性和局部 IgA 抗体的产生，这些抗体限制了共生微生物的定植能力，但是全身免疫系统可"忽视"这些抗原。由于共生细菌对宿主有许多有益的影响，免疫调节过程对于允许细菌定植与免疫系统共存非常重要。当正常的调节过程被破坏时，局部 DC 完全活化并诱导初始 T 细胞活化，并在肠系膜淋巴结中分化为效应 T 细胞。这是机体针对病原体的保护性免疫应答机制，但在错误的情况下，可能导致炎症性疾病，例如克罗恩病或乳糜泻等。由于这些相互竞争同时又相互制约的方式以及免疫反应的参与，肠道通常会出现生理炎症，这有助于维持肠道和免疫系统的正常功能。这一过程主要是由免疫系统控制肠道共生菌群，在不完全清除肠道菌群或引起破坏性炎症的情况下，同时促进 IgA 的分泌、效应 T 细胞的生成和 Treg 的活化，以及多种固有免疫应答的产生。宿主的异常反应可以改变共生菌群的组成和生物学特征，而共生菌群的变化也可以影响肠外许多疾病的发展及结局。

第12章总结

黏膜免疫系统是一个庞大而复杂的体系，对维持机体健康起至关重要的作用，不仅在生理条件下保护重要器官，还具有调节整个免疫系统应答平衡和预防疾病发生的重要功能。大多数免疫学家关注的外周淋巴器官可能是黏膜组织中进化出的特殊形式。机体的黏膜表面极易受到感染，具有一系列复杂的固有或适应性免疫应答机制。MALT 的适应性免疫系统与其他外周淋巴系统在以下几个方面不同：黏膜上皮细胞与淋巴细胞并存；散在的淋巴组织及组织化的淋巴器官的存在；特异性抗原摄取机制与特殊的 DC 和巨噬细胞；即使在没有感染的情况下，活化的 / 记忆性淋巴细胞和独特的 ILC 的主导地位；以二聚体分泌型 IgA 为主要抗体；以及对无害抗原，如食物抗原和共生菌群的免疫应答的下调。正常情况下，无法对这些抗原产生全身免疫反应。与此相反，致病微生物则引起机体强烈的保护性免疫应答。决定诱导免疫耐受还是强力的适应性免疫应答的决定因素是黏膜免疫系统中存在的 DC 和 T 细胞之间相互作用的具体情况。非炎症条件下，通过 DC 向 T 细胞提呈抗原诱导 Treg 的分化。相比之下，穿过黏膜的病原微生物在组织中诱导炎症反应，刺激 APC 的成熟及其共刺激分子的表达，从而有利于保护性 T 细胞应答。这个决策过程主要是由特定的 DC 迁移并传递抗原给初始 T 细胞之前对周围环境所做出的反应方式来进行调控的。宿主免疫应答和局部共生菌群之间形成的共存关系在维持健康和疾病发展中起着核心作用。

练习题

12.1 选择题：下列哪个选项是不正确的？

A. M 细胞具有折叠的腔表面并且具有厚的黏液层，其允许微生物进入派尔集合淋巴结。

B. M 细胞通过 GP2 识别几种细菌蛋白，并通过"转胞吞作用"将这些物质释放到细胞外。

C. GALT 通过 CCL20 和 CCL9 等趋化因子募集 DC。

D. 鼠疫耶尔森菌和志贺菌等病原体以 M 细胞为靶细胞进入上皮下。

12.2 判断题：IEL 以 $CD4^+$ T 细胞为主，固有层以 $CD8^+$ T 细胞为主。

12.3 配对题：将每个趋化因子或趋化因子受体与其组织归巢功能进行配对。

A. CXCL13　　　　　　　ⅰ. 招募淋巴细胞至结肠、泌乳乳腺组织和唾液腺

B. CXCL25　　　　　　　ⅱ. 招募 B 细胞和 T 细胞至小肠

C. CXCL28　　　　　　　ⅲ. 淋巴细胞迁移至皮肤

D. CCR4　　　　　　　　ⅳ. 招募初始 B 细胞至派尔集合淋巴结

12.4 选择题： 以下哪项叙述是正确的？

A. CD11b$^+$DC 可刺激 ILC3，且是派尔集合淋巴结中 IL-12 的主要来源。

B. CD11b$^-$DC 的发育需要 BATF3。

C. 初始 T 细胞产生视黄酸是 DC 诱导生成 Treg 所必需的。

D. CCL20 阻止 DC 进入派尔集合淋巴结的上皮层。

12.5 简答题： IgA – 抗原复合物可以被再次释放到肠腔内，以促进病原体从机体的外排。相比之下，IgA – 抗原复合物的形成也能增强肠腔内抗原的摄取。那么抗原的摄取如何对机体有益？

12.6 简答题： 大量 IgA 由肠 B 细胞和浆细胞产生，并分泌到肠腔中，作为控制共生菌群和防止病原体入侵的一种手段，但大多数 IgA 缺乏的个体并不太容易受到感染。解释为何会这样。

12.7 选择题： 以下描述 IEL 恰当的是哪几项？

A. 表达 CCR9 和 $\alpha_4\beta_7$ 整合素

B. 表达 CCR9 和 $\alpha_4\beta_7$ 整合素（CD103）

C. CD4/CD8 T 细胞比例是 3∶1

D. CD4$^+$ T 细胞可产生 IFN-γ、IL-17 和 IL-22

E. 由 90% 的 T 细胞组成，其中 80% 为 CD8 α:α 同二聚体或 α:β 异二聚体

F. A 和 C

G. B 和 E

H. A、C、D

12.8 选择题： 以下哪种细胞类型依赖芳香烃受体的表达才能正常发育？

A. b 型 IEL

B. ILC1

C. B 细胞

D. 巨噬细胞

E. ILC2

F. 中性粒细胞

12.9 配对题： 将人类疾病与病理生理学特征进行配对。

A. 对小麦蛋白谷蛋白的异常反应，导致针对肠上皮细胞的具有 MIC-A 依赖性细胞毒活性的 IEL 频度增加　　ⅰ. 艰难梭菌感染

B. 阻断正常粪便流入结肠，导致肠细胞因缺乏由共生菌群产生的短链脂肪酸而发生炎症和坏死　　ⅱ. 乳糜泻

C. 抗生素治疗可消除大量共生菌群，将使某种特定菌种过度生长并产生大量毒素，导致严重腹泻和黏膜损伤　　ⅲ. 炎症性肠病（克罗恩病和溃疡性结肠炎）

D. 固有免疫基因缺陷引起对共生菌群的过度免疫应答　　ⅳ. 转移性结肠炎

12.10 判断题： 固有层 CD4$^+$ T 细胞仅在致病病原体入侵和炎症损伤时分泌大量细胞因子，如 IFN-γ、IL-17 和 IL-22。

12.11 判断题： 小肠中的大多数 Treg 不表达 FoxP3。

（王婷婷　孙　逊译，许化溪校）

参考文献

第五部分
健康与疾病中的免疫系统

13. 机体防御失败的机制
14. 过敏和过敏性疾病
15. 自身免疫与移植
16. 免疫应答的调控

机体防御失败的机制 13

本章概要：

免疫缺陷病

免疫防御的逃逸和损伤

适应性免疫缺陷综合征

通常，在感染过程中，病原体首先诱发固有免疫应答。在固有免疫信号的介导下，外来病原体的免疫原性增强，进而诱导适应性免疫应答，最终清除感染并建立保护性免疫。然而，机体并不总能产生有效的保护性免疫应答。在本章节中，我们将会详细阐述宿主对病原体防御失败的原因：① 宿主免疫功能异常导致的免疫缺陷（如免疫缺陷病患者）；② 病原体对正常宿主免疫防御的逃逸或损伤。最后，我们还将介绍一些特殊情况，正常机体受病原体感染时，其防御功能丧失，进而导致其对各种病原体易感，例如人免疫缺陷病毒（HIV）引起的 AIDS。

在本章第一部分阐述了原发性或遗传性免疫缺陷疾病。在这些疾病中，宿主防御失败的原因归结于某个基因的遗传缺陷，从而导致免疫系统的一个或者多个组分的功能缺失或受损，进而增加机体对特定类型病原体的易感性。目前，T 细胞或 B 细胞发育、吞噬细胞功能、补体组分缺陷引起的免疫缺陷疾病均有报道。本章第二部分将简要地阐述病原体通过逃避或破坏免疫应答的某些特定组分从而避免被清除，即免疫逃逸。本章最后部分将阐述继发性或适应性免疫缺陷病的典型案例，即 HIV 的持续感染如何引起 AIDS。通过对免疫系统防御功能缺陷的案例进行分析和机制研究，我们对机体的防御机制有了更深的了解，从长远来看，这些研究可能会为控制或预防感染性疾病（包括 AIDS）提供新的方案。

免疫缺陷病

免疫系统中一个或多个组分发生缺陷，即可导致免疫缺陷病，其分为原发性（遗传性或先天的）的或继发性（获得性）的。参与或控制免疫应答的任何基因发生突变都可以引起原发性免疫缺陷疾病。已报道有 150 多种原发性免疫缺陷病影响了免疫细胞的发育或功能，或同时影响两者。尽管这些疾病有一些共同特点，如低龄儿童易出现反复的严重感染等，但这些疾病的临床特点常复杂多变。相反，继发性免疫缺陷病是获得性的，通常是由其他疾病或者如饥饿等环境因素而诱发，抑或是医疗干预后的副作用。某些形式的免疫缺陷主要影响了免疫调节信号通路，这种类型的缺陷可引起过敏、淋巴细胞异常增殖、自身免疫病和肿瘤，这些内容将在其他章节讨论。本章则主要集中阐述容易引起感染的免疫缺陷病。

原发性免疫缺陷可以根据其涉及的免疫系统组分来分类。但由于免疫防御的能力来自多方面的整合，免疫系统某一组分的缺陷会影响其他组分的功能。因此，原发性的固有免疫缺陷会导致适应性免疫的缺陷，反之亦然。结合主要受影响的免疫类型对研究免疫缺陷具有一定的指导意义，因为不同的免疫类型会导致不同的感染模式和临床疾病。通过检测特定的免疫缺陷伴随哪种感染，我们可以深入了解在针对特定病原体的应答中免疫系统的哪个组分发挥重要的作用。遗传性免疫缺陷同样也揭示了不同类型的免疫细胞相互作用如何促进免疫应答，以及 T 细胞和 B 细胞的发育。对这些可以引导我们发现缺陷基因的遗传性疾病的研究，揭示了免疫应答过程新的分子机制，并且为诊断、遗传咨询以及最终通过基因治疗治愈疾病提供了可能。

13-1 反复感染病史有助于免疫缺陷病的诊断

免疫缺陷患者往往临床表现为反复感染，且通常被相同或相似的病原体感染。感染的类型常常对判断免疫系统哪一部分出现缺陷具有指导价值。如果反复发生化脓性球菌或其他化脓性细菌感染，这表明抗体、补体或者吞噬细胞功能出现缺陷，反映了免疫系统的这些组分在抵御这种感染中发挥作用。此外，持续性的真菌皮肤感染（如皮肤念珠菌病）或反复的病毒感染表明 T 细胞介导的宿主防御出现缺陷。

13-2 遗传基因的缺陷导致原发性免疫缺陷病

在抗生素出现之前，绝大多数遗传性免疫缺陷病的患者在婴儿期或幼儿期死亡，这是因为他们对特定类型的病原体易感。这种情况并不容易被发现，因为很多正常的婴儿也可能会死于感染。大部分引起遗传性免疫缺陷病的缺陷基因都是隐性的，并且很多都是由 X 染色体上的基因突变导致的。因为男性只有一条 X 染色体，所以如果男性携带了含有缺陷基因的 X 染色体会患病，而携带了一条缺陷基因的 X 染色体的女性通常是健康的。

小鼠基因敲除技术（见附录 I，第 A-35 节）被应用于建立许多免疫缺陷模型，从而加速了我们对单个蛋白质分子在正常免疫功能中作用的认知。然而，人类免疫缺陷病仍然是我们认识防御感染性疾病的正常途径的最佳来源。例如，抗体、补体或者吞噬功能的缺陷增加了某些类型细菌的感染风险。这反映了宿主防御这些细菌的正常途径为：抗体与细菌结合，然后此复合物再与补体结合，最后通过免疫调理促进吞噬细胞对细菌的吞噬和杀伤。这条反应链的任何一个环节被打断均会引起相似的免疫缺陷病。

通过分析免疫缺陷疾病，我们也认识到防御感染性疾病的机制具有冗余性，如第一个被报道具有遗传性补体缺陷（C2 缺陷）的人是一名健康的免疫学家。这让我们认识到在宿主中存在多种抵御感染的保护性免疫机制，若一种免疫组分发生缺陷，可能会有其他组分所代偿。因此，尽管有众多证据表明补体缺陷可以增加对化脓性感染的敏感性，但并不是每个携带补体缺陷的人都会出现反复性感染。

图 13.1 列举了免疫缺陷疾病的实例。每一种免疫缺陷疾病都并非很常见（IgA 的选择性缺陷是最常被报道的），并且有的疾病实属罕见。这些疾病将会在后续部分详细讲解。根据特定的致病性缺陷在适应性或固有免疫系统中所处的位置，我们对这些疾病进行了分类。

13-3 T 细胞发育缺陷导致重度联合免疫缺陷

图 13.2 总结了循环中的初始 T 细胞和 B 细胞的发育途径。T 细胞发育缺陷的患者极易被多种病原体感

缺陷综合征	特征性异常	免疫缺陷	对病原体易感性
重度联合免疫缺陷	见文中描述和图13.2		一般
迪格奥尔格综合征	先天性胸腺发育不全	T细胞的数量改变	一般
MHC I 缺失	TAP1、TAP2和TAP相关蛋白突变	无CD8⁺T细胞	慢性肺和皮肤炎症
MHC II 缺失	无MHC II 表达	无CD4⁺T细胞	一般
WAS综合征	X连锁；WASp基因缺陷	抗多聚糖抗体缺陷，T细胞免疫应答损伤，Treg功能异常	胞外荚膜菌、疱疹病毒感染（如HSV、EBV）
X连锁无丙种球蛋白血症	缺失BTK酪氨酸激酶	无B细胞	胞外菌/肠道病毒
高IgM综合征	CD40配体/CD40/NEMO（IKK）缺失	无类别转换/无体细胞突变和T细胞缺失	胞外菌、杰氏肺孢菌、隐孢子虫
B细胞引起的高IgM综合征	AID酶或UNG酶缺失	无类别转换/有或无体细胞突变	胞外菌
高IgE综合征（Job综合征）	STAT3缺失	Th17细胞发育受阻/IgE水平升高	胞外菌、真菌
常见变异型免疫缺陷病	TACI/ICOS/CD19等突变	IgA和IgG产生缺失	胞外菌
选择性IgA	不明原因，和MHC关联	无IgA合成	呼吸感染
吞噬缺陷	多种形式	失去吞噬和功能	胞外菌、真菌
补体缺失	多种形式	缺失特定的补体成分	胞外菌（尤其是奈瑟菌属的某些种）
X连锁淋巴细胞增殖综合征	SAP或XIAP突变	无法控制B细胞增殖	EBV诱导的B细胞瘤/致命感染引发的单核细胞增多症
共济失调性毛细血管扩张症	ATM突变	T细胞减少	呼吸道感染
布卢姆综合征	DNA解旋酶缺失	T细胞减少/抗体水平下降	呼吸道感染

图13.1 人免疫缺陷综合征

图中列出了一些人类常见和罕见的免疫缺陷综合征相关的特定基因缺陷，及其引起的免疫系统的改变和由此产生的疾病易感性。重度联合免疫缺陷（SCID）如图13.2总结和文中描述的那样可能由很多种基因缺失引起。

染，这说明 T 细胞的分化和成熟在针对几乎所有抗原的适应性免疫应答中发挥主要的作用。由于这些患者既不具备 T 细胞依赖的抗体应答，亦无细胞免疫应答，因此不能形成免疫记忆，所以称他们为重度联合免疫缺陷。

X 连锁 SCID 是一种最常见的 SCID 类型，它是由人 X 染色体上的 *IL2RG* 基因突变引起的，这个基因编码 IL-2 受体的 γ 链（γc）。γc 是 IL-2 家族细胞因子（IL-2、IL-4、IL-7、IL-9、IL-15 和 IL-21）受体的共同必要组分。所以在 XSCID 患者中，所有 IL-2 家族细胞因子的信号均发生缺陷，由于 IL-15 和 IL-7 信号缺陷，患者的 T 细胞和 NK 细胞不能正常发育（图 13.2）。虽然 B 细胞数目正常，但是由于缺乏 T 细胞的辅助，B 细胞也无法行使正常功能。绝大多数的 XSCID 患者为男性，在携带此突变的女性中，另一条野生型 *IL2RG* 等位基因可以保证 T 细胞和 NK 细胞的前体细胞正常发育从而建立正常成熟的免疫系统。XSCID 也称为"气泡男孩症"，该名称源自一位在消过毒的塑料帐篷里生活多年，但最终还是死于骨髓移植并发症的患有 XSCID 的男孩。临床上和免疫学上无法鉴别的 SCID 类型和 Jak3 激酶的失活性突变有关（见第 8-1 节），生理条件下，Jak3 与 γc 结合，且介导通过 γc 链细胞因子受体的信号转导。这个常染色体上的隐性突变同样会损伤 T 细胞和 NK 细胞的发育，但不影响 B 细胞的发育。

小鼠中其他的免疫缺陷更加精确地指出了每种细胞因子及其相应的受体在 T 细胞和 NK 细胞发育中的作用。例如，对 β_c 基因（*IL2RB*）定向突变小鼠的研究确定了 IL-15 作为生长因子在 NK 细胞发育中的重要作用，此外，研究还表明 IL-15 影响了 T 细胞的成熟和迁移。IL-15 自身或者其受体的 α 链定向突变的小鼠没有 NK 细胞，但具有相对正常的 T 细胞发育，伴随特定的 T 细胞亚群缺陷，主要限于记忆性 CD8 T 细胞的维持缺陷。

在人体中，IL-7 受体 α 链的缺陷会导致 T 细胞的完全消失，但不影响 NK 细胞的数目，这说明 IL-7 信号对 T 细胞发育至关重要，而非 NK 细胞（图 13.2）。有意思的是，小鼠中 IL-7 受体缺陷除了引起 T 细胞缺陷，还会导致 B 细胞数目的不足。这表明某些细胞因子的作用具有物种特异性，小鼠中的发现并不一定能推断到人类。在人和小鼠中，T 细胞接受 IL-2 受体刺激后，若 IL-2 的产生出现缺陷，虽然绝大多数的 T 细胞能正常发育，但 Foxp3+ Treg 的发育受损，从而导致机体易发生免疫调节异常和自身免疫病（见第 5 章）。与总的 T/NK 细胞发育缺陷相比，单个细胞因子信号缺陷对 XSCID 患者产生的影响是有限的。

与所有严重的 T 细胞缺陷患者一样，XSCID 患者 B 细胞数量虽然正常，但却不能产生针对绝大多数抗原的有效抗体应答。在携带 XSCID 女性体内，绝大多数而非全部的初始 IgM 阳性 B 细胞中缺陷的 X 染色体被灭活（见第 13-3 节），表现为 B 细胞发育受到 γc 链缺失的影响，但也不是完全依赖 γc 链。在经历过抗体类型转换成熟的记忆 B 细胞中，缺陷的 X 染色体无一例外地被灭活，这提示 γc 链可能也是 IL-21 受体的组成成分，因为 IL-21 对抗体类型转换的 B 细胞的成熟很重要（见第 10-4 节）。

13 - 4 嘌呤补救途径缺陷可引起重度联合免疫缺陷病

由嘌呤合成补救途径缺陷引起的常染色体隐性遗传的 SCID 包括腺苷脱氨酶（ADA）缺陷症（图 13.2）和嘌呤核苷酸磷酸化酶（PNP）缺陷症。ADA 催化腺苷和脱氧腺苷分别形成肌苷和脱氧肌苷，ADA 缺陷会导致脱氧腺苷和其前体 S - 腺苷同型半胱氨酸积累，而这两种物质对发育中的 T 细胞、B 细胞来说是有毒的。PNP 催化肌苷和鸟苷分别形成次黄嘌呤和鸟嘌呤。PNP 缺陷症是一种更罕见的 SCID，同样可以引起有毒前体分子的累积，但对发育中 T 细胞的影响程度远高于 B 细胞。在这两种疾病中，淋巴细胞减少症的发展在个体出生后是循序渐进的，并在生命的最初几年发展为严重的淋巴细胞减少症。因为这两种酶是很多类型细胞都表达的管家基因，所以与这两种遗传性基因缺陷相关的免疫缺陷病只是它们引起的更广泛的临床症状的一部分。

13 - 5 抗原受体基因重排缺陷可引起重度联合免疫缺陷病

发育中的淋巴细胞 DNA 重排失败也会引起 SCID，这同样是常染色体遗传性缺陷。若 *RAG1* 或 *RAG2* 基因突变，会导致 *RAG1* 或 *RAG2* 基因编码的蛋白质失去功能，导致 V（D）J 重排失败，从而阻碍祖 T 细胞向前 T 细胞和 B 细胞向过渡期 B 细胞的发育（图 13.2）。因此，在这些患者中，T 细胞和 B 细胞完全缺失。因为 RAG 缺陷只影响发生抗原 - 受体基因重排的 T/B 细胞，所以 NK 细胞的发育是不受影响的。在另一些儿童患者中，*RAG1* 或 *RAG2* 基因突变属于亚效突变（引起蛋白质功能减弱而非完全丧失），从而可以编码少量的功能性 RAG 蛋白，进而允许有限的 V（D）J 重排。这些儿童成为 Omenn 综合征患者（Omenn syndrome），这种疾病非常独特且严重，除了增加对多种机会性感染的易感性，还具有与移植物抗宿主疾病相似的临床特征，包括出疹、嗜酸性粒细胞增多、腹泻和淋巴结肿大（见第 15-36 节）。这些儿童患者体内活化 T 细胞的数目可能是正常的但也可能会增加，这一现象的原因可能是低活性的 *RAG* 允许一些有限的 TCR 基因发生重排。然而，在这些患者中，B 细胞却完全缺失，提示 B 细胞发育对 *RAG* 活性更加依赖。在

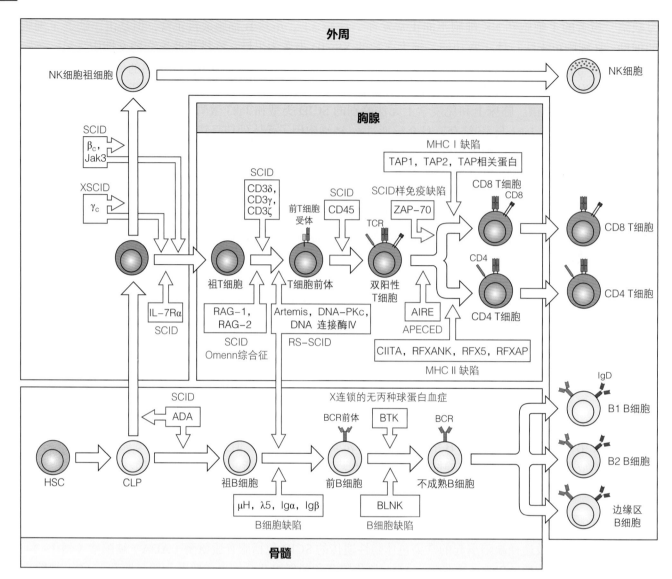

图13.2　T/B细胞缺失导致的免疫缺陷

图中展示了导致T/B细胞循环的通路。红色框中标注了引起免疫缺陷病的编码蛋白的突变基因。免疫缺陷也可以由于胸腺上皮细胞的基因突变导致胸腺发育受损从而导致T细胞发育受损。

Omenn 综合征患者中，由于成功重排的 TCR 的数目有限，T 细胞库高度受限，并且只有现存的特异性 T 细胞才能发生活化和克隆扩增。Omenn 综合征患者的临床特征强烈提示这些外周 T 细胞具有自身反应性，并且介导移植物抗宿主反应。除了在生命早期就表现出来的 Omenn 综合征，其他免疫缺陷类型同样与 RAG 活性降低而非缺失相关，并且通常只在儿童期的晚期和成年期才出现以明显的肉芽肿为特征的疾病。

　　一部分常染色体隐性 SCID 患者对电离辐射异常敏感。因为 DNA 在发育中淋巴细胞重排失败，只有少量的 VJ 或 VDJ 发生重排，并且绝大多数为异常重排，这些患者体内的 T 细胞和 B 细胞极少。此类 SCID 的发生是因为参与 DNA 双链缺口修复的 DNA 修复蛋白出现缺陷。除了抗原受体基因重排，电离辐射也可以导致 DNA 出现双链缺口，这也是导致此类 SCID 患者对电离辐射敏感的原因。也正因其对辐射敏感，此类 SCID 也被称为辐射敏感 SCID（RS-SCID），以此区分于淋巴细胞特异性缺陷介导的 SCID。编码 Artemis、DNA 蛋白 - 激酶催化亚基（DNA-PKcs）和 DNA 四型连接酶的基因发生缺陷会引起 RS-SCID。因为 DNA 缺口修复出现缺陷会增加分裂期细胞染色体易位的风险从而增加细胞恶性转化的风险，所以 RS-SCID 患者也更容易患癌症。

13 – 6　T 细胞受体信号缺陷可导致严重的免疫缺陷

据报道，有几种基因缺陷会干扰 TCR 的信号传导，从而使 T 细胞的活化在胸腺发育的早期被阻断。携带 CD3 复合物中 CD3δ、CD3ε 或 CD3ζ 链突变的患者，其前 T 细胞受体信号有缺陷，且无法发育到双阳期（图 13.2），最终导致 SCID。此外，酪氨酸磷酸酶 CD45 突变引起的淋巴细胞信号缺失亦会导致严重的免疫缺陷。在 CD45 缺陷的人类和小鼠中，外周血 T 细胞数量显著减少，B 细胞成熟异常。TCR 信号可通过细胞质蛋白酪氨酸激酶 ZAP-70 传递（见第 7-7 节），因此，ZAP-70 有缺陷的患者也会发生严重的免疫缺陷。这类患者胸腺中可产生正常数量的 $CD4^+$ T 细胞，却不能产生 $CD8^+$ T 细胞。然而，成熟的 $CD4^+$ T 细胞却不能接受常规的 TCR 信号的刺激。

WAS 是由 X 染色体上编码 WASp 的基因缺陷引起的，它为免疫系统中不同细胞间信号传递和免疫突触形成的分子基础研究提供了新的思路。虽然该病也影响血小板并且最初被描述为凝血障碍，但它同样也导致免疫缺陷，其特征是 T 细胞数量减少、NK 细胞细胞毒性功能缺陷和抗体应答失败（见第 7-19 节）。WASp 在所有造血细胞谱系中均有表达，是淋巴细胞和血小板发育和功能的关键调控因子，其通过受体介导的信号转导来诱导细胞骨架重组（见第 9-25 节）。已知 TCR 下游的几个信号通路可以激活 WASp（见第 7-19 节）。WASp 的激活反过来又激活了 Arp2/3 复合物，这对启动肌动蛋白聚合至关重要，而肌动蛋白聚合对免疫突触的形成和 T 细胞的极化和效应分子的释放至关重要。在 WAS 患者以及 Was 基因敲除的小鼠中，T 细胞不能对 TCR 交联做出正常应答。最近也有研究表明，WASp 对天然 Treg 的抑制功能是必需的，这可能有助于解释为什么 WAS 患者易患自身免疫病。

13 – 7　胸腺功能的遗传缺陷会阻碍 T 细胞的发育，导致严重的免疫缺陷

与 SCID 相关的一种胸腺发育障碍并缺乏体毛的小鼠已被发现多年，这种突变鼠称为裸鼠（见第 8 – 10 节）。少数儿童具有相同的表型。在小鼠和人类中，这种综合征都是由 FOXN1 基因突变引起的，FOXN1 基因编码一种在皮肤和胸腺中选择性表达的转录因子。FOXN1 对于胸腺上皮分化和功能性胸腺的形成是必要的。在 FOXN1 基因突变的患者中，胸腺功能的缺失阻碍了 T 细胞的正常发育，而突变个体的 B 细胞发育正常，但由于缺乏 T 细胞，B 细胞应答不足，机体对几乎所有病原体的应答都严重受损。

迪格奥尔格综合征是另一种胸腺上皮不能正常发育而导致 SCID 的疾病。这种复杂发育障碍的潜在遗传异常是由于 22 号染色体的一个拷贝的缺失。其缺失大小为 1.5 ～ 5 Mb，导致该综合征最小的缺失包含大约 24 个基因。在这个区间内的相关基因为编码转录因子 T-box 1 的 TBX1。迪格奥尔格综合征是由该基因的单一拷贝缺失引起的，因此这种患者是由于 TBX1 单倍体数量不足而致病。在没有合适的胸腺环境的诱导下，T 细胞无法发育成熟，且细胞介导的免疫和 T 细胞依赖性抗体的产生都会受到损害。该综合征患者血清免疫球蛋白水平正常，但胸腺和甲状旁腺缺失或发育不完全，伴有不同程度的 T 细胞免疫缺陷。

MHC 分子表达缺陷可导致严重的免疫缺陷，其结果是影响胸腺细胞的阳性选择（图 13.2）。裸淋巴细胞综合征患者缺乏所有 MHC Ⅱ 类分子的表达，这种疾病现在称为 MHC Ⅱ 缺陷病。由于胸腺缺乏 MHC Ⅱ 类分子，$CD4^+$ T 细胞不能被阳性选择而很少发育。这些患者中的 APC 也缺乏 MHC Ⅱ 类分子，因此少数发育的 $CD4^+$ T 细胞也无法被抗原激活。而 MHC Ⅰ 类分子表达正常，$CD8$ T 细胞正常发育。但无论如何，这些人仍然患有严重的免疫缺陷，这一现象提示 $CD4^+$ T 细胞在大多数病原体诱导的适应性免疫应答中起着至关重要的核心作用。

MHC Ⅱ 类分子表达缺陷不是由 MHC 基因本身的突变引起的，而是由任何一种编码 MHC Ⅱ 类基因转录激活所需的调节蛋白中的基因突变引起的。现已经在未能表达 MHC Ⅱ 类分子的患者中确定了四种互补基因缺陷（称为 A 组、B 组、C 组和 D 组）。由此可见，这些蛋白质的正常表达至少需要四种不同基因的产物。现已鉴定出对应于每个互补组的基因：MHC Ⅱ 类反式激活因子或 CIITA 属于 A 组突变，基因 RFXANK、RFX5 和 RFXAP 分别属于 B 组、C 组和 D 组突变（图 13.2）。后面三种基因编码的蛋白质是多聚体复合物 RFX 的组成部分，参与基因转录的调控。RFX 与名为 X-box 的 DNA 序列结合，而 X-box 存在于所有 MHC Ⅱ 类基因的启动子区域中。

MHC Ⅰ 类分子表达缺陷症是一类极少见的免疫缺陷病，这类免疫缺陷病与慢性呼吸道细菌感染和血

管炎皮肤溃疡相关。这类患者很少，且患者细胞表面几乎不表达 MHC Ⅰ 类分子。与 MHC Ⅱ 类分子表达缺陷的患者相比，该类患者 MHC Ⅰ 类分子的 mRNA 表达水平和 MHC Ⅰ 蛋白水平都正常，但很少有 MHC Ⅰ 类分子能到达细胞表面。研究发现这可能是 *TAP1* 或 *TAP2* 突变引起的，*TAP1* 和 *TAP2* 编码肽转运蛋白亚基，负责将细胞质中产生的肽转运到内质网中从而被加载到新生的 MHC Ⅰ 类分子中；也可能由于编码 TAP 相关蛋白的基因 *TAPBP* 发生突变引起，*TAPBP* 编码 TAP 相关蛋白，是肽转运复合体的另一个重要组成部分（见第 6-4 节）。尽管胸腺上皮细胞表面 MHC Ⅰ 类分子的减少会导致 CD8⁺ T 细胞数量减少（图 13.2），且 MHC Ⅰ 类分子参与的抗原提呈和 CD8⁺ CTL 在抗病毒感染中具有重要的作用，但令人惊讶的是，MHC Ⅰ 类缺陷患者对病毒感染并不是特别敏感。尽管如此，有证据表明部分由 MHC Ⅰ 类分子提呈的肽可通过 TAP 非依赖途径转运，而 *TAP1* 和 *TAP2* 缺陷患者的临床表型也表明这些旁路途径可以补偿由于 MHC Ⅰ 类分子缺陷而导致的 CD8⁺ T 细胞的发育异常，最终可以使 CD8⁺ T 细胞充分发育并能有效地控制病毒感染。

胸腺细胞的某些缺陷还可导致免疫缺陷之外的其他效应。基因 *AIRE* 编码一种转录因子，其可使胸腺上皮细胞表达许多自身蛋白质，从而促成有效的阴性选择。*AIRE* 的缺陷导致一种称为 APECED 的复杂综合征（自身免疫性多内分泌嗜酸性粒细胞增多症），其特征表现为自身免疫病、发育缺陷和免疫缺陷（见第 8-23 节和第 15 章）。

13-8　B 细胞发育缺陷导致抗体产生缺陷，继而导致胞外菌和某些病毒无法清除

除了对 T 细胞和 B 细胞发育都至关重要的蛋白质遗传缺陷（如 RAG-1 和 RAG-2）以外，研究也发现 B 细胞发育特有的缺陷（图 13.2）。这些缺陷患者的特点是缺乏清除针对胞外菌和病毒所需的抗体，从而对这些胞外菌和病毒失去抵抗力。葡萄球菌和链球菌等化脓性细菌的多糖荚膜不能直接被巨噬细胞和中性粒细胞的受体识别，继而无法刺激细胞发生吞噬。细菌由此逃避了固有免疫应答的清除作用，成为胞外病原体，而被适应性免疫应答清除。抗体和补体的调理作用使吞噬细胞吞噬、消化直至消灭这些细菌（见第 10-22 节）。因此，抗体产生不足的主要后果是不能控制化脓性细菌的感染。由于抗体无法中和病毒，阻止其通过肠道进入人体，机体对某些病毒（特别是肠道病毒）的易感性也会增加。

1952 年，Ogden C. Bruto 首次报道了一名男孩罹患的一种无法产生抗体的免疫缺陷疾病。由于该疾病是以血清中缺乏免疫球蛋白（无丙种球蛋白血症）为特征的 X 连锁遗传病，因此称为 X 连锁无丙种球蛋白血症（XLA）（图 13.2）。这是对常染色体隐性变异引起的无丙种球蛋白血症的首次描述。患有这种疾病的婴儿通常因化脓性球菌，如肺炎链球菌和肠道病毒反复感染而被确诊。应该注意的是，正常婴儿在出生后 3～12 个月有短暂的免疫球蛋白缺乏。这是由于母体 IgG 经胎盘转运，使得出生 3 个月内的婴儿抗体水平与母体相当（见第 10-17 节）。但当这些 IgG 被分解后，抗体水平逐渐下降，直到婴儿在大约 6 个月时开始大量产生自身的 IgG（图 13.3）。因此，3 个月至 1 岁的婴儿体内 IgG 水平相当低，可导致这段时间内婴儿容易感染，尤其是早产儿，出生时具有较低的母体 IgG 水平，当然在出生后不久也可获得免疫能力。由于母体抗体能承担起对新生儿的短暂保护作用，因此，XLA 检测通常在婴儿出生几个月后，待体内的母体抗体

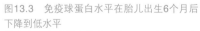

图13.3　免疫球蛋白水平在胎儿出生6个月后下降到低水平

婴儿在出生时带有高水平的 IgG，这些 IgG 在怀孕期间通过胎盘主动转运到胎儿体内，出生后，IgM 立即产生，而 IgG 在出生6个月后才产生，随着母体获得的 IgG 降解，IgG 水平下降，因此，在出生3个月到1年时间内，IgG 水平较低，因而容易感染疾病。

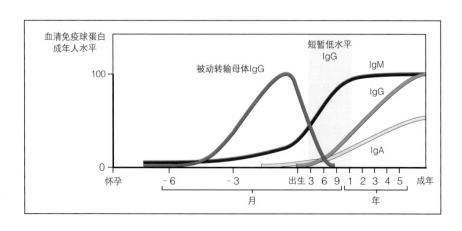

水平下降后进行。

在 XLA 中，编码蛋白酪氨酸激酶（布鲁顿酪氨酸激酶，BTK）的基因发生缺陷，BTK 是 Tec 激酶家族中的一员，其通过前 B 细胞受体（见第 7–20 节）传递信号。正如第 8–3 节中所讨论的，前 B 细胞受体由完全重排的 μ 重链替代轻链的 λ5、VpreB，以及发挥信号转导作用的 Igα、Igβ 亚基组成的复合体。前 B 细胞受体受到刺激后会招募如 BTK 等胞质蛋白，从而传递前 B 细胞增殖和分化所需的信号。在 BTK 功能缺失的情况下，B 细胞成熟基本被抑制在前 B 细胞阶段（图 13.2；见第 8–3 节），最终导致严重的 B 细胞缺陷病和无丙种球蛋白血症。当然，由于其他 Tec 激酶的补偿作用，也能使部分 B 细胞发育成熟。

在胚胎发育过程中，雌性随机地使两条 X 染色体中的一条失活。由于 BTK 是 B 细胞发育所必需，只有 *BTK* 等位基因正常的细胞才能发育为成熟的 B 细胞。因此，在所有携带突变 *BTK* 基因的女性 B 细胞中，正常的 X 染色体是活化的，不正常的 X 染色体是未被活化的。事实上，即使在 BTK 蛋白的性质还不为人所知之前，女性携带有 XLA 就已被发现。相反，在携带者的 T 细胞和巨噬细胞中，活化的 X 染色体是 BTK 正常和突变的 X 染色体的等量混合物。这种仅在 B 细胞中出现的非随机的 X 染色体失活证明 *BTK* 基因是 B 细胞而不是其他类型的细胞发育所必需，而且 *BTK* 必须在 B 细胞中发挥作用，而不是在基质细胞或 B 细胞发育所必需的其他细胞中发挥作用（图 13.4）。

前 B 细胞受体中的其他成分出现常染色体隐性缺陷也会阻碍早期 B 细胞的发育，并导致严重的 B 细胞缺陷以及与 XLA 类似的先天性无丙种球蛋白血症，这些疾病甚至比 XLA 更罕见，包括重链 μ 基因（*IGHM*）及轻链 λ5（*IGLL1*）、Igα（*CD79A*）和 Igβ（*CD79B*）的编码基因的突变，而 *IGHM* 的突变是导致无丙种球蛋白血症第二大最常见的原因（图 13.2）。使 BCR 信号接头蛋白、B 细胞连接蛋白（由 *BLNK* 编码）严重损坏的突变亦会导致早期 B 细胞发育受阻，从而导致选择性 B 细胞缺陷。

图13.4　BTK基因对B细胞发育发挥很重要作用　在XLA中，X染色体编码的Tec家族的蛋白酪氨酸激酶BTK发生了缺失。在正常个体中，由 μλ5:VpreB组成的前B细胞受体通过BTK传导信号，介导B细胞进一步发育。在XLA的男性患者中，尽管表达前B细胞受体，但信号无法转导，B细胞得不到进一步发育。在雌性哺乳动物，包括人类中，X染色体中一条在发育早期被永久性灭活，由于这种灭活具有随机性，因此，在女性中一半前B细胞携带野生型BTK染色体被灭活，意味着她们只表达缺陷的BTK，而B细胞不能进一步发育。因此，在BTK缺陷的携带者中，成熟B细胞总是携带无缺陷的染色体。这与所有其他类型细胞形成强力的对比。这些细胞中只有一半细胞携带正常的X染色体。一些特定细胞谱系X染色体非随机灭活清楚地提示，X连锁的基因表达的产物对这些细胞的谱系发育是必需的。有时通过X染色体灭活的发育特定点的检测也能鉴定这些基因产物在哪个阶段是必需的。通过分析可以在不知道突变基因性质的情况下，鉴定出X连锁性状的载体如XLA。

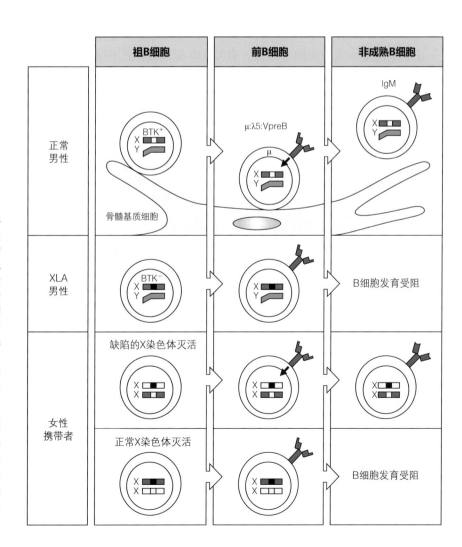

单纯 B 细胞缺陷的患者能够抵抗除化脓性球菌之外的许多病原体。幸运的是，可通过使用抗生素和每月注射大量的人类免疫球蛋白来控制感染。因为在混合的免疫球蛋白中有针对许多常见病原体的抗体，它可成功地构建起抗感染屏障。

13 – 9 T/B 细胞活化和功能缺陷导致的异常抗体应答可导致免疫缺陷病

B 细胞和 T 细胞在骨髓或胸腺中发育后，需要抗原驱动的激活和分化才能产生有效的免疫应答。类似于早期 T 细胞发育中的缺陷，在胸腺选择后发生的 T 细胞活化和分化缺陷对细胞介导的免疫和抗体应答都有影响（图 13.5）。B 细胞活化和分化的特异性缺陷会削弱 IgG、IgA 和 IgE 类别转换的能力，但基本上不影响其细胞免疫功能。根据免疫缺陷发生在 T 细胞或 B 细胞分化过程中的具体阶段，其影响可能很大，也可能很有限。

B 细胞类别转换受影响的免疫缺陷患者的共同特征是高 IgM 综合征（图 13.5）。这些患者 B 细胞和 T 细胞发育正常，血清 IgM 水平正常或升高，但针对那些需要 T 细胞辅助的抗原所产生的抗体应答却很有限。因此，除 IgM 和 IgD 之外，仅产生微量的同种型免疫球蛋白。这使得这类患者极易感染胞外病原体。一些引起高 IgM 综合征的原因已被确认，这有助于阐明 B 细胞正常类别转换重组和体细胞高频突变中所必需的通路。这些缺陷已经在 T 细胞辅助功能和 B 细胞自身中被发现。

最常见的高 IgM 综合征形式是 X 连锁的高 IgM 综合征，它是由编码 CD40 配体（CD154）的基因突变引起的 CD40 配体缺陷（图 13.5）。CD40 配体通常在活化的 T 细胞上表达，它能够结合表达在 APC（包括 B 细胞、DC 和巨噬细胞）上的 CD40 蛋白（见第 10-4 节）。在 CD40 配体缺陷的男性中，其 B 细胞是正常的，但是在没有 CD40 参与的情况下，其 B 细胞不能进行抗体类别转换或不能启动生发中心的形成（图 13.6）。因此，这类患者除 IgM 外，循环中所有其他同种型抗体均严重下降，并且对化脓性胞外菌极其易感。

因为 CD40 信号转导也是激活 DC 和巨噬细胞并产生 IL-12 所必需的，而 IL-12 对于 Th1 和 NK 细胞产生 IFN-γ 也是非常重要的。因此，有 CD40 配体缺陷的患者也同时存在 I 型免疫缺陷，并表现出明显的联合免疫缺陷形式。CD40 信号缺陷可导致 DC 表达较低水平的共刺激分子，从而削弱其激活初始 T 细胞的能力（见第 9-17 节）。因此，CD40 缺陷的患者对一些需要类别转换的抗体才能清除的胞外病原体易感。但事实上 CD40 缺陷的患者同样也有胞内病原体（如分枝杆菌）的清除缺陷，并且特别容易被杰氏肺孢菌机会性感染，而这种病原体在正常情况下能够被激活的巨噬细胞杀死。

携带其他两个基因突变的患者也发现了类似的综合征：编码 CD40 的基因在一些具有高 IgM 综合征的常染色体隐性变异的患者中发生了突变（图 13.5）。另一个是 NEMO 缺陷引起的 X 连锁高 IgM 综合征，突变发生于编码 NEMO 蛋白的基因（NEMO 是 NFκB 必需的调节蛋白，也称为 IKKγ，是激酶 IKK 的亚基），它是激活转录因子 NFκB 的 CD40 下游的胞内信号转导途径的必需成分（图 3.15）。高 IgM 综合征显示 CD40L–CD40 信号通路中不同位置的突变均导致症状类似的联合免疫缺陷综合征。鉴于 NFκB 信号转导在许多其他信号途径中的作用，除 B 细胞类别转换障碍外，NEMO 的缺失也导致其他免疫功能障碍（见第 13-15 节），以及皮肤异常等非免疫临床表现。

高 IgM 综合征的其他变体是由 B 细胞类别转换重组过程中的固有缺陷引起的。具有这些缺陷的患者易发生严重的胞外菌感染，但由于 T 细胞分化和功能不受影响，它们对胞内病原体或机会性病原体如杰氏肺孢菌的易感性并未见增加。有一种类别转换缺陷是由于活化诱导的 AID 基因突变引起的，AID 是体细胞高频突变和类别转换所必需的（见第 10-7 节）。携带常染色体 AID 基因（AICDA）缺陷的患者不能进行抗体同种型转换，并且其体细胞高频突变大大减少（图 13.5），这些患者体内，未成熟的 B 细胞在异常的生发中心积聚，最终引起淋巴结和脾脏肿大。此外，最近在少数具有 DNA 修复酶尿嘧啶 – DNA 糖苷酶（UDG；见第 10-10 节）的常染色体隐性缺陷的患者中鉴定出了 B 细胞固有的高 IgM 综合征的另一种突变体，其同样和抗体类别转换有关，这些患者具有正常的 AID 功能和正常的体细胞高频突变，但抗体类别转换存在缺陷。

其他重要的抗体缺陷的例子包括最常见的原发性免疫缺陷形式，称为常见变异型免疫缺陷（common variable immunodeficiencie，CVID）。CVID 是一种临床和遗传异质性疾病，因其免疫缺陷相对较轻，通常直到儿童期或成年期才被确诊。与免疫球蛋白缺陷的其他原因不同，CVID 患者仅限于一种或多种同种型免

图13.5　T/B细胞活化和发育的缺陷导致免疫缺陷病

图中展示了初始T细胞和B细胞活化通路。已知在相关人免疫缺陷疾病中突变的基因的蛋白质产物用红色框表示。注：在WAS患者中细胞骨架功能的缺陷在图中很多阶段影响免疫细胞功能，为避免混淆未在图中标出。

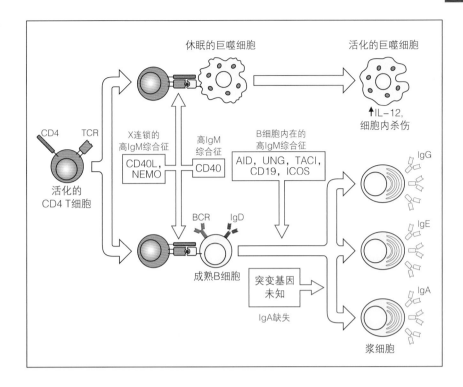

疫球蛋白生成缺陷（图 13.5）。IgA 缺陷是其最常见的原发性免疫缺陷，有散发性和家族性两种形式，并且存在常染色体隐性遗传和显性遗传。对于大多数患者，IgA 缺乏病的病因尚不清楚，且无症状。但在反复发生感染的患者体内，常同时伴有 IgG 一个亚型的缺陷。

　　少数 CVID 患者存在跨膜蛋白 TACI（TNF 样受体跨膜激活因子和 CAML 相互作用因子）突变，它由 *TNFRSF13B* 基因编码。TACI 是细胞因子 BAFF 和 APRIL 的受体，这两个因子由 T 细胞、DC 和巨噬细胞产生，并且可以为 B 细胞活化和类别转换提供共刺激分子和存活信号（见第 10-3 节）。此外还有其他带有 IgG 亚型选择性缺陷的患者，患者体内 B 细胞数通常是正常的，但是缺陷的免疫球蛋白亚型的血清水平下降。尽管其中有些患者像 IgA 缺乏的患者那样发生复发性细菌感染，但多数患者无症状。对影响免疫球蛋白类别转换的其他缺陷的 CVID 患者亦有报道，包括 B 细胞的共受体 CD19 的遗传缺陷的患者（图 13.5）。小部分 CVID 患者可伴有共刺激分子 ICOS 的遗传缺陷，如第 9-17 节所述，ICOS 在活化的 T 细胞上被上调。对 ICOS 缺失的研究证实了 ICOS 在 T 细胞对协助 B 细胞分化的后期阶段中起着重要作用，包括类别转换和记忆细胞的形成。

　　本节最后阐述高 IgE 综合征（hyper-IgE syndrome，HIES），也称为 Job 综合征。该疾病的特征为：由化脓性细菌、慢性黏膜皮肤念珠菌病（皮肤和黏膜表面的非侵入性真菌感染）引起的复发性皮肤和肺部感染，非常高浓度的血清 IgE，以及慢性湿疹性皮炎或皮疹。HIES 以常染色体隐性或显性方式遗传，显性遗传的骨骼和牙齿表现异常，而隐性变异中未发现此现象。HIES 的常染色体显性变异体中转录因子 STAT3 出现遗传缺陷，STAT3 被 IL-6、IL-22 和 IL-23 等几种细胞因子的受体激活，并且对 Th17 的分化和 ILC3 细胞的活化起重要作用。由 IL-6 和 IL-22 激活的 STAT3 信号通路对于增强皮肤上皮细胞和黏膜

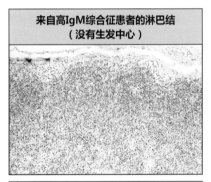

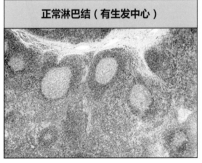

图13.6　CD40配体缺陷的患者不能使其B细胞充分活化

和正常淋巴结（下图）不同，在携带有CD40配体突变的高IgM综合征患者的淋巴样组织无生发中心（上图）。B细胞被T细胞活化对于抗体类别转换和生发中心形成是必要的。B细胞在生发中心进一步增殖。照片由R. Geha和A. Perez-Atayde提供。

屏障的抗微生物作用也十分重要。由于 Th17 的分化在这些患者中是有缺陷的，因此通常由 Th17 应答协调的中性粒细胞的招募亦有缺陷，IL-22 的产生也有缺陷，而 IL-22 是激活上皮细胞产生抗微生物肽的重要细胞因子，被认为是屏障上皮细胞（如皮肤和黏膜）对抗胞外菌和真菌防御的基础。导致 IgE 升高的原因尚不清楚，但可能是由于 Th17 缺乏导致皮肤和黏膜 Th2 应答异常加重所致。在 HIES 的常染色体隐性变体中，编码蛋白 DOCK8（胞质分裂因子 8）的基因发生突变，其在免疫细胞中的功能还不是很清楚。但由于 DOCK8 被认为在 T 细胞功能以及 NK 细胞功能中发挥更广泛的作用，HIES 的这种突变导致的临床特征有别于 STAT3 缺陷引起的机会性感染和复发性皮肤病毒（如单纯疱疹）的感染，以及过敏和自身免疫临床表现。

13-10 通过研究 1 型/Th1 型和 3 型/Th17 型为中心的细胞因子通路缺陷，可确定宿主抵御不同感染原的正常信号途径

细胞因子、受体或其作用的信号通路缺陷涉及不同效应 T 细胞亚群的发育和功能。与上文提到的 T 细胞免疫缺陷相反，这里我们主要关注的是不会严重影响抗体产生的缺陷。研究发现少数家族个体持续受到胞内病原体（特别是分枝杆菌、沙门菌和李斯特菌）感染，有时甚至是致命的，这些病原体通常受限于 I 型免疫应答。这些微生物定居并在巨噬细胞内生存，而根除它们需要 I 型免疫细胞（NK 细胞、ILC1、Th1 等）产生 IFN-γ 来增强巨噬细胞的杀菌活性（见第 11-2 节）。因此，多种遗传突变造成的在 I 型细胞发育和功能中起重要作用的 IL-12 或 IFN-γ 功能受损或缺陷，都将导致机体对这些病原体易感（图 13.7）。已证实编码 IL-12 p40 亚基（IL12B）、IL-12-受体 β1 链（IL12RB1），以及 IFN-γ 受体两个亚基（R1 与 R2）（IFNGR1 和 IFNGR2）的基因突变可引起该类疾病。虽然患者对具高毒性的结核杆菌具有更高的易感性，但他们更频繁地遭受非结核杆菌或非典型分枝杆菌的感染，如鸟分枝杆菌，这可能是由于非典型菌株在环境中更广泛流行所致。它们还可能在接种卡介苗（BCG）后发生播散性感染，BCG 是一种牛分枝杆菌，被用作抗结核病的减毒活疫苗。由于 IL-12 和 IL-23 共享 IL-12p40 亚基，IL-12p40 缺乏可导致由 I 型和 III 型（Th17）细胞功能缺陷引起的更广泛的感染风险（图 13.7）。与之类似，IL-12Rβ1 链的缺陷（IL-12 和 IL-23 受体共有）导致比 IFN-γ 或其受体的缺乏更广泛的感染易感性。

STAT1 中常染色体隐性遗传的功能缺失突变会损害 IFN-γ 受体信号转导，并且增加对分枝杆菌和其他胞

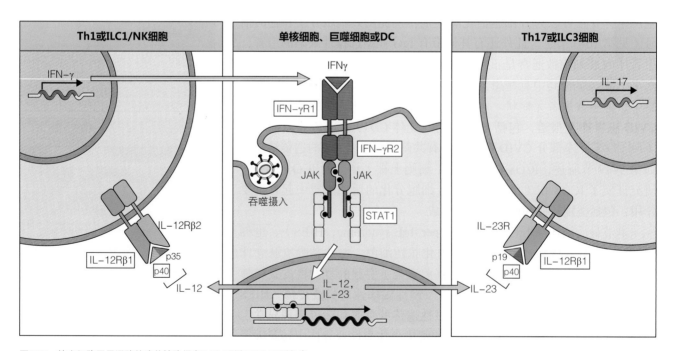

图13.7　效应细胞因子通路的遗传缺陷损害1/Th1型和3/Th17型免疫

图中显示IL-12、IL-23和IFN-γ信号通路中的遗传缺陷。注意：由于IL-12p40（p40）和IL-12Rβ1由IL-12和IL-23及其受体分别共享，这些亚基的缺陷导致ILC1/NK细胞/tTh1和ILC3/Th17同时受损。另外，由于STAT1被II型受体IFN-γ和I型（IFN-α和IFN-β，未显示）受体激活，STAT1缺陷导致抗菌抗病毒免疫功能受损，而其中一个IFN-γ受体亚基（IFN-γR1或IFN-γR2）缺陷主要导致对胞内菌的防御受损。

内菌感染的易感性（图 13.7）。然而，由于其在 IFN-α 受体信号转导中对 IFN-α 和 IFN-β（I 型干扰素）反应的共同作用，携带 STAT1 缺陷的患者也易受病毒感染。有趣的是，STAT1 功能部分丧失的患者易受分枝杆菌感染，而非病毒感染，这表明 STAT1 对于前者的保护更为重要。

除了上述针对 STAT3 缺陷 HIES 与 Th17 缺陷（见第 13-9 节）相关外，该途径中细胞因子介导的其他功能缺陷已被证实与高 IgE 相关（图 13.8）。尽管对胞内菌的易感性增加是免疫缺陷的一个特征，这种免疫缺陷会损害 I 型免疫应答，但对念珠菌和化脓性球菌，特别是白念珠菌和金黄色葡萄球菌的易感性增加，是 III 型免疫缺陷的特征。这反映了 Th17 和 ILC3 在对抗真菌和胞外菌的屏障防御中的特殊功能。同源和异源二聚体 IL-17F/IL-17A 配体的共有受体成分 IL-17F 和 IL-17RA 的遗传缺陷，导致了对这些传染性病原体的易感性，从而证实了 IL-17 细胞因子在宿主防御中的关键作用。类似的研究发现 STAT1 常染色体显性遗传，功能获得性突变患者对慢性黏膜皮肤念珠菌病和化脓菌易感。由于 Th17 发育受到 STAT1 下游信号通路几种细胞因子受体（如 I 型和 II 型 IFN 受体）的影响，具有这些突变个体的 III 型免疫防御系统受到损害。注意，这不同于功能缺失性 STAT1 突变的患者，这些患者因 I 型免疫缺陷而易于受到细胞内细菌感染。

除了细胞因子基因的遗传缺陷外，某些形式的免疫缺陷导致产生针对这些细胞因子的中和性自身抗体。这导致了类似于原发性细胞因子缺乏引起的感染风险。大多数 APECED 综合征的患者（由 AIRE 基因缺陷引起；见第 13-7 节）由于产生了抗 IL-17A，抗 IL-17F 和（或）抗 IL-22 的自身抗体而发展为慢性黏膜皮肤念珠菌病。据报道也有携带抗 IFN-γ 自身抗体的患者，其对非典型分枝杆菌的保护作用受损，但其机制尚不清楚。

13-11　淋巴细胞溶细胞途径中的遗传缺陷可导致不受控制的淋巴细胞增殖和对病毒感染的炎症反应

溶细胞颗粒由晚期核内体和溶酶体组成。溶细胞颗粒形成后，细胞毒性颗粒经过多个步骤完成胞吐作用和向靶细胞的递送。细胞溶解途径在免疫调节中的重要性因遗传缺陷而突现，这些缺陷损害了溶细胞颗粒的形成或胞吐的关键步骤（图 13.9）。这种结果通常是严重且致命的，被称为噬血细胞性淋巴组织细胞增多（hemophagocytic lymphohistiocytic，HLH）综合征，其特征表现为 CD8 T 细胞和巨噬细胞不可控的激活和增殖，浸润多个器官，导致组织坏死和器官衰竭。这种高度活跃的免疫应答反映了细胞毒性细胞在最初的病毒（尤其是被疱疹病毒家族，如 EB 病毒）感染后，细胞毒性细胞无法杀伤受感染的靶细胞或者是自身。值

疾病	突变基因	遗传	免疫表型	相关感染
STAT3缺失 高IgE综合征（Job综合征）	STAT3	显性	IL-7产生的Th17，ILC3缺失，高IgE	慢性黏膜皮肤念珠菌病，金黄色葡萄球菌，霉菌
IL-12p40缺失	IL12B	隐性	IL-7产生的Th17，ILC3缺失*	胞内和胞外菌感染，慢性黏膜皮肤念珠菌病
IL-12Rβ缺失	IL12RB1	隐性	IL-7产生的Th17，ILC3缺失*	胞内和胞外菌感染，慢性黏膜皮肤念珠菌病
IL-17RA缺失	IL17RA	隐性	无IL-17应答	慢性黏膜皮肤念珠菌病，化脓性球菌
IL-17F缺失（部分）	IL17F	隐性	IL-17F和IL-17A/F功能受损	慢性黏膜皮肤念珠菌病，化脓性球菌
CARD9缺失	CARD9	隐性	产生IL-17的Th17和ILC3缺失	慢性黏膜皮肤念珠菌病，重度皮肤假丝酵母菌感染
STAT1功能亢进型突变	STAT1	显性	产生IL-17的Th17和ILC3缺失**	慢性黏膜皮肤念珠菌病，化脓性球菌
APECED综合征	AIRE	隐性	中和性抗体：IL-17A，IL-17F+/-IL-22	慢性黏膜皮肤念珠菌病

图13.8　Th17/ILC3功能缺陷
几乎所有Th17/ILC3免疫缺陷均导致慢性黏膜皮肤念珠菌病（CMC），并且大多数也导致对胞外菌防御的缺陷。*IL-12/p40和IL-12/Rβ1缺陷也导致Th1/ILC1/NK细胞缺陷。**除了Th17数量减少，目前还不清楚STAT1功能获得突变是否会导致ILC3缺陷。

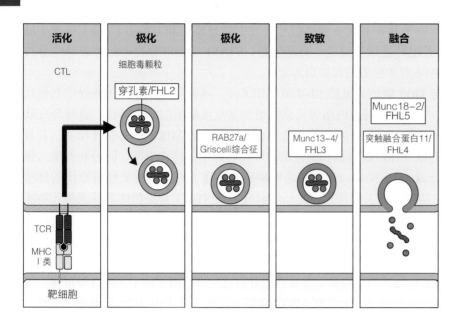

活化	极化	极化	致敏	融合

图13.9　参与细胞毒性颗粒胞外分泌作用的成分缺陷可引起家族性噬血细胞性淋巴组织细胞增生症（FHL）

识别抗原后，CTL含穿孔素的细胞毒性颗粒向靶细胞免疫突触形成位点产生极化。细胞毒性颗粒沿着微管运输到质膜，在这里它们通过RaB27a依赖性相互作用进行对接。对接囊泡由Munc13-4介导的突触融合蛋白11构象变化而激发，它是大型SNARE（可溶性N－乙基马来酰亚胺敏感因子辅助蛋白受体）复合物的一部分，连接对接的囊泡与质膜。在Munc18-2的作用下，含有突触融合蛋白11的SNARE复合体释放细胞毒性颗粒进入到突触结合的细胞间隙，从而产生级联反应，在靶细胞质膜上形成穿孔素介导的孔隙。细胞分泌通路中受遗传缺陷所影响的位点以及与家族性噬血细胞淋巴组织细胞增多症综合征的相关性已以红色标示。

得注意的是，尽管溶细胞颗粒的释放受损，但患者 CTL 和 NK 细胞释放的 IFN-γ 通常不会受损，这会导致促炎细胞因子如 TNF、IL-6 和 M-CSF 的过度释放，从而造成巨噬细胞活性增强及相关的炎症性疾病的发生。活化的巨噬细胞吞噬血细胞，包括红细胞和白细胞，HLH 综合征由此得名。

HLH 存在多种常染色体隐性变异，也称为家族性噬血细胞性淋巴组织细胞增多症（familial hemophagocytic lymphohistiocytosis，FHL），其可通过细胞溶解途径中的蛋白质来区分（图 13.9）。例如，靶细胞微孔形成所需的（当缺陷与 FHL2 综合征相关时）溶细胞颗粒蛋白穿孔素、致敏蛋白 Munc134（FHL3）、介导膜融合的 SNARE 家族蛋白、突触融合蛋白 11（FHL4）和参与 SNARE 蛋白重组以激活融合过程的 Munc182（FHL5）蛋白的遗传缺陷。由于溶细胞颗粒生成和胞吐作用的组分与其他分泌囊泡（如溶酶体）共用，所以在受影响的个体中可能发生免疫和非免疫缺陷。尤其是影响细胞溶解颗粒功能的一部分免疫缺陷也会以皮肤色素沉着功能的部分丧失表现出来。这是由囊泡转运蛋白缺陷造成的，这种蛋白质是在黑素细胞中黑色素形成、细胞器储存或胞外分泌过程中所必需的。这些免疫缺陷的例子包括由调节溶酶体转运的蛋白 CHS1 突变引起白细胞异常色素减退综合征，以及由小 GTP 酶 RAB27a 突变引起的 Griscelli 综合征（图 13.9），RAB27a 是某些囊泡（包括溶细胞颗粒）与细胞骨架结构的结合部位，是它们能在细胞中运输不可或缺的部分。

在白细胞异常色素减退综合征患者中，异常的巨大溶酶体及颗粒积聚在 T 细胞、骨髓细胞、血小板和黑色素细胞中。患者头发通常呈金属银色，由于视网膜色素细胞的异常，视力很差，血小板功能障碍导致出血增加。这些患者吞噬细胞的吞噬溶酶体融合功能存在缺陷，所以患者除 CTL 和 NK 细胞的溶细胞活性有缺陷外，对胞内和胞外病原体的杀灭也存在缺陷。因此，受影响的儿童在早期就会受到严重的细菌和真菌反复感染。随后发生噬血细胞性淋巴组织细胞增生症，通常由病毒感染如 EBV 引发，导致了疾病的加速。研究已证实 Griscelli 综合征有 3 种突变体，每种突变体都由不同的基因缺陷引起：在 2 型突变体（RAB27A 突变体）中，基因缺陷导致免疫缺陷和色素异常；在 1 型和 3 型中，仅发现色素异常。2 型 Griscelli 综合征患儿的免疫缺陷与白细胞异常色素减退综合征患儿的免疫缺陷有许多共同之处，但其骨髓细胞缺乏后者特有的巨大细胞内颗粒。

13-12　X 连锁淋巴组织增生综合征与 EB 病毒的重度感染及淋巴瘤的发展有关

某些原发免疫缺陷对单一病原体存在独特的易感性。以下有两种罕见的 X 连锁免疫缺陷的案例，尽管机制不同，但它们与易感疱疹病毒家族 EB 病毒所引起的淋巴增生性缺陷相类似。EB 病毒特异性感染 B 细胞，并且通常通过 NK 细胞、NKT 细胞和对表达 EB 病毒抗原的 B 细胞的 CTL 的作用，主动控制病毒，从而在正常个体中引起自限性感染。随着对 EB 病毒的免疫，病毒未被完全清除，而在感染的 B 细胞中保持潜伏状态（见第 13–24 节）。然而，在某些免疫缺陷的情况下，这种控制机制可能会被破坏，导致 EB 病毒感染（严重的传染性单核细胞增多症），并伴随着 EB 病毒感染个体的 B 细胞和 CTL 的无限增殖、低丙种球蛋白血症（低水平的循环免疫球蛋白），以及非霍奇金 B 细胞淋巴瘤的致死性发展。这些可发生于罕见的免疫缺陷 X 连锁淋巴细胞增生（X–linked lymphoproliferative，XLP）综合征。XLP 综合征是由两个 X 连锁基因的其中一个突变引起的：一个是含 SH2 结构域的基因 1A（*SH2D1A*），它编码 SAP 或另一个 X 连锁凋亡抑制基因（*XIAP*）。

XLP1 约占该综合征患者的 80%，SAP 缺陷导致 SLAM 家族的免疫细胞受体与 T 细胞、NKT 细胞和 NK 细胞中的 Src 家族酪氨酸激酶 Fyn 偶联失效（图 13.10）。SLAM 家族成员通过同型或异型结合来调节 T 细胞和 APC 之间以及 NK 细胞与其靶细胞之间相互作用的结合。在没有 SAP 的情况下，产生了无效的 EB 病毒特异性 CTL 和 NK 细胞应答，且 NKT 细胞存在严重缺陷，提示 SAP 在控制 EBV 感染和 NKT 细胞发育中无重叠作用。EBV 反应性 CTL 和 NK 细胞无节制地增殖导致全身巨噬细胞活化、炎症以及噬血细胞特性，类似于细胞溶解途径缺陷引起的免疫缺陷（见第 13–11 节）。

此外，XLP1 患者的 TFH 细胞和 B 细胞之间的 SLAM 信号转导缺陷导致 T 细胞依赖性抗体应答受损和低丙种球蛋白血症。XIAP 蛋白通常与 TNF 受体相关因子 TRAF1 和 TRAF2 结合并抑制诱导细胞凋亡的胱天蛋白酶的活化（见第 7–23 节），XIAP 蛋白缺陷导致类似的 X 连锁综合征，称为 XLP2（图 13.10）。XIAP 缺乏导致活化 T 细胞和 NK 细胞的凋亡和更替增强。矛盾的是，这也导致类似于 XLP1 的淋巴组织增生表型，但其机制尚不清楚。NKT 细胞在这类患者体内也严重耗竭，这表明，与 SAP 一样，XIAP 是正常维持 NKT 细胞所必需的。与 XLP1 一样，XLP2 中 EBV 感染的控制也有缺陷，但并不显著。这些免疫缺陷中 EB 病毒潜伏期抑制受损的确切原因仍有待确定。

13–13 树突状细胞发育中的遗传缺失引起的免疫缺陷

通过对转录因子的基因靶向敲除从而获得 DC 亚群缺失的小鼠，以及通过研究由于亚群丢失导致对特定病原体的保护缺陷，我们对 DC 的多样性和功能的理解更加深入。而在人体研究 DC 的发育和功能更

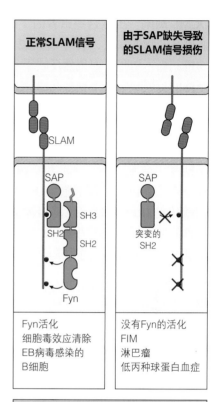

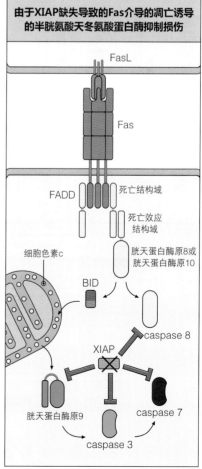

图13.10　XLP是由SAP和XIAP的遗传性缺陷引起的，导致SLAM和TNF家族受体信号异常　SLAM是一种免疫受体家族，其成员表达于T细胞、B细胞、NK细胞、DC和巨噬细胞中。信号通过家庭成员之间的同型或异型相互作用产生。SLAM信号招募包含SH2结构域的因子SAP，其识别SLAM细胞质结构域中的酪氨酸基序，以激活Src相关的酪氨酸激酶Fyn（左上图）。Fyn再将SLAM的其他酪氨酸残基磷酸化以招募其他信号组件。XLP1患者SAP突变（右上图）破坏Fyn和SLAM信号的激活，从而削弱T细胞和NK细胞毒性，导致严重的EB病毒感染和淋巴瘤。SLAM信号转导的缺陷也抑制Tfh细胞ICOS的表达，导致抗体应答受损。激活细胞凋亡诱导胱天蛋白酶的TNF家族受体（如Fas）通常被XIAP抑制（下图）。XIAP通过其杆状病毒抑制重复（BiR）结构域与启动者胱天蛋白酶（caspase 8和caspase 9）和执行者胱天蛋白酶（caspase 3和caspase 7）相互作用，来抑制它们的作用。在XLP2患者中存在XIAP的缺陷，激活胱天蛋白酶的异常调节，导致复杂的临床表型，包括淋巴细胞增殖和对EB病毒控制的缺陷。

具挑战性，通过对转录因子 GATA2 和 IRF8 的基因缺陷导致的原发性免疫缺陷的研究，人们深入认识到这些细胞在不同物种中的作用。

在很多有 DC 遗传缺陷的患者中已经鉴定出 GATA2 的常染色体显性突变。受影响的个体会逐渐丧失 DC（包括 cDC 细胞和 pDC 细胞）和单核细胞的所有亚型，B 淋巴细胞和 NK 细胞数量也减少，这种情况被称为 DCML 缺陷。虽然这些患者的 T 细胞数正常，但随着 DC 的丢失，T 细胞功能受损。这种部分而不是全部造血谱系产物的缺失，表明 GATA2 在未受影响的谱系中的作用存在冗余。尽管对于受影响的谱系产物逐渐减少的机制尚不清楚，但依然反映了 GATA2 在干细胞和祖细胞中的功能。鉴于所有 DC 和单核细胞的缺乏，这些个体的免疫缺陷是多种多样的，对病原体的易感性也是如此。这些患者患恶性血液肿瘤的风险也很大。

IRF8 中的两个遗传缺失最先被发现与 DC 发育中的特定缺陷相关。在两种变体中，突变均位于转录因子的 DNA 结合结构域中。在常染色体隐性遗传中，单核细胞和所有类型的循环 DC、cDC 和 pDC 均会丢失。因为 DC 是初始 T 细胞的主要 APC，它们的缺乏会导致效应 T 细胞的分化受损，有这些缺陷的患者在生命早期易患由胞内菌、病毒和真菌引起的严重的机会性感染；也会导致循环中未成熟粒细胞数量显著增加，这是由于在没有单核细胞 - DC 发育途径的情况下骨髓细胞前体向着粒细胞途径发育。相反，在常染色体显性遗传的 IRF8 显性等位基因失活突变的患者中，表型不太严重，其特征表现为 DC 的 CD1c 阳性亚群的选择性缺陷（被认为与小鼠 DCCD11b 阳性亚群相当）。这导致对胞内菌，特别是非典型分枝杆菌属的易感性增加，而没有在常染色体隐性突变患者中观察到的骨髓增生综合征。

13-14　补体成分和补体调节蛋白的缺陷会导致体液免疫功能缺失和组织损伤

至此，我们讨论的疾病主要集中在由于适应性免疫系统的紊乱导致的疾病。在接下来的几节中，我们将研究探讨可以影响固有免疫系统的细胞和分子的免疫缺陷病。我们从补体系统开始，补体系统可通过三种途径中的任何一种激活，这些途径集中于补体成分 C3 的裂解和激活，使其能够共价结合到病原体表面充当调理素（已在第 2 章中讨论）。与补体缺陷相关的感染谱与抗体产生缺陷患者的感染谱基本相同。特别是对胞外细菌易感性的增加，提示这些细菌需要通过抗体和（或）补体进行调理以使其被吞噬细胞有效清除（图13.11）。激活 C3 的任何一条途径的缺陷，以及 C3 本身的缺陷，与一系列化脓性球菌（包括肺炎链球菌）的易感性增加有关，这提示 C3 在促进对荚膜细菌的吞噬和清除中发挥中心效应分子作用。

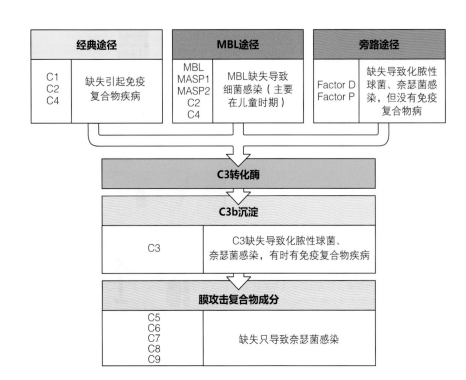

图13.11　补体成分的缺陷与对某些感染的易感性和免疫复合物的积累相关
旁路途径早期组分和 C3 的缺陷导致对胞外病原体，尤其是化脓性球菌的易感性。经典通路早期激活组分的缺陷主要影响免疫复合物途径（见第 10-20 节）和凋亡细胞的清除，导致免疫复合物疾病。MBL 途径识别分子，MBL 缺陷与细菌感染有关，主要发生在儿童早期。攻膜成分的缺陷只与奈瑟菌株的易感性有关，奈瑟株是脑膜炎和淋病的病原体，这意味着效应通路主要在防御这些病原体时起重要作用。

相比之下，C3 活化下游补体（C5–C9）的攻膜组分缺陷的影响更有限，并且几乎只导致对奈瑟球菌的易感性。在替代补体途径组分因子 D 和备解素缺陷患者中也发现了对奈瑟球菌类似的易感性，表明对细胞内存活细菌的防御主要通过攻膜复合物的抗体依赖性细胞外裂解来介导。来自日本罕见大规模流行性脑膜炎奈瑟菌感染人口研究数据显示，每年感染这种微生物的风险约为 1 ∶ 2 000 000，相比之下，同一人群中出现一种攻膜复合蛋白的遗传缺陷率 1 ∶ 200，其风险增加了10 000 倍。

早期经典补体途径的成分对免疫复合物和凋亡细胞的清除尤其重要（已在第 10–20 节中讨论），这些可以导致明显的自身免疫病的症状，如 SLE 显著的病理改变（这方面遗传补体缺陷在第 15 章中讨论）。MBL 缺陷启动抗体非依赖性的补体激活（见第 2–6 节）相对常见（见于 5% 人口）。MBL 缺陷可能与轻微的免疫缺陷有关，导致儿童早期细菌感染发生率增加。在编码 MBL 相关丝氨酸蛋白酶 2（MASP2）基因缺陷的患者中也发现了类似的表型。

另一组补体相关疾病是由补体控制蛋白缺陷引起的（图 13.12）。衰变加速因子（DAF）或保护素（CD59），保护体内细胞表面免受补体激活攻击的膜相关蛋白的缺陷可引起红细胞破坏，从而导致阵发性睡眠性血红蛋白尿症（如第 2–16 节所述）。可溶性补体调节蛋白如 I 因子和 H 因子缺陷具有不同的结局。纯合子 I 因子缺乏是一种罕见的缺陷，引起旁路途径 C3 转化酶不可控制的活化，导致 C3 缺陷（见第 2–16 节）。MCP、I 因子或 H 因子缺陷也可引起非典型溶血性尿毒症，也正因为它导致红细胞裂解（溶血）和肾功能受损（尿毒症），所以称为溶血性尿毒症。

在 C1 抑制物缺陷的患者身上可以看到补体调节蛋白丧失造成的严重后果，其引起的综合征称为遗传性血管性水肿（见第 2–16 节）。C1抑制物缺乏可引起血液凝固和补体激活通路调节失效，血管活性介质产生过量，导致水肿和局部喉部肿胀，从而引起窒息。

13–15 吞噬细胞缺陷将会导致细菌感染广泛传播

吞噬细胞数目或者功能的缺失与严重免疫缺陷相关。在正常环境下，中性粒细胞的完全缺失会导致死亡。吞噬细胞免疫缺陷可大致分为 4 种：吞噬细胞生成缺陷、吞噬细胞黏附缺陷、吞噬细胞激活缺陷及吞噬细胞杀伤微生物功能缺陷（图 13.13）。

中性粒细胞产生的遗传缺陷（中性粒细胞低下症）可以分为重型先天性中性粒细胞减少和周期性中性粒细胞减少。重型先天性中性粒细胞减少症，既有显性又有隐性遗传的病例，其血液中中性粒细胞数目持续低于 $0.5 \times 10^9/L$（正常数量为 $3 \times 10^9 \sim 5.5 \times 10^9/L$）。周期性中性粒细胞减少症的特点是中性粒细胞数目约 21 天为一个周期，从几乎正常到非常低，甚至检测不到，诱发周期性感染的风险。重型先天性中性粒细胞减少症最通常的病因是编码中性粒细胞弹性蛋白酶（ELA2）基因的常染色体显性突变，弹性蛋白酶是嗜天青颗粒的组分，参与降解被吞噬的微生物。如果弹性蛋白酶缺陷，或不能靶向到中性粒细胞的颗粒内，可引起发育中的中幼粒细胞凋亡，并且髓细胞发育阻滞在早幼粒细胞 – 中幼粒细胞阶段。ELA2 的某些突变则会导致周期

补体蛋白	缺失的影响
C1，C2，C4	免疫复合物疾病
C3	对荚膜细菌易感
C5–C9	对奈瑟菌易感
D因子/备解素（P因子）	对荚膜菌、奈瑟菌易感，但没有免疫复合物病
I因子	和C3缺失相似
MCP，I因子或H因子	非典型溶血性尿毒症综合征
H因子多态性	年龄相关的黄斑变性
DAF，CD59	自免样状况，包括阵发性睡眠性血红蛋白尿症
C1INH	遗传性血管性水肿（HAE）

图13.12 补体控制蛋白缺陷与一系列疾病有关

缺陷形式/综合征名称	相关感染或疾病
先天性中性粒细胞减少症 （如弹性蛋白酶2缺乏症）	广泛的化脓菌感染
白细胞粘连缺陷症	广泛的化脓菌感染
TLR信号转导功能缺失 （如MyD88或IRAK4）	严重的化脓菌冷感染
慢性肉芽肿病	胞外和胞内感染，肉芽肿
G6PD缺乏症	呼吸爆发缺陷，慢性感染
髓过氧化物酶缺乏症	细胞内杀伤功能丧失，慢性感染
白细胞异常色素减退综合征	胞内和胞外感染，肉芽肿

图13.13 吞噬细胞缺陷与细菌持续性感染相关 先天性中性粒细胞减少导致的中性粒细胞发育缺陷，会使抗细菌免疫系统严重受损。白细胞整合素共同β2亚基（CD18）或者选择素配体s-Le^{x}受损或者缺失，会使吞噬细胞的粘连和迁移到感染组织受到影响（白细胞粘连缺陷症）。由于MyD88或者IRAK4缺陷，TLR不能传递信号，从而使固有免疫细胞识别周围多种感染性的病原体的能力受损。在慢性肉芽肿病、葡萄糖-6-磷酸脱氢酶缺乏症以及髓过氧化物酶缺乏症中呼吸爆发现象是不能发生的。在慢性肉芽肿患者中，由于巨噬细胞活化功能的缺陷导致感染持续，进而使CD4 T细胞长期刺激形成肉芽肿。白细胞异常色素减退综合征患者吞噬细胞中囊泡融合不能发生。这些疾病说明吞噬细胞在清除和杀伤致病细菌中具有重要的作用。

性中性粒细胞减少症，对于 ELA2 突变体引起以 21 天为周期的中性粒细胞减少的机制仍然不清楚。极少数发生在癌基因 *GFI1* 的常染色体显性突变也会导致重型先天性中性粒细胞减少症，GFI1 编码的蛋白质可以抑制 *ELA2* 转录。这些发现都是基于在缺失 *Gfi1* 基因的小鼠中偶然观察到中性粒细胞减少，这与 Ela2 过度表达有关。

常染色体隐性遗传导致的重型先天性中性粒细胞减少症也有报道。线粒体蛋白 HAX1 缺陷可以促进发育中的骨髓细胞凋亡，导致严重的中性粒细胞减少，称为科斯特曼病（kostmann's disease）。发育中的中性粒细胞凋亡敏感性增加，导致严重的中性粒细胞减少，这与葡萄糖的代谢遗传缺陷有密切关系。在葡萄糖-6-磷酸酶催化第 3 亚基或者葡萄糖-6-磷酸转运酶 1 基因发生隐性突变的患者中，发育中的颗粒性白细胞凋亡增加，导致中性粒细胞减少。化疗、恶性肿瘤或者再生障碍性贫血诱发的中性粒细胞减少症导致化脓性球菌感染。最后，中性粒细胞减少也是免疫缺陷病的特点之一，如 CD40 配体缺陷、CVID、XLA、WAS 及 GATA2 缺陷。有些患者会产生自身抗体，加快对中性粒细胞的破坏。

吞噬细胞迁移到血管外感染部位的能力有缺陷，可引起严重的免疫缺陷。白细胞从血管中迁移到感染灶是一个受到严格调控的过程（图 3.31）。参与此过程的基因发生突变，可导致中性粒细胞和巨噬细胞不能到达感染的组织，称为白细胞黏附缺陷症（leukocyte adhesion deficiency，LAD）。白细胞整合素通用 β2 亚基（CD18）是 LFA-1、MAC-1 和 p150:95 的组分，CD18 的缺失会使细胞和内皮的粘连丧失，从而导致白细胞不能迁移到感染处。这是首次被发现的 LAD，因此称为 I 型 LAD 或者是 LAD-1，也是最常见的 LAD。在少数患者中也发现体内缺乏 s-Le^x，导致白细胞在内皮的滚动能力降低，这是由于参与合成 s-Le^x 和选择素的果糖化配体的 GDP- 果糖特异性转运蛋白的缺失导致，这称为 2 型 LAD 或 LAD-2。LAD-3 是由于诱导整合素 B 和黏连蛋白紧密结合的 Kindlin-3 蛋白缺陷导致的。每种 LAD 都是常染色体隐性遗传，可导致严重的、致命的细菌或者真菌感染。这些感染表现为伤口不能愈合，化脓性细菌感染但不能形成脓液。在这类患者中发生的感染对抗生素具有抗性。LAD-3 也和血小板凝集缺陷导致的出血增加相关。

免疫细胞，包括吞噬细胞，在激活过程中的关键步骤是通过 TLR（见第 3-5 节）识别 PAMP。几种原发性免疫缺陷被发现是由于细胞内 TLR 信号通路的组分缺陷导致的。除了 TLR-3，其他 TLR 都依赖于接头蛋白 MyD88 传递信号，MyD88 招募并激活 IRAK4 和 IRAK1 激酶，然后再激活下游 NFκB 和 MAP 激酶信号通路（见第 3-7 节）。*MyD88* 和 *IRAK4* 基因的隐性突变具有相似的表型：反复发生的外周性或者侵入性化脓菌感染，这类感染引发微弱的炎症反应，称为"冷感染"。值得一提的是，MyD88 和 IRAK4 分子与 IL-1 家族受体共同传递细胞内信号通路。因此，由于这些分子的遗传性缺陷导致患者的免疫功能受损，这是由于 IL-1 家族非正常的信号传递导致的。另外，NEMO 缺陷不仅导致 B 细胞类型转换功能受损，也会导致 NFκB 不能被活化，使 TLR 和 IL-1 受体家族的信号转导受影响。因此，NEMO 相关的免疫缺陷会同时影响固有免疫和适应性免疫功能。有意思的是，*MyD88* 基因突变的患者中，并没有发现典型的病毒感染增加，尽管这种蛋白质在除了 TLR3 之外的（如 TLR7、TLR8、TLR9）每个核酸敏感的 TLR 信号转导中都起着作用。这表明，尽管 MyD88 的功能受到影响，但是这些 TLR 下游、负责诱导干扰素产生的 IRF 的功能依然完整。

令人惊讶的是，在人类的 10 个 TLR 中，仅仅发现 TLR-3 的缺陷和免疫缺陷相关。其他 TLR 的缺陷（如 TLR-5）并没发现和免疫缺陷有相关性，提示 TLR 具有很大的功能冗余。另外，在编码识别双链 RNA 的 TLR-3 的基因发生杂合（显性）和纯合（隐性）突变，这类患者神经系统细胞产生 I 型干扰素功能受损，在中枢神经系统中常会有反复的 I 型单纯疱疹病毒（HSV-1）感染，引起单纯疱疹脑炎。参与 TLR-3 信号转导的分子遗传缺陷的患者也同样易患 HSV-1 脑炎（如 TRIF、TRAF3 或 TBK1），UNC93B1 负责将 TLR-3 从内质网转运到内溶酶体，UNC93B1 突变的患者也同样易患 HSV-1 脑炎。有意思的是，这些患者的白细胞对 TLR-3 配体或者 HSV-1 的应答并没有缺陷，说明 TLR-3 的功能在这些细胞中是冗余的，但在中枢神经系统中则是必需的。同样，这些患者仅仅对其他病毒表现出略微的易感，说明绝大多数病毒感染的控制并不依赖于 TLR-3。

除了 TLR，也发现有其他影响分子模式受体信号转导的遗传缺陷。CARD9 是参与表达在骨髓细胞的 C 型凝集素受体下游信号转导的接头蛋白。Dectin-1、Dectin-2 和巨噬细胞诱导的 C 型凝集素（MINCLE）均可识别真菌相关的分子模式，通过 CARD9 分子，诱导促炎症细胞因子的表达，包括 IL-6 和 IL-23（见第 3-1 节）。常染色体 CARD9 隐性遗传缺陷可导致 Th17 对真菌的免疫应答的功能受损，这类患者和先天性 IL-17 免疫缺陷患者（如 IL-17RA 和 IL-17F 的缺失；见第 13-10 节）的症状（或情况）类似，易患慢性皮肤黏膜念珠菌病。除此之外，这些患者也易受表皮癣菌感染，表皮癣菌是一种在正常情况引起常见的皮肤或者指甲浅表感染的普遍存在的丝状真菌，如足癣（脚气）。

吞噬细胞中其他多数已知的缺陷都会影响其吞噬以及随后消灭微生物的能力（图 13.13）。慢性肉芽肿患者对细菌和真菌感染高度易感，因为其吞噬细胞不能杀死吞噬的细菌和真菌，从而形成肉芽肿（图 11.13）。以上情况的缺陷，是由于活性氧类如超氧离子不能产生（见第 3-2 节）导致的。在这种疾病中发现这类分子的缺失提示这些物质可以直接杀伤细菌。但后来发现即使 ROS 产生，也不足以靶向杀死微生物。现有的观点认为，ROS 可以引起 K$^+$ 内流到吞噬泡中，使得原本菌的肽和蛋白质适宜的 pH 增高，从而杀死入侵的微生物。

中性粒细胞和单核细胞的 NADPH 氧化酶复合体中任意组分的遗传缺陷都可以引起慢性肉芽肿病。这些患者饱受慢性细菌感染的困扰，形成肉芽肿。葡萄糖-6-磷酸脱氢酶和髓过氧化物酶的缺陷也会损害胞内细菌的杀伤功能，导致略轻但类似的症状。

13-16 炎症调控因子突变引起炎症反应紊乱，从而导致"自身炎症性疾病"

控制炎症细胞寿命和活动的基因突变与少数严重的炎症性疾病有关，虽然它们不会导致免疫缺陷，但它们的单基因缺陷可影响固有免疫中炎症反应的关键环节。这些基因缺陷导致了限制炎症反应的正常机制失调，被称为自身炎症性疾病：即使没有感染，它们也会发生炎症（图 13.14）。家族性地中海热（FMF）的特征是偶发性的重度炎症，其可发生在全身的各个部位并且与发热、急性期反应（见第 3-18 节）和严重不适有关。FMF 的发病机制一直不明，直到发现是因 *MEFV* 基因突变所致，其编码一种叫作热蛋白（pyrin）的蛋白质，与机体发热有关。热蛋白和含有热蛋白结构域的蛋白质参与导致炎症细胞凋亡及抑制促炎细胞因子如 IL-1β 分泌通路。有人认为缺乏功能性热蛋白将上调细胞因子活性和缺陷性细胞凋亡，最终导致不可控的炎症反应。在小鼠中，热蛋白缺失导致小鼠对 LPS 的敏感性增加和巨噬细胞凋亡缺陷。TNF-α 受体相关周期综合征（TRAPS）具有相似的临床表现，是由编码 TNF-α 受体 TNFR-I 基因突变引起的。TRAPS 患者的 TNFR-I 水平降低，导致 TNF-α 不受与该受体结合的调节，而使循环中促炎性 TNF-α 水平升高。抗 TNF 药物如依那西普（一种主要用于治疗类风湿性关节炎患者的可溶性 TNF 受体）可用于该疾病的治疗性阻断（见第 16-8 节）。编码与热蛋白相互作用的 PSTPIP1（脯氨酸-丝氨酸-苏氨酸磷酸酶-相互作用蛋白 1）蛋白基因突变与另一种显性遗传的自身炎症综合征-化脓性关节炎、坏疽性脓皮病和痤疮（pyogenic arthritis, pyoderma gangrenosum and acne，PAPA）相关，这些突变增强了热蛋白与 PSTPIP1 的结合能力，并且这种相互作用可以阻断热蛋白并限制其正常的调节功能。

疾病（常用缩写）	临床特点	遗传特点	突变基因	蛋白质（别称）
家族性地中海热（FMF）	周期性发热，浆膜炎（胸膜和/或腹腔炎症），关节炎，急性期反应	常染色体隐性遗传	MEFV	热蛋白
TNF-受体相关周期性综合征（TRAPS）（也称为家族性冬眠热）	周期性发热，肌痛，皮疹，急性期反应	常染色体显性遗传	TNFRSF1A	TNF-α 55kDa受体（TNFR-Ⅰ）
化脓性关节炎、坏疽性脓皮病和痤疮（PAPA）		常染色体显性遗传	PSTPIP1	CD2结合蛋白1
Muckle-Wells综合征	周期性发热，荨麻疹，关节疼痛，结膜炎，进行性耳聋	常染色体显性遗传	NLRP3	cryopyrin蛋白
家族性寒冷性自身炎症综合征（FCAS）（家族性寒冷性荨麻疹）	感冒引起的周期性发热，荨麻疹，关节疼痛，结膜炎			
慢性婴儿神经性皮肤和关节综合征（CINCA）	新生儿反复发热，荨麻疹，慢性关节病，面部畸形，神经系统受累			
高IgD综合征（HIDS）	周期性发热，IgD水平升高，淋巴结肿大	常染色体隐性遗传	MVK	甲羟戊酸合酶
Blau综合征	皮肤、眼睛和关节的肉芽肿性炎症	常染色体显性遗传	NOD2	NOD2

图13.14　自体炎症性疾病

偶发性自身炎症性疾病 Muckle-Wells 综合征和家族性寒冷性自身炎症综合征（familial cold autoinflammatory syndrome，FCAS）明显与炎症的不适当刺激有关，由 NLRP3 突变引起，NLRP3 是感知感染和细胞损伤应激的"炎症小体"的组成部分（见第 3-9 节）。在没有刺激和促炎细胞因子上调的情况下，突变导致 NLRP3 活化，这些显性遗传综合征患者出现间歇发热以及荨麻疹、关节疼痛和结膜炎等症状，FCAS 患者常由于暴露于寒冷而诱发发热。NLRP3 的突变也与慢性婴儿神经皮肤关节综合征（CINCA）的自身炎症性疾病相关，尽管严重的关节病、神经病和皮肤病症状占主导地位，但常见短期内复发性发热现象。热蛋白和 NLRP3 主要在白细胞和病原体先天屏障细胞（如肠上皮细胞）中表达，调节热蛋白和相关分子的刺激包括炎性细胞因子和细胞中与应激相关的变化。事实上，Muckle-Wells 综合征患者对药物阿那白滞素（一种 IL-1 受体的拮抗剂）有显著反应。

13-17 造血干细胞移植或基因治疗可用于纠正遗传缺陷

通常通过 HSC 移植（见第 15-36 节），替换有缺陷的成分来治疗淋巴细胞发育过程中导致的 SCID 和其他一些免疫缺陷，这些治疗法的主要困难在于 HLA 的多态性，为了提高成功率，移植物供体必须与宿主受体共享一些 HLA 等位基因。正如我们在第 8-21 节中所了解的，胸腺上皮细胞表达的 HLA 等位基因决定了哪些 T 细胞可以被阳性选择。当 HSC 用于恢复具有正常胸腺基质个体的免疫功能时，T 细胞和 APC 均来源于供体移植物。因此，除非移植物与受体共享至少部分 HLA 等位基因，否则宿主胸腺上皮细胞选择后产生的 T 细胞，不能被移植供体衍生的 APC 激活（图 13.15）。

此外，还存在这样的危险：从外周血或骨髓制备的供体 HSC 发育成熟的异源胸腺细胞，可能将宿主识别为外来物并启动攻击，导致移植物抗宿主病（graft-versus-host disease，GVHD）（图 13.16，上图），这可通过清除供体移植物来源的成熟 T 细胞来克服。对于 SCID 以外的免疫缺陷疾病，受体中存在残留的 T 细胞和 NK 细胞，通常在移植前通过清髓治疗（骨髓破坏，通常使用细胞毒性药物）以提供 HSC 移植的空间，并最大限度地减少宿主抗移植物病（host-versus-graft disease，HVGD）的威胁（图 13.16，第三小组）。清髓治疗的强度取决于免疫缺陷的性质，对于可以耐受患者细胞持久性的疾病，只需小部分供体 HSC 的植入即足以治愈，甚至在 HSC 移植前非清髓化疗可能就足够了。但在其他条件下如 XLP，需要完全消除患者的血细胞和完全植入供体细胞，并可能需要更强化（骨髓清除）的化疗。

在已经鉴定出导致遗传性免疫缺陷的特定基因后，体细胞基因治疗即可开展。该策略涉及从患者的骨髓或外周血中分离出 HSC，使用病毒载体引入缺陷基因的正常拷贝，最后将校正的干细胞再输注到患者体内。最初，逆转录病毒载体用于基因治疗试验，但由于部分患者严重的并发症而停止。尽管接受该治疗的 X 连锁 SCID、慢性肉芽肿病和 WAS 患者的遗传缺陷得到了纠正，但由于逆转录病毒在原癌基因中的插入，导致部分患者发生了白血病。因为不能人为控制逆转录病毒编码基因插入位点，以及使用具有强启动子的病毒载体可以反转激活相邻基因表达，所以这种治疗方案存在着一定的问题。最近，利用自失活逆转录病毒和慢病毒载体进行基因校正的方法，已展现出避免这种并发症的希望。此外，已出现一种新型技术手段，可以用患者自身体细胞诱导产生多能干细胞（iPS 细胞），通过强制表达系列转录因子使体细胞重编程成为可以产生 HSC 的多能祖细胞。这种方法有望在输注前通过体外基因靶向患者干细胞，来"修复"特定缺陷基因，但尚未投入应用。在找到将校正基因导入自我更新干细胞中更好的方法之前，同种异体 HSC 移植仍将是许多原发性免疫缺陷的主要治疗方法。

13-18 非遗传性、继发性免疫缺陷是感染和死亡的主要诱发因素

原发性免疫缺陷让我们了解很多免疫系统内特定蛋白质的生物学知识，幸运的是，这些情况很少见。相反，继发性免疫缺陷相对常见。营养不良夺取了世界许多人口的生命，其主要特征是诱发继发性免疫缺陷。这尤其影响细胞介导的免疫，并且饥荒中的死亡通常由感染引起，麻疹导致的免疫抑制是营养不良儿童死亡的重要原因。在发达国家，麻疹是让人很不舒服的疾病，但并发症并不常见，相反，营养不良时麻疹死亡率很高。结核病是营养不良导致的另一种重要感染。在小鼠中，蛋白质饥饿通过影响 APC 的功能而导致免疫缺陷，但在人群中，尚不清楚营养不良是如何特异性地影响免疫应答。内分泌和免疫系统之间的联系可能提供部分答案。

脂细胞（脂肪细胞）产生瘦素，其水平与体内脂肪含量直接相关。因此，当脂肪被消耗时，瘦素水平在饥饿期间下降，具有遗传性瘦素缺陷的小鼠和人 T 细胞应答降低，且小鼠胸腺萎缩。在饥饿或遗传性瘦素缺乏的小鼠中，这些异常可通过补充瘦素来逆转。

继发性免疫缺陷也与造血肿瘤如白血病和淋巴瘤有关。骨髓增生性疾病，如白血病，可能与中性粒细胞缺乏（中性粒细胞减少症）或未成熟骨髓祖细胞过量产生相关，但缺乏成熟中性粒细胞的功能，从而增加了机体对细菌和真菌的易感性。淋巴瘤或其他癌症转移对外周淋巴组织的破坏或侵袭可促进机会性感染。

先天性无脾症（一种罕见的遗传性脾脏缺失）、手术切除脾脏以及某些疾病对脾脏功能的破坏，可导致对肺炎链球菌严重感染和终生易感性，图解说明脾脏中单核巨噬细胞从血液中清除这种病原菌的过程。脾功能丧失的患者应接种预防肺炎球菌感染的疫苗，并建议终身服用预防性抗生素。

继发性免疫缺陷也可以是某些医学治疗过程的并发症。癌症的细胞毒性药物治疗并发免疫抑制和感染。许多这类药物会杀死所有分裂细胞，常包括骨髓和淋巴系统的正常细胞。因此，感染是细胞毒性

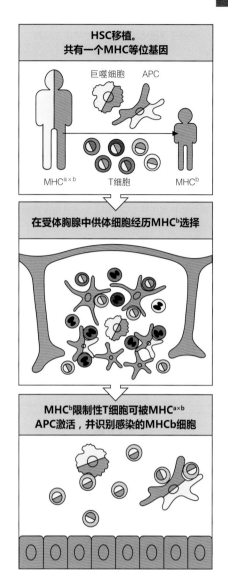

图13.15　为了恢复免疫功能进行HSC移植的供体和受体必须至少部分MHC分子相同

图片展示了遗传上不同的供体HSC移植，其中供体骨髓细胞与受体共有一些MHC分子。共有的MHC类型标记为"b"并以蓝色表示；供体特异HSC的MHC类型标记为"a"并以黄色表示。在受体中，发育中的供体淋巴细胞是根据胸腺上皮细胞MHC^{b}分子进行阳性选择，而在受体的胸腺基质上皮细胞与皮髓交界处，通过与来自供体HSC和残余受体DC相会进行阴性选择。阴性选择的细胞表示为凋亡细胞。外周血中供体来源的APC能激活识别MHC^{b}分子的T细胞；活化的T细胞同样可识别受体感染的表达MHC^{b}细胞。

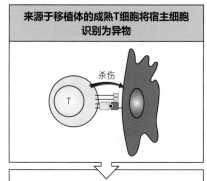

来源于移植体的成熟T细胞将宿主细胞
识别为异物

移植物抗宿主病（GVHD）全身性免疫疾病

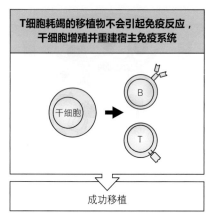

T细胞耗竭的移植物不会引起免疫反应，
干细胞增殖并重建宿主免疫系统

成功移植

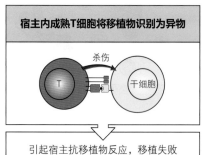

宿主内成熟T细胞将移植物识别为异物

引起宿主抗移植物反应，移植失败

图13.16　骨髓移植可用于治疗淋巴细胞成熟
缺陷导致的免疫缺陷，但是有可能引起两个潜
在的问题

首先，如果骨髓中存在成熟的T细胞，它们可
以通过识别它们的MHC抗原攻击宿主细胞，引
起移植物对抗宿主疾病（上图），这可以通
过清除供体骨髓中的T细胞来预防（中图）。其
次，如果受体存在有活性T细胞，这些细胞可
攻击骨髓干细胞（下图），这导致因移植排斥
反应造成的移植失败（见第15章）。

药物治疗的主要副作用之一。为了诱导宿主对实体器官同种异体移植
物（如肾脏或心脏移植物）耐受而使用的免疫抑制也显著增加了感染
甚至患恶性肿瘤的风险。最近生物疗法被用于治疗一些自身免疫病，
同样由于其免疫抑制作用而导致感染风险的增加，例如，应用阻断
TNF-α抗体治疗类风湿性关节炎或其他自身免疫病，偶尔会引起感染
性增加的并发症。

【小结】

几乎所有参与免疫应答的分子都可能发生遗传缺陷。这些缺陷可
引起典型的缺陷疾病。尽管很少见，但它们提供了关于正常人免疫系统
发育和功能的大量信息。遗传性免疫缺陷说明了适应性免疫应答，特别
是T细胞的重要作用，没有它们，细胞和体液免疫都会被严重影响。它
们证实了有关B细胞在体液免疫和T细胞在细胞免疫中的独特功能信
息，吞噬细胞和补体在体液和固有免疫中的重要性，以及适应性免疫应
答中越来越多的细胞表面或信号转导分子的特定功能。部分遗传性免疫
疾病的分子机制我们仍未了解，但毫无疑问，对这些疾病的研究将更多
地告诉我们正常免疫应答的发生及其调控机制。适应性免疫系统缺陷和
继发性免疫缺陷，比原发性遗传性免疫缺陷更为常见。在接下来的部分
中，我们将首先简要介绍病原体成功逃避或破坏免疫防御的一般机制，
然后详细说明HIV对免疫系统的完全破坏，并且它在受感染者个体中
造成了以AIDS为特征的大规模流行。

免疫防御的逃逸和损伤

在前文中，我们了解到在正常情况下被机体控制的微生物如何在
免疫信号通路缺陷的情况下引起感染。在我们生活的环境中，致病性
的微生物普遍存在，因而这种"机会性"感染成为遗传缺陷患者的主
要临床表现。极少数病原微生物可以成为真正的致病源，感染具有正常
免疫防御能力的宿主。病原微生物一个显著性特点就是可以逃避机体固
有免疫和适应性免疫系统的攻击，在感染的宿主体内复制并且传播到
新的宿主。有些病原体引起急性感染，繁殖速度很快，在机体免疫系统
清除之前就可以传播到下一个宿主。而有些病原体则可以建立慢性感
染，逃逸宿主的免疫系统攻击，长期在宿主体内生存。一个可以成功
在宿主体内建立感染的病原体可利用不同的机制达到此目的。病原体
在和宿主经历了几百万年的共同进化的过程中，发展出了多种机制，
在免疫系统的各个阶段逃避免疫系统的监视和清除。病原体逃逸免疫
系统攻击的机制的精密性可以和免疫系统本身相媲美。病原体必须成
功抵抗脊椎动物的免疫保护机制才能建立感染。

病原体包括病毒、细菌及单细胞和多细胞寄生虫。有一些病毒、
细菌和单细胞寄生虫则是严重威胁人类生命的病原体。而真菌和蠕虫
分别可以引起皮肤感染和肠道感染，在通常情况下它们并不威胁人类
生命，因此在此后章节我们不再详述此内容。人类免疫缺陷病毒、结
核杆菌和疟原虫感染可以分别导致AIDS、肺结核和疟疾。这三种疾病
是威胁人类健康的三大传染病。其中的任何一种病原菌在全世界范围

内感染人数都超过 1 亿，并且每年引起 100 万～ 200 万人死亡。虽然病原菌在宿主体内生存以及传播的机制有所不同，但是宿主固有免疫和适应性免疫抵抗病原体感染的机制却是一样的。这一节，我们将阐述不同病原体的生活周期、如何引起免疫应答，以及病原体逃逸免疫系统的各种机制。

13 – 19 胞外病原菌逐渐形成不同的策略以逃避模式识别受体的监测以及抗体、补体和抗菌肽的攻击

胞外菌在宿主细胞外繁殖，例如在组织细胞的表面（肠道或者呼吸道等）、组织细胞的间隙或者血液中。在第 10-11 节中提到过，革兰氏阳性或者阴性菌都有致病性，他们可以引起中性粒细胞参与的Ⅲ型免疫应答，在应答过程中，可启动调理反应和补体—抗体反应，并且上皮细胞和免疫细胞产生抗菌肽将细菌从上皮细胞中清除，以防止进一步感染。革兰氏阴性菌和阳性菌产生不同的 MAMP，但是均有类似的激活免疫细胞的特点。革兰氏阴性菌在细胞膜表面的 LPS，是 TLR4 的有效激活剂；而在革兰氏阳性菌细胞壁表面含有肽聚糖，则可以激活 TLR2、NOD1 和 NOD2。这些细菌逃避免疫应答的策略之一就是将细胞表面的 MAMP 隐藏，从而避免被免疫细胞的 PRR 识别（图 13.17）。多种革兰氏阴性菌可以将 LPS 中的脂质 A 和核心多糖用糖类等基团修饰从而干扰其与 TLR4 的结合。并且，还有一些细菌产生的脂质 A 不但不能激活 TLR4，反而能抑制 TLR4 的激活。某些革兰氏阳性菌可以调节 NOD 对于肽聚糖的识别，或者产生水解酶降解肽聚糖。

少数革兰氏阳性菌可以将细胞膜用一层厚厚的荚膜多糖包裹起来，除了可以隐藏肽聚糖不被识别，抑制补体旁路途径的激活，荚膜还可以阻止抗体和补体在细菌表面的沉积作用，进而逃避补体信号途径形成的攻膜复合物的杀伤作用。此外，荚膜还可以阻止免疫细胞对病原体的吞噬作用（图 13.17）。肺炎链球菌是引起细菌性肺炎的重要病原体，该细菌的荚膜多糖是抗原突变的主要部分，调节抗体识别的抗原决定簇的表达。按照荚膜多糖结构的不同，在血清型检测中使用特异性抗体将肺炎链球菌分为 90 多个血清型。一种血清型的细菌感染可以引起针对该型特异性的免疫应答，从而阻止同型细菌的感染，但是不能阻止其他血清型细菌的感染。因此，适应性免疫系统将不同血清型的肺炎链球菌视为不同的个体，导致同类的病原体可以在一个宿主内引起多种疾病（图 13.18）。同样，细菌 DNA 重排导致的抗原变化可以帮助肠道致病性大肠埃希或者引起淋病和脑膜炎的奈瑟球菌建立感染。细菌表面的菌毛或者性菌毛可以帮助细菌附着在宿主细胞表面，也是抗体抑制细菌附着和生长的主要作用靶点。编码奈瑟球菌性菌毛的基因簇（*pilE*）可以通过位于沉默位点的性菌毛片段基因（*pilS*）重组，在细菌表面产生一个可持续变化的性菌毛，因而可以逃逸抗体介导的免疫清除。

另外，胞外细菌还能通过灭活补体级联反应中的 C3 转化酶拮抗免疫系统，可通过表达 Fc – 结合蛋白抑制抗体和细菌的结合（如蛋白 A）；也可以将补体的抑制蛋白招募到细菌表面，拮抗补体的抗细菌效果（如 H 因子）。细菌也有相应的机制限制抗微生物多肽的抑菌效果（AMP，如防御素和抗菌肽）。这类小的、带阳性或者双性的多肽具有显著的抑菌活性，它可以插入到带负电荷的细菌细胞膜中，从而在细胞膜上打孔将细菌裂解。病原体可以通过改变细胞膜组分，减少 AMP 的结合，也可以产生蛋白酶降解 AMP。

无论是胞外菌还是胞内菌，革兰氏阴性菌一个独特的特点是可以将细菌的免疫调节蛋白通过一个特殊的结构——Ⅲ型和Ⅳ型分泌系统（T3SS 和 T4SS）注入细胞内（图 13.19）。这种针状结构，也称为注射复合体，在细菌表面组装完成，是细菌蛋白进入靶细胞的通道。多种细菌毒力因子，如抑制炎症反应关键的 NFκB 和 MAP 激酶活性的细菌蛋白，都是通过该分泌系统进入免疫细胞来拮抗宿主免疫应答。其中，引起黑死病的鼠疫耶尔森菌产生的外膜蛋白（如 YopH、YopE、YopO 和 YopT）可进入吞噬细胞并破坏对吞噬功能重要的细胞骨架蛋白。缺少Ⅲ型和Ⅳ型分泌系统的突变型革兰氏阴性菌丧失致病性，进一步证明了Ⅲ型和Ⅳ型分泌系统对于细菌建立感染的重要性。

13 – 20 胞内细菌病原体利用吞噬细胞逃逸免疫系统

为了逃避补体和抗体的攻击，有些细菌病原体进化出特定的机制，从而在巨噬细胞内存活下来——利用吞噬细胞作为主要宿主细胞在宿主体内传播。它们主要通过以下三种主要的方法来实现"特洛伊木马"的效果：抑制吞噬体 – 溶酶体的融合；从吞噬小体逃到细胞质；对吞噬 – 溶酶体的杀伤机制产生抵抗。例如，结核杆菌被巨噬细胞吞噬后，可以抑制吞噬体和溶酶体的融合，从而不被溶酶体消化。其他的微生物（如李斯

策略	机制	结果	举例
胞外菌			
隐藏或者抑制细菌相关分子序列	改变荚膜多糖	阻止脂多糖被识别	肺炎链球菌
	降低脂质A的乙酰化	拮抗TLR4	牙龈卟啉单胞菌
	细菌包裹宿主蛋白（血纤维蛋白）	阻止肽聚糖被识别	金黄色葡萄球菌
抗原变异	调节性菌毛	抗体不能有效阻止细菌附着细胞	奈瑟球菌大肠埃希菌
抑制调理作用	分泌补体降解因子	切割补体蛋白	脑膜炎双球菌，铜绿假单胞菌，金黄色葡萄球菌
	改变荚膜多糖	抑制补体的结合作用	肺炎链球菌，流感嗜血杆菌，肺炎克雷伯菌
	表达Fc-结合分子（蛋白A）	阻止抗体和吞噬细胞Fc受体结合	金黄色葡萄球菌
抑制或清除活性氧	分泌过氧化氢酶和超氧化物歧化酶	中和NADPH和髓过氧化物酶产生的活性氧	金黄色葡萄球菌，布鲁氏菌
抵抗抗菌肽的效应	分泌抗菌肽降解酶	切割抗菌肽	大肠埃希菌
	调控细胞膜表面的磷脂分子	阻止抗菌肽插入到细菌膜	金黄色葡萄球菌
胞内菌			
抗原变异	调节性菌毛	抗体不再有效阻止细菌附着细胞	沙门菌
隐藏或者抑制细菌相关分子序列	产生肽聚糖水解酶	阻止NOD对肽聚糖的识别	李斯特菌
	分泌细胞外内毒素	抑制NFκB和MAP激酶信号通路	鼠疫耶尔森菌
抵抗抗菌肽的效应	分泌抗菌肽降解酶	切割抗菌肽	鼠疫耶尔森菌
	调控细胞膜表面的磷脂分子	阻止抗菌肽插入到细菌膜	沙门菌
抑制吞噬小体和溶酶体融合	释放细胞壁组分	抑制吞噬-溶酶体融合	结核分枝杆菌，麻风分枝杆菌，嗜肺军团菌
吞噬溶酶体中存活	蜡质疏水的细胞壁含有分支菌酸和其他脂类	抵抗溶酶体中的溶解酶	结核分枝杆菌，麻风分枝杆菌
逃逸吞噬小体	产生溶血素（李斯特菌溶血素）	裂解吞噬小体释放到细胞质中	李斯特菌，志贺杆菌

图13.17　细菌拮抗宿主免疫系统的机制

不同胞内和胞外病原菌逃逸和拮抗宿主免疫系统的举例如图所示。最右一栏列举了相应的细菌名称（如肺炎链球菌、牙龈卟啉单胞菌、铜绿假单胞菌、布鲁氏菌和鼠疫耶尔森菌）。

特菌）可从巨噬细胞的吞噬体进入细胞质中进行繁殖，并且可直接进入邻近细胞。它们通过利用细胞骨架蛋白－肌动蛋白在细菌底部组装成的丝状结构，驱动细菌进入邻近细胞的囊泡中，随后细菌会将囊泡裂解，进而被释放到细胞质中。此外，李斯特菌还可以在感染的细胞表面形成含有细菌的泡状结构。这些含有细菌的小泡在外膜小叶部位含有磷脂酰丝氨酸。正常情况下，这种磷脂仅在内膜小叶中，当其暴露在细胞外膜小叶的时候，吞噬细胞会识别该信号，清除凋亡细胞。通过这种方式，李斯特菌可以直接进入吞噬细胞，而不被抗体清除。

图13.18　宿主防御肺炎链球菌具有种类特异性
不同的肺炎链球菌株具有不同免疫原性的荚膜
多糖。细菌荚膜可以防止细菌被吞噬，只有当
补体和抗体对细菌发生调理作用后，细菌才可
以被吞噬细胞清除。针对一种肺炎链球菌的抗
体不能和其他的链球菌发生交叉反应，因此，
免疫系统不能预防不同的肺炎链球菌的继发感
染。宿主个体必须针对不同类型的肺炎链球菌
产生相应的适应性免疫应答。

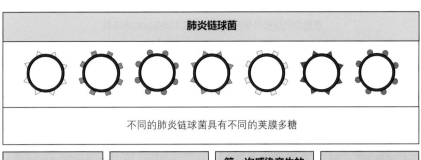

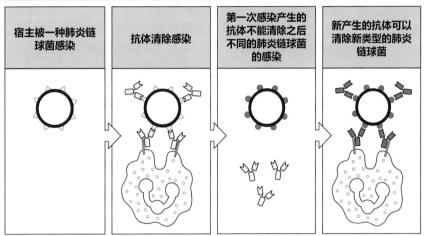

　　沙门菌进入细胞后，会利用Ⅲ型分泌系统（图 13.19），将效应
蛋白如 SifA 分泌到细胞质和细胞膜，改变囊泡的组成成分，避免被清
除。值得一提的是，沙门菌还可以将延缓巨噬细胞凋亡的蛋白质注入
细胞中，延长细胞的存活时间，直到细菌可以完成生活周期进而感染
新的细胞。胞内细菌还可以将吞噬细胞降解，对抗吞噬小体内的活性
氧或者抗菌肽。

　　已在第 11-5 节中讨论过，由于生活周期的特性，胞内菌激活 NK
细胞和 T 细胞免疫效应细胞，Ⅰ 型免疫应答的主要作用就是活化的 NK
细胞和 T 细胞，通过分泌 IFN-γ 和过表达 CD40L 以激活吞噬细胞杀伤
胞内菌。然而，胞内菌进化出多种机制逃避吞噬细胞的吞噬作用。比
如李斯特菌可以产生被 MHC Ⅰ 类分子识别的细胞内多肽，诱导 CTL
杀伤被感染的细胞。麻风分枝杆菌感染皮肤和外周神经系统会导致麻
风病，NK 细胞和 Th1 激活巨噬细胞可以有效地抵抗麻风分枝杆菌的感
染（图 13.20）。

　　麻风分枝杆菌和结核杆菌类似，其在巨噬细胞的吞噬泡中生存和繁
殖通常被 Ⅰ 型宿主应答抑制，但并不能被清除。在 Ⅰ 型免疫应答发生的
情况下，尽管患者皮肤和外周系统被巨噬细胞激发的炎症反应损伤，但
是患者疾病发展过程缓慢、且能存活，患者体内活细菌非常少，产生的
抗体也很少。由于它和结核病的相似性，被称为结核型麻风病，以区别
于瘤型麻风。在瘤型麻风患者中，没有建立完整的针对麻风分枝杆菌的
功能性 Ⅰ 型免疫应答，而是引起了 Ⅱ 型免疫应答，但是该 Ⅱ 型免疫应答
是无效的。如果不予以治疗，这会导致细菌在巨噬细胞中大量增殖，引
起组织坏死最终导致患者死亡。在体内含有大量细菌的麻风患者会产生
大量的抵抗细菌的抗体，但是，由于细菌在细胞中，这些抗体并不能够
有效地控制细菌的感染。

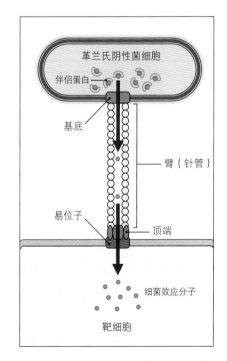

图13.19　致病性细菌利用特殊的分泌系统将
效应分子注入宿主细胞内
革兰氏阴性菌利用复杂的针状蛋白组合——Ⅲ
型或Ⅳ型分泌系统，或者注射小体——将毒力
蛋白注入靶细胞中拮抗宿主的免疫系统，从而
建立感染。这种纳米注射器由20多种蛋白质组
成，由一个锚定双层细胞膜的基底部，由多个α
螺旋亚单位聚合而成的针状结构，以及对接易
位子，负责刺穿宿主靶细胞细胞膜，将细菌效
应分子注入靶细胞的顶端复合体结构组成。

感染麻风分枝杆菌在临床上导致不同类型的麻风病

有两种极性类型，结核型和瘤型麻风，但也存在几种中间形式

结核型麻风	瘤型麻风
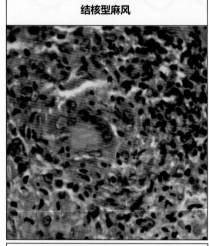 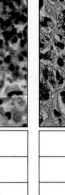	
低感染性	高感染性
含量低至无法检测	在巨噬细胞中显示出聚集性生长
肉芽肿和局部炎症　周围神经损伤	传播感染 骨骼，软骨和弥漫性神经损伤
血清免疫球蛋白水平正常	高丙种球蛋白血症
正常的T细胞应答 对麻风分枝杆菌抗原的特异性应答	T细胞应答低或不存在 对麻风分枝杆菌抗原无应答

麻风病灶中的细胞因子模式

Th1 细胞因子		Th2 细胞因子	
结核型	瘤型	结核型	瘤型
IL-2		IL-4	
IFN-γ		IL-5	
TNF-β		IL-10	

图13.20　在不同的麻风病中，T细胞和巨噬细胞对于麻风分枝杆菌的应答截然不同

在图中，麻风杆菌被染成小的暗红点。麻风分枝杆菌感染可导致两种不同的极性形式（上图）。在结核型麻风中（左图），Th1样细胞可以被感染的巨噬细胞激活，控制细菌的生长。结核型麻风形成肉芽肿并有炎症反应，这种局部炎症反应引起外周神经损伤。瘤型麻风中，感染范围广，且在巨噬细胞中大量繁殖。在疾病后期，对结缔组织和外周神经组织造成损伤。这两种不同类型的麻风病还有一些其他的不同。下图中的Northern杂交，分析了四个结核型麻风和四个瘤型麻风患者病灶的RNA，结果显示这两类麻风病产生细胞因子的种类截然不同。瘤型麻风患者中的细胞因子主要由Th2产生（IL-4、IL-5和IL-10）；而结核型麻风患者中，细胞因子主要由Th1产生（IL-2、IFN-γ和TNF-β）。因此，在结核型麻风患者中，Th1占主导；而在瘤型麻风患者中，Th2占主导。IFN-γ可以激活巨噬细胞，增强对麻风分枝杆菌的杀伤作用，而IL-4则抑制巨噬细胞的杀菌作用，照片来自G. Kaplan；细胞因子分析来自R. L. Modlin。

13-21 原生动物寄生虫逃逸宿主免疫系统

　　多数常见的原生动物寄生虫如疟原虫和锥虫，具有复杂的生活周期，昆虫媒介（如蚊子、苍蝇或者蜱虫）的生活周期一部分在人，一部分在中间宿主中。这些寄生虫的传播途径比较特殊，往往发生在昆虫叮咬或者吸取宿主血液时，突破宿主的皮肤屏障，直接进入宿主。这些寄生虫可完全绕开宿主正常的固有免疫屏障，也具有各种复杂的免疫逃逸方法，使得它们可以逃避抗体和细胞介导的适应性免疫应答的监视和清除，建立慢性感染并致病。

　　之前我们介绍了多种细菌性病原体（见第13-19节），而引起人类锥虫病或昏睡病的布氏锥虫具有很强的抗原变异特性，逃避宿主产生的抗体应答。锥虫外表包裹了一种蛋白质——变异特异性糖蛋白（VSG），

可以引发高效的保护性中和抗体应答将大多数寄生虫清除。然而，锥虫基因组中有约1000个变异表面糖蛋白基因，编码具有不同免疫原性的蛋白质。变异表面糖蛋白基因位于锥虫基因组中活跃表达的位点，每次只能有一种变异表面糖蛋白基因表达。但不同的变异表面糖蛋白基因可以通过基因重排的方式在活跃表达的位点进行替换（图13.21）。因此，在宿主有效的抗体选择压力下，群体中少数的表达不同变异表面糖蛋白的锥虫可以逃逸抗体的清除且繁殖，引起疾病的反复发作（图13.21，底图）。针对新的变异表面糖蛋白的抗体再次产生，但是依然不能完全清除锥虫，导致病程在活跃期和静息期循环。抗原清除的慢性化循环过程导致免疫复合体损伤和炎症反应，最终发展成神经损伤，导致昏迷，也就是昏睡病的由来。锥虫这种反复逃逸免疫应答的机制，使得免疫系统很难控制锥虫感染这种严重影响非洲公共健康的重要疾病。

引起疟疾的疟原虫是另外一种严重且广泛传播的病原体。和布氏锥虫类似，疟原虫也通过抗原变换逃避免疫系统的清除。此外，疟原虫在人体内不同细胞中完成其生活周期的不同阶段。携带疟原虫的蚊子叮咬人之后，疟原虫的成熟孢子会随后进入肝细胞，复制产生裂殖子，裂殖子从肝脏进入血液，感染红细胞。免疫系统在肝脏中清除寄生虫，但是寄生虫产生裂殖子可逃逸到红细胞中。由于红细胞是体内唯一的缺少MHC Ⅰ类分子的细胞，裂殖子在红细胞中产生的抗原不能被CD8⁺T细胞探测到，阻止了CD8⁺T细胞对感染细胞的杀伤作用。这是十分经典的通过适应性改变来逃逸细胞免疫应答的例子。

原生代寄生虫同样具有拮抗免疫应答的功能，通过白蛉叮咬人类而传播的利什曼原虫是只能在组织巨噬细胞中繁殖的胞内寄生虫。就像其他在吞噬载体中寄生的胞内病原体一样，清除利什曼原虫需要Ⅰ型免疫反应。利什曼原虫可以特异地抑制其感染的巨噬细胞中IL-12的产生，从而抑制NK细胞产生IFN-γ以及Th1的分化及其功能，其抑制的具体机制仍不清楚。另外，利什曼原虫可以有效地诱导Treg中IL-10的产生，从而抑制免疫系统对原虫的清除。

13–22 RNA病毒利用不同的抗原变异机制逃逸宿主适应性免疫应答

病毒是最简单，也是最多样的病原体，借助宿主细胞实现自身复制和传播。病毒的遗传物质可以激活细胞内的PRR，进而引发固有和适应性免疫应答裂解被感染的细胞；也可以诱导Ⅰ型干扰素反应，激活细胞内固有的级联反应限制病毒复制。尽管多种细胞可产生Ⅰ型干扰素，但pDC是一种在病毒感染早期专门产生大量Ⅰ型干扰素的细胞，它与NK细胞一起，在适应性反应的早期抗病毒宿主防御中发挥核心作用。后者涉及适应性免疫的各个方面：诱导Th1，帮助产生具有调理和补体杀伤功能的病毒特异性抗体，阻止病毒进入未感染的细胞，并激活补体以摧毁有包膜的病毒；诱导CD8⁺CTL，杀死病毒感染的细胞并产生IFN-γ。

病毒拮抗宿主免疫防御的策略复杂多样，这与病毒基因的类型有关。RNA病毒利用缺乏校对功能的RNA聚合酶来复制，所以与DNA病毒相比，这类病毒具有较高的突变率且基因组较小，有利于RNA病

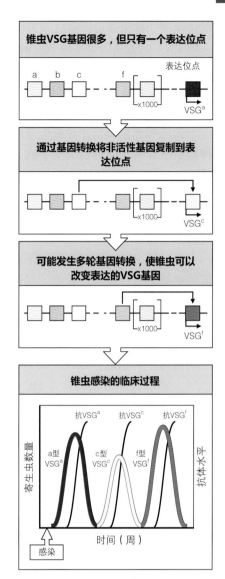

图13.21 锥虫通过抗原变异逃避免疫监视
锥虫表面包裹了一层变异特异性糖蛋白（VSG）。每种锥虫具有1000基因，编码不同的糖蛋白，但是只有位于染色体末端端粒中的基因可以表达。虽然多种遗传机制可以控制不同糖蛋白基因的表达，常见的机制是基因转换。不在端粒结构中的失活基因被复制然后重座到端粒表达位点，称为活跃基因。当宿主第一次感染锥虫后，体内产生针对锥虫糖蛋白的特异性抗体。少数锥虫在此过程中将糖蛋白基因转换成另外一种糖蛋白基因，尽管宿主的抗体将开始感染的锥虫清除，但是新的锥虫并不受影响。此过程在体内反复发生。

毒快速改变抗原表位，而抗原表位是适应性免疫应答的靶向位点，是 RNA 病毒免疫逃逸的机制之一。另外，一些 RNA 病毒基因组是分节段的，病毒复制有利于病毒基因重组。流感病毒是一种常见的季节性病原体，引起急性感染并造成全球爆发，其利用以上两种策略实现免疫逃逸。针对流感，病毒宿主也逐渐发展形成保护性免疫，主要是通过中和抗体直接作用于流感病毒表面蛋白血凝素，由于流感病毒能迅速被免疫个体清除，如果不能同时使用这两种突变机制来改变抗原类型，它可能将面临被宿主彻底清除的危险（图 13.22）。

流感病毒抵御宿主免疫应答的一种策略是抗原漂移：由 2 个编码病毒表面蛋白基因——血凝集素基因和神经氨酸苷酶基因的点突变引起，每隔 2 ~ 3 年，就会出现新的变异流感病毒，突变也可能影响 T 细胞特别是 CD8 CTL 识别病毒蛋白表位，使新型流感逃避宿主的抗体中和作用。因为病毒蛋白变化较小，所以针对旧流感病毒的抗体和记忆 T 细胞对新流感病毒仍然存在交叉反应，由此，对旧流感病毒具有免疫力的人同样对新流感变异体敏感，并且大部分人仍具有一定水平的免疫力，因而因抗原漂移造成的流感不会造成大规模流行。

分节段 RNA 病毒基因重组引起的流感病毒抗原变化称为抗原转移，造成病毒血凝集素巨大改变，新形成的血凝集素可识别性较差，仅存的抗体和 T 细胞均是拮抗之前的流感病毒，所以抗原转移可引起全球严重的流感大流行，通常死亡率较高。在动物宿主中，抗原转移发生的形式是人流感病毒的基因节段和动物流感病毒的基因节段重组，即动物流感病毒血凝集素基因取代人流感病毒血凝集素基因（图 13.22）。

丙型肝炎病毒（HCV）是 RNA 病毒，可造成急性或慢性感染，在美国 HCV 是最常见的血液传播慢性感染病毒，并引起肝硬化。与流感病毒类似，HCV 具有很高的免疫表位突变能力帮助免疫逃逸。但与流感不同，病毒表面糖蛋白介导 HCV 结合肝细胞（E2 糖蛋白与细胞表面蛋白 CD81 结合），由于 E2 与 CD81 结合区的糖基化程度和突变率高，很难产生有效中和抗体的靶点，因此针对 HCV 的抗体应答效应有限。同样，为应对 HCV 免疫逃逸突变，病毒的 T 细胞表位发生高频率突变，来避免 CD8$^+$ CTL 的杀伤。研究表明 HCV 表达可以破坏 DC 的细胞因子，减弱 T 细胞免疫应答。

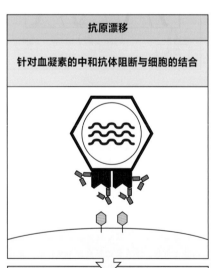

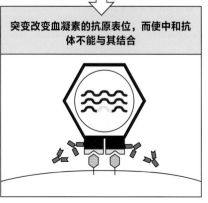

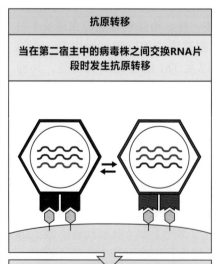

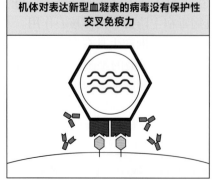

图13.22　有利于甲型流感反复感染的两种变异介导保护性免疫的中和抗体靶向结合病毒表面蛋白血凝素H，它负责病毒与细胞结合并进入细胞。抗原漂移（左图）依赖于病毒基因发生点突变，突变可改变血凝素上的保护性抗体结合位点。新变异病毒可感染对旧病毒有免疫力的宿主细胞，但由于T细胞和一些抗体仍然可以识别未改变的抗原表位，所以新的变异病毒仅在先前感染过的个体中引起轻度疾病。抗原转移（右图）很少发生，其涉及两种不同流感病毒的分段RNA基因组重组，可能在鸟或猪中。发生抗原转移的病毒其血凝素有较大变化，因此在早期感染宿主产生的T细胞和抗体不具有保护性。抗原转移常引起病毒严重广泛的传播，并每10~50年发生一次流感大流行。流感病毒基因组中有8段RNA分子，但为了简化，图中只显示了3段。

13 – 23 DNA 病毒利用多种机制破坏 NK 细胞和细胞毒性 T 细胞反应

在所有的病原体中，能够造成慢性感染的 DNA 病毒都进化出了破坏或逃避免疫防御的多种机制，相较于 RNA 病毒，DNA 病毒基因突变率相对较低，因此很少利用抗原变异实现免疫逃逸。低突变率使 DNA 病毒拥有较大的基因组，可编码多种蛋白质，来破坏宿主抗病毒免疫功能。以痘病毒和腺病毒为例，尤其是疱疹病毒，它们都是大型的 DNA 病毒，超过 50% 的基因组编码免疫逃逸的相关蛋白质，这将是本节的重点。一些 DNA 病毒，如疱疹病毒，已经进化出能够使病毒进入潜伏状态的机制。在潜伏期，无病毒复制，感染者也无疾病症状。由于没有病毒蛋白刺激 MHC I 类分子，所以无法将病毒存在信号传递给 CTL，无法清除病毒，导致患者终生感染，正如第 13-24 章节中讨论的，潜伏期可被重新激活并造成疾病复发。约 90% 的人群携带疱疹病毒，例如单纯疱疹病毒 HSV-1 和 HSV-2（两者都可引起唇疱疹和生殖器疱疹）、EB 病毒（引起传染性单核细胞增多症）、水痘 – 带状疱疹（引起水痘和带状疱疹）和巨细胞病毒（CMV）等这五种常见类型的疱疹病毒，这些病毒通常可以建立终身潜伏期。本节我们重点介绍 DNA 病毒免疫逃逸的主要机制（图 13.23）。

逃逸 CTL 和 NK 细胞攻击是 DNA 病毒长期存活的保障，细胞表面 MHC I 类分子提呈病毒肽给 CD8 T 细胞从而杀死被病毒感染的细胞。许多大型 DNA 病毒通过产生免疫逃逸蛋白来逃逸免疫识别，这种蛋白质可阻止病毒抗原肽：MHC I 类复合物在病毒感染细胞内形成（图 13.24），病毒在抗原加工和提呈中的每个关键步骤都至少有一种病毒蛋白可以抑制这些过程。病毒免疫逃逸蛋白有多种作用机制，比如通过靶向 TAP 转运蛋白阻止病毒肽进入内质网（图 13.25，左图）；将 MHC I 类分子滞留在内质网中以阻止抗原肽：

病毒采用的策略	机体机制	结果	病毒类型
抑制体液免疫	病毒编码Fc受体	阻断抗体结合受感染细胞效应	单纯疱疹病毒巨细胞病毒
	病毒编码补体受体	阻断补体介导的效应通路	单纯疱疹病毒
	病毒编码调控补体蛋白	抑制感染细胞诱导的补体激活	牛痘病毒
抑制炎症反应	病毒编码的趋化因子受体同源物，例如，β-趋化因子受体	使受感染的细胞对β-趋化因子的作用敏感；对病毒的益处未知	巨细胞病毒
	病毒编码的可溶性细胞因子受体，例如 IL-1受体同源物，TNF受体同源物，干扰素-β 受体同源物	通过抑制细胞因子与宿主受体的相互作用来阻断它们的作用	牛痘病毒兔黏液瘤病毒
	抑制黏附分子表达的病毒抑制因子，例如 LFA-3 ICAM-1	阻止淋巴细胞与感染细胞的黏附	EB病毒
	通过模拟TLR的短序列防止NFκB活化	阻断由IL-1或细菌病原体引起的炎症反应	牛痘病毒
阻断抗原加工和呈递	抑制类型MHC I 类分子表达	损害细胞毒性T细胞对感染细胞的识别	单纯疱疹病毒巨细胞病毒
	通过TAP抑制肽转运	阻断肽与MHC I 类分子的关联	单纯疱疹病毒
抑制宿主免疫	病毒编码IL-10细胞因子同源物	抑制TH1淋巴细胞减少干扰素-γ的产生	EB病毒

图13.23 疱疹和痘病毒家族病毒破坏宿主免疫系统的机制

病毒	蛋白	种类	机制
单纯疱疹病毒1	ICP47	阻止肽进入内质网	阻断肽与TAP的结合
人巨细胞病毒（HCMV）	US6		抑制TAP的ATP酶活性并阻断肽释放到内质网中
牛疱疹病毒	UL49.5		抑制TAP肽转运
腺病毒	E19	使MHC I类分子滞留在内质网中	TAP相关蛋白竞争性抑制剂
HCMV	US3		抑制TAP相关蛋白功能
小鼠巨细胞病毒（CMV）	m152		下调宿主MHC I类分子
HCMV	US2	MHC I类分子降解（脱位）	将一些新合成的MHC I类分子转运到细胞质中
小鼠γ疱疹病毒68	mK3		E3-泛素连接酶活性
小鼠 CMV	m4	在细胞表面结合MHC I类分子	通过未知机制干扰细胞毒性淋巴细胞的识别

图13.24　干扰病毒抗原结合MHC I类分子的病毒免疫逃逸蛋白

MHC复合物到达细胞表面（图13.25，中图）；细胞转位是将在内质网中错误折叠的蛋白转运回细胞质中降解，病毒蛋白也可以利用细胞的转位过程降解新合成的MHC I类分子（图13.25，右图）；为了阻止稳定组装/折叠的抗原肽：MHC I类复合物的形成，病毒蛋白将抗原肽：MHC I类复合物转移到内质网相关蛋白降解（ERAD）途径中进行降解，通过这些机制，病毒蛋白抑制或完全阻断病毒肽向CTL的提呈。病毒的抑制作用不限于MHC I类途径，也可作用于MHC II类途径，病毒这些抑制效果最终都是靶向CD4+ T细胞。最后，由于许多病毒的靶细胞不仅仅是DC，病毒抗原通过交叉提呈也可引起CD8+ T细胞的激活，但干扰CD8+ T细胞途径的病毒机制尚不清楚，尽管病毒在DC中不是持续存在，即使在已经引发CTL效应后，病毒也可以阻断宿主细胞识别和抗病毒反应。

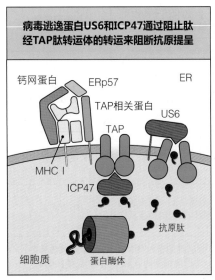
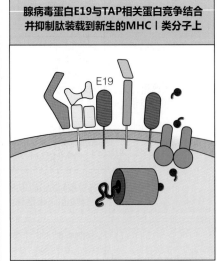
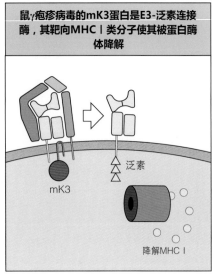

图13.25　病毒免疫逃逸蛋白靶向内质网中的抗原肽复合物

左图为阻断肽进入内质网（ER）的模式图。来自HSV-1的细胞质ICP47蛋白阻止肽与胞质中的TAP结合，而人CMV US6蛋白通过TAP干扰ATP依赖的抗原肽转移过程。中间图为腺病毒E19蛋白将MHC I类分子滞留在ER中的模式图。E19与某一MHC分子结合，并通过ER滞留基序将它们滞留在ER中，同时与TAP相关蛋白竞争以防止TAP与抗原肽结合。右图展示了小鼠疱疹病毒mK3蛋白（一种E3-泛素连接酶）如何靶向新合成的MHC I类分子的模式图。mK3与TAP相关蛋白：TAP复合物结合，并指导泛素蛋白亚基连接到MHC I类分子细胞质部分尾部K48位点（见第7-5节），从而引发蛋白酶体途径降解MHC分子。

除了对病毒感染的急性固有免疫应答发挥作用外，NK 细胞的主要功能是识别，并下调 MHC Ⅰ类分子的表达，以阻止病原体逃逸 CTL 的识别。因此，靶向 MHC Ⅰ类分子的病毒也进化出抑制 NK 细胞活性的机制，如表达 MHC Ⅰ类分子病毒同源物来激活杀伤细胞抑制受体和白细胞抑制受体（leukocyte inhibitory receptor，LIR）。人巨细胞病毒表达 HLA Ⅰ类分子的同源物 UL18，可与 NK 细胞上的 LIR-1 结合产生阻止 NK 细胞溶解细胞的信号，病毒蛋白不仅拮抗 NK 细胞上的激活受体，也抑制 NK 细胞效应通路。

DNA 病毒还进化出破坏免疫系统其他功能的机制，包括细胞因子或趋化因子及其受体的病毒同源物的表达，或者病毒蛋白结合趋化因子及其受体来抑制趋化因子的功能等。由于 Ⅰ 型和 Ⅱ 型干扰素是抗病毒防御中的主要效应因子，所以无论病毒是通过产生诱饵受体还是抑制性结合蛋白，通过 IFN 受体抑制 JAK/STAT 信号转导，抑制细胞因子转录或干扰 IFN 激活的转录因子，病毒的逃逸策略主要集中在抑制干扰素家族中的细胞因子功能。DNA 病毒也可产生促炎细胞因子 IL-1、IL-18 和 TNF-α 等的拮抗剂以及免疫抑制细胞因子的病毒同源物。CMV 通过产生细胞因子 IL-10 的同源物 cmvIL-10 来削弱抗病毒反应，cmvIL-10 可下调 IFN-γ、IL-12、IL-1 和 TNF-α 等促炎细胞因子表达，来促进病毒抗原耐受而非对病毒抗原的适应性免疫应答。

病毒可产生诱饵趋化因子受体或趋化因子同源物，这些产物通过趋化因子受体干扰天然配体诱导的信号转导来干扰趋化因子反应。总的来说，疱疹病毒和痘病毒可产生超过 40 种七次跨膜的 G 蛋白偶联趋化因子受体超家族的病毒同源物（vGPCR）。研究表明 CMV 的慢性感染和抗病毒 CD8⁺ T 细胞"耗竭"具有相关性，在这种情况下 CD8⁺ T 细胞的 CD28 超家族抑制性受体和程序性死亡 -1（PD-1）受体均有表达，PD-1 受体被 PD-1 配体活化后（见第 7-24 节），CD8⁺ T 细胞的功能被抑制。阻断 PD-L1-PD-1 相互作用可恢复抗病毒 CD8⁺ 细胞的功能并降低病毒载量，表明该途径的持续活化参与抑制病毒清除。可建立慢性感染的 RNA 病毒有类似的机制，如丙型肝炎病毒（HCV）。病毒进化出的多种拮抗宿主免疫清除机制非常精巧，探究这些进化机制有利于我们理解宿主 - 病原体的关系。

13 - 24 宿主免疫功能正常时，潜伏病毒停止复制，但可以在体内持续存在

如前一节所述，可在人体中潜伏感染的一类主要病原体是疱疹病毒，一种大型包膜 DNA 病毒，其特点是能够建立终身感染。虽然我们已从多方面探究病毒破坏免疫的机制，但它们可长期将其基因组维持在感染细胞的细胞核内，且不复制。与病毒裂解宿主细胞或活跃复制阶段的生活周期相比，疱疹病毒可通过表达部分基因来建立潜伏期或溶源阶段，这部分基因称为潜伏相关转录体（LAT）。除了抑制病毒基因组的转录外，LAT 还会产生干扰宿主细胞凋亡的因子来干扰清除感染细胞的免疫机制，以及延长整合有病毒基因细胞的寿命，如引起唇疱疹的 HSV，感染上皮细胞后扩散到感觉神经元，免疫应答可控制病毒感染上皮细胞，但病毒可在感觉神经元中以潜伏状态持续存在。日光、细菌感染或荷尔蒙等因素的改变可重新激活病毒，然后病毒沿感觉神经元的轴突传播并再次感染上皮组织（图 13.26），此时，免疫应答杀死上皮细胞来控制局部感染，并产生疼痛感，这种循环可重复多次。

感觉神经元可再次被感染的原因有两个：首先，病毒处于静止状态，产生用于提呈 MHC Ⅰ类分子的病毒肽非常少；其次，神经元表达非常少的 MHC Ⅰ类分子，这使得 CD8 CTL 难以识别并攻击受感染的神经元。少量的 MHC Ⅰ类分子表达可降低具有有限再生能力的神经元被 CTL 杀伤的风险，但这也使神经元成为病毒持续感染的理想场所。疱疹病毒经常进入潜伏期，导致带状疱疹（水痘 - 带状疱疹）。在急

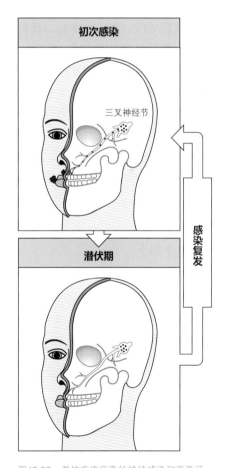

图13.26 单纯疱疹病毒的持续感染和再激活 通过有效的免疫应答可清除皮肤中初始感染的疱疹病毒，但残留病毒持续存在于感觉神经元中，如三叉神经节的感染神经元，其轴突支配嘴唇。环境压力和（或）免疫力改变，病毒可重新被激活，神经所支配的皮肤再次被来自神经节中的病毒感染，并且形成新的唇疱疹。该过程可以重复多次。

性期结束后仍然在一个或几个背根神经节中潜伏，并且在应激条件或宿主免疫力低下时，病毒可重新被激活，然后它会沿神经向下传播并再次感染皮肤，引起带状疱疹，并在局部皮肤上出现典型的水痘皮疹。与经常复发的单纯疱疹不同，带状疱疹通常在宿主的一生中仅重复激活一次。

另一种疱疹病毒——EB 病毒在大多人中建立持续性感染。初次感染后，病毒在 B 细胞中进入潜伏期，通常无法诊断。在少数感染者中，B 细胞首次急性感染更严重，导致传染性单核细胞增多症或腺热病。EB 病毒主要通过 B 细胞共受体复合物蛋白 CR2（CD21）和 MHC Ⅱ 类分子来感染 B 细胞，在初次感染中，多数受感染细胞增殖并产生病毒，从而导致抗原特异性 T 细胞增殖和血液中出现过量的单核白细胞，故此得名。病毒从 B 细胞中释放并在此过程中杀死 B 细胞，病毒可以从唾液中被分离。病毒特异性 CD8 CTL 最终控制病毒感染，杀死受感染的增殖 B 细胞，但 EB 病毒在一部分记忆 B 细胞中潜伏并保持静止。

这两种形式的感染伴随着病毒基因完全不同的表达方式。在 EB 病毒复制活动期，DNA 基因组编码 70 多种蛋白质，大部分蛋白质是复制中的病毒产生的，对于病毒复制是必需的，同时这些病毒蛋白的表达，也让被感染的细胞能够被识别。相反，在潜伏感染中，病毒潜伏在宿主 B 细胞内没有复制活性，并且表达非常有限的病毒蛋白，如 EB 核抗原 1（EBNA1），是维持病毒基因组所必需的。EBNA1 与蛋白酶体相互作用（见第 6-2 节），以防止自身降解成肽引发 T 细胞应答。

从明显清除 EB 病毒感染的患者中分离潜伏感染的 B 细胞：在没有 T 细胞的情况下，保留 EB 病毒基因组的潜伏感染细胞可被转化为所谓的永生细胞系，这与体外肿瘤的产生类似。感染的 B 细胞在体内偶尔会发生恶性转化，从而形成伯基特淋巴瘤，在该淋巴瘤中，肽转运蛋白 TAP1 和 TAP2 的表达下调（见第 6-3 节），因此细胞不能加工内源性抗原并提呈给 HLA Ⅰ 类分子（人 MHC Ⅰ 类分子），这种缺陷解释了肿瘤如何逃脱 CD8 CTL 的攻击。具有获得性和遗传性 T 细胞功能免疫缺陷的患者发生 EBV 相关淋巴瘤的风险增加，可能是免疫监视缺失导致的。

乙型肝炎病毒（HBV，DNA 病毒）和丙型肝炎病毒（HCV，RNA 病毒）感染会引起急慢性肝炎和肝硬化，甚至导致肝细胞癌。免疫应答在清除两种肝炎病毒感染中至关重要，但在大多情况下，HBV 和 HCV 仍引起慢性感染。尽管 HCV 在原发感染的早期阶段主要感染肝脏，但该病毒通过干扰 DC 活化和成熟来破坏适应性免疫应答，这导致 CD4 T 细胞活化不足以及 Th1 分化的缺乏，进而 CD8 CTL 不被激活，这被认为是导致慢性感染的原因。有证据表明抗病毒治疗后病毒抗原水平的降低可改善 CD4 T 细胞的辅助功能，并可恢复 CD8 CTL 和记忆 CD8 T 细胞功能。由 HCV 引起的 DC 成熟延迟和病毒基因组的高突变率协同帮助病毒免疫逃逸：病毒基因复制依赖的 RNA 聚合酶缺乏校对功能，这提高了病毒突变率而改变抗原，有利于病毒适应性免疫逃逸。

【小结】

传染性病原体可以通过多种逃逸或破坏宿主防御的方法来促进自身复制，引起复发或持续性疾病。抗原变异，潜伏，免疫耐受和抑制免疫应答导致病毒持续感染。在某些情况下，免疫应答也促进了疾病发生：一些病原体利用免疫应答来传播感染，所以如果没有免疫应答，病原体可能不会引发疾病。探究病原体的每种致病机制都会帮助我们理解关于免疫应答的性质和缺陷，提示我们需要用不同的医学方法来预防或治疗感染性疾病。

适应性免疫缺陷综合征

HIV 引起的 AIDS 是病原体破坏免疫系统的一个最典型的例子。AIDS 可导致 CD4$^+$ T 细胞逐渐丢失，使得机体对机会性感染菌和某些肿瘤的易感性增加。迄今为止，最早有文献可查的 HIV 是来自一份 1959 年保存在金沙萨（刚果民主共和国）的血清样本。1981 年，官方报道了第一例 AIDS 病例。由于 AIDS 通过体液接触传播，猜测致病原可能是一种新型病毒，直到 1983 年被分离并确认为 HIV。

HIV 至少包含两种关系密切的病毒：HIV-1 和 HIV-2。两者都可通过性接触和血液传播（如输血、共用针头）。HIV-1 在血液里的病毒载量非常高，极具传播性，且比 HIV-2 更容易通过母婴传染。HIV-1 和

HIV-2 引起的症状相似，但 HIV-1 进展到 AIDS 的速度更快，因而危险性更强。目前，HIV-1 是世界范围内诱发 AIDS 的最主要病因。HIV-1 和 HIV-2 均流行于西非，HIV-2 在其他地方很少出现。

　　两种病毒最初都是从非洲的灵长类动物传播给人类。病毒毒株基因组测序结果显示，灵长类 HIV-1 前体——猴免疫缺陷病毒（simian immunodeficiency virus，SIV）在四个不同的时期从黑猩猩或西部低地大猩猩传染给人类，而 HIV-2 起源于白眉猴（图 13.27）。四种变异体中最流行的 M 组（占所有 HIV-1 感染的 99%）在 20 世纪上半叶从黑猩猩传染给人类；O 组在 20 世纪早期传染给人类，其他两组变异体（N 和 P 组）近期才开始传染。类似于其他人畜共患感染，宿主和病原体没有足够的时间通过共进化达到平衡状态以降低毒性，所以 HIV 在人体内的致病力比 SIV 在非人灵长类动物中的致病力强。大部分未接受治疗的 HIV-1 感染者会发展成 AIDS，而 SIV-1 感染非人灵长类的结果则呈多样化趋势，有些甚至不发病。

　　HIV 感染并非立刻导致 AIDS。未接受治疗的成年人，从感染到发病平均需要数年。从感染到免疫缺陷症状的出现，有一定的延迟性，这反映了 HIV 对 $CD4^+$ T 细胞的偏好性，也体现了抗病毒免疫应答的本质。尽管目前已经有较多关于 AIDS 的病理学和流行病学方面的研究，且在此基础上产生了多种预防和治疗 AIDS 的方法，但 AIDS 依然在广泛地传播。2012 年全球有 160 万人死于 AIDS，3530 万人感染HIV，预计未来几年会有更多的死亡病例（图 13.28）。撒哈拉以南的非洲地区占全球 2/3 的病例，20 个成人中就有 1 人被感染。事实上，HIV/AIDS 自从被确认为新的人类病原体以来，已在短时间内成为致死率最高的单一传染源。但乐观来看：全球新发病例从 1997 年的高峰期正在逐年下降，年死亡人数也从 20 世纪中期的高峰稳步下降。其中，撒哈拉以南非洲地区新发病例下降最快。与此相反，有些重点地区发病率却呈增长趋势（如东欧和中非）。

13-25 HIV 是一种先建立慢性感染再逐步发展成艾滋病的逆转录病毒

　　HIV 是一种包膜 RNA 病毒，其结构如图 13.29 所示。每个病毒颗粒被两种包膜蛋白包被，并含有两份 RNA 基因组和数份病毒酶，这些都是 HIV 感染宿主细胞所必需的。HIV 是一种典型的逆转录病毒，其基因组在细胞内被逆转录酶从 RNA 逆转录成 DNA——与正常转录相反。此过程中产生的 DNA 整合到宿主细胞染色体内，促进病毒复制。DNA 转录产生的 RNA，既可以作为信使 RNA 指导病毒蛋白的合成，又可以作为新病毒颗粒的 RNA 基因组。它们被包膜包裹，以出芽的方式从细胞膜释放到胞外。

　　HIV 属于逆转录病毒中的慢病毒（lentivirus），"*lentus*" 在拉丁文中的意思是"慢"，因为其发病进程非常缓慢。这些病毒在疾病症状出现之前持续复制数年。HIV 病毒直接靶向免疫细胞，产生最初的急性感染，但这种感染无法被觉察，且很少引起抑制病毒复制的免疫应答。因此，初始急性感染看似被免疫系统控制，实则在免疫细胞中建立潜伏感染，持续复制数年并感染新细胞，最终使免疫系统耗竭，产生免疫缺陷或 AIDS，导致机会性感染和（或）肿瘤，最终引起死亡。

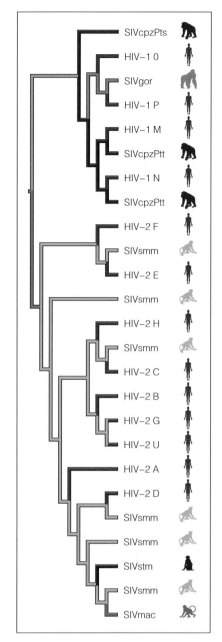

图13.27　HIV-1和HIV-2的系统发育起源
HIV-1具有明显的遗传变异性，根据遗传序列可以分为四类：M（主要）、O（次要）、N（非M、O）和P（非M、O、N）。这四类又可以更进一步分为小类，以字母A到K标记。不同地区流行不同的小类。黑猩猩SIV（SIVcpz）、低地SIV（SIVgor）和HIV-1的系统进化分析表明，四类HIV-1（M，N，O和P）来源于四次独立的跨种传播事件：SIVcpzPtt从中部黑猩猩（中西部黑猩猩亚种，或Ptt）两次传递产生HIV-1的M组和N组；SIVgor从西部低地大猩猩（大猩猩亚种）两次传递产生HIV-1的O组和P组。SIVsmm从灰领白眉猴到人类的传播，使HIV-2（A-H和新发现的U）形成至少9个谱系。实验感染短尾猕猴和恒河猴分别形成SIVstm和SIVmac。cpzPts，长毛黑猩猩；cpzPtt，黑脸黑猩猩；mac，日本猕猴；SIV，猴免疫缺陷病毒；smm，白领白眉猴；stm，短尾猕猴。图片来源：Beatrice Hahn和Gerald Learn博士。

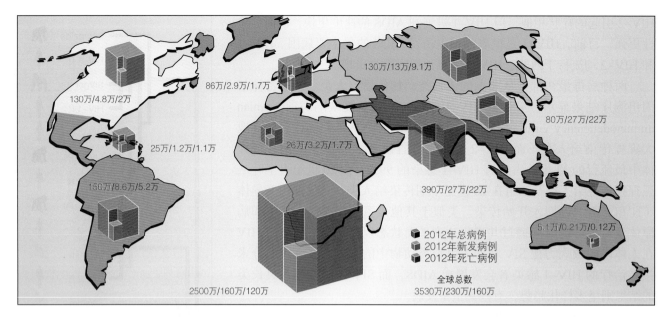

图13.28 全球多个地区HIV感染的增长已经放缓，但AIDS仍然在爆发
HIV/AIDS患者数量巨大，且在继续增长。2012年新增感染比高峰期降低了1/3。全球2012年有3530万人感染HIV，包括240万新发病例和160万死亡病例（比2005年高峰期下降30%）。儿童感染病例比2001年下降50%（2012年有26万新发病例）。

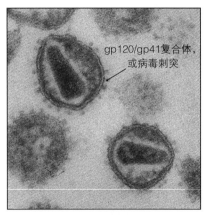

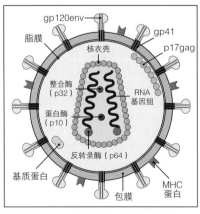

图13.29 人类免疫缺陷病毒（HIV）颗粒
图示病毒为引起AIDS的HIV-1病毒。病毒颗粒直径大约为120 nm，比T细胞小60倍。病毒核衣壳包含三种酶：反转录酶、整合酶和蛋白酶（p10）。事实上，每个病毒颗粒包含多种这样的酶。H. Gelderblom作图

13-26 HIV 感染免疫细胞并复制

HIV 的典型特征是可以感染活化的免疫细胞并进行复制。HIV 主要感染三大类免疫细胞：T 细胞、巨噬细胞和 DC。其中，CD4 T 细胞促进大部分的病毒复制。HIV 进入特定细胞的能力，称为嗜细胞性，对特定细胞的亲和力取决于细胞表面病毒特异性受体的表达。HIV 的糖蛋白 gp120 和 gp41 在包膜上以非共价键形式形成三聚体。gp120/gp41 三聚体的 gp120 亚基与细胞膜表面的 CD4（主要表达在 CD4 T 细胞，少量表达在 DC 和巨噬细胞）紧密结合，促进病毒进入细胞。首先，gp120 与宿主细胞上的共受体结合，然后病毒融合包膜并进入细胞。趋化因子受体 CCR5 和 CXCR4 是主要的共受体。CCR5 主要表达于效应性记忆 CD4$^+$ T 细胞、DC 和巨噬细胞，CXCR4 主要表达于初始和中枢性记忆 CD4$^+$ T 细胞。后面我们会讨论到，病毒颗粒与不同共受体的结合，对其在个体间和个体内的传播至关重要。gp120 结合 CD4 后发生构象变化，暴露结合共受体的高亲和力位点，导致 gp41 去折叠并将自身一部分结构（融合肽）插入靶细胞膜，促进病毒包膜和细胞膜的融合，同时促进病毒核衣壳（包括病毒基因组和相关蛋白）进入宿主细胞质（图 13.30）。

HIV 进入细胞后，会像其他逆转录病毒一样进行复制。逆转录酶将病毒 RNA 逆转录成互补 DNA（cDNA）。整合酶识别并切割位于病毒基因组末端的长末端重复序列（LTR），将编码 9 个基因（图 13.31）的 cDNA 整合到宿主细胞基因组中。LTR 是前病毒整合到宿主细胞 DNA 中所必需的元件，并具有控制病毒基因表达的调控蛋白的结合位点。整合的 cDNA 称为前病毒。

和其他逆转录病毒类似，HIV 基因组较小，主要基因包含三类：*gag*、*pol* 和 *env*。*gag* 编码核衣壳核的结构蛋白，*pol* 编码参与病毒复制

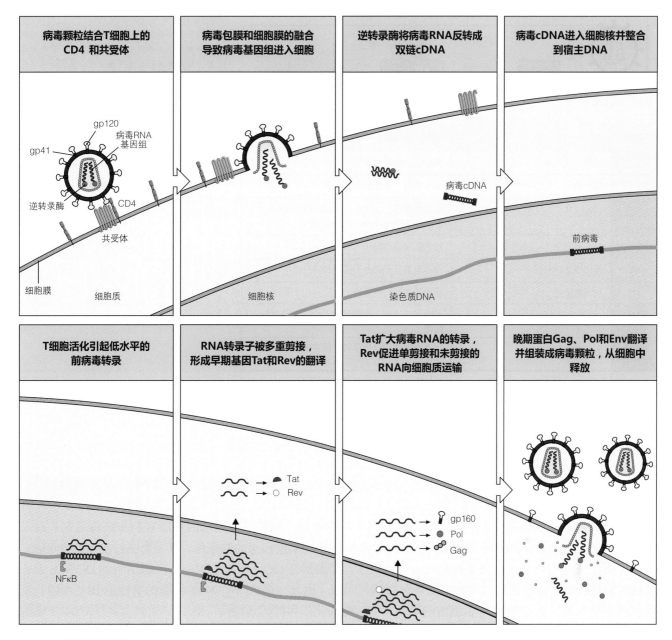

图13.30   HIV的生命周期

上排：病毒gp120和CD4结合后，被CD4改变构象，并与扮演共受体角色的趋化因子受体结合，促进gp41的释放，后者导致病毒包膜和细胞膜的融合以及病毒核心向细胞质的释放。进入细胞质后，病毒核心释放RNA基因组，并被病毒反转录酶反转录成双链cDNA。双链cDNA和病毒整合酶一起迁移到细胞核，Vpr蛋白整合到细胞基因组，成为前病毒。

下排：CD4 T细胞的活化引起转录因子NFκB和NFAT的表达，NFκB和NFAT结合前病毒LTR，并起始HIV基因组转录。第一个病毒转录子被充分加工，产生的剪接mRNA编码多个调控蛋白，包括Tat和Rev。Tat不仅促进前病毒的转录，还与RNA转录子结合，使其保持在有利于翻译的稳定状态。Rev结合RNA转录子，将其运送至胞质。随着Rev水平的增加，未充分剪接和未剪接的病毒转录子被运输出细胞核。单剪接和未剪接的转录子编码病毒结构蛋白。未剪接的转录子作为新的病毒基因组，被这些蛋白质包装成新的病毒颗粒。

的各种酶，而 *env* 则负责编码病毒包膜糖蛋白。*gag* 和 *pol* 的 mRNA 翻译成多聚蛋白，这种长多聚肽链最终被病毒蛋白酶切割成单个功能蛋白。因此，*pol* 单独编码病毒复制所必需的三种酶：逆转录酶、整合酶和病毒蛋白酶。*Env* 基因的产物 gp160 被一种宿主蛋白酶切割成 gp120 和 gp41，随后在病毒包膜中组装成三聚体。HIV 具有 6 个较小的调节蛋白，它们通过不同的方式影响病毒复制和传染性。其中 2 种蛋白质 Tat 和 Rev 在病毒早期复制中发挥着关键的调控作用。其余 4 种蛋白质 Nef、Vif、Vpr 和 Vpu 对病毒在体内的有效组装至关重要。

    HIV 能够在宿主细胞中完成其复制周期，或者类似于其他逆转录病毒和疱疹病毒，在前病毒潜伏感染时保持静息状态。目前对细胞感染导致潜伏或增殖性感染的原因还不明确，但很可能与感染细胞的活化状态有

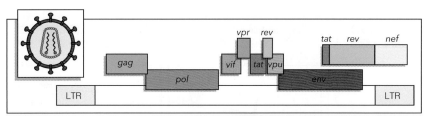

基因		基因产物/功能
gag	群特异性抗原	核心蛋白和基质蛋白
pol	聚合酶	逆转录酶、蛋白酶和整合酶
env	包膜	跨膜糖蛋白，gp120 结合CD4和CCR5；gp41是病毒融合和内化所必需的
tat	反式激活因子	转录正向调控因子
rev	基因表达调控因子	介导未剪接和部分剪接的转录子出核
vif	病毒感染性	影响病毒颗粒感染性
vpr	病毒蛋白R	运输DNA入核，病毒颗粒产生，细胞周期阻滞
vpu	病毒蛋白U	促进细胞内CD4的降解，促进病毒从细胞膜释放
nef	负向调控因子	在体内外增强病毒复制，降低CD4、MHC I 和MHC II 分子表达

图13.31　HIV的基因组结构

类似于所有逆转录病毒，HIV－1的RNA基因组两侧是长末端重复序列（LTR），参与病毒整合和病毒基因组的转录调控。基因组可以在3个阅读框中被阅读，且多个病毒基因在不同阅读框中重叠，使得病毒以很小的基因组编码多种蛋白质。所有感染性逆转录病毒都合成3种主要蛋白质产物：Gag、Pol和Env。不同基因及其产物功能见列表。*gag*、*pol*和*env*产物，以及病毒RNA存在于成熟的病毒颗粒中。病毒转录子剪接产生Tat、Rev和Nef蛋白的mRNA，因此其基因散布于病毒基因组。对于Nef而言，只有一个外显子（黄色标记）被翻译。

关。下一节我们会讨论到，前病毒整合之后的转录是由宿主转录因子启动，而转录因子则由免疫细胞的活化所诱导。

因此，病毒感染后进入休眠状态的细胞有利于病毒潜伏，而被感染激活的细胞有利于病毒复制。这对CD4⁺T 细胞有重要意义。CD4⁺T 细胞存活时间非常长，是 HIV 前病毒的储藏库，甚至会在初次感染数年后，前病毒由于 T 细胞被激活而被重新激活，这有别于巨噬细胞及 DC。因为组织中的巨噬细胞和 DC 不分裂，存活时间比较短，潜伏在这些细胞中的病毒存活时间短。因此，病毒对 CD4⁺T 细胞的嗜性是 HIV 可以长期潜伏的主要原因。病毒对 CD4⁺T 细胞的嗜性和前病毒活化依赖的转录特性，对 HIV 致病及耗尽 CD4⁺T 细胞并导致 AIDS 至关重要。

13 - 27　活化的 CD4 T 细胞是 HIV 复制的主要载体

HIV 前病毒需要在活化的宿主细胞中复制，产生感染其他细胞的病毒颗粒。这是因为前病毒基因的转录激活需要宿主细胞的转录因子 NFκB 和 NFAT 启动。两者都可在细胞活化后转位到细胞核，进而结合 DNA 启动基因转录（见第 7-14 节和第 7-16 节）。NFκB 表达于 HIV 感染的所有细胞，NFAT 主要在 CD4⁺T 细胞中被活化，促进宿主细胞中前病毒的转录激活。另外，CD4⁺T 细胞存活时间较长并在免疫组织中广泛分布。这些因素都使得 CD4 T 细胞成为 HIV 复制的主要细胞来源。在此，我们将讨论 CD4⁺T 细胞调控 HIV 前病毒转录的机制。

在第 7-14 节和第 7-16 节已经讨论过，抗原引起的 T 细胞活化激活 NFAT 和 NFκB 并促进其核转位。细胞因子引起的效应性记忆 T 细胞活化，不依赖于抗原激活 NFκB（11-12 节）。因此，HIV 前病毒的转录除了依赖抗原被 NFAT 和 NFκB 激活外，还可以在记忆性 CD4⁺T 细胞中不依赖 TCR 的刺激而激活，就像巨噬细胞和 DC 感染一样。NFAT 和 NFκB 结合到前病毒 LTR 的启动子区，起始病毒基因组转录。病毒转录子被以不同方式剪接，产生可以翻译成病毒蛋白的 mRNA（图 13.26）。

至少有 Tat 和 Rev 两种病毒蛋白促进病毒基因组的产生（图 13.30）。Tat 结合 5' 端 LTR 的转录激活区（TAR），招募细胞周期素 T1 及其伴侣——细胞周期素依赖激酶 9（CDK9），形成复合物磷酸化 RNA 聚合酶，促进其产生病毒基因组的全长转录子。通过这种方式，Tat 提供了一个放大病毒复制的正反馈环路。Rev 通过结合特定的病毒 RNA 序列——Rev 反应元件（RRE）将未剪接的病毒 RNA 转录子转运出核。真核生物具有阻止不完全剪接 mRNA 转录子出核的机制。这将给逆转录病毒带来困难，即逆转录病毒是依赖于输出未剪接的 mRNA 物种，这些 mRNA 编码了全部的病毒蛋白质以及病毒 RNA 基因组。在早期，编码 Tat 和 Rev 的剪接 mRNA 转录子以正常宿主细胞 mRNA 外运的方式被外运。而随后，未剪接病毒转录子需要 Rev 来防止其被宿主细胞破坏，进而促进其外运。

病毒依赖 Nef、Vif、Vpu 和 Vpr 蛋白进行复制。这些病毒蛋白在进化中具备了抵抗宿主免疫系统清除病毒以及拮抗宿主抗病毒限制性因子（自发抑制逆转录病毒复制的宿主蛋白）的能力。Nef（负向调控因子）在病毒生命周期中发挥了多种关键作用。在 HIV 感染早期，Nef 通过降低 TCR 信号阈值和下调抑制性共刺激受体 CTLA4 的表达，维持 T 细胞活化并建立持续感染。这些方式导致 T 细胞长期处于强烈的激活状态，促进病毒复制。此外，Nef 通过下调被感染细胞 MHC Ⅰ类和Ⅱ类分子的表达，促进免疫逃逸，使得感染细胞不能诱导抗病毒免疫应答并且被 CTL 清除。Nef 还可以促进 CD4 分子的清除，否则 CD4 会与病毒颗粒结合，干扰病毒颗粒的释放。Vif（病毒感染性因子）拮抗一种被称为 APOBEC 的胞嘧啶脱氨酶。病毒 cDNA 转录过程中，APOBEC 催化胞嘧啶转换成尿嘧啶，破坏其编码病毒蛋白的能力。Vpu（病毒蛋白 U）为 HIV-1 和 SIV 变异体所特有，是拮抗细胞因子 tetherin 所必需的。Tetherin 同时插入到宿主细胞膜和成熟病毒包膜上，阻止病毒释放。Vpr（病毒蛋白 R）的功能还不是很清楚，但其似乎靶向结合限制性因子 SAMHD1。SAMHD1 在髓系细胞和静息 CD4 T 细胞中限制胞内脱氧核苷酸（dNTP），抑制逆转录酶介导的 cDNA 的合成，进而抑制 HIV-1 感染。

13 – 28　HIV 通过多种路径传播并建立感染

HIV 感染发生在感染个体到非感染个体的体液交换之后，AIDS 主要通过性行为的方式进行传播。共用被污染的针头注射静脉药物、感染血液或血制品也会引发传播，尽管第二种传播途径已经被对血液制品进行 HIV 常规筛查的国家消除。母婴传播是病毒传播的一个重要途径，传播可发生在出生前、出生时或通过母乳传播。未经治疗的被 HIV 感染的母亲传播给婴儿的概率大小不一（15% ~ 45%），这取决于母体病毒的载量以及是否母乳喂养，母乳喂养增加了传播的风险。孕期使用抗病毒药物可减少母体的病毒载量可显著地降低传播给婴儿的概率（见第 13–35 节）。

病毒通过游离的感染性颗粒或易感细胞传播（如 CD4⁺ T 细胞和巨噬细胞）。被感染的细胞和游离病毒可存在于血液、精液、阴道分泌物或乳汁中。下一节我们将讨论，HIV 颗粒可表达不同的 gp120 变异体，结合 CCR5 或 CXCR4，进而影响感染细胞类型。生殖器和消化道黏膜是性传播主要的初始感染部位，HIV 病毒颗粒首先在表达 CCR5 的少量黏膜免疫细胞（效应性记忆 CD4⁺ T 细胞、DC 和巨噬细胞）中建立感染。在通过 T 细胞或 DC（黏膜巨噬细胞不迁移）迁移到黏膜淋巴结之前，病毒都在这些细胞里复制。黏膜组织的淋巴小室富含表达 CCR5 的 Th1 和 Th17（初始 T 细胞和 Th2 不表达 CCR5），初始病毒更偏好在这些 CD4 T 细胞亚群中复制。病毒在富含 CD4 T 细胞的局部淋巴结加速复制后，通过血液循环广泛传播，并获得更强的侵袭富含大量 CD4 T 细胞的 GALT 的能力。

13 – 29　结合不同共受体的 HIV 变异体在疾病传播和疾病进展中扮演不同角色

为了在新的宿主中建立感染，HIV 必须和表达 CD4 的免疫细胞接触。病毒 gp120 对趋化因子共受体 CCR5 和 CXCR4 的亲和力决定了靶细胞的类型。相应地，两类具有不同嗜性的 HIV 变异体分别被称为 "R5" 和 "X4"。CCR5 主要表达于病毒感染主要部位的 CD4 免疫细胞，这些部位经常暴露于共生微生物中，含有大量活化的免疫细胞（性传播中的男女性生殖道或直肠黏膜组织，母婴传播中的上消化道），因此 CCR5 嗜性的 R5 病毒毒株通常是传播所必需的，并在感染早期占主要地位。

HIV 在接触生殖器和肠道黏膜中的 CD4⁺ 免疫细胞之前，必须穿过这些组织的上皮。在该过程中，CCR5 嗜性的病毒毒株具有优势。感染主要穿过两层上皮组织：阴道、阴茎包皮、宫颈、直肠、口咽和食道黏膜的分层或多层鳞状上皮；宫颈、直肠和上消化道的单层柱状上皮。直肠和宫颈上皮细胞表达 CCR5，可选择性地转运 R5 病毒毒株（而非 X4 病毒毒株）并穿过上皮。其他上皮细胞表达的分子也参与其中。表达于阴道或宫颈上皮细胞并结合 gp120 的糖鞘酯也可以提高病毒穿过上皮的能力。病毒穿过上皮的屏障并建立感染的速度非常快。有报道显示，SIV 在暴露后 30 ～ 60 分钟内即可穿过宫颈阴道上皮。

除了直接穿过上皮细胞，游走于上皮细胞间的 DC 为 HIV 横跨上皮提供了一条通道。DC 通过复杂的运输机制将捕获的 HIV 运送给淋巴组织中的 CD4$^+$T 细胞。HIV 通过 gp120 结合 C 型凝集素受体〔如胰岛蛋白（CD207）、甘露糖受体（CD206）和 DC-SIGN〕并附着于 DC 上。部分病毒被快速吞到囊泡，保持感染状态数天。这样，病毒被保护起来并维持稳定状态，直到遇到黏膜环境或引流淋巴组织中的易感 CD4$^+$T 细胞（图 13.32）。在一些黏膜部位，表达 CCR5 的 CD4$^+$T 细胞定居在上皮（上皮内 T 细胞），这些部位也是病毒早期感染的部位。因此，HIV 可以直接感染 CD4$^+$T 细胞，也可以通过 DC 感染 CD4$^+$T 细胞。

病毒感染的急性期通常以持续数周的类似于流行性感冒的症状为特征，病毒（特别是表达 CCR5 的 CD4 T 细胞中的病毒）快速复制（图 13.33）。急性感染期的标志是血液中有大量的病毒（病毒血症）且表达 CCR5 的 CD4$^+$T 细胞的数量急剧下降，后者主要是由于 MALT 中的病毒诱发的细胞病变效应，导致 CD4$^+$T 细胞大量死亡（相比较来说，巨噬细胞和 DC 对可复制病毒的裂解作用耐受性更强）。肠道中免疫细胞的减少导致屏障破坏和微生物成分易位，这可能会使免疫细胞活性增加进而促进肠道相关淋巴样组织中病毒的快速复制。由于在病毒的急性感染期病毒滴度高，R5 病毒毒株占据优势，在这个时期病毒传染给未感染的接触群体的风险特别大。

一旦建立适应性免疫应答，几乎所有的患者都会进入急性期并出现高病毒血症（图 13.33）。病毒抗原特异的 CD8$^+$ CTL 可以杀死 HIV 感染的细胞，在感染者血清中能检测到病毒特异性抗体（血清转换）。CTL 介导的免疫应答能在早期控制住病毒，导致病毒滴度急剧下降和 CD4$^+$T 细胞数量回升。在感染的这个阶段，其血浆中病毒水平称为病毒调定点。它通常是未来指示疾病进程的一个有效的指标。而疾病转换为以低病毒血症和 CD4$^+$T 细胞数量缓慢下降为标志的临床潜伏或无症状阶段通常需要数年时间。在此过程中，病毒仍然主动复制，但其数量主要受 HIV 特异性 CD8$^+$T 细胞和抗体控制。

在抗病毒免疫应答带来的选择性压力下，HIV 逃逸突变体不会被适应性免疫细胞检测到，在单个感染者中会产生多种病毒突变体，在人群中则产生更为广泛的变异。感染后期，在大约 50% 的病例中，占优势的病毒毒株会由 R 突变体转换成通过 CXCR4 共受体感染 T 细胞的 X4 突变体。随后，CD4$^+$T 细胞的数量急剧下降，导致 AIDS。然而，这种趋向性转换导致 CD4$^+$T 细胞加速减少的具体机制还不清楚。总而言之，R5 突变体对于病毒在个体间的传播尤为重要，而在抗病毒免疫应答的选择压力下出现的 X4 突变体则会促进疾病进展。

13 - 30 共受体 CCR5 的遗传缺陷赋予细胞抵抗 HIV 病毒感染的能力

某些个体暴露在高风险 HIV-1 病毒环境中，其血清反应仍呈阴性，这些人的淋巴细胞和巨噬细胞在接种 HIV 病毒的培养基中显示出对 HIV 感染的抵抗作用。究其原因是他们的 CCR5 共受体为无功能的纯合子

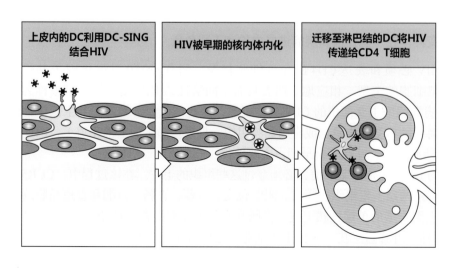

图13.32　DC将HIV从黏膜表面传递到淋巴组织引发感染

HIV病毒通过与gp120和DC-SING结合黏附到上皮内的DC表面（左图），可以黏附到黏膜损伤处或突出于上皮细胞间隙摄取外界物质的DC上，另外，HIV也可以直接黏附到某些上皮细胞，再被运送至上皮下的DC上（该部分未展示）。DC内化病毒颗粒到微酸性的早期内体中，再迁移至淋巴组织（中图）。HIV病毒颗粒被再次转移至DC表面，当DC遇到次级淋巴组织中的CD4 T细胞时将病毒颗粒转移给T细胞（右图）。

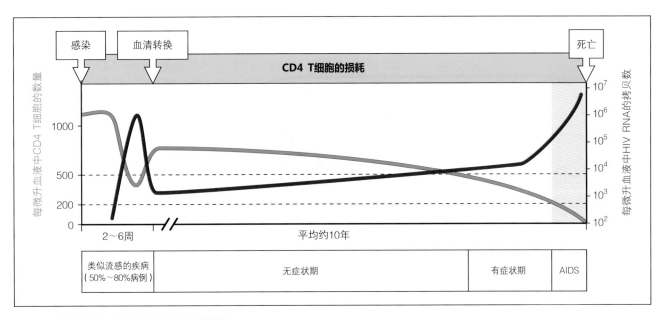

图13.33　未受治疗的HIV感染个体的典型疾病进程

最初几周的典型表现为类似流感的病毒性疾病，有时被称为血清转换病，此时血液中具有高滴度的病毒。随后产生适应性免疫应答，控制了急性期并且很大程度上恢复了CD4 T细胞的水平，但不能根除病毒。这就是无症状阶段，在无治疗的情况下，此阶段通常要持续5～10年。由于外周血中CD4 T细胞数量下降（从约每微升500个细胞开始下降），导致机会性感染及其他症状频发。随后疾病进入有症状阶段。当外周血中CD4 T细胞数量低于每微升200个细胞时，患者被认定患有AIDS。请注意，临床使用的CD4细胞计数是在每微升血液（细胞数/微升）中测量的，而不是书本其他地方使用的单位，即每毫升细胞数（细胞数/毫升）。

突变体，称为 Δ32，其由编码区的 32 个碱基对缺失引起，导致移码突变产生截短的蛋白质。在白种人中该等位基因突变的频率高达 0.09（也就是说，约 10% 的群体是该等位基因的杂合载体，约 1% 的群体是纯合载体）。在日本人或来自西非或中非的黑人中未发现突变的等位基因。杂合 CCR5 的缺乏是否对 HIV 感染提供保护作用还有争议，但它似乎有助于部分减缓疾病的进程。除了 CCR5 基因的结构多态性外，其启动子区域的变异也与疾病进程有关。在 AIDS 大流行之前，CCR5 Δ32 等位基因在高加索人群中高发，这表明在过去的流行病中该变种被选择出来。目前研究发现，天花和鼠疫都存在可能的选择因子，但这尚未得到证实。

13 – 31　免疫应答能控制但不能清除 HIV

　　感染 HIV 病毒会引发免疫应答，但这种免疫应答极少会消除病毒。图 13.34 显示了各种适应性免疫元件对成人体内 HIV 的应答时间进程以及病毒水平的影响。如前所述，在急性期，病毒介导的细胞毒性导致 CD4$^+$ T 细胞（特别是黏膜中的 CD4$^+$ T 细胞）的大量消耗。在初始阶段，免疫应答可以有效地恢复 T 细胞数量，使疾病过渡到无症状期，抑制病毒复制（图 13.33）。然而，病毒复制仍在继续，在几个月甚至超过二十年的可变期后，当 CD4$^+$ T 细胞数量太低以至于无法维持机体免疫应答时，将导致 AIDS 的发生（定义为每微升外周血中 CD4$^+$ T 细胞的数量低于 200 个）。以下几点因素共同导致 CD4$^+$ T 细胞逐渐消耗以至于无法维持机体免疫应答：针对 HIV 感染细胞的细胞毒性淋巴细胞的破坏作用；直接或间接诱导潜伏病毒活化的免疫激活作用；持续的细胞病变效应以及胸腺中 T 细胞再生不足。本节将依次探讨在 HIV 感染后的免疫应答中，针对病毒感染起初有效，但最终均失败的 CD8 CTL、CD4$^+$ T 细胞、抗体和可溶性因子所发挥的作用。

　　在体外，对来自感染个体的外周血细胞的研究揭示了病毒肽特异性的 CTL 能杀死被感染的细胞。在体内，CTL 到达 HIV 复制部位，在感染性病毒释放之前杀死多种被感染的细胞，从而维持病毒载量，这是无症状期的特征。CD8 CTL 控制 HIV 感染细胞，CD8$^+$ T 细胞的数量和活性与病毒载量的相关性研究为其临床重要性提供了证据。另外，SIV 感染恒河猴的实验直接证明 CD8 CTL 控制逆转录病毒感染的细胞；用去除 CD8$^+$ T 细胞的单克隆抗体处理感染动物后，病毒载量迅速大量增加。

　　CD4 T 细胞、CD8 T 细胞和 NK 细胞除了具有由识别感染病毒的直接细胞毒性作用外，它们产生的多

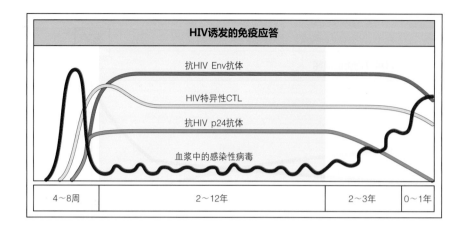

图13.34　HIV诱发的免疫应答
在持续的无症状期，感染性病毒以相对较低的水平存在于感染者的外周血中。在此阶段，病毒在淋巴组织中持续复制，尽管抗体和CD8 CTL保持在高水平，CD4细胞数逐渐减少（图13.33）。图中展示了两种不同的抗体应答，分别是抗HIV包膜蛋白（Env）抗体和抗核心蛋白p24抗体。最终，抗体和HIV特异性CTL的水平下降且外周血中的感染性HIV的含量逐渐增加。

种因子在抗病毒免疫中也发挥了重要的作用。CD8 T细胞在病毒感染部位释放结合CCR5的趋化因子，如CCL5、CCL3和CCL4，它们通过竞争性结合HIV1-R5病毒毒株的共受体CCR5而抑制病毒传播，然而竞争性结合X4病毒毒株的共受体CXCR4的因子目前尚不清楚。IFN-α和IFN-γ等细胞因子也可能参与控制病毒的传播。

有证据表明，CD4 T细胞除了是HIV感染的主要靶点外，还在宿主对HIV感染细胞的应答中起重要作用。研究发现，HIV抗原特异性CD4 T细胞的增殖性应答强度与病毒载量之间存在负相关性。另外，抵御病毒的效应性CD4 T细胞的应答类型也很重要。患者急性感染期的控制程度与病毒载量呈负相关性，急性感染期患者体内CD4 T细胞多呈现Th1活性，包括产生IFN-γ和颗粒酶B。此外，感染HIV后很长时间仍未发展成AIDS的患者体内的CD4 T细胞显示出强烈的抗病毒增殖反应。最后，将抗逆转录病毒药物用于急性感染个体的早期治疗有助于恢复HIV特异性的CD4增殖反应。如果停止抗逆转病毒治疗，某些患者体内依然存在CD4应答并可以降低病毒血症，但这些患者体内会存在持续感染且最终无法得到免疫控制。既然CD4 T细胞应答对控制HIV感染至关重要，而HIV趋向并杀死CD4 T细胞就可以解释为什么宿主免疫应答无法长期控制感染。

感染早期产生的抗HIV蛋白的抗体，像T细胞一样，最终并不能清除病毒。病毒的T细胞抗原表位在抗体免疫应答的选择压力下反而能够使病毒产生较强的逃逸突变能力，使病毒逃逸宿主免疫应答。抗体应答通过以下两方面发挥重要作用：①产生针对gp120和gp41包膜病毒抗原的中和抗体以阻断病毒吸附或进入CD4阳性靶细胞；②产生非中和抗体通过抗体依赖的细胞毒性作用靶向感染细胞。尽管几乎所有的HIV感染个体最终都会产生中和抗体，但病毒与CD4和趋化因子共受体结合表位难以暴露从而无法被免疫系统识别，阻碍了（通常为数月）中和抗体的产生，这为病毒在中和抗体产生之前发生逃逸突变赢得时间。事实上，这些所谓的广谱性中和抗体通常在具有高病毒滴度的个体中产生，它们能阻碍多种病毒毒株的感染，但并不能扭转疾病的进程。对HIV有效的中和抗体分析表明，它们在感染后第一年经受了广泛的体细胞超突变，这种情况极少发生。即使如此，被动给予实验动物一些HIV抗体的药物治疗依然可以保护它们免受HIV黏膜感染，所以，开发出可以预防新感染的有效疫苗仍然值得期待。

中和抗体在感染后期产生且限制病毒增殖的效果一般，与中和抗体相反的是，越来越多的证据表明非中和抗体产生于感染早期，可以招募NK细胞、巨噬细胞、中性粒细胞产生ADCC作用，与CD8 CTL相互配合，对于控制病毒的复制十分重要。然而，病毒的高突变性使其持续处于领先地位，在HIV复制过程中发生的突变产生的病毒突变体使其逃脱CTL及抗体的识别作用，长期抑制免疫系统以维持病毒的感染。免疫应答通常由特定抗原表位（免疫显性表位）特异性的T细胞和B细胞主导，且MHC Ⅰ类分子提呈的免疫显性的HIV肽的突变已被发现；另外，中和及非中和抗体靶向的抗原表位也存在突变。已发现突变肽可以抑制T细胞对野生型抗原表位的应答，从而使突变型及野生型病毒存活。

虽然针对HIV的免疫应答最终失败，但其在抑制疾病进展中的重要性是显而易见的。围产期感染HIV病毒的儿童的悲惨案例可能是最好的例证，在这些儿童体内的病程更为迅猛。新生儿免疫系统还不成熟，加之病毒已逃避了遗传上与儿童接近的免疫系统，急性感染期儿童对病毒的免疫应答匮乏。从本质上讲，免疫反应差导致病毒缺乏潜伏期，快速发展为 AIDS。

13-32　淋巴组织是 HIV 感染的主要储藏库

鉴于针对 HIV 感染的活化的、持续的免疫应答及能有效抑制病毒复制的抗逆转录病毒疗法的出现（见第 13-35 节），鉴定出允许病毒持续存在的储藏库就显得尤为重要。尽管 HIV 的载量和流通量是根据血液中病毒颗粒中的 RNA 含量确定的，HIV 感染的主要储存库却位于淋巴组织。除感染 CD4⁺T 细胞、巨噬细胞、DC 外，HIV 还会在生发中心的滤泡 DC 表面以免疫复合物的形式被捕获。这些细胞并不是自身被感染，而是可能会以感染性病毒储藏库的形式存在至少数月。尽管组织巨噬细胞和 DC 似乎也能够庇护复制性 HIV，使其不被消灭，但它们的寿命短暂，所以它们不是潜伏感染的主要储藏库。然而这些细胞对于将病毒传播到其他组织（比如大脑）却十分重要，中枢神经系统中被感染的细胞可能导致病毒长期存在。

对接受抗逆转录病毒治疗的患者的研究显示，据估计，血浆中可检测到的病毒超过 95% 来自侵袭性感染的 CD4⁺T 细胞，其半衰期非常短，约 2 天。产生病毒的 CD4⁺T 细胞存在于淋巴组织的 T 细胞区域，一旦在免疫应答中被激活，这些 T 细胞会死于感染。被抗原重新激活的潜伏性感染的 CD4⁺记忆 T 细胞也能产生病毒，并传播给其他活化的 CD4⁺T 细胞。除了侵袭性或潜伏性感染的细胞外，还有大量细胞被有缺陷的前病毒感染，这些细胞不会产生感染性病毒。不幸的是，潜伏感染的 CD4⁺记忆 T 细胞平均约有 44 个月的极长半衰期。这意味着将需要施用有效消除病毒复制的药物治疗超过 70 年才能完全清除病毒。

13-33　宿主的遗传变异可以改变疾病进展的速度

在 AIDS 流行早期就已经清楚疾病的病程可能在不同个体之间有很大差异。事实上，虽然几乎所有未经治疗的 HIV 感染者都会发展为 AIDS 并最终死于机会性感染或癌症，但并非全部如此。少部分人经历血清转换后疾病并无进展。他们的 CD4⁺T 细胞数量和其他免疫力指标可以维持稳定数十年而无须抗逆转录病毒治疗。在这些长期不进展者中，其中一组被称为精英控制者，代表了大约 1/300 的感染个体，他们体内只有非常少的循环病毒（尽管病毒持续进行低水平复制，但通过标准临床试验检测不到）。目前，我们正在深入研究他们是如何控制感染的。第二组由从事高风险行为的个体组成，这些行为使他们反复暴露于感染环境却不被病毒感染。虽然在这些个体中已有被前 HIV 病毒感染的证据，但尚不清楚这些个体是真的感染了感染性病毒，还是暴露于高度减毒或缺陷的病毒毒株以至于无法建立感染。在任何情况下，对这些个体的研究都具有相当大的意义，因为这样可以更深入地理解宿主免疫应答如何更好地控制病毒并确定哪些遗传因素更倾向于保护性宿主免疫应答，也可能提供机制研究的新思路，指导开发出更好的疫苗。

不仅病毒本身的遗传变异可以影响感染的结果，宿主基因变异也会影响 HIV 感染的进展。全基因组关联分析（GWAS）的实施以及新近出现的更好的用来定义个体遗传变异的高通量工具（如外显子和全基因组测序）正在加快发现遗传变异，来区分高度易感和抗性个体（图 13.35）。正如第 13-30 节所讨论的那样，影响 HIV 感染的宿主遗传变异中最明显例子之一是 *CCR5* 突变的等位基因——*CCR5Δ32*，其纯合子能有效地阻断 HIV-1 感染，而杂合子可以减缓 AIDS 进程。HLA Ⅰ类基因座，特别是等位基因 *HLA-B* 和 *HLA-C* 的遗传多态性是决定疾病进展的另一个主要因素，并且是目前控制 HIV 的最强的预测因子。来自 GWAS 的证据已将多态性定位于 HLA Ⅰ类分子的肽结合沟，来作为定义疾病进展的关键决定因素。肽结合沟外部以及控制 HLA 分子表达水平的非编码区中的多态性也参与其中。HLA Ⅰ类等位基因 *HLA-B57*、*HLA-B27* 和 *HLA-B13* 患者预后更好，而 *HLA-B35* 和 *HLA-B07* 则会促进疾病的进展。HLA Ⅰ类等位基因（*HLA-A*、*HLA-B* 和 *HLA-C*）的纯合性使疾病进展更快，可能是 T 细胞对感染的应答不够多样化所致。值得注意的是，其中一个与病毒控制最紧密相关的是 *HLA-C* 基因座上游 35 kb 的单核苷酸多态性（SNP）；这种多态性赋予机体更强的与 *HLA-C* 表达增多相关的免疫控制能力，而控制能力增强可能是由于病毒肽向 CD8 T 细胞的提呈增强所致。NK 细胞上存在的 KIR 的某些多态性（见第 3-26 节），特别是 KIR3DS1 受体与 *HLA-B* 的某些等位基因，也延缓了 AIDS 的进程。影响 IFN-γ 和 IL10 等细胞因子产生的突变也会限制 HIV 的进展。

13-34 由HIV感染引起的免疫功能的破坏将导致机体对机会性感染的易感性增加并最终致死

当 CD4$^+$ T 细胞数量下降至临界水平以下时，细胞介导的免疫功能丧失，将会出现各种机会性微生物感染（图 13.36）。一般来讲，在感染早期，机体就会丧失对口腔念珠菌属和结核杆菌的抵抗力，其中口腔念珠菌属引起鹅口疮（口腔念珠菌病），而结核杆菌会导致结核病。然后，患者将患带状疱疹（由潜伏性带状疱疹激活所致）以及感染性 EB 病毒诱导的 B 细胞淋巴瘤和卡波西肉瘤，卡波西肉瘤是一种内皮细胞肿瘤，由对感染中产生的细胞因子的免疫应答及卡波西肉瘤相关疱疹病毒（KSHV 或 HHV8）所致。自鉴别出 AIDS 以来，杰氏肺孢菌（以前称为卡氏肺孢菌）引起的肺炎是最常见的机会性感染，在引入有效的抗真菌治疗之前，它通常是致死性疾病。另外，丙型肝炎病毒的共感染也很常见且进展迅速。在 AIDS 的最

影响艾滋病进程的基因				
基因	**等位基因**	**方式**	**作用**	**作用机制**
HIV进入				
CCR5	Δ32	隐性	阻止感染	敲除CCR5
		显性	阻止淋巴瘤（L）	减少可用的CCR5
			延迟AIDS	
	P1	隐性	加速AIDS（E）	增强CCR5表达
CCR2	I64	显性	延迟AIDS	结合并减少CXCR4的表达
CCL5	In1.1c	显性	加速AIDS	降低CCL5表达
CXCL12	3'A	隐性	延迟艾滋病（L）	阻碍CCR5-CXCR4转换（？）
CXCR6	E3K	显性	加速肺孢子菌肺炎	改变T细胞激活（？）
CCL2-CCL7-CCL11	H7	显性	加重感染	促进免疫应答（？）
抗HIV的细胞因子				
IL10	5'A	显性	限制感染	降低IL10的表达
			加速AIDS	
IFNG	-179T	显性	加速AIDS（E）	
细胞介导的获得性免疫				
HLA	A, B, C	纯合子	加速AIDS	降低HLA I类表位识别的广度
	B*27	共显性	延迟AIDS	延迟HIV-1逃逸
	B*57			
	B*35-Px		加速AIDS	减少CD8T介导的HIV清除
获得性免疫，先天性免疫				
KIR3DS1	3DS1	HLA-Bw4的上位基因	延迟AIDS	清除HIV$^+$，HLA$^-$细胞（？）

图13.35 影响AIDS进程的人类基因

E：在AIDS进程早期发挥作用；L：在AIDS进展晚期发挥作用；？：无直接证据支持且看似可信的作用机制。摘自 O'Brien S. J. 和 Nelson G. W. 自然遗传学，36：565-574。于2004年经Macmilan出版社许可重印。

后阶段，巨细胞病毒感染和鸟型结核杆菌感染则更为常见。值得注意的是，并非所有的 AIDS 患者都会患有这些感染或肿瘤，另外还有其他类型的肿瘤和感染，它们虽然不常见但仍然不可忽视。图 13.36 列出了最常见的机会性感染和肿瘤，在 CD4 T 细胞存在时，它们能得到有效的控制。

13-35 阻止 HIV 复制的药物导致感染性 HIV 的滴度迅速减少且 CD4 T 细胞数量增加

阻止 HIV 复制的药物研究表明，病毒在感染的任何阶段（包括无症状阶段）都在快速复制。三种特殊的病毒蛋白已被作为抑制病毒复制的靶点。这三种蛋白质分别是用于前病毒合成的逆转录酶、用于将前病毒插入到宿主基因组的整合酶、用于切割病毒多聚蛋白以产生病毒颗粒蛋白和病毒酶的蛋白酶。逆转录酶可被核苷类似物如齐多夫定（AZT）抑制，这是第一个获得美国许可的抗 HIV 药物。逆转录酶、整合酶和蛋白酶的抑制剂可防止未感染的细胞被感染。但却不能阻止已经被感染的细胞继续产生病毒，因为前病毒一旦建立，就不再需要逆转录酶和整合酶去产生新的病毒颗粒，尽管蛋白酶在病毒成熟的很晚时期才发挥作用，抑制蛋白酶也并不能阻止病毒的释放。即使如此，由于药物阻断了释放的病毒粒子的进一步感染周期，病毒的复制因此被阻止。

采用将蛋白酶抑制剂与核苷类似物联用的治疗方案，也称为高效抗逆转录病毒疗法（HAART），在 1995～1997 年间显著降低了美国晚期 HIV 感染患者的发病率与死亡率（图 13.37）。许多接受 HAART 治疗的患者病毒血症迅速且显著地减少，最终使 HIV RNA 的水平长期稳定在检测下限附近（每毫升血浆中 50 拷贝）（图 13.38）。目前尚不清楚最初 HAART 治疗后病毒颗粒是如何从循环中去除的，似乎最有可能的是它们先被特定抗体及补体调理后再被单核吞噬系统中的细胞清除。另外，被调理后的 HIV 颗粒也可能被困在滤泡 DC 表面的淋巴滤泡中。

尽管免疫系统的其他许多区域受损，HAART 仍然能使 CD4$^+$ T 细胞缓慢而稳定地增多。HAART 建立了三种补偿机制来恢复 CD4$^+$ T 细胞的数量。第一种发生于开始治疗的几周，当病毒复制受到控制时，来自淋巴组织的 CD4$^+$ 记忆 T 细胞被重新分配到循环中去。第二种是随着 HIV 感染的控制，异常免疫激活的水平降低，这与 CTL 对感染的 CD4$^+$ T 细胞的杀伤减少有关。第三种是由来自胸腺的新的初始 T 细胞造成的，这可以通过 TCR 切除环（TREC）在这些晚期细胞中显示出来（见第 5-9 节）。

尽管 HAART 能有效抑制病毒复制，阻止 AIDS 发展并大大降低病毒的传播率，但却不能清除所有病毒库。因此，停止治疗后病毒的复制迅速反弹，所以患者必须无限期接受治疗，再加上 HAART 有副作用且费用昂贵，这些都迫使我们找出其他阻断病毒复制（图 13.39）以及清除病毒库以永久消除感染的靶点。新型抗 HIV 复制药物包括病毒进入抑制剂，用来阻断 gp120 与 CCR5 的结合或通过抑制 gp41 阻断病毒融合；还有病毒整合酶抑制剂，用来阻断逆转录病毒基因组插入到宿主基因中。另一种正在开发的方法是增强 HIV 限制因子的活性，包括 APOBEC（见第 13-27 节）和 TRIM5α。其中 APOBEC 导致新形成的 HIV cDNA 广泛突变以破坏其编码蛋白质和复制的能力，而 TRIM5α

感染		
寄生虫	弓形虫属 隐孢子虫属 利什曼虫属 微孢子虫属	
胞内细菌	结核分枝杆菌 鸟型结核分枝杆菌 胞内沙门菌属	
真菌	耶氏肺孢子菌 新生隐球菌 念珠菌属 组织胞浆菌 粗球霉菌	
病毒	单纯疱疹 巨细胞病毒 带状疱疹	

恶性肿瘤
卡波西肉瘤（HHV8） 非霍奇金淋巴瘤，包括 EB 病毒阳性的 Burkitt 淋巴瘤和原发性脑淋巴瘤

图13.36 能使 AIDS 患者致死的一系列机会性病原体和癌症
感染是导致 AIDS 患者死亡的主要原因，而其中最关键的是由人类肺囊虫和分枝杆菌导致的呼吸道感染。宿主抵御大多数病原体感染需要 CD4 T 细胞或效应性 CTL 有效激活巨噬细胞。机会性病原体存在于正常环境中，但会在免疫缺陷宿主如 AIDS 或癌症患者中引起严重疾病。AIDS 患者也易患几种罕见的癌症，如卡波西肉瘤［与人类 8 型疱疹病毒（HHV8）相关］和各类淋巴瘤，提示 T 细胞对致病性疱疹病毒的免疫监视通常可预防此类肿瘤（见第 16 章）。

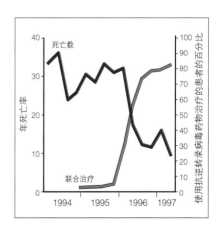

图13.37 随着抗逆转录病毒药物联合治疗的引入，美国晚期 HIV 感染患者的死亡率下降
该图基于 F. Palella 的数据，展示了每年的死亡人数。

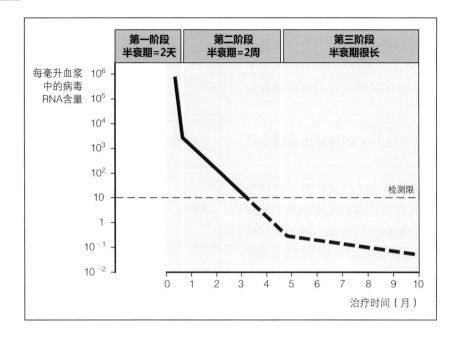

| 第一阶段
半衰期=2天 | 第二阶段
半衰期=2周 | 第三阶段
半衰期很长 |

每毫升血浆中的病毒RNA含量

检测限

治疗时间（月）

图13.38　药物治疗期间血液中循环的HIV减少的时间轴

将蛋白酶抑制剂和病毒逆转录酶抑制剂进行联合治疗，可以长时间阻止新的HIV颗粒的产生。开始联合治疗后，由于已感染的细胞死亡并且没有新的细胞被感染，因而限制了病毒的产生。病毒衰变的半衰期发生于以下三个阶段。在第一阶段，半衰期约为2天，反映了侵袭性感染的CD4⁺T细胞的半衰期；这个阶段持续约2周，因为在治疗开始时受到侵袭性感染的淋巴细胞死亡，导致在此期间病毒产生下降。释放出去的病毒在循环系统中的半衰期只有6小时，就被快速清除，在第一阶段，血浆中病毒水平下降超过95%。第二个阶段持续约6个月，病毒的半衰期约为2周，在这个阶段，病毒从被感染的巨噬细胞和静息的处于潜伏状态感染的CD4⁺T细胞中释放，受到刺激分裂并产生侵袭性感染。此外，我们认为还存在未知时长的第三阶段，此阶段由重新激活记忆T细胞中整合的前病毒和其他长期存活的感染储藏库导致。这些潜伏感染细胞的储藏库中病毒可能会持续存在多年。由于此阶段血浆中病毒的RNA水平低于可检测线，所以无法测量病毒的衰减。此部分数据由G. M. Shaw提供。

通过靶向病毒核衣壳并防止病毒脱壳来限制病毒感染并在病毒进入细胞后释放病毒RNA。

　　鉴于HAART已能成功阻断活性病毒的复制，而现有的治疗方法还不能清除潜伏感染细胞的储藏库，所以潜伏感染细胞的储藏库已成为治愈AIDS的最大障碍。为了克服这一点，可以考虑先诱导潜伏感染细胞中病毒复制，并加强对病毒和感染细胞的免疫清除作用。激活潜伏病毒的方法包括利用激活病毒转录和复制的细胞因子（如IL-2、IL-6和TNF-α）或表观遗传修饰物的靶向试剂，如组蛋白脱乙酰酶（HDAC）抑制剂，来激活潜伏的原病毒。然而，迄今没有一个临床试验显示，使用靶向潜伏病毒储藏库的药物可使病毒载量显著低于单独使用HAART疗法。事实上，最近发现，潜伏感染细胞中的病毒复制是随机被激活的，因此许多携带潜伏前病毒的免疫细胞不能在任何给定

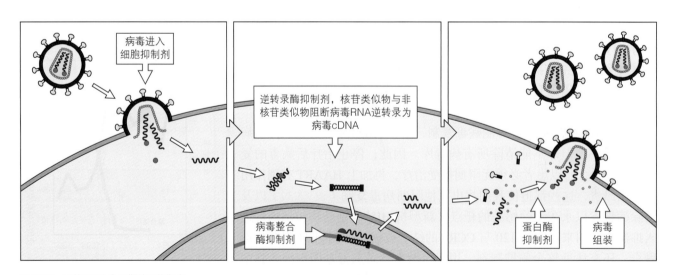

图13.39　干扰HIV生命周期的可能靶点

理论上，治疗药物可攻击HIV生命周期的多个阶段：病毒进入细胞，病毒RNA逆转录，病毒整合酶将病毒cDNA插入到细胞DNA中，病毒蛋白酶裂解病毒的多聚蛋白，感染性病毒粒子的装配和出芽。迄今只开发了抑制逆转录酶和蛋白酶作用的药物，运用多种药物联合治疗的方案比单一药物治疗更为有效。

的细胞活化周期中激活病毒的复制。HIV 病毒阻碍消灭潜伏感染的细胞，是消灭潜伏病毒的一个巨大障碍。

基于一位 AIDS 患者为治疗白血病在柏林接受了 HSC 移植（HSCT）（因此称为柏林病人）的病例，一种治疗 AIDS 的替代疗法已被提出。通过提供 *CCR5Δ32* 共受体纯合突变的干细胞供体，患者体内抵抗病毒增殖的免疫细胞得到重建，患者的 CD4$^+$ T 细胞数量回升，并且在移植后停止抗逆转录病毒疗法并没有发现有任何 HIV 感染（或白血病）的迹象。这种情况持续 5 年以上，表明他的感染已被治愈。鉴于在世界范围内感染群体数目庞大，HSCT 有并发症的风险以及与 HLA 相匹配的 CCR5 缺失供体异常稀有等原因，这种治疗方法无法被推广。而且，移植后的个体仍有被 CXCR4 性的病毒变异体再次感染的风险。然而，这却明确表明了将清除潜伏病毒储藏库（在这个病例中用诱导性化学及放射性疗法治疗白血病）与阻断病毒复制（通过基因或治疗介导的干预）结合起来，也许可以实现永久治愈 AIDS。

13 – 36 HIV 在感染过程中累积的多种突变会导致耐药性突变体生长

HIV 复制迅速，每天会产生 10^9 ~ 10^{10} 个病毒粒子，突变率为每次复制周期中有将近 $3×10^{-5}$ 个核苷酸被替换。所以，每个患者每天都会产生许多 HIV 的突变体。这种高突变率源于逆转录病毒复制时容易出错的性质，这对免疫系统来说是一个巨大的挑战。逆转录酶缺乏细胞中 DNA 聚合酶的校正机制，导致逆转录病毒的 RNA 基因组被以相对低的保真度复制到 DNA 中。尽管原发性感染通常由单一原始病毒建立，但是被感染的个体中会迅速出现大量被称为"准种"的 HIV 突变体。这种现象首先在 HIV 感染中被发现，现已证明这种现象在所有慢病毒中普遍存在。

由于 HIV 具有高度变异性，例如产生逃避突变体以避免被 T 细胞识别（见第 13 – 31 节），HIV 可迅速对抗病毒药物耐药。用药时，病毒会产生突变体并增殖，直到病毒量恢复。仅在几天后，单一突变的产生就能使病毒对某些病毒蛋白酶抑制剂耐药（图 13.40）。一些针对逆转录酶抑制剂的耐药性也会在短时间内出现。相反，数月后病毒才会对核苷类似物齐多夫定耐药，因为它需要病毒逆转录酶中出现三个或四个突变才能形成。由于 HIV 对药物的耐药性出现相对较快，只有依靠联合治疗才能使药物治疗获得成功，在这种情况下多种 HIV 蛋白同时发生耐药突变的概率几乎为零。然而，已证实，新一代抗逆转录病毒药物的单药治疗对治疗初期病毒载量低的患者是有效的。

13 – 37 接种 HIV 病毒疫苗是一项颇具吸引力而又困难重重的解决方案

尽管 HAART 在限制 HIV 病毒复制上面疗效显著，已极大地改变了 HIV 感染的自然史和传播率，但是开发出一种能够预防 HIV 感染和 AIDS 的安全有效的疫苗仍然是我们最终的目标。理想情况下，有效的疫苗可以引发广谱的中和抗体，阻止病毒进入靶细胞（即抗 gp120 抗体）和效应性 CTL，来同时分别预防和控制 HIV 感染。然而，目前尚未开发出此类疫苗，在疫苗研发的过程中充满了前所未有的挑战。

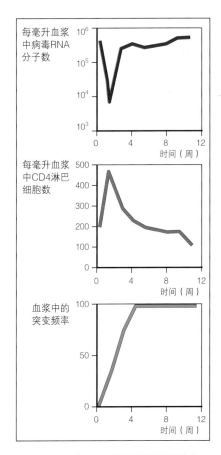

图13.40　HIV快速产生抗蛋白酶抑制剂抗性在给HIV感染患者用单一蛋白酶抑制剂后，血浆中病毒RNA的水平就会急剧下降，半衰期约为2天（上图）。在起始阶段会伴随有血浆中CD4淋巴细胞数目的增加（中图）。在开始使用药物的几天时间内，可以在血浆（下图）和外周血淋巴细胞中检测到突变的药物抗性变异体。治疗4周后，病毒RNA和CD4淋巴细胞便会恢复到最初用药物前水平，并且血浆中所有的HIV都是抗药性突变体。

其中最主要的困难是感染本身的性质，其特征是病毒直接破坏适应性免疫的核心成分——CD4$^+$T 细胞，并且在 CTL 和抗体应答的情况下以极快的速度增殖和突变，导致持续性感染。正如开发预防初始感染的预防性疫苗一样，也正在考虑开发用于已感染患者的治疗性疫苗来增强免疫应答，预防 AIDS。想要开发出用于已感染患者的治疗性疫苗困难重重。正如前面章节所讨论的那样，HIV 通过已突变病毒的选择性增殖在单个患者体内进化，突变的病毒能够逃脱抗体和 CTL 的识别作用。病毒可以作为转录沉默的前病毒在不被免疫系统识别的前提下以潜伏的形式持续存在，使其一旦建立感染，即使对 HIV 免疫的人也无法将其完全清除。

预防性疫苗接种更有希望预防新感染。但即使如此，正常免疫应答保护的缺乏以及感染群体中 HIV 病毒毒株序列的巨大差异性（目前有数千种不同的病毒在人群中传播）对我们来说仍是严峻的挑战。感染一种病毒毒株的患者似乎对其他密切相关的病毒毒株不产生抗性，两种病毒株同时感染相同的细胞的超级感染的情况也时有发生。而难以产生针对 HIV 包膜糖蛋白的广泛性中和抗体则更加证明了这一点（见第 13-31 节）。另外，针对 HIV 的保护性免疫可能采取的形式仍存在不确定性。目前我们认为需要诱导有效的抗体和 T 细胞应答来实现保护性免疫，尽管还未定义出哪些表位可能提供最佳的靶标以及如何最大限度地诱导它们。最后，从设想到设计再到完成 HIV 疫苗的完整临床试验需花费数年，进展缓慢；到目前为止，还没有已经完成的临床疫苗试验，且它们均已宣告失败。

然而，尽管情况不容乐观，我们仍取得了一些进展，依然有希望成功开发出疫苗。目前正在尝试开发 HIV 疫苗的各种策略，如递送 HIV 重组蛋白，接种含 HIV 基因的质粒 DNA 疫苗（见第 16-30 节），通过病毒载体递送 HIV 基因，或者以上方法联合使用。许多针对其他病毒的成功疫苗包含减毒活病毒毒株，可以提高免疫应答却并不致病（见第 16-23 节）。开发 HIV 的减毒活疫苗难度很大，尤其是疫苗和野生型病毒之间重组可能会导致疫苗毒力逆转的问题。另一种方法是使用其他病毒，如牛痘病毒或腺病毒，作为载体来传递和表达 HIV 基因，引发针对 HIV 抗原的 B 细胞和 T 细胞应答。因为这些病毒载体已经在其他人类疫苗接种研究中证明了其安全性，所以一直以来它们都是做初始试验的不错选择。最近，将这种方法与重组 gp120 加强免疫的方法相结合已取得了初步成功，虽然还有很多不足但却给了我们很大信心。通过金丝雀痘病毒载体递送 HIV 的 *gag*、*pol*、*env* 基因然后利用 HIV 的 gp120 加强免疫可以降低相当多的高危疫苗接种者的接种风险。这是迄今首次在大型 HIV 疫苗试验中证明其疗效。另外，同样重要的是，该研究数据还提供了与保护性免疫应答类型的相关证据，表明诱导引发 ADCC 的非中和抗体（如 IgG3 同种型）可能提供免疫保护。由于难以引发 HIV 的中和抗体，这项研究表明也许并不需要中和抗体就能实现免疫保护。此外，利用巨细胞病毒（CMV）载体将 SIV 基因传递给恒河猴可以强烈诱发 CTL 应答。尽管诱发的 CTL 应答不能阻止来自致病性 SIV 毒株的感染，然而接种疫苗后确实使约二分之一的全身感染的猴子可以清除病毒。这一前所未有的结果表明，用于传递 HIV 基因的病毒载体（在该项研究中指的是在疫苗接种后能长期产生 HIV 抗原的载体）可能对于诱发抗病毒 CD8$^+$T 细胞应答的类型和强度非常重要，并且单单诱发效应 T 细胞应答就可能实现免疫保护。但仍需要进一步研究确定，哪种疫苗联用可以引发适当的非中和抗体和强效的 CD8$^+$T 细胞应答，实现在没有中和抗体情况下的免疫保护。

除了开发有效的 HIV 疫苗存在的生物学难题外，还有道德问题需要考虑。进行疫苗试验的同时，要努力使接种疫苗者最低程度地暴露于病毒，否则是不道德的。然而，只有将受试人群高暴露于病毒环境中才能测定出疫苗是否能预防感染。这意味着最初的疫苗试验必须在感染率非常高并且公共卫生措施尚未成功减少 HIV 传播的国家进行。

13-38 预防和教育对于控制 HIV 和艾滋病的传播非常重要

已被感染或未受感染的高风险人群如果采取预防措施则能防止 HIV 的传播。HAART 可以显著降低体液中病毒的滴度，它的出现代表了阻止 HIV 传播的巨大进步。然而大多数感染者无法获得 HAART 治疗，因为它价格昂贵，且需要终身接受治疗，大多数感染者甚至没有意识到自身携带病毒。然而，即使无法进行 HAART 治疗，对存在风险的人群定期筛查以告知感染者，防止他们传播病毒也非常关键。反过来讲，这需要严格保密和相互信任。另一个控制 HIV 传播的障碍是人们不愿意去确定自己是否被感染，特别是因为 HIV 携带者会被社会污名化。鉴于此，教育成为预防感染的重要手段，既可以消除羞耻感又能指导如何预防病毒的传播。

未感染者采取的预防措施价格相对便宜，该措施要求避免与感染者的体液（如精液、血液、血液制品和乳汁）接触。该措施已被反复证明足以避免感染，比如医疗保健工作者长期照顾 AIDS 患者，并没有出现血清转换或感染的迹象。预防病毒传播要限制感染者母亲用母乳喂养新生儿，同理，常规使用安全套也能显著降低 HIV 的传播风险。男性包皮环切术也会降低传播率，因为包皮是病毒进入未进行包皮环切男性的主要部位。其他已纳入考虑范围的措施包括使用微生物凝胶或栓剂，这方面改进出的产品在最近的试验中展现出良好的前景。一些微生物凝胶或栓剂还可以减少其他性传播疾病的传播（如生殖器疱疹），而这些疾病会增加 HIV 的传播风险。最后，人们越来越关注预防性抗逆转录病毒药物的使用（称为暴露前预防或 PrEP），这些药物可以通过局部或口服的方式给予易感染 HIV 的高风险个体。迄今，经试验得出，有两种逆转录酶抑制剂显示有效，每天混合口服这两种药物能将 HIV 的感染风险降低 90% 以上。另外，暴露于病毒后立即采用抗逆转录病毒疗法（例如因偶然被针头刺伤而暴露于受污染血液的医院工作人员）可以显著降低 HIV 的感染风险。这种方法存在一个问题，即那些在 PrEP 期间感染 HIV 的人可能会产生耐药性，特别是那些对服药方案依从性差的个体。虽然其风险程度尚未确定，这种方法仍存在问题。尽管如此，基于其他的抗逆转录病毒药物测试，新的 PrEP 治疗策略或降低较差依从性风险的长效制剂仍然前景远大。

【小结】

感染 HIV 是 AIDS 的病因。尽管 HIV 的传播已经被显著遏制，但仍在继续蔓延，尤其是在不发达国家通过异性接触广泛传播。HIV 是一种含包膜的逆转录病毒，在免疫系统细胞中复制。病毒侵入细胞需要借助 CD4 和特殊的趋化因子受体，且病毒的周期性复制依赖于激活的 T 细胞转录因子。HIV 感染导致 CD4$^+$ T 细胞耗竭和急性病毒血症，CTL 应答可使病毒血症迅速消退，但不能完全清除 HIV 感染。病毒在新感染的细胞中不断复制，建立持续感染状态。目前的治疗方案是将多种抗逆转录病毒药物联合使用，该方案可以阻断病毒复制，导致病毒水平迅速降低且 CD4$^+$ T 细胞数量缓慢增加。HIV 感染的主要影响是通过直接的致细胞病变效应和 CD8$^+$ 细胞毒性作用破坏了 CD4$^+$ T 细胞。随着 CD4 T 细胞数量下降，身体更容易产生机会性感染。最终，大多数未经治疗的感染者发展为 AIDS 而死亡；然而，小部分不进展者多年来保持健康，未出现感染导致的疾病。我们希望能从这些人身上找出控制 HIV 感染的方法。这些人以及那些对 HIV 感染具有先天免疫能力的人的存在给开发出有效果的 HIV 疫苗带来希望。

第13章总结

尽管大多数感染都能引发机体的保护性免疫应答，但聪明的病原体会发展出至少能部分抵御免疫应答的一些方法，造成严重的、持续性的感染。有些个体的免疫系统存在部分程度的免疫缺陷，导致他们对某些类型的传染性病原体异常敏感。持续性感染和遗传性免疫缺陷疾病说明了先天性免疫和适应性免疫在有效的宿主防御中的重要性，并对免疫学研究提出了持续性的挑战。造成 AIDS 的 HIV 不仅具有持续性感染的特征，且能在其宿主中产生免疫缺陷，导致对患者产生致命影响。增加我们对免疫系统基本特性及其在抗感染中作用的认识，是战胜 HIV 等新病原体的关键。

练习题

13.1 配对题：请将以下基因缺陷与相关的原发性免疫缺陷进行配对。

A. 常见的 γ 链突变　　　ⅰ. Omenn 综合征

B. RAG1 或 RAG2 等位基因突变　　ⅱ. 与异常胸腺发育相关的 SCID

C. Dna−PKcs 或 Artemis 缺陷　ⅲ. X 连锁 SCID

D. FOXn1 突变　　　ⅳ. 自身免疫性多内分泌病 – 念珠菌病 – 外胚层营养不良

E. TAP1 或 TAP2 突变　　ⅴ. MHC Ⅰ 类分子缺陷

F. AIRE 突变　　　ⅵ. 辐射敏感 SCID

13.2 判断题：编码 Il−12 p40 亚基的基因发生突变的个体不仅容易受到需要 Th1 反应的病原体（如结核杆菌）的

感染，而且 3 型（Th17）反应也会受到影响。

13.3　简答题： 请列举两种导致 CD8⁺ T 细胞缺失时保留 CD4⁺ T 细胞的遗传缺陷，以及一种导致 CD4⁺ T 细胞缺失时保留 CD8⁺ T 细胞的遗传缺陷。

13.4　简答题： CD40L 缺乏症和 AID 缺乏症均会引起高 IgM 综合征，但是 CD40L 缺乏症严重损害了 T 细胞功能，而 AID 缺乏症则保留了该功能，为什么？

13.5　判断题： 常见变异型免疫缺陷（CVID）严重损害 T 细胞和抗体反应。

13.6　选择题： 以下哪些遗传性免疫疾病没有自身免疫或自身炎症表型？
A. 由 AIRE 缺陷引起的自身免疫性多内分泌病 – 念珠菌病 – 外胚层营养不良（APECED）
B. 由吡啶突变引起的家族性地中海热（FMF）
C. 由 *RAG1* 或 *RAG2* 亚型突变引起的 Ommen 综合征
D. 由 WASp 缺陷引起的 WAS
E. 由 STAT3 或 DOCK8 突变引起的高 IgE 综合征（也称为 Job 综合征）
F. 吞噬细胞中产生活性氧引起的慢性肉芽肿病

13.7　选择题： 化脓性细菌受到多糖荚膜的保护，不会被巨噬细胞和中性粒细胞的受体识别。抗体依赖的调理作用是吞噬细胞摄取和破坏这些细菌的机制之一。下列哪些疾病或缺陷直接影响免疫系统控制这些病原体感染的机制？
A. IL–12 p40 缺陷
B. *AIRE* 中的缺陷
C. WASp 缺陷
D. C3 缺陷

13.8　选择题： 下列哪个基因的缺陷与中性粒细胞弹性蛋白酶编码基因 ELA2 的缺陷表型类似？
A. *GFI1*
B. *CD55*（编码 DAF）
C. *CD59*
D. *XIAP*

13.9　配对题： 将每种蛋白质与相关的吞噬细胞功能进行配对。

A. Kindlin–3　　　　　　　ⅰ. 产生
B. 中性粒细胞弹性蛋白酶　ⅱ. 附着力
C. 髓过氧化物酶　　　　　ⅲ. 激活
D. MyD88　　　　　　　　ⅳ. 杀微生物

13.10　选择题： 下列哪些病原体主要通过抗原变异逃避免疫系统？
A. 流感嗜血杆菌
B. 单纯疱疹病毒
C. 巨细胞病毒
D. 布氏锥虫
E. 恶性疟原虫
F. 乙型肝炎病毒

13.11　选择题： HIV 产生各种免疫指令。其中，Nef 异常多效且是 CD8⁺ T 细胞反应的主要靶标。以下哪项不是 Nef 的功能？
A. 抑制限制因子 SAMHD1
B. MHC Ⅰ 类下调
C. CD4 下调
D. MHC Ⅱ 类下调
E. 维持 T 细胞的激活

13.12　填空题： HIV 是一种逆转录病毒，由于含有 _____ 酶而被归类为逆转录病毒。它通过包膜与 _____ 受体和 _____ 或 _____ 共同受体结合而感染宿主细胞。当一个人被感染时，他们会产生免疫应答，导致产生抗 HIV 抗体，这一过程称为 _____。也会产生 CD8⁺ T 细胞应答，但 HIV 可以获取 _____，从而使其逃避这些 CTL 的识别。

13.13　选择题： 以下哪项不是降低 HIV 感染易感性或减缓对 AIDS 的保护的遗传变异？
A. 突变的 CCR5 等位基因
B. 突变的 CXCR4 等位基因
C. 某些 HLA Ⅰ 类等位基因
D. 拥有 KIR3DS1 的某些 HLA–B 等位基因

（严大鹏　丁　强　张进平译，邵启祥校）

参考文献

过敏和过敏性疾病

14

适应性免疫应答是宿主抗感染功能的关键组成部分，对于维持健康必不可少。然而，非感染性抗原有时也会诱发适应性免疫应答并引起疾病。例如，机体免疫系统可对本身无害的环境抗原，如花粉、食物和药物等，产生不利于机体的免疫应答，这类免疫应答所介导的超敏反应，通常称为过敏反应（allergic reaction）。

历史上，Gell 和 Coombs 把免疫应答引起的超敏反应分为四大类，其中，Ⅰ型超敏反应为 IgE 抗体介导的速发型过敏反应，主要的终末效应机制是肥大细胞的活化。Ⅱ型和Ⅲ型超敏反应为抗原特异性 IgG 抗体驱动的免疫应答，终末效应机制为补体（Ⅱ型）或 Fc 受体介导的细胞效应（Ⅲ型）。Ⅳ型超敏反应为淋巴细胞和多种髓样细胞介导的细胞免疫应答。虽然 Gell 和 Coombs 的分类体系为理解某些经典免疫应答的机制提供了有效的依据，但是，现在人们逐渐认识到体液免疫和细胞免疫共同参与了大多数机体的生理性和病理性免疫应答。第 11 章中对Ⅰ型、Ⅱ型、Ⅲ型超敏反应的介绍，为理解包括过敏性反应在内的疾病发病机制提供了更为深入的知识背景（图 11.5）。大多数过敏反应的发生是由于个体针对食物、花粉或者房屋灰尘等无害抗原——变应原——已产生了抗原特异性 IgE，从而对变应原处于致敏状态。这通常是因为机体对变应原产生了异常的Ⅰ型免疫应答。随后，当抗原再次刺激已结合 IgE 的细胞（主要是肥大细胞和嗜碱性粒细胞）时，后者在暴露组织中活化，从而诱发一系列过敏反应的特征性应答。以花粉热（变应性鼻结膜炎）为例，当眼睛和鼻腔黏膜接触到含有过敏性蛋白的花粉时，就会出现相应症状。其他类型的超敏反应疾病，如变应性接触性皮炎、血清病或者乳糜泻，均不依赖 IgE 抗体，而是由 IgG 抗体介导的异常体液免疫应答和（或）细胞免疫应答。

我们在生活中都会接触到一些常见的、可在某些个体引起过敏反应的环境物质。虽然多数人对大部分潜在的变应原并不发生临床上可见的过敏反应，但研究结果显示，超过一半的人对环境中至少一种物质会产生过敏反应，其中部分个体会对多种常见抗原出现明显的过敏反应。对环境变应原易发生 IgE 致敏的特征被称作特应性（atopy），我们会在后面的章节中讨论参与形成这种易感性的各种遗传因素和环境因素。遗传因素在 IgE 介导的过敏性疾病的个体易感性中发挥了确切的作用。如果父母双方都是特应性体质，他们的孩子有 40% ～ 60% 的可能发生 IgE 介导的过敏；如果父母双方均不是特应性体质，该风险则会降至约 10%。

本章概要：

IgE和IgE介导的过敏性疾病

IgE介导的过敏反应的效应机制

非IgE介导的过敏性疾病

IgE 在抗胞外寄生虫（尤其是蠕虫和原生动物）感染中具有非常重要的作用（见第 11-9 节）。这些寄生虫感染主要在发展中国家流行，而在发达国家，血清 IgE 水平升高绝大多数由无害抗原引起，有时会导致过敏症状（图 14.1）。北美洲和欧洲几乎一半的人口对一种或多种常见的环境抗原敏感，尽管很少危及生命，但因接触特定变应原而引起的过敏性疾病既会给人们带来很多身心痛苦，又会耽误学习和工作。过去 20 年间，过敏性疾病的发病率增加一倍以上，给西方国家带来了巨大的负担。因此，大多数临床和科学研究集中关注 IgE 在过敏性疾病中的病理作用，而非其保护能力。直到最近 10 年，非洲和中东的发展中国家才出现了相对较低的过敏发病率。然而，其增长速度非常迅速，可能与其现代化发展有关。

本章首先介绍个体对变应原致敏后产生特异性 IgE 的机制；再进一步阐述 IgE 介导的过敏反应的发生过程，即变应原与结合在肥大细胞和嗜碱性粒细胞表面高亲和力 FcεR 上的 IgE 相互作用所导致的病理性改变；最后介绍其他类型的超敏反应的发生机制和临床表现。

IgE介导的过敏反应			
过敏反应或疾病	常见刺激物	进入途径	反应
全身过敏反应	药物 毒物 食物（如花生） 血清	静脉注射(直接或口服摄入随后吸收到血液中)	浮肿、血管通透性增加、喉部水肿、循环衰竭死亡
急性荨麻疹（风疹和潮红）	病毒感染 动物毛发 蜜蜂叮咬 过敏测试	皮肤全身性	局部血流量和血管通透性增加、浮肿
季节性鼻炎（花粉症）	花粉（豚草、树、草） 尘螨粪便	接触眼结膜或鼻黏膜	结膜和鼻黏膜水肿、喷嚏
哮喘	皮屑（猫） 花粉 尘螨粪便	通过吸入接触下呼吸道黏膜	支气管收缩、黏液分泌增加、气道炎症、支气管高反应性
食物过敏	花生 木本坚果 贝类 鱼 牛奶 蛋 黄豆 小麦	口服	呕吐 腹泻 瘙痒 荨麻疹 过敏反应（少见）

图14.1　IgE介导的针对外源性抗原的过敏反应 IgE介导的过敏反应的效应机制均与肥大细胞脱颗粒相关。不同患者表现出不同的症状，取决于变应原进入机体的方式，如直接注射入血或口服、接触眼结膜或呼吸道黏膜。

IgE和IgE介导的过敏性疾病

速发型超敏反应（immediate hypersensitivity reaction）是由于多价抗原交联肥大细胞和嗜碱性粒细胞表面结合的 IgE 抗体，导致肥大细胞和嗜碱性粒细胞活化而引起的过敏反应。与其他类别抗体不同，IgE 主要存在于局部组织中，通过高亲和力的 IgE 受体 FcεRI 与肥大细胞和其他类型细胞紧密结合（见第 10-24 节）。多价抗原同时结合致敏细胞表面多个相邻的 IgE，使 FcεRI 发生交联，引起肥大细胞释放化学介质，从而导致过敏性疾病的发生（图 14.2）。科学家们依然在探索为什么环境抗原引起的抗体应答会导致特应性个体主要产生 IgE。我们将在这部分描述目前对激发这个过程的理解。

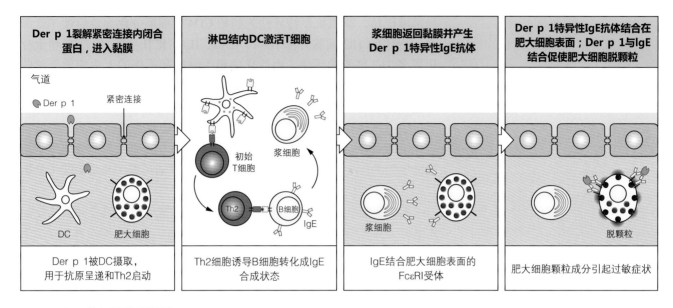

Der p 1裂解紧密连接内闭合蛋白，进入黏膜	淋巴结内DC激活T细胞	浆细胞返回黏膜并产生Der p 1特异性IgE抗体	Der p 1特异性IgE抗体结合在肥大细胞表面；Der p 1与IgE结合促使肥大细胞脱颗粒
Der p 1被DC摄取，用于抗原呈递和Th2启动	Th2细胞诱导B细胞转化成IgE合成状态	IgE结合肥大细胞表面的FcεRI受体	肥大细胞颗粒成分引起过敏症状

图14.2 对吸入性变应原的过敏反应

Der p 1是一种常见的呼吸道抗原，存在于屋尘螨的粪便颗粒中。当特应性个体初次接触Der p 1，上皮下层的DC摄取变应原蛋白后迁移到引流淋巴结，诱导Der p 1特异性Th2细胞产生（图一和图二）。这些T细胞和Der p 1特异性B细胞相互作用，诱导B细胞分化为浆细胞并发生类别转换，而后在黏膜组织中产生Der p 1特异性IgE（图三），后者与定居在黏膜下的肥大细胞表面Fc受体结合。当该个体再次接触Der p 1时，抗原直接结合肥大细胞上的IgE，导致肥大细胞活化脱颗粒，释放多种生物活性介质，从而引起过敏反应症状（图四）。Der p 1是一种可裂解闭合蛋白的蛋白酶，闭合蛋白参与维持上皮的紧密连接；Der p 1的这种酶活性可能有助于它穿过上皮进入黏膜。

14–1 初次接触变应原诱导 IgE 产生，引起机体致敏

对特定抗原产生过敏反应的前提是个体必须在初次接触抗原时产生 IgE 抗体。当处于致敏状态的个体再次接触相同抗原时，则出现过敏症状。根据接触抗原部位的不同，可表现不同的症状特征。在发达国家最常见的是对空气中变应原的过敏反应，可引起明显的鼻道（变应性鼻炎）、眼睛（变应性结膜炎）或下呼吸道及肺（哮喘）的过敏症状。食入变应原也可引起食物过敏，虽然有时仅导致胃肠道症状（如嗜酸性粒细胞性食道炎），但也常在距抗原进入部位较远的区域引发过敏反应。这种在远离激发抗原进入部位的区域发生的反应称为系统性反应，可能是因为抗原通过血液循环扩散到全身而引起的。系统性反应可局限于远端的单一器官，如果影响皮肤则引起荨麻疹，如果影响肺则引起哮喘（或支气管痉挛），如果影响血管系统则导致血压降低，甚至危及生命。严重的系统性全身过敏反应称为过敏性休克。对同一特定变应原致敏的个体，在变应原刺激时，有的个体仅发生局部反应而有的个体却发生过敏性休克，其机制尚不清楚。事实上，即便在同一个体内，变应原刺激最初常引起较弱的局部反应，而后续的反复刺激可导致严重的系统性反应。

特应性个体常被多种不同的抗原致敏，根据变应原进入机体的途径和剂量，会表现出不同的过敏症状。例如，对食物抗原致敏而发生特应性湿疹的儿童有相当一部分会因为对空气变应原致敏而引起变应性鼻炎和（或）哮喘。随着年龄的增长，某些个体由儿童期的特应性湿疹会发展为变应性鼻炎，最终发展为哮喘，这种过敏反应加剧的过程称作特应性进程（atopic march）。相反，非特应性人群主要是被某一种特定的变应原（如蜂毒或青霉素等药物）致敏，过敏反应可在一生中的任何时期发生。但要注意的是，即便是特应性个体，也不是每次接触变应原都会发生致敏，也不是所有的致敏都会引起过敏反应。

抗原特异性 IgE 抗体的产生由经典 II 型免疫应答的两类主要信号共同介导。第一类是有利于初始 T 细胞向 Th2 分化的信号，第二类是刺激 B 细胞类别转换产生 IgE 的 Th2 细胞因子和共刺激信号。正如第 9–21 节中所述，初始 $CD4^+$ T 细胞识别 DC 所提呈的抗原肽段后，其分化命运取决于应答前后的细胞因子环境和抗原本身的特性、抗原剂量以及抗原提呈途径等。IL–4、IL–5、IL–9 和 IL–13 有利于 Th2 细胞分化，而 IFN–γ 和 IL–12（及其家族成员 IL–27）则有利于 Th1 细胞分化。针对多细胞寄生虫的免疫防御主要发生在寄生虫进入机体的部位，如呼吸道和消化道的皮下及黏膜组织内。这些部位的固有免疫细胞和适应性免疫细胞分泌有利于抗寄生虫感染的 II 型免疫应答相关细胞因子。寄生虫入侵后，这些组织中的 DC 摄取抗原，迁移到

局部淋巴结，刺激抗原特异性的初始 CD4 T 细胞分化为效应性 Th2 细胞。活化的 Th2 细胞分泌 IL-4、IL-5、IL-9 和 IL-13，维持有利于分化更多 Th2 细胞的环境。由活化的肥大细胞和损伤的上皮细胞分泌的 IL-33 也参与扩大 Th2 应答。IL-33 可通过 IL-33 受体直接作用于 Th2 细胞。在缺乏诸如由微生物感染引起的危险信号的情况下，黏膜 DC 提呈抗原通常诱导初始 CD4⁺ T 细胞分化为抗原特异的 Treg 细胞，因此可避免机体对普通环境抗原发生过敏反应。Treg 细胞通过抑制效应细胞或辅助细胞的产生，负向调节 T 细胞应答，引发对抗原的免疫耐受（见第 12-8 节），防止过敏反应的发生。

Th2 细胞产生的细胞因子和趋化因子可扩大 Th2 应答，刺激活化的 B 细胞发生类别转换，分泌 IgE。如第 10 章所述，IL-4 或 IL-13 提供 B 细胞类别转换产生 IgE 的第一信号。IL-4 和 IL-13 作用于 T 细胞和 B 细胞，活化 Janus 家族酪氨酸激酶 Jak1 和 Jak3（见第 7-20 节），最终引起转录调节因子 STAT6 的磷酸化和活化。IL-4、IL-13 或 STAT6 缺失的小鼠表现为 Th2 应答减弱、类别转化产生 IgE 能力受损，证实了这些细胞因子及其信号通路在 IgE 应答中发挥的关键作用。

T 细胞表面 CD40 配体和 B 细胞表面共刺激分子 CD40 的相互作用提供 IgE 产生的第二信号。这种相互作用对所有抗体类别转换都是必不可少的。CD40 配体基因缺陷的患者不产生 IgG、IgA 和 IgE，表现为高 IgM 综合征（见第 13-9 节）。

小鼠肥大细胞和嗜碱性粒细胞也能提供促进 B 细胞生成 IgE 的信号。当抗原与肥大细胞或嗜碱性粒细胞表面 FcεRI 结合的 IgE 发生交联后，这些细胞被活化，表面表达 CD40 配体，进而分泌 IL-4。炎性刺激所活化的人嗜碱性粒细胞也具有相似功能（图 14.3）。和 Th2 一样，嗜碱性粒细胞能诱导 B 细胞类型转换和 IgE 的生成。一般来说，IgE 类型转换发生于抗原进入部位的引流淋巴结（次级淋巴器官）或发生于持续存在炎症的黏膜或其他组织部位诱导生成的淋巴样滤泡（也叫三级淋巴样组织）。在黏膜组织形成的三级淋巴样滤泡中含有 B 细胞生发中心，在此 B 细胞可以发生 IgE 类型转换，这意味着在靠近过敏反应部位，肥大细胞和嗜碱性粒细胞能放大 B 细胞应答。过敏治疗的目标之一是阻断这种放大过程，以防止过敏反应的持续存在。

人体的 IgE 应答一旦启动，表达 Fcε 受体的 DC 也可通过捕获 IgE 放大该效应。一些成熟的 DC 亚群，比如皮肤的朗格汉斯细胞在炎性环境下表面表达 FcεRI，IgE 抗体产生后能结合该 Fcε 受体，从而高效地捕获变应原，促进 DC 有效处理抗原，提呈给初始 T 细胞，维持和加强变应原诱导的 Th2 应答。有研究报道嗜酸性粒细胞可表达 IgE 受体，但此观点仍存争议。嗜酸性粒细胞可能上调 MHC Ⅱ类分子和共刺激分子的表达，从而作为 APC 以常规方式活化 T 细胞，然而，这种情况更可能发生在活化 T 细胞迁徙抵达的组织中，而不是像 DC 启动初始 T 细胞那样发生在淋巴结。

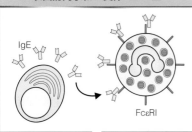

浆细胞分泌的 IgE 结合至嗜碱性粒细胞表面的高亲和 Fc 受体 FcεRI 上

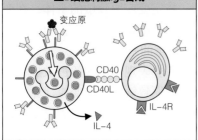

激活的嗜碱性粒细胞提供接触和分泌信号至 B 细胞刺激 IgE 合成

图 14.3　抗原结合嗜碱性粒细胞和肥大细胞表面的 IgE 导致 IgE 的大量产生

上图：浆细胞分泌的 IgE 结合嗜碱性粒细胞（如此处显示）和肥大细胞表面的高亲合力 IgE 受体。

下图：抗原交联细胞表面结合的 IgE 引起这些细胞表达 CD40 配体（CD40L）和分泌 IL-4，反过来结合于活化 B 细胞表面的 IL-4 受体（IL-4R）。嗜碱性粒细胞的 CD40L 和 B 细胞的 CD40 结合，从而活化 B 细胞的类型转换，产生更多的 IgE。在体内，这些相互作用发生在变应原诱发的炎症部位，如支气管相关的淋巴样组织。

14-2　多种类型的抗原能引起过敏性反应，蛋白酶是常见的促致敏物质

空气中的致敏原多数为干颗粒如花粉籽和尘螨粪便所携带的相对较小、高度可溶性的蛋白质（图 14.4）。这些可溶性变应原与眼睛、

鼻子或气道黏液覆盖的上皮接触后，从颗粒中流出，渗透进黏膜，被此处的 DC 摄取从而导致过敏反应（图 14.2）。在黏膜表面，变应原通常以低浓度存在并暴露于免疫系统。据估计，人类对豚草（豚草属）中常见花粉变应原的最大暴露量每年不超过 1 微克。低剂量致敏被认为有利于形成强的 Th2 应答。因此，这些少量的变应原能在特应性个体中引发严重时甚至危及生命的 Th2 驱动的 IgE 应答。

在气道之外的组织部位，导致过敏反应的抗原暴露并不总是低剂量的。例如，蜂毒是致敏的常见原因，单次蜂蜇能导致 20 ～ 75 µg 蜂毒注入皮肤（比气道吸入豚草抗原的总剂量多 1 ～ 2 个数量级）。对食物过敏来说，胃肠道长时间内摄入数克变应原性食物能引起过敏。小剂量或大剂量注射抗原也能致敏。例如，在引入人重组胰岛素之前，通常每次注射 1 ～ 2 mg 猪胰岛素即会引起糖尿病患者过敏。相反，肌肉注射或静脉注射青霉素类的药物（包括头孢霉素和其他含 β 内酰胺抗生素），通常引起过敏的剂量是每次注射 1 ～ 2 g。

研究人员花费了大量精力用于寻找变应原普适性的物理、化学或功能特征，但是至今还未发现所有的变应原都具有的共同特性。因此，对于易感性宿主，几乎任何抗原性分子都能诱发过敏性应答。

虽然任何一类分子似乎都能够诱发过敏性应答，变应原性分子的共同特点显示一类临床上重要的变应原是蛋白酶。存在于屋尘螨粪便中的半胱氨酸蛋白酶 Der p 1 是一种普遍存在的蛋白酶变应原，引起约 20% 的北美人群发生过敏反应。这种蛋白酶可以切割一种气道黏膜细胞间紧密连接的蛋白组分——闭合蛋白（occludin），揭示了某些酶具有变应原性的一个可能原因是通过破坏上皮细胞间紧密连接的完整性，得以让变应原异常接触上皮下的 APC（图 14.2）。Netherton 综合征患者表现为高水平 IgE 和多种过敏，突出了蛋白酶诱导 IgE 产生的倾向性（图 14.5）。这种疾病由 SPINK5（丝氨酸蛋白酶抑制剂 kazal-5 型）基因突变引起，这个基因编码丝氨酸蛋白酶抑制剂 LEKTI（淋巴上皮细胞 Kazal 型相关抑制剂）。LEKTI 表达在表皮角质细胞层内侧的皮肤最末分化可见层（颗粒细胞层）。Netherton 综合征缺失 LEKTI 引起表皮激肽释放酶过度活化，这类蛋白酶能够切割皮肤桥粒，引起角质生成细胞脱落，破坏皮肤屏障功能。过度活化的激肽释放酶引起上皮细胞过度表达 TNF-α、ICAM-1、IL-8 和 TSLP。TSLP 是皮肤过敏症状的主要激动剂，对 Netherton 综合征出现的湿疹性皮肤病变和过敏症状（包括食物过敏）至关重要。此外，LEKTI 被认为可以抑制细菌如金黄色葡萄球菌释放蛋白酶。这可能对湿疹治疗进程具有特殊的意义，因为相当一部分慢性湿疹患者表现出金黄色葡萄球菌的持续定植。清除金黄色葡萄球菌除了抑制炎性应答之外也有助于湿疹的缓解。

在 Netherton 综合征中观察到，蛋白酶抑制剂的功能缺失型突变可引发多种过敏的现象，进一步支持了在某些过敏疾病治疗中蛋白酶抑制剂作为新型靶点的可能性。此外，源自食物番木瓜果实的半胱氨酸蛋白酶——木瓜蛋白酶（可作为肉的嫩化剂）可引起制备酶的工人出现过敏反应。存在于工作场所的环境变应原引起的过敏称为职业性过敏（occupational allergy）。尽管 Der p 1 和木瓜蛋白酶是有效变应原，但不是所有的变应原都是酶。事实上，从丝虫鉴定出的两种变应

可能启动Th2细胞驱动IgE应答 的空气变应原的特征	
蛋白质，通常含有碳水化合物侧链	蛋白质抗原诱导T细胞应答
低剂量	有助于产生IL-4的 CD4 T细胞的活化
低分子量	变应原能从颗粒扩散到黏膜中
高度易溶	变应原极易从颗粒中释放
稳定	变应原能在干燥的颗粒中稳定存在
含结合宿主MHC II 类分子的肽链	有助于T细胞活化

图14.4　吸入变应原的特点
表格中描述了吸入性变应原的典型特征。

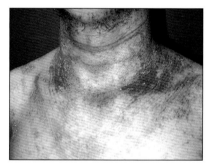

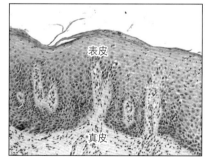

图14.5　Netherton综合征显示了蛋白酶与高水平IgE及过敏的相关性

这名26岁男性Netherton综合征患者因缺乏蛋白酶抑制剂SPINK5而发生持续性红皮病（皮肤发红），皮肤和其他组织反复感染，以及伴随高水平的血清IgE和多种食物过敏。在上面一张图中，可以看到上躯干覆盖有鳞屑和糜烂的大红斑。下面一张图为该患者的皮肤切片。可见表皮出现的银屑病样表皮增生和中性粒细胞浸润，真皮血管周围存在明显细胞浸润。尽管在此放大倍率下难以分辨，但浸润的细胞确实含有单核细胞和中性粒细胞。

原是酶抑制剂。总的来说，多数变应原性花粉来源的蛋白质不具有酶活性。

正如下面的故事所警示的，了解变应原蛋白的特性对公众健康很重要，并具有经济意义。多年前，由于大豆本身的含硫氨基酸含量很低，研究人员通过基因工程把编码富含蛋氨酸和半胱氨酸的巴西坚果2S白蛋白的基因转入用于动物饲料的大豆中，以此提高大豆的营养价值。研究发现2S白蛋白是巴西坚果含有的主要致敏原。对巴西坚果过敏的人皮下注射基因改造大豆的提取物，可诱发过敏性皮肤应答。由于无法保证这些大规模生产的改良大豆远离人类食物链，该转基因食品的开发最终被放弃了。

14-3 遗传因素促进 IgE 介导的过敏性疾病的发生

过敏性疾病的易感性同时受到基因和环境因素的影响。在西方工业国家进行的研究中，高达40%的测试人群表现出对众多常见环境变应原产生 IgE 反应增强的趋势。过敏性个体经常发生两种或更多种的过敏性疾病，如过敏性鼻结膜炎、过敏性哮喘或过敏性湿疹。表现出全部三种疾病的个体被认为患有特应性三联征。

GWAS 发现特应性湿疹（也称作过敏性皮炎）和过敏性哮喘具有超过40个易感基因（图 14.6）。这两种疾病具有一些相同的易感基因，提示特异性素质（也可说体质）的某些方面受到相似的遗传因素控制，而与过敏反应的靶器官无关。例如，IL-33 与 IL-13 基因座处的特异等位基因点显示出与过敏性哮喘和特应性湿疹的强相关性。过敏性哮喘和特应性湿疹共享遗传风险等位基因与这两种疾病通常具有特应性家族史的发现是一致的。其中一些家庭成员表现出两种疾病，而其他家庭成员可能仅表现出过敏性湿疹或过敏性哮喘。然而，许多基因的等位基因（尤其是调节皮肤屏障功能的基因）与特应性湿疹相关联，而不增加过敏性哮喘或过敏性鼻结膜炎的风险，提示其他遗传因素对个体可能表现出的过敏反应表型具有重要贡献。此外，对于某一特定的过敏性疾病，易感基因还存在许多种族差异。与过敏或哮喘相关的几个染色体区域也与炎症性疾病、银屑病和自身免疫病相关，表明这些基因座含有的基因参与炎症的进程。

过敏性哮喘和特应性湿疹共同的一个候选易感基因位于染色体11q12—q13，编码高亲和 IgE 受体 FcεRI 的 β 亚基。另一个与过敏性疾病相关的基因组区域 5q31—q33 含有至少四种可能增加易感性的候选基因。首先，此处存在一组紧密连锁的细胞因子基因包括 IL-4、IL-5、IL-9、IL-13 和 GM-CSF，可促进 IgE 类别转换，嗜酸性粒细胞存活和肥大细胞增殖。5 号染色体这一区域中的第二组基因属于 TIM 家族（T 细胞的免疫球蛋白结构域和黏蛋白结构域）。这套基因编码三种 T 细胞表面蛋白（Tim-1、Tim-2 和 Tim-3）和一种主要在 APC 上表达的蛋白（Tim-4）。小鼠的 Tim-3 蛋白在 Th1 细胞上特异性表达并负调节 Th1 反应，而 Tim-2（以及在较小程度上 Tim-1）优先在 Th2 细胞中表达，并起负调节作用。携带不同 Tim 基因突变体的小鼠在过敏性气管炎症反应和 T 细胞产生 IL-4 和 IL-13 都存在差别。尽管在人类中未发现小鼠 Tim-2 基因的同源物，但三种人 TIM 基因（Tim-1、Tim-3 和 Tim-4）的遗传变异均与气道高反应性（airway

哮喘易感基因位点
气道表皮细胞中表达的基因
趋化因子：CCL5, CCL11, CCL24, CCL26
抗菌肽：DEFB1
Secretoglobin家族：SCGB1A1
表皮屏障蛋白：FLG
调控CD4⁺T细胞和ILC2分化及功能的基因
转录因子：GATA3, TBX21, RORA, STAT3, PHF11, IKZF4
细胞因子：IL4, IL5, IL10, IL13, IL25, IL33, TGFβ1
细胞因子受体：IL2RB, IL4RA, IL5RA, IL6R, IL18R, IL1RL1, FCER1B
模式识别受体：CD14, TLR2, TLR4, TLR6, TLR10, NOD1, NOD2
抗原呈递：HLA-DRB1, HLA-DRB3, HLA-DQA, HLA-DQB, HLA-DPA, HLA-DPB, HLA-G
前列腺素受体：PDFER2, PTGDR
其他功能基因
蛋白酶或蛋白酶抑制剂：ADAM33, USP38, SPINK5
信号蛋白：IRAKM, SMAD3, PYHIN1, NOTCH4, GAB1, TNIP1
受体：ADRB2, P2X7
其他：DPP10, GPRA, COL29A1, ORMDL3, GSDMB, WDR36, DENND1B, RAD50, PBX2, LRRC32, AGER, CDK2

图14.6 哮喘的易感基因位点
列出了基于GWAS或靶向基因分析显示的关联基因位点，分别为在气道上皮细胞中表达的基因，调节CD4 T细胞和ILC2的分化及功能的基因，以及其他或未知功能的基因。

hyperreactivity）或高应答性（hyperresponsiveness）相关。在这种情况下，机体接触变应原或非特异性刺激物，均会导致气道狭窄（支气管收缩），发生类似于哮喘时出现的喘息性呼吸困难。这部分基因组中的第三个候选易感基因编码 p40，是构成 IL-12 和 IL-23 的两个亚基之一。这两种细胞因子促进 Th1 和 Th17 反应，且已发现 p40 的遗传变异导致 IL-12 和 IL-23 合成减少，这与更为严重的哮喘相关。第四种候选易感基因编码 β- 肾上腺素受体也位于该区域。该受体的变异可能与平滑肌对内源性配体和药物配体的反应性改变相关。

多种易感基因的发现反映了鉴定复杂疾病特征的遗传基础所面临的共同挑战。从这些基因已知的生理活性来看，已鉴定出的含有影响疾病易感性基因的相对较小区域的基因组可能包含许多好的候选基因。鉴定出真正导致疾病表达的一个或多个基因可能需要对几个样本容量非常大的患者和对照群体进行研究。例如，目前我们仍无法知道染色体 5q31—q33 中每个不同基因的多态性在复杂的特应性遗传中到底有多重要。

IgE 反应的另一类遗传变异与 HLA II 类区域（人类 MHC II 类区域）相关，此变异影响对特定变应原的反应，而不影响对特应性的一般易感性。对特定变应原产生 IgE 与某些 HLA II 类等位基因相关，提示特定的抗原肽 : MHC 组合可能导致强烈的 Th2 反应。例如，几种豚草花粉变应原诱导的 IgE 应答与含有 HLA II 类等位基因 *DRB1*1501* 的单倍型相关。因此，许多人容易产生 Th2 反应，并且相比其他人，更容易对某些变应原产生应答。最初认为青霉素等药物的过敏反应与 HLA II 类等位基因是否存在特应性没有关联。然而，近期研究表明，某些药物可以通过与特定的 HLA 等位基因相互作用，改变抗原肽结合在 HLA 分子的凹槽中的结构，这些发生改变的肽段可引发自身免疫应答。一个实例是癫痫药物卡马西平可结合 HLA-B15:02 并且绑定于该 HLA-B 分子的肽段。卡马西平 : 肽 : HLA-B 复合物引起的免疫反应可导致中毒性表皮坏死松解症，这是一种严重的免疫性皮肤反应，由于表皮坏死而导致广泛的皮肤缺损，看起来像皮肤被烫伤。

在哮喘中，不同的基因至少可影响三个方面，包括 IgE 的产生、炎症反应及对特定临床治疗的应答。在 20 号染色体上，编码支气管平滑肌细胞和肺成纤维细胞表达的金属蛋白酶 ADAM33 的基因多态性与哮喘和支气管高反应性有关，这可能是遗传性变异影响肺部炎症反应和气道发生的解剖病理性改变（气道重塑）的一个例子。在皮肤中，flaggrin 通过结合角蛋白分子到角质形成细胞的脂质包膜中，对维持正常皮肤屏障的功能具有重要贡献。编码 flaggrin 的基因功能缺失突变可导致湿疹的发生，也可以促进哮喘的发生。美国几乎有一半患有严重湿疹的人至少有一个突变的 *flaggrin* 等位基因，7% ～ 10% 的高加索人携带 flaggrin 功能缺失突变，而且，同时患有哮喘的个体发生此基因突变的频率要高得多。

14 - 4 环境因素可能与遗传易感性相互作用而引起过敏性疾病

对易感性的研究表明，环境因素和遗传变异约各占发生特应性风险的 50%。在经济发达地区，特应性过敏疾病，特别是哮喘的患病率正在上升，这可能是由于某些环境因素的改变使得具有遗传易感性的个体更易具有特应性。有趣的是，虽然在经济欠发达的非洲地区，哮喘发病率较低，但非洲裔美国人的哮喘发病率和严重程度比其他族裔美国人均有所增加，表明环境对遗传影响的表现度具有显著作用。

在过去的 50 ～ 60 年间，发达国家的特应性人群，特别是过敏性哮喘的患病率一直在稳步上升。一个假说认为越来越多的人口从农村迁移到城市环境，改变了儿童阶段可能接触到的传染病，意味着出生早期较少暴露于农场动物相关的微生物和土壤中的微生物，从而造成过敏性疾病的稳定增长。这种改变也会导致肠道共生菌的改变，而肠道共生菌发挥重要的免疫调节功能（在第 12 章中讨论）。根据这一假说，在 1989 年首次提出，环境中微生物暴露的变化可能是导致特应性增加的原因，最终形成了卫生假说（hygiene hypothesis，图 14.7）。最初的观点是不卫生的环境，特别是那些欠发达的农村地区的环境易于让儿童在早期受到感染，有助于防止特应性和过敏性哮喘的发生。最初，人们提出产生保护作用的机制，可能是由于免疫应答偏离 Th2 细胞（及其他有利于 IgE 产生的相关细胞因子）而倾向于 Th1 细胞的生成，促进抑制 IgE 类别转换的应答，阻碍 IgE 反应。

寄生虫感染（如钩虫和血吸虫）与过敏性疾病之间的强烈负相关表明这种机制的过简化。委内瑞拉的一项研究表明，长期接受抗蠕虫药治疗的儿童的特应性患病率较高。考虑到寄生虫引起强烈的 Th2 介导的 IgE 反应，这似乎与卫生学假设不一致。

针对这种明显不一致的情况的可能解释是，所有类型的感染都可以防止特应性的发生，因为它们引发的宿主反应都包括细胞因子如 IL-10 和 TGF-β 的产生，可能作为一种随着感染被控制而恢复机体稳态的机

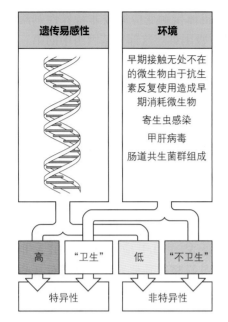

图14.7　基因、环境与特应性过敏疾病
遗传和环境因素是过敏性疾病发生的重要决定因素。众所周知，许多基因会影响哮喘的发生（图14.6）。"卫生假说"认为在婴儿期和儿童期暴露于某些感染和常见的环境微生物会使免疫系统进入常见的非特异性状态。相反，那些具有特异性遗传易感性，生活在传染病和环境微生物少见的环境中，或者在婴儿期和幼儿期接受过多次抗生素治疗的儿童，不会产生有效的免疫调节机制，最容易发生特应性过敏性疾病。

制。IL-10 和 TGF-β 抑制 Th1 和 Th2 应答的形成，IL-10 抑制 Th17 反应（见第 9-21 节和第 9-23 节）。大部分过敏反应是由进入黏膜表面的抗原引发。如第 12 章所述，人体黏膜免疫系统已经进化出调节共生细胞和环境抗原（如食物抗原）应答的机制，这些反应涉及分泌 IL-10/TGF-β 的 Treg 细胞的生成。当前版本卫生假说的基本思想是，常见微生物病原体和共生菌的早期暴露会以某种方式降低机体产生 Treg 的效率，从而增加对常见环境抗原产生过敏反应的风险。

除了我们在前文提及的一些呼吸道感染外，儿童时期的某些类型的感染有助于防止过敏性疾病的发展，进一步支持免疫调节在哮喘易感性中发挥作用。在能更多接触感染有关的环境中生活的儿童，例如，来自有三个或三个以上兄弟姐妹的家庭的儿童，以及年龄小于 6 个月且在日托机构中与其他儿童接触的幼儿，特应性和哮喘的发生明显减少。此外，早期生活在农场或者养狗的儿童也在一定程度上较少发生特应性和哮喘，这可能与他们暴露于农场或宠物相关的微生物有关。而且，肠道早期定植共生细菌，如乳酸杆菌和双歧杆菌，或肠道病原体如弓形虫或幽门螺杆菌感染，也与过敏性疾病的发病率降低有关。与此相反的是，最新证据表明早期反复接触抗生素会降低微生物暴露，进而增加患哮喘的风险。

甲型肝炎病毒感染史也似乎与特应性呈负相关。一个可能的解释是人甲型肝炎病毒的细胞受体（称为 HAVCR1）对应小鼠 Tim-1 蛋白（见第 14-3 节）。这样，甲型肝炎病毒感染可直接影响 T 细胞的分化和细胞因子的产生，从而限制了 IgE 应答的产生。

与儿童感染与过敏之间的负相关相反，有证据表明，呼吸道合胞病毒（respiratory syncytial virus，RSV）感染伴随细支气管炎的儿童更容易发生哮喘。这主要由于 RSV 感染导致儿童的细胞因子 IFN-γ 与 IL-4 的比例发生偏离，增加 Th2 应答发生和 IgE 合成的可能性。RSV 的这种效应与第一次感染时的年龄相关。相比在 4 周龄或 8 周龄时接受实验性 RSV 感染的小鼠，实验性感染 RSV 新生小鼠产生较少的 IFN-γ。12 周龄时，再次 RSV 感染，新生小鼠的肺部炎症更为严重。

其他可能促进特应性疾病增加的环境因素包括饮食改变、变应原暴露、大气污染和吸烟。虽然污染已被认为可以增加非过敏性心肺疾病如慢性支气管炎的患病率，但却难以证实其与过敏性疾病的相关性。然而，越来越多的证据表明变应原与污染之间存在相互作用，特别是对于遗传易感个体。在这方面研究最多的污染物是柴油机排气颗粒，当它们联合变应原时，IgE 的产生能增加 20 ~ 50 倍，并伴随着向 Th2 细胞因子产生的转变。这种污染导致活性氧化剂如臭氧的产生，可能增加不能应对这种刺激的个体发生过敏性疾病的风险。

GSTP1 和 *GSTM1* 是谷胱甘肽 - S - 转移酶超家族的成员，在防止氧化应激中起重要作用，可能是介导此类对污染易感的基因。与仅仅接触变应原相比，对豚草花粉过敏并携带这些基因的特定变异等位基因的个体在接触变应原和柴油废气颗粒时表现出更强的气道高反应性。在墨西哥城进行的一项关于大气臭氧水平对患有过敏性哮喘的特应性儿童的影响的研究发现，携带 *GSTM1* 无效等位基因的儿童比未携带者更容易对一定水平的臭氧暴露产生气道高反应性。活性氧物质如

臭氧和超氧化物可加速哮喘恶化，相关的小鼠研究表明，气道髓样细胞产生高水平超氧化物，可加重抗原诱导的气道高反应性。抑制超氧化物产生所需的 NADPH 可降低致敏和激发动物中抗原诱导的气道高反应性，而过继转输产生过氧化物的骨髓细胞到致敏和激发小鼠的气道则能显著恶化气道高反应性。

14–5　调节性 T 细胞能够控制过敏性应答

抗 CD3 和抗 CD28 抗体处理特应性个体来源的外周血单个核细胞（主要由淋巴细胞和单核细胞组成）产生大量 Th2 细胞因子，而该处理对非特应性个体来源的外周血单个核细胞则没有效果，提示特应性个体循环血液中白细胞已处于活化状态，更容易产生 II 型应答。越来越多研究表明，特应性个体中用于抑制过度 II 型应答的调节机制也是异常的。与来自非特应性个体的 Treg 细胞相比，来自特应性个体的外周血 CD4$^+$CD25$^+$Treg 与多克隆活化 CD4$^+$ T 细胞共培养时，抑制 Th2 细胞因子产生的抑制效率更差，在花粉季期间，这种缺陷更为明显。缺失转录因子 FoxP3 的小鼠充分证实了 Treg 在特应性中的作用，FoxP3 是产生天然（胸腺衍生的）和某些 Treg 亚型的主要开关分子。这些小鼠出现几种特应性症状，包括血液嗜酸性粒细胞数量增加和循环 IgE 水平升高，以及自发性过敏性气道炎症。调控 Treg 通路可以减轻实验性小鼠哮喘炎症。IFN-γ 或未甲基化的 CpG DNA 治疗可增加具有抗炎效应的吲哚胺 2，3 - 双加氧酶（indoleamine 2，3-dioxygenase，IDO）的表达，诱导 Treg 细胞的产生或活化。CpG DNA 刺激可诱导肺部驻留的 DC 中的 IDO 活性，增强 Treg 活性，减轻实验性小鼠哮喘。这些研究结果表明，增强 Treg 的功能可能有利于治疗哮喘和其他特应性疾病。其他有可能作为哮喘免疫治疗药物的潜在免疫调节分子包括细胞因子 IL-35 和 IL-27，它们与 IL-10 一样可以抑制 Th2 应答。另一方面，IL-31 可促进 Th2 驱动的炎症，因此阻断 IL-31 的治疗可能会有效。

【小结】

一般来说，变应原是无害抗原，仅在易感个体中引起 IgE 抗体应答。这些抗原在正常情况下以非常低的剂量穿过黏膜表面进入体内，诱发 II 型免疫应答。细胞因子如 IL-4 和 IL-13 促进变应原特异性初始 T 细胞向 Th2 细胞的分化。变应原特异性 Th2 细胞产生 IL-4 和 IL-13，驱动变应原特异性 B 细胞产生 IgE。针对变应原产生的特异性 IgE 结合肥大细胞和嗜碱性粒细胞表面的 IgE 高亲和受体，导致这些细胞产生 IL-4 并表达 CD40 配体，从而放大 IgE 的合成。遗传和环境因素的影响均有利于合成过量的 IgE。一旦变应原诱导产生 IgE，再次暴露于变应原会诱发过敏反应。我们将在本章的下一部分描述过敏反应本身的机制和病理。

IgE 介导的过敏反应的效应机制

变应原交联预先结合在肥大细胞高亲和力受体 FcεRI 的 IgE，触发过敏反应。肥大细胞位于黏膜表面外侧，其作用是在发生局部感染时警示免疫系统。肥大细胞一旦活化就分泌预先储存于颗粒里的化学介质如组胺以及从胞膜上合成的前列腺素、白三烯和血小板活化因子，诱导炎症发生。活化的肥大细胞也释放多种细胞因子和趋化因子。就过敏反应发生来说，肥大细胞针对无害抗原的应答是不利于宿主的，因为这些抗原并不同入侵的病原菌那样需要被清除。IgE 介导肥大细胞的活化依赖抗原剂量和抗原进入途径，具有多种多样的临床症状，包括从花粉接触眼结膜引起的眼睛肿胀和接触鼻上皮引起的鼻炎，到过敏性休克时发生的危及生命的循环衰竭（图 14.8）。通过招募其他效应白细胞，主要是 Th2 淋巴细胞、嗜酸性粒细胞和嗜碱性粒细胞，肥大细胞脱颗粒引起速发反应后紧接着出现更为持续的炎症，根据疾病的不同，程度有所不同。

14–6　大部分 IgE 结合细胞，通过不同于其他类型抗体的途径参与免疫系统的效应机制

抗体通过结合 Fc 段特定受体与细胞（如肥大细胞）结合。多数抗体在它们的抗原结合位点结合了特定抗原之后才结合 Fc 受体，从而形成抗原–抗体免疫复合物。IgE 是一个例外，在没有结合抗原的情况下，高亲和力 Fcε 受体（FcεRI）可以捕获 IgE。不像其他受体主要存在于体液，IgE 大多数是连接在表达它们受体的细胞上，包括组织肥大细胞、循环和炎症部位的嗜碱性粒细胞。特定的多价抗原结合细胞表面的 IgE 触发肥大细

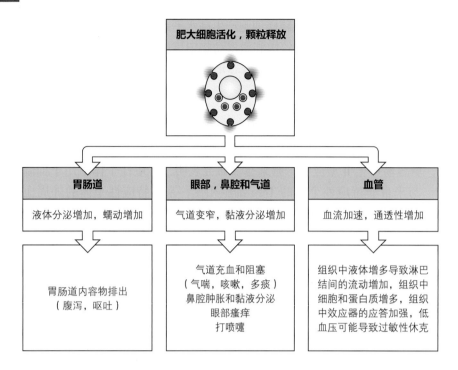

图14.8　不同组织的肥大细胞活化具有不同效应

活化。这些活化的肥大细胞释放炎性脂质介质、细胞因子和趋化因子，招募嗜酸性粒细胞和嗜碱性粒细胞，以增强过敏应答。招募而来的 Th2 细胞进一步加重局部 Ⅱ 型细胞应答。

结合 IgE 的 Fc 受体有两种。第一种是表达在肥大细胞和嗜碱性粒细胞的 FcεRⅠ，是属于免疫球蛋白超家族的一种高亲和力受体（见第 10-24 节）。当特定抗原与结合于这种受体的 IgE 发生交联时，可通过受体连接的 Lyn 酪氨酸激酶传递活化信号，磷酸化受体胞内区的 ITAM。继而招募和活化放大酪氨酸激酶 Syk，磷酸化和活化众多的下游效应通路。过敏性疾病或寄生虫感染患者具有高水平的 IgE，能显著提高肥大细胞表面的 FcεRⅠ，增强这些细胞对低浓度特定抗原的敏感性，显著增加 IgE 依赖的化学介质和细胞因子的释放。

第二种 IgE 受体 FcεRⅡ，通常称作 CD23，是一种 C 型凝集素，结构上与 FcεRⅠ 不相关，低亲和力结合 IgE。CD23 表达于多种细胞，包括 B 细胞、活化的 T 细胞、单核细胞、嗜酸性粒细胞、血小板、滤泡 DC 和一些胸腺上皮细胞。虽然该受体对调控 IgE 水平至关重要，但是 CD23 基因失活小鼠仍然产生相对正常的多克隆 IgE 应答。尽管如此，CD23 似乎在某些状态下参与增强 IgE 抗体水平。我们知道存在 IgE 抗原复合物可增强针对某一特定抗原的应答，但未在 CD23 缺失的小鼠中发现此现象。原因可能是 CD23 表达在 APC 上，参与捕获与 IgE 形成复合物的抗原。

14-7　肥大细胞位于组织中，协调过敏反应

当 Paul Ehrlich 发现位于兔子肠系膜的肥大细胞并对之描述时，他将其称为 Mastzellen（长肥的细胞）。与嗜碱性粒细胞一样，肥大细胞的颗粒富含摄取碱性染料的酸性蛋白多糖。肥大细胞来源于 HSC，但在局部组织中成熟，常见于暴露于病原体和变应原的组织表面附近，如黏膜组织和围绕血管的结缔组织。与黏膜下或者结缔组织肥大细胞相比，黏膜肥大细胞具有一些不同的特性，但是都参与过敏反应。

影响肥大细胞生长和发育的主要因子包括 SCF（酪氨酸激酶受体 Kit 的配体），IL-3 和 Th2 相关细胞因子如 IL-4 和 IL-9。*Kit* 缺陷的小鼠缺乏分化的肥大细胞，虽然能产生 IgE，但不能发生 IgE 介导的炎症反应，显示这种应答几乎完全依赖于肥大细胞。肥大细胞活化依赖于 Kit 活化 PI3K，药物灭活 PI3K 的异构体 p110δ 药物可保护小鼠不发生过敏应答。具有放大信号的酪氨酸激酶 Syk 的抑制剂也能阻断 IgE 依赖的肥大细胞应答，具有治疗前景。

肥大细胞表面组成性表达 FcεRⅠ，当抗原交联结合在这些受体上的 IgE，肥大细胞被活化（图 10.43）。相对低水平的变应原足以诱发脱颗粒。组织中有许多肥大细胞前体，在过敏性炎症的状态下，它们能很快地

分化为成熟的肥大细胞，持续促进过敏应答。抗原结合后数秒钟就发生肥大细胞脱颗粒，释放出一系列预先储存的和新产生的炎性介质（图 14.9）。颗粒内含物包括活性短暂的血管活性组胺、丝氨酸酯酶类和蛋白酶如乳糜酶和胰蛋白酶。

组胺作用于四种已知受体——H1 ～ H4，均为 G 蛋白偶联受体。组胺作用于局部血管上的 H1 受体，引起局部血流和血管通透性的迅速增高，导致水肿和局部炎症。组胺主要通过活化神经受体，引起瘙痒和喷嚏。组胺通过作用于 DC 上的 H1 受体，能够增强抗原提呈能力和促进 Th1 细胞启动；通过作用于 T 细胞上的 H1 受体，促进 Th1 细胞增殖和 IFN-γ 生成。组胺通过作用于多种白细胞和组织细胞上的 H2、H3 和 H4 受体，参与特应性皮炎、慢性荨麻疹和几种自身免疫病。

根据蛋白酶含量和所在组织位置，可把人肥大细胞分为多种亚型。黏膜上皮的肥大细胞表达的丝氨酸蛋白主要是类胰蛋白酶，这些细胞被命名为 MC$_T$。黏膜下和其他结缔组织中的肥大细胞主要表达乳糜酶、胰蛋白酶、羧肽酶和组织蛋白酶 G，被命名为 MC$_{CT}$。肥大细胞释放的蛋白酶活化基质金属蛋白酶，可降解细胞外基质蛋白，引起组织分解和破坏。这些蛋白酶也有有利的一面，如降解蛇毒和蜂毒，有助于抑制针对这些抗原的过敏性应答。

肥大细胞通过 FcεRI 交联而活化后，除了释放预存在胞内颗粒中的介质如组胺和丝氨酸蛋白酶之外，也合成和释放趋化因子、细胞因子和脂质介质——前列腺素、白三烯、血栓素类（统称为类花生酸类），以及血小板活化因子。举例来说，MC$_T$ 和 MC$_{CT}$ 型肥大细胞产生细胞因子 IL-4，促进 2 型免疫应答持续发展。这些分泌产物促进急性和慢性炎症。尤其是脂质介质，既能即刻发生作用，引起平滑肌收缩，增加血管通透性和黏液分泌，又能产生持久作用，引起白细胞的涌入和活化，促进过敏性炎症。

类花生酸类物质主要来源于膜相关的脂肪酸花生四烯酸，通过细胞活化引起细胞膜磷脂酶 A2 活化，切割膜磷脂而来。两种途径可修饰花生四烯酸，生成脂质介质。一种是通过环氧合酶途径的修饰，产生前列腺素和血栓素类；另一种则通过脂氧酶途径产生白三烯。前列腺素 D2 是肥大细胞主要产生的前列腺素，可招募表达其受体（PTGDR）的 Th2 细胞、嗜酸性粒细胞和嗜碱性粒细胞。前列腺素 D2 对过敏性疾病如哮喘非常重要，*PTGDR* 基因的多态性与哮喘风险的增高相关。白三烯，尤其是 C4、D4 和 E4 对维持组织炎性应答也很重要。非固醇类抗炎药如阿司匹林和布洛芬通过阻止前列腺素合成发挥效应。它们抑制环氧合酶对花生

图14.9　活化的肥大细胞释放的物质
肥大细胞释放多种多样的生物活性蛋白和化学介质。前两排列出了在颗粒里预存释放出来的酶和毒性介质。细胞因子、趋化因子和脂质介质大多在肥大细胞活化后合成。

产物类别	示例	生物学功能
酶	胰酶，糜蛋白酶，组织蛋白酶G，羧肽酶	重构结缔组织基质
毒性介质	组胺，肝素	对寄生虫有毒 增加血管通透性 引起平滑肌收缩抗凝
细胞因子	IL-4，IL-13，IL-33	刺激并增强Th2细胞应答
	IL-3，IL-5，GM-CSF	促进嗜酸性粒细胞的产生和活化
	TNF-α（有些预先储存在颗粒中）	促进炎症，刺激多种细胞产生细胞因子，激活内皮细胞趋化因子
趋化因子	CCL3	吸引单核细胞、巨噬细胞和中性粒细胞
脂质介质	前列腺素D2、E2 白三烯C4、D4、E4	平滑肌收缩 嗜酸性细胞、嗜碱性细胞和Th2细胞的趋化性 增加血管通透性 刺激黏液分泌 支气管变窄
	血小板活化因子	吸引白细胞 扩大脂质介质的产生 激活中性粒细胞，嗜酸性粒细胞和血小板

四烯酸的作用，阻断前列腺素环状结构的形成。

　　肥大细胞活化后也释放大量 TNF-α，部分直接从颗粒释放，部分是活化的肥大细胞新合成的。TNF-α 活化内皮细胞，上调黏附分子的表达，反过来促进致炎白细胞和淋巴细胞向受影响组织的迁移（见第 3 章）。此外，针对外周组织微生物感染，肥大细胞来源的 TNF-α 主要促进白细胞迁移入区域淋巴结。

　　通过这些介质的作用，IgE 介导的肥大细胞活化并组织协调了一个广泛的炎性级联反应，招募数种白细胞包括嗜酸性粒细胞、嗜碱性粒细胞、Th2 淋巴细胞和 B 细胞，从而放大该炎性级联反应。在正常宿主免疫中，这种应答的生物学作用是抵抗寄生虫感染（见第 10-25 节）。然而，过敏反应中，肥大细胞活化诱发的急性和慢性炎性反应具有重要的病理结果，比如针对环境抗原产生的过敏应答相关的疾病。但是，肥大细胞的作用并不仅限于 IgE 驱动的促炎反应，亦有免疫调节作用。神经肽如 P 物质和 TLR 配体能刺激肥大细胞。多种刺激可引起肥大细胞分泌免疫抑制细胞因子 IL-10，抑制 T 细胞应答。相反，肥大细胞和 Treg 相互作用能阻止肥大细胞脱颗粒。

14-8 过敏性反应中嗜酸性粒细胞和嗜碱性粒细胞引起炎症和组织破坏

　　嗜酸性粒细胞是起源于骨髓的颗粒性白细胞。名字的来源是因为颗粒中富含精氨酸碱性蛋白，能被酸性染料伊红染成亮橘黄色。在健康人中，这些细胞的数量在循环中少于白细胞的 6%，大多数嗜酸性粒细胞在组织中被发现，尤其是紧邻呼吸道、肠道和尿道生殖道下面的结缔组织，提示嗜酸性粒细胞在这些部位防御入侵的微生物。它们表达许多细胞表面受体，包括细胞因子受体（如 IL-5）Fcγ，Fcα 受体及补体受体 CR1 和 CR3，通过激活这些受体，嗜酸性粒细胞活化，脱颗粒。例如，IgG、C3b 或 IgA 包被的寄生虫能引起嗜酸性粒细胞脱颗粒。在发生过敏反应的组织中，通常存在着高浓度的 IL-5、IL-3 和 GM-CSF，可能促进嗜酸性粒细胞脱颗粒。

　　一旦嗜酸性粒细胞活化，它们呈现两种效应功能。第一，它们释放高毒性的颗粒蛋白和自由基，既能杀死微生物和寄生虫，也能造成过敏反应中宿主组织的明显损伤（图 14.10）。第二，它们能合成化学介质，包括前列腺素、白三烯和细胞因子。这些介质能够活化上皮细胞和招募活化更多的嗜酸性粒细胞和白细胞，进而放大炎性应答。在慢性炎性应答中，嗜酸性粒细胞能促进气道组织重塑。

　　嗜酸性粒细胞是在 19 世纪第一次病理性描述哮喘的致死状态时被观察到并后来被命名的（重症哮喘发作，对治疗不反应，引起气道衰竭和死亡），总的来说，它们在过敏性疾病中的确切作用并不清楚。例如，在过敏反应中，那些引起慢性哮喘、肥大细胞脱颗粒和 Th2 活化的因素均引起大量嗜酸性粒细胞的聚集和活化。在其他方面，嗜酸性粒细胞分泌 Th2 型细胞因子，在体外可通过表达 IDO，随后产生作用于 Th1 细胞的犬尿酸，促进 Th1 细胞凋亡。这些分子对 Th2 细胞的明显扩增作用部分归功于相对减少的 Th1 细胞。持续存在嗜酸性粒细胞是慢性过敏性炎症的特点，主要认为嗜酸性粒细胞促进组织损伤。然而，研究人员观察到组织局部嗜酸性粒细胞具有高水平的细胞更新和明显的局部干细胞活性，此发现强化了目前的共识：在感染和其他类型的组织损伤后，嗜酸性粒细胞对恢复组织稳态具有重要作用。

　　嗜酸性粒细胞的活化和脱颗粒受到严格的调控，避免不恰当地活化嗜酸性粒细胞对宿主造成伤害。第一层调控作用于骨髓嗜酸性粒细胞的产生。在缺乏感染或其他免疫刺激下，骨髓生成的嗜酸性粒细胞很少。但是 Th2 细胞活化产生的细胞因子如 IL-5 和 GM-CSF 可增加骨髓嗜酸性粒细胞的生成和释放到循环中。然而，对于过表达 IL-5 的转基因小鼠，虽然血液循环里的嗜酸性粒细胞数量增加（嗜酸性粒细胞增多症），但是组织中数量并不增加，提示嗜酸性粒细胞从血液迁移到组织受到其他的机制调控。CCL1、CCL24 和 CCL26 等 CC 趋化因子在这层调控中发挥关键作用，因为它们具有介导嗜酸性粒细胞趋化的特异性，所以被命名为嗜酸性粒细胞趋化因子（eotaxin）。

　　嗜酸性粒细胞表达的嗜酸性粒细胞趋化因子受体 CCR3 也可结合其他的 CC 趋化因子，包括 CCL5、CCL7 和 CCL13，它们也能诱导嗜酸性粒细胞趋化与活化。这些相同的或相似的趋化因子也能刺激肥大细胞和嗜碱性粒细胞。例如，嗜酸性粒细胞趋化因子可以招募嗜碱性粒细胞，引起它们脱颗粒。Th2 细胞也表达 CCR3，也可受嗜酸性粒细胞趋化因子影响发生迁移。

　　嗜碱性粒细胞也存在于炎症反应部位，其生长因子和嗜酸性粒细胞的非常相似，包括 IL-3、IL-5 和 GM-CSF。有证据显示细胞因子相互作用可调控干细胞成熟及分化为嗜碱性粒细胞或嗜酸性粒细胞。例如，

图14.10 嗜酸性粒细胞分泌高毒性颗粒蛋白和其他炎性介质

如同肥大细胞（图14.9），大部分嗜酸性粒细胞释放颗粒内预存的酶和毒性蛋白。此外，嗜酸性粒细胞活化后合成大量细胞因子和趋化因子。

产物类别	示例	生物学功能
酶	嗜酸粒细胞过氧化酶	通过催化卤化作用对靶标产生毒性 触发肥大细胞释放组胺
	嗜酸性粒细胞胶原酶	重构结缔组织基质
	基质金属蛋白酶-9	基质蛋白降解
毒蛋白	主要碱性蛋白	对寄生虫和哺乳动物细胞有毒 触发肥大细胞释放组胺
	嗜酸粒细胞阳离子蛋白	核糖核酸酶 对寄生虫有毒 神经毒素
	嗜酸粒细胞源神经毒素	神经毒素
细胞因子	IL-3, IL-5, GM-CSF	由骨髓扩增产生嗜酸性粒细胞 嗜酸性粒细胞激活
	TGF-α, TGF-β	上皮增生，肌成纤维细胞形成
趋化介质	CXCL8（IL-8）	促进白细胞的流入
脂质介质	白三烯C4、D4、E4	平滑肌收缩 增加血管通透性 黏液分泌增加 支气管变窄
	血小板活化因子	吸引白细胞 扩大合成脂质介质 激活中性粒细胞、嗜酸性粒细胞和血小板

在 IL-3 的存在下，TGF-β 抑制嗜酸性粒细胞的分化而促进嗜碱性粒细胞的分化。通常循环嗜碱性粒细胞的数量非常少，在抵抗病原体方面可能发挥和嗜酸性粒细胞相似的作用。和嗜酸性粒细胞一样，嗜碱性粒细胞被招募到 IgE 介导的过敏性反应的局部。嗜碱性粒细胞表面表达高亲和力的 FcεRI 受体，可以结合 IgE。一旦抗原结合 IgE 或受细胞因子刺激使其活化，嗜碱性粒细胞脱颗粒释放组胺，同时产生 IL-4 和 IL-13。

嗜酸性粒细胞、肥大细胞和嗜碱性粒细胞彼此之间可相互作用。嗜酸性粒细胞脱颗粒主要释放碱性蛋白（图 14.10），反过来引起肥大细胞和嗜碱性粒细胞的脱颗粒。任何影响嗜酸性粒细胞和嗜碱性粒细胞生长、分化和活化的细胞因子，如 IL-3、IL-5 和 GM-CSF 均可增强此效应。

14-9 IgE 介导的过敏性反应发作快速，但也能引起慢性应答

在实验条件下，已致敏的个体皮下注射抗原或吸入抗原可出现临床反应，分为速发相反应和迟发相反应（图 14.11）。

IgE 介导的肥大细胞活化引起速发相反应，在致敏原暴露后数秒钟发生。这是由肥大细胞释放组胺、前列腺素和其他预存介质或快速合成的介质导致的。这些介质快速增加血管通透性，（在皮肤反应中）引起可见的皮肤红肿，以及（在气道反应中）引起水肿和平滑肌收缩而导致气管狭窄。组胺作用于皮肤局部血管的 H1 受体，引起血管通透性的迅速增加，导致液体的渗出和水肿。组胺也作用于局部神经末梢，引起皮肤血管的反射性舒张和皮肤局部的发红。这种皮损称作膨疹及发红反应（wheal-and-flare reaction，图 14.11，右图）。

是否发生后期反应（late-phase reaction）取决于变应原的剂量和细胞免疫活化，但后者难以量化。例如，过敏性哮喘个体皮下给予安全剂量的致敏原进行皮试，约 50% 出现速发相应答的个体可出现迟发相反应（图 14.11，右图）。抗原激发后 3～6 小时迟发相反应达到峰值，皮试反应变得明显，可见水肿的区域和程度明显增加（图 14.11，右图），并能持续 24 小时或更长时间。肥大细胞持续合成和释放炎性介质如降钙素基因相关肽（CGRP）和血管内皮生长因子（VEGF），引起血管扩张和血管渗漏，导致水肿和嗜酸性粒

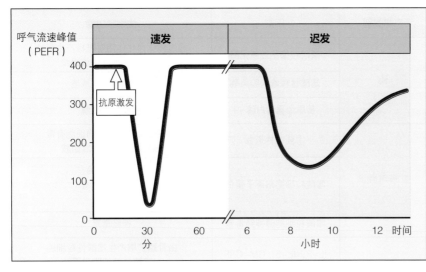
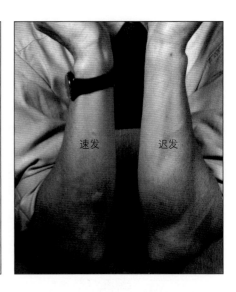

图14.11　测试抗原引起的过敏性反应被分为速发相反应和迟发相反应

左边：吸入抗原引起的应答能被分为早期应答和晚期应答。肺部哮喘应答伴随着支气管平滑肌收缩和水肿导致的气管狭窄，出现呼气流速峰值（PEFR）下降。吸入抗原后数秒钟，速发型反应达到高峰，然后减弱，回到PEFR基准值。肥大细胞释放的迅速合成的介质如组胺和脂质介质，直接作用于血管、神经和平滑肌，引起速发相应答。迟发相反应由持续产生的这些介质引起，如血管活性化合物扩张血管、招募淋巴细胞和髓样细胞，引起水肿。

右边：皮下注射抗原后1～2分钟出现膨疹及发红反应，持续30～60分钟。6小时左右，水肿反应广泛扩散，这是迟发相反应的特点，能持续2～3天。这张照片显示为皮下抗原激发引起膨疹及发红（速发相反应）（左）和激发后6小时发生的迟发相反应（右）。变应原是草花粉提取物。感谢S. R. Durham提供的照片。

细胞、嗜碱性粒细胞和淋巴细胞招募。细胞浸润的重要性也体现在糖皮质激素的药理作用，后者通过抑制细胞招募而阻断迟发相反应而不是阻断速发相反应而起作用。致敏原雾化暴露后也能发生晚期应答，表现为支气管周围持续水肿和细胞浸润，从而引起第二阶段的气道狭窄（图 14.11，左图）。

过敏学家利用速发相反应来帮助评价和明确具有过敏性疾病病史的患者是否处于致敏状态，以及鉴定是哪种致敏原起作用。通过皮肤点刺在每个位置给予微量的某一潜在致敏原，如果个体对受试的某一致敏原敏感，几分钟内该位置会出现膨疹及发红反应（图 14.11，右图）。虽然给予如此小剂量的变应原一般引起局部反应，但仍有引发中毒性休克的风险。另外一种标准过敏测试是利用 ELISA 方法检测循环血液中某一特定抗原特异性 IgE 的浓度（见附录 I，第 A-4 节）。

上述迟发相反应是在可控的实验条件下，针对相对高剂量的单次抗原发生的，因此不能反映长期自然暴露情况下的所有效应。IgE 介导的过敏性疾病是变应原长期暴露的结果，为慢性过敏性炎症，由持续性 2 型免疫应答组成，主要表现为大量的 Th2 淋巴细胞、嗜碱性粒细胞、嗜酸性粒细胞和巨噬细胞。这些慢性反应主要引发严重的慢性疾病，如慢性哮喘。在长期发生的哮喘中，Th2 细胞释放的细胞因子和血管活性介质如降钙素基因相关肽和血管内皮生长因子可引起持续的水肿，导致持续的气管狭窄。这些反应也引起气道组织重塑并通过平滑肌细胞肥大（肌细胞体积的增加）和增生（细胞数量的增多）、上皮下胶原沉积和杯状细胞增生，改变支气管组织。虽然在哮喘慢性阶段，Th2 细胞因子看起来是占优势的，但 Th1 细胞因子（如 IFN-γ）和 Th17 细胞因子（IL-17、IL-21 和 IL-22）也参与其中。

在自然情况下，IgE 介导的过敏反应所产生的临床症状主要依赖于几个因素：变应原特异性的 IgE 的含量、变应原进入的途径、变应原剂量、某些特定受损器官和组织存在的一些屏障功能的缺陷也很有可能起作用。图 14.12 总结了变应原剂量和进入途径的不同组合所产生的结果。当致敏个体暴露于变应原，激发过敏反应，导致原位的肥大细胞脱颗粒，在多种效应性可溶性物质和细胞成分共同参与下，促进速发和慢性效应。

14－10　进入血流的变应原可导致过敏反应

如果变应原通过某些途径迅速进入血液，如蜜蜂或黄蜂刺蜇、在致敏个体中被肠道迅速吸收等，全身血管结缔组织中的肥大细胞可立即被变应原激活，并释放大量组胺和其他炎症介质从而引起全身性的过敏反应（anaphylaxis）。过敏反应症状的严重程度存在显著差异，轻者可表现为荨麻疹，严重时则可发生致命的过

敏性休克（图 14.12，第一组和最后一组）。急性荨麻疹是人体对经血液循环输送至皮肤的外来变应原的反
应。皮肤中的肥大细胞可被变应原激活并释放组胺，从而引起全身发痒、红肿，引发播散性的风团和红斑反
应。急性荨麻疹通常是由 IgE 介导的针对变应原的反应引起，但是持续性的或长期反复发作的慢性荨麻疹的
病因仍未完全确定。一些慢性荨麻疹的病例是针对 FcεRI 的 α 链或 IgE 产生自身抗体所引起，因此可认为是
自身免疫反应的一种形式。自身抗体与受体间的相互作用触发肥大细胞脱颗粒，从而引发荨麻疹。在一些患
者中应用奥马珠单抗（一种抗 IgE 单克隆抗体药物）治疗可使荨麻疹消退，说明即使无法确定引发 IgE 产生
的变应原，IgE 在这些个体的荨麻疹发病过程中仍发挥作用。在过敏性休克中，肥大细胞和嗜碱性粒细胞可
大量释放组胺和白三烯等介质，导致血管通透性增加和平滑肌收缩增强。其后果是血压骤降和气道收缩，最
终导致低血压性休克（低血压引起重要器官血液供应不足，常可导致死亡）和呼吸衰竭。常见的过敏反应的

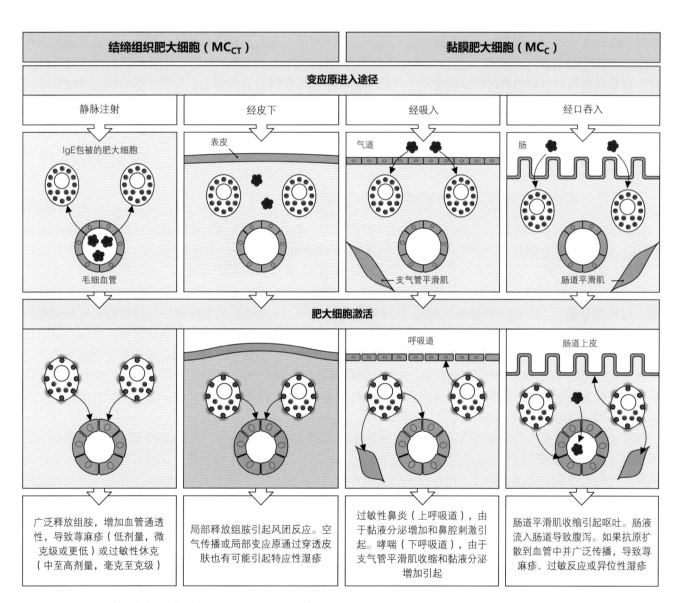

图14.12　变应原侵入机体的途径影响IgE介导的过敏反应的类型及结果
肥大细胞主要有两种解剖学分布：存在于血管结缔组织中的结缔组织肥大细胞（MC$_{CT}$），以及存在于肠道和呼吸道黏膜下层中的黏膜肥大细胞
（MC$_C$）。在过敏体质个体中，变应原特异性IgE可结合于两种肥大细胞表面的Fcε受体。机体对特定变应原所发生的免疫应答则取决于哪一类肥大细胞
被激活。血液中的变应原（静脉注射）可激活全身的结缔组织肥大细胞，导致全身性的组胺和其他炎症介质的释放。经皮肤进入人体的变应原可以激活
局部结缔组织肥大细胞，导致局部炎症反应。致敏个体在皮肤变应原点刺试验或被昆虫叮咬后表现为风团反应。在特应性个体中，通过空气传播或局部
穿刺皮肤注射变应原可能导致特应性湿疹。吸入性变应原可以穿透呼吸道黏膜上皮进而激活黏膜肥大细胞，引起黏膜上皮黏液分泌增加，刺激鼻黏膜，
导致过敏性鼻炎；若引起下呼吸道平滑肌收缩，则导致哮喘。食入性变应原可以穿透肠道上皮，导致肠道平滑肌收缩和肠上皮细胞分泌物增加，引起呕吐
和腹泻。食物性变应原也可通过血液循环到达皮肤，进而引起全身性的荨麻疹或湿疹。

诱因主要包括：黄蜂和蜜蜂叮咬、摄入或注射药物，以及致敏个体对某些食物的过敏反应。其中，花生过敏是相对比较常见的。严重的过敏性休克若治疗不及时可迅速导致患者死亡，但通常可通过及时注射肾上腺素得到控制，其原理是肾上腺素一方面可刺激 β – 肾上腺素能受体而松弛气道平滑肌，另一方面刺激 α – 肾上腺素能受体而逆转危及生命的心血管效应。

人体在反复使用多种药物之后可发生全身性的过敏反应。青霉素及其衍生物是相对常见的能够引起 IgE 介导的过敏反应的药物。在已经产生青霉素特异性 IgE 抗体的个体中，注射该药物可导致过敏反应甚至死亡。虽然口服青霉素也会在过敏体质个体中引起过敏反应，但口服引发的症状通常不太严重，且很少导致死亡。青霉素特别容易引起过敏反应的原因之一是它可以起到半抗原的作用（见附录 I，第 A-1 节）。青霉素是一种具有高反应性 β – 内酰胺环的小分子，β – 内酰胺环对青霉素的抗菌活性至关重要，其可与宿主自身蛋白质上的氨基结合形成共价复合物。当青霉素被摄取或注射后，它可以与宿主蛋白形成复合物，经青霉素修饰后的自身肽段因被宿主识别为外来物而引发免疫应答。大部分接受静脉注射青霉素治疗的个体会产生针对该药物的 IgG 抗体，但这通常不会引起任何症状。在一些过敏体质个体中，与青霉素结合的宿主蛋白可以激发 Th2 型免疫反应，促使结合青霉素的 B 细胞产生青霉素半抗原特异性 IgE 抗体。因此，青霉素既可以作为激活 B 细胞的抗原，也可以通过修饰宿主蛋白作为激活 T 细胞的抗原。当静脉注射青霉素到过敏个体中时，青霉素修饰的蛋白质则可交联组织肥大细胞和循环嗜碱性粒细胞表面的 IgE 分子，从而引起过敏反应。所以，在给有药物过敏史的患者用药时应避免使用该类药物及其衍生药物。

与对吸入性变应原过敏的个体类似，具有青霉素或其他 β – 内酰胺类抗生素过敏病史的患者可以通过皮肤点刺试验来检测。在皮试部位形成风团反应即为皮肤点刺试验阳性，预示着应用该药物进行治疗时会发生严重过敏反应。

14 – 11　吸入性变应原与鼻炎和哮喘的关系

呼吸道吸入是变应原侵入机体的重要途径（图 14.12，第三组）。经空气传播的变应原可引发特应性人群产生 IgE 介导的过敏反应，称为过敏性鼻炎（allergic rhinitis）。这是由于花粉等变应原接触上皮细胞后会释放可溶性蛋白质，经扩散后穿过鼻腔黏膜进而激活鼻腔上皮下的黏膜肥大细胞。过敏性鼻炎的主要特征包括：严重的鼻痒和喷嚏，局部水肿导致鼻腔阻塞，富集嗜酸性粒细胞的鼻涕以及组胺释放引发的鼻黏膜刺激。过敏性结膜炎（allergic conjunctivitis）与过敏性鼻炎类似，主要由眼结膜接触空气传播的变应原引起。过敏性鼻炎和结膜炎通常由环境中的变应原引起，这些变应原仅在一年中的某些季节出现。例如，花粉热（临床上称为季节性变应性鼻结膜炎）是由多种变应原引起的，包括某些草和树的花粉。在夏末或秋季，过敏性鼻炎的症状则通常由杂草花粉引起，如豚草花粉或链格孢属（Alternaria）等真菌孢子。常年性过敏性鼻结膜炎则主要由日常生活中随处可见的变应原引起，如猫皮屑中的变应原 Fel d 1，屋尘螨粪便中的变应原 Der p 1 和蟑螂中的变应原 Bla g 1。

由 IgE 介导的更为严重的呼吸道疾病是过敏性哮喘（allergic asthma），该疾病是由于下呼吸道黏膜下肥大细胞被变应原激活，数秒钟内发生支气管收缩、气道黏液分泌增加，使吸入的空气滞留在肺部而加重呼吸困难。过敏性哮喘患者通常需要干预治疗，严重的哮喘发作可能危及生命。引发过敏性鼻炎和结膜炎的变应原通常也可以引发哮喘。例如，在夏季或秋季因哮喘严重发作而引起的呼吸停滞与吸入链格孢菌孢子有关。

慢性变应原暴露是导致哮喘的一个重要特征，即慢性呼吸道炎症，其特征为病理性淋巴细胞、嗜酸性粒细胞、中性粒细胞、嗜碱性粒细胞和其他白细胞数量的持续增加（图 14.13）。这些细胞的协同作用可引起呼吸道平滑肌层的肥大增生，气道壁增厚，进而导致气道高反应性和气道重塑，最终发展为纤维化。纤维化重塑可导致呼吸道不可逆性变窄，引起慢性过敏性哮喘的许多临床表现。慢性哮喘患者通常易对非免疫刺激（如香水或挥发性刺激物）产生呼吸道高反应性。

根据哮喘患者对不同治疗方法的反应、气道浸润的炎性细胞性质以及气道的炎性介质的分子特征，哮喘可以分为不同的亚型。许多研究者将这些亚型称为哮喘的"表型"。根据表型对哮喘患者进行分类，可阐明哮喘潜在的病理生理学差异，根据引发哮喘症状的潜在分子机制选择相应的治疗手段可改善治疗效果。常见的哮喘表型包括：变应性哮喘、运动性哮喘、中性粒细胞浸润为主（相对嗜酸性粒细胞为主而言）的哮喘，以及激素耐受的重症哮喘。变应性哮喘中过敏反应的根本驱动因素被认为是病理性活化的 Th2 细胞和以嗜酸性粒细胞和嗜碱性粒细胞为主导的肺部炎症浸润。在重度激素耐受哮喘中，Th17 细胞扮演着更为重要的角色，其炎症浸润以中性粒细胞为主。Th17 细胞也是哮喘综合征变应性支气管肺曲菌病（ABPA）的主要诱因。其他哮喘分型可以通过参与疾病的其他白细胞的亚群和不同的效应细胞群进行区分。任何特定哮喘患者的哮喘分型是个体受特定变应原致敏、遗传因素所决定的遗传倾向和环境决定的表观遗传因素等特定条件共同作用的结果。

关于哮喘机制的讨论，本节将重点关注最常见的哮喘表型，即变应性哮喘。在变应性哮喘患者中，变应原刺激可通过抗原特异性的 IgE 激活肥大细胞，导致肥大细胞释放介质。变应原还可以通过 TLR 和其他受体直接刺激气道上皮，使气道上皮细胞释放 IL-25 和 IL-33。这些细胞因子可以刺激黏膜下 ILC2 释放 IL-4、IL-5、IL-9 和 IL-13。同时，支气管上皮细胞至少可以产生 CCL5 和 CCL11 这两种趋化因子，它们可与 Th2 细胞、巨噬细胞、嗜酸性粒细胞和嗜碱性粒细胞上的 CCR3 受体结合。因此，这些趋化因子与 ILC2 释放的炎症因子共同促进肺组织中 Th2 细胞和嗜酸性粒细胞的募集，从而增强 II 型免疫反应。ILC2 和 Th2 细胞释放的细胞因子和趋化因子直接作用于气道平滑肌细胞和成纤维细胞，导致上皮细胞凋亡和气道重塑。其中，TGF-β 既可诱导上皮细胞凋亡，也可刺激上皮细胞增殖，是气道重塑的重要诱因之一。Th2 型细胞因子如 IL-9 和 IL-13 在引发慢性变应性哮喘的另一个主要特征中起主导作用，其可直接作用于呼吸道上皮细胞，将其诱导化生为杯状细胞，进而增加黏液分泌。无论是变应原诱导的哮喘还是非特异性哮喘，CD1d 阳性的 NKT 细胞（iNKT，一种 ILC；参见第 3-27 节、第 6-18 节和第 8-26 节）似乎也在气道高反应性的发展中发挥重要作用，并且可以通过与 ILC2 共同作用以增强其功能。在哮喘动物模型中，iNKT 细胞可促进气道高反应性，此外，产生超氧化物的髓系调节细胞也在小鼠气道高反应性的发生中发挥重要的病理作用。

自然情况下，小鼠不会发生哮喘，但缺乏转录因子 T-bet 的小鼠则可发生与人类类似的哮喘。转录因子 T-bet 是 Th1 分化所必需的（见第 9-21 节），当 T-bet 缺失时，T 细胞应答倾向于 Th2 表型。在 T-bet 缺陷小鼠中，Th2 细胞因子 IL-4、IL-5 和 IL-13 表达水平更高，可发展成为淋巴细胞和嗜酸性粒细胞浸润为主的气道炎症（图 14.14）。

与人类哮喘类似，非免疫刺激也可以刺激 T-bet 缺陷小鼠产生非特异性气道高反应性，表明在极端情况下，即使没有任何外源性炎症刺激发生，Th2 反应的遗传失衡也可以引起过敏性疾病。大量基因敲除小鼠品系为在实验动物模型中验证多种炎症效应细胞和细胞因子的作用提供了条件，为研究人类哮喘提供了科学假设。

尽管变应性哮喘最初是由特定变应原驱动的反应，但即便在没有明显持续地暴露于变应原的情况下，继发的慢性炎症仍然可以持续存在。气道典型的表现为高反应性，抗原以外的因素也可以引起哮喘发作。哮喘患者对香烟和二氧化硫等环境化学刺激物特征性地表现出高反应性。病毒（尤其是鼻病毒）或较小程度的细菌性呼吸道感染都会加剧疾病。刺激和感染因素均可诱导气道上皮细胞释放 IL-25 和 IL-33，从而活化 ILC2 和促进慢性哮喘炎症的恶化。鼻病毒感染是导致哮喘住院的主要原因之一，且与大多数哮喘死亡病例密切相关，因此病毒作为加重哮喘反应的因素则显得尤为重要。

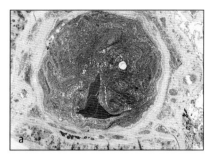

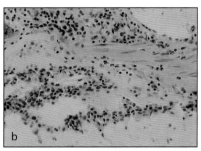

图14.13　哮喘患者气道慢性炎症组织学切片　图a展示了死于哮喘的患者的支气管横切面，气道几乎完全被黏液栓堵塞。在图b中，支气管壁的特写视图显示支气管上皮细胞严重受损，并伴有致密的炎性细胞浸润。尽管在此放大倍数下无法精确辨别，但浸润细胞包括嗜酸性粒细胞、中性粒细胞和淋巴细胞（照片由T. Krausz提供）。

14–12　特定的食物变应原可以引起肠道局部反应，也可引起全身反应

对特定食物的不良反应很常见，但仅有一部分是由于免疫应答引起的。"食物过敏"可分为 IgE 介导的过敏反应、非 IgE 介导的食物过敏（乳糜泻，在第 14-17 节中讨论）、特异体质和食物不耐受。特异体质是指不明原因对特定食物产生异常反应且症状与过敏反应类似。食物不耐受是指由于代谢缺陷引起的非免疫性

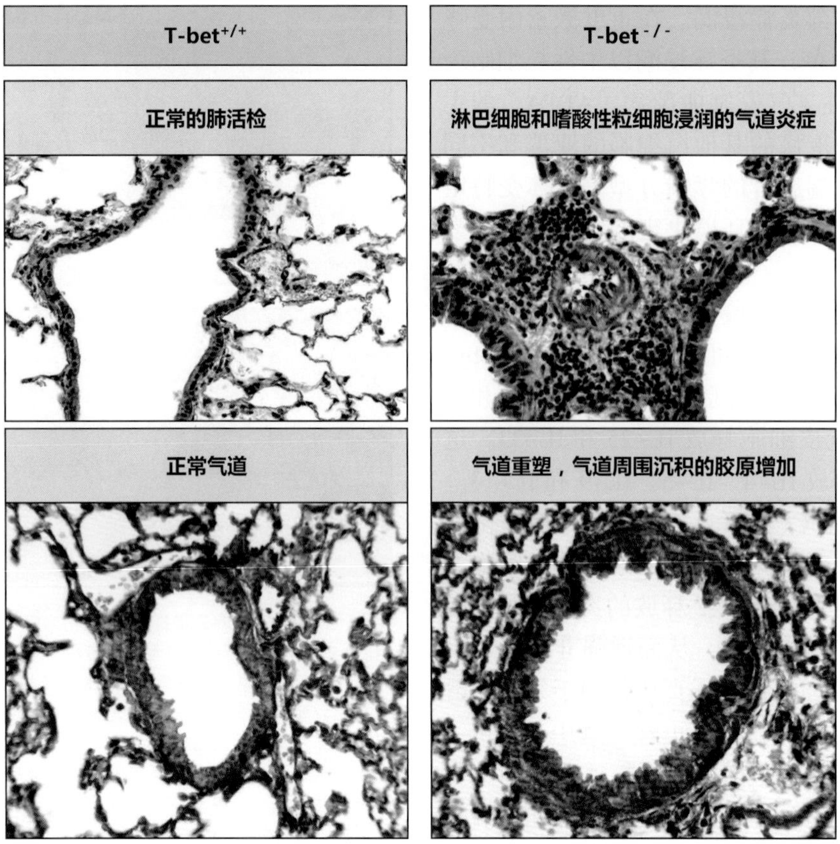

T-bet$^{+/+}$	T-bet$^{-/-}$
正常的肺活检	淋巴细胞和嗜酸性粒细胞浸润的气道炎症
正常气道	气道重塑，气道周围沉积的胶原增加

图14.14 缺乏转录因子T–bet的小鼠发生变应性气道炎症，其T细胞反应向Th2极化

T–bet在Th1而非Th2细胞中结合编码IL-2基因的启动子。基因靶向缺失T–bet（T–bet$^{-/-}$）的小鼠表现出Th1应答受损，并且显示为Th2细胞的自发分化和肺中哮喘样表型的发展。

左侧图片：正常小鼠的肺和气道。

右侧图片：T–bet缺失小鼠显示肺部炎症，气道和血管周围有淋巴细胞和嗜酸性粒细胞浸润（上图），气道重塑，气道周围胶原沉积增加（下图）（照片由L. Glimcher提供）。

可能导致食物过敏的危险因素
不成熟的黏膜免疫系统
过早的食用固体食物
遗传性黏膜通透性增加
IgA缺乏或IgA延迟分泌
共生菌群在肠道免疫系统中的定植不足
通过剖腹产出生
基因遗传偏向Th2免疫环境
Th2细胞因子或IgE受体基因的多态性
肠神经系统受损
免疫改变（如低水平的TGF–β）
胃肠道感染

图14.15 可能导致食物过敏危险因素

不良反应，例如由于无法消化乳糖而引起的牛奶不耐受。

IgE介导的食物过敏在美国和欧洲成人中的患病率为1% ～ 4%，在儿童中的患病率比成人略高，大约为5%。大约25%的儿童食物过敏是由花生引起的，且花生过敏的发病率逐年增加。图 14.15 列出了发生IgE介导的食物过敏的风险因素。IgE介导的食物过敏可包括：与变应原接触时嘴唇和口腔组织的肿胀、胃肠痉挛、腹泻或呕吐。局部胃肠道症状是由于黏膜肥大细胞的激活，导致经上皮的液体丢失和平滑肌收缩。食物变应原到达血液可继发荨麻疹和哮喘，最严重时可诱发心血管衰竭的全身性过敏反应（见第14-10节）。以花生、坚果和贝类为主的某些食物与严重的过敏反应密切相关。美国每年约有150人死亡于严重的食物过敏反应，大多数是由于对花生和树坚果过敏。花生过敏是一个重要的公共卫生问题，特别是在学校，儿童可能会不知不觉地食用含有花生成分的食物。近年来的研究为降低严重食物过敏的发病率带来了希望。在一项研究中，患有严重湿疹且有发生花生过敏风险的婴儿被随机分配到定期喂食花生组和避免食用花生组，定期喂食花生组的婴儿从 4 至 11 个月开始喂食花生，避免食用花生组的儿童 5 年内避免食用花生。到 5 岁时，定期喂食花生组的婴儿花生过敏的发病率降低了 2/3 以上。这种降低与花生特异性IgE的分泌减少密切相关。这项研究表明，在适当的时候将存在风险的个体暴露于变应原可能会抑制其食物过敏的发展。

有趣的是，食物变应原的一个重要特征是对胃中胃蛋白酶的消化具有高度抵抗能力，使得这些食物能够作为一个完整的变应原到达小肠黏膜表面。有少数病例报道，先前无食物过敏反应的成年人因服用抗酸剂或质子泵抑制剂治疗溃疡或胃酸反流而发生了 IgE 介导的食物过敏，这被认为是由于药物作用使这些变应原在酸性较弱的胃中消化不足引起的。

14 - 13 通过抑制导致症状的效应途径或恢复对变应原生物耐受性的脱敏技术可以治疗 IgE 介导的过敏性疾病

目前大多数用于治疗过敏性疾病的药物或只针对症状，如抗组胺药和 β - 激动剂，或只是一般的抗炎药或免疫抑制药，如类固醇皮质激素药物（图 14.16）。这种治疗主要是保守性治疗而不能有效治愈，而且这些药物通常需要终身服用。肾上腺素可以修复内皮紧密连接，松弛收缩的支气管平滑肌和刺激心脏，因此可以用来治疗过敏反应。针对 H1 受体的抗组胺药可抑制肥大细胞释放组胺、减轻变应性鼻结膜炎和 IgE 引发的荨麻疹的症状。例如在荨麻疹中，相关的 H1 受体包括血管上和皮肤中无髓神经纤维上的受体。抗胆碱药物也可以使收缩气道的支气管扩张并减少呼吸道分泌物。抗白三烯药物作为平滑肌、内皮细胞和黏液腺细胞上白三烯受体的拮抗剂，也可以用于缓解变应性鼻结膜炎和哮喘的症状。吸入型支气管扩张剂可以作用于 β - 肾上腺素能受体，使收缩的气道平滑肌松弛，缓解急性哮喘发作。在慢性过敏性疾病中，治疗和预防组织的慢性炎症性损伤极为重要，目前推荐在持续性哮喘中常规使用吸入性类固醇皮质激素以帮助抑制炎症。此外，外用类固醇皮质激素可以用于抑制湿疹的慢性炎症转化。

通过抗 IgE 单克隆抗体来阻断 IgE 功能作为一种新型免疫抑制疗法已经开始临床应用，如奥马珠单抗。该抗体可以结合 IgE 的 Fc 段从而阻断 IgE 与嗜碱性粒细胞和肥大细胞上的 FcεRI 结合。除嗜碱性粒细胞和

过敏性疾病治疗		
作用靶点	**治疗机制**	**具体作用方法**
临床使用中		
介质活性	抑制介质对特定受体的影响 抑制特定介质的合成	抗组胺药，β-激动剂 白三烯受体阻滞剂 脂氧合酶抑制剂
慢性炎症反应	一般抗炎作用	类固醇皮质激素
Th2反应	诱导Treg	通过注射特异性抗原进行脱敏治疗
IgE与肥大细胞结合	与IgE的Fc区结合并阻止IgE与肥大细胞上的Fc受体结合	抗IgE抗体（奥马珠单抗）
已提交审批或正在研究中		
Th2激活	诱导Treg	注射特异性抗原肽施用细胞因子，如IFN-γ、IL-10、IL-12、TGF-β 使用佐剂如CpG寡脱氧核苷酸刺激Th1应答
激活B细胞以分泌IgE	阻止共刺激抑制Th2细胞因子	抑制CD40L 抑制IL-4或IL-13
肥大细胞激活	抑制IgE与肥大细胞的结合作用	阻断IgE受体
嗜酸性粒细胞依赖性炎症	阻断介导嗜酸性粒细胞募集和激活的细胞因子和趋化因子受体	抑制IL-5 阻断CCR3

图14.16　治疗过敏性疾病的方法
目前临床用于过敏反应的治疗实例列于表的上半部分，正在研究中的方法列于表的下半部分。

肥大细胞之外，多种白细胞上亦表达低亲和性 IgE 受体（FcεR II）。IgE 与 FcεR I 和 FcεR II 结合的 Fc 结构域是不同的，奥马珠单抗均可通过空间位点阻断 IgE 与 FcεR I 和 FcεR II 的结合。阻止 IgE 与嗜碱性粒细胞上的 FcεR I 受体结合亦导致该受体在细胞上的表达下调，使得嗜碱性粒细胞不易被变应原激活。在慢性变应性哮喘中，奥马珠单抗似乎也可减少 IgE 介导的 DC 的抗原捕获和提呈能力，从而阻止新的变应原特异性 Th2 细胞活化。总而言之，这些行为均抑制了变应原激发后的迟发相反应（见第 14-9 节）。奥马珠单抗的用药方式为每 2～4 周通过皮下注射治疗。该治疗已证明对慢性荨麻疹患者非常有效，并且对于重度慢性哮喘的患者也是有效的。有趣的是，在一项应用奥马珠单抗对中重度哮喘儿童治疗 4 年的研究中，大多数患者在没有使用任何抗哮喘药物的情况下仍无症状，这表明抗 IgE 治疗改变了该疾病的自然病史。

　　另一种更常规使用的旨在永久消除过敏反应的方法是变应原脱敏（allergen desensitization）。这种形式的免疫疗法旨在恢复患者对变应原的耐受能力。通过从少量开始，逐渐增大变应原的注射剂量使患者脱敏。脱敏作用发生的机制尚不明确，但对于大多数成功脱敏的患者，该治疗导致机体的抗体应答从产生 IgE 为主转变为产生 IgG 亚类为主的抗体。成功的脱敏可能是由于诱导产生了分泌 IL-10 和（或）TGF-β 的 Treg 细胞，使得过敏反应偏离 IgE 的产生（见第 14-4 节）。例如，反复被蜇伤的养蜂人（与治疗性脱敏过程相类似）通过诱导分泌 IL-10 的 T 细胞而免受严重的过敏反应。同理，针对昆虫毒液和空气传播变应原的特异性免疫疗法可以促进 IL-10 的产生，在某些情况下 TGF-β 和 IgG 亚型的表达水平亦上升。其中，IgG 所有亚型以 IgG4 最为常见，原因是 IL-10 可选择性促进 IgG4 的表达。最新的证据表明，脱敏也与过敏反应部位炎症细胞数量的减少有关。脱敏治疗仍有并发症发生，尽管从极小剂量的变应原开始，一些患者仍可能会经历 IgE 介导的过敏反应，有时甚至并发支气管痉挛。因此，许多医生认为重度哮喘应列为变应原免疫疗法的禁忌证。对于在变应原免疫治疗期间曾有过敏症状消退的患者，每周或每隔一周注射一次，持续 3 年方可停止治疗。在接受这种方式治疗的患者中，约一半人在停止注射后症状不再复发。这些患者由于获得了对变应原持久的耐受能力而不再出现任何症状。最新的研究表明，通过舌下途径使用免疫疗法与经皮下注射使用具有相同的效果，甚至效果更佳，这为将来开发更便宜有效的免疫疗法提供了可能性。

　　当患者对治疗疾病所必需的药物（如抗生素、胰岛素或化学治疗剂）过敏时，可以通过逐渐增加变应原的剂量治疗使个体达到暂时急性脱敏（acute desensitization）的状态。以不会引发过敏症状的非常低的剂量开始使用药物，每半小时增加剂量直至达到治疗剂量。进行药物脱敏的患者在手术期间出现轻度至中度的过敏症状（瘙痒、荨麻疹、轻度喘息）是很常见的。如果发生这种情况，医生会把剂量减少到先前的耐受剂量，随后再次逐渐增加剂量。这个方法可使已经被药物特异性 IgE 致敏的肥大细胞和嗜碱性粒细胞发生亚临床活化，诱导这些细胞以不引起严重症状的速率逐渐释放其胞内的介质，最终将所有与细胞结合的 IgE 耗竭，在后续使用治疗剂量的药物时所产生的 IgE 不足以引起过敏反应。为了维持脱敏状态，患者必须每天接受治疗剂量的药物。如果治疗中断，那么新形成的肥大细胞和嗜碱性粒细胞将分泌新的特异性 IgE，并且新产生的 IgE 可以积累到足以产生新过敏反应的水平。

　　另一种仍然处于实验阶段的免疫治疗方法是接种富含非甲基化 CpG 的寡脱氧核苷酸和变应原偶联疫苗。寡脱氧核苷酸可模拟细菌 DNA 中的 CpG 序列而显著促进 Th1 反应并抑制 Th2 反应。该方法可用于抗原特异性过敏反应的长期治疗，但对急性脱敏无效。

　　治疗过敏性疾病的另一种方法是阻止嗜酸性粒细胞被募集到过敏性炎症部位。在这种情况下，嗜酸性粒细胞活化趋化因子受体 CCR3 是潜在的治疗靶点。在实验动物中，通过阻断 IL-5 可抑制骨髓中嗜酸性粒细胞的产生及进入循环系统。在嗜酸性粒细胞增多综合征（hypereosinophilic syndrome）患者中，嗜酸性粒细胞的慢性过剩会导致严重的器官损伤，而抗 IL-5 抗体（美泊利单抗）可用于治疗该疾病。有关 IL-5 抗体对哮喘治疗作用的临床试验表明，实际上该药物可能仅对一小部分泼尼松依赖性嗜酸性粒细胞性哮喘的患者有益。在这些患者中，当类固醇皮质激素剂量减少时，阻断 IL-5 可以减少哮喘发作的次数。

【小结】

　　人体对无害抗原发生的过敏反应反映了免疫防御反应的病理生理学作用，其生理作用是防止蠕虫寄生感染。过敏反应是由抗原与结合在肥大细胞和嗜碱性粒细胞表面高亲和力 IgE 受体 FcεR I 的 IgE 抗体结合而触发的。肥大细胞广泛地分布在全身黏膜下和结缔组织中。抗原与肥大细胞表面的 IgE 交联导致肥大细胞释放大量的炎症介质。由此产生的炎症可以分为免疫反应速发相和迟发相：前者以释放短效介质如组胺为特征；后者主要通过白三烯、细胞因子和趋化因子等募集并激活嗜酸性粒细胞、嗜碱性粒细胞和其他白细胞。这种反应可以演变成慢性炎症，这种慢性炎症以效应 T 细胞和嗜酸性粒细胞浸润最为常见。

非IgE介导的过敏性疾病

在本章的这一部分，我们将讲述 IgG 抗体和抗原特异性 Th1/Th17 细胞或 CD8$^+$ T 细胞在 Ⅲ 型或 Ⅳ 型超敏反应中的作用。这些免疫反应的效应细胞偶尔会对非感染性抗原起反应，产生急性或慢性过敏反应。尽管各种形式超敏反应的启动机制是不同的，但是许多病理学事件都是由相同的免疫效应机制引起的。

14 - 14 非 IgE 依赖性药物通过与循环血细胞表面结合，在过敏体质个体中诱发超敏反应

抗体介导的红细胞（溶血性贫血）或血小板（血小板减少症）损伤可由某些药物引起，其中包括 β - 内酰胺类抗生素类的青霉素和头孢菌素。在这些反应中，药物与细胞表面共价结合而成为抗药物特异性 IgG 抗体的靶标，导致细胞被破坏。抗药物抗体仅在少数人体内产生，目前仍不清楚抗体产生的原因。结合在细胞上的抗体促使细胞从循环系统中被清除掉，这主要由脾脏中携带 Fcγ 受体的巨噬细胞来介导完成。

14 - 15 大量不易被分解代谢的抗原形成免疫复合物可导致全身性疾病

用可溶性抗原如动物抗血清治疗后可能出现超敏反应。超敏反应是由于抗体凝聚物或免疫复合物（immune complex）等抗原在特定的组织和部位沉积引起的。尽管免疫复合物可以在所有抗体应答中产生，但其致病性是由它们的大小以及反应性抗体的数量、亲和力和类型共同决定的。较大的复合物可被补体黏附并通过单核吞噬细胞系统从循环中清除。然而，当抗原过量时所形成的小复合物可沉积在血管壁上并与白细胞上的 Fc 受体结合，导致白细胞活化和组织损伤。

在具有抗变应原 IgG 抗体的致敏个体的皮肤中所触发的局部超敏反应称为阿蒂斯反应（Arthus reaction）（图 14.17）。当抗原注入皮肤后，循环的 IgG 抗体便会扩散到皮肤中，在局部形成免疫复合物。免疫复合物通过结合肥大细胞和其他白细胞上的 FcγRⅢ 等 Fc 受体，产生局部炎症反应并增加血管通透性。然后，血浆和细胞（尤其是多形核白细胞）从局部血管进入炎症部位。免疫复合物也可以激活补体，导致补体片段 C5a 的产生。补体片段 C5a 是炎症反应的关键参与者，与白细胞上的 C5a 受体相互作用可以激活白细胞并将其募集至炎症部位（见第 2-5 节）。已有研究证明，C5a 和 FcγRⅢ 都是肺泡巨噬细胞介导的实验性肺内阿蒂斯反应所必需的，并且 C5a 和 FcγRⅢ 也可能是肥大细胞在皮肤和关节滑膜中介导相同反应所必需的。携带 C5a 受体的白细胞的募集和活化可以导致组织损伤，有时甚至导致明显的坏死。

由于注射大量难以分解代谢的外来抗原所引起的全身反应称为血清病（serum sickness）。这种疾病之所以如此命名是因为它经常发生在使用治疗性马抗血清之后。在没有抗生素的年代，通过用肺炎链球菌免疫马而制成的抗血清普遍应用于肺炎球菌性肺炎的治疗；马血清中的肺炎链球菌特异性抗体有助于患者清除感染的细菌。同样地，今天仍在使用抗蛇毒血清（来自用蛇毒免疫的马的血清）。

血清病通常在注射马血清后的 7 ~ 10 天发病，时间长短取决于生成针对外来马血清抗原的 IgG 的初次免疫应答所需的时间。血清病的临床特征包括寒战、发烧、皮疹、关节炎，有时还会有肾小球肾炎（肾脏肾小球的炎症）。皮疹主要表现为荨麻疹，主要是由于肥大细胞脱颗粒释放组胺所致。在这种情况下，肥大细胞脱颗粒主要由 IgG 免疫复合物与细胞表面 FcγRⅢ 结合，以及补体活化所释放的过敏毒素 C3a 和 C5a 而触发。

图 14.18 展示了血清病的发病过程。疾病的发作与抗外源血清中大量可溶性蛋白的抗体的水平相吻合。这些抗体与其抗原在全身形成免疫复合物，从而可锚定补体，结合并激活携带 Fc 受体和补体受体的白细胞，这些白细胞反过来可引起广泛的组织损伤。免疫复合物的形成亦促使外源性抗原的清除，因此血清病通常是自限性疾病。第二次使用抗血清后，血清病病症遵循再次抗体应答的动力学（见第 10-14 节），通常在一两天内出现症状。

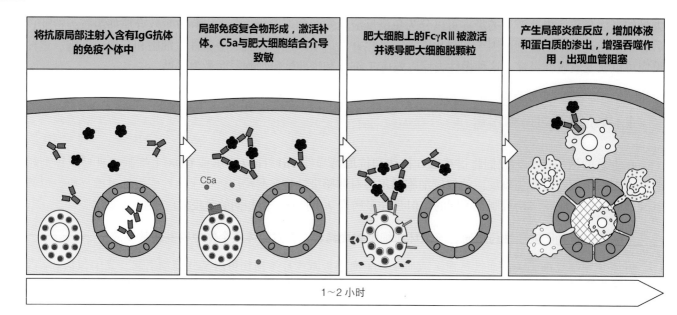

| 将抗原局部注射入含有IgG抗体的免疫个体中 | 局部免疫复合物形成，激活补体。C5a与肥大细胞结合介导致敏 | 肥大细胞上的FcγRⅢ被激活并诱导肥大细胞脱颗粒 | 产生局部炎症反应，增加体液和蛋白质的渗出，增强吞噬作用，出现血管阻塞 |

1～2 小时

图14.17　免疫复合物在组织中的沉积引起局部炎症反应——阿蒂斯反应

在已经拥有针对抗原的IgG抗体的个体中，在皮肤中注射相同的抗原会与已从毛细血管扩散出的IgG抗体形成免疫复合物。因为抗原的剂量低，所以免疫复合物仅在注射部位附近形成，其在形成后会激活携带Fcγ受体的肥大细胞（FcγRⅢ）。免疫复合物诱导补体活化，补体固有成分C5a使肥大细胞致敏并对免疫复合物做出反应。肥大细胞活化，导致炎症细胞侵入，血管通透性和血流量增加。血小板也在该部位的血管内积聚，最终导致血管闭塞。如果反应严重，所有这些变化都可能导致组织坏死。

随着临床上人源化单克隆抗体（如用于治疗类风湿性关节炎的抗TNF-α抗体）应用的增多，在极个别使用单克隆抗体的患者体内会产生不同寻常的同种异型免疫球蛋白，有极少数患者会发生血清病，在这些个体中，症状通常是轻微的，而且抗单克隆抗体反应的最重要特征之一是更快速地从循环中清除抗体，导致单克隆抗体的治疗效果降低。

在某些抗原持续存在的情况下亦可以见到病理性免疫复合物沉积。一种是当适应性免疫反应抗体不能清除感染的病原体时，如亚急性细菌性心内膜炎或慢性病毒性肝炎。在这些情况下，病原体在抗体应答持续存在的情况下不断复制产生新的抗原，从而形成大量的免疫复合物。免疫复合物在小血管中沉积并导致许多组织和器官损伤，包括皮肤、肾脏和神经。

当吸入的变应原引起 IgG 而不是 IgE 抗体反应时，也会发生免疫复合物疾病，可能是因为这些变应原在空气中以相对较高的水平存在。当一个人再次暴露于高剂量的相同的吸入性变应原时，免疫复合物会在肺部的肺泡壁中形成，从而导致肺泡壁中的体液、蛋白质和细胞积聚，使 O_2 和 CO_2 的交换速率减慢，损害肺功能。这种类型的反应多见于某些特殊职业，诸如从事农业等反复暴露于干草尘或霉菌孢子的职业，由此所引起的疾病称为农民肺（farmer's lung）。如果持续接触抗原，肺部的内壁可能会受到永久性的损伤。

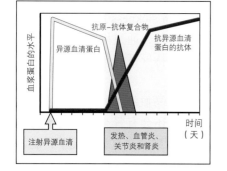

图14.18　血清病是由免疫复合物介导的短期综合征的典型例子

注射如马抗毒素等外源蛋白可以导致抗马血清抗体反应。这些抗体与循环的外源蛋白形成免疫复合物。复合物沉积在小血管中并激活补体和吞噬细胞，在皮肤和结缔组织（血管炎）、肾（肾炎）和关节（关节炎）的血管中诱发发热和炎性病变。所有这些反应和影响都是短暂的，并随着外源蛋白的清除而消失。

14－16 Th1 和 CD8 细胞毒性 T 细胞介导的迟发型超敏反应

与由抗体介导的速发型超敏反应不同，细胞超敏反应（cellular hypersensitivity reaction）如迟发型超敏反应（delayed-type hypersensitivity）是由抗原特异性效应 T 细胞介导。我们已经介绍了

Th2 效应细胞及其产生的细胞因子参与的 IgE 引发的慢性过敏反应。在这里我们介绍由 Th1 和 CD8$^+$ CTL 所引起的超敏反应疾病（图 14.19）。Th1 和 CD8$^+$ CTL 在超敏反应中的功能与它们对病原体的反应原理基本相同（见第 9 章），并且这种反应可以通过纯化的 T 细胞或克隆的 T 细胞系在实验动物之间转移。在前面所述的一些过敏性疾病中，许多慢性炎症是由于与 Th2 细胞和抗原特异性 Th1 细胞的协同作用介导的细胞超敏反应引起的。

迟发型超敏反应的一个典型例子是结核菌素皮内试验（Mantoux test），该试验主要用于检测个体是否曾经感染过结核杆菌。在结核菌素皮内试验中，少量结核菌素——一种含有提取自结核杆菌的多肽和碳水化合物的复合体经注射进入到皮内。曾经感染过结核杆菌或者被 BCG（含减毒的结核杆菌）免疫过的个体，其注射部位的皮肤在 24 ～ 72 小时发生 Th1 细胞介导的炎症反应。Th1 细胞进入抗原注射部位后，识别 APC 上的抗原肽：MHC Ⅱ类分子复合物，并释放炎性细胞因子如 IFN-γ、TNF-α 和淋巴毒素。这些因子刺激内皮细胞表达黏附分子，并增加局部血管通透性，导致浆细胞和其他辅助细胞进入局部炎症部位，从而引起肿胀（图 14.20）。上述过程的每一个阶段都需要数小时，因此整个反应需要 24 ～ 48 小时。激活的 Th1 产生的细胞因子及其相应的生物学作用如图 14.21 所示。

变应性接触性皮炎（allergic contact dermatitis，也称为接触性超敏反应）中具有非常相似的反应，变应性接触性皮炎是由皮肤直接接触某些抗原所引起的免疫应答介导的局部炎症反应。值得注意的是，并非所有接触性皮炎都是免疫介导或过敏性的，刺激性或有毒化学物质直接损伤皮肤也可能引起接触性皮炎。

根据抗原加工的途径，变应性接触性皮炎可以由 CD4$^+$ 或 CD8$^+$ T 细胞的活化引起。引起变应性接触性皮炎的典型抗原是高活性小分子，易穿透完整的皮肤，特别是当其引起瘙痒被抓后会导致皮肤屏障的损伤。随后这些化学物质与机体蛋白反应结合，形成半抗原蛋白复合物，可以在 APC 中通过蛋白水解作用加工成能够由 MHC 分子提呈并被 T 细胞识别为外来抗原的半抗原化肽。与其他过敏反应一样，皮肤过敏反应有两个阶段：致敏阶段和激发阶段。在致敏阶段，表皮中的朗格汉斯细胞和真皮中的 DC 摄取并处理抗原后迁移到局部淋巴结，活化 T 细胞（图 9.13）而后续生成记忆性的 T 细胞并迁移到真皮层。在激发阶段，致敏化学物质作为抗原再次被加工提呈给真皮中的记忆 T 细胞，T 细胞释放细胞因子如 IFN-γ 和 IL-17。细胞因子刺激表皮的角质形成细胞释放 IL-1、IL-6、TNF-α、GM-CSF、趋化因子 CXCL8，以及干扰素诱导趋化因子 CXCL11（IP-9）、CXCL10（IP-10）和 CXCL9（Mig，由 IFN-γ 诱导的单核因子）。这些细胞因子和趋化因子通过招募单核细胞迁移到炎症部位，诱导其发育成熟转变为巨噬细胞，并吸引更多的 T 细胞以增强炎症反应（图 14.22）。

接触毒常春藤植物所产生的皮疹（图 14.23）是美国变应性接触性皮炎的常见例子，由 CD8$^+$ T 细胞对植物

图14.19 细胞超敏反应

细胞超敏反应由 T 细胞介导，介导过程需要 3～5 天或更长时间。根据抗原侵入体内的途径不同可以分为三种综合征。抗原被注射进入皮肤引起迟发型超敏反应；抗原被皮肤吸收导致接触性超敏反应；抗原被肠道吸收引起谷蛋白敏感性肠病。在接触性超敏反应中，通常会形成囊泡。囊泡代表在真皮和表皮之间的基底膜水平上的小水疱样病变中的液体积聚。在这个位置的形成囊泡可能是由于抗原穿透表皮，在基底膜上积聚，并通过水肿液诱导局部炎症反应的结果。二硝基氟苯（DNFB）是一种可引起接触性超敏反应的致敏剂。

由抗原特异性T细胞介导的细胞超敏反应		
症状	抗原	产生的结果
迟发型超敏反应	蛋白质类： 昆虫毒液， 分枝杆菌蛋白 （结核菌素，麻风菌素）	局部皮肤肿胀： 红斑， 硬结， 细胞浸润， 皮炎
接触性超敏反应	半抗原： 十五儿茶酚（毒常春藤）， 二硝基氟苯 小金属离子： 镍， 铬酸盐	局部表皮反应： 红斑， 细胞浸润， 水疱， 表皮内脓肿
谷蛋白敏感性肠病 （乳糜泻）	麦醇溶蛋白	小肠绒毛萎缩，吸收不良

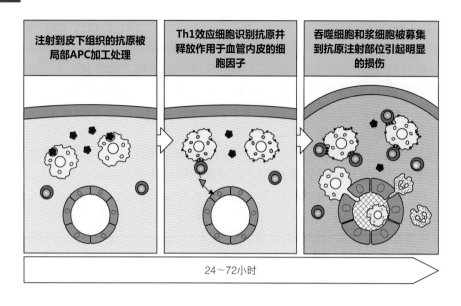

<table>
<tr><td>注射到皮下组织的抗原被局部APC加工处理</td><td>Th1效应细胞识别抗原并释放作用于血管内皮的细胞因子</td><td>吞噬细胞和浆细胞被募集到抗原注射部位引起明显的损伤</td></tr>
</table>

24～72小时

图14.20　迟发型超敏反应的过程

第一阶段：通过局部APC摄取、加工和提呈抗原。

第二阶段：先前被抗原诱导过的Th1迁移到注射部位并被激活。因为特异性Th1很少，并且在初始阶段几乎没有炎症将细胞吸引到该部位，所以正确的特异性T细胞可能需要数小时才能达到注射部位。特异性Th1释放介质，激活局部内皮细胞，被激活的内皮细胞促进以巨噬细胞主导的炎症细胞浸润，并引起组织液、血清蛋白和更多白细胞的积聚，从而产生明显的局部组织损伤。

中的漆酚油（十五儿茶酚的混合物）应答而诱发。漆酚油是脂溶性的，可以穿过细胞膜，结合细胞内的蛋白质。经修饰的蛋白质被免疫蛋白酶体识别、分解，随后被转移到内质网中，最终被递送到细胞表面与 MHC Ⅰ 类分子结合。CD8$^+$ T 细胞能够识别与 MHC Ⅰ 类分子结合的多肽，被激活后既可以杀伤细胞，也可以通过分泌细胞因子（如 IFN-γ）引起组织损伤。

CD4$^+$T 细胞介导接触性超敏反应的能力是通过暴露于强致敏化学物质三硝基氯苯的实验发现的。三硝基氯苯通过修饰细胞外蛋白形成半抗原。随后通过 APC 对这些半抗原进行蛋白质水解加工，产生与 APC 自身 MHC Ⅱ 类分子结合并可以被 Th1 识别的半抗原化肽。当致敏的 Th1 细胞识别这些复合物时，它们通过激活巨噬细胞产生广泛的炎症反应（图 14.22）。变应性接触性过敏反应的常见临床特征包括：皮肤红斑，由单核

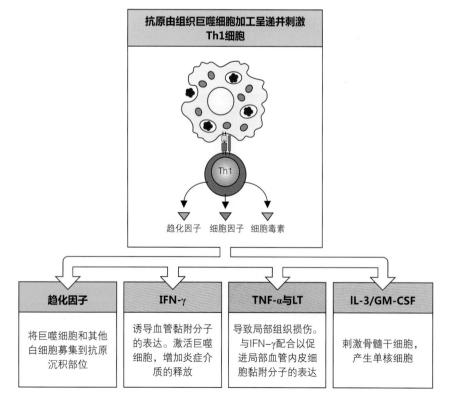

抗原由组织巨噬细胞加工呈递并刺激Th1细胞

趋化因子　　细胞因子　　细胞毒素

趋化因子	IFN-γ	TNF-α与LT	IL-3/GM-CSF
将巨噬细胞和其他白细胞募集到抗原沉积部位	诱导血管黏附分子的表达。激活巨噬细胞，增加炎症介质的释放	导致局部组织损伤。与IFN-γ配合以促进局部血管内皮细胞黏附分子的表达	刺激骨髓干细胞，产生单核细胞

图14.21　迟发型超敏反应是由抗原激活的Th1释放的趋化因子和细胞因子介导的

局部组织中的抗原被内源化并由APC加工处理，提呈在MHCⅡ类分子上。抗原特异性Th1细胞在局部抗原注射位点识别抗原肽:MHC复合物，并释放趋化因子和细胞因子将巨噬细胞和其他白细胞募集到抗原所在部位。新招募的巨噬细胞再次提呈抗原，使整个反应被进一步放大。T细胞还可以通过释放TNF-α和淋巴毒素影响局部血管，并通过释放IL-3和GM-CSF刺激巨噬细胞的产生。Th1既可以通过释放IFN-γ和TNF-α激活巨噬细胞，也可以通过细胞表面Fas配体的表达杀死巨噬细胞和其他致敏细胞。

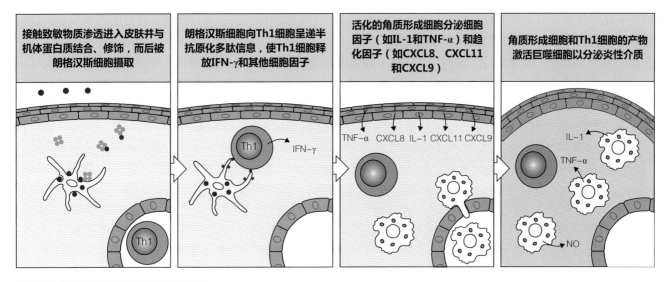

接触致敏物质渗透进入皮肤并与机体蛋白质结合、修饰，而后被朗格汉斯细胞摄取	朗格汉斯细胞向Th1细胞呈递半抗原化多肽信息，使Th1细胞释放IFN-γ和其他细胞因子	活化的角质形成细胞分泌细胞因子（如IL-1和TNF-α）和趋化因子（如CXCL8、CXCL11和CXCL9）	角质形成细胞和Th1细胞的产物激活巨噬细胞以分泌炎性介质

图14.22　接触致敏物质引起迟发型超敏反应

接触致敏物通常是一种高反应性的小分子物质，可以穿透完整的皮肤。接触致敏物作为半抗原共价结合到各种内源蛋白上，改变内源蛋白的结构，使它们变得具有抗原的性质。这些修饰的蛋白质被内源化，由朗格汉斯细胞（皮肤的主要APC）加工，并提呈给效应Th1细胞（已经由抗原提呈在淋巴结中诱导）。激活的Th1细胞分泌细胞因子（如IFN-γ）刺激角质形成细胞分泌额外的细胞因子和趋化因子，从而募集单核细胞并诱导其发育成熟为活化的组织巨噬细胞，进一步导致炎症性病变，如毒常春藤引起的炎症病变（图14.23）。

细胞、巨噬细胞、淋巴细胞、少量中性粒细胞和肥大细胞形成的真皮和表皮淋巴细胞浸润，表皮内脓肿和囊泡（真皮和表皮之间的水肿液水泡样聚集）。

　　一些昆虫的蛋白质也可以引起迟发型超敏反应。比如蚊虫叮咬皮肤引起的严重反应。不同于普通的瘙痒肿块，对蚊子唾液中蛋白质过敏的个体可能会发生速发的过敏反应，如荨麻疹和肿胀，或者发生更为罕见的过敏性休克（见第 14-10 节）。一些过敏的个体随后可能发展为迟发反应（由后期反应组成），可能引起整个肢体的严重肿胀。

　　二价阳离子如镍等也可以引起超敏反应。这些二价阳离子可以改变 MHC Ⅱ类分子的构象或肽结合，从而引起 T 细胞应答。在人类中，镍还可以与 TLR-4 受体结合并产生促炎信号。人类由于长时间接触含镍物品（如珠宝、纽扣和衣服卡扣），所以其致敏性很普遍，但现在一些国家已制定标准规定此类产品必须具有非镍涂层，这样可以减少镍过敏在这些国家的流行。

　　最后，尽管本节重点介绍了 Th1 和 CTL 在诱导细胞超敏反应中的作用，但有证据表明抗体和补体也有可能发挥作用。缺乏 B 细胞、抗体或补体的小鼠接触性超敏反应非常微弱。值得注意的是，激活补体级联的 IgM 抗体（部分由 B1 细胞产生）可以促进细胞超敏反应的启动。

14-17 乳糜泻具有过敏反应和自身免疫的特征

　　乳糜泻（celiac disease）是由针对谷蛋白的免疫反应引起的小肠上段的慢性病，谷蛋白是小麦、燕麦和大麦中存在的蛋白质复合物。从饮食中消除麦谷蛋白可以恢复正常的肠功能，但迄今还没有开发出对谷蛋白脱敏的方法，因此乳糜泻患者必须终生避免摄取谷蛋白。乳糜泻的病理特征包括：肠上皮形成的细长的指状绒毛的丧失（称为绒毛萎缩）以及上皮细胞更新部位的大小增加（隐窝增生）（图 14.24）。这些

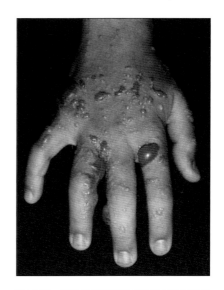

图14.23　接触常春藤毒引起的变应性接触性皮炎患者手上的皮肤疱疹
照片由 R. Geha 提供。

病理变化导致覆盖绒毛并负责正常吸收和消化食物的成熟上皮细胞的丧失，并且伴随有肠壁的严重炎症，如固有层中 T 细胞、巨噬细胞和浆细胞的数量增加，以及上皮层中淋巴细胞数量的增加。谷蛋白似乎是唯一以这种方式引发肠道炎症的食物成分，这种特性反映了谷蛋白在遗传易感个体中刺激固有免疫反应和特异性免疫反应的能力。在过去 60 年中，乳糜泻的发病率增加了四倍，这与烘焙食品的成分变化相关，在烘焙的实际操作过程中，向面团里添加了大量额外的谷蛋白以减少发酵的时间和改善食品质地。

乳糜泻显示出极强的遗传倾向，超过 95% 的患者表达 MHC Ⅱ 类等位基因 HLA-DQ2。在同卵双胞胎中，如果双胞胎中有一人表达 HLA-DQ2，双胞胎中的另一人有 80% 的概率同样会表达，但在异卵双胞胎中只有约 10% 的比例会表现出一致性。然而，尽管在西方饮食中几乎普遍存在谷蛋白，但大多数表达 HLA-DQ2 的个体不会发生乳糜泻。因此，其他遗传或环境的因素对机体的易感性也有重要影响。

大多数证据表明乳糜泻是由可被 α–麦醇溶蛋白（谷蛋白中的主要蛋白质之一）中的抗原肽激活启动的 Th1 型 CD4$^+$ T 细胞介导。通常认为有限数量的多肽即可引起导致乳糜泻的免疫反应。这可能是由于 HLA-DQ2 分子的肽结合槽的独特结构。α–麦醇溶蛋白免疫识别的关键步骤是通过组织转谷氨酰胺酶（tTG）使其脱酰胺，组织转谷氨酰胺酶能够选择性地将谷氨酰胺残基转化为带负电荷的谷氨酸。只有在特定位置含有带负电荷的残基的肽才能与 HLA-DQ2 强烈结合，因此转氨基反应促进了肽–HLA-DQ2 复合物的形成，进一步激活了抗原特异性 CD4$^+$ T 细胞（图 14.25）。激活的麦醇溶蛋白特异性 CD4$^+$ T 细胞在固有层中积累并分泌 IFN-γ，导致肠道炎症。

乳糜泻完全依赖于外来抗原——谷蛋白的存在。乳糜泻所造成肠上皮损伤与针对组织中的自身抗原的特异性免疫应答所造成的组织损伤无关。因此，乳糜泻不是典型的自身免疫病。但它确实具有自身免疫的一些特征。在所有乳糜泻患者中都发现了针对组织转谷氨酰胺酶的自身抗体，实际上，针对这种酶的血清 IgA 抗体的存在常被用来测试该乳糜泻的敏感性和特异性。有趣的是，没有发现 tTG 特异性 T 细胞，尽管有研究假设提出谷蛋白反应性 T 细胞辅助组织转谷氨酰胺酶具有反应性的 B 细胞，并且这一假设获得了一定的支持，谷蛋白可以与组织转谷氨酰胺酶形成复合物，从而可以被 tTG 反应性 B 细胞摄取和呈递（图 14.26）。然而，没有证据表明针对组织转谷氨酰胺酶的自身抗体可以直接导致组织损伤。

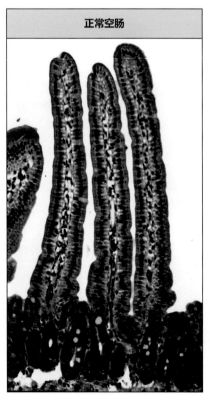
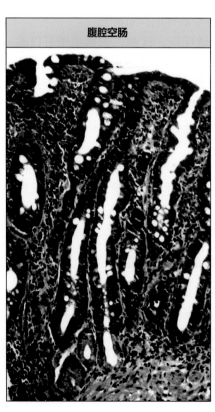

正常空肠　　**腹腔空肠**

图14.24　乳糜泻的病理特征

左图：正常小肠表面折叠成指状绒毛，为营养吸收提供了广阔的表面积。

右图：针对食物蛋白 α–麦醇溶蛋白（一种小麦，燕麦和大麦面筋的主要成分）的局部免疫反应导致固有层（在绒毛内部的较深处）中有大量的 CD4$^+$ T 细胞、浆细胞、巨噬细胞和少量的其他白细胞浸润，最终导致绒毛被破坏。同时，在产生新的上皮细胞的隐窝处有丝分裂的时间延长。因为所有消化和吸收食物都依赖于成熟的上皮绒毛细胞，所以上皮细胞的损失会引起危及生命的营养吸收不良和腹泻。照片由 Allan Mowat 提供。

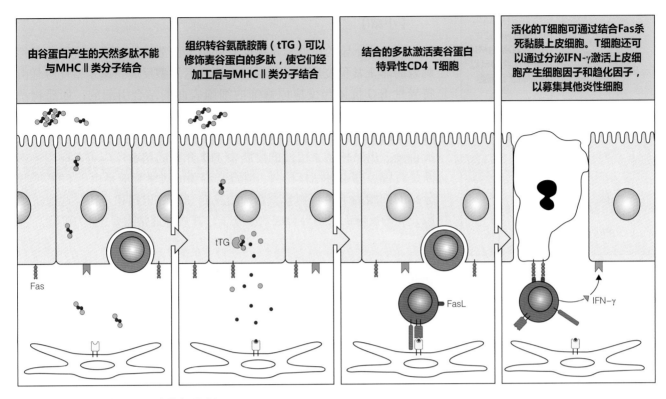

| 由谷蛋白产生的天然多肽不能与MHC II类分子结合 | 组织转谷氨酰胺酶（tTG）可以修饰麦谷蛋白的多肽，使它们经加工后与MHC II类分子结合 | 结合的多肽激活麦谷蛋白特异性CD4 T细胞 | 活化的T细胞可通过结合Fas杀死黏膜上皮细胞。T细胞还可以通过分泌IFN-γ激活上皮细胞产生细胞因子和趋化因子，以募集其他炎性细胞 |

图14.25　乳糜泻中免疫识别谷蛋白的分子机制
在通过肠消化酶消化谷蛋白后，组织转谷氨酰胺酶的表位脱酰胺作用使谷蛋白更容易被局部APC加工处理，最终导致谷蛋白与HLA-DQ分子结合，激活免疫系统。

通常可以通过口服耐受来预防对食物蛋白的慢性 T 细胞应答（见第 12-18 节）。然而为什么这种方法对乳糜泻患者无效还不得而知。虽然 HLA-DQ2 分子的性质可以提供部分解释，但同时必须有其他因素的参与，因为大多数 HLA-DQ2 阳性个体不会发生乳糜泻，而且同卵双胞胎中的高一致率也表明了其他遗传因素的作用。21 三体综合征（唐氏综合征）患者的乳糜泻发病率特别高，约为正常人群的 6 倍，这突显了遗传因素对疾病流行的影响。CTLA-4 基因或其他免疫调节基因中的多态性已经被指出可能与机体的易感性相关。不同个体如何消化肠道中的谷蛋白也可能存在差异，这样，不同数量的细胞可以在脱酰胺并提呈给 T 细胞的过程中存活下来。

谷蛋白似乎也具有促进发病的特性。除了对消化的相对抗性之外，越来越多的证据表明，一些谷蛋白衍生的多肽可以通过诱导肠上皮细胞释放 IL-15 以刺激固有免疫系统。这个过程是抗原非特异性的并且不能被 HLA-DQ2 分子结合或被 CD4+ T 细胞识别的肽。IL-15 的释放导致固有层中 DC 的活化，以及上皮细胞中 MIC-A 表达的上调。黏膜上皮中的 CD8+ T 细胞可以通过 NKG2D 受体识别 MIC-A 而被激活，并且 CD8+ T 细胞可以通过这些相同的 NKG2D 受体杀死表达 MIC-A 的上皮细胞（图 14.27）。通过 α–麦醇溶蛋白触发 CD8+ T 细胞的免疫应答可以引发自身的肠损伤，并且还可以引发一些必需的共刺激事件，诱导启动针对 α–麦醇溶蛋白分子的其他部分的抗原特异性 CD4+ T 细胞应答。因此，谷蛋白刺激固有免疫和适应性免疫应答的能力可以解释其独特的诱导乳糜泻的能力。

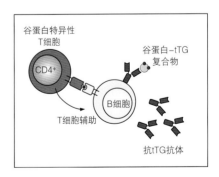

图14.26　在缺乏组织转谷氨酰胺酶（tTG）特异性T细胞的乳糜泻患者中产生抗tTG抗体的科学假设
TG反应性B细胞内吞谷蛋白–tTG复合物并将谷蛋白肽呈递给谷蛋白特异性T细胞。被激活的T细胞辅助B细胞促进分泌针对tTG的自身抗体。

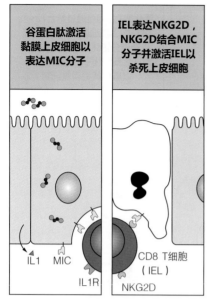

谷蛋白肽激活黏膜上皮细胞以表达MIC分子	IEL表达NKG2D，NKG2D结合MIC分子并激活IEL以杀死上皮细胞

图14.27　乳糜泻中固有免疫系统激活CTL
谷蛋白肽可诱导肠上皮细胞上MHC Ib类分子MIC-A和MIC-B的表达，并诱导肠上皮细胞合成释放IL-1。上皮内的淋巴细胞（IEL），其中大多是CD8 CTL，通过NKG2D受体识别MIC蛋白，NKG2D与共刺激物IL-1一起激活IEL以杀死携带MIC的细胞，导致肠上皮细胞损伤。

【小结】

　　非IgE介导的免疫学超敏反应反映了正常机体对无害抗原或炎性刺激的非正常免疫应答，包括速发型和迟发型反应。速发型反应是由特异性IgG抗体与变应原修饰的细胞表面的结合引起的，如药物诱导的溶血性贫血；或由分解代谢不良的抗原结合形成的免疫复合物引起，如血清病。Th1细胞和CTL介导的细胞超敏反应比速发型反应发展得慢。由结核菌素引发的皮肤中Th1介导的超敏反应可以应用于诊断是否曾经感染过结核杆菌。对毒常春藤的过敏反应是由于CTL或其分泌的细胞因子对植物分子修饰的皮肤细胞的识别和杀伤。这些T细胞介导的反应需要诱导合成效应分子，其病程通常需要1～10天。

第14章总结

　　在易感个体中，对无害抗原的免疫应答可在再次接触相同抗原时引发过敏反应。大多数过敏反应是由针对常见环境变应原的IgE抗体的产生而介导的。某些特应性的人群在本质上倾向于产生针对许多变应原的IgE抗体。IgE的产生是由抗原特异性Th2细胞驱动的；一系列参与特定信号通路的趋化因子和细胞因子将反应偏离到Th2方向，其中包括在抗原侵入部位激活黏膜下组织中的ILC2细胞的信号。产生的IgE与肥大细胞和嗜碱性粒细胞上的高亲和力IgE受体FcεRI结合。特异性效应T细胞、肥大细胞和嗜酸性粒细胞，与Th1和Th2细胞因子和趋化因子协同诱导慢性过敏性炎症，是慢性哮喘发病的主要原因。这些应答调节失衡可能发生在免疫系统中的许多层面，包括Treg的缺陷。研究人员正在开发更为成功的抑制过敏反应和重建耐受变应原能力的方法，使得控制并减少流行性过敏性疾病的希望增加。某些同种型的抗体和各种抗原特异性效应T细胞也有助于其他抗原的过敏性超敏反应。

练习题

14.1　判断题：只有Th2细胞可以启动诱导B细胞产生IgE所需的信号通路。

14.2　选择题：以下哪项与变应性哮喘和特应性湿疹的遗传易感性无关？
　　A. FcεRI的β亚基
　　B. GM-CSF
　　C. IL-3
　　D. IL-4
　　E. IFN-γ

14.3　单选题：不同的因素会影响我们对过敏性疾病的易感性。以下哪项陈述是错误的？
　　A. 环境因素很少有助于过敏性疾病的发生。
　　B. 在发达国家，特应性的患病率一直在稳步上升。
　　C. 具有GSTP1和GSTM1的变体等位基因的个体对增

加的气道高反应具有更强的易感性。
　　D. 在日托中接触其他儿童的6个月以下的儿童似乎可以部分地抵抗哮喘。

14.4　判断题：与其他抗体一样，IgE主要存在于体液中。

14.5　配对题：将以下选项与最佳描述进行配对。

A. 前列腺素和血栓素	ⅰ. 由脂加氧途径产生
B. 白三烯	ⅱ. 抑制花生四烯酸的环氧酶活性
C. TNF-α	ⅲ. 由环氧酶途径产生
D. 组胺	ⅳ. 由激活后的肥大细胞大量产生
E. 非甾体抗炎药	ⅴ. 与H1受体结合时，增加DC抗原呈递能力

14.6 单选题：以下哪项陈述是正确的?

A. 结缔组织肥大细胞不参与过敏反应的发生。

B. 过敏性休克患者应该避免使用肾上腺素，因为这可能会使患者的病情恶化。

C. 在过敏性休克时，血管失去通透性，引发高血压导致死亡。

D. 青霉素可以修饰机体蛋白质，在某些个体中通过产生 IgE 引起免疫反应，当再次接触到该药物后会导致过敏反应。

14.7 选择题：超敏反应可以通过免疫复合物的沉积引起。以下哪项是免疫复合物致病的机制?

A. 免疫复合物沉积在血管壁上。

B. IgE 结合在肥大细胞和嗜碱性粒细胞表面，导致细胞活化。

C. Fc 受体结合导致白细胞活化和组织损伤。

D. 补体系统被激活，导致产生过敏毒素 C5a。

E. 刺激 CD8$^+$ T 细胞分泌 IL-4。

14.8 填空题：皮肤过敏反应分为两个阶段：_____ 和 _____。第一阶段的特征在于通过被称为 _____ 的皮肤 APC 激活 T 细胞，而第二阶段通过随后的抗原提呈使 _____ 释放趋化因子和细胞因子。

14.9 配对题：将每种过敏反应与相应的免疫过程进行配对。

A. 阿蒂斯反应	ⅰ. 由已经致敏个体中的 IgG 抗体对抗原作用形成的局部免疫复合物引起
B. 毒常春藤皮疹	ⅱ. 注射大量外来抗原的系统反应，主要是 IgG 介导的
C. 血清病	ⅲ. 由脂溶性化学物质引起的变应性接触性皮炎的类型，其改变细胞内蛋白质，主要是 CD8 T 细胞介导的
D. 镍过敏	ⅳ. 细胞超敏反应，主要是 T 细胞介导的；也可以通过与 TLR-4 结合来引发炎症反应

14.10 选择题：以下哪项陈述是错误的?

A. 结核菌素皮内试验显示了迟发型超敏反应的原型。

B. Th1 细胞不直接参与迟发型超敏反应。

C. 变应性接触性皮炎可以由 CD4 或 CD8 T 细胞介导。

D. 缺乏 B 细胞或补体的小鼠的接触性超敏反应是有缺陷的。

14.11 简答题：请描述对哮喘分型系统的诊断标准。

14.12 判断题：变应性哮喘可由初始特异性变应原以外的因素诱发。

（何　睿　付清玲译，曾筑天校）

参考文献

自身免疫与移植

15

前文介绍了环境抗原引起的不良适应性免疫应答，以及过敏反应和特应性反应及其所致的严重疾病（见第 14 章）。本章将研究机体对其他重要抗原的应答，例如由人体自身的细胞和组织、共生微生物群或移植器官表达的抗原。由自身抗原或导致组织损伤和疾病的微生物群相关抗原所引起的应答，通常称为自身免疫。但严格意义上说，考虑到抗原来源于不由人类基因组编码的外来生物体，由共生微生物群引起的致病性免疫应答是一种异种免疫应答形式。然而，因为微生物群可以看作是由宿主和共生微生物群共同组成的"超有机体"的一部分，所以我们把共生菌群诱发的免疫疾病视为自身免疫病的扩展部分。针对移植器官的非自身抗原的免疫应答称为同种异体移植排斥反应。

在中枢淋巴器官的淋巴细胞发育过程中，基因重排会导致一些对自身抗原有亲和力的淋巴细胞的产生。这些淋巴细胞通常被剔除或通过各种机制被加以控制，导致机体呈现一种自我耐受状态，即个人的免疫系统不会攻击自身的正常组织。自身免疫病是自我耐受机制崩溃或失效的表现。首先，我们将回顾淋巴细胞自我耐受的机制，了解其如何被破坏。接下来，我们将介绍各种自身免疫病，阐明自身免疫异常损伤机体的各种致病机制，探讨遗传和环境因素如何诱发自身免疫病。最后，我们将讨论导致移植排斥反应的非自身组织抗原的适应性免疫应答。

本章概要：

自我耐受的建立和打破
自身免疫病及病理机制
自身免疫病的遗传和环境基础
同种异体抗原反应和移植排斥

自我耐受的建立和打破

正如第 8 章所述，免疫系统利用"自己"和"非己"的标记物来识别和清除潜在的自身反应性淋巴细胞。尽管如此，仍有部分自身反应性淋巴细胞逃逸，随后被激活，导致自身免疫应答的发生。此外，许多具有自身反应性的淋巴细胞也能对外来抗原产生应答。因此，如果清除所有较弱的自身反应性淋巴细胞，机体免疫系统的功能也会受到损害。

15-1 免疫系统的一个关键功能是区分自己和非己

免疫系统有非常强大的效应机制，可以消除各种病原体。在免疫研究的早期，人们认识到，如果这些免疫应答效应对宿主不利，会造成严重的组织损伤。

自身免疫的概念最早是在 20 世纪初由 Paul Ehrlich 提出的，他将其描述为"恐怖的自身毒性"。自身免疫应答类似于对病原体的正常免疫应答，它们是由自身抗原特异性激活的，并产生针对自身抗原的自身反应性淋巴细胞和自身反应性抗体。针对自身组织的异常免疫应答会引起各种称为自身免疫病的慢性综合征。这些综合征的严重程度、组织分布和效应机制各不相同，可引起机体的组织损伤（图 15.1）。

总体而言，西方国家自身免疫病发病率大约为 5%。有研究表明免疫系统已经发展出各种机制来防止自我损伤。这些机制较为复杂，但背后最基本的原则是区分"自己"和"非己"。B 细胞可以识别抗原表位的三维形状，但其无法区分来自病原体与人类的表位的差异。同样，病原体抗原加工中提取的短肽也可能与自身肽相同。那么，如果没有"自己"的独特分子特征，淋巴细胞如何识别"自己"呢？

区分"自己"和"非己"的第一个可能机制是未成熟淋巴细胞识别抗原后会产生负调控信号，从而诱发淋巴细胞死亡或失活。因此，"自己"被认为是由淋巴细胞在表达抗原受体后识别的分子组分。事实上，这是诱导胸腺和骨髓中淋巴细胞自我耐受的重要机制之一。此阶段诱导的耐受称为中枢耐受（见第 8 章）。新形成的初始淋巴细胞因其抗原受体识别的强信号而失活，而同样的信号却可以激活外周的成熟淋巴细胞。

淋巴细胞离开中央或初级淋巴器官后对识别的抗原产生耐受，这称为外周耐受。外周的自身相关抗原在没有"危险"信号的情况下被识别，这些信号是固有免疫系统由于组织损伤或感染而产生的。人体内几乎所有的细胞都在衰老死亡，许多细胞在稳定状态下经常发生更替（如肠和皮肤的造血细胞和上皮细胞等）。通常情况下，这是由程序性细胞死亡或凋亡引起的。与物理或微生物损伤导致形成的损伤或微生物相关分子模式（分别为 DAMP 和 MAMP）不同，衰老细胞的死亡向吞噬细胞释放信号，通常可促进抗炎反应或者抑制 APC 的激活。因此，在正常或生理细胞转换的情况下，自身抗原不能引起静息 T 细胞分化、促炎细胞因子分泌（如 IL-6 或 IL-12）和共刺激分子（如 B7.1）表达。在这种情况下，一个未分化的淋巴细胞与自身抗原的接触可能导致完全没有信号，或者这种接触可以促进调节性淋巴细胞的形成，从而抑制损伤性应答的发生。因此，吞噬细胞清除凋亡细胞对于维持组织稳态和促进免疫耐受都十分重要。这些机制似乎也与对肠道

疾病	疾病机制	结局	流行率
银屑病	抗皮肤相关抗原的自体反应性T细胞	皮肤发炎，形成鳞片或斑块	1/50
类风湿性关节炎	自体反应性T细胞和关节滑膜自身抗体	关节炎和关节炎损伤	1/100
格雷夫斯病	抗促甲状腺激素受体抗体	甲状腺功能亢进：甲状腺素产生过多	1/100
桥本甲状腺炎	甲状腺抗原的自体抗体和自体反应性T细胞	甲状腺组织破坏导致甲状腺功能减退：甲状腺激素分泌不足	1/200
系统性红斑狼疮	转运蛋白和泛素核糖核蛋白抗原的自体抗体和自体反应性T细胞DNA、染色质	肾小球肾炎、血管炎、皮疹	1/200
干燥综合征	核糖核蛋白抗原的自体抗体和自体反应性T细胞	外分泌腺的淋巴细胞浸润，导致眼睛和（或）口干；可能涉及其他器官，导致全身疾病	1/300
克罗恩病	肠道菌群抗原的抗自体反应性T细胞	肠道炎症和疤痕	1/500
多发性硬化	脑和脊髓抗原的自体反应性T细胞	脑和脊髓硬化斑块的形成与神经细胞轴突周围髓鞘的破坏，导致肌肉无力、共济失调等症状	1/700
1型糖尿病（胰岛素依赖性糖尿病）	胰岛细胞抗原的自体反应性T细胞	胰岛β细胞损坏导致胰岛素不产生	1/800

图15.1　常见的自身免疫病
本表所列的是最常见的自身免疫病，将在本章的这一部分中用作示例。疾病的顺序按流行程度排列。

中共生菌群抗原免疫耐受的诱导有关，在这种情况下，除非有相关的组织损伤，否则细菌抗原的识别通常不会产生炎症。

综上，有以下几个线索可以用来区分自身与非自身配体：当淋巴细胞不成熟时与配体相遇，在 APC 中识别配体，这些 APC 从稳态细胞转换信号的识别中接收到耐受信号，以及在没有炎症细胞因子或共刺激信号的情况下与配体的结合。这些机制都容易出错，因为它们都不能在分子水平上区分自身配体和外来配体。因此，免疫系统常通过其他机制来控制自身免疫应答。

15-2 多重耐受机制防止自身免疫

人体中存在多个检查点以预防自身免疫应答的发生，每一个检查点都能部分防止自身应答。同时，这些检查点协同作用，在不抑制免疫系统对病原体产生有效应答的情况下提供自身免疫保护。中枢耐受机制剔除了新生的自体反应性淋巴细胞。在中枢淋巴器官中自我感知不强的自身反应性淋巴细胞（例如，因为它们的同源自身抗原不在那里表达）可能会在外周被杀死或失活。外周耐受的主要机制包括淋巴细胞无能（功能性无反应）、Treg 的抑制作用、选择性地诱导向 Treg 分化而非向效应 T 细胞分化（功能性偏离）、活化诱导的细胞死亡导致的淋巴细胞克隆从细胞库中删除。此外，有些抗原被隔离而使免疫系统无法触及（图 15.2）。

每个检查点都需要在防止自身免疫应答与不过度削弱个体免疫力之间取得平衡，所有检查点共同形成了对自身免疫病有效的整体防御。相对来说，即使是健康的个体内也存在一个或多个保护机制的功能障碍。因此，自身反应性淋巴细胞的活化不一定等同于自身免疫病。事实上，低水平的自身反应性对机体维持正常的免疫和生理功能是很关键的。自身抗原有助于成熟淋巴细胞库的产生，初始 T 细胞和 B 细胞在外周的存活需要持续暴露于自身抗原（见第 8 章）。只有克服多重保护措施，进而导致对自身抗原持续的反应，包括产生破坏组织的效应细胞和分子，自身免疫病才会发生。虽然发生的机制还不完全清楚，但自身免疫病被认为是遗传易感性、自然耐受失衡以及环境（如感染）等的综合因素作用的结果（图 15.3）。

15-3 新生淋巴细胞的中枢剔除或失活是自我耐受的第一个检查点

中枢耐受机制是机体形成自我耐受的第一个，也是最重要的检查点，它能清除过度活化的自身反应性淋巴细胞（见第 8 章）。如果没有中枢耐受，免疫系统会出现强烈的自身应答，致命的自身免疫病会在发育早期发生，而外周耐受机制不足以弥补初期发育过程中未能去除的自身反应性淋巴细胞。事实上，没有任何已

自我耐受的机制		
耐受类型	机制	功能位点
中枢耐受	剔除 编辑	胸腺（T细胞） 骨髓（B细胞）
抗原分离	自身抗原接近淋巴系统的生理屏障	外周器官 （如甲状腺、胰腺）
外周无反应	无共刺激信号致细胞失活	次级淋巴组织
调节性T细胞	细胞因子、细胞间信号抑制	次级淋巴组织和炎症部位；多个组织
功能偏离	限制炎性细胞因子分泌的Treg的分化	次级淋巴组织和炎症部位
活化诱导的细胞死亡	细胞凋亡	次级淋巴组织和炎症部位

图15.2　自我耐受取决于在不同发育位置和阶段的各种机制的协同作用
以下列出了免疫系统预防自身反应性淋巴细胞活化和损伤的不同方式，以及耐受发生的主要具体机制。

知的自身免疫病都可完全归因于中枢耐受机制的失效，虽然有些与部分中枢耐受性失效有关。

很长一段时间以来，人们认为自身抗原并不在胸腺或骨髓中表达，外周机制是产生对它们耐受性的唯一途径。我们现在很清楚，许多（但不是全部）组织特异性抗原（如胰岛素），可通过髓质中的胸腺上皮细胞或 DC 的 CD8α$^+$ 亚群表达于胸腺，因此对这些抗原可以产生中枢耐受。这些"外周"基因是如何在胸腺中异位表达还不完全清楚，但现已找到重要的线索。转录因子 AIRE（自身免疫调节因子）可激活胸腺中许多外周基因（见第 8-23 节）。Aire 基因在一种罕见的遗传性自体免疫病（自身免疫性多内分泌疾病–念珠菌病–外胚层营养不良），也称为 1 型自身免疫性多内分泌腺综合征（APS-1）的患者中缺失，可导致多种内分泌组织（包括产生胰岛素的胰岛组织）毁坏，甚至念珠菌感染。缺乏 Aire 基因的小鼠许多外周基因无法在胸腺中表达，并产生类似的综合征。这与这些基因的表达以及它们编码的抗原有关，胸腺不能表达这些抗原会导致自身免疫病（图 15.4）。伴随 Aire 缺失的自身免疫需要一段时间才能产生，而且并不总是影响所有潜在的靶器官。因此，这种疾病提示除了中枢耐受性外，其他耐受调控机制也具有重要作用。

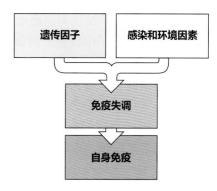

图15.3　自身免疫病形成的条件
在遗传易感性个体中，自身免疫可能由于内在耐受机制的失调和（或）环境因素（如感染）而发生。

15 – 4　以较低亲和力结合自身抗原的淋巴细胞活化

大多数循环淋巴细胞对自身抗原的亲和力很低，对自身抗原不产生免疫应答，可能被认为是对自身抗原的"豁免"。如果共刺激因子的表达超过了自身激活的阈值，这种"豁免"且迟发性的自身反应性淋巴细胞被激活，就可诱发自身免疫应答。感染是一个重要的刺激因素，初始 T 细胞对普遍存在的自身抗原亲和力较低，如果它们遇到的活化 DC 高表达共刺激信号或分泌促炎细胞因子，T 细胞就会被激活。

通常忽视抗原的淋巴细胞可被它们自身抗原也就是 TLR 的配体激

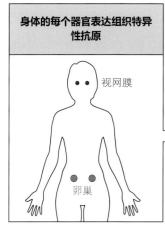
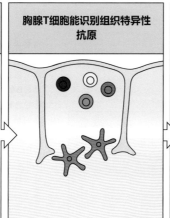
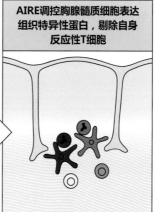
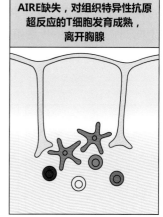

图15.4　"自身免疫调节因子"基因 Aire 促进胸腺髓质细胞中某些组织特异性抗原的表达，导致能识别这些抗原的未成熟胸腺细胞缺失
尽管胸腺表达所有细胞共有的自身蛋白，但对于视网膜或卵巢等特殊组织（第一幅图）特异抗原如何进入胸腺以促进未成熟胸腺细胞的阴性选择尚无定论。众所周知，Aire 基因可以促进胸腺髓质细胞中许多组织特异性蛋白质的表达。一些发育中的胸腺细胞将能够识别这些组织特异性抗原（第二幅图）。这些蛋白质中的多肽在胸腺（第三幅图）中被提呈给发育中的胸腺细胞，使这些细胞被删除。在没有 Aire 的情况下，这种删除则不会发生；相反，自体反应性胸腺细胞发育成熟并转移到外围（第四幅图）则可能诱发自身免疫病。事实上，人和小鼠 Aire 表达缺陷会诱发自身免疫性多内分泌疾病–念珠菌病–外胚层营养不良（APECED）的自身免疫综合征。

活。这些受体通常被认为对微生物相关分子模式特异，但其中一些模式可以在自身分子中找到。例如，由 TLR-9 识别的 DNA 中的非甲基化 CpG 序列。细菌中非甲基化 CpG 通常比在哺乳动物 DNA 更常见，也会富集于凋亡的哺乳动物细胞中。在细胞大量死亡，且凋亡成分清除不足的情况下，染色质组分特异性 B 细胞可通过其 BCR 内化 CpG 序列。这些序列在细胞内可被 TLR-9 识别，从而产生一个共同刺激信号，激活之前被忽视的抗染色质 B 细胞（图 15.5）。以这种方式激活的 B 细胞产生抗染色质自身抗体，也可以作为激活自身反应性 T 细胞的 APC。含有富含尿苷的 RNA 核糖核蛋白复合物也被证实通过与 TLR-7 或 TLR-8 结合来激活初始 B 细胞，在自身免疫病 SLE 中产生抗 DNA、染色质和核糖核蛋白的自身抗体，这似乎是刺激自身反应性 B 细胞产生抗体的一种机制。

使忽视自身抗原的淋巴细胞发挥作用的另一机制是通过改变自身抗原的可及性或存在形式。有些抗原通常是细胞内的，淋巴细胞不会接触到，但它们可能由于大量组织损伤或炎症而被释放。这些抗原随后会激活 T 细胞和 B 细胞，导致自身免疫。在心肌梗死后，当心脏抗原释放后几天可检测到自身免疫应答产物。这种应答通常很短暂，在自身抗原被清除后就会停止。然而，当清除不充分时，这种反应会继续下去，导致临床自身免疫病。

此外，一些自身抗原通常以非免疫原的形式大量存在。IgG 是一个很好的例子，因为它在血液和细胞外液中大量存在。由于 IgG 是单体形式，不能与 BCR 交叉连接，所以对 IgG 恒定区特异的 B 细胞通常不会被激活。然而，当免疫复合物在感染或免疫后形成时，足够的免疫球蛋白以多价形式连接 B 细胞并引起反应。因为它经常出现在类风湿性关节炎中，所以产生的抗 IgG 的自身抗体称为类风湿因子。同样，只要免疫复合物被迅速清除，这种应答通常只短暂存在。

当活化的 B 细胞在生发中心发生体细胞过度突变时，可能会出现一种独特的情况（见第 10-7 节），导致部分活化的 B 细胞增加其对自身抗原的亲和力或具有自身反应性（图 15.6）。然而，有一种机制可控制生发中心 B 细胞获得对自身抗原的亲和力。在这种情况下，如果过度突变的自身反应性 B 细胞在生发中心遇到其受体的强交联，便会走向凋亡而非进一步增殖。

图15.5　TLR识别的自身抗原可以通过提供共刺激信号激活自身反应性B细胞

TLR-9受体促进产生DNA特异性抗体的B细胞的活化，抗DNA抗体是SLE中常见的自身抗体（图15.1）。尽管骨髓中对DNA具有强亲和力的B细胞已被清除，但一些低亲和力的DNA特异性B细胞可以逃逸并在外周持续存在，但它们通常不被激活。在某些条件下，在遗传易感个体中，DNA浓度可能增加，导致足够的BCR激活，从而启动这些B细胞的活化。B细胞通过受体（左图）发出信号，同时也接收DNA（中图）并将其传递到内体区（右图）。在内体区，DNA接近TLR-9，它可以识别在DNA序列中富集的非甲基化CpG。这种富含CpG的序列在微生物中比真核DNA更常见，通常会使TLR-9区分病原体和自身。然而，凋亡哺乳动物细胞中的DNA富含非甲基化的CpG，而DNA特异性B细胞也会将这种自身DNA聚集在内体区中，这将提供足够的配体来激活TLR-9，增强DNA特异性B细胞的激活，并导致产生抗DNA的自身抗体。

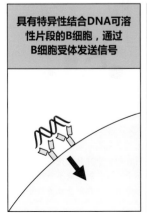

具有特异性结合DNA可溶性片段的B细胞，通过B细胞受体发送信号

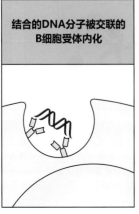

结合的DNA分子被交联的B细胞受体内化

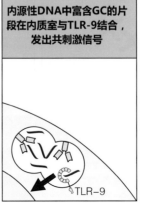

内源性DNA中富含GC的片段在内质室与TLR-9结合，发出共刺激信号

15-5 免疫豁免区的抗原不会引起免疫攻击，但可以作为靶点

在身体某些部位外来组织移植物不会引起免疫应答。例如，植入大脑和眼睛前房的移植物不会引起排斥反应，这些部位称为免疫豁免区（图 15.7）。最初认为免疫豁免是由于抗原不能离开豁免部位因此不能引起免疫应答。随后的研究表明，抗原确实离开了这些位点并与 T 细胞相互作用。然而，它们并没有引起效应免疫应答，而是诱发不损伤组织的耐受性免疫应答。

免疫豁免区有三方面的特征：第一，尽管这些部位的蛋白质会离开豁免区，并具有免疫功能，但细胞外液不会进入常规的淋巴管，豁免区和身体之间的交流是非典型的。豁免区通常被不具有初始淋巴细胞的组织屏障所包围，如大脑受到血脑屏障的保护。第二，影响免疫应答过程的可溶因子是在豁免部位产生，TGF-β 在抗炎方面可能有着重要的作用。在稳态条件下，TGF-β 与识别的抗原协同倾向于诱导 Treg 应答，而不是在 IL-6 存在下由 TGF-β 诱导产生促炎性 Th17 的应答（见第 9-21 节）。第三，Fas 配体在免疫豁免位点的表达可能通过诱导进入该区域内表达 Fas 的效应淋巴细胞凋亡，以提供进一步的保护。

矛盾的是，被隔离在免疫豁免区的抗原往往是自身免疫攻击的靶标。例如，脑和脊髓自身抗原（如髓鞘碱性蛋白）是自身免疫病多发性硬化的靶标。多发性硬化（multiple sclerosis）是一种累及中枢神经系统中的慢性炎症性脱髓鞘疾病（图 15.1）。因此，这些抗原通常表现出的耐受性不能归因于先前的自身反应性 T 细胞缺失。实验性自身免疫性脑脊髓炎（experimental autoimmune encephalomyelitis，EAE）是一种多发性硬化的小鼠模型，小鼠仅在被髓鞘抗原和佐剂同时免疫后才会发病，这会导致中枢神经系统浸润抗原特异性 Th17 和 Th1 细胞，从而诱发局部炎症，损伤神经组织。

因此，在免疫特性区域表达的某些抗原在正常情况下既不诱导耐受，也不诱导淋巴细胞活化。如果自身反应性淋巴细胞在别处被激活，这些自身抗原可成为自身免疫攻击的靶点。在免疫豁免部位隔离的抗原特异性 T 细胞很可能处于免疫豁免状态。从眼部疾病——交感性眼炎的例子可以知道（图 15.8），如果一只眼睛因打击或其他创伤而破裂，可能会发生对眼睛蛋白质的自身免疫应答，尽管这种情况很少发生，但一旦这种反应被诱发，它就会攻击双眼。在这种情况下，免疫抑制是保护未受损的眼睛的必要措施。如该方法无效，就需要摘除作为抗原来源的受损眼睛。

正常情况下，当这些部位被感染时，效应 T 细胞可以进入免疫豁免部位。效应 T 细胞可以在活化后进入大多数组织（见第 11 章），但只有当抗原在该部位被识别时，才能看到细胞的集聚，从而产生改变组织屏障的细胞因子。

15-6 表达特定细胞因子的自身反应性 T 细胞可能是非致病性或抑制致病性的淋巴细胞

如第 9 章所述，CD4 T 细胞可分化为各种谱系的效应细胞，如 Th1、Th2 和 Th17。分化出的这些效应细胞亚群可以应对不同类型的感染，并协调不同类型的应答，这反映在它们对 APC、B 细胞和固有免

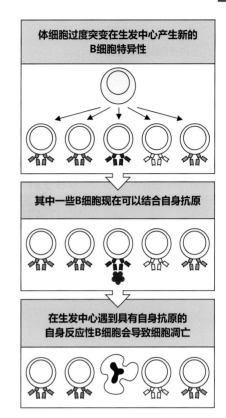

图15.6　生发中心自身反应性B细胞的清除
在生发中心的体细胞过度突变过程中（上图），会产生具有自身反应性BCR的B细胞。在没有辅助性T细胞的情况下，通过可溶性自身抗原（中图）连接这些受体，通过BCR（下图）发送信号，诱导被激活的自身反应性B细胞凋亡。

免疫豁免部位
脑
眼
睾丸
子宫（胎儿）

图15.7　身体中一些部位是免疫豁免部位
在这些部位的组织移植物通常会一直存在，而且在这些部位的抗原不会引起损害性免疫应答。

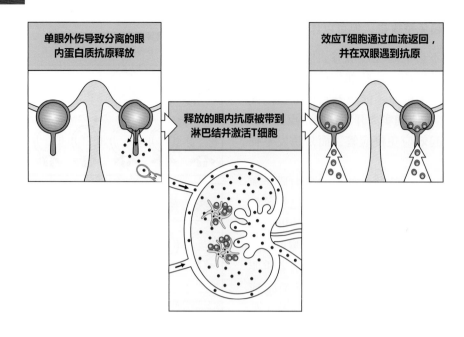

单眼外伤导致分离的眼内蛋白质抗原释放

释放的眼内抗原被带到淋巴结并激活T细胞

效应T细胞通过血流返回，并在双眼遇到抗原

图15.8 免疫豁免部位的损伤可诱导自身免疫反应
在交感性眼炎中，单眼外伤将隔离的眼抗原释放到外周组织中，使T细胞可以接触到它们。诱发的效应T细胞攻击受伤的眼睛，也渗透并攻击健康的眼睛。因此，尽管隔离的抗原本身不会引起反应，但如果在别处引起反应，它们也可以作为攻击靶标。

疫细胞（如巨噬细胞、嗜酸性粒细胞和中性粒细胞）的不同影响（见第 9~11 章）。类似的例子也适用于自身免疫：某些 T 细胞介导的自身免疫病，如 1 型糖尿病（图 15.1）依赖于 Th1，而其他疾病如银屑病（皮肤自身免疫病）依赖于 Th17。

在糖尿病小鼠的模型中，当注入细胞因子以影响 T 细胞分化或在倾向 Th2 分化的模型小鼠中，糖尿病的发展受到抑制。在某些情况下，对胰岛细胞成分具有特异性并表达 Th2 而不是 Th1 因子的潜在致病性 T 细胞，能抑制携带相同特异性的 Th1 细胞引起的疾病。迄今为止，通过调节细胞因子谱从一种效应细胞类型转换到另一种效应细胞类型（如 Th1 到 Th2），尝试治疗人类免疫病，尚未获得成功。另一种 CD4 T 细胞亚群 Treg 被证明可能在预防自身免疫病方面更为重要，人们正在研究诱导效应细胞向 Treg 分化的方法，作为一种自身免疫病的新疗法。

15-7 自身反应性 T 细胞在多个阶段调节自身免疫应答

对上述耐受诱导机制中逃逸的自身反应性细胞进行调节，就不会引起疾病。这种调节有两种形式：第一种是外源性的，由作用于活化的 T 细胞和 APC 的 Treg 介导；第二种是内源性的，主要是限制淋巴细胞本身免疫应答的强弱和持续时间。我们将首先讨论 Treg 的作用（见第 9 章）。

调节性淋巴细胞的耐受性与其他形式的自我耐受性不同，因为 Treg 有可能抑制识别其他抗原的自身反应性淋巴细胞（图 15.9），这种耐受称为"调节耐受"。调节耐受的关键特征是，只要抗原来自同一组织或由同一 APC 呈递，调节细胞就能抑制识别多种不同自身抗原的自身反应性淋巴细胞。如第 9 章所述，Treg 有两种类型。天然型 Treg（nTreg）细胞在胸腺中表达转录因子 Foxp3 以响应自身抗原。当被外周组织中的相同抗原激活时，nTreg 抑制识别同一组织中抗原的其他自身反应性 T 细胞，阻止其分化为效应 T 细胞或阻止其效应功能。

诱导型 Treg（iTreg）细胞也表达 Foxp3，但是在有 TGF-β 且没有促炎细胞因子的情况下，识别抗原并在外周免疫组织中分化发育。给动物口服大量的自身抗原，这会引起口服耐受（见第 12~18 节），有时会导致其他途径给药时对这些抗原无反应，并可预防自身免疫病。口服耐受性通常由食物等抗原诱导，并伴随着肠道引流的肠系膜淋巴结内 iTreg 的产生。众所周知，这些细胞能够抑制针对肠道内特定抗原的免疫应答，但如何抑制其他外周免疫系统的免疫应答尚不清楚。许多研究者提出假说，认为如果 iTreg 能够被分离或诱导分化，然后注入患者体内，有可能治疗自身免疫病。

Foxp3 以及受其控制发育和功能的 Treg 在维持免疫耐受中的重要性，可以从携带 Foxp3 基因突变的人和小鼠能迅速发生严重的系统性自身免疫病这一事实中得到印证（将在第 15-21 节中讨论）。表达 Foxp3

的 Treg 在一些小鼠自身免疫综合征中具有保护作用，包括糖尿病、EAE、SLE 和大肠或结肠炎症（结肠炎）。在患有这些疾病的小鼠模型中进行的实验已经证实，Foxp3⁺ Treg 在正常免疫系统中具有积极抑制疾病的作用，因为这些细胞的剔除会导致多器官的自身免疫病。Treg 也显示可以预防或改善其他免疫病理综合征，如移植物抗宿主病和移植物排斥反应，这将在本章后面介绍。

Treg 的重要性已经在一些人类自身免疫病中得到证实。例如，在一些多发性硬化或 2 型自身免疫性多内分泌腺综合征（一种罕见的同时发生两种或两种以上自身免疫病的综合征）患者中，尽管 Foxp3⁺ Treg 的数量是正常的，但其抑制活性是有缺陷的。因此，Treg 在预防自身免疫方面具有重要作用，这些细胞的功能缺陷可能导致自身免疫病的发生。

表达 Foxp3 的 Treg 并不是唯一被确认的调节性淋巴细胞类型。例如，以产生 IL-10 为特征的 Foxp3⁻ Treg 在肠组织中富集，在那里它们可以通过 IL-10 依赖性机制抑制炎症性肠病。目前还不清楚这些细胞的发育起源。

在某些情况下，几乎所有类型的淋巴细胞都表现出调节活性。即使是 B 细胞也能调节实验性诱导的自身免疫综合征，包括胶原诱导的关节炎（CIA）和 EAE。这种活性可能以分泌抑制效应 T 细胞增殖和分化的细胞因子来介导类似调节性 CD4⁺ T 细胞的方式。

除了调节性淋巴细胞对自身反应性 T 细胞和 B 细胞的外源性调节外，淋巴细胞还具有内在的增殖和存活限制，这有助于限制自身免疫和正常应答（见第 11-16 节）。这一点可以通过控制细胞凋亡途径（如 Bcl-2 途径或 Fas 途径）的突变引起的自发性自身免疫应答的发生来证实（见第 7-23 节），这些途径的突变导致自身免疫应答的发生。这也证明自身免疫的自身反应性细胞是正常产生的，但随后可以被凋亡消除。这可能是 T 细胞和 B 细胞耐受的重要机制之一。

【小结】

机体区分"自己"和"非己"的体系并不完善，部分原因是机体必须在预防自身免疫病和保持机体免疫力之间取得适当的平衡。自身反应性淋巴细胞通常存在于自然免疫系统中，但并不经常被激活。然而，在自身免疫病中，这些细胞被自身抗原激活。如果激活持续，则会产生自身反应性效应淋巴细胞，并导致疾病。免疫系统有一系列机制可以共同预防自身免疫病（图 15.2），这意味着每个机制不需要非常完美地发挥作用，也不适用于每个自身反应性细胞。自身耐受开始于淋巴细胞发育过程中，当胸腺中的自身反应性 T 细胞和骨髓中的 B 细胞被清除时，或在 CD4⁺ T 细胞产生可以在离开胸腺后抑制自身免疫应答的自身抗原反应性 Foxp3⁺"天然"或"胸腺"Treg 亚群，都可有助于诱导自身耐受。外周耐受机制，如细胞无能和缺失，胸腺外"诱导"或"外周"Treg 的产生等都补充了胸腺或骨髓中不表达某些自身抗原的中枢耐受机制。原发性淋巴组织（胸腺和骨髓）中的弱自身反应性淋巴细胞不会被清除，因为弱自身反应性细胞的缺失会对免疫系统造成极大的限制，从而损伤对病原体的免疫应答。相反，只有当弱自身反应性细胞在外周被激活时，它们才会被抑制。机制可能与被

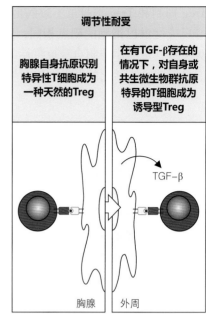

调节性耐受

| 胸腺自身抗原识别特异性T细胞成为一种天然的Treg | 在有TGF-β存在的情况下，对自身或共生微生物群抗原特异的T细胞成为诱导型Treg |

TGF-β

胸腺   外周

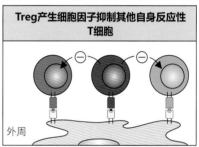

Treg产生细胞因子抑制其他自身反应性T细胞

外周

图15.9 Treg介导的耐受抑制识别同一组织抗原的多种自体反应性T细胞

由于自身抗原的刺激，胸腺中出现了特异的自身反应性nTreg，其抗原性太弱，不能引起nTreg剔除，但比单纯的阳性选择抗原性强（左上图）。如果初始T细胞识别其抗原并在细胞因子TGF-β（右上图）的存在下被激活，则还可以从外周初始的自身反应性T细胞诱导Treg。下图展示了天然型和诱导型Treg是如何抑制其他的自身反应性T细胞。如果Treg在APC上遇到自身抗原，它们会分泌抑制性细胞因子，如IL-10和TGF-β，抑制外周所有的自身反应性T细胞，这与其自身抗原的特异性无关。

Treg 抑制和 Treg 本身虽不致病但却是自身反应性有关。如果调节细胞以自身抗原为靶点，而自身抗原与自身反应性淋巴细胞的靶点相同，则 Treg 可以抑制自身反应性淋巴细胞。这使得调节性淋巴细胞能够抑制自身免疫性炎症。控制自身免疫性的另一个机制是免疫应答常态化自我限制，激活的淋巴细胞中固有程序使它们易于凋亡。活化的淋巴细胞对外部凋亡诱导信号也具有敏感性，如由 Fas 介导的信号等。

自身免疫病及病理机制

在这一节中，我们介绍一些临床常见的临床自身免疫综合征，以及自我耐受能力丧失导致组织损伤的自身反应性淋巴细胞的产生方式。发病机制在许多方面与针对入侵病原体的机制相似。通过补体和 Fc 受体系统介导的自身抗体损伤在某些疾病中具有重要作用，如 SLE。同样，针对自身组织的 CTL 会像对待病毒感染细胞一样破坏自身组织，这是糖尿病患者胰腺 β 细胞被破坏的一种方式。然而，与大多数病原体不同，自身蛋白通常不会被清除。因此，除了胰腺中的胰岛细胞等少数例子外，这种反应会长期持续。有些致病机制是自身免疫所特有的，如重症肌无力中，机体产生了影响自身功能的细胞表面受体的抗体。本章的这一部分描述了一些自身免疫病的主要致病机制。

15-8 对自身抗原的特异性适应性免疫应答可引起自身免疫病

在实验动物中，注射从基因相同的动物身上提取并与强佐剂混合的"自身"组织可诱发自身免疫病（见附录Ⅰ，第 A-1 节）。这直接表明自身免疫可通过诱导对自身抗原的特异性适应性免疫应答来激发。这个实验表明由佐剂中的细菌激活免疫系统的其他成分（主要是 DC）的重要性。然而，使用这些动物模型来研究自身免疫病存在一定缺陷。在人类和存在遗传性自身免疫倾向的动物中，自身免疫通常是自发产生的。也就是说，我们不知道是什么引发了对自身的免疫应答，从而导致自身免疫病。通过研究自身抗体和受影响的特定组织模式，尽管还未能证明免疫应答是对这些自身抗原做出反应时启动的，但有可能确定一些自身抗原是自身免疫病的靶标。

一些自身免疫病可能是由感染性病原体引起的，这些病原体表达一种类似于在组织中发现的自身抗原的表位，并导致患者对该组织过敏。然而，也有来自自身免疫动物模型的证据表明，某些自身免疫病是由免疫系统的内部失调引起的，没有明显的感染因素参与。

15-9 自身免疫可分为器官特异性或系统性疾病

自身免疫病的分类目前尚不明确，尤其是在没有充分理解致病机制的情况下。从临床角度来看，通常包括以下两种主要的自身免疫模式：局限于身体特定器官的疾病，称为"器官特异性"自身免疫病；而身体许多组织受到影响的疾病，称为"系统性"自身免疫病。在这两种疾病中，疾病都有慢性的趋势，自身抗原很难从身体中清除（如桥本甲状腺炎）。一些自身免疫病似乎主要由特定免疫效应途径的致病作用所调控，这些途径可能是由自身抗体或者效应 T 细胞介导，这两种途径往往都参与了整个发病机制。

在器官特异性疾病中，主要靶向一个或几个器官的自身抗原，并且疾病仅限于此。例如，桥本甲状腺炎和格雷夫斯病，这两种疾病都主要影响甲状腺；另外，1 型糖尿病是由免疫系统攻击产生胰岛素的胰腺 β 细胞引起的。系统性自身免疫病的例子有 SLE 和原发性干燥综合征，其中皮肤、肾脏和大脑等多种组织都可能受到影响（图 15.10）。

器官特异性自身免疫病
1 型糖尿病
肺出血肾炎综合征
多发性硬化症 克罗恩病 银屑病
格雷夫斯病 桥本甲状腺炎 自身免疫性溶血性贫血 自身免疫性艾迪生病 白癜风 重症肌无力

系统性自身免疫病
类风湿性关节炎
硬皮病
SLE 原发性干燥综合征 多发性肌炎

图15.10　根据"器官特异性"或"系统性"性质分类的一些常见自身免疫病
倾向于成簇发生的疾病被分组在单个框中。聚类是指影响单个患者或不同家庭成员的多个疾病。但并不是所有的自身免疫病都可以根据这个标准进行分类。例如，自身免疫性溶血性贫血可单独发生或与SLE有关。

在这两类疾病中识别的自身抗原分别是器官特异性和系统性的。因此，格雷夫斯病的特征是产生促甲状腺激素（TSH）受体的抗体，桥本甲状腺炎是产生抗甲状腺过氧化物酶的抗体，1型糖尿病是产生抗胰岛素抗体。相比之下，SLE的特点是产生大量针对普遍存在于全身细胞抗原的抗体，如染色质和mRNA前体剪接产生的和蛋白质剪接体复合体。

然而，将疾病严格地分为器官特异性和系统性两类在某种情况是不可行的，并非所有的自身免疫病都能以这种方式有效地分类。例如自身免疫性溶血性贫血，其中红细胞被破坏，有时单独发生，可以被归类为一种器官特异性疾病。有时也作为系统性自身免疫病与SLE一起发生。

慢性炎症性疾病的一个例子是IBD，主要包括克罗恩病（在本章后面讨论）和溃疡性结肠炎。我们在本章中介绍IBD是因为它具有许多自身免疫病的特征，即使它不是主要针对自身组织抗原。相反，IBD免疫应答失调的靶标是来自肠道共生菌群的抗原。因此，严格地说，IBD是自身免疫病中的一个特例，因为免疫应答不是针对"自身"抗原，而是针对存在于自身体内的微生物抗原。免疫耐受性破坏的特征也见于IBD，与其他器官特异性自身免疫病一样，异常免疫应答导致的组织损伤主要局限于单个器官（肠道）。

15-10 自身免疫病中多种免疫系统组分集聚发挥作用

长期以来，免疫学家一直关注免疫系统的哪些部分在不同的自身免疫综合征中发挥重要作用，因为这有助于了解疾病病因和开发治疗方法。例如，在重症肌无力患者中，针对乙酰胆碱受体产生的自身抗体在神经肌肉连接处阻断受体功能，导致肌肉无力综合征。在其他自身免疫病中，免疫复合物形式的抗体沉积在组织中，并由于补体激活和炎症细胞上的Fc受体结合引起的炎症而导致组织损伤。

在相对常见的自身免疫病中，包括1型糖尿病、银屑病、IBD和多发性硬化，效应T细胞似乎是主要的破坏因素。在这些疾病中，T细胞识别的自身肽或源于与自身MHC分子结合的共生微生物来源的肽。这种疾病损伤是由T细胞招募和激活先天免疫系统的髓系细胞引起的局部炎症，或由T细胞对组织的直接损伤所导致。

疾病可以通过自身抗体和（或）自身反应性T细胞从患病个体转移到健康个体，提示了疾病本质上是自身免疫性的，也证明了所转移的物质参与了发病。重症肌无力患者的血清可以将症状转移给动物受体，从而证明抗乙酰胆碱受体自身抗体的致病作用（图15.11）。同样，在动物模型疾病——EAE中，患病动物的T细胞可以将疾病转移到正常动物身上（图15.12）。

妊娠可以证明抗体在疾病中的作用，如IgG抗体可以穿过胎盘，（见第10-15节）。对于某些自身免疫病（图15.13），自身抗体通过胎盘传播会导致胎儿或新生儿患病（图15.14）。这为自身抗体导致自身免疫的一些症状提供了证据。新生儿的疾病症状通常会随着母体抗体分解而迅速消失，但在某些情况下，这些抗体会在去除之前也能够造成器官损伤，例如，患有SLE或舍格伦综合征母亲的抗体会导致婴儿心脏传导组织受损。通过交换婴儿的血液或血浆（血浆置换）可以加

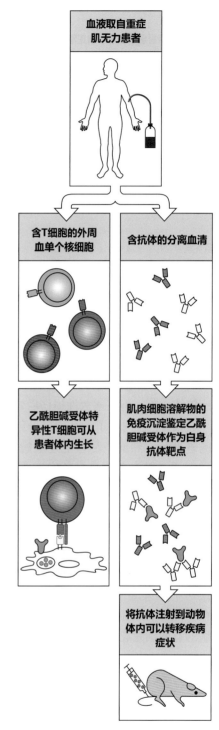

图15.11　重症肌无力患者自身抗体的鉴定
重症肌无力患者血清中的自身抗体免疫沉淀了来自骨骼肌细胞裂解液的乙酰胆碱受体（右图）。由于抗体可以结合到小鼠和人乙酰胆碱受体，它们被注射到小鼠则可复制疾病（底部面板）。实验证明抗体具有致病性。然而，为了能够产生抗体，同样的患者也应该有对乙酰胆碱受体产生的肽产生免疫应答的CD4 T细胞。为了检测它们，从重症肌无力患者身上分离出T细胞，并可在乙酰胆碱受体和同型的MHC APC（左图）的存在下生长增殖。由于乙酰胆碱受体表位特异性T细胞可被刺激增殖，因此可以被检测到。

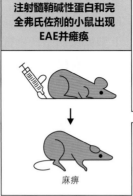
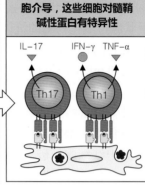
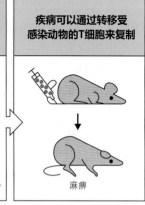

| 小鼠EAE诱导后（左），与正常健康小鼠比较 | 注射髓鞘碱性蛋白和完全弗氏佐剂的小鼠出现EAE并瘫痪 | 这种疾病由Th17和Th1细胞介导，这些细胞对髓鞘碱性蛋白有特异性 | 疾病可以通过转移受感染动物的T细胞来复制 |

图15.12　T细胞特异性髓鞘碱性蛋白介导EAE

这种疾病是在实验动物身上通过注射在完全弗氏佐剂中均匀化的分离的脊髓。EAE是由大脑中的炎症反应引起的，这种炎症反应首先影响到尾巴和后肢（如照片左侧的小鼠所示，与右侧的健康小鼠相比），然后发展为前肢瘫痪并最终死亡。其中一种在脊髓匀浆中鉴定出来的自身抗原是髓鞘碱性蛋白。在完全弗氏佐剂加髓鞘碱性蛋白免疫也能引起这些疾病症状。大脑炎症和瘫痪是由髓鞘碱性蛋白特有的Th1和Th17介导的。如果受体携带正确的MHC等位基因，那么克隆的髓鞘碱性蛋白特异性Th1可以将EAE的症状转移到初始的受体。因此，在这个系统中，已经证明了Th1克隆所识别的抗原肽:MHC复合物复制疾病的可能性。髓鞘的其他纯化成分也能诱发EAE症状，因此在这种疾病中存在一种以上的自身抗原。

速抗体清除，但在永久性损伤后效果不明显。

图 15.15 列出了一系列自身免疫病，以及有助于其发病机制的免疫应答部分。然而，尽管上述疾病是一个特定效应功能可驱动疾病的明显例子，但大多数自身免疫病并非由单一效应途径引起。更为有用的是将自身免疫应答视为免疫系统各组分的整合，如对病原体的免疫应答，通常包括 T 细胞、B 细胞和天然免疫细胞等。

事实上，尽管传统的自身免疫的研究侧重于鉴定自身反应性 T 细胞和 B 细胞的抗原特异性和效应亚类，但实验证据表明，天然免疫系统的细胞，特别是吞噬性髓系细胞，在介导大多数自身免疫病的组织损伤中起关键作用。ILC 也在自身免疫性损伤中特别是在屏障表面存在。然而，目前还不清楚 ILC 的确切作用，以及它们是否是自身免疫病的有效治疗靶点。

通过胎盘转移到胎儿和新生儿的自身免疫性疾病		
疾病	自身抗体	症状
重症肌无力	抗乙酰胆碱受体	肌肉无力
格雷夫斯病	促甲状腺激素（TSH）受体	甲状腺功能亢进
血小板减少性紫癜	抗血小板抗体	瘀伤和出血
新生儿狼疮皮疹 先天性心脏传导阻滞	抗反渗透抗体 抗La抗体	光敏性皮疹和（或）心动过缓
寻常天疱疮	抗去纤维蛋白-3	起泡皮疹

图15.13　一些自身免疫病，可通过致病性IgG自身抗体经胎盘转移

这些疾病主要是由抗细胞表面或组织基质分子的自身抗体引起的。这表明，自身抗体的抗原可及性是决定胎盘中的自身抗体能否引起胎儿或新生儿疾病的一个重要因素。自身免疫性先天性心脏传导阻滞是由发育中的心脏传导组织纤维化引起的，该组织表达丰富的Ro抗原。Ro蛋白是细胞内小细胞质核糖核蛋白的组成部分。目前尚不清楚作为自身免疫组织损伤靶点的Ro蛋白是否表达在心脏传导组织的细胞表面。然而，自身抗体结合导致组织损伤并导致心率减慢（心动过缓）。

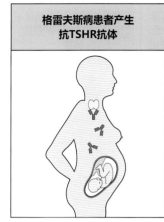	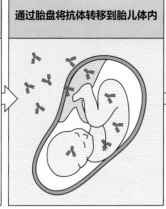	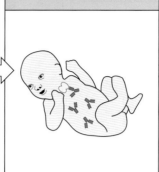	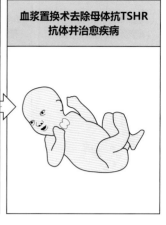
格雷夫斯病患者产生抗TSHR抗体	**通过胎盘将抗体转移到胎儿体内**	**新生儿患有格雷夫斯病**	**血浆置换术去除母体抗TSHR抗体并治愈疾病**

图15.14　抗体介导的自身免疫病可能出现在受影响母亲的婴儿中，这是经胎盘抗体转移的结果

在孕妇中，IgG抗体穿过胎盘并在分娩前积聚在胎儿体内（图10.30）。因此，患有IgG介导的自身免疫病的母亲所生的婴儿在出生后最初几周经常表现出与母亲类似的症状。幸运的是，几乎没有持久的损伤，因为这些症状随着母体抗体的消失而自愈。在格雷夫斯病中，症状是由抗促甲状腺激素受体（TSHR）抗体引起的。制造甲状腺刺激抗体的母亲所孕育的孩子在出生后患有甲状腺功能亢进，但这可以通过血浆置换术来纠正，从而去除母亲的抗体。

15-11　慢性自身免疫病是由炎症、无法清除自身抗原以及自身免疫应答扩展的正反馈调节启动的

当正常的免疫应答参与破坏病原体时，典型的结果是消除外来侵略者，随之免疫应答停止并伴随着大多数效应细胞的大规模消亡和一小群记忆淋巴细胞的持续存在（见第11章）。然而，在自身免疫中，由于自身抗原过多或普遍存在（如染色质），所以无法轻易消除自身抗原。因此，在许多自身免疫病中，限制免疫应答的某一非常重要的机制未能发挥作用。

一般来说，自身免疫病的特征是只有少数自身抗原参与早期激活阶段，随后是慢性阶段。自身抗原的持续存在诱发慢性炎症，这会导致组织损伤从而释放出更多的自身抗原，这打破了一个被称为"隔离"的自身免疫性的重要屏障，许多自身抗原通常通过"隔离"与免疫系统分离。它还可以集聚非特异性效应细胞（如巨噬细胞和中性粒细胞），这些细胞对损伤组织释放的细胞因子和趋化因子做出反应（图15.16）。最终导致持续发展的自我损伤过程。

自身免疫应答的进展通常伴随着对起始自身抗原新表位以及新的自身抗原反应的淋巴细胞新克隆的招募。这种现象被称为表位扩展，对疾病的迁延和加重很重要的作用。如第10章所述，活化的BCR通过受体介导的内吞作用介导同源抗原内化、处理，并将衍生肽提呈给T细胞。表位扩展可以通过几种方式发生。抗体结合抗原可以更有效地呈递，由于自身抗原的浓度通常过低，不能激活内吞自体抗原的B细胞对其进行加工处理，因此通过展示一种新的、以前隐藏的可以呈递给T细胞的肽表位，称为隐表位。对这些"新"表位

图15.15　自身免疫病涉及各种免疫应答

虽然传统上认为某些自身免疫病是由B细胞或T细胞介导的，但考虑到免疫系统的各个方面都具有一定的作用是很有必要的。对于四种重要的自身免疫病，图中列出了T细胞、B细胞和抗体的作用。在某些疾病如SLE中，T细胞可以发挥多种作用，如帮助B细胞产生自身抗体和直接促进组织损伤。B细胞不仅可以呈递自身抗原刺激T细胞，还可以分泌致病性自身抗体。

自身免疫病涉及免疫应答的各个方面			
疾病	**T细胞**	**B细胞**	**抗体**
系统性红斑狼疮	帮助抗体产生	T细胞抗原	致病的
1型糖尿病	致病的	T细胞抗原	存在，但作用不清
重症肌无力	帮助抗体产生	抗体分泌	致病的
多发性硬化	致病的	T细胞抗原	存在，但作用不清

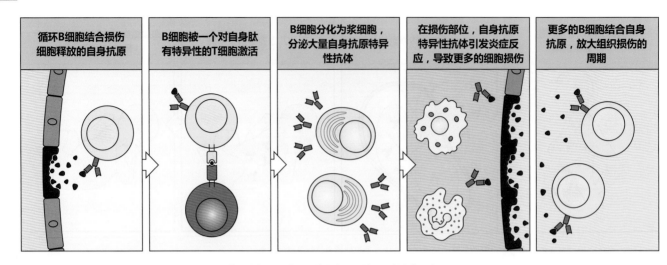

| 循环B细胞结合损伤细胞释放的自身抗原 | B细胞被一个对自身肽有特异性的T细胞激活 | B细胞分化为浆细胞，分泌大量自身抗原特异性抗体 | 在损伤部位，自身抗原特异性抗体引发炎症反应，导致更多的细胞损伤 | 更多的B细胞结合自身抗原，放大组织损伤的周期 |

图15.16　自身抗体介导的炎症可导致受损组织释放自身抗原，进而促进自身反应性B细胞的进一步激活

自身抗原，特别是作为SLE靶点的细胞内抗原，只有在濒死细胞中释放时才会刺激B细胞（图一）。结果是激活了自身反应的T细胞和B细胞，并最终分泌自身抗体（图二、图三）。这些自身抗体可通过多种效应功能介导组织损伤（见第10章），从而导致细胞死亡（图四）。正反馈环的建立是因为这些额外的自身抗原招募和激活额外的自身反应B细胞（图五），这反过来又可以重新开始循环，如图一所示。

做出应答的自体反应性T细胞将为提呈这些肽的B细胞提供帮助，招募其他的B细胞克隆诱导自身免疫应答，导致大量自身抗体产生。此外，通过BCR结合并内化特定抗原，B细胞也会内化与该抗原密切相关的任何其他分子。通过这些途径，B细胞可以作为APC提呈抗原衍生肽，这些肽完全不同于诱发自身免疫应答的原始自身抗原。

　　SLE中的自身抗体应答启动了这些表位扩展机制。在这种疾病中，发现了抗染色质的蛋白质和DNA成分的自身抗体。图15.17显示了DNA特异性的自体反应性B细胞如何招募组蛋白特异性的自身反应性T细胞启动自身免疫应答。反过来，这些T细胞不仅有助于原始DNA特异性B细胞，也有助于组蛋白特异性B细胞产生抗DNA和抗组蛋白抗体。

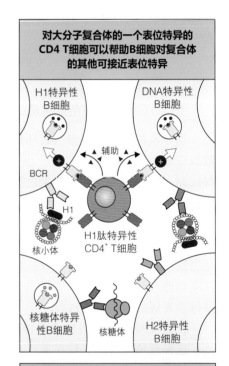

对大分子复合体的一个表位特异的CD4 T细胞可以帮助B细胞对复合体的其他可接近表位特异

图15.17　在对复合抗原的不同成分有特异性的B细胞被一个具有单一特异性的自身反应性辅助性T细胞刺激时发生抗原表位扩展

在SLE患者中，对由组蛋白和DNA组成并从死亡和解体的细胞中释放出来的核小体等核蛋白抗原的免疫应答不断扩大。上图显示了一个自身反应性CD4 T细胞克隆的出现如何导致对核小体成分的不同B细胞反应。中心的T细胞对来自连接组蛋白H1的特定肽（红色）具有特异性，该连接组蛋白H1存在于核小体的表面。顶部的B细胞对核小体表面的表位特异、分别对H1和DNA具有特异性，从而结合和内吞完整的核小体，加工组分，并将H1肽呈递给辅助性T细胞。这样的B细胞将被激活产生抗体，在DNA特异性的情况下，B细胞将产生抗DNA抗体。右下角的B细胞具有组蛋白H2表位特异性，组蛋白H2隐藏在完整的核小体内，因此BCR无法结合。这个B细胞不结合核小体，也不被H1特异性辅助性T细胞激活。B细胞对另一种类型的核蛋白颗粒即核糖体（由RNA和特定核糖体蛋白组成）具有特异性，不会结合核小体（左下角），也不会被T细胞激活。实际上，T细胞一次与一个B细胞相互作用，但同一T细胞克隆的不同成员将与具有不同特异性的B细胞相互作用。下图显示T细胞对核小体的反应扩大。中心的H1特异性B细胞处理了一个完整的核小体，并在其MHC II类分子上呈现多种核小体衍生肽抗原。这种B细胞可以激活这些肽抗原的特异性T细胞，包括来自内部组蛋白H2、H3和H4以及来自H1的抗原。由于核小体不含组蛋白，因此这种H1特异性B细胞不会激活核小体肽抗原特异性T细胞。

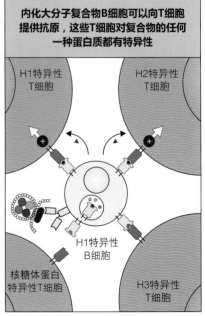

内化大分子复合物B细胞可以向T细胞提供抗原，这些T细胞对复合物的任何一种蛋白质都有特异性

另一种表位扩展与疾病进展有关的自身免疫病是寻常性天疱疮，其特征是皮肤和黏膜严重起泡。它是由抗桥粒蛋白的自身抗体引起的，桥粒蛋白是一种存在于细胞连接（桥粒）中的钙黏素（图15.18）。

将自身抗体结合到这些黏附分子的细胞外区域会导致连接处分离和受影响组织的溶解。寻常性天疱疮病变通常开始于口腔和生殖器黏膜，最终累及皮肤。在黏膜阶段，只发现了靶向桥粒蛋白 Dsg-3 的某些表位的自身抗体，这些抗体似乎不能引起皮肤水泡。皮肤疾病的进展与 Dsg-3 内的分子内表位扩散有关，这会导致自身抗体引起皮肤深层水泡，并且与分子间表位扩散到另一种表位蛋白 Dsg-1 相关，Dsg-1 在表皮中含量更丰富。Dsg-1 也是该病轻型变种（落叶型天疱疮）的自身抗原。在这种疾病中，首先产生靶向 Dsg-1 的自身抗体，此时不会对机体造成损伤，只有产生针对表皮细胞黏附蛋白质表位的自身抗体后，疾病才会发生。

15-12　抗体和效应 T 细胞都能引起自身免疫病的组织损伤

自身免疫病的表现是由免疫系统的效应机制直接作用于机体自身组织引起的。如前所述，通过不断提供新的自身抗原，可以扩大和维持这种反应。这条规则的一个例外是 1 型糖尿病，在 1 型糖尿病中自身免疫应答破坏大部分或全部靶细胞，导致不能产生足够的胰岛素来维持葡萄糖的稳态，从而导致糖尿病的症状。

历史上，在对免疫机制有更好的理解之前，根据 20 世纪 60 年代初定义"超敏反应"所采用的方法，对自身免疫中的组织损伤机制进行了分类（图 15.19；另见第 14 章引言）。我们现在认识到，为清除不同类型病原体的主要免疫类型与自身免疫失调的免疫类型是相同的，即使是在特定类型的应答（如自身抗体介导的细胞损伤）所引起组织损伤中占主导地位的情况下，而且 B 细胞、T 细胞和固有免疫系统中的效应细胞都有助于疾病发生。自身免疫应答所针对的抗原（或一组抗原），以及携带抗原的组织所遭受的损伤机制，共同决定了疾病的病理特征和临床表现。

由 IgE 介导的 2 型免疫应答（以前称为 I 型超敏反应）通常引起过敏性或特应性炎症（见第 14 章），在大多数形式的自身免疫中不起主要作用。相比之下，通过自身抗体损害组织的自身免疫，无论是通过 IgG 或 IgM 与位于细胞表面或细胞外基质上的自身抗原结合（II 型超敏反应），还是通过对可溶性自身抗原及其同源自身抗体组成的免疫复合物进行组织定位（III 型超敏反应）——通常与失调的 3 型（Th17）或 1型（Th1）免疫失调有关，或与 TI 抗原刺激 B 细胞产生的 IgM 有关。因为抗体介导的损伤可以针对特定的细胞或组织类型（如自身免疫性甲状腺炎），或者可以导致沉积在特定血管床的免疫复合物形成（如类风湿性关节炎），所以疾病可能是器官特异性或系统性的。在某些形式的自身免疫病如 SLE 中，自身抗体常通过这两种机制造成损害。最后，一些器官特异性自身免疫病是由于 Th1 和（或）CTL 直接引起组织损伤（IV 型超敏反应，如 1 型糖尿病）的 1 型反应引起的；或者，一些此类疾病是由于 Th17 在屏障组织中引发炎症的 3 型反应引起的（如银屑病或克罗恩病）。

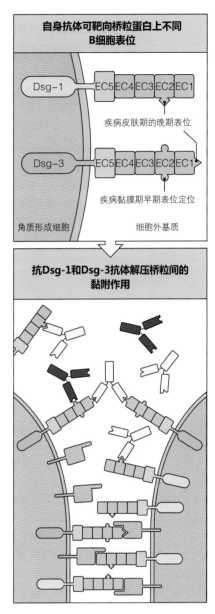

图15.18　寻常型天疱疮是一种由桥粒蛋白特异性自身抗体引起的皮肤起泡性疾病

桥粒蛋白是角质形成细胞连接的一种黏附分子，是一种具有五个胞外结构域的细胞表面蛋白（EC1～EC5，上部图片）。在自身免疫反应的早期，针对shed桥粒蛋白-3（Dsg-3）的 EC5 结构域产生抗体，但不会引起疾病。然而，随着时间的推移，发生了在分子内和分子间的表位扩展，并产生了针对 Dsg-3 和 Dsg-1 的 EC1 和 EC2 结构域的 IgG 抗体。这些自身抗体可以抑制桥粒中桥粒蛋白的黏附，从而干扰维持皮肤完整性所必需的桥粒蛋白的生理黏附作用（下图）。因此，抗体导致皮肤外层分离，产生水泡。

按免疫致病机制分类的几种常见自身免疫性疾病		
综合征	**自身抗原**	**后果**
抗细胞表面或基质抗原的抗体		
自身免疫性溶血性贫血	Rh血型抗原，I抗原	补体和FcR⁺吞噬细胞破坏红细胞，贫血
自身免疫性血小板减少性紫癜	血小板整合素	异常出血
肺出血肾炎综合征	基底膜非胶合域IV型胶原	肾小球肾炎；肺出血
寻常型天疱疮	表皮钙黏蛋白	皮肤起泡
急性风湿热	链球菌细胞壁抗原抗体与心肌交叉反应	关节炎、心肌、心脏瓣膜晚期瘢痕形成
异常出血		
混合原发性冷球蛋白血症	类风湿因子IgG复合物（有或无丙型肝炎抗原）	系统性血管炎
类风湿性关节炎	类风湿因子IgG复合物	关节炎
T细胞介导疾病		
1型糖尿病	胰腺β细胞抗原	B细胞毁坏
类风湿关节炎	未知滑膜关节抗原	关节炎症和毁坏
多发性硬化	髓鞘碱性蛋白，蛋白脂质蛋白，髓鞘少突胶质细胞糖蛋白	CD4 T细胞侵入大脑和脊髓、肌肉无力和其他神经症状
克罗恩病	肠道微生物群抗原	局部肠道炎症和疤痕
银屑病	未知皮肤抗原	皮肤发炎形成斑块

图15.19 自身免疫病组织损伤机制
自身免疫病可以根据免疫应答的主要类型和损伤组织的机制进行分类。在许多自身免疫病中，几种免疫致病机制同时作用。类风湿性关节炎就是一个例子，其由多种免疫机制所致。

然而，在大多数自身免疫病中，存在着多种发病机制。辅助性T细胞是产生致病性自身抗体必需的，而B细胞通常在调节组织损伤或帮助自身抗体产生的T细胞过度活化中起着重要作用。例如，在1型糖尿病和类风湿性关节炎中，T细胞和抗体介导的途径都会导致组织损伤。SLE是一个自身免疫的例子，以前被认为是由抗体和免疫复合物单独介导的，但现在已知T细胞介导的发病机制也参与了疾病的发生。此外，几乎在所有的自身免疫病中，固有免疫细胞都会导致炎症和抗体或T细胞介导的组织损伤。我们将首先研究自身抗体如何引起组织损伤，然后考虑自身反应性T细胞反应及其在自身免疫中的作用。

15–13 抗血细胞的自身抗体促进血细胞破坏

IgG或IgM对血细胞表面抗原的结合导致这些细胞被快速破坏。一个例子是自身免疫性溶血性贫血，在这种贫血中，针对红细胞自身抗原的抗体触发细胞的破坏，导致贫血。这可以通过两种方式发生（图15.20）。结合了IgG或IgM抗体的红细胞可以通过位于单核–巨噬细胞吞噬系统细胞上的Fc或补体受体的免疫调理作用，迅速从循环中清除，特别是在脾脏；或者通过形成的补体攻膜复合物，溶解结合自身抗体的红细胞。在自身免疫性血小板减少性紫癜中，抗 GpⅡb∶Ⅲa 纤维蛋白原受体或其他血小板特异性表面抗原的自身抗体可导致血小板减少症（血小板减少），进而导致出血。

用补体溶解有核细胞并不常见，因为补体调节蛋白能干扰补体成分的激活使细胞免受免疫攻击从而更好地保护这些细胞（见第 2-15节）。然而，靶向自身抗体的循环有核细胞仍可被单核吞噬系统的细胞或 NK 细胞通过抗体依赖性细胞介导的细胞毒性（ADCC）作用破坏。例如，抗中性粒细胞的自身抗体会导致中性粒细胞减少，从而增加对化脓性细菌感染的易感性。在这些情况下，结合自身抗体的细胞被加速清除是其耗尽的原因。这种自身免疫病的治疗方案之一是切除脾脏（清除红细胞、血小板和白细胞的主要器官）。另一种治疗方案是注射大量非特异性 IgG（称为 IVIG，静脉注射免疫球蛋白）。其他治疗方法，可以通过抑制 Fc 受体介导的抗体包裹的细胞的摄取和激活抑制性 Fc 受体以抑制髓系细胞产生的炎症介质等。

15-14 亚溶解剂量补体固定在组织细胞上引起强烈的炎症反应

IgG 和 IgM 抗体与组织细胞的结合通过多种机制引起炎症性损伤，机制之一就是补体的固定是其中之一。尽管有核细胞对补体溶解具有一定的抵抗力，但亚溶解剂量细胞表面的攻膜复合物的聚集却提供了强大的活化信号。根据细胞类型的不同，这种相互作用会导致细胞因子释放、呼吸爆发或膜磷脂动员，生成花生四烯酸（前列腺素和白三烯的前体，炎症的脂质介质）。

组织中的大多数细胞都固定在适当的位置，固有免疫和适应性免疫细胞都可能被趋化因子吸引。补体片段 C5a 就是这样一种分子，由于其自身抗体结合触发的补体激活而被释放。其他趋化因子，如白三烯 B4，通过靶向自身抗体的细胞释放。炎症性白细胞通过结合自身抗体 Fc 区和细胞上固定的补体 C3 片段进一步被激活。组织损伤可能是由于活化白细胞产物和 NK 细胞介导的抗体依赖性细胞毒性引起的（见第 10-23 节）。

这类自身免疫的一个例子是桥本甲状腺炎，在这种疾病中，针对组织特异性抗原的自身抗体在很长一段时间内处于极高的水平。我们之后会讨论，T 细胞直接介导的细胞毒性可能对这种疾病很重要。

15-15 自身抗体通过刺激或阻断受体功能引发疾病

当自身抗体与细胞表面受体结合时，会发生自身免疫病。与受体结合的抗体既可以刺激受体，也可以阻断天然配体的刺激。在格雷夫斯病中，甲状腺细胞上的促甲状腺激素受体的自身抗体刺激甲状腺激素的过度分泌。甲状腺激素的产生通常由反馈调节控制；高水平的甲状腺激素抑制垂体释放促甲状腺激素。在格雷夫斯病中，这一反馈性抑制机制发生障碍，由于自身抗体在缺乏促甲状腺激素的情况下继续刺激促甲状腺激素受体，因此导致患者甲状腺激素水平长期升高（甲状腺功能亢进症；图 15.21）。

在重症肌无力患者中，存在于骨骼肌细胞神经肌肉连接处的烟碱乙酰胆碱受体 α 链的自身抗体可以阻断肌肉收缩的刺激。这些抗体被认为可以驱动受体的内化和降解（图 15.22）。

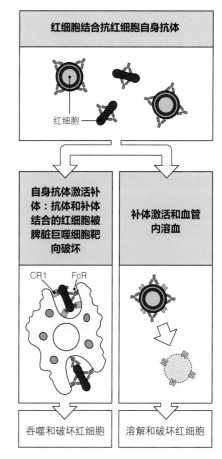

图15.20　细胞表面抗原特异性抗体破坏细胞　在自身免疫性溶血性贫血中，被靶细胞表面抗原的 IgG 自身抗体包裹的红细胞（上图），被主要位于脾脏的携带 Fc 受体的巨噬细胞摄取迅速从循环中清除（左下图）。被 IgM 自身抗体包裹的红细胞固定在 C3 上，由携带 CR1 的巨噬细胞清除。某些特殊的自身抗体的结合能极有效地固定补体，导致红细胞攻膜复合物的形成，引起血管内溶血（右下图）。

图15.21　格雷夫斯病中甲状腺激素分泌的反馈调节被破坏

格雷夫斯病是由促甲状腺激素（TSH）受体特异性自身抗体引起的。通常情况下，甲状腺激素是相应促甲状腺激素产生的，并通过抑制垂体（左图）促甲状腺激素的产生来限制甲状腺激素自身的产生。在格雷夫斯病中，自身抗体是促甲状腺激素受体的激动剂，因此会刺激甲状腺激素的产生（右图）。甲状腺激素以正常方式抑制促甲状腺激素的产生，但不影响自身抗体的产生；以这种方式诱导的过量的甲状腺激素分泌会导致甲状腺功能亢进。

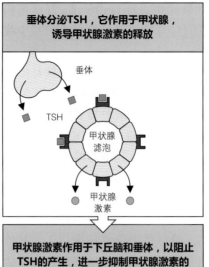

垂体分泌TSH，它作用于甲状腺，诱导甲状腺激素的释放

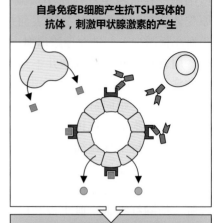

自身免疫B细胞产生抗TSH受体的抗体，刺激甲状腺激素的产生

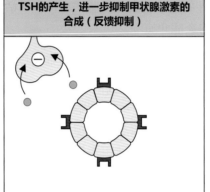

甲状腺激素作用于下丘脑和垂体，以阻止TSH的产生，进一步抑制甲状腺激素的合成（反馈抑制）

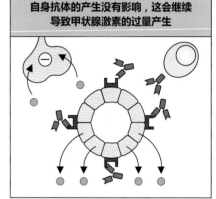

甲状腺激素会抑制TSH的产生，但对自身抗体的产生没有影响，这会继续导致甲状腺激素的过量产生

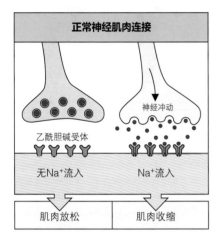

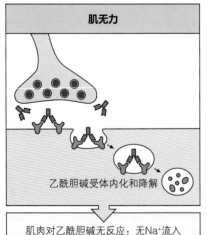

图15.22　自身抗体抑制重症肌无力患者的受体功能

在正常情况下，神经肌肉连接处受刺激运动神经元释放的乙酰胆碱与骨骼肌细胞上的乙酰胆碱受体结合，引发肌肉收缩（上图）。重症肌无力是由乙酰胆碱受体α亚基的自身抗体引起的。这些自身抗体与受体结合而不激活受体，也会导致受体内化和降解（下图）。随着肌肉上受体数量的减少，肌肉对乙酰胆碱的反应减弱。

重症肌无力患者由于其疾病进程而发展为潜在致死的进行性衰弱。图 15.23 列出了由细胞表面受体上起激动剂或拮抗剂作用的自身抗体引起的疾病。

15–16 抗细胞外抗原的自身抗体引起炎症性损伤

抗体对细胞外基质分子的反应很少，但可能是非常有害的。在肺出血 – 肾炎综合征中，基底膜蛋白 α3 链（Ⅳ型胶原）诱导抗体产生。这些抗体与肾小球基底膜结合（图 15.24），在某些情况下与肺泡基底膜结合，如果不加以治疗，会导致快速致命性疾病暴发。自身抗体通过 Fcγ 受体结合于固有免疫效应细胞（如单核细胞和中性粒细胞）的基底膜上，从而导致其活化。这些细胞被激活后释放趋化因子，吸引单核细胞和中性粒细胞进入肾小球，造成严重的组织损伤。自身抗体也会引起补体的局部激活，从而加剧组织损伤。

当可溶性抗原与抗体发生反应时，就会产生免疫复合物。通常，这种复合物很少造成组织损伤，因为它们能被携带补体受体的红细胞和同时具有补体受体和 Fc 受体的吞噬细胞有效清除。然而，当免疫复合物的产生超过机体正常清除的能力时，或者当正常清除机制存在缺陷时，过多的复合物便会造成组织损伤。前者的一个例子是血清病（见第 14–15 节），这是由于注射大量的血清蛋白或与血清蛋白结合并充当半抗原的小分子药物引起的。血清病是一种暂时性疾病，持续到免疫复合物被清除为止。同样，在慢性感染（如细菌性心内膜炎）

细胞表面受体的抗体介导疾病				
综合征	抗原	抗体	结果	靶细胞
格雷夫斯病	TSH受体	兴奋剂	甲状腺功能亢进症	甲状腺上皮细胞
重症肌无力	乙酰胆碱受体	拮抗剂	进行性肌肉无力	肌肉
胰岛素抵抗型糖尿病	胰岛素受体	拮抗剂	高血糖症，酮症酸中毒	所有细胞
低血糖症	胰岛素受体	兴奋剂	低血糖症	所有细胞
慢性荨麻疹	受体结合的IgE或IgE受体	兴奋剂	持续性瘙痒皮疹	肥大细胞

图15.23　抗细胞表面受体自身抗体引发自身免疫病
这些抗体产生不同的效果取决于它们是激动剂（刺激受体）还是拮抗剂（抑制受体）。注意，针对不同的胰岛素受体，自身抗体可以刺激或抑制信号传导。

中，正常的清除机制可能被淹没，在这种情况下，免疫应答无法清除对滞留在心脏瓣膜上的细菌。在强抗菌抗体反应的情况下，细菌抗原从瓣膜感染中持续释放，导致对肾脏和皮肤等器官中小血管广泛的免疫复合物性损伤。其他慢性感染，如丙型肝炎感染，可导致冷球蛋白的产生和混合的冷球蛋白血症，免疫复合物沉积在关节和组织中。免疫复合物正常清除的机制可能存在遗传性损伤，这种损伤可能是由于补体或其受体的特定组分或 Fc 受体的表达减少或功能缺陷引起的，每一种都发生在 SLE 患者的亚群中。

　　事实上，SLE 可能是由于免疫复合物的过度产生或清除缺陷，或两者兼有，是在多个水平上造成的（图 15.25）。在这种疾病中，会产生针对有核细胞中普遍存在的自身抗原的慢性 IgG 抗体，导致对常见细胞成分产生广泛的自身抗体应答。主要的抗原是三种类型的细胞内核蛋白颗粒：染色质的核小体亚基、剪接体和包含两个蛋白质的小胞质核糖核蛋白复合物，含有两种称为 Ro 和 La 的蛋白质（以发现针对这些蛋白质自身抗体的两名患者姓氏的前两个字母命名）。为使这些自身抗原参与免疫复合物的形成，它们必须成为细胞外抗原。SLE 自身抗原通常暴露于损伤组织释放的死亡和垂死细胞上。

　　正如将下一节中所讨论的，T 细胞以两种方式促进自身免疫病：通过帮助 B 细胞产生抗体，类似于正常的 T 细胞依赖性免疫应答；通过 T 细胞直接浸润和破坏靶组织。在 SLE 中，大量抗原的使用，导致大量小的免疫复合物不断产生，并沉积在肾小球基底膜、关节和其他器

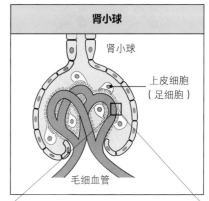

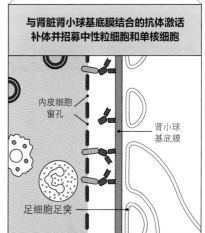

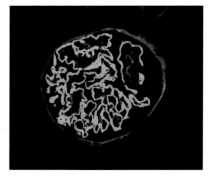

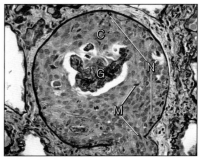

图15.24　自身抗体与肾小球基底膜反应导致炎症性肾小球疾病，称为肺出血-肾炎综合征
图一、图二：抗体介导的肾脏肾小球损伤示意图。自身抗体与肾小球毛细血管基底膜内的Ⅳ型胶原结合，引起补体激活以及中性粒细胞和单核细胞的募集和激活。
图三：肺出血-肾炎综合征患者肾脏活检肾小球切片。运用免疫荧光法对肾小球进行免疫球蛋白沉积染色。抗肾小球基底膜抗体（染绿）沿肾小球基底膜呈线性沉积。
图四：肾脏肾小球切片的银染显示肾小球毛细血管（G）被新月形（C）物质压缩，新月形（C）由增生的上皮细胞和大量的中性粒细胞（N）和单核细胞（M）组成，这些细胞充满了肾小球毛细血管周围的泌尿系统空腔（鲍曼腔）。

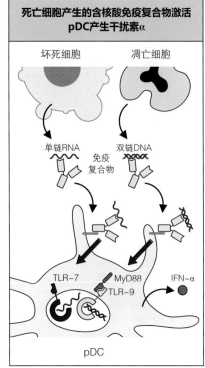

死亡细胞产生的含核酸免疫复合物激活pDC产生干扰素α

坏死细胞　　凋亡细胞

单链RNA　　双链DNA

免疫
复合物

TLR-7　　MyD88　　IFN-α
TLR-9

pDC

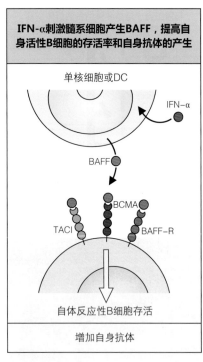

IFN-α刺激髓系细胞产生BAFF，提高自身活性B细胞的存活率和自身抗体的产生

单核细胞或DC

IFN-α

BAFF

BCMA

TACI　　　　BAFF-R

自体反应性B细胞存活

增加自身抗体

图15.25　含有核酸的免疫复合物积累激活BAFF和Ⅰ型干扰素过度产生并诱发SLE

在SLE中，人们认为抗体само含有来自死亡细胞的单链RNA或双链DNA的核酸免疫复合物，与pDC上的FcγRⅡA（绿色棒状）结合。Fc受体结合的单链RNA和双链RNA被输送到内体，在那里它们分别激活TLR-7和TLR-9，以诱导IFN-α的产生（上图）。IFN-α增加单核细胞和DC产生BAFF，并且BAFF与B细胞上的受体相互作用。过量的BAFF可以提高自身反应性B细胞的存活率，从而增加自身抗体的产生（下图）。

官的小血管壁上（图 15.26）。这导致吞噬细胞通过其 Fc 受体活化，某些补体蛋白（特别是对 C1q、C2 和 C4 的补体蛋白）的遗传缺陷与人类 SLE 的发展密切相关。C1q、C2 和 C4 是经典补体途径的早期成分，在抗体介导的凋亡细胞和免疫复合物清除中起重要作用（见第 2 章）。如果凋亡细胞和免疫复合物没有被清除，它们的抗原就将激活具有较低亲和力的外周自体反应性淋巴细胞。随后发生的组织损伤释放更多的核蛋白复合物，并形成更多的免疫复合物。在这个过程中，自体反应性 T 细胞也会被激活，尽管对其特异性知之甚少。没有 T 细胞的帮助，则不能建立 SLE 动物模型，T 细胞也可以直接致病，成为皮肤和肾脏中浸润细胞的一部分。

15-17　自身抗原特异性 T 细胞引起直接组织损伤和维持自身抗体反应

在过去，由于各种的原因，证明自身反应性 T 细胞的存在比证明自身抗体的存在要困难得多。首先，由于 T 细胞的识别受到 MHC 分子的限制，自体反应的人类 T 细胞不能将疾病转移到实验动物身上。其次，自身抗体可用于染色自身组织以揭示自身抗原的分布，而 T 细胞不能用同样的方式。然而，使用荧光标记抗原肽∶MHC 四聚体（见附录Ⅰ，第 A-24 节）对抗原特异性 T 细胞染色进行流式细胞术，为在自身免疫病中识别和跟踪体内自体反应 T 细胞提供了一种方法。此外，已有强有力的证据表明，在许多自身免疫病中，有自体活化 T 细胞的参与。例如，在 1 型糖尿病中，生成胰岛素的胰岛 β 细胞被 CTL 选择性破坏。这一点可以通过病例证明，当糖尿病患者接受从同一对双胞胎供体移植的半个胰腺时，移植组织中的 β 细胞被受体 T 细胞迅速地、有选择地破坏。免疫抑制药物环孢素 A（见第 16 章）可抑制 T 细胞活化，从而阻止疾病复发。

在外周血单个核细胞培养中加入含有自身抗原的细胞或组织，然后检测来自自身免疫患者的 CD4$^+$T 细胞的应答。如果存在自身抗原，它应该被自体反应的 CD4$^+$T 细胞有效识别而活化，这种方法可用于鉴定 CD4$^+$T 细胞识别的自身抗原。在 CD8$^+$T 细胞起作用的自身免疫病中，由于 CD8$^+$T 细胞识别的自身抗原在这些培养物中没能有效地表达，因此识别自身抗原肽尤其困难。由 MHC Ⅰ类分子提呈的肽通常必须由靶细胞自身产生（见第 6 章）。因此，必须使用患者靶组织的完整细胞来研究导致组织损伤的自体反应性 CD8$^+$T 细胞。相反，疾病的发病机制本身可以为某些 CD8$^+$T 细胞介导的疾病的抗原识别提供线索。例如，在 1 型糖尿病中，产生胰岛素的 β 细胞似乎被 CD8$^+$T 细胞特异性靶向和破坏（图 15.27）。这表明 β 细胞特有的蛋白质是致病性 CD8$^+$T 细胞识别肽的来源。对非肥胖型糖尿病中 1 型糖尿病小鼠模型

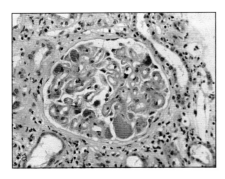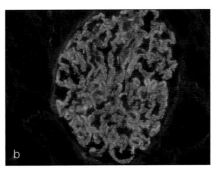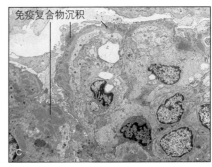

图15.26　肾小球中免疫复合物的沉积导致系统性红斑狼疮（SLE）的肾衰竭

图a：SLE患者肾小球的切片，显示免疫复合物的沉积导致肾小球基底膜增厚，这被视为穿过肾小球的透明"通道"。

图b：用荧光抗免疫球蛋白抗体染色的相似的部分，显示免疫球蛋白沉积在基底膜上。

图c：免疫复合物在电子显微镜下被视为肾小球基底膜和肾上皮细胞之间的致密蛋白沉积。沉积的免疫复合物吸引多形核白细胞浸润。照片由H. T. Cook和M. Kashgarian提供。

的研究表明，致病性 CD8$^+$ T 细胞识别胰岛素自身的肽，证实胰岛素是糖尿病模型中的主要自身抗原。

　　多发性硬化是一种 T 细胞介导的神经疾病，由对中枢神经系统髓鞘［包括髓鞘碱性蛋白、蛋白脂质蛋白（PLP）和髓鞘少突胶质细胞糖蛋白（MOG）］的破坏性免疫应答引起（图 15.28）。多发性硬化的名字来源于中枢神经系统白质中出现的（硬化）损伤或斑块。这些损伤通常围绕神经细胞轴突的髓鞘溶解，特别是围绕血管的淋巴细胞和巨噬细胞的炎性浸润。多发性硬化患者可能会出现各种神经症状，包括肌肉无力、共济失调、失明和瘫痪。正常情况下，很少有淋巴细胞穿过血脑屏障，但如果屏障被破坏，活化的 CD4$^+$ T 细胞对髓鞘抗原有特异性，并表达 α4:β1 整合素，可以在活化的内皮细胞上结合血管细胞黏附分子（VCAM）（见第 11-3 节），使 T 细胞迁移出血管。然后，它们重新识别浸润巨噬细胞或小胶质细胞（吞噬性巨噬细胞样细胞驻留在中枢神经系统）上由 MHC II 类分子提呈的特异性自身多肽。炎症导致血管通透性增加，并且伴随着产生 IL-17、IFN-γ 和 GM-CSF 的 Th17 和 Th1 效应性 CD4$^+$ T 细胞的显著浸润。这些效应 T 细胞

图15.27　1型糖尿病胰腺β细胞的选择性破坏表明自身抗原在β细胞中产生并在其表面识别

在1型糖尿病中，胰岛中产生胰岛素的β细胞具有高度特异性的破坏，而其他胰岛细胞类型（α和δ）除外（上排图）。下排图为正常（左）和糖尿病（右）小鼠的胰岛染色，胰岛素（棕色）由β细胞分泌，胰高血糖素（黑色）由α细胞分泌。注意，淋巴细胞在糖尿病小鼠（右）中修复胰岛，选择性丢失β细胞（棕色），而α细胞（黑色）则被保留。胰岛的特征形态也因β细胞的丢失而被破坏。图片由I. Vistin提供。

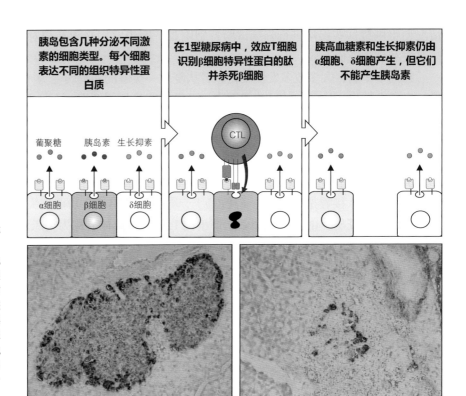

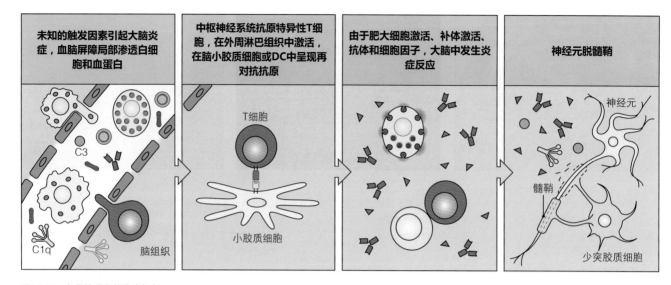

| 未知的触发因素引起大脑炎症，血脑屏障局部渗透白细胞和血蛋白 | 中枢神经系统抗原特异性T细胞，在外周淋巴组织中激活，在脑小胶质细胞或DC中呈现再对抗抗原 | 由于肥大细胞激活、补体激活、抗体和细胞因子，大脑中发生炎症反应 | 神经元脱髓鞘 |

图15.28   多发性硬化的发病机制

在炎症部位，对脑抗原自体反应的活化的T细胞可以穿过血脑屏障进入大脑，识别小胶质细胞上的抗原，并分泌细胞因子，如IFN-γ。T细胞和巨噬细胞细胞因子的产生加剧了炎症，并诱导血细胞（包括巨噬细胞、DC和B细胞）和血蛋白（如补体）进一步流入受累部位。肥大细胞也会被激活。这些成分在脱髓鞘和神经功能丧失中的具体作用尚不清楚。

产生的细胞因子和趋化因子进一步招募和激活髓系细胞以加剧炎症，导致 T 细胞、B 细胞和天然免疫细胞进一步募集到病变处。在 T 细胞的帮助下，自体反应 B 细胞产生抗髓鞘抗原的自身抗体，这些联合效应导致脱髓鞘并影响神经功能。

多发性硬化的临床过程既反映了自身免疫病的情况，也显示了这些疾病的组织特异性如何影响其进展。大多数多发性硬化患者都经历了一个以急性发作（复发）为特征的疾病过程，随后可能持续数月或数年的疾病活动减少（缓解）。这种复发—缓解过程是许多自身免疫病（除多发性硬化、克罗恩病和类风湿性关节炎等）的特征，包括患者的症状和免疫细胞侵入受累器官的程度。目前，复发的诱因未明，而且自身抗体仍然存在于器官中，自发疾病缓解的机制仍有待深入研究。此外，像 MS 这样的疾病的复发—缓解情况使得围绕这些疾病进行临床试验特别困难，因为它们必须在相对较长的时间内进行，以确保治疗在预防复发和反弹方面有效。

在几十年后，大多数多发性硬化患者从复发—缓解的病程转变为"继发 – 进展"多发性硬化。在这一阶段，患者开始出现稳定的神经功能下降，而没有明显的缓解期。而且对许多患者来说，他们的疾病对复发性多发性硬化有效靶向适应性免疫系统疗法的反应性降低。尽管有人认为其原因可能是长期复发—缓解过程最终会耗尽中枢神经系统的再生能力，导致神经退行性病变，但是其具体机制目前尚不清楚。此外，长期的疾病可能使免疫细胞和活化的小胶质细胞持续留在血脑屏障内，从而促进神经元损伤。

类风湿性关节炎是一种慢性疾病，其特征是滑膜（关节的薄层）炎症。随着疾病的发展，发炎的滑膜侵入并损害软骨，接着是骨侵蚀（图 15.29），导致慢性疼痛、功能丧失和残疾。类风湿性关节炎首先被认为是一种自身免疫病，由 B 细胞驱动，产生抗 IgG 自身抗体，称为类风湿因子（见第 15-4 节）。然而，在一些健康人中鉴定出了类风湿因子，在一些类风湿关节炎患者中则缺乏，表明该病存在更复杂的机制。类风湿性关节炎与 MHC 的特定 II 类 *HLA-DR* 基因相关的发现表明 T 细胞也参与了这种疾病的发病机制。在类风湿性关节炎中，与多发性硬化一样，多数来自人类和小鼠模型的数据表明，至少在疾病发展早期，自体反应性 Th17 会被激活，这有助于 B 细胞产生关节炎性抗体。同时，活化的 Th17 也产生细胞因子，招募中性粒细胞和单核细胞 / 巨噬细胞，这些细胞因子共同刺激内皮细胞和滑膜成纤维细胞产生更多促炎性细胞因子，如 TNF-α、IL-1 或趋化因子（CXCL8、CCL2），最后产生导致组织损伤的基质金属蛋白酶。在类风湿性关节炎患者的滑膜和滑液中发现高浓度的 IL-17A，可诱导 NFκB（RANKL）受体激活剂配体的表达，该配体刺激破骨细胞前体分化为成熟破骨细胞，使受累的关节骨再吸收。虽然我们还不知道类风湿性关节炎是如何引起

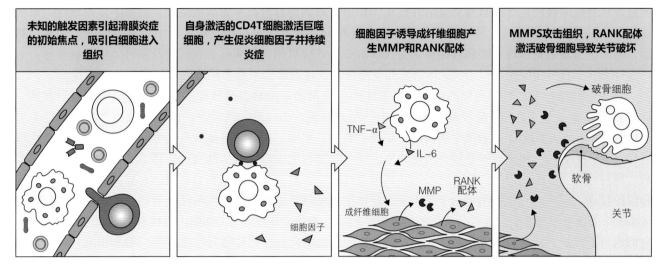

图15.29 类风湿性关节炎的发病机制

滑膜的炎症，由一些未知的触发物引起，将自身反应性的淋巴细胞和巨噬细胞集聚到炎症组织。自体反应性效应CD4 T细胞激活巨噬细胞，产生促炎细胞因子，如IL-1、IL-6、IL-17和TNF-α。细胞因子激活的成纤维细胞产生基质金属蛋白酶（MMP），有助于组织破坏。TNF家族细胞因子RANK配体在炎症关节中由T细胞和成纤维细胞表达，是破骨细胞的主要激活剂。还产生了针对几种关节蛋白的抗体（未显示），但其在发病机制中的作用尚不明确。

的，但是小鼠模型已经表明 T 细胞和 B 细胞都是引发疾病所必需的。有趣的是，在多种水平上阻断这种复杂的级联反应，包括抗细胞因子（TNF-α）、B 细胞和 T 细胞活化的治疗性抗体，在治疗疾病症状方面都是成功的（在第 16-8 节中讨论）。

对类风湿性关节炎自身抗体靶点的研究已经揭示了这种疾病是如何发展的，并且还取得了机制研究成果。根据机制研究进展，自身蛋白在其他自身免疫条件下可能被视为外源蛋白。在炎症过程中，氨基酸中的精氨酸可以转化为瓜氨酸，这种变化可能导致自身蛋白质结构的改变，从而导致免疫系统将自身蛋白质视为非己抗原（图 15.30）。实验模型表明，针对这些改变了的蛋白质的抗体是致病的，抗瓜氨酸蛋白抗体（ACPA）的诊断试验对类风湿性关节炎具有高度特异性。有趣的是，长期以来吸烟被认为是类风湿性关节炎发展最重要的环境危险因素，在 HLA 危险等位基因患者中，吸烟与 ACPA 相关，提示这种耐受性破坏机制可能是基因 - 环境相互作用而影响自身免疫的一个重要节点。另外，现已证明在其他自身免疫病中，外周一些自身蛋白质的翻译后修饰（氧化、糖基化）可以刺激 T 细胞和 B 细胞应答。

【小结】

自身免疫病可大致分为影响特定器官的疾病和影响全身组织的疾病。器官特异性自身免疫病包括 1 型糖尿病、多发性硬化、格雷夫斯病和克罗恩病。在每一种情况下，效应功能的目标是自身抗原，这些抗原仅限于特定器官：胰腺中产生胰岛素的 β 细胞（1 型糖尿病）、中枢神经系统（MS）轴突上的髓鞘和促甲状腺激素受体（格雷夫斯病）。或者，在患克罗恩病的情况下，肠道微生物群是导致发病的重要因素。相比之下，全身性疾病如 SLE 在多个组织中引起炎症，由于它们的自身抗原，包括染色质和核糖核蛋白，在身体的大多数细胞中表达。在某些器官特异性疾病中，靶器官组织的免疫破坏和它所表达

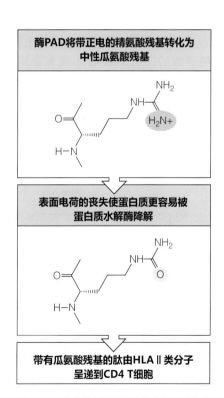

图15.30 肽基精氨酸脱亚胺酶将组织蛋白的精氨酸残基转化为瓜氨酸

在伤口或感染应激的组织中，肽基精氨酸脱氨酶（PAD）活性被诱导。通过将精氨酸残基转化为瓜氨酸，PAD使蛋白质不稳定，并使其更易降解。它还将新的B细胞和T细胞表位引入到组织蛋白中，从而刺激自身免疫应答。

的独特自身抗原被消耗导致自身免疫活性终止。但由于致病的自身抗原无法被清除，如果不加以治疗，系统性疾病往往是慢性迁延的。另一种对自身免疫病进行分类的方法是根据发病机制中最重要的效应功能。然而，越来越清楚的是，许多疾病曾经被认为仅仅由一个效应机制，但实际上它们涉及多种效应机制介导。通过这种方式，自身免疫病类似于病原体诱发的免疫应答，这通常会引起多种适应性和固有免疫应答。

对于一种被归类为自身免疫的疾病，必须证明组织损伤是由对自身抗原的适应性免疫应答所引起的。针对肠道共生菌群的自身炎症反应，如 IBD 中所见的反应，是一种特殊情况。因为靶抗原不是严格地来源于"自身"，而是来源于肠道微生物群的"扩展自我"。然而，IBD 与其他自身免疫病有着共同的免疫病理特征。有证据表明，免疫应答是自身免疫的原因，可通过将免疫应答的活性成分转移给适当的受体来复制疾病。自身免疫病是由自身反应性淋巴细胞及其可溶性产物、促炎细胞因子和自身抗体介导的，它们导致炎症和组织损伤。一些自身免疫病是由于细胞表面受体结合的抗体引起的，这些抗体会导致受体功能的过度活化或抑制。在某些疾病中，IgG 自身抗体经胎盘可导致胎儿和新生儿发病。T 细胞可直接参与炎症或细胞破坏，它们通常需要启动和维持自身抗体反应。同样，B 细胞是维持自身抗原特异性 T 细胞应答和引起表位扩散的重要 APC。尽管我们了解组织损伤的机制和这些疾病的治疗方法，但诱导自身免疫应答的原因仍有待确定。

自身免疫病的遗传和环境基础

鉴于预防自身免疫的复杂机制，自身免疫病受多种因素（包括遗传因素和环境因素）共同作用也就不足为奇了。我们首先讨论自身免疫的遗传基础，试图了解遗传缺陷是如何干扰各种耐受机制的。然而，遗传缺陷并不总是足以引起自身免疫病，环境因素也起着一定的作用，尽管人们对这些因素知之甚少。遗传和环境因素一起克服耐受机制并导致疾病。

15-18　自身免疫病具有很强的遗传因素

研究显示，有些人从遗传上就易患自身免疫病。这也许能在易患各种自身免疫病的近交系小鼠身上找到最清晰的证明。NOD 小鼠非常易患糖尿病，雌性小鼠比雄性小鼠发生糖尿病的速度更快（图 15.31）。由于某些原因，许多自身免疫病在女性比男性更常见（图 15.37），一些疾病（如 SLE 和多发性硬化）表现出高度的性别差异。人类自身免疫病也有遗传倾向，存在于家族中的 1 型糖尿病，表明了遗传的易感性。最令人信服的是，如果同卵（单卵）双胞胎中有一个是受影响的，另一个很可能也受到影响，而疾病的一致性在非同卵（双卵）双胞胎中要小得多。

此外，环境对自身免疫病发病的影响也很明显。例如，一组 NOD 小鼠中的大多数都患糖尿病，但他们是在不同的年龄段发病。而且，即使所有的小鼠在基因上都是相同的，疾病的发作往往因动物的个体差异而不同。因此，环境因素在一定程度上决定了遗传易感个体的糖尿病发生率。特别引人注意的是，在易患肠炎的小鼠中，肠道微生物群在这些小鼠发生 IBD 时发挥重要作用。用广谱抗生素治疗，减少或消除大多数肠道共生微生物，可以延缓或避免疾病的发生，而且易感小鼠在无菌条件下（即没有微生物群）饲养可以避免疾病。与此相反，存在于小鼠肠道中的某些肠道微生物，如分节丝状细菌，能促进肠道 Th17 反应，这些反应均与肠道炎症有关。虽然人类中类似的有机体还没有被清楚地识别出来，但是根据人类的研究表明，微生物群的组成部分可能使基因敏感的个体易患自身免疫病。例如，尽管易感同卵双胞胎克罗恩病的发病率远高于异卵双胞胎，但符合率并非 100%。不完全一致的原因可能在于肠道微生物群的变异性、表观遗传差异或其他尚待发现的因素等。

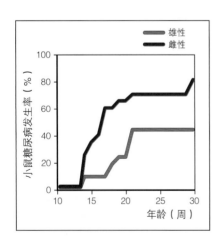

图15.31　自身免疫病发生率的性别差异
许多自身免疫病在女性中比男性更常见，如图所示，糖尿病多发性NOD小鼠群体的糖尿病累积发病率，雌性（红线）患糖尿病的年龄比雄性年轻得多，这表明雌性更容易患糖尿病。资料由S. Wong提供。

15-19 基因组学方法为自身免疫的免疫遗传学研究提供新观点

自从基因敲除技术在小鼠身上应用（见附录Ⅰ，第A-35节），许多编码免疫系统蛋白质的基因被实验性剔除。这几种小鼠显示出自体免疫的迹象，包括出现自身抗体和器官的T细胞浸润。对这些小鼠的研究扩大了我们对自身免疫通路的认识，因此它们诱导的突变可能是识别天然发生突变的候选。这些突变可能影响了编码下述分子的基因，包括细胞因子、共受体、参与抗原信号级联的分子、共刺激分子、参与细胞凋亡的蛋白质，以及清除抗原或抗原–抗体复合物的蛋白质等。图15.32列出了一些与自身免疫病有关的细胞因子和信号蛋白。图15.33列出了小鼠中具有自身免疫表型的其他靶向或突变基因，以及已知的人类对应基因。

最近，人类对自身免疫病的遗传易感性通过大规模GWAS进行评估，该研究旨在寻找疾病频率与基因变异（典型的单核苷酸多态性或SNP）之间的相关性。这类研究通常涉及数千名具有特定自身免疫病诊断的患者和健康对照者，以确定高度显著的相关性。图15.34的曼哈顿图显示了GWAS识别与克罗恩病相关的候选基因的示例结果。这些图之所以如此命名，是因为它们类似于曼哈顿天际线上摩天大楼的俯视图。在这里，基因组坐标位于X轴上，在Y轴上给出了关联的P值的负对数，并且每个分析的SNP由一个点表示。因此，疾病关联性最强的突变体是该图最突出的数据。使用这种方法，数百个显著的突变体已经被鉴定为多种自身免疫病关联基因，这表明人类对自身免疫病的遗传易感性可能是由多个位点的易感等位基因组合造成的。

对多种自身免疫病的GWAS分析表明，某些免疫途径，尤其是涉及T细胞活化和功能的免疫途径，常见于多种不同形式的自身免疫。例如，1型糖尿病、格雷夫斯病、桥本甲状腺炎、类风湿性关节炎和多发性硬化都与2号染色体上的*CTLA4*基因座有遗传联系。细胞表面蛋白CTLA-4由活化的T细胞产生，是B7共刺激分子的抑制性受体（见第9-17节）。同样，许多最常见的自身免疫病都与Th17和Th1免疫细胞的分化和功能有关（图15.35）。

尽管我们从实验免疫学中获得了许多知识，但这些研究也显示了我们对易患人类疾病的基因调控机制知之甚少。例如，迄今发现的绝大多数风险等位基因（>80%）不包含在外显子（基因的蛋白质编码区）内，许多突变体在远离免疫相关基因的数千碱基处。了解基因组中这些非编码序列的遗传变异如何导致疾病是一个非常热门的研究领域。最近使用计算算法的证据，再加上人类免疫细胞群的转录和表观遗传分布，表明许多因果变异位于控制免疫细胞中基因表达的关键基因调控元件（如增强子）内。许多这些基因调控元件在激

图15.32 细胞因子产生或信号传导的缺陷，可导致自身免疫病

在动物模型中，一些涉及自身免疫的信号通路已经通过遗传分析得到确认。这里列出了一些细胞因子和细胞内信号分子的过度表达或表达不足对自身免疫的影响（详见正文）。

细胞因子的产生或信号传导缺陷会导致自身免疫		
检测	细胞因子、受体或细胞内信号	结果
过表达	TNF-α	炎症性肠病、关节炎、血管炎
	IL-2, IL-7, IL-2R	炎症性肠病
	IL-3	脱髓鞘综合征
	IFN-γ	皮肤过表达会导致SLE
	IL-23R	炎症性肠病、牛皮癣
	STAT4	炎症性肠病
低表达	TNF-α	SLE
	IL-1受体激动剂	关节炎
	IL-10, IL-10R, STAT3	炎症性肠病
	TGF-β	普遍的低表达导致炎症性肠病，T细胞特异性表达不足会导致SLE

可能的机制	小鼠模型	疾病表型	人类基因的影响	疾病表型
抗原的加工和呈递	C1q敲除	狼疮样	*C1QA*	狼疮样
	C4敲除		*C2, C4*	
			MBL	
	AIRE敲除	类似APECED的多器官自身免疫	*AIRE*	APECED
	Mer敲除	狼疮样		
信号通路	SHP-1敲除	狼疮样		
	Lyn敲除			
	CD22敲除			
	CD45 E613R点突变			
	所有Src家族激酶缺失B细胞（三重敲除）			
	FcγRIIB敲除（抑制信号分子）		*FCGR2A*	狼疮
共刺激分子	CTLA-4敲除块抑制性信号	淋巴细胞浸润器官		
	PD-1敲除块抑制性信号	狼疮样		
	BAFF过表达（转基因鼠）			
共刺激分子	Fas敲除（*lpr*）	淋巴细胞浸润	*FAS和FASL*配体突变（ALPS）	狼疮样淋巴细胞浸润
	FasL敲除（*gld*）			
	Bcl-2过表达（转基因小鼠）	狼疮样		
	Pten杂合的缺失			
Treg的发展/作用	*scurfy*小鼠	多器官自身免疫	*Foxp3*	IPEX
	*foxp3*敲除			

图15.33　导致自身免疫综合征的遗传缺陷的分类

在人类和动物模型中，许多基因的突变易导致自身免疫病。按遗传缺陷影响的功能类型分类可以更好地理解这一点。这里列出了这些基因（或相关蛋白质产物），并按影响的功能进行分类（见正文进行进一步讨论）。在某些情况下，在小鼠和人类身上也发现了相同的基因。在其他情况下，不同基因也可能影响同样的机制，同样在小鼠和人身上被证实。迄今确定的人类基因数量较少，无疑反映了在远交繁殖中确定关键基因是很困难的。

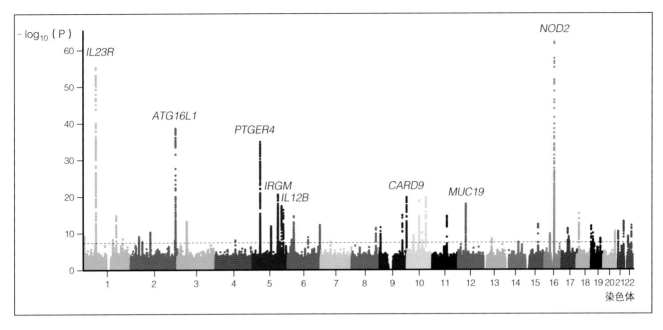

图15.34　曼哈顿图描绘了克罗恩病全基因组关联研究（GWAS）中的风险等位基因
该图突出了通过对克罗恩病患者与健康对照组相比具有显著疾病相关性的经单个核苷酸多态性（SNP）分析确定的特定基因位点（另见第15-23节）。峰高反映了关联的程度。横向虚线表示重要关联的阈值（5×10^{-8}）。图由John Rioux和Ben Weaver提供。

活后被效应 T 细胞或 Treg 利用，进一步证实 T 细胞激活是自身免疫病发病机制中的一个关键事件。最终，如果我们想要更深入地理解这些变异如何导致疾病，需要使用新的技术来实验性地模拟和操纵风险等位基因，无论是通过单独的还是组合的方式，以便充分阐明它们是如何影响与疾病相关的免疫细胞群的生物学特性。

尽管我们目前不知道最常见的基因变异是如何导致（或保护）自身免疫紊乱的，但一些方法已经开始揭示疾病的遗传机制。这包括对导致调节耐受性或固有免疫系统分子进行突变的研究，对具有罕见的单基因免疫耐受缺陷的患者的研究，以及对某些 HLA 等位基因如何通过呈递某些自身抗原的能力来诱发疾病的研究。接下来，我们将逐个阐明。

15-20　许多倾向于自身免疫的基因属于影响一种或多种自身耐受机制的类型

许多被鉴定为易感自身免疫病的基因可被归类为以下几种：影响自体抗原的存在和清除效率、细胞凋亡、信号阈值、细胞因子表达或信号、共刺激分子或其受体或 Treg（图 15.32 和 15.33）。

控制抗原有效性和清除效率的基因无论在中枢免疫系统胸腺还是外周免疫系统都很重要。在胸腺中，控制自身蛋白表达的基因，影响了发育中淋巴细胞自身耐受的形成。在外周免疫系统中，某些蛋白质的遗传缺陷可能会导致自身免疫病。例如，补体级联的早期成分缺陷与 SLE 的发展有关（见第 15-16 节）。控制细胞凋亡的基因如 FAS，在调节免疫应答的持续时间和活力方面很重要。未能及时调节免疫应答会导致自身组织过度破坏，释放自身抗原。另外，由于克隆缺失和无反应性不是绝对的，免疫应答可能包括一些自体反应细胞。当它们的数量受到凋亡机制的限制，不一定会引起自身免疫病，但如果细胞凋亡没有得到适当的调节，它们可能会引起问题。

与自身免疫相关性最大的突变是与控制淋巴细胞活化的信号有关的，这些分子包括共刺激分子、抑制性 Fc 受体和含有 ITIM 的抑制性受体的突变，如 PD-1 和 CTLA-4（见第 15-19 节）。此外，还包含通过抗原受体自身参与信号转导的蛋白质突变。导致信号改变的突变，无论是让信号变强还是变弱，都可能导致自身免疫病。例如，胸腺敏感性的降低可导致阴性选择的失败，从而导致外周系统的自体反应。相反，增加外周受体敏感性可延长活化时间，并且自身免疫的副作用会导致过度的免疫应答。此外，影响细胞因子和共刺激分子表达或信号传导的突变与自身免疫有关，包括影响 Treg 发育或功能的突变，如 Foxp3 突变（见第 15-21 节）。

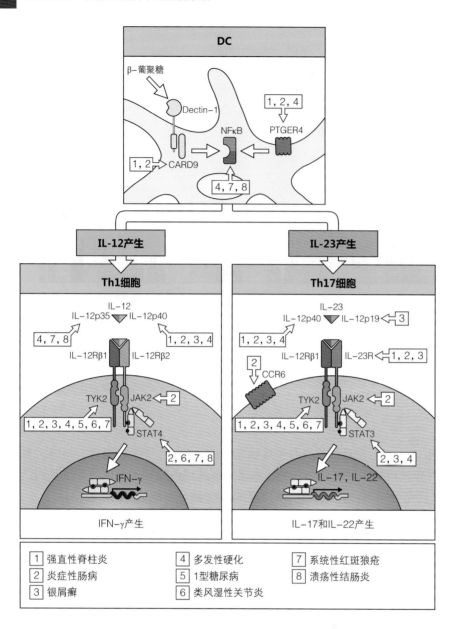

图15.35　IL-12R和IL-23R反应途径的成分与自身免疫病的相关性

IL-12R和IL-23R反应途径的多个组成部分显示了全基因组与多种免疫介导疾病的重要关联。也就是说，这些组成部分在与GWAS中预期疾病相关的基因组间映射。尽管该图显示了Th1和Th17淋巴细胞的常规情况下的这些成分，但现已认识到它们在天然淋巴细胞中广泛表达，并且特定的细胞类型可能因表型而异。修改自Parkes M等：Nat. Rev. Genetics，2013，14:661.经麦克米伦出版有限公司许可。

图例（图中方框内数字对应疾病）：

1 强直性脊柱炎	4 多发性硬化	7 系统性红斑狼疮
2 炎症性肠病	5 1型糖尿病	8 溃疡性结肠炎
3 银屑癣	6 类风湿性关节炎	

15-21 免疫耐受的单基因缺陷

大多数常见自身免疫病的易感性由多种基因调控，但也有一些单基因介导的自身免疫病（图15.36）。在这里，等位基因突变给个体带来很高的疾病风险，但是总体上对人群的影响很小，因为这些变异很罕见。首先在突变小鼠中观察到单基因自身免疫病的存在，在突变小鼠中，自身免疫综合征的遗传遵循与单个基因缺陷一致的模式。这种等位基因通常是隐性的或X连锁的。例如，APECED这种疾病是由 *AIRE* 基因缺陷引起的隐性自身免疫病（见第15-3节）。

两种单基因自身免疫综合征与Treg缺陷有关。X连锁隐性自身免疫综合征IPEX（免疫失调、多内分泌疾病、肠病、X连锁）通常是由编码转录因子Foxp3的基因中的错义突变引起的，该基因对某些类型Treg分化和功能是重要的（见第9-21节）。该综合征表现为严重过敏性炎症，自身免疫性内分泌疾病，分泌性腹泻，溶血性贫血，血小板减少症，通常导致早期死亡。尽管 *Foxp3* 基因突变，但IPEX患者血液中Foxp3$^+$ Treg的数量与健康人相当，但这些细胞的抑制功能受损。小鼠 *Foxp3* 基因（坏血病突变）中的一个自发移码突变导致Foxp3的DNA结合域丢失或 *Foxp3* 的完全敲除，诱发类似的系统性自身免疫病，此情况与Foxp3$^+$ Treg的缺失有关。

由Treg发育缺陷和存活引起的自身免疫病，也是由于Treg组成性表达的IL-2受体复合物的高亲和链

自身免疫相关的单基因特性			
基因	**人类疾病**	**小鼠突变或敲出基因**	**自身免疫机制**
AIRE	APECED（APS-1）	敲除	胸腺中自身抗原表达减少，导致自身反应性T细胞的阴性选择缺陷
CTLA4	与格雷夫斯病、1型糖尿病和其他疾病的联系	敲除	T细胞失能和自身反应性T细胞激活阈值降低
Foxp3	IPEX	敲除和突变	CD4$^+$/CD$^+$25调节性T细胞功能下降
FAS	ALPS	*lpr/lpr*、*gld/gld*突变	自身反应性B细胞和T细胞的凋亡诱导失败
C1q	SLE	敲除	免疫复合物和凋亡细胞的清除缺陷
ATG16L1	IBD	亚等位基因	缺陷的自噬/清除细菌的先天细胞在肠道
IL10RA，IL10RB	IBD	敲除	有缺陷的IL-10的信号；受损的抗炎响应
INS	1型糖尿病	无	胸腺胰岛素表达下降；受损

图15.36　引起人类自身免疫性的单基因疾病举例

在同源基因中具有靶向缺失（敲除）或自发突变（如lpr/lpr）的小鼠具有相似的疾病特征，是研究这些疾病的致病基础的合适模型。小鼠的*lpr*突变影响Fas基因，而*gld*突变影响FasL基因。引自 J. D. Rioux，A. K. Abbas；Nature，435：584-589. 经麦克米伦出版社有限公司许可。

CD25 突变引起（见第 9-16 节）。由于 CD25 的缺乏也影响了效应 T 细胞的发育和功能，除了自身免疫病外，受此突变影响的患者还具有多种免疫缺陷和对感染的易感性。这些结果进一步证实了 Treg 在免疫系统调节中的重要性。

　　单基因自身免疫病的一个有趣的例子是自身免疫性淋巴细胞增生综合征（ALPS），是由编码 Fas 基因突变引起的全身性自身免疫综合征。Fas 通常存在于活化的 T 细胞和 B 细胞表面，当与 Fas 配体连接时，它向具有 Fas 的细胞发出信号，使其发生凋亡（见第 11-16 节）。它是以这种方式限制过度免疫应答的发生。清除或失活 Fas 的突变导致淋巴细胞，特别是 T 细胞大量积累，并在小鼠体内产生大量致病性自身抗体和一种类似 SLE 的疾病。首先在 MRL 小鼠中观察到导致这种自身免疫综合征的突变，并命名为 *lpr*，调控淋巴细胞增殖，随后将其鉴定为 *Fas* 突变。对罕见的 ALPS（类似于 MRL/LPR 小鼠的综合征）的患者的研究使 *Fas* 被鉴定为导致大多数这些病例的突变基因（图 15.36）。

　　由单个基因引起的自身免疫病是罕见的，却引起了研究人员极大的兴趣，因为引起这些疾病的突变通常阻止自身免疫应答发展的重要途径。

15-22　MHC 基因在控制自身免疫病的易感性方面具有重要作用

　　在导致自身免疫的基因位点中，目前为止 MHC 基因型与自身免疫病的易感性相关性最大（图 15.37），尤其是 MHC Ⅱ类等位基因，这暗示 CD4$^+$ T 细胞与自身免疫病发病有关。在表达特定人类 HLA 抗原的转基因小鼠中，实验性糖尿病或关节炎的发生强烈表明特定的 MHC 等位基因具有疾病易感性。

　　在 GWAS 中，通过比较 MHC 等位基因在患者与正常人群中的频率来确定 MHC 与疾病的关联。对于 1 型糖尿病，这种方法证实了通过血清分型鉴定的 HLA-DR3 和 HLA-DR4 等位基因与疾病相关（图 15.38）。这些研究还表明，MHC Ⅱ类等位基因 HLA-DR2 具有明显的保护作用：即使与一个易感等位基因相关，携带 HLA-DR2 的个体也很少发生糖尿病，也有证据表明患有相同自身免疫病的同胞比预期更有可能共享相同的 MHC 单倍型（图 15.39）。DNA 测序技术使 HLA 基因分型更精确，最初通过血清分型发现的疾病关联进一步得到证实。例如，已知 1 型糖尿病与 DR3 和 DR4 等位基因之间的关联是由于它们与 DQβ 等位基因紧密的遗传联系赋予了对疾病的易感性。事实上，易感性与 DQβ 氨基酸序列中影响 MHC Ⅱ类分子的肽结合间隙中特定位置的多态性最为密切相关（图 15.40）。易患糖尿病的 NOD 小鼠品系在和同源小鼠 MHC Ⅱ类分子的

HLA和性别相关的自身免疫性疾病风险			
疾病	等位基因	相对风险	性别比率 （女性：男性）
强直性脊柱炎	B27	87.4	0.3
1型糖尿病	DQ2和DQ8	～25	～1
肺出血–肾炎综合征	DR2	15.9	～1
寻常型天疱疮	DR4	14.4	～1
葡萄膜炎	B27	10	<0.5
寻常型银屑病	CW6	7	～1
系统性红斑狼疮	DR3	5.8	10–20
艾迪生病	DR3	5	～13
多发性硬化	DR2	4.8	10
类风湿性关节炎	DR4	4.2	3
格雷夫斯病	DR3	3.7	4–5
桥本甲状腺炎	DR5	3.2	4–5
重症肌无力	DR3	2.5	～1
1型糖尿病	DQ6	0.02	～1

图15.37 HLA和性别与自身免疫病易感性的相关性

鉴于HLA在普通人群中的广泛性，通过比较观察到的携带HLA等位基因的患者数量和预期的患者数量，计算出自身免疫病中HLA等位基因的"相对风险"。对于1型胰岛素依赖性糖尿病，其与HLA-DQ基因关联，该基因与DR基因紧密相关，但血清分型无法检测到。有些疾病在性别比例上表现出显著的差异，这意味着性激素参与了发病机制。与此一致的是，在这些激素水平最高时的月经初潮和更年期，性别比例差异最大。

相同位点也具有丝氨酸残基多态性，称为I-Ag7。

　　MHC 基因型与自身免疫病的关联并不令人惊讶，这种关联可以用一个简单的模型来解释。在这个模型中，对自身免疫病的易感性是由MHC 分子的不同等位基因变异体提呈自身抗原肽给自体反应性 T 细胞的能力差异所决定的。这与我们所知道的 T 细胞参与特定疾病是一致的。例如，糖尿病与 MHC Ⅰ 类和 MHC Ⅱ 类等位基因都相关，这与CD8 和 CD4 T 细胞介导自身免疫应答的发现一致。另一种假说强调了MHC 等位基因在形成 TCR 库中的作用（见第 8 章）。认为某些 MHC分子相关的自身多肽可能驱动对特定自身抗原的特异性胸腺细胞的阳性选择。

　　这种自身抗原肽的表达水平可能太低或与 MHC 分子的结合力太差，导致无法驱动 T 细胞的胸腺阴性选择，但该表达水平和结合力却足以驱动阳性选择。这一假设得到了研究结果的支持，即 NOD 小鼠的MHC Ⅱ 类分子 I-Ag7 与许多肽的结合非常差，因此在驱动胸腺阴性选择方面可能不太有效。

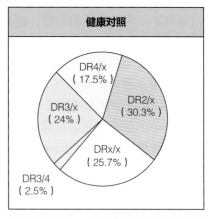

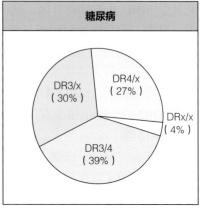

图15.38 人群研究显示1型糖尿病易感性与HLA基因型相关

糖尿病患者（下组）的HLA基因型（由血清分型确定）不代表一般人群（上组）的基因型。与对照组相比，几乎所有糖尿病患者都表达HLA-DR3和（或）HLA-DR4，并且HLA-DR3/DR4杂合度在糖尿病患者中的比例远远高于对照组。这些等位基因与导致1型糖尿病易感性的HLA-DQ等位基因紧密相连。相比之下，HLA-DR2可防止糖尿病的发展，并且在糖尿病患者中很少见。小写字母x代表除了DR2、DR3或DR4以外的任何等位基因。

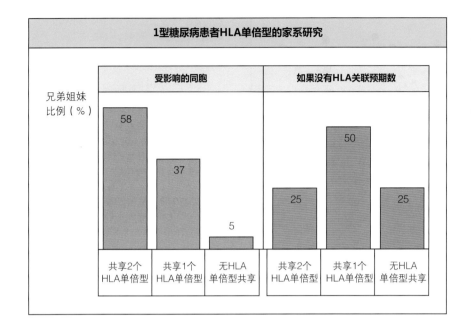

有两个或两个以上兄弟姐妹患有1型糖尿病的家庭中，可以在患病同胞中进行HLA基因型的比较。受影响的同胞共享两个HLA单倍型的频率比依据HLA基因型不影响疾病易感性做出的预期要高。

15－23 影响固有免疫应答的遗传变异可导致 T 细胞介导的慢性疾病

如本章前面所述，克罗恩病是炎症性肠病的两种主要类型之一。克罗恩病被认为是由于 CD4 T 细胞对共生肠道微生物抗原而不是真正的自身抗原的异常高反应，Th17 和 Th1 的失调被认为是致病性的。疾病可能是由于黏膜固有免疫机制未能将管腔细菌与适应性免疫系统相隔离，或未能与导致效应细胞反应增强的 T 细胞固有缺陷相隔离，或未能与不能抑制微生物群特异的 Th17 和 Th1 与 Treg 相隔离而导致的（图 15.41）。克罗恩病患者严重的炎症通常发生在终末回肠，而结肠不一定受累，因此该疾病也被称作"局部回肠炎"，但胃肠道的任何部分都可能涉及。该病的特征是肠黏膜和黏膜下层出现慢性炎症和肉芽肿性病变，对克罗恩病患者及其家族的遗传分析确定了越来越多的疾病易感性基因（图 15.34）。最早被确认的易感基因之一是 NOD2（也被称为 CARD15），它主要在单核细胞、DC 和小肠的帕内特细胞中表达，并且作为固有免疫应答的一部分参与微生物抗原的识别（见第 3-8 节）。NOD2 的突变和罕见的多态性变体突变与克罗恩病密切相关，同时也是一种显性遗传的肉芽肿性疾病 Blau 综合征的发病原因。Blau 综合征的肉芽肿特定地发生在皮肤、眼睛和关节。克罗恩病是由 NOD2 功能丧失引起的，而 Blau 综合征则是由功能过强引起的。

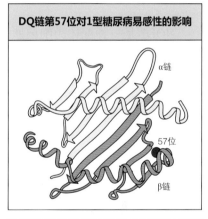

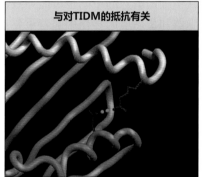

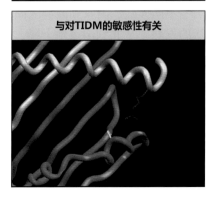

图15.40　MHC II 类蛋白序列中的氨基酸变化与糖尿病的易感性和预防相关

在大多数人中，HLA-DQβ1链在57位含有天冬氨酸（Asp）残基；在高加索人群中，1型糖尿病（T1DM）患者更倾向于在这个位置上有缬氨酸、丝氨酸或丙氨酸，以及其他差异。Asp57在上图中DQβ链的主干结构上以红色显示，在相邻α链（灰色）中形成一个指向一个精氨酸残基（以粉红色显示）的盐桥（中间图中以绿色显示）。如果改变为不带电的残基（如在下图中显示为黄色的丙氨酸）会破坏盐桥，改变DQ分子的稳定性。非肥胖型糖尿病（NOD）小鼠，发展为自发性糖尿病时，在同源I-Aβ链的57位显示出类似的丝氨酸替代天冬氨酸，而在β链Asp57转基因的NOD小鼠中，糖尿病发病率显著降低。由C. Thorpe提供。

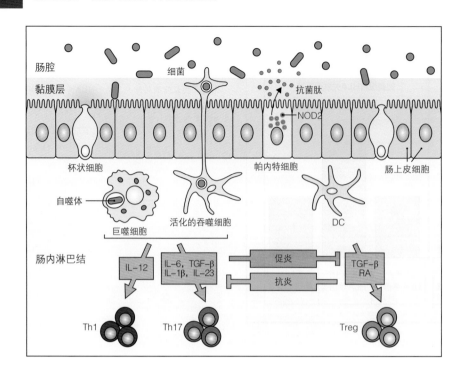

图15.41 克罗恩病是由于限制肠道微生物引起炎症反应的体内平衡机制被打破所致

固有免疫系统和适应性免疫系统通常通过以下几种机制的结合来限制对肠道细菌的炎症反应：杯状细胞产生的黏液层，肠上皮细胞之间的紧密连接，上皮细胞和帕内特细胞释放的抗菌肽，以及诱导Treg来抑制效应CD4 T细胞的发育并促进运输到肠腔内的IgA抗体的产生，在肠腔中IgA抑制肠道细菌的易位（未显示）。在体内稳态机制受损的个体中，可能导致对肠道微生物群的Th1和Th17反应失调，从而导致慢性炎症。克罗恩病固有免疫易感性基因包括*NOD2*和自噬基因*ATG16L1*和*IRGM*。影响适应性免疫细胞的一个主要易感性基因是*IL23R*，它由Th17表达（另见图15.34）。

NOD2 是一种配体为细菌肽聚糖的胞壁酰二肽的胞内受体，配体刺激能够激活转录因子 NFκB 和编码促炎细胞因子和趋化因子的基因表达（见第 3-8 节和图 12.15）。在小肠隐窝底部的特殊肠道上皮细胞——帕内特细胞中，激活 NOD2 能够刺激含有抗菌肽的颗粒释放，将共生细菌隔离到肠腔，远离适应性免疫系统。失去这种功能的 NOD2 突变体限制了这种固有的抗菌反应，从而使个体容易对共生菌群产生更强的效应 CD4 T 细胞应答，并导致随后的慢性肠道炎症（见第 12-22 节）。

除 NOD2 外，克罗恩病患者的其他固有免疫功能缺陷也已被证实，包括有缺陷的 CXCL8 生成和中性粒细胞集聚，这些都能与 NOD2 缺陷协同作用于肠道炎症的发展。因此，固有免疫和炎症调控的复合缺陷或许能够协同促进克罗恩病的免疫病理进展。GWAS 已经鉴定出可能与固有免疫功能受损有关的克罗恩病的其他易感性基因（图 15.34）。导致自噬的两个基因（*ATG16L1* 和 *IRGM*）的缺陷与克罗恩病有关，这表明破坏共生细菌清除的机制也可能导致慢性肠道炎症的易感。自噬或者细胞胞质通过自身溶酶体的消化，在受损细胞器和蛋白质的转化中起着重要作用，自噬也在抗原处理和呈递中起作用（见第 6-9 节），并且有助于清除一些被吞噬的细菌。

虽然免疫系统重要通路的缺陷导致克罗恩病，但调节适应性免疫应答的基因也与克罗恩病的易感性有关。最值得注意的是，导致疾病易感的 IL-23 受体（*IL23R*）的基因变异与患病组织中 Th17 反应增强一致。总的来说，越来越多的与克罗恩病患病风险升高相关的易感基因都指向了一个共同因素，即对肠道微生物的固有性和适应性免疫应答的失衡。

15-24 外部因素诱发自身免疫

不同大陆、国家和族群之间，自身免疫病的流行病学分布呈现地理性差异。例如在北半球，自身免疫病的发病率从北到南逐渐下降，尤其是欧洲的多发性硬化和 1 型糖尿病，北部国家的发生率高于地中海地区。

许多的流行病学和遗传学的相关性研究提示：这一现象可能与人体内维生素 D 的水平部分相关。活性维生素 D 是由皮肤接触阳光照射后形成的，而且具有很多的免疫调节功能，影响固有免疫和适应性免疫应答中的免疫细胞，包括抑制 Th17 的发育分化。然而，在北纬度地区，阳光照射的时长较短，强度较弱，导致人体内维生素 D 的水平较低。同时，有研究显示，自身免疫病的高发病率更多地出现在发达国家，其机制不明。

除了维生素 D 的水平外，还有很多其他的非遗传因素导致自身免疫病的地理分布差异，包括社会经济状况和饮食习惯。在遗传背景完全一致的近交系小鼠实验中，这些非遗传因素在自身免疫病发生发展中的作用已被证实，能诱发不同病情程度和不同发病率的自身免疫病。正常菌群在人群中的差异性在诱发自身免疫病（包括肠道外自身免疫病）中的作用正逐渐被人们所认识。这表明人体微生态与免疫系统之间的相互作用在影响系统性免疫应答中有着重要意义。

最后，感染和环境中的毒素也可能是触发自身免疫应答的因素。值得注意的是，过去一个世纪以来的流行病学研究以及临床研究显示：在生命早期或幼年时期罹患某些感染性疾病与变态反应和自身免疫病的发生发展之间存在负相关关系。"公共卫生学假说"认为，在儿童时期缺少与感染性病原体的接触将会影响以后生活中人体免疫系统的调节功能，从而导致患变态反应性和自身免疫病的可能性更大。

15－25 感染能促进淋巴细胞活化从而诱发自身免疫病

病原体如何诱发自身免疫呢？当感染发生时，APC 和病原体抗原特异性淋巴细胞会活化，合成分泌炎症介质，并高表达共刺激分子。这些活性分子进而能在一定程度上活化旁观者细胞，即该病原体抗原非特异性淋巴细胞，包括自身反应性淋巴细胞。在此情况下，尤其是当感染导致组织损伤从而增加自身抗原在体内的释放和暴露时（图 15.42，左列），自身反应性淋巴细胞有可能被活化。继而，如 IL-1 和 IL-6 等前炎症细胞因子能削弱 Treg 的抑制功能，从而有利于促进静止的自身反应性 T 细胞活化和分化成效应 T 细胞，最终引发自身免疫反应。

病毒或细菌感染能导致自身免疫病的持续或加重，这一现象可以在实验动物模型中得到证实。例如，在 NOD 小鼠中，柯萨奇病毒 B4 感染可以加重 1 型糖尿病模型的病情。该病毒感染可以导致炎症和组织损伤，随后胰岛素抗原释放促进自身反应性 T 细胞活化和增殖。

先前我们讨论了自身配体分子（如非甲基化 CpG DNA 和 RNA 等）可通过 TLR 直接活化自身反应性 B 细胞，并打破自身耐受（见 15-4 节和图 15.25）。TLR 的微生物配体分子也可以促进自身免疫应答，因为它们可以与 DC 和巨噬细胞膜上的 TLR 结合，刺激这些细胞分泌大量的细胞因子而诱发局部炎症反应，从而有助于刺激已经活化的自身反应性 T 和 B 细胞。这种机制也许与炎症的急性发作有关。在自身免疫血管炎患者体内，感染可能是抗中性粒细胞胞质抗体大量产生的诱因。

风湿病动物模型展示了 TLR 的配体分子是如何诱导局部炎症的。细菌的 CpG DNA 是 TLR-9 的配体分子。将其注入小鼠关节腔能诱导以巨噬细胞浸润为特征的风湿病。这些巨噬细胞在细胞膜上表达趋化因子受体，合成并分泌大量的 CC 型趋化因子，将血流中的白细胞向注射部位募集。

15－26 病原体分子与自身分子间的交叉反应能导致自身免疫应答和自身免疫病

某些病原体的感染与机体自身免疫应答的后遗症有关。一些病原体表达与宿主自身分子相似的抗原，即分子模拟现象。因此，机体产生的针对病原体抗原表位的特异性抗体也可以与自身分子发生交叉反应（图 15.42，右列）。这些分子在结构上不必完全一样，只要它们足够相似以致能被同一抗体识别即可。如果病原体抗原经 APC 加工处理后的抗原肽与宿主自身多肽相似，则分子模拟也可以活化自身反应性 T 细胞并攻击自身组织。这种分子模拟机制已经在一个转基因小鼠模型中得到证实：即通过转基因技术，可以在小鼠胰腺中表达一种病毒抗原。

正常情况下，小鼠不对该病毒来源的"自身"抗原发生免疫应答。但是，当小鼠被该种病毒感染时则发生糖尿病，因为病毒感染能活化该抗原特异性 T 细胞，继而后者对胰岛细胞表达的"自身"病毒抗原发生交叉反应，攻击胰岛细胞（图 15.43）。

人们可能会疑惑为什么这些自身反应淋巴细胞没有被机体的自我耐受机制剔除或灭活。原因之一是一些亲和力较低的自身反应性 B 细

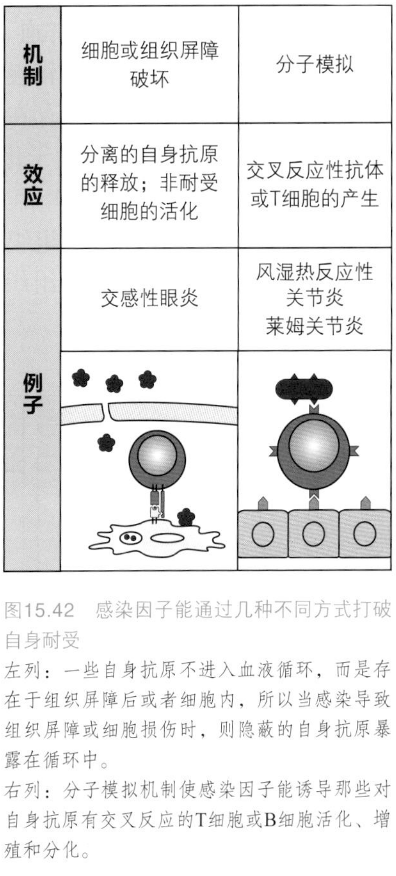

机制	细胞或组织屏障破坏	分子模拟
效应	分离的自身抗原的释放；非耐受细胞的活化	交叉反应性抗体或T细胞的产生
例子	交感性眼炎	风湿热反应性关节炎 莱姆关节炎

图15.42　感染因子能通过几种不同方式打破自身耐受

左列：一些自身抗原不进入血液循环，而是存在于组织屏障后或者细胞内，所以当感染导致组织屏障或细胞损伤时，则隐蔽的自身抗原暴露在循环中。

右列：分子模拟机制使感染因子能诱导那些对自身抗原有交叉反应的T细胞或B细胞活化、增殖和分化。

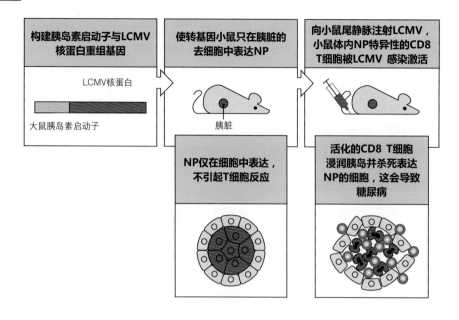

图15.43　病毒感染可以打破针对胰腺β细胞表达的转基因病毒蛋白的免疫耐受
构建转基因小鼠，使其胰岛β细胞在大鼠胰岛素启动子的控制下表达淋巴细胞脉络丛脑膜炎病毒（LCMV）的核蛋白，而小鼠并不对这种转基因病毒蛋白发生免疫反应，因此不会发展成自身免疫性糖尿病。但是，如果该转基因小鼠感染LCMV，则强有力地激发抗病毒的CTL反应并破坏胰岛β细胞，导致糖尿病。人们认为传染性病原体有时能引起可与自身多肽发生交叉反应的T细胞反应（这个过程称为分子模拟），并由此引起自身免疫病。

胞和 T 细胞没有被有效去除，而是作为静止淋巴细胞存在于初始淋巴细胞库中（见第 15-4 节）。病原体可以在局部提供高剂量的免疫原来激发免疫应答，而正常情况下淋巴细胞无法获得如此高剂量抗原的刺激。因此，一些自身免疫性综合征被认为与感染和分子模拟有关，包括链球菌感染后的风湿热和肠道感染后可能发生的反应性关节炎。

　　一旦自身反应性淋巴细胞通过这种机制激活，它们就会破坏自身组织，这种类型的自身免疫应答有时是短暂的。当病原体被消灭时机体免疫应答就会慢慢恢复正常。以支原体感染继发自身免疫性溶血性贫血为例，当针对支原体的抗体与红细胞上的抗原发生交叉反应时则导致溶血，继而就会发生贫血（见第 15-13 节）。当患者从支原体感染中恢复时，自身抗体就将慢慢减少和消失。然而，有时这类自体免疫应答在初次感染后仍然存在较长时间。某些风湿热病例就是如此（图 15.44），这种疾病偶发于化脓性链球菌感染引起的喉咙痛、猩红热或局部皮肤感染（脓疱疮）后。

　　链球菌抗原表位与自身组织表位的相似性最终导致抗体介导的，也可能是 T 细胞介导的多种组织损伤，包括心脏瓣膜和肾脏损伤。虽

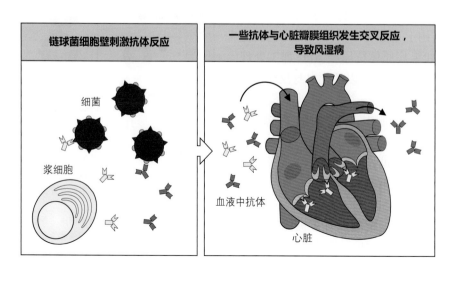

图15.44　抗链球菌细胞壁抗原的抗体与心脏瓣膜上的抗原发生交叉反应
对细菌的免疫反应产生针对细菌细胞壁各种表位的抗体。这些抗体中的一部分（黄色）与心脏瓣膜发生交叉反应，而其他抗体（蓝色）则不发生。心脏中的某个表位（橙色）在结构上与细菌表位（红色）相似，但不完全相同。

然组织损伤通常是短暂的，特别是在进行抗生素治疗以后，但它仍可迁延为慢性。莱姆病也是类似的情况。人体感染伯氏螺旋体以后可以继发迟发性自身免疫病，即莱姆关节炎。其发病机制尚未完全清楚，但可能涉及病原体和宿主成分的交叉反应，最终导致自身免疫病。

15 – 27 药物和毒素可导致自身免疫综合征

某些药物在少部分患者中引发自身免疫应答，这也许是外部致病因素引起自身免疫的最清晰的证据。普鲁卡因胺是一种用于治疗心律失常的药物，但也可以诱导机体产生自身抗体，虽然很少是致病性的，但与 SLE 患者体内的自身抗体相似。有几种药物与自身免疫性溶血性贫血的发生有关。这些药物会诱导产生针对红细胞膜成分的自身抗体以攻击破坏红细胞（见第 15-13 节）。环境中的毒素也能引起自身免疫反应。将金或汞等重金属注入易感小鼠品系时，可引发自身免疫综合征。虽然重金属促进人体自身免疫应答在一定程度上尚存争议，但动物模型显示，毒素等环境因素可能在某些综合征中发挥作用。

药物和毒素引起自身免疫的机制尚未明了。对于某些药物，人们认为它们与自身蛋白发生化学反应，并形成被免疫系统识别为异物的衍生物。对这些自身蛋白半抗原的免疫应答可以导致炎症、补体沉积、组织损伤，以及最终针对原有天然自身蛋白的免疫应答。

15 – 28 启动自身免疫可能需要随机事件

科学家和医生们倾向于将"自发性"疾病的病因归咎于一些特定原因，但事情并不总是这样的，也许没有一种病毒或细菌，甚至没有任何可以理解的自身免疫病发病前特殊情况。在感染提供促炎信号的同时，几个能够相互作用的自身反应性 B 细胞和 T 细胞在外围淋巴组织中偶然相遇，而恰好在此时机体的感染在提供促炎信号，于是自身免疫应答发生了，这就是全部的起因。这可能是一个小概率事件，但对疾病易感性的个体来说，这样的事件可能更频繁和（或）更加难以控制。

因此，自身免疫的启动或发生似乎是随机的。遗传易感性只是在一定程度上增加了这类随机事件发生的机会。反过来看，这种观点可以解释为什么许多自身免疫病直到成年早期（青年期）或者以后才出现，因为漫长的岁月流逝中才可能碰到这样低概率的事件发生。这也可以解释为什么经过某些积极治疗后，这种疾病在缓解很长一段时间后最终又复发。

【小结】

大多数自身免疫病的具体原因尚不清楚。遗传是重要的危险因素，包括 MHC Ⅱ类分子的特定等位基因和多态性或其他基因的突变，但很多易患特定自身免疫病的遗传变异的个体并没有患上这种疾病。对遗传背景一致的动物进行流行病学研究，提示环境因素在启动自身免疫过程中有很重要的作用，但尽管如此，人们对环境因素作用机制的了解并不深入。已知一些毒素和药物可引起自身免疫反应，但它们在常见的自身免疫病中的作用机制尚未明了。类似地，一些自身免疫性综合征也伴随着病毒或细菌感染。病原体可以通过引起非特异性炎症和组织损伤来促进自身免疫，并且如果它们表达类似于自身的分子，则可引起针对自身蛋白的反应，这种现象称为分子模拟。环境因素在自身免疫病中的具体作用还需要深入的研究。可以确认的是，大多数情况下，没有单一的环境诱因会触发疾病，而是多种诱因的组合，甚至随机事件或偶然性事件的组合诱发了自身免疫病。

同种异体抗原反应和移植排斥

虽然通过器官移植替代病变器官已成为重要的医疗手段，但针对移植组织的适应性免疫应答是一个主要障碍。对移植物上同种异体抗原的免疫应答可导致排斥反应。这些抗原在同一物种的不同个体间存在差异性，因此会被受者免疫细胞视为外来异物。当含有有核细胞的组织被移植时，受者同种反应性 T 细胞对高度多态性 MHC 抗原分子的识别几乎总能触发对移植物的排斥反应。匹配供受者间 MHC 的基因型可以增加移植的成功率，但只有当供者和受者有亲缘关系时才有可能实现完美的匹配。即使在这种情况下，MHC 以外的其他基因的差异仍可能引发程度较轻的排斥反应。然而，随着现代免疫抑制技术和移植医学技术的进步，供受者间 MHC 的精确匹配不再是移植物存活的主要因素。输血是最早也是最常见的细胞组织移植，因为红细胞和血小板仅表达少量的 MHC Ⅰ 类分子，不表达 MHC Ⅱ 类分子，所以常规输血不需要 MHC 配型。因此，它们通常不是 T 细胞的识别对象。但是当需要反复输注血小板时，受者针对血小板 MHC Ⅰ 类分子产生的抗体可能引发问题。供受者间的 ABO 血型和 Rh 血型抗原必须相匹配，以免受者体内的天然血型抗体快速破坏不匹配的供者红细胞（见附录 Ⅰ，第 A–5 节和第 A–7 节），由于只有四种主要的 ABO 类型和两种 Rh 类型，因此匹配血型抗原相对简单。

在本节，我们将探究机体对同种移植物的免疫应答，并探讨为什么这种应答不会排斥一种外来移植物——哺乳动物的胎儿，其通常被母体耐受。

15–29 移植物排斥是一种主要由 T 细胞介导的免疫应答

人们通过小鼠近交系间的皮肤移植实验初步阐明了组织移植的基本规律。皮肤可以在同一动物或人（自体移植物）的不同部位之间或在基因上相同的动物或人（同系移植物）之间 100% 地成功移植。然而，当皮肤移植发生在不相关或同种异体的个体（同种异体移植物）之间时，移植物起初可以存活，但在移植后 10～13 天会发生排斥反应（图 15.45）。这种反应称为急性排斥反应，这是依赖于 T 细胞的免疫应答，移植到没有 T 细胞的裸鼠身上的同种异体皮肤不会被排斥，而给裸鼠过继正常的 T 细胞，则可恢复其对同种异体皮肤的排斥能力。

当先前已经发生排斥反应的受者再次移植来自同一供体的皮肤时，二次排斥将会更加迅速地发生（6～8 天），称为加速性排斥反应（图 15.45）。来自第三方供者的皮肤在同一时间移植到同一受者身上时并没有表现出加速性排斥反应，而是遵循了初次排斥反应的时程。将第一次接受供者皮肤移植的受者的 T 细胞转输给新的个体，然后将同一供者的皮肤移植给该新个体，同样也可以出现加速性排斥反应。这表明加速的二次排斥反应是由供体皮肤特异性的活化和扩增后的 T 细胞介导的记忆性免疫应答（见第 11 章）所引起的。

机体免疫应答是进行有效组织器官移植的主要障碍，它通过对外源蛋白的适应性免疫应答来破坏移植物

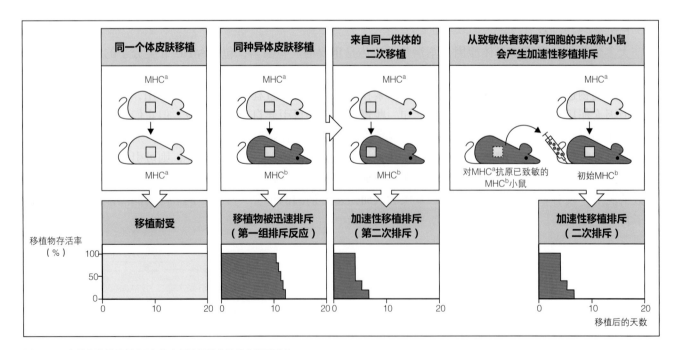

图15.45　皮肤移植排斥是由T细胞介导的抗移植物反应所导致的

同系移植物可被永久接受（第一个板块），但MHC上不同的移植物在移植后10～13天后将发生排斥反应（第二个板块的第一张图）。当小鼠第二次移植来自相同供体的皮肤时，二次排斥将会更加迅速地发生（第三个板块）。这种现象称为二次排斥反应，并且该加速性排斥反应是MHC抗原特异性的；来自相同MHC基因型的第二供体的皮肤被同样地加速排斥，而来自不同MHC供体的皮肤仍以第一次排斥的模式被排斥（未显示）。从致敏供体获得T细胞的未成熟小鼠也会表现出加速性移植排斥反应（最后一个板块）。

组织。这些免疫应答可以由 CD8 或 CD4 T 细胞介导，也可能两者共同介导。抗体也可能引起移植物组织的二次排斥反应。

15－30　移植排斥主要由针对非自身 MHC 抗原分子的免疫应答所引起

同一物种不同个体间的不同抗原称为同种异体抗原，针对这些抗原的免疫应答称为同种异体排斥反应。当供受者的 MHC 基因型不同时，同种异体排斥反应主要针对非自身的同种异体 MHC 抗原分子或移植物上的组织分子，其中 MHC Ⅰ类抗原占主导地位。当受者针对某特定 MHC 类型的移植物发生排斥反应后，该受者再次接受该 MHC 类型的移植物时，则会发生更加迅速而强烈的排斥反应。人体内针对任何非自身 MHC 抗原分子的特异性 T 细胞的频率都相对较高，因此供受者间 MHC 基因型的差异成为移植物排斥的最强触发因素（见第 6-13 节）。事实上，MHC 最初即因其在移植排斥中的核心作用而得名。

自从明确机体对非自体 MHC 抗原分子的识别是移植排斥反应的主要决定因素，人们就在供受者间的 MHC 匹配上投入了大量精力。如今，随着免疫抑制技术的发展，虽然 MHC 配型在大多数同种异体移植中已基本不重要，但它在骨髓移植中仍然很重要，具体原因我们将在第 15-36 节中讨论。即使 MHC 基因位点完全匹配（对应人类的是 HLA 基因座位），也不能完全阻止移植物排斥反应，除非供者与受者是同卵双胞胎。HLA 相同的兄弟姐妹之间也会不可避免地发生移植物排斥，只是比 MHC 不匹配者间的排斥反应慢。这种排斥反应的原因是个体间非 MHC 蛋白的抗原也存在差异。

因此，除非供者与受者是同卵双生，否则所有接受组织器官移植的受者必须长期服用免疫抑制药物以防止排斥的发生。事实上，目前实体器官临床移植的成功更多得益于免疫抑制治疗的进展（见第 16 章），而非更完美地组织 HLA 匹配。由于实体器官的供应很有限，一旦获得捐献器官，就迫切需要确定受者，这就意味着组织 HLA 的精确匹配只在极少数情况下才能实现，但兄弟姐妹间组织匹配的肾脏捐献有时可以做到。

15－31　对 MHC 完全相同的移植物，排斥反应由与移植物 MHC 分子结合的来自同种异体抗原的抗原肽引发

当供者和受者的 MHC 匹配，但在其他基因座位上有不同时，移植排斥反应没有那么快，但如果任其发展则仍会破坏移植物（图 15.46）。即使 HLA 相同的兄弟姐妹间移植，如果没有免疫抑制治疗依然会发生移植排斥。MHC Ⅰ类和Ⅱ类分子选择性地结合并提呈大量自身组织来源的多肽。如果这些蛋白质分子具有多态性，那么在同种异体间将会产生有差异性的蛋白多肽。这样的蛋白质分子也可以作为次要组织相容性抗原被 T 细胞识别（图 15.47）。

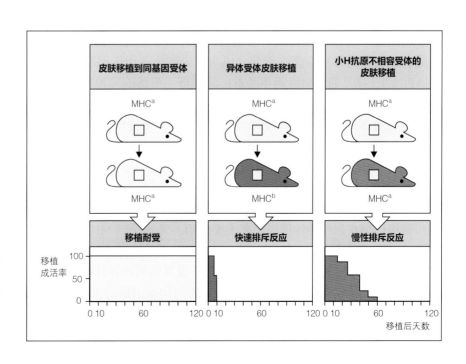

图15.46　MHC 完全匹配并不能确保移植物存活

尽管同基因移植不发生移植排斥（左图），供受者间 MHC 匹配，但其他基因位点不同（次要 H 抗原位点）（右图）依然导致排斥，只是排斥速度慢于同种异基因皮肤移植（中图）。

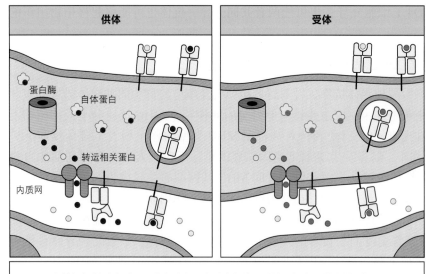

供体　　　　　　受体

蛋白酶
自体蛋白
转运相关蛋白
内质网

不同个体间氨基酸序列不同的多肽自蛋白质在供体和受体之间产生微小的H抗原差异

图15.47　次要H抗原是来自细胞内蛋白质分子并与MHC I 类分子结合的多肽，但这些蛋白质分子在不同个体间存在序列的多态性
自体蛋白通常在胞质内被蛋白酶水解，释放的多肽被转运至内质网中，与MHC I 类分子结合成复合体，而后被转运至细胞表面。如果移植物供体的蛋白质分子（左边的红色部分）和受者此类蛋白质（右边的蓝色部分）存在序列多态性差异，则它能产生一种抗原肽（供体细胞上的红色），可以被受者的T细胞识别为非自我异物而引发免疫反应。这些抗原是次要的H抗原。

　　Y 染色体编码的蛋白质属于次要组织相容性抗原，这类介导移植排斥反应的抗原统称为 H-Y 抗原。由于 Y 染色体特异性基因在女性中不表达，而 X 基因两性都有表达，因此雄性供者的移植物可被同系的雌性受者排斥，而雌性供者的移植物则可被同系雄性受者所接受。在小鼠和人类 *Smcy* 基因编码的蛋白质中一些多肽被鉴定为 H-Y 抗原。而 *Smcy* 在同源 X 染色体的等位基因，称为 *Smcx*（或 *Kdm5c*），并不包含这些多肽序列，因此这些抗原多肽仅在男性中表达。大多数次要组织相容性抗原是由常染色体编码，尽管越来越多的此类抗原已经在基因水平上得到确认，但绝大多数抗原仍未被明确。

　　机体对次要组织相容性抗原的应答在许多方面与对病毒感染的应答相似。然而，抗病毒免疫应答只清除感染细胞，但移植物中的大部分细胞均表达次要组织相容性抗原，因此移植物会在针对此类抗原的排斥反应中被破坏。因为同种异体间次要组织相容性抗原不匹配以及引起免疫应答是必然存在的，这就可以理解为什么成功的移植需要使用有力的免疫抑制剂。

15-32　受者 T 细胞通过两种途径识别移植物中的同种异体抗原

　　初始同种反应性 T 细胞在分化成效应 T 细胞并介导排斥反应前，必须被共表达同种异体 MHC 分子和共刺激分子的 APC 激活。器官移植物带有来自供者的 APC，称为过路白细胞，它们是引发同种异体反应的重要刺激物。供者的 APC 离开移植物，迁移至受者外周淋巴组织，包括脾脏和淋巴结，在那里它们可以激活受者的初始同种反应性 T 细胞，成为效应细胞。由于同种异体实体器官的淋巴引流被移植打断，因此供者 APC 的迁移是通过血液而不是淋巴液进行。激活的同种反应性效应 T 细胞可以循环至移植物，直接攻击移植物（图 15.48）。这种 T 细胞的识别途径称为直接识别（图 15.49，上图）。事实上，如果移植物中的 APC 通过抗体处理或延长孵育时间而减少，则移植排斥反应的发生将明显推迟。

　　导致移植物排斥反应的同种异体识别的第二条途径是受者自身的 APC 对移植物同种异体抗原的摄取，通过自身 MHC 分子提呈给自身的同种反应性 T 细胞，这就是所谓的间接识别（图 15.49，下图）。从同种异体的 MHC 抗原和次要组织相容性抗原获得的抗原肽可以通过间接识别途径提呈给同种反应性 T 细胞，引发排斥反应。

　　直接识别在急性排斥反应中起主要作用，尤其是当 MHC 不匹配时，因为受者体内参与直接识别的同种异体反应性 T 细胞的频率较高。而且，直接识别移植物 MHC 分子的 T 细胞才能分化为直接攻击移植细胞的 CTL。此外，能特异性识别自体 MHC 分子提呈的同种异体抗原肽的 T 细胞可通过激活巨噬细胞来促进移植物排斥反应，导致组织的损伤和纤维化。参与间接识别的 T 细胞在对移植物产生抗体应答的过程中也发挥重要作用。机体针对来自同一物种的非自身抗原产生的抗体称为同种抗体。

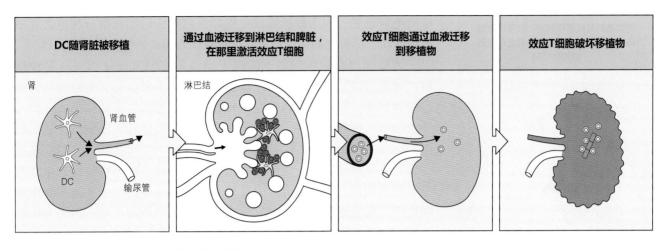

图15.48　同种异体直接识别途径介导肾移植的急性排斥

移植物中的供者DC（本例为肾脏）表面携带供者HLA分子与供者多肽的复合物。DC通过血流被运送到周围淋巴器官（图示淋巴结），然后转移到T细胞区域，在此，受者TCR可以特异性结合供者DC上的完整的供者HLA分子（Ⅰ类和Ⅱ类）与肽的复合物，从而活化成效应T细胞。效应T细胞被激活后随血流液进入移植器官，特异性攻击表达供者HLA分子与肽复合物的组织细胞。

15 – 33　与内皮细胞发生反应的预存抗体引起超急性移植排斥反应

　　抗体应答是移植排斥反应的一个重要的潜在原因。受者体内预先存在的针对血型抗原和多态性MHC抗原的同种异体抗体，在移植后的数分钟内即可通过补体介导的细胞毒性作用（CDC效应）导致移植器官的快速排斥，称为超急性移植物排斥反应。临床医学中大部分移植是将带有血管蒂的组织器官直接植入受者体内并与血循环相连接。在某些情况下，受者体内可能预先存在针对供体移植抗原的抗体。ABO血型抗体可以与所有组织结合，而不仅仅是红细胞。此外，针对其他抗原的抗体可以在以前的移植或输血中产生。所有这些预存抗体在血液供应建立后可以导致移植物快速被排斥，因为这些抗体可以与移植物血管内皮细胞上的抗原发生反应，激活补体和血凝级联反应，使血管阻塞或形成血栓并迅速导致移植物缺血、缺氧而坏死（图15.50）。超急性排斥反应可以通过移植前供受双方交叉配血以及ABO血型匹配来避免。交叉配血实验可以确定受者体内是否有抗供者白细胞的预存抗体。迄今，这种抗体一直被认为是大多数实体器官移植的一种严重禁忌，因为在没有其他治疗干预的情况下，它们必定会导致严重的超急性排斥反应。

　　由于一些尚不清楚的原因，一些移植器官，特别是肝脏，不易于发生超急性排斥，而且可以在ABO血型不相容的情况下移植。此外，供者特异性MHC同种抗体的预先存在和阳性交叉配血不再被认为是移

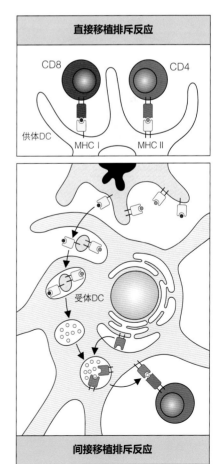

图15.49　同种异体抗原的直接和间接识别途径介导移植排斥反应

来自移植物的DC在从移植物运行至受者外周淋巴组织的过程中激发了直接和间接的同种异体识别。上图显示供者DC表达的同种异体HLA Ⅰ类和Ⅱ类分子如何分别与受者的CD4和CD8 T细胞膜上的TCR相互作用（同种异体直接识别）。下图显示供者APC的死亡会产生包含同种异体HLA Ⅰ类和Ⅱ类分子的异体膜泡，然后被受者的DC内吞。来自供者HLA分子（黄色）的多肽与受者HLA分子（橙色）结合，并被提呈给同种异体抗原肽特异性的T细胞（同种异体间接识别）。来自供者HLA分子的多肽由受者HLA Ⅱ类分子提呈给CD4 T细胞（如图示），也可以由受者HLA Ⅰ类分子提呈给CD8 T细胞（未展示）。

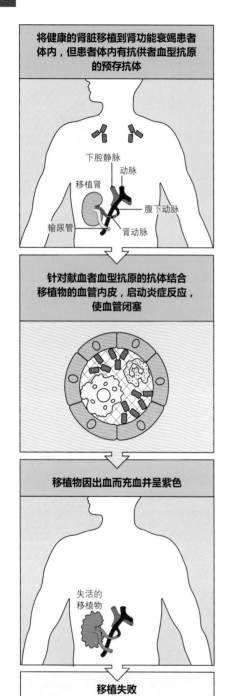

将健康的肾脏移植到肾功能衰竭患者体内，但患者体内有抗供者血型抗原的预存抗体

下腔静脉
动脉
移植肾
腹下动脉
输尿管
肾动脉

针对献血者血型抗原的抗体结合移植物的血管内皮，启动炎症反应，使血管闭塞

移植物因出血而充血并呈紫色

失活的
移植物

移植失败

图15.50 预先存在的抗供者移植物抗原的抗体可引起超急性排斥反应

在移植前，一些受者已经产生了与供体ABO或HLA I 类抗原反应的抗体。当供体器官被植入受体体内时，这些抗体与移植物内的血管内皮细胞结合，激活补体并启动凝血级联反应。移植物内的血管被血栓和渗出物阻塞，导致移植物病理性出血。移植物充血，并由于缺血缺氧变成紫色，最终坏死。

植的绝对禁忌，因为静脉输注免疫球蛋白疗法已经在部分移植患者中取得成功，尽管他们体内预先存在针对供者组织的特异性同种抗体。

类似的预存抗体问题也阻碍了动物器官的常规使用——异种移植。如果可以使用异种移植，器官替代治疗中供体器官短缺的问题将能得到解决。猪一直被认为是异种移植的理想器官来源，但大多数人体内都有一种预存抗体，能识别普遍存在于其他哺乳动物细胞表面的碳水化合物抗原（α-半乳糖操纵子，α-Gal）（包括猪）。当人体接受猪器官异种移植时，这些预存抗体在血供建立后与移植器官血管内皮细胞表面的 α-Gal 结合，引发超急性排斥反应，激活补体和凝血级联反应。超急性移植排斥的问题在异种移植中更加严重，因为补体调节蛋白，如 CD59、DAF（CD55）和 MCP（CD46）（见第 2-16 节）等不能有效地跨越人猪物种屏障发挥其应有的调节作用。近期关于异种移植的研究进展显示：在转基因猪体内敲除 α-Gal 基因，并转入人的 *DAF* 基因。这些探索在将来的某一天也许会减少或消除异种移植中的超急性排斥反应。

15-34 慢性损伤导致移植器官的迟发性衰竭

免疫抑制疗法的成功使约90%的移植肾脏在手术1年后仍能发挥作用，但是长期成活率并未提高，移植肾的功能存活中位时间约为8年。尽管传统上移植器官的迟发性衰竭被称为慢性排斥反应，但是通常很难确定慢性同种异体移植排斥的原因，损伤包括同种异体特异性免疫排斥反应、非免疫损伤或两者兼而有之。

移植器官的慢性损伤模式因组织不同而存在差异。血管蒂移植物晚期衰竭的一个主要原因是称为慢性同种异体移植物血管病变的反应。这是心脏和肾脏移植损伤的主要原因，其特点是移植物血管发生同心圆样动脉硬化，从而导致移植物的低灌注及其最终的纤维化和萎缩（图 15.51）。尽管多种机制可能导致这种形式的血管损伤，其主要机制被认为是反复发生的亚临床急性排斥反应，原因是针对移植物血管内皮细胞的同种反应性抗体的产生（所谓供体特异性抗体），或者同种反应性效应 T 细胞的产生，或两者兼而有之。一些形式的免疫抑制治疗（如钙调神经素抑制剂环孢霉素）也会导致血管损伤，虽然这通常仅限于非常小的动脉并引起另一种类型的损伤，称为小动脉玻璃样变性，其特征是蛋白质沉积使血管腔狭窄。移植肝的慢性排斥反应与胆管的消失有关，这就是所谓的"胆管消失综合征"，而在移植肺中，晚期器官衰竭的主要原因是细支气管瘢痕组织的积累，称为闭塞性细支气管炎。同种异体排斥反应也会发生在移植后数月至数年，这可能与临床上难以检测的功能逐渐丧失有关。

导致慢性移植物功能障碍的其他重要原因包括：缺血再灌注损伤，一段时间灌注不良后由于移植后血流恢复，可促进无菌炎症信号的产生；因免疫抑制而出现的病毒感染；同种疾病在同种异体移植物中的复发；破坏了原有的器官等。不论何种原因，慢性同种异体移植物损伤是典型的不可逆和渐进式的，最终导致同种异体移植物功能的彻底丧失。

图15.51　移植肾血管内的慢性排斥反应
左图：慢性排斥反应是由HLA I 类同种异体抗体与移植器官血管的相互作用引起的。与内皮细胞结合的抗体诱导有Fc受体的单核细胞和中性粒细胞浸润。

右图：累积的损伤导致内弹力膜增厚，内膜下层被平滑肌细胞、巨噬细胞、粒细胞、效应T细胞和抗体浸润，导致血管腔缩小，产生慢性炎症，加剧组织重塑。最终血管阻塞，缺血并纤维化。

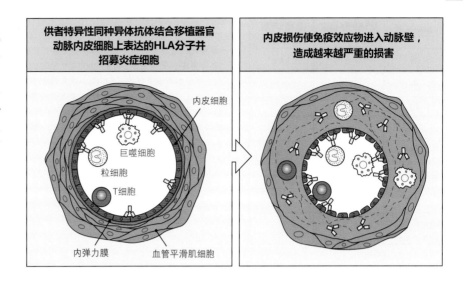

15-35 临床上已可以常规移植多种器官

三项重大技术进展使器官移植在临床成为可能。首先，器官置换手术在大多数主要医疗中心已是外科医师相对常规的医疗手段。其次，已经建立移植中心网络，以便于获得捐献者的健康器官。最后，使用抑制T细胞活化的强有效的免疫抑制药物可限制同种异体效应T细胞和抗体的产生，极大程度地提高了移植物的存活率（图 15.52）。图 15.53 列出了常见的同种异体器官或组织移植及其存活率。肾脏是最常见被移植的实体器官，20 世纪 50 年代首次在同卵双胞胎之间成功移植。角膜移植更为常见，它不是血管化的，所以即使不使用免疫抑制剂治疗，两个无亲缘关系的个人进行角膜移植通常会获得成功。

在免疫排斥反应之外还有许多问题与器官移植有关。第一，捐献器官很难获得。第二，损害患者器官的疾病也可能破坏被植入的移植物器官，例如自身免疫性糖尿病中被破坏的胰腺 β 细胞。第三，预防移植排斥所需的免疫抑制增加了癌症和感染的风险。最理想和科学的解决方案是：开发更特异的免疫抑制手段，在保

图15.52　免疫抑制药物在同种异体T细胞活化的不同阶段发挥效用

免抗胸腺球蛋白和抗CD52单抗（阿仑珠单抗）在移植前被用来消耗T细胞和其他白细胞。抗CD3单抗可阻断TCR复合物的信号形成，而环孢素和他可莫司通过抑制神经钙蛋白来干扰活化T细胞核因子（NFAT）向细胞核的转位。CTLA-4-Fc融合蛋白竞争结合B7分子以阻断CD28产生的共刺激信号通路。贝拉西普（一种抗CD25抗体）与部分活化的T细胞上的高亲和力IL-2受体结合以阻断IL-2信号传导。西罗莫司干扰mTOR级联的激活，这是效应T细胞分化所必需的。硫唑嘌呤和霉酚酸酯抑制活化T细胞的复制和增殖。

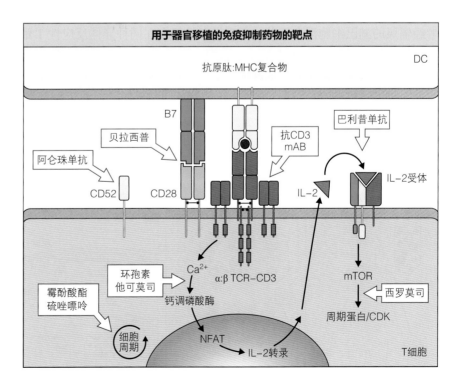

组织移植	USA的移植物数量（2014）*	移植5年后的存活率
肾	17 815	81.4%*
肝	6729	68.3%
心	2679	74.0%
胰腺	954	53.4%†
肺	1949	50.6%
肠	139	~48.4%
角膜	~45 000	~70%
HSC移植	~20 000**	>80%‡

图15.53　在临床医学中常被移植的器官和组织

图中展示的是2014年美国移植器官和组织的数量。HSC移植包括骨髓、外周血HSC和脐带血移植。*移植物的数量包括多个器官移植物（如肾脏和胰腺，或者心脏和肺）。对于实体器官，移植物的5年存活率计算是基于2002～2007年间进行的移植病例回访。数据来源于器官共享的联合网络。# 图中列出的肾脏存活率（81.4%）来自活体捐献者的肾脏；尸体供体移植的5年存活率为69.1%。† 图中列出的胰腺存活率（53.4%）是单器官移植时的存活率；与肾脏一起移植后的5年生存率为73.5%。**包括自体和同种异体移植。‡成功的HSC植入是在移植后数周内评估的，而不是数年。几乎所有的实体器官移植物（如肾脏、心脏）都需要长期免疫抑制治疗。

证机体整体免疫功能受损最小的情况下防止同种排斥反应；诱导移植物特异性的免疫耐受；发展异种移植物作为可用性器官的实用方案。

15－36　与移植物排斥反应相反的是移植物抗宿主病

　　来自外周血、骨髓或者脐带血的 HSC 移植可成功治疗源于造血系统的肿瘤，如某些白血病和淋巴瘤。用正常供者的 HSC 替代患者有遗传缺陷的干细胞进行 HSC 移植，也可治愈一些原发性免疫缺陷病（见 13 章）和其他遗传性血细胞疾病，如重型地中海贫血。在白血病治疗中，首先必须通过放射治疗和侵袭性细胞毒性化疗相结合的方法来破坏白血病的源头——受者的骨髓。

　　同种异体 HSC 移植最主要的困难之一就是移植物抗宿主病（GVHD）。供者 HSC 制剂中存在的成熟 T 细胞会把受者的组织视为"抗原性异物"，导致严重的多组织器官炎症性疾病，特别是皮肤、肠道和肝脏，分别表现为皮疹、腹泻和肝功能障碍等（图 15.54）。当供受者 MHC Ⅰ类或Ⅱ类抗原不匹配时，GVHD 的后果尤为严重，因此 HLA 匹配比实体器官移植时更为重要。目前，大多数 HSC 移植只在供受者为 HLA 相匹配的亲属之间进行，而很少在 HLA 相匹配的非亲属个体间进行。因此，GVHD 大多数发生在供受者之间次要组织相容性抗原有差异的情况下，故而每例 HSC 移植都必须进行免疫抑制治疗。

　　在混合淋巴细胞反应（mixed lymphocyte reaction，MLR）的实验中，将来自潜在供者的淋巴细胞与受者经辐照的淋巴细胞混合培养，观察供者是否存在同种异体反应性 T 细胞。如果供者体内存在能识别受者淋巴细胞上同种抗原的静止 T 细胞，它们将增殖或杀死受者靶细胞（图 15.55）。然而，MLR 在选择 HSC 供体方面的缺陷是，该实验不能准确地定量检测同种异体反应性 T 细胞。一种更精确的检测方法是有限稀释法（见附录Ⅰ，第 A-21 节），它可以精确检测同种异体反应性 T 细胞在细胞群中的频率。

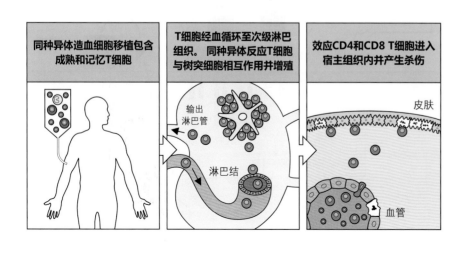

图15.54　移植抗宿主病是由移植物中的供者 T细胞攻击受者组织引起的

骨髓移植后，存在于移植物中的任何成熟的供者CD4和CD8 T细胞如果能特异性识别受者的HLA同种异型抗原则将在次级淋巴组织中被激活，分化成同种抗原的效应性CD4和CD8 T细胞，进入受体血循环，优先进入和攻击移植物受者的组织，特别是在移植前因化疗和放疗除去受者骨髓而受损的皮肤、肠道和肝脏的上皮细胞。

虽然 GVHD 对 HSC 移植受者是有害的，但它可以产生对治疗成功至关重要的有益影响。HSC 移植治疗白血病的疗效在很大程度上可以归因于移植物抗白血病效应，即 HSC 异体基因制剂中的供体 T 细胞识别受者白血病细胞表达的次要组织相容性抗原，并杀死白血病细胞的过程。抑制 GVHD 发生的治疗方法之一是移植前在体外将供者 HSC 制剂中的成熟 T 细胞去除，从而清除供者的同种异体反应性 T 细胞。随后，在受者体内由供者 HSC 分化成熟的供者 T 细胞则对受者的抗原具有耐受性。虽然消除 GVHD 对患者有好处，但会增加白血病复发的风险。这是移植物抗白血病效应应该被支持的强有力依据。

免疫缺陷是清除供者 T 细胞后的另一种并发症。由于受者的大多数 T 细胞在移植前被化疗和放疗联合破坏，供者 T 细胞是移植后早期重建机体成熟 T 细胞库的主要来源。成年人尤其如此，他们胸腺保留的功能较弱，因此由前 T 细胞来更新 T 细胞库的能力有限。如果移植物中太多的 T 细胞被去除，移植受者会因机会性感染死亡。人们需要平衡移植物抗白血病效应及其免疫活性的好处与供者 T 细胞引起 GVHD 的坏处，为此人们已经开展了许多研究。一种特别有希望的方法是防止供者 T 细胞与受者的抗原发生反应。正常情况下，这些抗原在移植后不久就会与供者 T 细胞相遇。通过清除受者的 APC 可以防止或减弱供者 T 细胞的同种反应。这样，供体 T 细胞在移植的最初炎症过程中不被激活，此后也不促进 GVHD 的发生。然而，目前还不清楚在此情况下是否还保有移植物抗白血病的效应。

15-37 同种异体免疫应答中的调节性 T 细胞

像在所有的免疫应答中一样，Treg 在移植物排斥反应中也具有重要的免疫调节作用。小鼠的同种异体 HSC 移植实验给出了证据。在移植前，清除受者或者 HSC 移植物中 CD25⁺ Treg 会加速 GVHD 进程，随后导致死亡。相反，用新鲜的或体外扩增的 Treg 补充到移植物中，则可以延缓甚至阻止 GVHD 导致的死亡。这与早期的人体研究结果类似。此外，低剂量的 IL-2 给药可以优先扩增 Treg，在预防 GVHD 中展示了积极作用。在实体器官移植的小鼠模型中也有相似的现象，其中转输自然产生或诱导产生的 Treg 可以显著延迟同种异体移植的排斥反应。这些实验表明，在供体 HSC 移植物中富集或者生成 Treg 将可能成为 GVHD 的一种疗法。

CD8⁺ CD28⁻ T 细胞是另一种类型的 Treg，具有无能表型，可通过抑制 APC 激活 CD4⁺ T 细胞的能力来间接维持 T 细胞耐受。这些细胞已经可以从移植患者中分离出来，并能与同种反应性 CD8⁺ T 细胞相区别，因为它们并不显示对供体细胞的细胞毒性，并高表达抑制性杀伤受体 CD94（见第 3-25 节）。这提示，CD8⁺ CD28⁻ T 细胞能够干扰 APC 的活性，并在维持移植物耐受中发挥作用。

15-38 胎儿是一种可以反复耐受的同种异体移植物的机体

至此讨论的所有先进移植技术都是现代医学进步的结果。哺乳动物的胎儿是例外，是一种可以反复移植和耐受的"外来"组织。胎儿携带了与母亲不同的父系 MHC 分子和次要组织相容性抗原（图 15.56），然而一个母亲可以成功生育很多孩子，而这些孩子可以表达

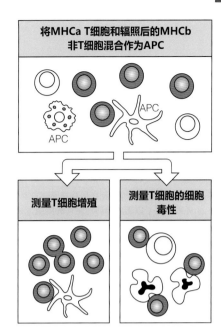

图15.55　混合淋巴细胞反应（MLR）可用于检测组织相容性

从待测试的两个个体中分离外周血单核细胞（PBMC），包括淋巴细胞和单核细胞。作为刺激物的人的细胞（黄色）首先被辐照使其失去增殖能力，然后将它们与作为应答者（蓝色）的另一个人的细胞混合，共培养5天（上图）。在培养过程中，应答者淋巴细胞受到同种异体HLA I 类和 II 类抗原的刺激。这些分子表达在刺激者的单核细胞和从单核细胞分化而来的DC上。被刺激的淋巴细胞增殖分化为效应细胞。混合培养5天后，检测T细胞的增殖（左下图）和细胞毒性（右下图）。T细胞增殖是由于CD4 T细胞识别同种异体HLA II 类分子所致，而细胞毒性是由CD8 T细胞识别同种HLA I 类分子所致。混合淋巴细胞反应有助于区分MHC II 类和 I 类分子。

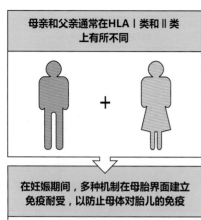

母亲和父亲通常在HLA I 类和 II 类
上有所不同

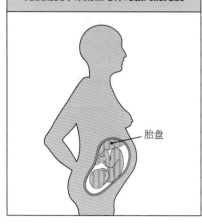

在妊娠期间，多种机制在母胎界面建立
免疫耐受，以防止母体对胎儿的免疫

胎盘

图15.56　胎儿是不被排斥的移植物
除了极少数的例外，人类家庭的母亲和父亲都拥有不同的HLA基因型别（上图）。当母亲怀孕时，她将携带一个胎儿9个月，该胎儿表达一种母体来源的HLA单倍型（粉红色）和一种父亲来源的HLA单倍型（蓝色）（下图）。尽管胎儿表达的父系HLA I 类和 II 类分子是母亲免疫系统可能产生反应的同种异体抗原，但在怀孕期间胎儿并不会促发这种反应，并且受预存的同种反应性抗体或T细胞的保护。即使是同一个父亲生了几个孩子，也没有发现任何免疫排斥迹象。

同样的来自父亲的非己蛋白成分。神秘缺失的胎儿排斥反应一直困扰着免疫学家，目前还没有一个全面的解释。难点之一是：胎儿同种异体移植的接受程度如此之高，以至于很难研究防止排斥反应的机制；如果排斥胎儿的机制很少被激活，那如何分析它呢？

导致"胎儿耐受"的机制很有可能是复杂的和多因素的。虽然有假说认为胎儿根本不被视为异物，但是生过孩子的母亲往往会产生针对父亲MHC分子和红细胞抗原的抗体。胎盘来源于胎儿的组织，几乎将胎儿和母亲的 T 细胞隔离开来。胎盘的外层是滋养层，是胎儿与母体组织之间的界面。这个部位不表达 MHC II 类分子，仅表达低水平的、有限亚类的 MHC I 类分子。因此滋养层能够抵抗母体 T 细胞对胎儿同种异体抗原的直接识别。然而，缺乏 MHC I 类分子的组织易受到 NK 细胞的攻击（见第 3-25 节）。研究证实，滋养层细胞表达一种非经典的并且具有最低多态性的 HLA I 类分子 HLA-G，可以借此免受 NK 细胞的攻击，因为 HLA-G 分子已经被证明具有抑制 NK 细胞杀伤的作用。

胎盘还可以通过营养物耗竭的主动机制来抑制母体 T 细胞的活性。吲哚胺 2，3- 双加氧酶（Indoleamine 2，3-dioxygenase，IDO）在母胎界面高表达，这个酶在母胎体内消耗必需氨基酸（色氨酸），而缺乏色氨酸的 T 细胞显示出降低的反应性。使用抑制剂 1- 甲基色氨酸抑制受孕小鼠的 IDO 活性则可导致同种异基因胎儿的快速排斥反应。

在母胎界面的细胞因子微环境也会促进对胎儿的免疫耐受。子宫上皮细胞和滋养层细胞都会分泌 TGF-β 和 IL-10。这种细胞因子组合能抑制效应 T 细胞的分化增殖，而有利于 iTreg 的产生（见第 9-23 节）。在怀孕期间，Treg 的数量会增多，包括胎盘中的 iTreg。这些细胞对于抑制小鼠机体对胎儿的反应非常重要，因为 iTreg 缺乏会促进胎儿的再吸收，相当于人类的自然流产，Th1 诱导的细胞因子（如 IFN-γ 和 IL-12）也有类似作用。有趣的是，一种控制 iTreg 表达 Foxp3 的调控元件仅在哺乳动物胎盘中被发现，但在 nTreg 表达 Foxp3 中并不需要。这提示 iTreg 可能在母胎耐受中扮演重要的角色。最后，特殊的母体子宫组织直接与胎盘（蜕膜）相连接，其基质细胞似乎能抑制关键的 T 细胞趋化因子在局部表达。因此，母体和胎儿的双方因素共同促成免疫豁免区的形成，类似于其他的能长期接受移植物组织的局部免疫抑制区，如眼睛（见第 15-5 节）。

【小结】

临床移植现在已经成为日常现实，它的成功是基于 MHC 匹配、免疫抑制药物和外科技术的进步。然而，即使是精确的 MHC 匹配也不能防止移植排斥反应发生；供受者之间的其他遗传差异也能导致同种异体差异性蛋白，其多肽被移植组织上的 MHC 分子提呈，也可引起受者排斥反应。由于目前没有办法特异性抑制移植物排斥反应而不损害受者整体防御功能，因此大多数移植需要对受者进行全身免疫抑制治疗。这能增加癌症和感染的风险。胎儿是一种自然的同种异体移植物，必须被接受才能存活。对胎儿耐受的更好理解可能最终为诱导同种移植物特异性耐受提供启示。

第15章总结

理想的状态是，免疫系统的效应作用只靶向外来病原体，而不针对自身组织。实际上，因为外来蛋白与自身蛋白在化学结构上具有相似性，因此很难严格区分自身和外源蛋白。然而免疫系统仍然维持着对自身的耐受，这是机体通过层层调控来实现的。所有这些调控都使用替代性标记来区分"自己"与"非己"，从而恰当地调控免疫应答。这些调控机制失效就会导致自身免疫病的发生。单一调控机制可能每天都会被轻微打破，但会因其他层次调节机制的效应而达到生理平衡。因此，耐受是在整体免疫系统层面上实施和形成的。疾病的发生必须突破机体的多层耐受机制，以达到长期效应。这些层次的调节起自骨髓和胸腺的中枢耐受，也包括外周耐受机制，如 T 细胞无能、细胞因子偏离和 Treg。有时免疫应答不发生仅仅因为抗原不能被免疫细胞碰到，如在免疫隔离区。

也许是由于机体要组织针对病原体的有效免疫应答而面临选择性压力，人为抑制免疫应答以促进自我耐受的效果有限，且容易失败。遗传易感性在决定哪些个体会发展成自身免疫病中起着重要的作用，环境因素也起着实际作用，因为即使是同卵双胞胎也不总是都患同一种自身免疫病。环境的影响包括感染、毒素和偶然事件。

当自我耐受被破坏而自身免疫病随之发生时，机体免疫效应机制与对病原体的效应反应非常相似。虽然具体的情况因疾病而异，但抗体和 T 细胞都可能参与其中。通过研究机体对非自体移植器官和组织的反应，人们已经对组织抗原特异性的免疫应答有了很多的认识，在移植排斥研究中获得的经验和知识也适用于自体免疫，反之亦然。移植导致的排斥症状在许多方面类似于自身免疫病，但标靶是主要和次要组织的相容性抗原。尽管抗体也参与了移植物排斥反应和移植物抗宿主病的过程，但是 T 细胞才是主要的效应成分。

对于这里讨论的每种我们并不乐于见到的免疫反应，问题在于如何控制这种反应而不损害机体抗感染能力。答案可能在于更全面地了解免疫应答的调节机制，尤其是免疫耐受中的重要抑制机制。第 16 章将进一步阐述免疫应答的调控。

练习题

15.1 **判断题**：炎症性肠病（克罗恩病和溃疡性大肠埃希菌病）是适应性免疫系统对自身抗原产生反应而导致组织损伤的疾病。

15.2 **配对题**：将以下的单基因自身免疫病与相关缺陷基因进行配对。

 A. 自身免疫性多内分泌病 – 念珠　　ⅰ . *Fas*
 　菌病 – 外胚层营养不良

 B. 免疫失调，多发性内分泌病，　　　ⅱ . *Foxp3*
 　肠道病，X 连锁

 C. 自身免疫淋巴细胞增生综合征　　　ⅲ . *AIRE*

15.3 **选择题**：以下哪些说法是不正确的？
 A. 普鲁卡因胺是一种广泛用于治疗心律失常的药物，它诱导的自身抗体与 SLE 的自身抗体相似。
 B. 在感染过程中释放的炎症介质可导致自身反应性淋巴细胞的活化，从而引起自身免疫应答。
 C. 克罗恩病和 Blau 综合征都与 NOD2 的功能突变缺失以及与其他原因密切相关。
 D. *ATG16L1* 和 *IRGM* 是正常情况下促进自噬的基因，并且它们的缺陷与克罗恩病有关。

15.4 **选择题**：以下哪些选项正确地描述了移植？
 A. 成年小鼠会排斥来自幼鼠的同系皮肤移植物。
 B. 雌鼠不会排斥来自同种雄鼠的皮肤移植物。
 C. 雌鼠会排斥来自雄鼠的同系皮肤移植物。
 D. 自体移植皮肤在移植后 3 周产生排斥反应。

15.5 **简答题**：GVHD 如何对白血病患者有益？

15.6 **选择题**：下列哪个选项错误地描述了用于防止胎儿排斥的机制？
 A. 2，3 – 双加氧酶高表达会消耗 T 细胞的色氨酸。
 B. 滋养层细胞不表达 MHC Ⅱ类分子，并低表达 MHC Ⅰ类分子。
 C. 滋养层细胞 HLA-G 分子的下调。
 D. 子宫上皮和滋养层细胞分泌 TGF-β 和 IL-10。

15.7 **选择题**：下列哪一种机制不是免疫豁免区维持耐受的机制？
 A. 在感染期间清除了效应 T 细胞
 B. 排除静止淋巴细胞的组织屏障（如血脑屏障）
 C. 抗炎症性细胞因子的产生
 D. Fas 配体的表达诱导了表达 Fas 分子的效应淋巴细

胞凋亡

E. 减少了通过传统淋巴管的接触

15.8 选择题： 以下哪个选项不是外周耐受的机制？

A. 失能

B. 阴性选择

C. 诱导 Treg

D. 删除

E. Treg 诱导抑制

15.9 简答题： SLE 中有抗原表位拓展的现象，存在抗 DNA 自身抗体，并促进抗组蛋白抗体的产生。请描述其发生的机制。

15.10 简答题： 自身免疫性多内分泌病 - 念珠菌病 - 外胚层发育不良（APECED）是由转录因子 AIRE 缺陷引起的，其导致外周基因表达受损，阴性选择减少（即中枢耐受性受损）。APECED 患者遭受多种内分泌组织的破坏，表现出抗真菌免疫功能受损。然而，这些自身免疫现象需要时间来发展，并不是在所有患者的所有潜在器官靶上都发生。请解释这一现象发生的原因。

15.11 填空题： 在某些自身免疫病中产生的自身抗体可以作为拮抗剂或激动剂，这取决于它们是抑制还是激活功能。在 _____ 情况下，针对 _____ 受体的自身抗体阻断了其在神经肌肉连接处的功能，导致肌肉无力综合征。另一个例子是，_____ 会针对 _____ 受体的自身抗体刺激甲状腺激素的过度分泌。

15.12 配对题： 将以下自身免疫病与其病理生理学进行配对。

A. 类风湿性关节炎　　　　ⅰ. 慢性丙型肝炎感染导致免疫复合物的产生，并沉积在关节和组织中

B. 1 型糖尿病　　　　ⅱ. T 细胞介导的自身免疫攻击中枢神经系统髓鞘抗原，导致脱髓鞘疾病的神经表型

C. 多发性硬化　　　　ⅲ. 抗 IgG 的自身抗体

D. 桥本甲状腺炎　　　　ⅳ. 抗 GpⅡb 的自身抗体：血小板上的Ⅲa 纤维蛋白原受体

E. 自身免疫性溶血性贫血　　　　ⅴ. 抗红细胞自身抗体

F. 自身免疫性血小板减少性紫癜　　　　ⅵ. TH1 依赖的针对胰腺中 β 细胞的自身免疫攻击

G. 肺出血 - 肾炎综合征　　　　ⅶ. 对 α3 基底膜胶原链的自身抗体（Ⅳ型胶原蛋白）

H. 混合原发性冷球蛋白血症　　　　ⅷ. 甲状腺细胞和自身抗体介导的自身免疫性攻击导致甲状腺功能减退

（刘光伟　毕玉晶　沈传来译，郑　芳校）

参考文献

免疫应答的调控

16

在本章中，我们将着重介绍免疫应答的各种调控方法，探讨其在控制有害免疫应答如自身免疫、过敏和移植排斥，以及增强保护性免疫应答中的作用。人类主动调控免疫应答的历史最早可以追溯到 500年前的人痘接种预防天花。到 19 世纪晚期，随着针对感染性病原的疫苗和抗血清的开发，免疫应答的调控方法取得了长足进步。为了控制有害免疫应答的发生，大量化学药物被研发利用，尽管这些药物作用的特异性有限，但目前仍然是临床上的主要选择之一。近年来，生物治疗成为调控机体免疫应答的新方向，人工生物制剂如激素、细胞因子、单克隆抗体等相关衍生物被相继研发，用来控制机体免疫应答。生物制剂拥有非常好的特异性，一些生物制剂（如用于 1 型糖尿病治疗的胰岛素等）在过去几十年里显示出良好的临床效果，随着细胞生物学和基因蛋白质工程技术的发展，越来越多的生物制剂被开发并应用于免疫系统的精准治疗。值得一提的是，人们在调控适应性免疫应答增强机体抗肿瘤免疫方面取得了重要进展，靶向负调节因子以激活免疫应答的生物制剂已在临床抗肿瘤治疗中取得显著成效。图 16.1 列举了目前临床用于调控免疫应答的主要免疫制剂。本章将从相关药物的临床应用开始，详细介绍这些免疫应答的调控方法。本章前一部分将主要围绕缓解有害免疫应答和肿瘤免疫治疗进展来展开，后一部分将主要讨论目前针对感染性疾病的疫苗策略，以及思考如何采用更加合理的方法设计和开发疫苗，以增加其功效并扩展其用途。

针对有害免疫应答的治疗

有害免疫应答存在于许多免疫性疾病中，如自身免疫病、移植排斥和过敏等，给相关疾病的临床治疗带来了挑战。这些疾病的治疗目标是减轻组织损伤和避免组织功能破坏。一些有害免疫应答是可以预见的，如移植排斥反应，因此可以采取预防措施。还有许多不可预见的有害免疫应答，如自身免疫应答和过敏反应等，要在发生病变后才会被发现。正如自身免疫病动物模型研究所展示，抑制或中止已经发生的有害免疫应答相对来说比较困难。

常规的免疫抑制药物——天然或人工合成小分子药物，可以分为不同类型（图 16.2）。皮质类固醇家族抗炎药物如泼尼松、细胞毒药物如硫唑嘌呤和环磷酰胺，以及非细胞毒性真菌和细菌成分衍生药

本章概要：

针对有害免疫应答的治疗
肿瘤的免疫疗法
接种疫苗应对感染性疾病

常见的调控免疫应答的制剂	
类型	**示例**
放射物	
小分子制剂	
药物	雷帕霉素（西罗莫司）
免疫佐剂	铝
大分子制剂	
激素类	氢化可的松
细胞因子	IFN–α
抗体	利妥昔单抗 （抗–CD20抗体）
融合蛋白	阿巴西普（CTLA–4–Ig）
DNA疫苗	（实验用）
亚单位疫苗	乙型肝炎疫苗
多糖和蛋白 结合疫苗	乙型流感嗜血杆菌疫苗
细胞和有机体	
灭活疫苗	灭活脊髓灰质炎病毒疫苗
减毒活疫苗	麻疹、腮腺炎、风疹疫苗
过继细胞转移	嵌合抗原受体T细胞免疫疗法
异体骨髓移植	

图16.1　免疫调节剂的种类

图16.2　临床常用的免疫抑制药物

临床常用的免疫抑制药物	
免疫抑制药物	**作用机制**
皮质类固醇	抑制炎症；抑制包括巨噬细胞产生的细胞因子在内的多个靶标
硫唑嘌呤，环磷酰胺，霉酚酸	干扰DNA合成进而抑制淋巴细胞增殖
环孢素A，他克莫司（FK506）	抑制钙调磷酸酶依赖的NFAT活性；阻断T细胞产生IL-2和阻断T细胞增殖
雷帕霉素（西罗莫司）	阻断Rictor依赖的mTOR信号活化，从而抑制效应T细胞增殖
芬戈莫德（FTY270）	通过干扰鞘氨醇激酶受体的信号转导进一步阻止淋巴细胞从淋巴组织迁出

物，如环孢素 A、他克莫司（FK506 和福吉霉素）和雷帕霉素，可抑制 T 细胞胞内信号传导。此外，还有最近新研发的干扰鞘氨醇 1 - 磷酸受体信号药物芬戈莫德，该药可阻碍 T 细胞、B 细胞迁出淋巴器官进行再循环。但这些药物对免疫系统具有广泛的抑制作用，既可以抑制有害的免疫应答也可以抑制有益的免疫应答。因此，免疫抑制药物治疗常并发机会性感染。

一些作用于特定细胞因子的新型治疗方法，可靶向引起组织损伤的免疫应答，从而避免整体水平的免疫抑制，但依然有可能干扰抗感染免疫应答的正常发生。抑制特定免疫应答最直接的方法是用高度特异的抗体作用于免疫细胞分泌的效应蛋白。此类方法在本书前几版中只作为实验方法进行介绍，但现在已在临床中得到应用。抗细胞因子单克隆抗体药物，像治疗类风湿性关节炎的英夫利昔单抗（抗 TNF-α 单抗），可以中和局部过量的细胞因子，也可以靶向免疫细胞内在的调节机制，以抑制有害免疫应答的发生。除抗体外，也有设计人工合成用于调控免疫应答的蛋白质，如阿巴西普，一种免疫球蛋白 Fc 区和 CTLA-4 胞外结构域融合蛋白。该蛋白质可结合 B7 分子进而阻断其与 CD28 分子的相互作用，减少 T 细胞的共刺激效应，目前它已用于抗 TNF-α 治疗无效的类风湿性关节炎患者的临床治疗。

16－1 皮质类固醇是一种通过改变多种基因转录而发挥强有力抗炎作用的药物

皮质类固醇是糖皮质激素家族中类固醇激素的衍生物，对维持机体稳态尤为重要，具有强大的抗炎与免疫抑制作用。其作用方式如下：皮质类固醇先穿过细胞膜与细胞核受体家族的胞内受体结合，形成复合体并被激活，随后该复合体被转运到细胞核内与 DNA 结合，同时也与其他转录因子相互作用，以此调节白细胞中约 20% 的基因表达。由于在白细胞和其他组织细胞中被调控的基因数目庞大，故使用该方法治疗时发生的反应十分复杂。目前使用较多的泼尼松是一种合成类皮质醇激素，被广泛应用于减轻自身免疫应答、过敏反应（见第 14、15 章）及移植排斥反应。除此以外，皮质类固醇还能发挥多重抗炎作用，最终发挥免疫抑制作用，其简要总结见图 16.3。

皮质类固醇可抑制单核 / 巨噬细胞的促炎功能，减弱 CD4$^+$ T 细胞的活化增殖。此外，该类药物还可诱导特定抑炎基因的表达，如编码磷脂酶 A2 抑制剂的 *Anxa1* 基因，该基因的表达可阻止机体在磷脂酶 A2 作用下产生更多的促炎症因子前列腺素和白三烯（见第 3-3 节和第 14-7 节）。同时，皮质类固醇也能够抑制促炎基因（如细胞因子 IL-1β 和 TNF-α）的表达。

皮质类固醇药物疗效的产生基于其在体内的高浓度，其药物有效浓度远高于糖皮质激素的自然存在浓度。但这样的高浓度是一把双刃剑，过度反应会对机体产生毒副作用，因此临床治疗往往难以达到效果佳而副作用小的最佳平衡点。除产生诸如体液潴留、体重增加、糖尿病、骨矿物质流失及皮肤变薄的副作用之外，皮质类固醇药物的疗效也会随着时间推移而减弱。尽管有上述诸多缺点，此类药物在某些方面仍不失为一种良方，如针对慢性哮喘，已证明采用吸入式皮质类固醇制剂的方法非常有效（见第 14-13 节），而在治疗自身免疫病或同种异体排斥反应时，口服高剂量皮质类固醇也有一定效果。为了确保疗效显著且减少不良反应，可与其他免疫抑制药物联用，包括针对淋巴细胞的细胞毒性药物，以及增强淋巴细胞信号通路的靶向药物。

16 – 2 细胞毒性药物通过杀死分裂细胞引起免疫抑制但伴有严重的不良反应

硫唑嘌呤、环磷酰胺和霉酚酸酯是三种常作为免疫抑制剂使用的细胞毒性药物。它们的作用方式是干扰分裂旺盛的细胞内 DNA 合成，最初用于治疗癌症，而在观察到这些药物对分裂的淋巴细胞具有毒性后，又发现其具有免疫抑制作用。硫唑嘌呤可干扰 T 细胞的 CD28 共刺激信号，从而促进 T 细胞凋亡（见第 7-24 节）。但由于这种毒性作用也会同时作用于所有处于分裂期的组织细胞，如皮肤、肠道内壁和骨髓，导致机体出现免疫功能下降、贫血、白细胞减少、血小板减少、肠上皮受损、脱发甚至是胎儿死亡或畸形等严重后果，这大大限制了其临床应用。目前，这些药物只在需要消除所有分裂的淋巴细胞时大剂量使用，如治疗淋巴瘤和白血病。在这种情况下，患者后期也需进行骨髓移植以恢复自身造血功能。除此以外，该类药物也可用于治疗过度的免疫应答如自身免疫病，这种情况下使用剂量较低且需与其他药物如糖皮质激素联用。

硫唑嘌呤通过阻断腺苷和鸟苷的合成来抑制 DNA 合成，具体机制如下：硫唑嘌呤先转化为 6-TG（6 – 硫基鸟嘌呤），而 6-TG 是一种嘌呤类似物，可取代鸟嘌呤，与肌苷竞争单磷酸最终代谢为 6 – 硫代肌苷酸。但长期使用硫唑嘌呤治疗会增加患皮肤癌的风险，这是因为 6-TG 的蓄积使 DNA 经紫外照射后更易发生突变。除抑制 DNA 合成外，硫唑嘌呤免疫抑制作用的产生还基于其在体内转化为 6-thio–GTP（6 – 硫基鸟嘌呤三磷酸），后者可取代 T 细胞内与小 GTP 酶 Rac1 结合的 GTP，从而抑制 Rac1 活性。而 Rac1 失活后，T 细胞因无法接收来自 CD28 共刺激分子的抗凋亡信号而发生凋亡。与硫唑嘌呤作用方式类似的还有霉酚酸甲酯，作为一种最新发现的细胞毒性免疫抑制剂，其本质为霉酚酸的 2 – 吗啡乙酯，被代谢为霉酚酸后通过抑制肌苷单磷酸脱氢酶以阻断磷酸鸟苷的从头合成。

环磷酰胺则通过代谢为磷酰胺芥使 DNA 烷基化来抑制 DNA 合成。但环磷酰胺是一种氮芥类化合物，最初被用作生化武器，其毒性远大于硫唑嘌呤和霉酚酸盐，可导致炎症、膀胱出血（或称出血性膀胱炎），甚至诱发膀胱肿瘤。

16 – 3 环孢素 A、他克莫司、雷帕霉素和 JAK 的抑制剂可作为有效的免疫抑制剂干扰多种 T 细胞信号通路

细胞毒性药物的三种无毒性替代品可用作免疫抑制剂，广泛用于治疗接受移植的患者。它们分别是环孢素 A、他克莫司（以前也叫作 FK506）和雷帕霉素（也称为西罗莫司）。环孢素 A 是一种环状十肽，提取自挪威的一种土壤丝状真菌。他克莫司是一种大环内酯化合物，来源于日本发现的火烈性丝状链球菌。大环内酯含有多分子内酯环，且其内酯环上有一个或多个脱氧糖分子。雷帕霉素是另一种大环内酯类化合物，发现于复活节岛的吸水链霉菌（因此被称为波利尼西亚的 'Rapa Nui'）。这三种化合物通过与细胞内亲和素蛋白家族成员结合形成复合物，干扰淋巴细胞增殖相关的重要信号通路。

如第 7-14 节中所示，环孢素 A 和他克莫司通过抑制 Ca^{2+} 活化蛋白磷酸酶（钙调磷酸酶）来抑制 T 细胞增殖，而钙调磷酸酶活性是转录因子 NFAT 激活所必需。这两种药物都可以降低 T 细胞活化时产生的细胞因子（T 细胞生长因子，IL-2）基因的表达水平（图 16.4）（见第 9-16 节）。环孢素 A 和他克莫司抑制 T 细胞应答特定抗原或同种异体细胞后的细胞增殖，在医学实践中广泛用于预防同种异体器官移植物的免疫排斥。虽然这些药物

皮质类固醇疗法	
作用靶标	**生理效应**
↓ IL-1, TNF-α, GM-CSF ↓ IL-3, IL-4, IL-5, CXCL8	↓ 细胞因子引起的炎症反应
↓ NOS	↓ NO
↓ Ph磷脂酶A2 ↓ 2型环氧酶 ↑ 膜联蛋白-1	↓ 前列腺素 ↓ 白细胞三烯
↓ 黏附分子	减少白细胞从血管中迁出
↑ 限制性内切酶	诱导淋巴细胞和嗜酸性粒细胞凋亡

图16.3　皮质类固醇疗法的抑炎效应
皮质类固醇调控很多基因表达，具有消炎作用。第一，这类药物减少一些炎症介质的产生，包括细胞因子、前列腺素和NO。第二，这类药物通过减少黏附分子的表达抑制炎症细胞向炎症部位迁移。第三，皮质类固醇促进白细胞的凋亡。还有更复杂的机制是影响膜联蛋白-1的活性（膜联蛋白-1是最初被确定为皮质类固醇作用的靶标，也被称为脂皮质蛋白），膜联蛋白-1参与上述表格右列中所有皮质类固醇的效应。

图16.4　环孢素A和他克莫司抑制淋巴细胞和某些粒细胞效应

这两种药物通过结合免疫亲和小分子来抑制钙调磷酸酶，其中环孢素A与环蛋白结合，他克莫司与FK连接蛋白（FKBP）结合。免疫亲和蛋白虽然是肽基-脯氨酰顺反异构酶，但其异构酶活性和与之结合的药物免疫抑制活性无关。相反，免疫亲和蛋白-药物复合物可以结合并抑制Ca²⁺激活的丝氨酸/苏氨酸磷酸酶钙调磷酸酶的活性。在正常的免疫应答中，响应TCR信号转导的细胞内Ca²⁺的增加能激活钙结合蛋白的钙调蛋白，钙调蛋白进一步激活钙调磷酸酶（图7.18）。免疫亲和蛋白-药物复合物与钙调神经磷酸酶结合可阻止后者被钙调蛋白激活；形成复合物的钙调神经磷酸酶不能发生去磷酸化，也不能激活NFAT（图16.5）。钙调磷酸酶不止存在于T细胞，但相比于其他组织，钙调磷酸酶在T细胞中的表达水平比较低。因此，T细胞对这些药物的抑制作用特别敏感。

环孢素A和他克莫司的免疫效应	
靶细胞	**效应**
T淋巴细胞	减少IL-2、IL-3、IL-4、GM-CSF、TNF-α的表达 减少IL-2表达降低引起的靶细胞增殖 减少Ca²⁺依赖的颗粒相关丝氨酸酯酶的胞吐作用 抑制抗原诱导的细胞凋亡
B淋巴细胞	抑制继发于T淋巴细胞产生的细胞因子减少而引起的增殖 抑制免疫球蛋白表面活性位点封闭后的增殖 诱导B细胞活化后的凋亡
粒细胞	减少Ca²⁺依赖的颗粒相关丝氨酸酯酶的胞吐作用

可通过抑制 T 细胞增殖而发挥免疫抑制作用，但它们对其他细胞也有免疫抑制效应（图 16.4）。

　　这两种药物可通过结合免疫亲和小分子来抑制钙调磷酸酶。其中环孢素 A 与环蛋白结合，他克莫司与 FK 连接蛋白（FKBP）结合。免疫亲和蛋白虽然是肽基 – 脯氨酰顺反异构酶，但其异构酶活性和与之结合药物的免疫抑制活性无关。相反，免疫亲和蛋白 – 药物复合物可以结合并抑制 Ca²⁺ 激活的丝氨酸 / 苏氨酸磷酸酶的活性。在正常的免疫应答中，响应 TCR 信号转导的细胞内 Ca²⁺ 的增加能激活钙结合蛋白的钙调蛋白，钙调蛋白进一步激活钙调磷酸酶（图 7.18）。免疫亲和蛋白 – 药物复合物与钙调神经磷酸酶结合可阻止后者被钙调蛋白激活；形成复合物的钙调神经磷酸酶不能发生去磷酸化，也不能激活 NFAT（图 16.5）。钙调磷酸酶虽存在于 T 细胞，但相比于其他组织，钙调磷酸酶在 T 细胞中的表达水平比较低。因此，T 细胞对这些药物的抑制作用特别敏感。

　　环孢素 A 和他克莫司虽然是有效的免疫抑制剂，但也存在弊端。和细胞毒性药物一样，它们几乎影响所有的免疫应答。但这个副作用可以在治疗中通过改变剂量来规避。例如，在移植期间需要高剂量的药物，但移植成功后可以减少剂量，在保持充分抑制对移植组织的残余应答时，允许有用的保护性免疫应答发生。但是这个平衡很难被实现，需要不断检测患者的状态。而且这些药物也作用于其他不同类型的组织，因而具有广泛的副作用，例如可引起肾小管上皮细胞的损伤。它们还是复杂的天然产品，必须长期服用，所以使用这些药物治疗费用相对昂贵。但目前它们是临床移植中常用的免疫抑制剂，也以在多种自身免疫病中测试其作用，特别是那些像移植排斥反应类似的 T 细胞介导

Ca²⁺结合钙调蛋白，可以激活钙调蛋白酶，使NFAT脱磷，NFAT进入细胞核，刺激IL-2的转录

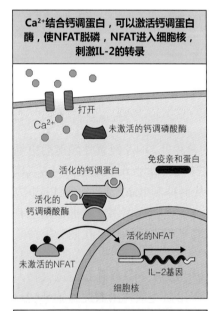

环孢素A与核亲和素结合形成复合物，通过钙调蛋白抑制钙调磷酸酶，从而阻止NFAT的去磷酸化

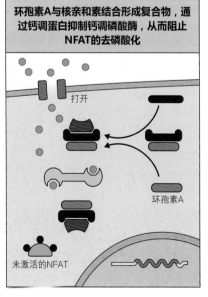

图16.5　环孢素A和他克莫司干扰丝/苏氨酸特异性磷酸酶——钙调磷酸酶活性，抑制T细胞活化
如上图所示，信号通过TCR相关的酪氨酸激酶使细胞膜上的钙释放激活的钙通道（CRAC）打开。这一过程会增加细胞质内Ca²⁺的浓度，从而促进Ca²⁺与钙调节蛋白的结合（图7.18）。与Ca²⁺结合的钙调节蛋白被激活，进而激活其下游靶效应蛋白如钙调磷酸酶。活化的钙调磷酸酶促进转录因子NFAT去磷酸化（见第7-14节），随后，去磷酸化的NFAT进入到细胞核，转录T细胞活化所需要的基因。如下图所示，当环孢素A和（或）他克莫司存在时，分别与它们的免疫亲和靶蛋白，即亲环蛋白和FK-结合蛋白形成复合物。这些复合物与钙调磷酸酶结合，阻止钙调磷酸酶被钙调蛋白激活，进而抑制NFAT的去磷酸化。

的自身免疫病。

雷帕霉素有与环孢素 A 和他克莫司不同的作用方式。与他克莫司相似的是雷帕霉素与免疫亲和蛋白的 FKBP 家族结合，但雷帕霉素 - 免疫亲和蛋白复合物不会抑制钙调磷酸酶活性。相反，它抑制 mTOR 的丝氨酸 / 苏氨酸激酶活性。mTOR 是哺乳动物雷帕霉素的靶点，参与调节细胞生长和增殖（见第 7-17 节）。mTOR 信号可以被许多上游信号通路如 Ras/MAPK 和 PI3K 途径信号通路激活。

这些信号通路激活 AKT，AKT 调节 TSC 复合物磷酸化进而使其失活。TSC 复合物通常作为小 GTP 酶 Rheb 的抑制剂，当 TSC 被磷酸化后，Rheb 被释放出来激活 mTOR（图 7.22）。如图 16.6 所示，mTOR 可以形成两种不同的 mTOR 复合物，mTORC1 和 mTORC2，这两种复合物分别被 Raptor 和 Rictor 蛋白调节，并分别激活不同的下游信号通路。雷帕霉素仅抑制 mTORC1 复合物，因为雷帕霉素 - FKBP 复合物选择性抑制该复合物的 Raptor 依赖性途径（图 16.6）。阻断该途径能够显著减弱 T 细胞增殖，阻止 T 细胞进入细胞周期的 G1 期并促进其凋亡。可能由于 Treg 与效应 T 细胞被不同的信号通路调控，雷帕霉素抑制生长因子如 IL-2、IL-4 和 IL-6 激活的淋巴细胞增殖，反而可增加 Treg 的数量。雷帕霉素还选择性地减少效应 T 细胞的形成，同时明显增加记忆 T 细胞的形成。因此，目前正在考虑使用雷帕霉素来增加由疫苗诱导的记忆 T 细胞的形成。

最近有一种药物通过调节免疫细胞向移植物或自身免疫病部位的迁移来控制免疫应答。在第 9-7 节，我们描述了淋巴细胞是如何通过 G 蛋白偶联受体识别脂质分子 S1P，并从淋巴组织迁移出去的。目前有一种相对较新的药物——芬戈莫德（FTY720），它是一种 S1P 类似物，可以使淋巴细胞驻留在淋巴组织中，从而阻止这些细胞在靶组织中发挥效应。2010 年，芬戈莫德被证明可以治疗自身免疫病如多发性硬化，并且也有可能治疗肾移植排斥反应和哮喘。

细胞因子可以激活多种免疫应答，并且许多细胞因子通过酪氨酸激酶（JAK）进行信号转导（见第 3-16 节）。JAK 家族包括四个成员——JAK1、JAK2、JAK3 和 TYK2，它们与细胞因子受体的细胞质区域结合并使其磷酸化，进而激活不同的 STAT 转录因子。在过去十年中已经研发出了 JAK 选择性抑制剂，用来阻断 JAK 家族的一个或多个成员的激酶活性。由于不同的 JAK 与不同的细胞因子受体结合，因此 JAK 抑制剂可能对 T 细胞发育产生不同程度的影响。目前有两种 JAK 的抑制剂已经被证明可以治疗炎症性疾病，并且正在研究是否能够用于癌症治疗。例如，托法替尼可以抑制 JAK3，干扰 IL-2 和 IL-4 的信号传导，也可以微弱抑制 JAK1，干扰 IL-6 的信号传导。托法替尼已经被证明可以治疗类风湿关节炎。鲁索利替尼抑制 JAK1 和 JAK2，已经被证明可以治疗骨髓祖细胞的异常增殖引起的骨髓纤维化。

16-4 细胞表面分子的抗体用于清除淋巴细胞亚群或抑制淋巴细胞功能

上述讨论的所有药物对免疫应答都有普遍的抑制作用，并且有很强的副作用。相反，抗体作用更特异且毒性更小。19 世纪后期，人们发现了用于治疗白喉和破伤风的马血清，此后出现了抗体治疗。静脉

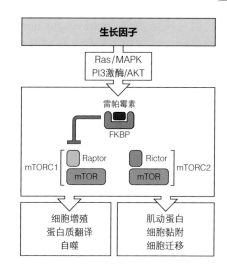

图16.6　雷帕霉素通过Raptor选择性阻断mTOR激活来抑制细胞生长和增殖

FK结合蛋白（FKBP）是一种免疫亲和蛋白，可以与他克莫司结合，也可以与雷帕霉素结合形成复合物。雷帕霉素和FKBP的复合物不会抑制钙调磷酸酶，而是通过阻断激活mTOR两种复合物的其中一种而发挥效应，mTOR是调控很多代谢信号通路的大分子酶。多种生长信号通路的下游分子可以激活mTOR，其与Raptor（mTOR的调节相关蛋白）或Rictor（mTOR的雷帕霉素敏感性伴侣分子）可以分别组成两种复合物。mTORC1复合物，由mTOR和Raptor组成，促进细胞增殖，蛋白质翻译和自噬。mTORC2复合物，由mTOR和Rictor组成，通过控制细胞骨架肌动蛋白来调控细胞黏附和迁移。雷帕霉素和FKBP复合物抑制雷帕霉素相关的mTORC1，从而选择性地抑制细胞生长和增殖。

注射免疫球蛋白（intravenous immunoglobulin，IVIG）是一种从多个献血者血液中收集的多价 IgG 抗体，如今仍被广泛应用于治疗各种原发和适应性免疫缺陷病。它也用于某些急性感染，作为抗体发挥中和某些病原体及其毒素的作用。此外，IVIG 也用于治疗某些自身免疫病和炎症性疾病，如免疫性血小板减少症和川崎病。在这种情况下，IVIG 通过结合免疫细胞抑制性的 Fc 受体来发挥抑制免疫细胞激活的免疫调节作用。

近年来，抗体作为治疗药物的应用被不断扩大，其功能从靶向病原体扩展到作为免疫系统自身的组分，以达到特定的调控效应。例如，抗淋巴细胞球蛋白（一种用人淋巴细胞免疫兔或马制备的多克隆免疫球蛋白）展示了抗体消除非必需淋巴细胞的潜力，这种免疫球蛋白多年来一直被用于治疗急性移植排斥反应。然而，抗淋巴细胞球蛋白不能区分有用的和非必需的淋巴细胞，所以会导致全身的免疫抑制。外源性免疫球蛋白在人体中也具有高度的抗原性，治疗中使用大剂量抗淋巴细胞球蛋白常常引起血清病，而血清病是由动物免疫球蛋白和人体针对它产生的抗体形成免疫复合物沉积所导致的（见第 14-15 节）。

尽管如此，抗淋巴细胞球蛋白仍然用于治疗急性排斥反应，这加快了对特异性靶向作用的单克隆抗体的研究（见附录 I，第 A-7 节）。阿仑单抗（市场上称为坎帕斯 - 1H）作用于大多数淋巴细胞表达的细胞表面蛋白 CD52，还有类似于抗淋巴细胞球蛋白的作用，这两种作用机制都能持续减少淋巴细胞的数量。除此之外，阿仑单抗还可用于杀伤慢性淋巴细胞白血病中的癌细胞。

免疫抑制性单克隆抗体通过两种常见机制之一发挥作用。例如，阿仑单抗在体内破坏淋巴细胞，称为耗竭性抗体；其他的一些则是非耗竭性的，能阻断靶蛋白的功能但不杀死细胞本身。耗竭性的单克隆 IgG 抗体与淋巴细胞结合并将其提呈给含有 Fc 受体的巨噬细胞和 NK 细胞，巨噬细胞和 NK 细胞分别通过吞噬作用和抗体依赖性细胞介导的细胞毒性作用（ADCC）将淋巴细胞杀死。补体介导的裂解也在杀伤淋巴细胞中起作用。

16-5 利用抗体工程降低抗体免疫原性

人们通常利用免疫非人类物种（如小鼠）来制备特异性抗体。然而外源性抗体具有免疫原性，用于治疗时，人体会针对此类非人源抗体产生免疫应答，这是单抗疗法的一个主要难点（见附录 I，第 A-7 节）。这种应答不仅影响抗体治疗效果，而且会导致过敏反应，如果持续使用抗体治疗，将会导致全身性过敏（见第 14-10 节）。一旦患者对某种抗体产生这类反应，就不能在后续治疗中继续使用这种抗体。原则上，可通过抗体人源化，即制备不被人体免疫系统识别的抗体，来解决这个问题。

实现抗体人源化可从多种途径进行试验。基因编辑技术通过将鼠抗体中抗原识别决定簇的可变区剪接至人 IgG 的 Fc 区上，构建出嵌合抗体。不过嵌合抗体的小鼠可变区仍可能诱导有害免疫应答（图 16.7）。

基因工程技术将编码人免疫球蛋白的基因序列插入小鼠免疫球蛋白基因座中，构建出携带人免疫球蛋白基因的转基因小鼠，通过免疫这种转基因小鼠便会获得所需抗体。人们仍在不断探索，希望找到可以直接产生人源细胞的完全人源单克隆抗体的新方法，如病毒转化人原代 B 细胞系或分泌抗体的浆母细胞，如制备人 B 细胞杂交瘤。

单克隆抗体属于一类新型治疗药物，称为生物制剂。生物制剂还包括其他天然蛋白质：抗淋巴细胞球

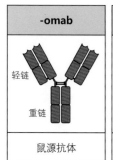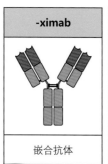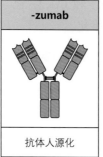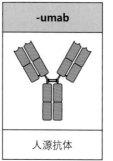

-omab	-ximab	-zumab	-umab
轻链 重链			
鼠源抗体	嵌合抗体	抗体人源化	人源抗体

图16.7 治疗人类疾病的单克隆抗体具有低免疫原性和抗原特异性

小鼠来源的抗体命名加后缀-omab，是人类的免疫原。这种免疫原可以使患者产生针对它们的抗体，从而限制了它们的时效性。通过制备嵌合抗体可以降低这种免疫原性，嵌合抗体通常是将小鼠来源抗体的可变区剪接到人源抗体的恒定区，这种抗体以-ximab为后缀命名。抗体人源化是将小鼠来源抗体的互补决定区进行剪接的过程，可以进一步降低免疫原性；人源化抗体以-zumab为后缀命名。目前，新技术可以制备出完全人（-umab）源单克隆抗体，是用于人类治疗的免疫原性最低的抗体。

图16.8　免疫治疗的单克隆抗体
目前正在开发的药物中有很大一部分是抗体，在编写本文时，还有一部分正在研发和临床试验阶段的抗体未列在此表中。

用于免疫治疗的单克隆抗体			
通用名	特异性	作用机制	适用症
利妥昔单抗	CD20单抗	减少B细胞	非霍奇金淋巴瘤
阿仑单抗（Campath-1）	CD52单抗	减少淋巴细胞	慢性粒细胞白细胞
莫罗单抗（OKT3）	CD3抗体	抑制T细胞活化	肾移植
达克珠单抗	IL-2受体单抗	降低T细胞激活	
巴利昔单抗	IL-2受体单抗	降低T细胞激活	
英利昔单抗	TNF-α抗体	抑制TNF-α引起的炎症反应	克罗恩病
赛妥珠单抗	TNF-α抗体		类风湿性关节炎
阿达木单抗	TNF-α抗体		
戈利木单抗	TNF-α抗体		
托珠单抗	IL-6受体抗体	阻滞IL-6信号通路相关的炎症	
卡那奴单抗	IL-1β抗体	阻滞IL-1引起的炎症	Muckle-Wells 综合征
地舒单抗	RANK-L抗体	抑制RANK-L引起的破骨细胞活化	骨质疏松
乌司奴单抗	IL-12/23抗体	抑制IL-12和IL-23引起的炎症	银屑病
依法珠单抗	CD11a抗体（α_L整合素亚单位）	阻滞淋巴细胞迁移	银屑病（在美国和欧盟已经停止使用）
那他珠单抗	α_4整合素抗体		多发性硬化
奥马珠单抗	IgE抗体	拮抗IgE抗体	慢性哮喘
贝利木单抗	BLyS抗体	减弱B细胞反应	系统性红斑狼疮（尚未审批）
伊匹木单抗	CTLA-4抗体	增强CD4 T细胞反应	转移性黑色素瘤
雷昔库单抗	抗炭疽杆菌保护性抗原（炭疽毒素的细胞结合部分）	阻止炭疽毒素的活性	炭疽热感染（尚未审批）

蛋白、细胞因子、蛋白质片段，甚至包括已经应用于治疗的细胞，如肿瘤免疫疗法中过继转移的 T 细胞。美国食品药品监督管理局（FDA）已经或即将批准许多应用于临床的单克隆抗体（图 16.8）。根据抗体的类型建立了命名系统：鼠单克隆抗体命名加后缀 –omab，如莫罗单抗（muromomab，最初称为 OKT3），是一种特异性结合 CD3 分子的鼠抗体；整个可变区剪接至人恒定区的嵌合抗体带有后缀 –ximab，如巴利昔单抗（basiliximab），用于治疗移植排斥的 CD25 抗体；鼠高变区序列插至人抗体的人源化抗体带有后缀 –zumab，如阿仑单抗（alemtuzumab）和那他珠单抗（natalizumab，Tysabri），后者针对 α_4 整联蛋白亚基，用于治疗多发性硬化和克罗恩病；完全人源化抗体具有后缀 –umab，如阿达木单抗（adalimumab），是一种噬菌体展示技术生产的结合 TNF-α 的抗体，用于治疗多种自身免疫病。

16–6 单抗预防移植排斥反应

人类正在研制并使用针对各种生理学靶标的抗体，用于控制有害炎症反应和细胞毒性反应来减轻机体对移植器官的排斥。例如，第16-4节中讨论的阿仑单抗是用于治疗某些白血病的，但在实体器官和骨髓移植过程中也可使用。在实体器官移植手术时，给予受者阿仑单抗以去除成熟T细胞。骨髓移植中，阿仑单抗可用于体外消除和耗竭供体骨髓来源的成熟T细胞，并用于消除移植后的受体体内的供体中的成熟T细胞，因而在降低移植物抗宿主病发生率方面非常有效（见第15-36节）。移植物抗宿主病发生时，供体骨髓中的T细胞将受体识别为外来物并产生有害性反应，引起皮疹、腹泻和肝炎，这些反应有时是致命的。骨髓移植也用于治疗白血病，移植的骨髓中的T细胞具有抗白血病效应，它们将白血病细胞识别为外来物并将其破坏。

最初认为消除供体中成熟T细胞对于白血病的治疗是不利的，因为供体T细胞的抗白血病作用会丧失，但使用阿仑单抗作为消耗剂时，情况似乎并非如此。目前，针对T细胞的特异性抗体已用于治疗移植后的排斥反应。例如，鼠抗体莫罗单抗（OKT3）可靶向CD3复合物并抑制TCR的信号传导，从而抑制T细胞免疫应答，已在临床上用于实体器官移植。但该抗体通常可导致一定程度的不良反应，即莫罗单抗的完整Fc区可交联激活Fc受体，从而激活含有这些受体的细胞而刺激促炎细胞因子释放，因此该抗体的使用率正在降低。替利珠单抗（teplizumab）和OKT3γ1（Ala-Ala）解决了这类问题，在这两种抗体中，人IgG1的Fc区中第234位和235位氨基酸变成了丙氨酸，因而不会引起细胞因子的释放。

其他两个抗体达克珠单抗和巴利昔单抗已被批准用于治疗肾移植排斥，其机制是通过阻断由IL-2介导的促生长信号，来拮抗CD25（IL-2受体的亚基）并减少T细胞活化。

在灵长类动物肾移植排斥模型中，人们发现了一种人源化单克隆抗体，该单抗通过中和T细胞表面的CD40配体来发挥良好的作用（见第9-17节）。该抗体发挥保护作用的机制可能是通过识别供体的辅助性T细胞抗原来阻断DC的活化。目前只有抗CD40配体抗体的初步研究在人类身上进行，其中一种因引起血栓栓塞并发症已被中止；另一种用来治疗自身免疫病如SLE，虽未出现显著并发症，但疗效甚微。

在实验模型中，针对CD4共受体或淋巴细胞共刺激受体CD28分子等其他靶标的非耗竭抗体，也逐渐应用于移植排斥治疗。例如，阿巴西普是一种可溶性重组CTLA-4-Ig融合蛋白，可与APC上的B7共刺激分子结合，进而阻断APC与T细胞表面CD28分子的相互作用，目前已批准用于治疗类风湿性关节炎。

16–7 减少自身反应性淋巴细胞治疗自身免疫病

单克隆抗体除了用于预防移植排斥反应外，还可用于治疗某些自身免疫病，下面几节将讨论单克隆抗体治疗自身免疫病的不同免疫机制。我们首先讨论使用非特异性清除淋巴细胞的耗竭和非耗竭抗体。CD20单克隆抗体利妥昔单抗最初用于治疗B细胞淋巴瘤，也用于治疗某些自身免疫病。通过与CD20结合，利妥昔单抗（Rituxan，MabTera）可诱导淋巴细胞凋亡，并在几个月内耗竭B细胞。某些自身免疫病与自身抗体介导的发病机制有关。有证据表明利妥昔单抗对患有自身免疫性溶血性贫血、系统性红斑狼疮、类风湿关节炎或Ⅱ型混合冷球蛋白血症的患者有一定的疗效，这些患者体内都能检测出自身抗体。CD20不表达在产生抗体的浆细胞上，但前B细胞是抗CD20的靶细胞，CD20抗体与B细胞结合后将大幅降低短寿命浆细胞的数量，但对长寿浆细胞的数量没有影响。

上面讨论过的阿仑单抗除了用于治疗白血病和免疫移植排斥反应外，在少数多发性硬化患者的研究中也显示出较好的效果。不过在注射阿仑单抗之后，大多数多发性硬化患者会立即暴发疾病，尽管病程短暂，但说明了抗体治疗会诱发其他潜在并发症。阿仑单抗的作用机制与预期一致，通过补体和Fc依赖机制杀死细胞。同时，它也能刺激细胞因子的释放，如TNF-α、IFN-γ、IL-6等，这些细胞因子可以短暂性地阻断髓鞘脱失引起的神经信号传导，并引起疾病短暂而剧烈地加重。尽管如此，阿仑单抗用于疾病早期炎症反应最剧烈时的治疗应该是有效的，不过仍需进一步确定。

临床上已尝试将CD4抗体用于治疗类风湿性关节炎或多发性硬化，但结果不理想。在对照研究中，这些抗体只显示出轻微的治疗效果，但在治疗后长达6年多的时间里仍能引起外周血T细胞的耗竭。原因可能是这些抗体无法清除已经应答的分泌促炎细胞因子的CD4⁺T细胞，因而无法作用于靶细胞。这个事例表明，应用单克隆抗体治疗可能会清除大量淋巴细胞，但对引起疾病的细胞毫无效果。

16 – 8 TNF-α、IL-1 和 IL-6 的生物阻断剂缓解自身免疫病

抗炎症疗法和免疫抑制药物或耗竭性抗体一样，可以完全消除自身免疫应答，也可以减少自身免疫应答引起的组织损伤；后者被称为免疫调节治疗，也就是使用传统的抗炎症药物如阿司匹林、非固醇类抗炎症药物或低剂量皮质类固醇来发挥抗炎效应。新型免疫调节疗法使用一些 FDA 批准的生物制剂来发挥阻断 TNF-α、IL-1 和 IL-6 等促炎细胞因子的作用。

TNF 抗体疗法是第 1 个进入临床的特异性生物治疗方法。TNF-α 抗体可以显著缓解类风湿性关节炎（图 16.9）和克罗恩病（见第 15–23 节）的炎症反应。目前临床有两种用于拮抗 TNF-α 的生物制剂：第 1 种是 TNF-α 抗体，包括英利昔单抗和阿达木单抗，通过结合 TNF-α 而阻止其发挥作用；第 2 种是重组人源性 TNFR 亚基 p75-Fc 融合蛋白，又称依那西普，可与 TNF-α 结合并发挥中和作用。这些都是非常有效的抗炎药物，并且随着临床试验的进行，它们在越来越多的疾病中被证明有疗效。除了类风湿性关节炎外，阻断 TNF-α 疗法对风湿性疾病如强直性脊柱炎、银屑病、关节病和幼年特发性关节炎（除了全身发病性幼年特发性关节炎）也很有效，这种治疗方法已被广泛应用于临床。

由于 TNF-α 在感染防御中很重要，阻断 TNF-α 会提高患者严重感染的风险增加，如肺结核感染（见第 3–20 节）。但抗 TNF-α 治疗不是在所有疾病类型中都有疗效。在患有实验性自身性脑脊髓膜炎（一种多发性硬化小鼠模型）小鼠中，阻断 TNF-α 可以改善疾病状况。然而，多发性硬化的患者接受阻断 TNF-α 治疗后，疾病复发得更为频繁，可能是由于 T 细胞活化增强导致的。

促炎细胞因子 IL-1 的抗体和重组蛋白在关节炎小鼠模型中和 TNF-α 阻断治疗一样有效，但是在类风湿性关节炎患者中的疗效却不如 TNF-α 阻断的效果显著。IL-1 的抗体已被批准用于 Muckle-Wells 综合征的临床治疗（见第 13-9 节）。重组蛋白 IL-1β 受体阻断剂阿那白滞素也被证明对中度到重度的成年类风湿性关节炎患者有效。另一种用于临床的细胞因子拮抗剂是人源的托珠单抗（tocilizumab），通过直接作用于 IL-6 受体，阻断促炎细胞因子 IL-6 的作用。在类风湿性关节炎的患者中，托珠单抗似乎和抗 TNF-α 疗法同样有效，有望用于治疗幼年特发性全身性关节炎。

IFN-β（Avonex）可以增强免疫力，利用这一特性既可以治疗病毒感染性疾病，也可以通过减缓多发性硬化的病程和减轻其严重程度来减少复发，有效地治疗多发性硬化。在第 3-9 节，我们介绍了炎症小体，其中 NLR 家族的固有免疫传感器通过激活 caspase 1 将 IL-1 前体蛋白剪切成细胞因子的成熟形式（图 3.19）。现在，我们知道 IFN-β 从两个方面降低 IL-1 的产生：既抑制了 NLRP3 和 NLRP1 炎症小体的活性，也降低了 IL-1 前体蛋白的表达，即减少了 caspase 1 的底物。因此，IFN-β 抑制了强烈促炎的细胞因子（IL-1）的产生，这或许可以解释其对多发性硬化的疗效。

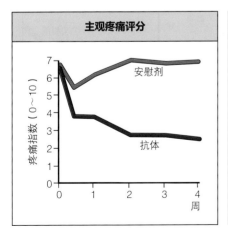
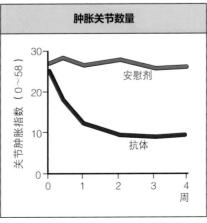
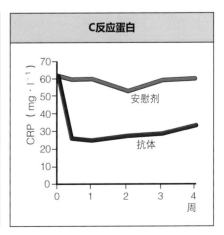

图16.9　TNF-α抗体治疗类风湿性关节炎的抗炎效应

给予24个患者安慰剂或者TNF-α单抗，剂量为10 mg/kg，给药后随访4周。单抗疗法降低了主观和客观的疾病活动参数（分别用痛感评分和肿胀关节数目衡量）；同时也减弱了全身性急性期的炎症反应，此指标用急性期C反应蛋白浓度下降衡量。数据由R. N. Maini提供。

16-9 生物制剂阻止细胞迁移到受损部位而减弱免疫应答

表达整合素 $\alpha_4{:}\beta_1$（VLA-4）的效应淋巴细胞会与中枢神经系统内皮细胞的血管细胞黏附因子（VCAM-1）结合，而表达整合素 $\alpha_4{:}\beta_7$（固有层相关分子 1）的效应淋巴细胞会与肠道内皮细胞的黏膜血管定居因子 1（MAdCAM-1）结合。人源化那他珠单抗是 α_4 整合素亚基的特异性抗体，可以结合 VLA-4 和 $\alpha_4{:}\beta_7$，抑制它们与配体的相互作用（图 16.10）。在克罗恩病或多发性硬化患者的安慰剂对照试验中，那他珠单抗显示出一定程度的治疗效果。这种治疗迹象表明，多发性硬化依赖淋巴细胞、单核细胞和巨噬细胞从外周不断向大脑组织迁移，而克罗恩病则依赖这些细胞向肠壁迁移。然而，阻断 $\alpha_4{:}\beta_1$ 整合素不是特异性的，会像抗 TNF 疗法一样导致机体抗感染能力的下降。少数接受那他珠单抗治疗的患者会患上 JC 病毒机会性感染引起的进行性多灶性白质脑病（progressive multifocal leukoencephalopathy，PML）。因此 2005 年，那他珠单抗暂时退出市场，但次年 6 月又被再次批准用于治疗多发性硬化和克罗恩病。

与此类似，2009 年另一种抗整合素抗体依法珠单抗因为引起多灶性白质脑病退出美国和欧洲市场；这种药物作用于 CD11a 的 α_L 亚基，能够治疗银屑病，一种主要由产生促炎细胞因子的 T 细胞引起的炎症性皮肤病。

16-10 阻断激活淋巴细胞的共刺激途径治疗自身免疫病

如上所述，阻断共刺激途径和预防移植排斥反应是相互关联的（见第 16-6 节），前者已用于治疗自身免疫病。例如，CTLA-4-Ig（阿巴西普）能阻断 APC 表达的 B7 分子与 T 细胞表达的 CD28 分子之间的相互作用，已被批准用于治疗类风湿性关节炎，并且对银屑病有一定疗效。用 CTLA-4-Ig 治疗银屑病患者时，患者的皮损症状有所改善，组织学分析结果表明受损伤皮肤内的角质细胞、T 细胞和 DC 未被激活。

在银屑病治疗中，针对另一种共刺激途径的靶点是 T 细胞上的黏附分子 CD2 和 APC 上的 CD58（LFA-3）之间的相互作用。阿法西普（Amevive）是重组 CD58-IgG1 融合蛋白，能够抑制 CD2 和 CD58 之间的相互作用，目前是银屑病有效的治疗方法。该疗法虽然以记忆 T 细胞为靶点，但并不影响其对疫苗（如破伤风疫苗）的应答。

16-11 一些常规药物具有免疫调节特性

现有的一些药物，如广泛用于预防和治疗心血管疾病的他汀类和血管紧张素转换酶（angiotensin-converting

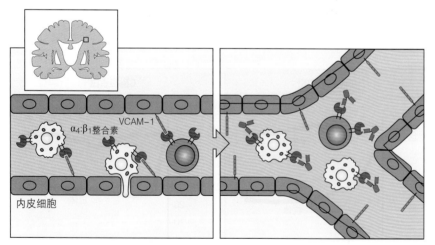
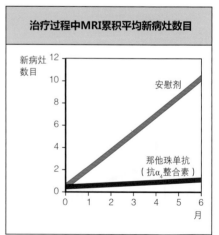

图16.10　人源的 α_4 整合素抗体减少多发性硬化在的复发

左图：淋巴细胞和巨噬细胞表达的 $\alpha_4{:}\beta_1$ 整合素（VLA-4）与内皮细胞上的VCAM-1相互结合，使淋巴细胞和巨噬细胞黏附于大脑中的内皮细胞。这一过程促进了淋巴细胞和巨噬细胞迁移到多发性硬化的炎症病灶。中图：那他珠单抗（蓝色）结合到整合素的 α_4 链，阻止了淋巴细胞、单核细胞与内皮细胞上的VCAM-1的结合，从而抑制了淋巴细胞和单核细胞进入大脑而加重大脑炎症的过程。由于该单抗诱发罕见感染的副作用，应用前景还不清楚。右图：与安慰剂相比，那他珠单抗治疗组患者的大脑核磁共振成像检测的新病灶数目明显减少。参考文献：Miller D. H., et al. N. Engl. J. Med., 2003, 348: 15-23.

enzyme，ACE）抑制剂类药物，具有调控实验动物免疫应答的作用。他汀类药物是应用非常广泛的处方药，它们可阻断 3 - 羟基 - 3 - 甲基戊二酰辅酶 A（HMG-CoA）还原酶，从而降低体内胆固醇的水平，并且能降低一些自身免疫病患者体内 MHC Ⅱ类分子的表达水平，这些效应可能是由于细胞膜胆固醇含量的改变影响淋巴细胞信号转导所致。在动物模型中，这些药物可能会导致 T 细胞从致病性的 Th1 型应答转变为更具保护性的 Th2 型应答，在人类患者中是否存在这种现象尚不清楚。

维生素 D_3 对维持骨骼和矿物质的稳态至关重要，同时也具有免疫调节作用。它不仅能使 DC 产生的 IL-12 减少，还能导致 $CD4^+$ T 细胞产生的 IL-2 和 IFN-γ 减少，并且在多种自身免疫动物模型的 EAE（实验性变态反应性脑脊髓炎）（见第 15-5 节）、糖尿病及器官移植中都表现出保护作用。维生素 D_3 的主要缺点是其只有在引起人体高钙血症和骨吸收的高剂量下才能发挥免疫调节作用。因此，目前的研究重点在于寻找一类能够发挥维生素 D_3 的免疫调节作用但不会导致高钙血症的维生素 D_3 结构类似物。

16 - 12 可控性抗原给药调控抗原特异性免疫应答

由于抗原提呈方式可以改变免疫应答并减少或消除其致病性，因此鉴别出疾病中有害免疫应答的靶抗原，然后使用抗原而不是药物或抗体来治疗疾病可能会更好。正如第 13-14 节所讨论的，这一方法已用于治疗由极低剂量抗原引起的 IgE 反应而导致的过敏性症状。随着变应原剂量的增加，过敏性个体的反复治疗可能会转变到以 T 细胞为主的过敏反应，这种过敏反应有利于 B 细胞产生 IgG 和 IgA 抗体，这些抗体通过结合少量常规的变应原，使变应原不能与 IgE 结合，从而使患者脱敏。

使用多肽抗原来抑制 T 细胞介导的自身免疫病的病理应答已引起研究人员相当大的兴趣。其中由多肽诱导的 $CD4^+$ T 细胞应答类型取决于其提呈给免疫系统的方式（见第 9-18 节）。例如，口服多肽通过产生 TGF-β 来诱导 Treg 产生，但不能诱导 Th1 细胞或抗体生成（见第 12-14 节）。事实上，动物实验表明，口服抗原可以预防自身免疫病，弗氏完全佐剂联合髓鞘碱性蛋白或者 Ⅱ 型胶原蛋白，可诱导小鼠发生多发性硬化或类风湿性关节炎疾病（见第 16-29 节）。在动物模型中给小鼠口服髓鞘碱性蛋白或 Ⅱ 型胶原蛋白可抑制这些疾病的发展，但多发性硬化或类风湿关节炎患者口服全蛋白的治疗效果甚微。同样地，围绕低剂量的肠外胰岛素给药是否能延迟糖尿病高危人群的发病，目前开展的研究已发现这种干预手段没有保护作用。

利用抗原将自身免疫性 T 细胞应答转变为破坏性较小的 Th2 应答的方法对治疗更有效。多肽药物醋酸格拉替雷（Copaxone）被批准用于治疗多发性硬化，使该病复发率降低了 30%。它是由谷氨酸、丙氨酸、酪氨酸和赖氨酸四种氨基酸组成的聚合物，这四种氨基酸的比例模拟其在髓鞘碱性蛋白中的组成，它能诱导 Th2 型保护性应答。一种更精细的策略是使用变构肽配体（altered peptide ligand，APL），它的氨基酸序列被抗原肽的特定氨基酸所取代，这些氨基酸位于 TCR 的接触性位点，APL 可作为部分激动剂或拮抗剂，或诱导 Treg 的产生。尽管 APL 在治疗小鼠 EAE 方面取得了成功，但是由于在一些多发性硬化患者身上，使用这些多肽导致病情恶化或产生强烈的 Th2 应答相关的过敏性反应，它们对人类的应用价值仍有待探究。

【小结】

目前针对移植物排斥反应、自身免疫和过敏等有害免疫应答的治疗药物包括抗炎药物、细胞毒性药物和免疫抑制剂等常规药物，以及单克隆抗体和免疫调节蛋白等生物制剂药物。其中最有效的抗炎药物是皮质类固醇，具有广泛的药理作用和毒副作用，其使用剂量必须谨慎控制，一般与细胞毒性药物或免疫抑制药物等联合使用。细胞毒性药物的作用是杀死分裂细胞，从而阻止淋巴细胞增殖，但它们会不加选择地抑制所有免疫应答，并杀死其他类型的分裂细胞。环孢素 A 和雷帕霉素等免疫抑制药物可干扰特定的信号传导途径，通常毒性较低，但价格更高，并且在某种程度上也不加区分地抑制所有免疫应答。

目前临床上已有几种类型的生物制剂可用于治疗移植排斥和自身免疫病（图 16.11）。多种单克隆抗体已被批准用于临床，其通常选择性地消耗淋巴细胞，或通过受体抑制淋巴细胞活化，或防止淋巴细胞向组织迁移。免疫调节剂还包括单克隆抗体和抑制 TNF-α 炎症活动的融合蛋白等，这些是免疫疗法的成功典范。

人类自身免疫病治疗药物				
靶点	**药物**	**适应证**	**效果**	**副作用**
整合素	$\alpha_4 : \beta_1$ 整合素特异性单克隆抗体	复发缓解型多发性硬化，类风湿性关节炎，炎症性肠病	减少复发率，减缓疾病发展进程	增加感染风险，促进多灶性脑病
B细胞	CD20抗体	类风湿性关节炎，系统性红斑狼疮，多发性硬化	改善关节炎，可能改善系统性红斑狼疮	增加感染风险
HGM-辅酶A还原酶	他汀类药物	多发性硬化症	减弱疾病活动	肝脏毒性横纹肌溶解
T细胞	CD3特异性抗体	1型糖尿病	减少胰岛素剂量	增加感染风险
	CTLA-4免疫球蛋白融合蛋白	类风湿性关节炎，银屑病，多发性硬化	改善类风湿性关节炎	
细胞因子	TNF特异性抗体和可溶性TNFR融合蛋白	类风湿性关节炎，克隆恩病，银屑病性关节炎，强直性脊柱炎	改善残疾，修复关节炎	增加肺结核和其他感染风险，轻微增加患淋巴瘤的风险
	IL-1受体拮抗剂	类风湿性关节炎	改善残疾	效率低
	IL-15特异性抗体	类风湿性关节炎	可能改善残疾	增加机会性感染的风险
	IL-6受体抗体	类风湿性关节炎	减弱疾病活动	增加机会性感染的风险
	I型干扰素	复发缓解型多发性硬化	降低复发率	肝脏毒性，常见流感样综合征

图16.11　治疗人类自身免疫病的新型药物
图16.2和图16.8已分别列出了免疫抑制剂可以发挥三种常见作用的其中一种。第一种（红色），它们通过消耗炎症部位的炎症细胞发挥作用，引起全部细胞特异性消耗，或者阻断整合素的结合，从而抑制淋巴细胞迁移。第二种（蓝色），这些药物阻断特定的细胞相互作用或者抑制各种共刺激分子信号通路。第三种（绿色），这些药物靶向终端效应器，如中和多种促炎细胞因子。

肿瘤的免疫疗法

　　癌症、传染病和心血管疾病是工业化国家的三大致死性疾病。随着传染病的治疗、心血管疾病的预防以及平均预期寿命的增加，癌症很可能成为这些国家最主要的致命疾病。由于癌症是突变细胞生长失控所造成的，因此治疗癌症最主要的就是控制癌症细胞的转移，即阻止癌症细胞从一个部位扩散到其他不相连的部位，治疗癌症需要清除或消灭所有的恶变细胞，同时减少对患者的伤害。基于这一方向，癌症治疗的一个研究新进展是通过诱导免疫应答将肿瘤细胞和正常细胞区分开，就像针对病毒或细菌的疫苗一样，产生的免疫应答只针对特定的肿瘤细胞，从而达到保护机体的目的。一个多世纪以来，人们始终致力于探究针对癌症的免疫疗法，直到最近十年，癌症的免疫疗法才真正有了希望。一个重要进展就是将外科手术和化疗等方法与免疫疗法联合使用，可以有效降低肿瘤负荷。

16－13　通过对小鼠移植性肿瘤的研究发现了对抗肿瘤的保护性免疫应答

　　研究发现，小鼠经化学致癌物处理和辐照后可诱发肿瘤，随着小鼠近交系的发展，人们通过开展一系列的关键实验发现了肿瘤免疫应答。这些肿瘤可以在小鼠间移植，用于肿瘤排斥的实验研究。如果肿瘤细胞的 MHC 分子对于被移植的小鼠是外源性的，那么小鼠的免疫系统就会识别并杀死肿瘤细胞，这样就可以培

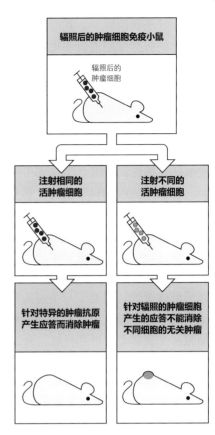

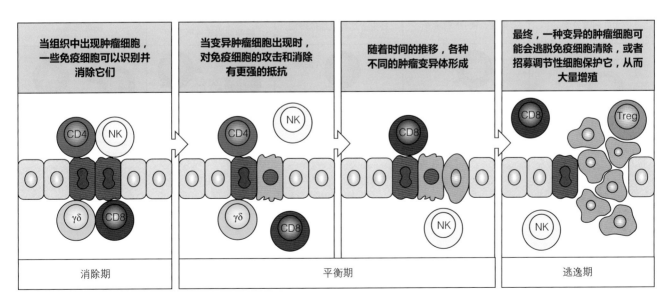

育出第一代具有 MHC 同源基因的小鼠。因此，为了使宿主和肿瘤的 MHC 类型能匹配，必须在近交系小鼠中研究肿瘤的特异性免疫。

在小鼠中，肿瘤在被移植到同源性受体后表现出多变的生长模式，大多数肿瘤恶化性生长并最终导致宿主死亡。然而，如果在小鼠体内注入经过辐照不能生长的肿瘤细胞，小鼠机体往往处于一种保护状态，可以抵御随后注入的致命剂量的同一肿瘤的活细胞（图 16.12）。这一事实表明，移植的肿瘤似乎存在免疫原性，在注入经过辐照的肿瘤细胞后可能会诱导不同程度的保护性免疫应答，以抵御随后在远端注入的活肿瘤细胞。然而这种保护作用在 T 细胞缺乏的小鼠体内不存在，但是可以通过过继转移免疫小鼠的 T 细胞而重建，由此表明这种保护效应需要 T 细胞介导。

这些观察结果表明，肿瘤表达的抗原可以成为肿瘤特异性 T 细胞反应的靶点，从而抵抗肿瘤。这些肿瘤抗原是通过实验诱导的小鼠肿瘤所表达（通常称为肿瘤特异性移植抗原），通常只针对单个肿瘤。因此，辐照肿瘤细胞在同源小鼠引起的免疫抗性只针对同种肿瘤细胞，而对不同肿瘤的活细胞的攻击则没有保护作用（图 16.12）。

16-14 肿瘤"免疫编辑"逃避免疫监视

1908 年，Paul Ehrlich 因在免疫学研究中取得的成果获得诺贝尔奖，他是第一个提出利用免疫系统治疗肿瘤的人，并且提出抗体分子可以用于向肿瘤细胞传递毒素。20 世纪 50 年代，1960 年诺贝尔奖得主 Frank MacFarlane Burnet 和 Lewis Tomas 两位科学家根据免疫系统能够检测并杀伤肿瘤细胞提出了"免疫监视"学说。后来，随着对免疫和肿瘤之间复杂关系的认识逐渐清晰，"免疫监视"学说已经延伸到肿瘤发生发展的三个阶段。首先是"清除阶段"，免疫系统识别并破坏潜在的肿瘤细胞（图 16.13）。如果清除没有完全成功，接下来会经

图16.12　肿瘤抗原具有个体肿瘤特异性
在某种情况下，用辐照的肿瘤细胞免疫小鼠，再将相同的肿瘤活细胞注射到小鼠体内，可以保护小鼠免于致死剂量活肿瘤细胞（左图）。这是针对肿瘤抗原产生免疫反应的结果。如果免疫后的小鼠用不同的肿瘤活细胞再次免疫，则没有保护作用，小鼠会死亡（右图）。

图16.13　免疫监视控制恶性肿瘤细胞
免疫系统能够识别并清除一些类型的肿瘤细胞（右图）。如果肿瘤细胞没有被完全清除，就会出现肿瘤细胞变异体，最终逃脱免疫细胞的监视，进而大量增殖形成肿瘤。

历一个"平衡阶段",其间肿瘤细胞通过变化或突变来逃避免疫系统的"追杀"。在平衡阶段,肿瘤会对未被清除的肿瘤细胞进行"免疫编辑",来塑造其细胞特性。在最后的"逃逸阶段",肿瘤细胞已获得逃逸免疫监视的能力及不可控的增殖能力。

特定基因缺失或抗体去除固有和适应性免疫特定成分的基因缺陷小鼠说明免疫监视影响到某些类型肿瘤细胞的发育。例如,穿孔素基因表达缺陷的小鼠,NK 细胞和 CD8 杀伤 T 细胞不能正常发挥效应(见第 9-31 节),患淋巴瘤的概率就会上升。缺乏 RAG 和 STAT1 基因的小鼠,固有免疫和适应性免疫功能缺陷,更易患肠上皮肿瘤和乳腺肿瘤。上皮内 γδ T 细胞是 IFN-γ 的主要来源,小鼠 T 细胞缺乏 γδ 受体会表现出对皮肤肿瘤的易感性,表明上皮内 γδ T 细胞(见第 6-20 节)在监视和杀伤异常上皮细胞方面发挥重要作用。

根据"免疫编辑"假说,那些在平衡阶段经过变异而存活下来的肿瘤细胞,逃避了免疫系统的清除。免疫能力正常的个体,免疫应答的平衡期能够不断清除肿瘤细胞,延缓肿瘤细胞生长,而免疫系统受损的个体无法清除肿瘤细胞,平衡阶段很快会转为免疫逃逸阶段。器官移植受者患癌的临床案例证实了免疫平衡状态的存在。一项研究报道显示,两名接受同一供体肾脏移植的患者,在移植 1 ~ 2 年后都患上了黑色素瘤,该肾脏的供体曾在 16 年前罹患黑色素瘤并获成功治疗。黑色素瘤细胞容易扩散到其他器官,也可能已经扩散到了供体肾脏,但处于与免疫系统的平衡期。此案例表明黑色素瘤细胞没有完全被供体的免疫系统杀死,只是被简单地控制住了。为了抑制移植的排斥反应,器官移植的受体通常处于免疫抑制的状态,导致黑色素瘤细胞从平衡状态中得到释放,开始迅速分裂并扩散到身体的其他部位。

另外一种可导致肿瘤发生的免疫抑制状态是移植后淋巴细胞增殖性疾病(post-transplantation lymphoproliferative disorder,PTLD)。PTLD 是器官和 HSC 移植后由于免疫功能受到严重抑制而发生的疾病,大多与 EB 病毒感染相关。供者器官组织来源的 EB 病毒驱动受者体内 B 细胞大量增殖,并在增殖过程中发生突变、恶化。在这种情况下,抗病毒免疫功能是肿瘤免疫监视的一种形式,因为它常能消除引起 B 细胞转化的 EB 病毒。

如图 16.14 所示,肿瘤可以通过各种方式避免引起免疫应答,也可以逃避免疫应答。自发性肿瘤缺乏突

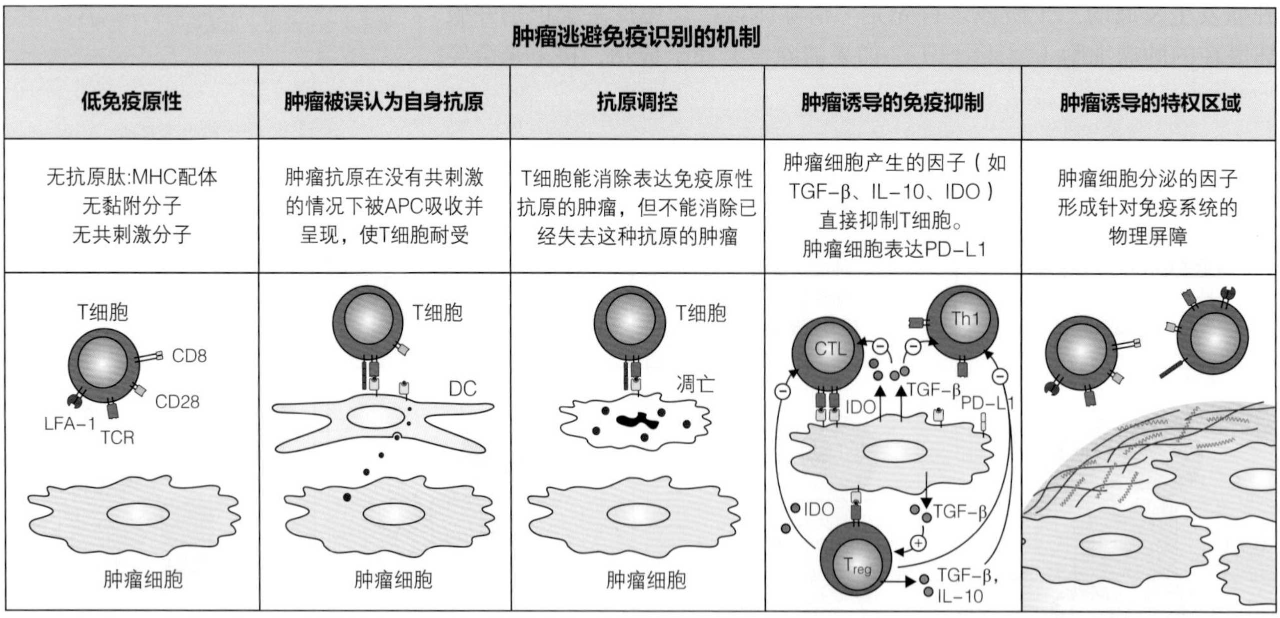

肿瘤逃避免疫识别的机制				
低免疫原性	肿瘤被误认为自身抗原	抗原调控	肿瘤诱导的免疫抑制	肿瘤诱导的特权区域
无抗原肽:MHC 配体 无黏附分子 无共刺激分子	肿瘤抗原在没有共刺激的情况下被 APC 吸收并呈现,使 T 细胞耐受	T 细胞能消除表达免疫原性抗原的肿瘤,但不能消除已经失去这种抗原的肿瘤	肿瘤细胞产生的因子(如 TGF-β、IL-10、IDO)直接抑制 T 细胞。肿瘤细胞表达 PD-L1	肿瘤细胞分泌的因子形成针对免疫系统的物理屏障

图16.14 肿瘤通过多种方式逃避免疫识别

第一组:肿瘤具有较低的免疫原性。肿瘤缺乏可以被 T 细胞识别的免疫原,也可能缺失一个或多个 MHC 分子,或者表达抑制性分子如 PD-L1 来抑制 T 细胞功能。

第二组:肿瘤特异性抗原在没有共刺激分子的情况下被 DC 交叉提呈,从而诱导 T 细胞产生耐受。

第三组:肿瘤最初表达可以激活免疫反应的抗原,但是很快被清除。肿瘤的遗传不稳定性使抗原发生变异,这是平衡阶段的一部分,在此期间,缺乏免疫原性的肿瘤细胞大量扩增。

第四组:肿瘤产生一些分子,如 TGF-β、IL-10、IDO 或 PD-L1,这些分子能够直接抑制免疫反应或者招募 Treg 分泌免疫抑制性细胞因子。

第五组:肿瘤细胞分泌一些分子如胶原蛋白,这些分子在肿瘤周围形成物理屏障,从而抑制淋巴细胞进入肿瘤。

变产生的新的能引起 T 细胞免疫应答的肿瘤特异性抗原（图 16.14，第一组），甚至当肿瘤特异性抗原表达并被 APC 摄取和提呈时，如果不存在共刺激信号，APC 倾向于耐受抗原特异性的初始 T 细胞（图 16.14，第二组）。这种肿瘤在多长时间内会被视为"自己"尚不明确。但最近整个肿瘤基因组测序揭示肿瘤细胞可能需要产生多达 10 ～ 15 个独特的抗原肽的突变，才能被 T 细胞识别为"外来物质"。此外，细胞类型转化通常与 NKG2D 的配体 MHC Ⅰb 蛋白（如 MIC–A 和 MIC–B）表达相关，NK 细胞通过 MHC Ⅰb 蛋白识别肿瘤。癌细胞有遗传不稳定性，免疫系统无法识别的克隆就会发生免疫逃逸。

由于 T 细胞的免疫选择，一些肿瘤如结肠癌和宫颈癌，其肿瘤细胞表面缺乏 MHC Ⅰ类分子（图 16.14，第三组）。在实验研究中，当肿瘤失去所有的 MHC Ⅰ类分子时（图 16.15），尽管可能对 NK 细胞敏感但不会被 CTL 识别（图 16.6）。肿瘤只丢失个别 MHC Ⅰ类分子或许能够避免被特异性 CD8 CTL 识别，并且仍然保持对 NK 细胞的抗性，因此获得了在机体内的选择优势。

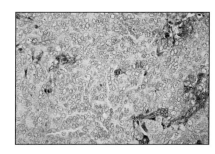

图16.15 前列腺癌中MHC Ⅰ类分子表达缺失 一些肿瘤中MHC Ⅰ类分子表达缺失，阻止了被 CD8 T细胞识别的过程，从而逃避免疫系统的监视。上图为人类前列腺癌切片，已用过氧化物酶偶联的HLA Ⅰ类分子抗体染色。棕色代表 HLA Ⅰ类分子的表达，该分子表达在浸润的淋巴细胞和组织间质细胞。肿瘤细胞占了切片的大部分，但是并不表达HLA Ⅰ类分子。染色结果由G. Stamp提供。

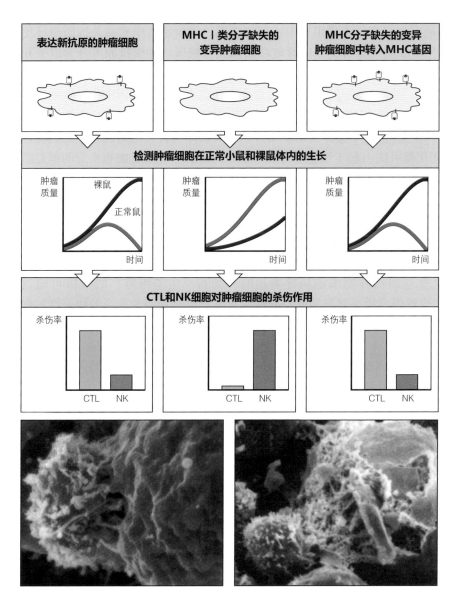

图16.16 通过不表达MHC Ⅰ类分子逃避免疫监视的肿瘤细胞，更容易被NK细胞杀死 移植瘤的消退主要是由于CTL的作用，CTL能够识别结合于细胞表面MHC Ⅰ类分子的新多肽（左图）。NK细胞有抑制性受体，可以与 MHC Ⅰ类分子结合，因此，尽管肿瘤变异体表达低水平的MHC Ⅰ类分子对CD8 CTL不敏感，但对NK细胞变得敏感（中图）。裸鼠没有T细胞，但是它们体内有高于正常水平的NK细胞，NK细胞敏感的肿瘤在裸鼠中不如在正常小鼠体内长得好。转染MHC Ⅰ类基因可以恢复肿瘤细胞对NK细胞的抗性和对CD8 T细胞的敏感性（右图）。最下面的图是NK细胞攻击白血病细胞的扫描电镜图。在这两张图片中，NK细胞是位于图片左边的较小的细胞。

左下图：NK细胞与靶细胞结合后不久，就开始大量的微绒毛延伸，并与白血病细胞建立了广泛的接触区。

右下图：混合60分钟后，可见NK细胞（左下）向白血病细胞延伸长微绒毛的过程，对白血病细胞产生了广泛的损伤作用，细胞膜卷起并破碎。照片经Elsevier的允许转载自Herberman R，Callewaert D：Mechanisms of Cytotoxicity by Natural Killer Cells，1985。

肿瘤形成具有免疫抑制作用的微环境，借此逃避机体免疫系统的攻击（图 16.14，第四组）。很多肿瘤会产生具有免疫抑制功能的细胞因子。TGF-β 最初是从肿瘤培养上清液中鉴定出来的，它通过抑制炎症 T 细胞免疫应答来调控肿瘤的发生发展。TGF-β 可诱导 Treg（见第 9-21 节）细胞发育，在很多肿瘤中都能发现特异性识别肿瘤抗原的 Treg。在小鼠模型中，去除 Treg 可增加小鼠对肿瘤的抵抗力，而将其移植到 Treg 缺失受体鼠中，癌细胞则会快速大量增殖。

肿瘤的微环境还包括一些髓系细胞群，统称为髓源性抑制细胞（myeloid-derived suppressor cell，MDSC），能够抑制肿瘤中 T 细胞活化。MDSC 具有异质性，有单核细胞样和多形核细胞样，目前还无法完全界定其特征。不同组织来源的肿瘤，如黑色素瘤、卵巢癌和 B 细胞淋巴瘤能够产生免疫抑制细胞因子 IL-10，来降低 DC 活性和抑制 T 细胞活化。

一些肿瘤细胞表面蛋白能够直接抑制机体免疫应答（图 16.14，第四组）。例如，一些肿瘤细胞表达 B7 家族成员程序性死亡配体 1（PD-L1），它是活化 T 细胞抑制性受体 PD-1 的配体。此外，肿瘤能够产生活性蛋白酶来抑制局部免疫应答。吲哚胺 2,3-双加氧酶（IDO）分解代谢必需氨基酸色氨酸，产生具有免疫抑制功能的代谢产物犬尿酸。在感染期，IDO 能够维持免疫应答和耐受之间的平衡，但在平衡期，肿瘤中可诱导产生 IDO。最后，肿瘤细胞可以产生诸如胶原蛋白之类的物质，形成物理屏障来阻隔与免疫细胞的相互作用（图 16.14，最后一组）。

16-15 T 细胞识别肿瘤抗原，由此奠定了肿瘤免疫治疗的基础

肿瘤抗原是可被免疫系统识别的。此类由 MHC 分子提呈给 T 细胞的肿瘤蛋白多肽已经发展成为肿瘤特异性 T 细胞应答的靶点。然而此类靶点也存在于正常组织中，例如在黑色素瘤患者中对相关抗原诱导免疫应答的同时，也会导致健康皮肤的色素细胞被自身免疫应答破坏而诱发白癜风。肿瘤抗原可分为以下几种类型（图 16.17）。

第一类由严格的肿瘤特异性抗原组成，这些抗原是肿瘤形成过程中发生的点突变或基因重排导致的特定基因产物。抗原特定蛋白基因的点突变可能改变其被 T 细胞识别的表位，如改变已结合至 MHC Ⅰ 类分子多肽中的特异性残基，或是让一些突变多肽与 MHC Ⅰ 类分子重新结合。这类抗原通常称为新抗原，它们使正常蛋白质表现出新免疫原性。这两种变化都可能引起 T 细胞对肿瘤产生新的应答。在淋巴细胞来源的单克隆 B 细胞和 T 细胞肿瘤中，有一类特殊的肿瘤特异性抗原，即克隆表达的特异性重组抗原受体。并非所有突变多肽都能够被适当处理或者与 MHC 分子结合，从而使它们能刺激机体产生有效的应答。

第二类是癌-睾丸抗原。这类抗原通常是由仅在睾丸雄性生殖细胞中表达的基因编码而形成的蛋白。雄性生殖细胞通常不表达 MHC 分子，因此来自这些蛋白质的肽段不会被提呈给 T 细胞。肿瘤细胞中存在多种表达异常的基因，包括编码癌-睾丸抗原的基因，如黑色素瘤相关抗原（melanoma-associated antigen，MAGE）（图 16.17）。当这些基因被肿瘤细胞诱导表达时，源自"生殖细胞"的肽段可通过 MHC Ⅰ 类分子提呈给 T 细胞。因此，这些蛋白质是具有肿瘤特异性的抗原。最具免疫学表征的代表性肿瘤抗原是 NY-ESO-1（纽约食管鳞状细胞癌-1），其具有高度免疫原性并在包括黑色素瘤在内的多种人类肿瘤中表达。

第三类是仅在特定类型组织中表达的基因所编码的"分化抗原"。例如，在黑色素细胞和黑色素瘤细胞中表达的分化抗原，包括黑色素生成途径中的几种蛋白质，以及在 B 细胞中表达的 CD19 抗原。

第四类是在肿瘤细胞中超高表达的抗原，如 HER-2/neu（也称为 c-Erb-2），这是一种与表皮生长因子受体同源的受体酪氨酸激酶。HER-2/neu 在乳腺癌和卵巢癌等多种腺癌中高表达，并与临床预后不良相关。CD8⁺ T 细胞能浸润于那些高表达 HER-2/neu 的实体瘤，但不能在体内破坏这些肿瘤。

第五类由蛋白质翻译后异常修饰的分子组成，如低糖基化的黏蛋白 MUC-1，其在乳腺癌和胰腺癌等多种肿瘤中表达。

第六类是由基因转录的 mRNA 保留一个或多个内含子而产生的新蛋白质组成，这种情况常发生在黑色素瘤中。

第七类由病毒原癌基因编码的蛋白质构成。由于此类抗原是外源性的并且可引起 T 细胞应答，因此这些肿瘤病毒蛋白在促癌过程中起关键作用，例如在宫颈癌中表达的人乳头瘤病毒 16 型蛋白 E6 和 E7（见第

图16.17　肿瘤抗原是指选择性地表达于人类肿瘤的蛋白质
此表列出的分子都能被对应的肿瘤类型患者产生的CTL所识别。

潜在的肿瘤抗原具有多种来源			
抗原种类	抗原	抗原的性质	肿瘤类型
肿瘤特异性突变癌基因或者抑癌基因	CDK4	细胞循环调节器	黑色素瘤
	β-连环蛋白	信号转导通路中心	黑色素瘤
	caspase 8	凋亡调节蛋白	鳞状细胞癌
	表面免疫球蛋白/独特型	B细胞克隆中基因重组后的特异性抗体	淋巴瘤
癌-睾丸抗原	MAGE-1 MAGE-3 NY-ESO-1	正常睾丸蛋白	黑色素瘤 乳腺癌 胶质瘤
分化	酪氨酸酶	黑色素合成途径中的酶	黑色素瘤
异常基因表达	HER-2/neu	受体酪氨酸激酶	乳腺癌 卵巢癌
	WT1	转录因子	白血病
异常的翻译后修饰	MUC-1	低糖基化黏蛋白	乳腺癌 胰腺癌
异常的翻译后修饰	NA17	保留mRNA的内含子	黑色素瘤
癌病毒蛋白	HPV16型, E6和E7蛋白	病毒转化基因产物	宫颈癌

16-18节）。

在黑色素瘤中，辐照后的肿瘤细胞与自体淋巴细胞共培养时会出现肿瘤特异性抗原，这种方法称为混合淋巴细胞 - 肿瘤细胞培养。在这些混合培养物中，CTL能识别黑色素瘤，并会杀死具有相关肿瘤特异性抗原的肿瘤细胞。研究表明，黑色素瘤细胞携带至少五种能被CTL识别的抗原。但是在体内实验中，CTL对黑色素瘤的抗原应答不足，可能是免疫应答启动不足或作用不足，也可能是下游的抑制机制。黑色素瘤特异性T细胞可以从外周血、淋巴结中分离出来，也可以直接来自肿瘤浸润淋巴细胞，并在体外扩增。这些T细胞不能识别原癌基因或抑癌基因的产物，反而可以识别其他突变基因的蛋白质产物抗原，或者识别定位在肿瘤细胞上且表达水平可以被T细胞识别的正常基因编码的蛋白质。癌 - 睾丸抗原如上文讨论的黑色素瘤MAGE抗原等，可能是在肿瘤发生过程中重新表达的早期发育抗原。然而只有少数黑色素瘤患者对MAGE抗原产生T细胞应答，提示在大多数情况下，这些抗原不表达或者不具有免疫原性。

最常见的黑色素瘤抗原是黑色素细胞系特异性分化抗原，其来自酪氨酸酶或是其他三种蛋白质的肽：gp100、MART1和gp75。这些抗原的过度表达可能导致特异性抗原肽：MHC复合物的大量形成，正是这一点使它们具有免疫原性。虽然肿瘤抗原通常为MHCⅠ类分子复合肽，但酪氨酸酶也已被证明能激活某些黑色素瘤患者的CD4 T细胞免疫应答。这是因为该抗原可以被表达MHCⅡ类分子的细胞摄取并提呈。CD4 T和CD8$^+$ T细胞在调控肿瘤免疫应答中都发挥重要作用。CD8$^+$细胞可以直接杀死肿瘤细胞，而CD4 T细胞在CD8$^+$CTL的激活和记忆T细胞的形成中起着重要作用。CD4$^+$ T细胞也可以通过分泌TNF-α等细胞因子杀死肿瘤细胞。

其他潜在的肿瘤抗原还包括突变的原癌基因和抑癌因子（如Ras和p53）的产物，以及融合蛋白如慢性粒细胞白血病（CML）中由染色体易位（t9；22）产生的Bcr-Abl融合蛋白，Bcr-Abl融合后产生的肽段可被 CML 细胞上的 HLA Ⅰ 类分子 HLA-A*0301 识别并结合。这种多肽可被 "反向免疫遗传学" 技术检测到, 其中的内源多肽可以从 MHC 结合槽中洗脱出来并通过高灵敏度的质谱测定其序列。该技术已从其他肿瘤抗原 (如黑色素瘤的 MART1 和 gp100 肿瘤抗原) 以及用于传染病疫苗的候选多肽序列中确定了 HLA 结合肽。

T 细胞特异性的 Bcr-Abl 融合多肽可以在 CML 患者的外周血液中被抗原特异性 TCR 的特异性配体 HLA-A*0301 的四聚体识别 (见第 7-24 节)。肿瘤抗原特异性的 CTL 可以识别原癌基因蛋白突变和融合部分的片段, 进一步识别和杀死肿瘤细胞。

骨髓移植治疗 CML 后, 将供体来源的成熟淋巴细胞注入患者体内有利于进一步消除残余肿瘤, 这种技术称为供体淋巴细胞输注 (donor lymphocyte infusion, DLI)。目前还不清楚由这种治疗方法引起的临床反应在多大程度上是由移植物抗宿主效应造成的, 此效应是指供体淋巴细胞对白血病细胞上表达的同种异体抗原做出的应答 (见第 15-36 节)。令人备受鼓舞的是, 目前可以体外分离出介导移植物抗宿主效应或移植物抗白血病效应的 T 细胞。使用供体细胞对抗白血病特异性肽为增强白血病治疗效果提供了希望, 同时移植风险也降到了最小。

16-16 表达嵌合抗原受体的 T 细胞是治疗某些白血病的有效方式

过继性 T 细胞治疗是在体外将肿瘤特异性 T 细胞大量扩增, 并将其注入患者体内的一种间接体内疗法。体外扩增细胞的方法有多种, 例如用 IL-2、CD3 抗体和提供共刺激信号的同种异体 APC 等方法培养细胞。这种疗法如在治疗前对患者进行免疫抑制, 然后系统性注射 IL-2 会更加有效。另一种引起研究人员广泛兴趣的方法是, 将患者的肿瘤特异性 TCR 基因通过逆转录病毒载体导入患者的 T 细胞内并体外大量扩增 T 细胞, 然后将其重新注入患者体内。这种方法可以诱导 T 细胞形成记忆 T 细胞, 进而发挥长效作用, 这类细胞来源于患者, 因此不需要考虑组织相容性的问题。

还有一种过继性免疫治疗方式是利用逆转录病毒载体将基因导入患者 T 细胞内, 进而使 T 细胞表面产生一种被称为嵌合抗原受体 (chimeric antigen receptor, CAR) 的新型受体。CAR 是一种融合受体, 其中胞外含有抗原特异性结合区域, 同时在受体的胞内段加上了引起 T 细胞活化的信号传递区域。将 CAR 受体通过逆转录病毒载体导入 T 细胞后, 即得到 CAR-T 细胞。与传统的过继性 T 细胞免疫治疗不同的是, 导入 CAR 的 T 细胞可以通过抗体精准识别不同的信号分子, 而不是只识别 MHC 复合物。近年来, 通过靶向 B 细胞抗原 CD19 作为肿瘤排斥性抗原的 CAR-T, 已用于治疗急性淋巴细胞白血病 (acute lymphocytic leukemia, ALL) (图 16.18)。这种 CAR-T 胞外区域含有识别人抗原 CD19 的抗体, 胞内区域含有 TCR CD3 复合物 (见第七章) 中的 3 个活化序列 ζ 链和来源于 4-1BB (TNF 受体超家族一员) 的共刺激区域, CAR19-T 细胞经体外扩增后注入患者体内进行治疗。相关案例结果表明, 表达 CART-19 的 CD8 T 细胞能有效缓解许多 ALL 患者的临床症状。但这种方法也有副作用, 因为正常 B 细胞也被清除了, 患者后续需要联合 IVIG 治疗。

16-17 抗肿瘤抗原的单克隆抗体能通过单独的或与毒素连接的方式控制肿瘤生长

利用单克隆抗体破坏肿瘤的必要条件是肿瘤细胞表达肿瘤特异性抗原, 这样抗体才能将细胞毒性细胞、毒素以及放射性核素特异性地靶向肿瘤 (图 16.19)。图 16.20 显示了一些临床试验中靶向性的细胞表面分子, 其中一些治疗方法已获得审批。据报道, 单克隆抗体曲妥珠单抗 (赫赛汀) 治疗可显著提高乳腺癌患者的存活率, 该抗体特异性地靶向 HER-2/neu 受体, 研究表明有 1/4 的乳腺癌患者高表达该受体并且预后不良。

赫赛汀通过拮抗天然配体 (迄今尚未鉴定) 与 HER-2/neu 受体的结合以及下调受体表达水平发挥治疗作用, 赫赛汀与常规化学疗法联合使用可以增强疗效。小鼠实验表明, 除了阻断肿瘤细胞的生长信号外, 曲妥珠单抗的抗肿瘤作用还涉及固有和适应性免疫应答, 如涉及 ADCC 或诱导抗肿瘤 T 细胞应答。在抗非霍奇金 B 细胞淋巴瘤治疗中取得显著疗效的单克隆抗体是抗 CD20 抗体利妥昔单抗, 它可以结合 B 细胞表面的 CD20 诱导 B 细胞凋亡 (见第 16-7 节)。ADCC 可能是利妥昔单抗发挥作用的另一种机制, 因为其临床功效与激活 Fc 受体的多态性有关。

单克隆抗体作为治疗药物的技术问题包括: 结合单克隆抗体的细胞杀伤率低, 抗体穿透肿瘤组织的效率

从B细胞肿瘤患者的血液中获取T细胞	编码抗CD19 CAR的逆转录病毒感染被CD3和CD28抗体激活的 T细胞	被感染的 T细胞表达抗CD19 CAR	将T细胞注入患者体内，以调节抗肿瘤活性

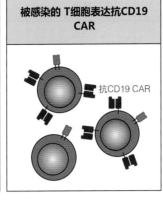

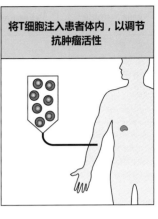

图16.18　表达了嵌合抗原受体的T细胞特异性识别患者淋巴细胞

下图：CART-19是嵌合抗原受体，由细胞外的单链抗体和细胞内的4-1BB信号区域和CD3ζ链组成。

上图：慢病毒，用于在ALL患者的T细胞上表达编码CART-19基因的逆转录病毒。转染的CART-19细胞经体外激活和扩增后输入到患者体内，随后CART-19将对表达CD19的肿瘤细胞以及正常B细胞行使细胞毒性作用。

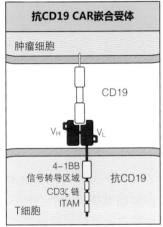

低（可通过使用小抗体片段改善），抗体被可溶性靶抗原清除等。通过将抗体与毒素融合，产生一种被称为免疫毒素的药物，可以有效提高肿瘤细胞杀伤效率（图 16.19）：两种受到关注的毒素是蓖麻毒蛋白A 链和假单胞菌毒素。免疫毒素中的抗体分子必须能够被细胞内吞，在内吞部位毒素与抗体分裂后，释放毒素链，进而穿透并杀死细胞。与天然抗体偶联的毒素在癌症方面的疗效有限，但抗体的片段如单链Fv 分子（见第 4-3 节）则存在更多的治疗潜能。在一项免疫毒素治疗的成功案例中，融合的假单胞菌毒素片段与重组 Fv 抗 CD22 抗体，显著缓解了 2/3 的对常规化疗产生药物耐受的 B 细胞白血病（毛细胞白血病）患者的症状。

单克隆抗体也可以偶联到化疗药物或放射性核素上。在药物偶联

图16.19　用于消除肿瘤的识别肿瘤特异性抗原的单克隆抗体

同种型的肿瘤特异性抗体可以通过招募Fc受体激活的NK细胞来裂解肿瘤细胞（左图）。另外一种策略是将抗体和强效毒素偶联（中图）。当抗体与肿瘤细胞结合并被细胞内吞，抗体将释放毒素并杀死肿瘤细胞。如果抗体与放射性核素偶联（右图），抗体与肿瘤细胞结合后将提供足够的辐射剂量，杀死肿瘤细胞。不过，不与抗体结合的癌旁细胞也会被射线杀死。抗体片段已开始取代与毒素和放射性核素偶联的全部抗体。

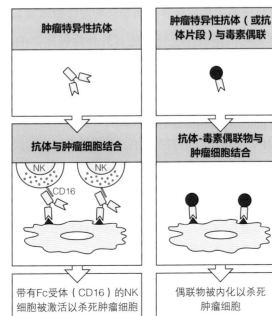

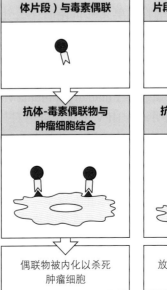

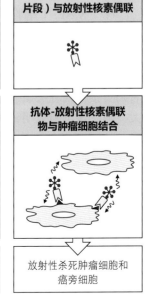

图16.20 临床治疗中作为单克隆抗体靶点的肿瘤抗原

肿瘤组织来源	抗原类型	抗原	肿瘤类型
淋巴瘤/白血病	分化抗原	CD5 个体基因型 CD52	T细胞淋巴瘤 B细胞淋巴瘤 T/B细胞淋巴瘤/白血病
	B细胞信号受体	CD20	非霍奇金B细胞淋巴瘤
实体瘤	细胞表面糖蛋白抗原 糖类	CEA，黏蛋白-1 Lewis^y CA-125	上皮肿瘤（包括乳腺癌，结肠癌，肺癌） 上皮肿瘤 卵巢癌
	生长因子受体	表皮生长因子受体 HER-2/neu IL-2受体 血管内皮生长因子	肺癌，乳腺癌，头颈癌，乳腺癌，卵巢癌 T细胞和B细胞淋巴瘤 结肠癌，肺癌，前列腺癌，乳腺癌
	细胞外基质抗原	FAP-α 生腱蛋白 金属蛋白酶	上皮肿瘤 胶质母细胞瘤 上皮肿瘤

抗体的情况下，抗体与细胞表面抗原的结合将药物富集到肿瘤部位。内化后，药物在体内释放并发挥其细胞抑制或细胞毒性作用。例如，T-DM1 是曲妥珠单抗与细胞毒性剂甲醛抑制素（一种抑制微管组装的药物）相连的结合物。HER-2 仅在癌细胞中过度表达，因此 T-DM1 选择性地将毒素特异性地递送至肿瘤细胞。

另一种药物——抗体偶联物是抗 CD30 抗体与不同的微管抑制剂结合的本妥昔单抗，已被批准用于某些类型的复发性淋巴瘤。

在此基础上进一步改良的方法是将抗体与一种不产生毒性代谢物的前体药物活化酶进行偶联，这种技术称为抗体导向酶／前药治疗（antibody-directed enzyme/pro-drug therapy，ADEPT）。利用这种技术，抗体携带的定位在肿瘤附近的少量酶可以在肿瘤细胞附近产生大量的细胞毒活性药物，特异性的杀死肿瘤细胞。目前偶联同位素钇-90（伊替莫单抗）的 CD20 抗体已成功用于治疗难治性 B 细胞淋巴瘤（图 16.19）。这些方法的优点在于还能杀死邻近的肿瘤细胞，因为释放出来的药物或放射性物质亦可作用于抗体靶向细胞的邻近细胞。偶联 γ 放射性同位素的单克隆抗体也已成功用于肿瘤成像，在诊断和监测肿瘤扩散方面应用广泛。

16-18 接种疫苗增强抗肿瘤免疫应答为肿瘤预防和治疗带来希望

除了 CAR-T 细胞和单克隆抗体的疗法外，还有另外两种主要的肿瘤免疫疗法。第一种方法是肿瘤疫苗，它是针对肿瘤本身免疫原性设计的，疫苗可以起到增强免疫原性的作用。第二种方法是免疫检查点阻断，我们将在下一节讨论，在免疫系统耐受机制调控无法发挥作用时，阻断免疫检查点可以进行逆转治疗。

许多肿瘤与病毒感染有关，预防这些感染的疫苗可以降低肿瘤发生的风险。2005 年，一项涉及 12167 名妇女接种人乳头瘤病毒（human papilloma virus，HPV）疫苗的临床试验的完成，标志抗肿瘤免疫取得了重大突破。该试验表明，抗 HPV 的重组疫苗对与 70% 的宫颈癌相关的两种关键 HPV 毒株 HPV-16 和 HPV-18 引起的宫颈癌有 100% 预防效果。该疫苗最有可能通过诱导抗 HPV 抗体来预防 HPV 感染宫颈上皮细胞（图 16.21）。这次试验显示了疫苗预防肿瘤的潜力，但使用疫苗治疗对已有肿瘤的效果较差。以 HPV 为例，能够增加免疫原性以引发 T 细胞应答的某些类型的疫苗显示出针对病毒引起的上皮内瘤的有效性。同样，大多数肝癌与几种病毒引起的慢性肝炎有关。乙型肝炎疫苗可减少由于这种病毒导致的原发性肝癌，但是它不能预防由其他病毒如丙型肝炎病毒感染引起的肿瘤。

原则上，以肿瘤抗原为基础的疫苗是理想的 T 细胞介导的肿瘤免疫疗法，但其开发难度较大。HPV 的相关抗原都是已知的，但大多数自发性肿瘤患者的肿瘤抗原相关多肽可能并不相同，并且仅由特定的 MHC 等位基因提呈。这意味着有效的肿瘤疫苗必须包括一系列肿瘤抗原。因此，肿瘤疫苗只能在充分手术和化疗之后、肿瘤负荷较低的情况下使用。

以细胞为基础的肿瘤疫苗其抗原来源于手术中切除的肿瘤组织。这些疫苗是将辐照的肿瘤细胞或肿瘤提取物与灭活的细菌如卡介苗或短小棒状杆菌混合制备而成的，灭活的细菌可作为免疫佐剂来增强肿瘤抗原的免疫原性（见附录Ⅰ，第A-41节）。对含有卡介苗佐剂的疫苗的研究尚不明确，但近年来的最新研究结果表明它们与TLR存在相互作用。激活TLR-4的卡介苗和其他配体已经用于治疗黑色素瘤和其他实体肿瘤。CpG DNA能够与TLR-9结合，也可以用于增加肿瘤疫苗的免疫原性。黑色素瘤的肿瘤抗原已被确定，所以在黑素瘤的治疗中，实验性疫苗接种方法包括使用全蛋白、基于CTL和辅助性T细胞识别序列的多肽疫苗（单独施用或由患者自身的DC提呈）和编码这些多肽表位的重组病毒。

DC激活T细胞免疫应答的能力提供了另一种抗肿瘤疫苗接种方法。利用抗原负载的DC来刺激，有利于治疗时CTL对肿瘤的应答，现在这种治疗方法已经在癌症患者中进行了临床试验。Sipuleucel-T（Provenge）属于此类疫苗，最近被批准用于治疗转移性前列腺癌。大多前列腺癌都表达前列腺酸性磷酸酶（prostatic acid phosphatase，PAP），在此疗法中，从患者外周血中提取单核细胞，并用PAP融合蛋白和GM-CSF培养，将单核细胞诱导成为成熟的巨噬细胞。将得到的细胞重新注射到患者体内后，诱导针对PAP抗原的特异性免疫应答。这种疗法与安慰剂组相比，死亡风险降低了22%，存活时间延长了约4个月。临床试验中的其他方法还包括体外构建表达编码肿瘤抗原的DNA或者表达肿瘤细胞mRNA的DC，以及使用凋亡或坏死的肿瘤细胞作为抗原。

16-19　检查点阻断增强肿瘤免疫应答

其他肿瘤免疫疗法还包括增强天然抗肿瘤免疫应答，主要有以下两种方法：一是增强肿瘤本身的免疫原性，二是弱化抑制正常免疫应答的效应。第一种方法是通过在肿瘤细胞上诱导共刺激分子（如B7分子）的表达，然后促进肿瘤特异性初始T细胞的活化。类似地，也可以将编码GM-CSF的基因转入肿瘤细胞，以此诱导肿瘤周围的单核细胞分化为成熟DC。一旦这些细胞分化成熟并能捕获肿瘤抗原，它们就可能迁移到局部淋巴结，进而激活肿瘤特异性T细胞，但这些治疗方法至今尚未获批。在小鼠实验中，研究人员发现转染了B7的细胞在诱导肿瘤反应方面比GM-CSF诱导单核细胞衍生的DC效果要差，可能是因为除了B7之外，还有其他分子可以活化初始T细胞，并且这些分子仅特异性在发挥交叉提呈作用的DC中表达。

肿瘤免疫疗法的另一种方法称为检查点阻断，主要是干扰调节淋巴细胞的正常抑制性信号。免疫应答受若干个正向和负向免疫检查点控制。T细胞的正向检查点由诸如DC的专职APC表达的B7共刺激受体控制，而负向免疫检查点则由抑制性受体如CTLA-4和PD-1等组成。

CTLA-4通过与DC上的B7分子结合并传递负向调节信号，为潜在的自身反应性T细胞提供了一个关键的检查点，这种负向调节信号被其他信号分子抑制后，T细胞才能被重新激活。利用抗体阻断

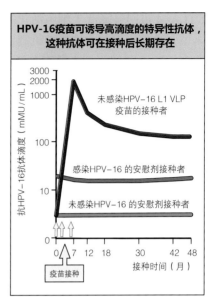

图16.21　一种有效的人乳头瘤病毒疫苗可诱导抗HPV感染的抗体，保护人体免受感染HPV-16型病毒与宫颈癌的发生密切相关。在临床试验中，755名健康未受感染的妇女接种了由高度纯化的非传染性"病毒样颗粒"（VLP）制成的疫苗，该疫苗由HPV 16的衣壳蛋白L1组成，并与明矾佐剂（在本例中为羟基磷酸铝硫酸盐）配制而成。安慰剂治疗的未受感染妇女的抗体滴度非常低（绿色线），先前感染HPV但接受安慰剂治疗的女性体内抗体滴度也很低（蓝色线），与这两组相比，接受类病毒颗粒疫苗治疗的女性对L1衣壳蛋白产生了高滴度抗体（红色线）。这些接受免疫接种的女性随后无一感染HPV-16。现在已推出Gardasi抗HPV疫苗，适用于女童和年轻女性，可以预防由HPV-6、HPV-11、HPV-16和HPV-18引起的宫颈癌。

CTLA-4 可明显降低 T 细胞活化的阈值。一些研究还表明，CTLA-4 抗体通过消除表达 CTLA-4 分子的 Treg 来增强免疫应答。无论哪种机制，缺失这个检查点会导致通常受到抑制的自身反应性 T 细胞变为激活状态，故在 CTLA-4 缺陷型小鼠体内可看到多组织自身免疫应答。

由于检查点阻断依赖于患者自身免疫系统激活来抵抗肿瘤的发生，其效果不会立即显现，这对评估此类治疗效果提出了巨大挑战。临床反应评估的规则是基于化疗药物或放疗的直接作用效果，而检查点阻断需要更多时间逆转免疫抑制，以此来激活肿瘤特异性 T 细胞，然后在肿瘤内发挥其作用。将这些问题考虑在内以后，就能设计出可记录的与传统抗癌疗法结合使用的检查点阻断临床试验。

基于检查点阻断的 CTLA-4 抑制剂伊匹木单抗（ipilimumab）可以有效治疗转移性黑色素瘤，已被 FDA 批准用于Ⅲ期黑色素瘤的辅助治疗和晚期黑色素瘤的治疗。接受伊匹木单抗治疗的转移性黑色素瘤患者，其识别 NY-ESO-1（黑色素瘤表达的癌-睾丸抗原）的 T 细胞数量和活性增加。总体上，仅约 15% 的患者对伊匹木单抗有效果，在产生效应的患者中该药能发挥长效缓解作用。该药的副作用是增加了患者自身免疫炎症的风险，这与 CTLA-4 维持自身反应性 T 细胞耐受的作用一致。

另一个检查点涉及抑制性受体 PD-1 及其配体 PD-L1、PD-L2。PD-L1 在多种人类肿瘤中广泛表达，在肾癌中，PD-L1 表达与预后不良有关。在小鼠中，将编码 PD-L1 的基因转染到肿瘤细胞会促进肿瘤在体内的生长并且降低其对 CTL 的敏感性，PD-L1 抗体使用则逆转了这些反应。在人类中，已显示 PD-L1 抗体派姆单抗（pembrolizumab）对 30% 接受过治疗的黑素瘤患者有效。经 FDA 批准，接受过易普利单抗治疗的患者或使用易普利单抗和 B-raf 抑制剂治疗后的 BRAF 突变患者可使用派姆单抗。另一种 PD-L1 抗体纳武单抗（nivolumab）也被批准用于治疗转移性黑色素瘤，并正试验用于治疗霍奇金淋巴瘤。临床试验正在评估使用 PD-L1 和 PD-L2 抗体的检查点阻断的疗效。

【小结】

部分肿瘤引起的特异性免疫应答能够抑制或调控肿瘤的生长，肿瘤通过免疫编辑的不同阶段以多种方式进行逃避或抑制这些反应。探究免疫系统如何促进或抑制肿瘤生长的机制有利于产生和运用临床新的肿瘤治疗方法。例如，人乳头状瘤病毒特异株疫苗的成功研制使宫颈癌有望得到根治。另外，单克隆抗体已成功用于肿瘤免疫治疗，如用于治疗 B 细胞淋巴瘤的 CD20 抗体。目前还在尝试开发含多肽的疫苗，以产生有效的 CTL 和辅助性 T 细胞应答。识别表达在 B 细胞上的 CD19 的 CAR T 细胞能够有效治疗急性淋巴细胞白血病。CTLA-4 和 PD-L1 的检查点阻断策略已被批准用于治疗黑色素瘤，相关策略正在被用于开发其他生物靶点，这些都是以刺激抗肿瘤免疫应答或阻断抑制性应答为目的。一种利用 DC 提呈肿瘤抗原的疫苗已被批准用于治疗前列腺癌。目前癌症治疗的趋势是将免疫疗法与其他传统的抗癌疗法相结合，发挥免疫系统特异而强大的优势。

接种疫苗应对感染性疾病

在过去 100 年里，作为公共卫生领域的两项最重要贡献——卫生学与疫苗学显著降低了传染病的死亡率，但传染病仍然是全世界人口死亡的主要原因。现代免疫学的发展起源于 Edward Jenner 和 Louis Pasteur 分别成功研制出的天花疫苗和鸡霍乱疫苗，其最大的成功是世界卫生组织在 1979 年宣布全球消灭了天花。目前正在开展全球根除脊髓灰质炎的运动。随着过去几十年基础免疫学的巨大进步，尤其是对于固有免疫更加深入的理解，目前，疟疾、结核病和 AIDS 等其他主要传染病疫苗有望获得突破。当代疫苗科学家的愿望是将技术提升到现代药物设计的水平，进而从经验性实践转变成真正的"免疫系统药理学"。

接种疫苗的目标是产生持久的保护性免疫。本书阐述了固有免疫系统和适应性免疫系统在应对感染时如何协作以消除入侵的病原体，并利用免疫记忆效应产生保护性免疫。事实上，单次感染通常（但并不总是）足以产生对病原体的保护性免疫。对这一重要关系的认识在 2000 多年前就有相关记载，在伯罗奔尼撒战争期间，雅典连续爆发两场瘟疫，希腊历史学家 Thucydides 注意到，第一次疫情中幸存下来的感染者在第二次疫情中不易被感染。

对这种关系的认知可能促使人们探索预防天花的各种方法，其中少量天花脓疱的干痂被用来接种和诱发轻微的感染，进而获得对再感染天花的长期保护性。在医学文献记载中天花已有1000多年的历史。天花接种术在引入西方之前（14～15世纪），已在印度和中国存在了许多世纪，Jenner对此很熟悉。然而，接种天花后的感染并不总是轻度的：约3%的病例发生致命性天花，不符合现代药物安全标准。有一些人观察到，挤奶女工长期暴露于类似天花牛痘的牛病毒之下，似乎可以免受天花感染，也有相关历史记载表明，在Jenner之前就有人尝试过接种牛痘来预防天花感染。然而，Jenner的贡献不仅在于认识到牛痘感染可以在没有重大患病风险的情况下为人类提供抵抗天花的保护性免疫，也在于通过对接种过牛痘疫苗者的变痘试验证明了这一点。他把这个过程命名为疫苗接种（来自拉丁语 *vacca*，母牛的意思），为了纪念他，Pasteur把这个词扩展为抵抗病原体的保护性刺激。人类并不是牛痘的天然宿主，牛痘仅会导致短暂且局限的皮下感染，但是牛痘病毒含有的抗原可刺激机体产生免疫应答，其产物与天花抗原发生交叉反应，从而对人类疾病提供保护作用。自20世纪初以来，用于接种天花疫苗的病毒一直选用牛痘病毒，牛痘病毒与牛痘和人天花均有一定的联系，但其确切起源尚不清楚。

正如我们看到的，目前许多疫苗是通过诱导中和抗体的产生来发挥保护作用，但是否仅通过此方式产生保护作用仍不明确。目前针对病原体的疫苗可充分地产生保护性抗体以防病原体感染。对于疟疾、结核病和HIV等几种主要病原体，即使是强有力的抗体应答也不足以起到完全的保护作用。消除这些病原体需要其他的效应活性，如产生强大而持久的细胞免疫应答，而目前的疫苗技术尚无法有效产生这种免疫应答方式。这些都是现代疫苗科学家面临的问题。

16－20　基于减毒或灭活病原体制备的疫苗

20世纪初期的疫苗研制遵循两种经验方法。首先是寻找致病性降低的减毒病原体，它能刺激保护性免疫应答，但不会引起疾病，这种方法一直延续到现在，通过重组DNA技术将预想的突变引入生物体的基因以产生减毒病原体，该想法正被应用于疟疾等重要病原体疫苗研制。目前还没有针对疟疾的有效疫苗，但这对未来设计流感和HIV疫苗可能具有重要意义。

第二种方法是基于死亡的病原体或纯化的病原体成分进行疫苗制备，其免疫效应与活病原产生的免疫效应相似。需要灭活疫苗是因为任何活疫苗，包括疫苗成分在免疫抑制人群中都有可能导致致命的系统性死亡。从这种方法演变而来的是基于纯化抗原结合的疫苗，如流感嗜血杆菌（见第16-27节）疫苗。这种方法结合"逆向免疫遗传学"（见第16-15节）来确定T细胞的候选特异抗原肽和使用激活TLR配体或其他固有免疫感受器作为佐剂，以增强对简单抗原的免疫应答。

用这种方法进行免疫目前被认为是非常安全且重要的，因此美国大多数州要求所有儿童对几种可能致命的疾病进行疫苗接种。这些疫苗用于预防病毒性麻疹、腮腺炎、脊髓灰质炎、破伤风（由破伤风梭菌引起）、白喉（由白喉棒状杆菌引起）和百日咳（由百日咳鲍特菌引起），其中有些疫苗由灭活毒素或由相应细菌的类毒素制备而成。最近，一种b型流感嗜血杆菌（Hib）的疫苗（b型流感嗜血杆菌是脑膜炎的致病因子之一）和两种轮状病毒引起的儿童腹泻疫苗，并如第16-18节所述，一种预防人乳头状瘤病毒感染引发宫颈癌的疫苗均已研制成功。大多数疫苗适用于1岁以内的儿童。预防麻疹、腮腺炎、风疹、水痘和流感等的疫苗，一般建议在1～2岁之间接种。

尽管成效显著，但仍有许多疾病缺乏相应有效的疫苗（图16.22）。一些病原体感染后似乎不能产生保护性免疫，而是转变为慢性或复发性感染。例如在疟疾、结核病和AIDS等感染性疾病发生时，抗体在预

尚未有有效疫苗的感染性疾病	
疾病	**年死亡人数**
疟疾	618 248
血吸虫病	21 797
肠道蠕虫感染	3304
结核病	934 879
腹泻	1 497 724
呼吸系统感染	3 060 837
艾滋病	1 533 760
麻疹*	130 461

图16.22　急需有效疫苗的疾病
*目前的麻疹疫苗有效但是热敏感，使得在热带国家推广困难；热稳定性正在改进中，死亡人数数据大多是2014年估计的数字（2014年）。全球健康评估（Global Health Estimates），2000～2012年.世界卫生组织，2014年6月。

防再感染和消除病原体方面是无效的，而细胞介导的免疫应答在限制病原体方面似乎更为重要，但仅凭细胞免疫应答仍无法提供充分的保护作用。问题不在于对病原体缺乏免疫反应，而在于这种反应不能有效清除病原体、消除发病原因或防止再次感染。

另外有一个障碍，例如麻疹疫苗可以在发达国家有效地使用，技术和经济问题却会阻碍其在发展中国家的广泛接种，因此这些疾病的死亡率在发展中国家仍然很高。例如，储存和分发的简单成本就可能成为贫穷国家使用现有疫苗的重大障碍。因此，疫苗的开发仍然是免疫学的一个重要目标。20 世纪下半叶，基于人们对微生物致病性的分子机制有了更加深入的认识，在分析宿主抵抗病原微生物而产生的保护性应答时会更加全面，并且，对免疫系统产生有效的 T 细胞和 B 细胞应答调节机制的理解也会更加充分。

16 – 21 大多数有效的疫苗产生抗体以防止毒素造成的损害或中和病原体以阻止感染

尽管保护性免疫的产生因感染生物体的性质而异，但目前许多有效的疫苗都是通过诱导产生针对病原体的抗体来发挥作用的。对于一些病原体包括胞外病原体和病毒，抗体可以提供保护性免疫。不幸的是，并非所有病原体都是如此，有些可能需要额外的细胞介导免疫应答，如 CD8⁺ T 细胞介导的免疫应答。

对于某些微生物而言，机体产生有效性的保护免疫需要在感染时有预先存在的抗体，以防止病原体造成损害或完全防止病原体再次感染。以破伤风和白喉疫苗为例，其感染的临床表现是由于极其强大的外毒素的影响（图 10.31）。在抵抗这些疾病时，预先存在的外毒素抗体是必需的。事实上，破伤风外毒素的威力极大，以至于引起疾病的微量毒素可能无法诱导保护性免疫应答的产生。因此，即使是破伤风的幸存者也需要接种疫苗，以预防随后的感染风险。

抗体能够起到保护作用的第二种方式是防止相同病原体的二次感染。例如，在某些病毒感染的情况下，虽然 CD8⁺ T 细胞能够在感染过程中杀死已经被病毒感染的细胞，但是抗体首先能够阻止病毒感染细胞。这种反应叫中和作用。抗体中和病原体的能力取决于其亲和性、亚型、补体和吞噬细胞的活性。例如，需要预先存在的抗体来抵御脊髓灰质炎病毒，这种病毒在进入人体后短时间内会感染关键的宿主细胞，一旦细胞内感染发生，就不容易被 T 细胞控制。季节性流感病毒疫苗以同样的方式提供保护作用，通过诱导抗体减少同一流感毒株再次感染的机会。对于许多病毒，由感染或接种疫苗产生的抗体可以中和病毒并防止感染的进一步传播，但情况并非总是如此。在 HIV 感染中，尽管产生了能够与表面病毒表位结合的抗体，但这些抗体大多不能中和病毒。

此外，HIV 有许多不同的毒株或分支，而大多数基于 HIV 蛋白的疫苗并不能诱导中和所有分支的抗体，这对有效的疫苗设计形成了挑战。然而，最近的一项临床试验表明，在接种疫苗 5 ～ 7 年后，用蛋白质刺激先前接种过疫苗的受试者，可能会诱导一些具有交叉分支活性的抗体产生。

对感染性病原体的免疫应答通常涉及针对多个表位的抗体，而这些抗体中只有一部分（如果有的话）能提供保护。识别特殊的 T 细胞表位也可以影响免疫应答的性质。在第 10-2 节中，我们描述了协同识别，其中抗原特异性 B 细胞和 T 细胞提供相互激活的信号，导致抗体亲和力成熟及抗体中和可能需要的类别转换。在这一过程中，需要 B 细胞提呈给 T 细胞一个合适的表位肽，然而通常 T 细胞表位包含在 B 细胞识别的蛋白表位区域内，这是现代疫苗设计中必须考虑的事情。实际上，在接种呼吸道合胞体病毒后，T 细胞识别的主要表位会引起强烈的炎症反应，但不能诱导机体产生中和抗体，因此导致病理过程，反而没有保护作用。

16 – 22 有效疫苗必须在安全、廉价的同时产生持久的保护作用

一个成功的疫苗除了具有激发保护性免疫应答的能力外，还必须具备以下几个特征（图 16.23）。第一，它必须是安全的。疫苗必须提供给大部分的人，相对而言，很少有人可能死于或感染上这种疫苗所预防的疾病。这意味着即使是低水平的毒性也是不能被接受的。第二，疫苗必须能够在接种人群中产生很高比例的保护性免疫。第三，在较贫穷的国家，向分散的农村人口提供常规的"强化"疫苗是不切实际的，一种成功的疫苗必须产生长期的免疫记忆。这意味着疫苗必须启动 B 细胞应答和 T 细胞应答。第四，如果疫苗要用于大规模人群，就必须非常便宜。疫苗是卫生保健中最具有成本效益的措施之一，但随着每剂疫苗的成本上升，这种效益正在逐渐消失。

有效的疫苗接种计划的另一个好处是它赋予普通人群的"群体免疫力"。通过减少一个群体中易感成员

的数量，疫苗接种减少了该群体中受感染个体的自然宿主，从而降低了感染传播的可能性。由于他们个人接触病原体的机会减少，即使未接种疫苗的成员也将受到保护。然而，群体免疫力只在人群中相对高水平的疫苗接种时才可见，如腮腺炎，要达到能够产生群体免疫力的水平估计接种量要达到 80% 左右，低于这一水平该病毒可发生散在流行。2004 ～ 2005 年，英国年轻人中患流行性腮腺炎人数显著增加说明了这一点，其原因是 20 世纪 90 年代中期，麻疹 / 风疹疫苗而不是联合 MMR 疫苗的使用发生了变化，因为当时联合疫苗供应不足。

16-23　减毒活疫苗通常比"死"疫苗更有效，使用重组 DNA 技术可以使其更安全

　　目前使用的大多数病毒疫苗是减毒活疫苗或灭活疫苗。"失活"或"灭活"的病毒疫苗是由经过处理的病毒组成，因此无法复制。灭活病毒不能在感染细胞的胞质中产生蛋白质，所以病毒抗原肽不能被 MHC Ⅰ类分子提呈。因此，CD8⁺ T 细胞既不能有效地产生，也不能与灭活病毒疫苗一起发挥作用。相比之下，减毒活疫苗的效力通常更具潜力：它们能引发更强的免疫效应，包括促进 CD4⁺ T 细胞和 CD8⁺ CTL 的活化。CD4⁺ T 细胞促进抗体生成及免疫应答，这在疫苗后期对机体的保护作用非常重要。CD8⁺ CTL 在病毒感染时提供保护作用，如果维持这种保护作用，将有助于免疫记忆的形成。减毒病毒疫苗包括用于脊髓灰质炎、麻疹、腮腺炎、风疹和水痘的常规儿童疫苗。其他经许可用于特殊情况或高危人群的减毒活疫苗包括针对流感、痘病毒（痘苗）和黄热病病毒的疫苗。

　　从传统上来说，病毒减毒株是通过在细胞中培养病毒来实现的。病毒通常选择性地在非人类细胞中优先生长，并且，在此过程中，病毒在人类细胞中生长的能力变差（图 16.24）。由于这些减毒株在人类宿主中复制能力较差，它们虽能诱导机体产生免疫应答，但并不致病。虽然减毒病毒毒株含有编码其若干基因的多重突变类型，但可能会有致病性病毒毒株通过进一步的一系列突变重新出现。例如，在 7429 个核苷酸中，3 型沙宾脊髓灰质炎疫苗株与野生型原始株仅 10 个

有效疫苗的特征	
安全性	疫苗自身必须不能引起疾病或死亡
保护性	疫苗必须预防因接触活病原体而引起的疾病
提供持续的保护	对疾病的保护必须持续数年
诱导中和抗体	一些病原体（如脊髓灰质炎病毒）感染的细胞不能被替换（如神经元）。中和抗体对于预防这些细胞的感染至关重要
诱导保护性 T 细胞	一些病原体，特别是细胞内病毒体，通过细胞介导的反应能更有效地处理
实际考虑	剂量成本低，生物稳定，易于管理，副作用少

图16.23　有效疫苗的标准

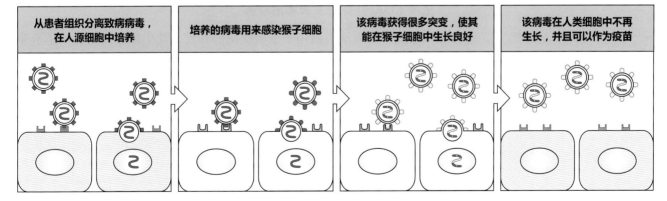

图16.24　通常使病毒在非人类细胞中生长实现减毒

为了产生减毒病毒，必须首先在培养的人类细胞中培养病毒，随后分离病毒。为了在体外培养的人类宿主细胞中适应生长，病毒毒性本身会有一些衰减，风疹疫苗就是这样制成的。然而在通常情况下，病毒会在不同种类的细胞中适应生长，直到在人类细胞中生长很差的情况出现。这种适应是突变的结果通常是几个点突变的组合。通常很难判断减毒病毒种群基因组中的哪些突变对衰减至关重要。一种减毒病毒在人类宿主体内生长不良，能够产生免疫力，但不会导致疾病。

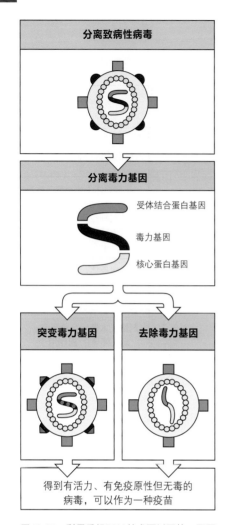

分离致病性病毒

分离毒力基因

受体结合蛋白基因

毒力基因

核心蛋白基因

突变毒力基因　**去除毒力基因**

得到有活力、有免疫原性但无毒的病毒，可以作为一种疫苗

图16.25　利用重组DNA技术可以更快、更可靠地实现减毒

如果病毒中的一个基因是毒力所必需的，而不是生长或免疫原性所必需的，则可以使用重组DNA技术将该基因进行多重突变（左下图）或从基因组中删除（右下图）。这个过程产生了一种无毒（非致病性）的病毒，可以用作疫苗。毒力基因的突变通常很大，因此病毒很难恢复到野生型。

核苷酸不同。在极其罕见的情况下，疫苗可能会发生逆转，变成一种神经毒性毒株，可在接种者身上引发麻痹性疾病。

减毒病毒疫苗也可能对免疫缺陷患者构成特别的风险，在这些患者中，减毒病毒疫苗通常表现为机会性感染。在遗传免疫球蛋白缺陷病被诊断出来之前就接种了减毒活脊髓灰质炎病毒疫苗的免疫缺陷婴儿将处于危险之中，因为他们无法将病毒从肠道中清除，因此，病毒在肠道内持续发生不受控制的与复制相关的突变，这将使减毒病毒恢复到毒性形式并导致致命的麻痹性疾病的可能性增加。

目前减毒的传统方法仍在使用，但可能被两种重组DNA技术的新方法所取代。一种是特定病毒基因的分离和体外突变。在重组的病毒基因组中，突变基因取代野生型基因，然后这种毒性减弱的病毒就可被用作疫苗（图16.25）。这种方法的优点是可以对突变进行工程改造，使其几乎不可能逆转为野生型。

这种方法可能对开发流感活疫苗有用。正如第13章所描述的那样，流感病毒可以多次重新感染同一宿主，因为它经历抗原转变，从而逃脱最初的免疫应答。以往感染不同亚型流感所产生的弱保护作用在成人中可观察到，但在儿童中不存在，这种现象被称为"异亚型免疫"。根据每年流行病毒株不同而重新配制的灭活病毒疫苗是目前预防流感的有效方法。该疫苗具有中等效力，可降低老年人的死亡率和健康成年人患病的概率。理想的流感疫苗应该是一种与流行的病毒毒株相匹配的减毒活疫苗。这可以通过在编码病毒聚合酶蛋白PB2的基因中引入一系列衰减突变来实现。然后，来自减毒病毒的突变基因片段可替代携带当前流行病或大流行毒株的相关血凝素和神经氨酸酶抗原变体的病毒中的野生型基因。或者，在人体中能够产生阻断血凝素的受体结合结构域的广谱中和抗体，并且可以用作通用疫苗。最近，公众的注意力集中在H5N1禽流感病毒毒株引起的流感大流行上。该毒株可在鸟类和人类之间传播，并具有高致死率。然而，只有在人传人的情况下才会发生大流行，而只有在大流行发生时才会使用减毒活疫苗，因为如果要事先接种将引入可能与现有流感病毒重组的新流感病毒基因。

16－24　通过选择非致病性或残缺细菌或通过产生遗传性减毒寄生虫（GAP）来开发减毒活疫苗

类似的方法也被用于细菌疫苗的开发，其中最重要的例子是卡介苗，它在预防儿童严重播散性结核病方面相当有效，但不能预防成人肺结核。目前世界上使用最广泛的卡介苗是20世纪初从牛分枝杆菌致病性分离株中分离并在实验室中不断传代得到的。从那时起，一些遗传多样性的卡介苗菌株已经被筛选出来。卡介苗提供的保护水平差别很大，从马拉维等一些国家的无保护水平到英国的50%～80%保护水平不等。

考虑到结核病仍然是世界上最大的杀手之一，迫切需要一种新的疫苗。两种重组BCG（rBCG）疫苗最近通过了一期临床试验，旨在预防未受感染个体被感染。其中一种基因被设计成过度表达结核杆菌的免疫显性抗原，从而对人类病原体产生更大的特异性。另一种是表达来自单核细胞增生性李斯特菌的成孔蛋白，用以诱导卡介苗抗原从吞噬体进入细胞质，被 MHC Ⅰ类分子交叉提呈（见第 6-5 节），从而刺激 BCG-特异性 CTL 发挥作用。

　　类似的方法也被用于生产疟疾的新疫苗。在不同阶段分析能够引发致死性疟疾的恶性疟原虫（*Plasmodium falciparum*），确定在蚊子唾液腺的孢子体中选择性表达的基因，它们首先对人类肝细胞进行感染。

　　从恶性疟原虫基因组中删除两个这样的基因，使孢子体无法通过血液途径感染小鼠，但能够诱导免疫应答，保护小鼠不受野生型恶性疟原虫后续的感染。这种保护作用依赖 CD8⁺ T 细胞，在某种程度上依赖 IFN-γ，表明细胞免疫对抵抗这种寄生虫很重要（图 16.26）。这些再次强调了疫苗能够诱导强烈的细胞免疫应答的重要性。

16-25 接种途径是疫苗接种成功的一个重要决定因素

　　理想的疫苗接种能够在病原体入侵机体时诱导宿主启动防御机制。对于通过黏膜表面进入的病原体，刺激黏膜免疫是疫苗接种的一个重要目标。虽然大多数疫苗都采取注射方式，但这种方法存在以下几种缺点：首先注射时有痛感而不被广泛接受，其次疫苗在体内的吸收量是有限的，并且价格昂贵，需要针、注射器和训练有素的注射者。因此，通过注射进行疫苗的大规模接种十分费力。此外，其在免疫学上的缺陷在于，注射接种是定向的，不能模拟大多数病原体进入机体的常规途径，因此可能并不是刺激机体产生适当免疫应答的最有效途径。

　　许多重要病原体可直接感染黏膜表面或通过黏膜表面进入人体。呼吸道微生物如百日咳鲍特菌、鼻病毒、流感病毒，肠道微生物如霍乱弧菌、伤寒沙门菌、致病的大肠埃希菌和志贺菌（*Shigella*）。减毒流感病毒活疫苗通过鼻内给药方式可诱导黏膜抗体的产生，在控制上呼吸道感染方面比全身抗体更有效。然而，注射引起的全身抗体对控制下呼吸道疾病是有效的，而下呼吸道疾病正是导致这种疾病严重发病和死亡的原因。任何大流行性流感疫苗的一个现实目标都是预防下呼吸道疾病，因此在这种情况下，不得不接受一些轻微的上呼吸道感染症状。

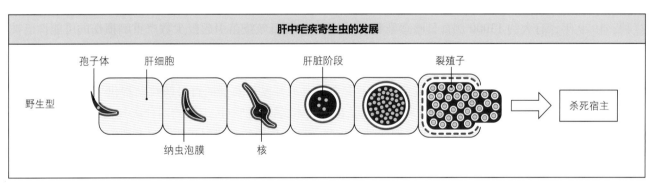

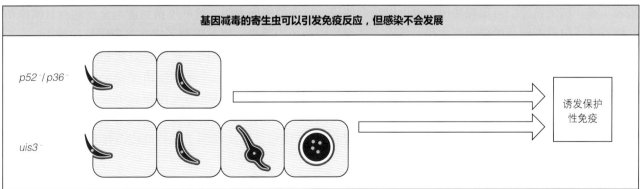

图16.26　基因减毒寄生虫可以被设计成活疫苗来提供保护性免疫

上图：野生型疟原虫孢子体通过受感染蚊子叮咬传播进入血液并被带到肝脏，进而感染肝细胞。每个孢子体在肝脏中繁殖，杀死被感染的细胞，释放出成千上万的孢子体，进行感染的下一个阶段。

下图：在接种了关键基因靶向敲除的孢子体免疫的小鼠中［如p52和p36（*p52⁻/p36⁻*）或uis3（*uis3⁻*）］，孢子体在血液中循环，模拟早期感染，但不能在肝脏中建立繁殖性感染。然而，小鼠确实对孢子体产生了免疫反应，并在接下来受到野生型孢子体感染后保护机体。

脊髓灰质炎减毒活疫苗的有效性证明了经黏膜接种方法的效果。沙宾口服脊髓灰质炎疫苗由三株减毒脊髓灰质炎病毒毒株组成，具有强免疫原性。此外，正如脊髓灰质炎本身可以通过公共游泳池的排泄物污染和其他不卫生的途径传播，疫苗也可通过粪－口途径传播。沙门菌感染同样会刺激强大的黏膜和全身免疫反应。

日常生活中呼吸道与肠道频繁接触外界大量抗原，包括食物来源及空气中的抗原（见第 12 章），已经建立起一定的免疫耐受，因此口服可溶性蛋白抗原通常会诱导机体产生耐受。尽管如此，黏膜免疫系统仍然能对经口腔途径进入的黏膜感染（如百日咳、霍乱和脊髓灰质炎）产生有效免疫应答并进一步消除这些病原体感染。因此，这些微生物中刺激免疫应答的蛋白质具有特殊的意义。黏膜表面的一组强免疫原性蛋白是细菌毒素，它们具有与真核细胞结合的特性，并对蛋白酶耐受。最近一项具有潜在实用价值的研究发现，诸如大肠埃希菌热不稳定毒素和百日咳毒素等的某些细菌蛋白还具有佐剂作用，且这种作用并不随着母体分子毒性的消除而消失，因此可用作口服或鼻腔疫苗的佐剂。而向小鼠鼻内吹入破伤风类毒素的同时加上任何一种此类突变毒素，都可保护小鼠免受破伤风毒素带来的致命伤害。

16 – 26　百日咳杆菌疫苗接种说明了疫苗安全的重要性

接种百日咳疫苗对抗细菌感染引起的百日咳的历史，说明了开发和传播有效疫苗的挑战性，以及公众对非细胞结合疫苗的诉求超过了减毒活病原体。20 世纪初，百日咳导致美国约 0.5% 的 5 岁以下儿童死亡。20 世纪 30 年代初，在法罗群岛进行的一种完整的灭活细菌疫苗试验也证明全细胞疫苗确实可以保护机体。20 世纪 40 年代，美国全面推广使用全细胞疫苗与白喉和破伤风类毒素（DTP 疫苗）相结合，从而使每年的感染率从每 10 万人中 200 例下降到不足 2 例。DTP 疫苗的首次接种时间定为 3 月龄婴儿。

全细胞百日咳疫苗会引起副作用，通常是注射部位发红、疼痛和肿胀，不常见的副作用是接种疫苗后出现高烧和持续哭泣。甚至还有极少数接种者，出现短暂嗜睡后四肢乏力、反应淡漠的现象。在 20 世纪 70 年代，一些观察表明，接种百日咳疫苗后导致不可逆脑损伤的发生，这引起了广泛关注。1972 年，日本约 85% 的儿童接种百日咳疫苗后，只出现不到 300 例百日咳病例，且没有发现死亡。由于 1975 年日本有两名儿童在接种疫苗后死亡，因此暂时停止使用 DTP 疫苗，后来规定在 2 岁时第一次接种，而非 3 个月时首次接种。1979 年，有大约 13000 例百日咳感染和 41 例死亡。百日咳疫苗引起极少数严重脑损伤的可能性已被广泛研究，专家一致认为百日咳疫苗不是造成脑损伤的主要原因。但毫无疑问，百日咳的发病率要比疫苗引起的副作用高。

公众和医学界认为全细胞百日咳疫苗可能不安全，这为开发更安全的百日咳疫苗提供了强大的动力。对百日咳鲍特菌自然免疫反应的研究表明，感染引起的抗体能够识别对抗细菌的四种成分——百日咳毒素、丝状血凝素、百日咳杆菌黏附素和菌毛抗原。使用纯化的这些抗原免疫小鼠可以使其免受百日咳的侵袭。这促进了无细胞百日咳疫苗的发展，所有这些疫苗都含有纯化百日咳类毒素，也就是说，通过化学处理使毒素失活，如用过氧化氢或甲醛，或最近通过基因工程使其失活。一些百日咳疫苗还含有丝状血凝素、过氧化物酶和（或）菌毛抗原，可单独使用，也可以结合使用。目前的证据表明，这些疫苗可能与全细胞百日咳疫苗一样有效，但没有常见的轻微副作用。然而，非细胞疫苗更为昂贵，因此限制了它在贫穷国家的使用。

百日咳疫苗接种的历史表明：第一，疫苗必须极其安全，没有副作用；第二，公众和医学界必须认识到疫苗是安全的；第三，研究保护性免疫反应的本质，以及可以产生比全细胞疫苗更安全但仍然有效的非细胞疫苗。尽管如此，公众仍然对疫苗接种有顾虑，例如怀疑 MMR 减毒活疫苗与自闭症有关，这种疑虑虽然毫无根据，但已导致英国 MMR 疫苗的使用率从 1995 ～ 1996 年的峰值 92% 下降到 2001 ～ 2002 年的 84%。此后，2002 年后伦敦爆发了小规模的麻疹和腮腺炎疫情，再次说明了维持高疫苗接种率对维持群体免疫的重要性。

16 – 27　结合疫苗的开发是基于 T 细胞和 B 细胞的相互识别

脑膜炎奈瑟菌（脑膜炎球菌）、肺炎链球菌（肺炎球菌）和流感嗜血杆菌等多种细菌，都含有物种和型别特异性的荚膜多糖。对这些微生物最有效的防御措施是抗体对多糖荚膜的调理作用。因此，接种疫苗的目的是诱导出针对该细菌荚膜多糖的抗体。但是，有效的非细胞疫苗不能由微生物的单一分离成分制成，因为产生有效的抗体应答需要多种类型的细胞参与，偶联疫苗由此诞生（图 16.27）。

　　莢膜多糖可以从细菌生长培养基中获得，由于它们是 T 细胞非依赖性的抗原（见第 10-1 节），所以它们可以单独用作疫苗。然而，2 岁以下儿童不能产生良好的 T 细胞非依赖性的抗体应答，也不能接种多糖（PS）疫苗。解决这一问题的有效方法是采用化学方法将多糖结合在蛋白载体上（图 16.27）。该载体蛋白提供的多肽可被抗原特异性 T 细胞识别，从而使 T 细胞非依赖反应转化为 T 细胞依赖的抗多糖抗体应答。利用这种方法，已研制出针对导致儿童严重肺部感染和脑膜炎的 b 型流感嗜血杆菌的结合疫苗，以及针对导致脑膜炎的主要致病菌 C 群脑膜炎奈瑟菌的偶联疫苗，目前这些疫苗已得到广泛应用。在英国接种 C 群脑膜炎奈瑟菌疫苗的效果如图 16.28 所示，数据表明 C 型脑膜炎的发病率比 B 型脑膜炎明显降低，而 B 型脑膜炎目前还没有疫苗。流行性 B 型脑膜炎是由多种血清型的 B 菌株引起的，因此理想的疫苗应以 B 群莢膜多糖为靶点。然而，B 群多糖与人细胞上的某些聚唾液酸多糖相同，由于自身抗原的耐受性，其免疫原性较差。也可用化学方法修饰 B 群多糖应用于偶联疫苗，但主要焦点从研发 B 群脑膜炎球菌疫苗转换为直接免疫非莢膜抗原，而这种方法通常能够高效地抵抗地方性流行病。

16 – 28 多肽类疫苗需要结合免疫佐剂且作用于特定的细胞和细胞组分后才能发挥免疫保护作用

　　另一种疫苗研发策略是不需要整个生物体，无论是灭活还是减毒，仅提供 T 细胞识别的抗原表位来刺激保护性免疫应答。候选多肽能够通过两种途径获得：一种是由免疫系统产生且能够刺激保护性免疫的免疫蛋白多肽序列；另一种是通过免疫遗传学方法（见第 16-15 节）从基因组 DNA 中预测潜在的多肽表位。通过第 2 种方法分析恶性疟原虫基因组序列预测潜在多肽表位已经应用在疟疾的预防和治疗上。首先需要明确人类 MHC Ⅰ类分子 HLA-B53 与抗脑型疟疾的关系。脑型疟疾是感染恶性疟原虫所致，是一种罕见但是致死率非常高的一类疾病。研究表明 HLA-B53 多肽能够特异地激活杀伤性 T 细胞，因此 HLA-B53 多肽具有潜在的预防脑型疟疾的作用，并且从 HLA-B53 洗脱出的 9 个氨基酸多肽中的第二个氨基酸通常是脯氨酸。综上，通过反向遗传学分析从恶性疟原虫感染肝脏早期（感染诱发免疫反应的关键阶段）表达的四种蛋白质中筛选候选保护性多肽。肝细胞感染的早期是有效免疫应答的一个重要阶段，其中一个候选肽能够结合 HLA-B53 从而促进杀伤性 T 细胞的识别，因此该多肽在疫苗研发中具有广阔的应用前景。

　　多肽类疫苗虽然前景广阔，但也有很多缺陷。第一，一种特定的多肽也许不能与所有的人类 MHC 分子结合。因为人类 MHC 分子具有高度多态性，而大多数保护性多肽需要应用于大多数个体。第二，MHC 分子上某些短肽的直接交换不需要经过抗原提呈就能发生。因此，如果必需的抗原多肽直接作用于 DC 以外的其他细胞上的 MHC 分子，就会诱导 T 细胞耐受，而不是刺激免疫应答。第三，合成疫苗中携带的外源性蛋白和多肽能够高效地被 MHC Ⅱ类分子加工提呈，但是需要特定类型的结合才可被 MHC Ⅰ类分子的 DC 的"交叉提呈"

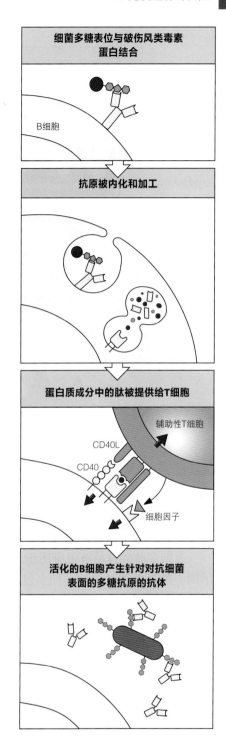

图16.27　结合疫苗利用连接识别来增强B细胞对多糖抗原的反应

针对b型流感嗜血杆菌的Hib疫苗是细菌多糖和破伤风类毒素蛋白的复合物。B细胞识别并结合多糖，内化并降解整个复合物，然后在MHC Ⅱ类分子上提呈类毒素衍生肽。辅助性T细胞在接种类毒素疫苗早期产生，识别B细胞表面的复合物并使B细胞活化产生抗多糖抗体。这种抗体可以预防b型流感嗜血杆菌感染。

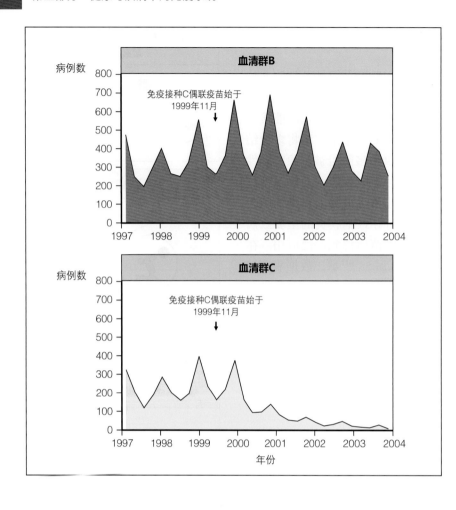

图16.28　在英格兰和威尔士接种C群脑膜炎奈瑟菌（脑膜炎球菌）疫苗对B群和C群脑膜炎球菌感染病例数的影响
在英国每年大约10万人中有5人感染脑膜炎球菌，几乎都是感染B群和C群脑膜炎球菌。在C群脑膜炎疫苗推出之前，C群疾病是脑膜炎球菌病的第2大主要病因，约占40%。目前C群病例占比不足10%，B群病例占比超过80%。在引进疫苗之后，经实验室确诊的C群疾病病例组在所有组中数量显著减少。免疫接种疫苗组的影响最大，减少了90%以上。未接种疫苗组也受到影响，减少了约70%，表明这种疫苗具有群体免疫效应。

（见第 6–5 节）。将多肽类疫苗导向这些细胞结合部位能够提高疫苗的功效。

近期多肽类疫苗有望应用于人类的临床治疗上。患有外阴上皮内瘤（人类乳头瘤病毒感染引发外阴癌症早期）的患者通过接种一种水包油乳状佐剂递送的包被有完整的 HPV-16-E6 和 E7 癌基因蛋白的长肽疫苗来治疗疾病。接种这种 100 个氨基酸左右的多肽，多个候选多肽抗原表位可能被不同的 MHC 亚群识别并提呈。但是，这些多肽由于太长而不能与细胞表面多肽直接发生交换，需要 DC 加工处理后才能与 MHC Ⅰ 类分子结合。接种这种疫苗后，约四分之一的患者完全缓解了病症，约一半的患者临床反应显著提高，这与体外实验中增强细胞介导免疫应答的结果是吻合的。

16–29　免疫佐剂能够增强疫苗的免疫原性，但是批准应用于人类治疗的佐剂很少

多肽类或蛋白类疫苗需要结合其他成分来模拟感染以激活免疫应答。这种能够提高抗原免疫原性的物质叫免疫佐剂（见附录Ⅰ，第 A–41 节）。例如，破伤风类毒素在没有免疫佐剂的情况下不具有免疫原性，而破伤风类毒素疫苗中含有非晶凝胶形式的无机铝盐（明矾）能促进其免疫原性。百日咳毒素具有自身佐剂性质，当其与破伤风和白喉类毒素混合注射时，不仅能够预防百日咳，还能增强其他两种类毒素的免疫原性。这三种类毒素组成的 DTP 三联疫苗已经被批准应用于出生一年内的新生儿。

疫苗中的抗原成分和佐剂不能单独使用，只能在特定配方的疫苗中联合使用。目前，尽管一些佐剂–疫苗组合正在临床试验阶段，但仅明矾是美国 FDA 批准的应用于人类疫苗制作的唯一免疫佐剂。明矾是无机铝盐的统称，其中氢氧化铝和磷酸铝是佐剂中常用的无机铝盐。在欧洲，除了明矾佐剂外，还有一种叫作 MF–59 的水乳剂（角鲨烯）这是一种用于流感疫苗的免疫佐剂，目前正在临床试验评估阶段。如我们在第 3–9 节中讲过，明矾作为免疫佐剂，可能是由于其能够激活固有免疫应答中识别细菌感染的 NLRP3 炎症小体来进一步增强适应性免疫应答。

其他几种免疫佐剂也在动物实验中广泛使用，但是还未被批准应用于人类。大多数佐剂都含有细菌成

分，尤其是细菌的细胞壁成分。弗氏完全佐剂就是包含灭活分枝杆菌的油包水乳剂。分枝杆菌细胞壁中的肽聚糖胞壁酰二肽和糖脂海藻糖二聚体（TDM）是灭活菌中主要的免疫佐剂活性成分。其他的免疫佐剂包括灭活的百日咳杆菌、细菌多糖、细菌的热休克蛋白和细菌 DNA 等。许多免疫佐剂能够引发明显的炎症反应，因此不适合作为人类疫苗成分。

许多免疫佐剂似乎都通过激活 APC 中天然的病毒和细菌感受器如 TLR、NLR（见第 3 章）等信号途径来激活适应性免疫应答。TLR-4 激动剂 LPS 具有免疫佐剂的作用，但是毒性限制了其在临床上的应用。低剂量注射 LPS 能够诱导类似于革兰氏阴性菌败血症症状如休克和系统炎症，因此从其毒性成分中分离有效的免疫佐剂成分是目前的一大难题。单磷酸酯 A 是一种 LPS 衍生物，也是 TLR-4 的配体，并且具有相关的免疫佐剂活性，但是毒性比 LPS 低很多。此外，实验证明 TLR-9 的激活剂——非甲基化的 CpG DNA、TLR-7 的激活剂——咪喹莫德都具有免疫佐剂活性，但是还未在人类疫苗生产中批准应用。

16 – 30　DNA 疫苗能够诱导保护性免疫应答

令人惊讶的是，当使用细菌质粒在体内表达蛋白以进行基因治疗时，一些质粒也能够激活免疫应答。随后，人们发现对小鼠肌肉注射编码病毒免疫原的 DNA 时，能够诱导抗体反应和激活杀伤性 T 细胞以防止机体感染病毒。这种免疫反应似乎不能损伤肌肉组织，因此是安全有效的，因为它只使用了一个微生物基因或一段编码抗原肽的 DNA 序列，并不会存在主动感染的风险。这一过程称为 DNA 疫苗接种，可以通过各种方式进行。一种是通过基因枪携带含 DNA 的微小金属颗粒，这种颗粒能够穿透皮肤和肌肉，但也可以用其他方法，如电穿孔。由于 DNA 的稳定性，DNA 疫苗适用于很多免疫治疗。然而，DNA 疫苗也存在一个问题，即其免疫原性较弱。将 DNA 疫苗与编码细胞因子（如 IL-12、IL-23 或 GM-CSF）的质粒混合，能够增强这些编码保护性抗原基因的免疫原性。在 DNA 疫苗接种中，抗原是由转染的细胞产生，如皮肤或者肌肉来源的细胞，CD8$^+$ T 细胞的激活需要 DC 的交叉抗原提呈。目前的问题是确定如何将 DNA 转染到这些DC 中。目前，DNA 疫苗正在疟疾、流感、AIDS 和乳腺癌的患者中进行临床试验。

16 – 31　疫苗接种和免疫检查点阻滞或许能够有效地控制慢性感染

慢性疾病主要是由于免疫系统无法彻底清除病原菌而引发的持续感染。这种感染可分为两类，一类是存在明显的免疫反应但是免疫系统无法清除感染，另一类是由于免疫系统识别不到而引发的持续感染。

在第一类感染中，免疫应答通常也是致病的部分原因。曼氏血吸虫感染与 Th2 型免疫反应相关，其临床症状为 IgE 的高表达、血液循环和组织中嗜酸性粒细胞显著增多以及寄生在肝脏中的血吸虫卵引发的肝脏纤维化。其他常见的寄生虫，如疟原虫和利什曼原虫，也会由于无法被免疫系统清除而对许多患者造成损害。结核杆菌和麻风分枝杆菌能够引起细胞内的持续感染；Th1 免疫反应有助于抑制感染，但同时也会引起肉芽肿的形成和组织坏死（图 11.13）。

在病毒感染中，乙肝和丙肝患者通常有持续不断的病毒负荷和肝损伤，进而导致肝炎和肝癌并引发个体死亡。正如我们在第 13 章所讲，尽管 HIV 引发的免疫反应持续存在，但是病毒也是持续存在的。在一项 AIDS 患者初步试验中，从患者骨髓中提取 DC 并装载化学灭活的 HIV，最终接种到患者体内。患者在接种负载病毒的细胞后，能够产生强烈的针对 HIV 的 T 细胞免疫应答，这种免疫应答与 IL-2 和 IFN-γ 的产生有关（图 16.29）。这些患者体内的病毒载量减少了 80%，而对病毒的抑制作用能够持续 1 年多。然而，这些免疫反应仍不足以彻底消除 HIV 感染。

关于病毒的第二类感染，免疫系统无法识别感染致病因子而无法彻底消除感染。例如，2 型单纯疱疹病毒潜伏在神经组织中，主要通过性传播，并且反复引发生殖器疱疹。这种病毒无法被识别可能是由于 ICP-47 蛋白能够结合 TAP 蛋白复合物（见第 6-3 节），从而抑制肽转运至被感染细胞的内质网中，因此病毒蛋白不能被 MHC Ⅰ类分子提呈给免疫系统。在这类慢性感染中，还有一个类似的例子是生殖器疣，它是由乳头状瘤病毒引起的，但是几乎不会引发免疫应答特别是细胞介导的免疫应答。如前所述，最近的一项临床试验表明，抗 HPV-16 长肽疫苗能有效地提高细胞介导的抗病毒免疫应答，从而减少或消除 HPV 感染引发的癌变（见第 16-28 节）。这些结果表明，针对提高机体对病原菌细胞免疫应答而研发的疫苗在预防感染中同样有效。

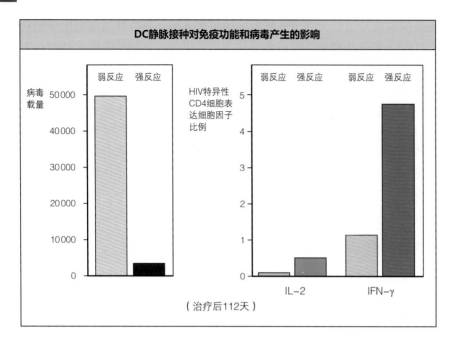

图16.29   接种携带HIV的DC疫苗可大大降低病毒载量并产生T细胞免疫

左图：显示治疗的薄弱和短暂的反应的病毒载量（粉色）；红色的柱形表示显现出强烈而持久反应的个体。

右图：显现出弱和强反应的个体CD4 T细胞IL-2和IFN-γ的产生。这两种细胞因子的产生，表明T细胞的活性，与治疗的反应相关。

【小结】

疫苗接种可以说是免疫学上最大的成功，已经根除或者基本消除了几种威胁人类健康的疾病。它是迄今对免疫系统最成功的调控，因为它利用了免疫系统的特异性和诱导性，但还有许多人类传染病仍然缺乏有效的疫苗。

虽然最有效的疫苗是减毒活的病原体，但是这类疫苗存在一定的风险，并且对于免疫抑制或缺陷的个体可能是致命的。目前正在通过发展新技术从基因水平改造并生产出减毒病原体作为疫苗，特别是在疟疾和结核病疫苗的研发上。虽然大多数现有的病毒疫苗是基于减毒的活病毒，但是细菌疫苗的研发主要基于其微生物成分，包括其产生的毒素成分。对糖类抗原的保护性免疫应答，由于在幼童中不会引发持久的免疫应答，可以通过结合蛋白质来增强其免疫应答。基于多肽的疫苗，特别是长多肽，已处于实验阶段并且正在进行临床试验。免疫佐剂对于增强疫苗的免疫原性十分重要，它能够直接或间接地激活 APC 以启动免疫应答。免疫佐剂能够结合 APC 上 TLR 或其他感受器从而激活免疫应答。口服疫苗的开发对于通过黏膜感染的病原菌刺激的免疫应答尤为重要。

第16章总结

免疫学未来发展的一大挑战是如何控制免疫系统，抑制非必需的免疫应答，建立机体需要的免疫应答。目前抑制不必要免疫应答主要通过广谱的抑制适应性免疫的药物，因此是存在内在缺陷的。在这本书中我们可以看到，免疫系统能够通过抗原特异性方式抑制自身的免疫应答。通过学习免疫系统内源性调节过程，我们可以寻找调控免疫应答强度并保留适度免疫应答的策略。新的治疗方法包括单克隆抗体已成为临床上重要的治疗策略以选择性地抑制那些导致过敏、自身免疫和器官移植排斥的免疫应答。同样，我们对肿瘤和传染性病原体了解更多，就能使用更好的策略以动员免疫系统进行抗肿瘤和抗感染。为了实现这一切，我们需要更多地了解免疫诱导过程和免疫系统生物学，并将我们所学应用于治疗人类疾病。

练习题

16.1 选择题：下列免疫调节剂与硫唑嘌呤具有相似机制的是哪些？

A. 霉酚酸酯

B. 环磷酰胺

C. 阿巴西普

D. 雷帕霉素

16.2 配对题：请把下列免疫调节性抗体与其作用机制进行配对。

A. 那他珠单抗　　　ⅰ. 靶向 CD3 复合物，抑制 TCR 信号以阻止异体移植排斥反应

B. 利妥昔单抗　　　ⅱ. 抗 IL-6 受体

C. 莫罗单抗　　　　ⅲ. 阻断 VLA-4 以抑制细胞迁移

D. 托珠单抗　　　　ⅳ. 靶向 CD19 以剔除 B 细胞

16.3 判断题：嵌合抗原受体 T 细胞是通过逆转录肿瘤特异性 TCR 来治疗白血病的细胞。

16.4 选择题：下列表述中哪项是错误的？

A. 疫苗 Provenge 用患者体内的抗原加载 DC 诱导治疗性的抗肿瘤 T 细胞应答。

B. 抗 HPV-16 和 HPV-18（与 70% 的宫颈癌相关）疫苗的临床试验证明该病毒疫苗预防子宫颈癌的有效率为 100%。

C. 细胞类抗肿瘤疫苗可以使用患者的肿瘤组织作为抗原的来源。为了增强免疫原性，此类疫苗可与佐剂如与 TLR-7 结合的 CpG 混合。

16.5 选择题：下列抗肿瘤治疗中哪些是检查点阻滞治疗？

A. 伊匹木单抗（抗 CTLA-4 抗体）

B. 曲妥珠单抗（抗 HER-2/neu 抗体）

C. 利妥昔单抗（抗 CD20 抗体）

D. 派姆单抗（抗 PD-1 抗体）

E. Sipuleucel-T（前列腺酸性磷酸酶肿瘤抗原与 GM-CSF 培养的患者 DC 再回输患者）

16.6 判断题：嵌合抗原受体 T 细胞除了识别抗原肽 : MHC 复合物外，还能识别其他靶分子。

16.7 配对题：将下列疫苗与所述四种种类进行配对：减毒活疫苗（A）、类毒素疫苗（T）、灭活疫苗（K）和共轭多糖疫苗（P）。

A. ____ 白喉棒状杆菌

B. ____ b 型流感嗜血杆菌

C. ____ 麻疹 / 腮腺炎 / 风疹

D. ____ 卡介苗

E. ____ 甲型流感病毒

F. ____ 脊髓灰质炎沙宾疫苗

16.8 填空题：疫苗展示了许多有益且可被利用的现象。例如，若希望产生针对细菌多糖的抗体时，可把该多糖与蛋白质偶联以产生 _____ 现象，从而确保 T 依赖性抗体反应。此外，疫苗可以保护不同亚型的病毒，如流感，该现象称为 _____ 免疫。当足够多的人群接种某一疫苗，_____ 免疫可获得，即使未接种疫苗的个人间接获得保护。

16.9 简答题：请说明多肽类疫苗的三个主要缺点。

16.10 判断题：所有的疫苗接种途径都能成功激发几乎相同的免疫应答。

16.11 配对题：请把下列佐剂与相应的受体进行配对。

A. 铝剂　　　　　　ⅰ. TLR-9

B. 弗氏完全佐剂　　ⅱ. TLR-4

C. LPS　　　　　　ⅲ. NLRP3

D. DNA　　　　　　ⅳ. NOD2

E. 咪喹莫德　　　　ⅴ. TLR-7/8

（陈玮琳　杨　硕译，王胜军校）

参考文献

附录

免疫学家的
工具箱

A–1 免疫接种

免疫系统既可对来源于病原体的抗原产生应答，也可对简单的非活性抗原产生应答。免疫学家通过聚焦于研究这类简单抗原所引起的应答而逐渐理解免疫应答。有目的地诱导免疫应答称为免疫接种。通过在动物或人体内注入测试抗原诱导免疫应答称为免疫诱导。抗原的注入途径、剂量和形式可影响免疫应答的发生及其类型。最初将灭活的天花病毒诱导的免疫应答称为疫苗接种，现在这一概念已经扩展到人体对常见病原体的保护性免疫应答。

机体对大多数抗原的免疫应答表现为释放可溶性因子（如细胞因子和特异性抗体）和诱导细胞应答（如产生特异性效应 T 细胞）。通过检测个体的免疫产物可以跟踪免疫应答的过程。细胞应答的研究以评估实验动物的外周血或淋巴器官（如脾脏）中的 T 细胞应答为主。血清是血液凝结后的液相部分，特定抗原免疫个体的血清称为抗血清。通常在制备的抗血清中检测细胞因子和抗体反应。即使最简单的抗原，其产生的抗血清也含有多种不同的抗体分子，它们会以不同的方式与免疫原结合。免疫前血清中已有的抗体也会存在于抗血清中，这些非特异性抗体会干扰抗血清对免疫原的检测。这个问题可以采取两种方法解决：一种是利用亲和层析法纯化抗原诱导的抗体（见第 A–3 节），另一种是制备单克隆抗体（见第 A–7 节）。

任何能引起免疫应答的物质都具备免疫原性，称为免疫原。免疫原和抗原显著不同：免疫原是引起适应性免疫应答的物质，而抗原是指任何能与特定抗体结合的物质。因此，所有抗原都有诱导特异性抗体的潜能，但并非所有抗原都具有免疫原性。例如，蛋白质特异的抗体在实验生物学和医学中有着广泛的用途，但纯化的蛋白质一般不具有免疫原性，这是因为纯化的蛋白质成分中缺乏 MAMP，不会引起免疫应答。为了激活机体对纯化蛋白的免疫应答，需将该蛋白质与佐剂混合后进行免疫（见下文）。

　　通过研究简单天然蛋白质（如鸡蛋白溶菌酶）、合成多肽抗原及简单的有机小分子所引发的抗体应答，人们已经确定了能激活适应性免疫应答的抗原属性。研究机体对有机小分子（如苯基三碳酸酯和硝基苯）的应答，是早期探索免疫应答作用机制的关键。因为仅注射这些分子不会诱导抗体产生，但是当其与蛋白质载体共价结合后就可以诱导抗体的产生。20 世纪初，免疫学家 Karl Landsteiner 首次对它们进行了研究，并将这种小分子称为半抗原（hapten，源自希腊语 haptein，意思为紧固）。当他用半抗原和载体的结合物去免疫动物时，发现动物能够产生三种不同的抗体（图 A.1）。第一种抗体是半抗原特异性抗体，可以识别载体上的以及游离的半抗原。第二种抗体仅对载体蛋白具有特异性，它们能够识别被半抗原修饰和未修饰的载体蛋白。最后一种抗体只识别用来免疫的半抗原和载体的结合物。Landsteiner 的研究主要集中在对半抗原的免疫反应性上，他发现半抗原与其抗体的结合是非常特异的，该抗体只能特异性识别半抗原，即使与该半抗原具有非常相似化学结构的小分子物质也无法识别。半抗原特异性抗体会与体内蛋白质结合引起抗原 – 抗体反应，诱发对青霉素和其他化合物的过敏反应（见第 14–10 节）。

　　不同的抗原摄取途径会影响免疫应答的强弱和类型。最常见的抗原摄取途径包括：抗原通过皮下注射（s.c.）进入真皮下的脂肪层；通过皮内注射（i.d.）或肌肉内注射（i.m.）进入组织；通过静脉注射（i.v.）或输血直接进入血流；经口服进入胃肠道；以及经鼻内（i.n.）给药或吸入方式进入呼吸道。

　　皮下注射的抗原会被皮肤中的 DC 识别并加工、有效地呈递给周边淋巴结中的淋巴细胞，引起强烈的免疫应答。因此，抗原皮下注射常用于评估针对某一抗原是否能激发产生抗体或特异性 T 细胞。而直接注射或输注到血液中的抗原很难与宿主细胞结合，或被 APC 捕获，往往无法诱发免疫应答（引起耐受）。

　　抗原经胃肠道摄取的方法会产生截然不同的效应，主要应用于过敏症的研究。该方法一方面可以引起肠道固有层的局部抗体应答，但同时使机体整体处于耐受状态。此时在机体其他部位用相同抗原进行刺激时，机体对该抗原的免疫应答会显著减弱（见第 12 章）。这种"分离式耐受"对避免机体对食物中的抗原过敏可能起着重要的作用：因为抗原诱导的局部应答可阻止其进入人体，而同时对系统免疫的抑制作用可防止产生引起过敏反应的 IgE 抗体（见第 14 章）。

　　对抗原产生的免疫应答也受免疫原剂量的影响。抗原剂量低于一定的阈值时，多数情况下不会引起任何免疫应答。抗原剂量高于阈值时，随着剂量的增加，免疫应答逐渐增强，直至达到稳定状态，然后在极高的抗原剂量下开始下降（图 A.2）。二次应答可以在较低的抗原剂量下就发生并迅速达到高峰，这是免疫记忆造成的。

　　佐剂是一种能增强免疫原性的辅助材料。大多数蛋白质免疫原性

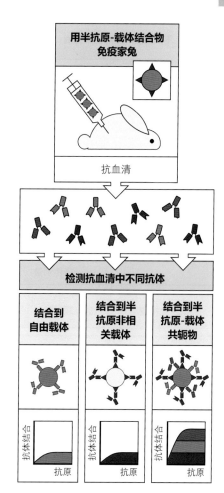

图A.1　半抗原化学小分子与免疫原性蛋白载体结合可以诱导抗体产生

用半抗原–载体结合物免疫后，产生三种抗体。蓝色抗体只识别载体蛋白，称为载体特异性抗体。红色抗体只识别与载体结合的或在溶液中的半抗原，称为半抗原特异性抗体。紫色抗体只识别半抗原与载体结合形成的复合物，称为结合物特异性抗体。在血清中，每种类型的抗体的量在底部的图中标出。值得注意的是：由于存在结合物特异性抗体，完整抗原产生的抗体比与半抗原和载体产生抗体的总和还多。

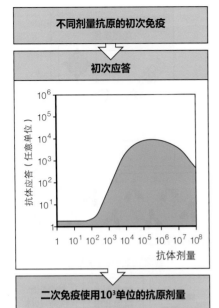

不同剂量抗原的初次免疫

↓

初次应答

↓

二次免疫使用10³单位的抗原剂量

↓

二次应答

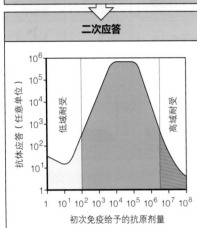

图A.3 常用佐剂及其用途

佐剂与抗原混合，通常使其呈微粒状，有助于将抗原保留在体内并促进巨噬细胞对其吞噬。大多数佐剂包括刺激巨噬细胞和DC的细菌或细菌成分，有助于诱导免疫应答。ISCOM是洗涤剂Quil A的小胶束；当病毒蛋白质被置于在这些胶束中，它们与APC融合，使抗原进入胞质溶胶。APC因而产生对病毒的应答。蛋白质就像病毒感染这些细胞一样，会激发抗病毒反应。设计用来引起对纯化蛋白反应的疫苗通常包括刺激PRR的化合物，如TLR、NLR或C型凝集素受体。

图A.2 初始免疫中使用的抗原剂量影响初次和再次抗体应答

如图所示，典型抗原剂量–反应曲线展示了剂量对初次抗体应答（以任意单位表示的抗体产生量）的影响，以及用10³任意单位抗原初次免疫后再使用同等剂量抗原免疫后产生的抗体应答。极低剂量的抗原不会引起免疫应答。稍高剂量的抗原似乎能抑制特定抗体的产生，这种效应称为低阈耐受。在这些剂量以上，抗原剂量的反应会稳定增加，直到达到最佳反应，这种反应在大范围的剂量范围内持续存在。非常高剂量的抗原也会抑制免疫应答并导致随后竞争抑制，这种现象称为高阈耐受。

较低，或没有免疫原性，但是蛋白抗原与佐剂混合后却可以产生较强的适应性免疫应答。常用佐剂如图 A.3 所示。

佐剂可以两种机制增强抗原的免疫原性。首先，佐剂能将可溶性蛋白质抗原转换成微小颗粒，使之易于被 APC（如巨噬细胞和 DC）摄取。例如，抗原可以吸附在佐剂颗粒（如明矾）上，也可以在矿物油中乳化形成颗粒，还可以掺入免疫刺激复合物（ISCOM）的胶体颗粒中。其次，佐剂含有 PAMP，可引起强烈的固有免疫应答。APC 摄取抗原时，佐剂中的 PAMP 可刺激炎症因子的产生并活化 APC，促进其高表达诱导 T 细胞活化所需的共刺激分子、MHC Ⅰ 类和 Ⅱ 类分子以及一些对抗原加工和提呈所必需的蛋白质（见第 3-12 节）。由于含有 PAMP 的佐剂会引起强烈的局部炎症反应，因此大多数佐剂常用于实验动物，而不能在临床使用。

增强免疫反应的佐剂		
佐剂名称	成分	作用机制
弗氏不完全佐剂	水包油乳液	抗原缓释；促进巨噬细胞吞噬功能
弗氏完全佐剂	水包油乳状液，含有能刺激C型凝集素受体的死菌	抗原缓释；促进巨噬细胞吞噬功能；巨噬细胞共刺激分子表达的诱导
弗氏MDP佐剂	含有胞壁酰二肽（MDP）的水包油乳状液，是真菌的一种组成部分。刺激NOD样受体	类似于弗氏完全佐剂
明矾（氢氧化铝）	氢氧化铝凝胶	抗原缓释；促进巨噬细胞吞噬功能
明矾加百日咳杆菌	氢氧化铝凝胶与百日咳杆菌	抗原缓释；促进巨噬细胞吞噬细胞
免疫刺激复合物（ISCOM）	含有病毒蛋白的Quil A基质	将抗原传递到胞质溶胶；诱导CTL
TLR激动剂	脂多糖、鞭毛蛋白、脂肽、ds-RNA、非甲基化DNA	炎症因子表达，共刺激物的诱导，增强向T细胞的抗原呈递
NLR激动剂	胞壁酰二肽（细菌细胞壁成分）	炎性因子产生，共刺激分子的诱导，增强向T细胞的抗原呈递
C型凝集素受体激动剂	分枝杆菌细胞壁组分6-6'双分枝菌酸海藻糖酯	产生炎症因子

某些疫苗本身就含有微生物抗原，可以作为有效的佐剂。例如，百日咳的病原体——百日咳鲍特菌的纯化成分，被用作白喉、百日咳、破伤风三联疫苗的抗原和佐剂。此外，修饰的 TLR 配体如单磷酸脂质 A（LPS 的一种衍生物）或 poly（I）：poly（C12U）（polyI:C 的衍生物），目前已经作为人类疫苗中的佐剂成分。

A-2　抗体应答

B 细胞通过分泌抗体来参与适应性免疫应答。通过分析体液免疫应答中产生的特异性抗体可以评估 B 细胞对注射的免疫原的应答。血液或血浆中的抗体被称为循环抗体，检测起来最为方便。循环抗体常通过采集血液来测量。具体做法是先使血液凝结，然后从凝结的血液中分离血清，再对血清中的抗体进行定性和定量。抗体检测通常称为血清学检测。以血清的各种反应为中心研究机体免疫应答和变态反应的体系被称为血清学。

抗体应答最重要的特征是抗体的特异性、数量、种型或类别，以及亲和力，这些特性决定了抗体区分免疫原和其他抗原的能力。抗体的产量与 B 细胞数量、抗体合成率和抗体的持久性相关，可以通过不同的方法测定。在浸润组织的血浆和细胞外液中的抗体持久性主要由其种型或类别决定，（见第 5-12 节和第 10-14 节）每种亚型在体内具有不同的半衰期。抗体的亚型也决定其发挥的生物学功能。抗体的单个抗原结合位点与单价抗原结合的强度称为亲和力；含多个抗原结合位点的抗体分子结合抗原的总强度称为亲合力。抗体对抗原的亲和力越高，清除抗原所需的抗体量就越少，因为亲和力更高的抗体可以结合更低浓度的抗原。体液免疫应答的所有这些特性有助于确定该应答保护宿主免受感染的能力。

A-3　亲和层析法

利用抗原与抗体相互作用的特异性可从复杂混合物中纯化出特定抗原，或从含有不同抗体的抗血清中纯化特定抗体。这种根据分子间的亲和力来分离目标分子的技术被称为亲和层析法（图 A.4）。当纯化抗原时，可将抗原特异性的抗体以共价键结合到微球上，装入柱中，当抗原混合物流过微球时，特异性的抗原将结合在微球上，而混合物中的所有其他成分都被清除。然后可以通过降低 pH 至 2.5 或升高至大于 11 来洗脱抗原（抗原和抗体的结合是非共价的，在改变盐浓度、温度和酸碱度等条件时这种结合是可逆的）。亲和层析法也可用于利用结合抗原的微球从复杂的抗血清中纯化特异性结合该抗原的抗体。

A-4　放射免疫法、酶联免疫吸附法和竞争抑制分析

放射免疫法（RIA）和酶联免疫吸附法（ELISA）是利用抗体和抗原直接结合的检测方法，两者原理相同，但其检测的方式不同。放射免疫分析常用于测量血液和组织液中的激素水平，而酶联免疫吸附法常用于病毒诊断，如检测人类免疫缺陷病毒（HIV）引发的艾滋病。在这两种方法中，我们都需要一种已知抗原或抗体的纯制剂（或者两者都需要），以便制定标准曲线。根据标准曲线我们可以分析样品中特定抗原的量，如患者血清中的 HIV p24 蛋白的量。因此，需要获得

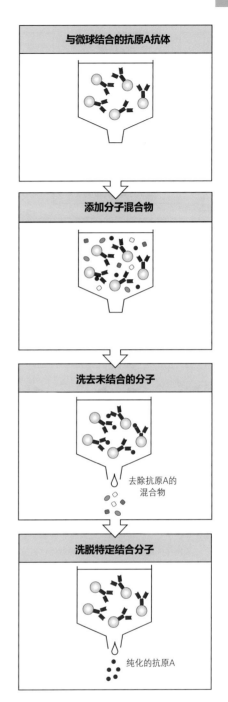

图A.4　亲和层析法利用抗原-抗体特异性结合纯化抗原或抗体

为了从复杂的分子混合物中纯化特定的抗原，首先将单克隆抗体附着在不溶性基质上，如层析微球，然后分子混合物通过基质后，特异性抗体结合于相关的抗原，洗掉未结合的分子后，再通过改变酸碱度来洗脱特异性抗原（这通常会破坏抗体-抗原的结合）。抗体可以用同样的方法被抗原结合的微球纯化（未显示）。

Figure labels within image:
- 与微球结合的抗原A抗体
- 添加分子混合物
- 洗去未结合的分子
- 去除抗原A的混合物
- 洗脱特定结合分子
- 纯化的抗原A

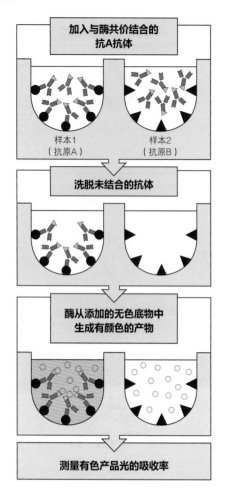

图A.5　酶联免疫吸附法（ELISA）的原理

为了检测抗原A，纯化的抗原A特异性抗体与酶发生化学反应。将待测样品涂布于塑料孔表面，非特异性结合；塑料上残留的黏性位点被添加的无关蛋白（未显示）封闭。然后，在防止非特异性结合的条件下，将标记抗体添加到孔中，这样只有与抗原A结合才能使标记抗体保留在表面。将未结合的标记抗体从所有孔中去除，并通过酶依赖的变色反应检测所结合的抗体。这种检测方法允许在多通道光谱仪中读取微孔板，大大加快了检测速度。在此基本方法基础上的改进版可检测未知样本中的抗体或抗原，如图A.6和图A.25所示。

纯化的抗原特异性抗体。另外，还可以使用 RIA 或 ELISA 来对混合物（如血清）中的特异性抗体进行定量，在这种情况下，首先需要获得纯化的抗原。

用 RIA 测定抗原浓度时，所用的抗原特异性抗体是同位素标记的（常用 125I）。在 ELISA 中，则将一个酶化学连接到抗体上进行标记。在应用两种方法时，首先将未被标记的成分（即含有未知量抗原的溶液）附着于固相载体（多孔塑料板）上，再将标记的抗体添加到小孔中与附着在固相载体上的抗原结合，然后洗脱未结合的抗体和其他蛋白质。在 RIA 法中，抗体结合量直接根据被包被孔中所保留的放射性量进行测量，而在 ELISA 中，标记在抗体上的酶可以将底物转化为不同颜色的反应产物（图 A.5），通过读取酶标反应板中的颜色变化直接定量产物的浓度。ELISA 的优点是便于数据采集，同时避免了放射性物质的危害。这些优点使得 ELISA 成为许多分析抗原 – 抗体直接结合时的首选。这类检测的另外一种方法是以标记的抗免疫球蛋白抗体作为 RIA 或 ELISA 的二抗，将未标记的抗体与未标记的抗原涂层板结合，因为每个未标记的抗体上能够结合两个分子以上标记的抗免疫球蛋白抗体，所以使用这种二抗放大了信号。当用于检测溶液中抗体浓度时，RIA 和 ELISA 也可以反向进行，在这种情况下，将未标记的抗体包被附到板上，添加标记的抗原，并测量洗涤后标记抗原的结合量。

捕获酶联免疫吸附法（capture ELISA）或夹心酶联免疫吸附法（sandwich ELISA）是 ELISA 的一种改良方法，常被用于检测细胞因子等分泌性产物。在这种方法中，固定在塑料板上的抗原特异性抗体能够以高亲和力结合抗原，并将其固着在板的表面，因此初始混合物中的低浓度抗原也能被结合。随后再使用与固定抗体识别的表位不同的标记抗体来定量已结合的抗原。

多因子检测法是可以在单个实验中同时定量多个抗原的技术，通常用于检测临床血清样本或实验动物血清中的多个细胞因子的水平。采用不同荧光染料（有多达 100 种可供使用）差异标记小微球，荧光染料可根据其独特的发射光谱进行区分。将特定标记的微球与某种抗原（如某种细胞因子）的抗体连接，添加微球到检测样品中以捕获抗原，再用另一种荧光染料标记的抗体（该抗体识别不同的抗原表位）检测结合抗原，用 Luminex® 分析仪定量各种不同标记的微球的荧光强度（结合抗原量）。

这些检测方法阐明了血清学分析的两个关键方面。首先，至少有一种试剂必须以纯的、可检测的形式提供。其次，必须能将标记的结合部分与未结合的游离部分分离，从而确定特异性结合的百分比。通常情况下采用将未标记的伴侣捕获在固体载体上的方法。如图 A.5 所示，将未标记的抗原附着到孔内，用以捕获标记的抗体，再去除未结合的标记抗体。这些利用抗体检测的方法的关键是从游离部分获得结合的分子。

由于依赖于纯化的标记的抗原或抗体，RIA 和 ELISA 不能直接测量未知成分样本中抗原或抗体的含量。竞争性抑制法解决了这个问题，如图 A.6 所示。其原理是利用未知样本中特定抗原与一个标记的参考抗原竞争结合塑料板上附着的抗体，从而检测特定抗原的含量。方法如下：首先通过添加各种已知的、未标记的标准制剂的量来构建标准曲线；再通过与标准品的比较，就可以测定未知样品中抗原的含量。竞争性结合试验也可用于定量未知成分样品中的抗体，方法是将适当的抗原附着在平板上来定量待测样品抑制已标记特异性抗体结合的能力。

A-5　血球凝集和血型分型

大多数血清学定量分析采用直接测定抗体与抗原结合量的方法，也有某些重要的检测方案是基于抗体对其结合的抗原物理状态的改变。例如，当抗原位于细菌等大颗粒的表面时，抗体的结合会导致细菌凝结或凝集。同样的原理也适用于血型鉴定，只是血型抗原位于红细胞表面，这时由抗体引起的凝集反应称为血凝反应。

血凝反应可用于测定献血者和接受献血者的 ABO 血型。凝集反应是通过与 A 或 B 血型物质结合的抗体或凝集素（称为抗 A 或抗 B）诱导的（图 A.7）。多拷贝的血型抗原排列在红细胞表面，使红细胞在抗体交叉连接时发生凝集反应。由于血凝是抗体分子结合不同细胞上的相同抗原来使血细胞交叉连接起来，因此这个反应要求每个抗体分子必须有两个或两个以上的相同抗原结合位点。

A-6　库姆斯试验与恒河猴不相容性检测

库姆斯试验采用抗免疫球蛋白抗体筛查新生儿溶血病或胎儿红细胞增多症。抗免疫球蛋白抗体由 Robin Coombs 首次开发，因此这种疾病检测方案称为库姆斯试验（Coombs test）。新生儿溶血病的发生由母亲对胎儿红细胞上表达的 rhesus 或 Rh 血型抗原产生的特异性 IgG 抗体所导致。当 Rh 阴性（Rh⁻）的母亲在分娩 Rh 阳性（Rh⁺）的胎儿时，胎儿的红细胞会在母亲体内诱导产生抗 Rh 抗原的抗体。再次妊娠后，该抗体可

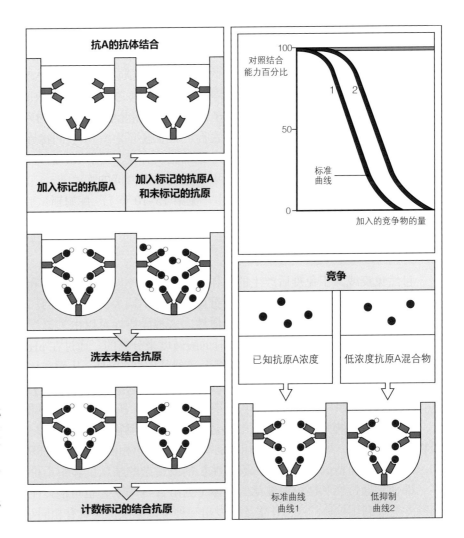

图A.6　未知样品中抗原的竞争抑制分析
将未标记抗原固着于一组孔内，并将标记的抗原标准制剂与之结合。然后将未标记的标准品或试验样品以不同剂量加入，测量标记的抗原被标准品取代的量，生成特征性的抑制曲线。将已知剂量的未标记抗原标准品生成的标准曲线与未标记的试验样品产生的曲线进行比较，即可计算出未知样本中的抗原量。图中的绿线表示不与抗A抗体反应的样品。

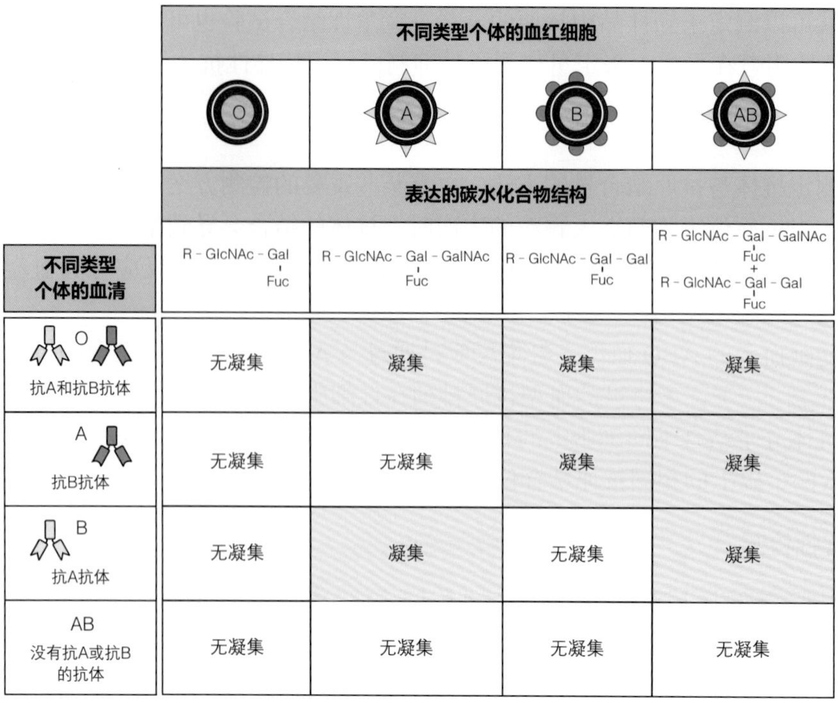

图A.7　血球凝集法用于血型分类和匹配供者和接受者输血

普通肠道细菌会携带与血型抗原相似或相同的抗原，这些抗原会刺激机体产生特异性抗体，这些抗体针对的抗原是机体自身红细胞（左列）上不存在的抗原。因此，O型个体虽缺乏A和B抗原，但可以具有抗A和抗B抗体，而AB型个体则没有抗A和抗B抗体。含有抗A和抗B抗体的输血供体或接受者的红细胞凝集模式揭示了个体的ABO血型。在输血前要对接受献血者的血清进行测试，检查是否存在使供体红细胞凝集的抗体，反之亦然，这称为交叉匹配的程序，该流程可以用来检测不属于ABO系统的、潜在的有害抗体。

以通过胎盘转运到胎儿体内。正常情况下，母体来源的抗体可以保护新生儿免受感染，但当胎儿红细胞表面结合抗Rh抗体时，红细胞会在肝脏中被巨噬细胞吞噬，导致胎儿和新生儿出现溶血性贫血。

　　Rh抗原在红细胞表面广泛分布，由于抗Rh抗体与之结合所产生的构象不能有效固定补体，因此在体外实验中红细胞不会发生溶解现象。此外，抗Rh抗原的抗体与抗ABO血型抗原的抗体不同，它们不会凝集红细胞。因此，抗人免疫球蛋白抗体未被开发出来之前，检测抗Rh抗体很困难。库姆斯试验能直接检测与胎儿红细胞表面结合的抗体。具体方法是在去除胎儿血清中存在的未结合免疫球蛋白后，直接添加抗人免疫球蛋白抗体以检测与母体抗体结合的胎儿红细胞（图A.8）。间接库姆斯试验检测母体血清中非凝集的抗Rh抗体，其步骤是：首先将血清与Rh⁺红细胞共孵育，其中Rh⁺红细胞结合抗Rh抗体，洗涤抗体包被的细胞除去未结合的免疫球蛋白，然后凝集抗免疫球蛋白抗体（图A.8）。间接库姆斯试验可以评价Rh的相容性，用来预防新生儿溶血性疾病的发生（见第15–10节）。库姆斯试验也常用于检测与血红细胞结合并引起溶血性贫血的抗体药物。

A–7　单克隆抗体

　　自然免疫或人工免疫后产生的抗体是多种具有不同特异性和亲和力的混合物。引起这种抗体异质性现象的主要原因是免疫抗原诱导产生的抗体是与之不同表位相结合的。即使是针对单个抗原决定簇（如半抗原）的抗体，也可以表现出明显的异质性。这种异质性可以由等电聚焦实验检测。在这项技术中，蛋白质是根据它们的等电点，即净电荷为零时的酸碱度来分离的。通过在pH梯度中对蛋白质进行足够长时间的电泳，使每个分子沿着pH梯度迁移，直至达到其中性的pH，从而在该点富集（聚焦）。当以这种方式处理含有抗半抗原抗体的抗血清后，再转移到硝酸纤维素膜等固体载体上，就可通过检测标记的半抗原发现这些识别相同抗原决定簇的抗体等电点并不相同，提示其可能是异质性的。

　　抗血清在生物学的很多领域中都是有价值的，但它们自身存在一些缺点，这些缺点与其所含抗体的异质性有关。第一，即使是在基因相同的动物中，使用相同的抗原制剂和免疫方法制备，所得到的抗血清都不同。第二，抗血清的产量有限，因此在长期或复杂的临床试验中不可能得到和使用相同的血清学试剂。第三，即使是通过亲和层析法纯化的抗体（见第A–3节），也可能产生意想不到的交叉反应。为了避免这些问题并充分利用抗体的潜力，需要研发出一种可以无限供应具有相同结构的特异性抗体的方法。目前这可以通过培养杂交的抗体生产细胞产生单克隆抗体来实现。最近，基因工程技术也可以实现这一目标。

从 20 世纪 50 年代开始，生化学家为了寻找一种通用的抗体制备方法，开始研究多发性骨髓瘤（一种常见的浆细胞肿瘤）患者血清中产生的蛋白质。众所周知，抗体通常是由浆细胞产生的，由于患者血清中存在大量称为骨髓瘤蛋白的同质球蛋白，因此骨髓瘤蛋白似乎可以作为抗体分子的模型。早期对抗体结构的认识大多来自对骨髓瘤蛋白的研究。这些研究表明，永生化的浆细胞可以产生单克隆抗体。然而，大多数骨髓瘤蛋白的抗原特异性尚不清楚，这限制了它们作为研究对象或免疫学工具的实用性。

为了解决这一问题，Georges Köhler 和 César Milstein 创造了一种技术，可以生产针对已知抗原的特异性同质抗体。通过融合接种抗原小鼠的脾脏细胞与骨髓瘤细胞，可产生杂交细胞。这种细胞既可以无限增殖，又可以分泌针对特定抗原的抗体。脾脏细胞提供制造特定抗体的能力，而骨髓瘤细胞提供在体外培养中无限期生长并持续分泌免疫球蛋白的能力。自身不产生抗体蛋白的骨髓瘤细胞和脾脏细胞融合后，用杀死骨髓瘤亲本细胞的药物筛选杂交细胞。未融合的亲本脾脏细胞寿命有限，很快死亡，只有杂交骨髓瘤细胞或杂交瘤才能存活。再通过单个细胞培养、鉴定和克隆，筛选出分泌所需特异性抗体的杂交瘤（图 A.9）。因为每一个杂交瘤都是由单个 B 细胞融合而来的克隆，所以它产生的所有抗体分子在结构上都是相同的，包括它们的抗原结合位点和类型。这种抗体称为单克隆抗体。这项技术能够无限供应某种已知特异性的抗体，彻底打破了抗体的使用限制。现在单克隆抗体被用于血清学检测或作为诊断探针和治疗剂。虽然使用同样的方法制造人类单克隆抗体取得了成功，但是目前只有小鼠单克隆抗体是以这种方式生产的。治疗性的人源单克隆抗体目前是通过噬菌体展示技术（见第 A-8 节）和重组 DNA 技术从人血浆细胞克隆、表达抗体基因（见第 A-9 节）或通过接种携带人类抗体基因的转基因小鼠（见第 A-34 节）而制备的。

A-8 抗体 V 区产物的噬菌体展示库

噬菌体展示技术是将编码抗体可变区（V 区）的基因片段与编码噬菌体外壳蛋白的基因融合以产生抗体样分子的方法。将含有这种融合基因的噬菌体感染细菌，所产生的噬菌体颗粒表达抗体样融合蛋白的外壳，而抗体的可变区（抗原结合域）表达在噬菌体的外部。每一个噬菌体都在表面表达不同的抗原结合域，一系列这样的噬菌体总和起来被称为噬菌体展示库。可以用亲和层析法（见第 A-3 节）分离在噬菌体展示库中与特定抗原结合的噬菌体，所分离的噬菌体颗粒可用于感染新鲜细菌。以这种方式分离的每个噬菌体都可以产生类似于单克隆抗体的单克隆抗原结合颗粒（图 A.10）。每个噬菌体都编码独有的抗原结合位点的基因，并可从噬菌体 DNA 中将其恢复出来，通过将其连接到编码抗体恒定区的免疫球蛋白基因来构建完整抗体分子的基因。当这些重组抗体基因被导入合适的宿主细胞系，例如导入非抗体产生的杂交瘤骨髓瘤细胞时，被导入的细胞就可以分泌针对特定抗原的单克隆抗体。

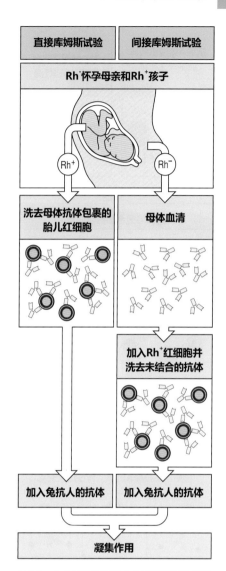

图A.8　抗体对红细胞抗原的直接和间接抗球蛋白库姆斯试验

Rh⁺胎儿的Rh⁻母亲可对分娩时进入母体循环的胎儿红细胞产生免疫应答。在Rh⁺胎儿妊娠过程中，IgG抗Rh抗体可以穿过胎盘，破坏胎儿红细胞。与抗Rh抗体相比，母体抗ABO抗体为IgM亚型，不能穿过胎盘，不会造成危害。抗Rh抗体不凝集红细胞，但它们在胎儿红细胞表面存在，可以通过洗去未结合的免疫球蛋白，然后加入对人免疫球蛋白的抗体来检测。在间接库姆斯试验中，可以在母亲的血清中检测到抗Rh抗体；血清与Rh⁺红细胞孵育，一旦抗体结合，红细胞就可以像直接库姆斯试验一样处理。

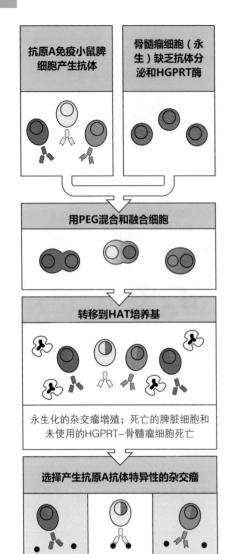

图A.9　单克隆抗体的产生

用抗原A免疫小鼠，并在小鼠死亡前3天进行静脉辅助免疫，以产生大量分泌特异性抗体的脾脏细胞。脾脏细胞在培养几天后死亡。但它们可以在聚乙二醇（PEG）的作用下与永生骨髓瘤细胞融合，产生一种称为杂交瘤的杂交细胞系。骨髓瘤细胞自身不分泌抗体并缺乏磷酸核糖基转移酶（HGPRT）；没有这种酶，未融合的骨髓瘤细胞对用于选择杂交细胞的次黄嘌呤–氨基蝶呤–胸苷（HAT）培养基敏感。脾细胞的HGPRT基因使杂交细胞在HAT培养基中存活，只有杂交细胞才能在此培养基中持续生长，这是因为骨髓瘤细胞的恶性潜能与未融合脾细胞的有限寿命相结合。因此，未融合的骨髓瘤细胞和未融合的脾脏细胞在将HAT培养基中死亡，如图所示，细胞核呈黑色、形状不规则。通过单细胞稀释获得单个杂交瘤，然后进行抗体筛选，分离并培养出具有所需特异性抗体的单个克隆。克隆的杂交瘤细胞扩增后可产生大量抗体。当每一个杂交瘤都是由单个细胞衍生而来时，所有细胞都会表达同一抗体分子，即单克隆抗体。

A–9　从接种过疫苗的个体中产生人单克隆抗体

由于接种过疫苗的个体所产生的抗体已经重排重链和轻链基因序列，所以在某些情况下，可以从这些个体中分离浆细胞来制备人单克隆抗体。人血浆细胞可以来自约1周前受接种个体的外周血，根据细胞表面分子（如CD27和CD38）将单个浆细胞分离到微量板中，用PCR从每个细胞中克隆抗体重链和轻链可变区序列。然后将这些序列插入克隆载体以重建全长的抗体重链和轻链基因，再将成对的重链和轻链载体导入永生化的人类细胞系，最终筛选出分泌与免疫抗原相结合的抗体的细胞系，作为特定人源抗体的永久来源。

A–10　显微镜和荧光染料成像

由于抗体能稳定并特异性地结合抗原，因此可以将它们作为识别细胞、组织或生物流体中特定分子的探针。抗体分子可以通过多种不同的标记技术在单个细胞或组织切片中准确定位靶分子。利用荧光染料（荧光色素或荧光团）标记抗体本身或用于检测抗体的抗免疫球蛋白抗体，再用显微镜检测，这种技术称为免疫荧光显微成像。抗体与抗原结合稳定，可以进行彻底清洗。由于抗蛋白质抗体可以识别天然折叠蛋白质的表面特征，因此在抗原–抗体反应完成后，可以使用温和的化学固定技术或冷冻组织切片来保存目的蛋白的天然结构。有些抗体可以结合变性蛋白质，甚至能与固定的组织切片中的蛋白质特异性地结合。

荧光染料可直接共价结合到特定抗体上用以成像。但是结合抗体也常通过荧光标记的抗免疫球蛋白检测，这种方法被称为间接免疫荧光技术。荧光染料被特定波长的光（通常是蓝光或绿光）激发后，可发出可见光谱中与激发光不同波长的光。最常用的荧光色素是发出绿光的荧光黄、发出红光的德州红和多甲藻素–叶绿素–蛋白质复合物（PerCP）以及发出橙色或红色光的罗丹明和藻红蛋白（PE）（图A.11）。荧光显微镜的选择性滤光片可以检测到所用荧光色素发出的特定波长的光（图A.12）。虽然最初这项技术是由Albert Coons发明用以识别作为抗体来源的浆细胞的，但它也可用来检测蛋白质的分布情况。通过将不同的染料附着到不同的抗体上，可在同一细胞或组织切片中确定两种或两种以上分子的分布（图A.12）。

共聚焦荧光显微镜采用计算机辅助技术可对细胞或组织进行超薄断层的荧光显微术分析，并提供非常高的成像分辨率（亚微米级）。

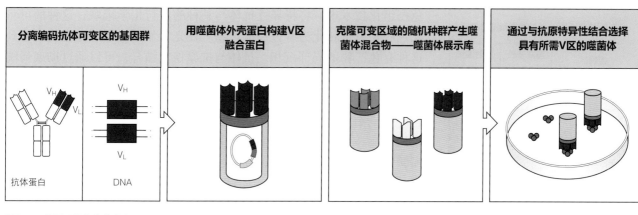

分离编码抗体可变区的基因群	用噬菌体外壳蛋白构建V区融合蛋白	克隆可变区域的随机种群产生噬菌体混合物——噬菌体展示库	通过与抗原特异性结合选择具有所需V区的噬菌体

图A.10　基因工程抗体的产生

用与免疫球蛋白基因重链和轻链可变区（V区）一致序列的短引物，以脾脏DNA为模板材料，通过PCR生成重链和轻链V区的DNA文库。这些重链和轻链V区基因随机克隆到丝状噬菌体中，每个噬菌体表达一个重链和一个轻链V区，作为具有抗体特性的表面融合蛋白。产生的噬菌体展示文库在细菌中繁殖，然后噬菌体被结合到一个有抗原的固定表面。除去未结合的噬菌体；回收结合的噬菌体，在细菌中繁殖，然后再次与抗原结合。几次循环后，只留下特异性的高亲和力抗原结合噬菌体。它们可以像抗体分子一样使用，或者它们的V基因可以被回收并改造成抗体基因来产生基因工程抗体分子（未显示）。该技术可替代杂交瘤技术生产单克隆抗体，其优势是可以使用人源的DNA。

来自激光器的激发光源（激光器）聚焦在样品中的特定断层平面上，发射光通过"针孔"重新聚焦，确保只有来自所需平面的光到达检测器，从而屏蔽来自平面上方或下方的发射光（离焦的发射光），从而使图像比传统的荧光显微镜更清晰，并且可以从沿"垂直"轴拍摄的连续光学截面建立三维图像。共聚焦显微镜可用于研究经固定后以荧光标记抗体染色的细胞或表达天然荧光标记蛋白的活细胞。这些荧光蛋白中最先被广泛使用的是绿色荧光蛋白（green fluorescent protein，GFP），它是从维多利亚水母中分离出来的。目前常规使用的荧光蛋白包括发出红色、蓝色、青色或黄色荧光的荧光蛋白。通过分析编码不同融合蛋白的基因所转染的细胞，可以对T细胞与其靶细胞接触时的TCR、共受体、黏附分子和其他信号分子（如CD45）进行可视化研究（图9.37）。

共聚焦显微镜只能穿透80 μm左右的组织，常用的激发光会很快使荧光标签褪色并损坏样品，因此这项技术并不适用对活体样本成像的示踪研究，也不足以跟踪组织中细胞的运动。最新发明的双光子扫描荧光显微镜技术克服了这些限制。这项技术采用波长更长的超短脉冲激光（因此光子能量更低），使两个低能量的光子可以几乎同时激发荧光基团。因此，激发光只出现在显微镜焦点的一个很小的区域，那里光的强度最大，荧光发射限制在聚焦平面，产生高清晰和高对比度的图像。较长波长的光（通常在近红外波段）对活组织的损害也比通常用于共聚焦显微镜的蓝色和紫外线小，所以可以在更长的时间内进行观察。双光子扫描荧光显微镜比共聚焦显微镜能收集到更多的发射光，这是因为在组织内散射的单光子不会激发荧光并产生背景，所以可以在更大的深度（几百微米）进行成像。共聚焦显微镜和双光子显微镜都可以用于建立三维图像。

为了跟踪分子或细胞随时间的运动，可以结合使用敏感的数码相机和感光材料的延时视频成像来辅助共聚焦或双光子显微镜技术。在免疫学中特别有意义的是，可采用延时双光子荧光成像在完整淋巴器官和淋巴组织中跟踪荧光蛋白标记的T细胞和B细胞以及其相互作用的具体位置（见第10章）。

A-11　免疫电子显微镜

以金颗粒标记特定抗原的抗体，对超薄切片进行染色，然后在透射电子显微镜中以高分辨率检测细胞内某位置的结构或特定蛋白质，称为免疫电子显微镜技术。通过标记不同直径的金颗粒的抗体，可以同时检测两种或两种以上的蛋白质（图6.12），由于在每个超薄切片中只存在少量的抗原分子，因此这一技术的难点在于如何对切片进行充分的染色。

A-12　免疫组化

免疫组织化学（免疫组化）是一种替代免疫荧光来检测组织切片中蛋白质（见第A-10节）的方法，在

一些常用的真空罗氏管的激发和发射波长		
探针	激发波长（nm）	发射波长（nm）
藻红素	480；565	578
荧光黄	495	519
多甲藻素–叶绿素–蛋白质复合物	490	675
德州红	589	615
罗丹明	550	573

图A.11　普通荧光染料的激发和发射波长

图A.12　免疫荧光显微镜
荧光染料标记的抗体如荧光黄（绿色三角形），被用来显示细胞或组织中相应抗原的存在。染色后的细胞在显微镜下暴露在蓝光或绿光中以激发荧光染料，从而可以对它们进行观察。激发后的染料以特征波长发光，可以通过选择滤光片观察样品来捕获。这项技术在生物学中广泛应用于确定分子在细胞和组织中的位置。用不同颜色的染料标记抗体，可以在组织切片中检测出不同的抗原。使用绿色染料标记的抗蛋白质谷氨酸脱羧酶（GAD）的抗体，可以用于胰岛的β细胞的染色。α细胞不产生这种酶，可以用橙色荧光染料标记的抗胰高血糖素的抗体染色。在1型糖尿病中，胰岛中分泌胰岛素的β细胞受自身免疫细胞的攻击被破坏（见第15章），GAD是这种病的一个重要抗原。照片由M. Solimena和P. de Camilli提供。

免疫组化技术中，将特异性抗体与某种酶进行化学耦联，这种酶可将无色底物原位转化为有色反应产物。在光学显微镜下可以直接观察到这种有色产物的局部沉积。抗体与抗原稳定结合，可以通过彻底清洗以去除未结合的抗体。这种检测结合抗体的方法类似于ELISA（见第A–4节），可使用相同的偶联酶，其区别主要在于：在免疫组化中有色产物是不溶性并能沉淀的。辣根过氧化物酶和碱性磷酸酶是两种最常用的酶。辣根过氧化物酶氧化其底物二氨基联苯胺产生棕色沉淀，而碱性磷酸酶可根据所用底物产生红色或蓝色染料，其常见底物为5–溴–4–氯–3–吲哚磷酸加硝基蓝四氮唑（BCIP/NBT），可产生深蓝色或紫色的产物。与免疫荧光一样，免疫组化中通常需要保留所要检测的蛋白质的天然构象以便抗体识别，因此免疫组化需要以最温和的化学技术固定组织或冷冻组织切片。

A–13　免疫沉淀和免疫共沉淀

为了获得针对膜蛋白或其他难以纯化的细胞结构的抗体，可采用全细胞或粗细胞提取物对小鼠进行接种，然后利用这些小鼠生杂交瘤，得到可以识别用于接种的细胞的单克隆抗体（见第A–7节）。为了检测由抗体识别的分子，可用放射性同位素标记相同类型的细胞，再用非离子洗涤剂（破坏细胞膜但不干扰抗原–抗体相互作用）处理细胞，以便于所标记的蛋白质与抗体结合，然后采用免疫沉淀法分离。抗体通常附着在固体载体上，如亲和层析法中使用的微球（见第A–3节），或将蛋白质A（一种源自金黄色葡萄球菌细胞壁的蛋白质）与IgG抗体的Fc区紧密结合。有两种主要的标记方法可用于免疫沉淀分析：一种是代谢标记，将细胞生长在含有放射性氨基酸的培养液中来标记细胞中的所有蛋白质（图A.13）；另一种是用放射性碘标记细胞表面蛋白质（在能防止碘穿过质膜标记细胞内蛋白质的条件下进行），或者通过蛋白质与生物素的反应来标记膜蛋白。生物素可以很简便地被标记的亲和素检测。亲和素是一种在蛋清中发现的蛋白质，与生物素有很高亲和力。

目前有多种方法可用于检测被抗体分离出来的蛋白质，其中最常见的方法是在强离子去垢剂十二烷基硫酸钠（SDS）中的聚丙烯酰胺凝胶电泳（PAGE），通常缩写为SDS–PAGE。该技术利用SDS与蛋白质相对均匀地结合的性质，赋予其负电荷，在电泳中驱动蛋白质在凝胶中迁移，这样迁移率主要由蛋白质分子量大小控制（图A.13）。

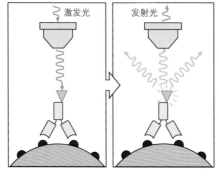

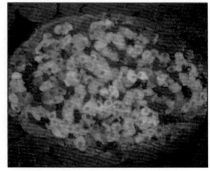

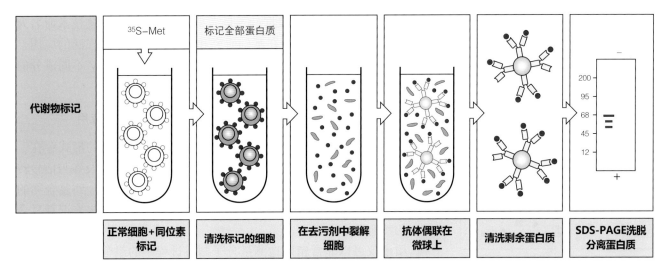

图A.13　免疫沉淀法检测标记的细胞裂解液中与特定抗体作用的蛋白质

所有活性合成的细胞蛋白都可以通过与放射性氨基酸（此处显示蛋氨酸；^{35}S–Met）共培养细胞来进行代谢物标记，也可以通过使用不能穿过细胞膜的放射性碘来标记细胞表面蛋白，或通过小分子生物素与标记的亲和素的反应检测（未显示）。细胞可以用清洁剂溶解，标记的细胞相关蛋白质可以用附着在微球上的单克隆抗体显示。除去未结合的蛋白质后，采用十二烷基硫酸钠（SDS）将结合的蛋白质与抗体分离和洗脱，并用强负电荷覆盖，使其根据分子量大小在聚丙烯酰胺凝胶电泳中迁移。由X射线胶片放射自显影确定标记蛋白质的位置。此SDS–PAGE技术可用于确定蛋白质的分子量和亚单位组成。由于存在蛋白质的前体形式（右图），用代谢物标记观察到的蛋白质带通常比放射性碘化显示的更复杂。通过表面碘化或生物素化检测到的成熟形式的表面蛋白质大小相同（未显示）。

不同电荷的蛋白质也可以通过等电聚焦分离（见第 A–7 节），这种技术与 SDS–PAGE 混合使用，则称为二维凝胶电泳。其关键步骤是用尿素（一种非离子增溶剂）洗提免疫沉淀的蛋白，并在聚丙烯酰胺窄管上进行等电聚焦凝胶电泳，然后将该第一相的等电聚焦凝胶置于 SDS–PAGE 平板凝胶的顶部，垂直运行电泳，从而再以分子量分离蛋白质（图 A.14）。二维凝胶电泳可以区分复杂混合物中的数百个蛋白质，是一种强大的技术。

免疫沉淀和相关的免疫印迹技术（见第 A–14 节）有助于确定蛋白质的分子量和等电点及其丰度、分布，以及蛋白质是否在细胞内经过某种加工过程而发生了分子量和等电点的变化。

免疫共沉淀是免疫沉淀技术的一个扩展，用于确定指定蛋白质是否与另一指定蛋白质发生物理性的相互作用。在含有假定的相互作用复合物的细胞提取物中，先用其中一种蛋白质的抗体进行免疫沉淀，再将这种方法分离出的蛋白质与针对第二种蛋白质的特异性抗体进行免疫印迹实验，以检测复合物中是否存在第二种蛋白质。

A-14　免疫印迹

与免疫沉淀（见第 A-13 节）一样，免疫印迹（Western blotting）用于鉴定细胞裂解液中的蛋白质。它避免了用放射性同位素标记细胞的问题。将未标记的细胞在去污剂中裂解，并采用 SDS-PAGE 分离裂解液中的蛋白质（见第 A-13 节），再将其从凝胶转移到稳定的载体如硝酸纤维素膜上，通过特异性抗体检测目标蛋白，再利用酶标记的结合抗体放大信号。"Western blotting"作为免疫印迹技术的一个同义词的缘由是检测特定 DNA 序列的技术被称为"Southern blotting"（由 Edwin Southern 发明），之后将以分子量大小分离 RNA 的印迹技术起

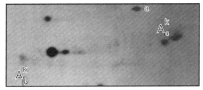

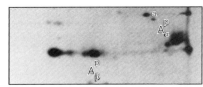

图A.14　MHCⅡ类分子的二维凝胶电泳

小鼠脾脏细胞中的蛋白质已被代谢物标记（图A.13），用抗小鼠MHCⅡ类分子H2-A的单克隆抗体沉淀，并通过在一个方向上的等电聚焦和在第二个方向上与第一个方向成直角的SDS-PAGE分离（因此在第二个方向上与第一个方向成直角）。这样就可以根据分子的电荷来区分相同分子量的分子。通过放射自显影检测分离的蛋白质。MHCⅡ类分子由α和β两条链组成，在不同的MHCⅡ类分子中，这些分子具有不同的等电点（比较上图和下图）。小鼠的MHC基因型用小写字母（k、p）表示。肌动蛋白是一种常见的污染物，标记为a。照片由J. F. Babich提供。

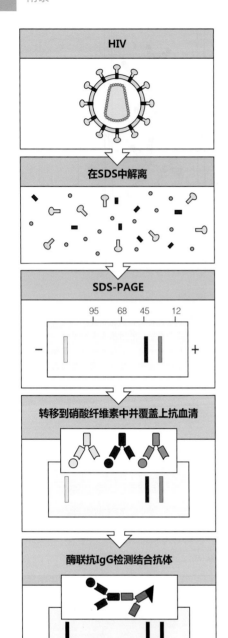

HIV

在SDS中解离

SDS-PAGE

95　68　45　12

−　　　　　　　　　　　+

转移到硝酸纤维素中并覆盖上抗血清

酶联抗IgG检测结合抗体

120　　　　　40 24

图A.15　Western印迹法用于鉴定受感染者血清中的人类免疫缺陷病毒（HIV）抗体
该病毒通过去污剂SDS处理分离成其组成蛋白质，并用SDS-PAGE分离其蛋白质。分离的蛋白质被转移到硝酸纤维素膜上，并与试验血清反应。血清中的抗HIV抗体与各种HIV蛋白结合，并用酶联抗人免疫球蛋白检测，其从无色底物中沉积有色物质。这一方法可以广泛应用于检测任何组合的抗原-抗体复合物，但是仅限于检测变性抗原。

名为"Northern"，而将根据分子量大小分离蛋白质的印迹技术命名为"Western"。蛋白质印迹在基础研究和临床诊断中有着广泛的应用，常用于检测血清中的特定蛋白质抗体，例如检测针对 HIV 不同成分的抗体（图 A.15）。

A-15　抗体在质谱法分离和鉴定多蛋白复合物中的应用

许多在免疫细胞中起作用的蛋白质以多蛋白复合物的形式存在。细胞表面受体，如 TCR 和 BCR、多数细胞因子受体，以及参与信号转导、基因表达和细胞死亡的胞内蛋白都是如此。抗体结合到复合物的一个组分后，可以通过免疫共沉淀、免疫印迹法或质谱法来识别复合物中的其他组分。

质谱仪可以非常精确地测量分子制备过程中的组分质量。为了识别样品中未知的蛋白质，例如通过免疫共沉淀法获得的样品，通常首先对样品进行一维 SDS-PAGE 或二维凝胶电泳（见第 A-13 节）以分离复合物中的蛋白质，再将凝胶切割并用蛋白酶（如胰蛋白酶）水解，将蛋白质消化成许多可以从凝胶中容易洗脱的肽。然后将肽混合物引入质谱仪，质谱仪将肽离子化，转移到气相，在高真空下将其置于磁场中分离。分离基于每个离子的质量/电荷比（m/z），通过检测器收集每个离子的信号强度信息，并将数据显示为柱状的光谱图（图 A.16）。最后与包含所有已知蛋白质序列的潜在裂解位点（用于蛋白水解酶）的数据库进行比较，通过精确测量和分析获取的初始蛋白质包含的多个肽的信息，可以在数据库中精准地确定每个特定蛋白质。

现代多维质谱仪（MS/MS）可以对多肽离子进行测序，并根据其质量进行分析。在这些仪器中，通过与其他分子（通常是惰性气体，如 N_2）碰撞，使在一个组分中分离的肽离子在另一个组分中破碎，并将所得碎片在第三组分中分离（图 A.17）

碎裂主要发生在多肽骨架中，可以直接从片段混合物的质谱中读取多肽序列。还可以使用液相色谱仪（LC-MS/MS）代替凝胶电泳，以便在质量分离之前提供额外的肽分离，并可以在一次运行中对含有成千上万种肽的非常复杂的混合物进行测序。后一种技术在确定与 APC 表面的 MHC 分子结合的肽库（见第 6 章）的研究中发挥了重要作用。

A-16　用密度梯度分离法分离外周血淋巴细胞

研究淋巴细胞首先需要分离它们，以便在体外分析它们的行为。采用 Ficoll-Hypaque™ 和 Metrizamine 的混合物进行梯度密度离心，可以便利地从人的外周血中分离出淋巴细胞。梯度分离的具体步骤如下：以精确的密度（1.077 g/L 的人体细胞）制备 Ficoll-Hypaque 溶液，在离心管底部放入该溶液，再将肝素化血液（肝素可防止凝血）与生理盐水混合的样本小心地放置在 Ficoll Hypaque 溶液上。离心约 30 分钟后，血液成分根据其密度分离。在短时间离心过程中血浆和血小板留在上层，红细胞和粒细胞的密度比 Ficoll-Hypaque 溶液高，沉降在试管底部。聚集在血液和 Ficoll-Hypaque 层之间界面的细胞群体则主要由淋巴细胞和单核细胞组成（图 A.18），称为外周血单核细胞（peripheral blood mononuclear cell，PBMC）。尽管这些细胞数量很容

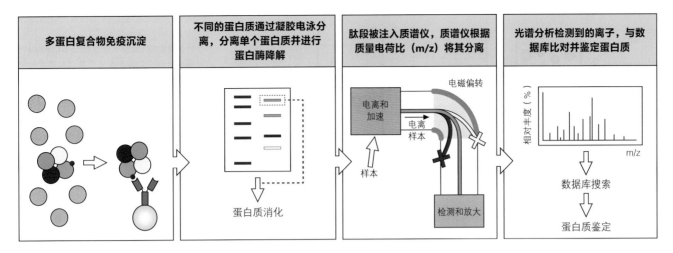

图A.16　质谱法表征多蛋白复合物

在使用复合物中的一个组分特异性抗体对多蛋白复合物的免疫沉淀后，不同的蛋白质通过凝胶电泳分离。分离出代表一种蛋白质的单个条带，并用胰蛋白酶等蛋白酶消化。将消化后的蛋白质样品注入质谱仪中，质谱仪将肽离子化，转移到气相，然后根据它们的质量电荷比（m/z）的差异，将它们置于高真空磁场中进行分离。检测器收集每个肽离子的信号强度信息，并以柱状图的形式显示信息。该柱状图通常被称为光谱，与一个数据库进行比较，该数据库包含所有已知蛋白质序列中使用的蛋白酶的潜在裂解位点，可以识别样本中的蛋白质（ID）。

易确定，但不一定代表整个淋巴细胞群，因为只有循环的淋巴细胞才能从血液中分离出来。

图 A.19 给出了血液中不同类型白细胞数量的"正常"范围和不同种类抗体浓度的正常范围。

A－17　从血液以外的组织中分离淋巴细胞

在实验动物或人体中，我们可以将淋巴细胞从淋巴器官（如脾、胸腺、骨髓、淋巴结或 MALT）中分离出来，最常见的人淋巴器官是腭扁桃体（图 12.6）。某些特殊的淋巴细胞群体只存在于上皮中，可以从基底膜分离出来的上皮层中获得。淋巴细胞还可以从发生显著免疫应答的部位分离出来。例如，为了研究引起类风湿性关节炎的自身免疫应答（关节炎的炎症反应），可以从发炎的关节间隙采集的液体中分离淋巴细胞。

激光捕获显微解剖是一种通过光学显微镜观察细胞后，从完整的组织样本或组织学样本中分离特定细胞群体的技术。通过将聚合物置于显微镜载玻片上的样品上，并使用红外激光将聚合物在离散位置熔化到样品上，

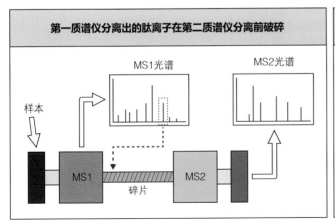

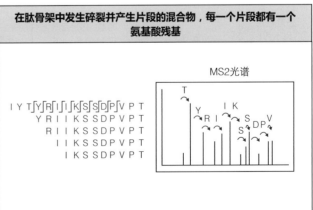

图A.17　用多维质谱法（MS/MS）测定肽的氨基酸序列

多维质谱仪由两个质谱仪串联在一起，但中间插入一个碎片离子的部分组成。在第一部分中，第一个质谱仪分离肽离子，如图A.16所示。第一次分离得到的每个肽离子随后通过与其他分子（通常是惰性气体，如N₂）碰撞在装置的中间部分破碎。由于破碎主要发生在肽骨架中，因此产生碎片的混合物，其中每个碎片都有一个氨基酸残基不同，然后在第二个质谱仪（即最后一个部分）中分离得到碎片。肽序列可直接从第二质谱中读取。由于每个离子的精确测量以及对每个可能氨基酸残基的精确质量的了解，可以推断肽中氨基酸残基的顺序。

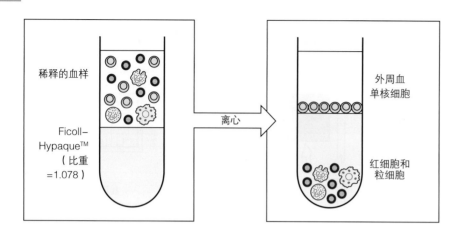

图A.18 外周血单核细胞可通过Ficoll – Hypaque™离心从全血中分离出来

稀释的抗凝血液（左图）叠加在Ficoll Hypaque™上并离心分离。红细胞和多形核白细胞或粒细胞密度高，经过Ficoll Hypaque™层，而单核细胞和淋巴细胞与一些单核细胞带在界面处和其上部（右图）。

可以捕获感兴趣的细胞，进而可以提取聚合物 – 细胞复合物。DNA、RNA 或蛋白质也可以从被解剖的细胞中分离出来（图 A.20）。这种方法还可以使用紫外线（UV）激光器，紫外激光作为分子切割工具，用来切割甚至烧蚀组织中不需要的部分，而感兴趣的区域被保存得完好无损。

A – 18 流式细胞术和流式细胞分析

流式细胞仪是定性和定量免疫细胞群的一个非常强大的工具，它可以检测和计数通过激光束流的单个细胞。能够分离单个细胞的流式细胞仪称为荧光激活细胞分选仪（fluorescence-activated cell sorter，FACS）。这些仪器用于研究以抗细胞表面或胞内蛋白的单克隆抗体标记的细胞亚群的特性。

首先，混合细胞群中的单个细胞可以直接用结合有荧光染料的特异性单克隆抗体标记，或是先结合特异性抗体后再以荧光标记的抗免疫球蛋白抗体标记，再将标记的细胞混合物悬浮在更大体积的缓冲溶液中，使其通过一个小喷嘴，形成由液滴组成的细液流，每个液滴包含一个细胞。当细胞通过激光束时，它能散射激光，任何与细胞结合的染料分子将会被激光激发而发出荧光。灵敏的光电倍增管既可以检测到散射光，给出

人类免疫系统细胞成分的评估			
	B细胞	**T细胞**	**吞噬细胞**
正常数目（×10⁹/L 血液）	近 0.3	总数 1.0～2.5 CD4 0.5～1.6 CD8 0.3～0.9	单核细胞 0.15～0.6 多形核白细胞： 中性粒细胞 3.00～5.5 嗜酸性粒细胞 0.05～0.25 嗜碱性粒细胞 0.02
体外检测功能	血清免疫球蛋白水平 特殊抗体水平	皮试	—
体内检测功能	商陆丝裂原诱导抗体产生的研究	植物血凝素或破伤风类毒素引起的T细胞增殖	吞噬 摄取蓝–四氮唑 细胞内杀灭细菌

评估人免疫系统的激素成分				
	免疫球蛋白			**补体**
成分	IgG	IgM	IgA	IgE
正常水平	600～1400 mg/dL	40～345 mg/dL	60～380 mg/dL	0～200 IU/mL	CH₅₀: 125～300 IU/mL

图A.19 人体血液的主要细胞和体液成分

人类血液中含有B细胞、T细胞和髓细胞，以及高浓度的抗体和补体蛋白。

关于细胞大小和颗粒度的信息，也可以检测到荧光，给出细胞所结合的带标记的单克隆抗体的信息，进而了解每个细胞表面或胞内蛋白的表达情况（图 A.21）。

在细胞分选仪中，传回计算机的信号被用来产生电荷，电荷在精确的时间通过液体流从喷嘴分裂成液滴，每个液滴包含不超过一个细胞。当含有电荷的液滴在带相反电荷的电极板之间通过时，带正电荷的液滴会被带负电荷的极板吸引，反之亦然。一旦发生偏转，含有细胞的液滴就会被收集到试管中。通过这种方式，可以从混合的细胞群体中以标记抗体的结合为特征而分离出特定的细胞亚群。反之，为了清除某个细胞群体，也可以使用相同的荧光色素来标记所要清除的细胞类型表达的特异性蛋白抗体，细胞分选仪可将带有标记的细胞直接送到废物通道，而仅保留未标记的细胞。

当用单个荧光抗体标记细胞时，流式细胞仪的数据通常以荧光强度与细胞数的一维柱状图的形式显示。如果使用两种或两种以上的抗体，每种抗体都耦联不同的荧光染料，那么数据通常以二维散点图或轮廓图的形式显示，将其中一种染料标记的抗体的荧光与另一种染料标记的抗体的荧光进行对比，其中一种抗体标记的细胞群体可以通过用第二种抗体标记进一步细分（图 A.21）。

流式细胞术可以通过对大量细胞的检测来定量分析细胞中不同蛋白质的百分比，例如 B 细胞表面的特征性免疫球蛋白、TCR 相关分子 CD3，以及鉴定主要 T 细胞亚群的 CD4 和 CD8 共受体蛋白。同样，流式分析也用于确定 B 细胞和 T 细胞早期发育的不同阶段。这项技术在确认 AIDS 选择性地感染 $CD4^+$ T 细胞时起到了至关重要的作用（见第 13 章）。FACS 技术的进步使得越来越多的以不同荧光染料标记的抗体可以同时使用。目前最高端的流式细胞仪使用四台激光器可以同时检测 18 种不同荧光染料。然而，由于可用于抗体耦联的荧光染料的光谱特性限制了流式分析，这项技术已经遇到瓶颈。

FACS 技术的一种改进方案是基于检测与抗体相耦合的重金属原子的技术。CyTOF™ 细胞仪可以分析用重金属偶联抗体标记的细胞群，该仪器整合了流式细胞仪和质谱仪的特点。在分析每一个细胞时，测量与该细胞相关的每一种重金属的数量，进而测量每一种靶标的抗体丰度。总的来说，这项技术估计有能力测量 100 种不同的重金属，大大扩大了目前传统流式分析仪所能进行的分析范围。在利用这种技术时，细胞会被质谱分析所需的电离过程破坏，因此 CyTOF 不能作为细胞分选仪使用。

A–19 用抗体包被磁珠分离淋巴细胞

尽管 FACS 在分离纯化少量细胞方面非常出色，当需要制备大量淋巴细胞时，人们更倾向于使用机械手段。其中一种强大而有效的分离方法是将磁珠与识别细胞表面分子的单抗结合起来分选。具体步骤是：将抗体包被的磁珠与待分离的细胞混合，穿过在磁场作用下的磁柱，结合了磁性标记抗体的细胞被保留，而没有结合的细胞被洗脱（图 A.22）。最后，将磁柱从磁场中移开后，可回收磁珠结合的细胞。分离出的细胞表达特定的细胞表面分子，而洗脱的细胞则不表达。

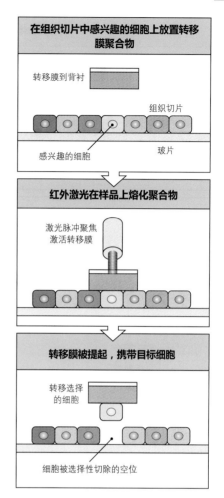

图A.20　激光捕获显微解剖

通过光学显微镜观察细胞后，可以分离出完整组织样本或组织学样本中的特定细胞群。将膜聚合物放置在显微镜载玻片的样品上，并用红外线激光将聚合物在离散位置熔化到样品上。然后提取聚合物–细胞复合物，分离感兴趣的细胞。DNA、RNA或蛋白质可以从分选的细胞中制备。

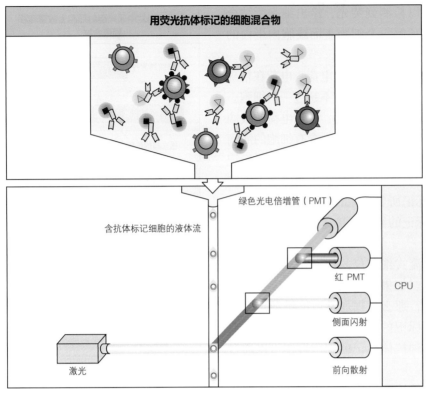

图A.21 流式细胞仪可以通过细胞表面抗原识别单个细胞并进行分类

在流式细胞术中，待分析的细胞首先用荧光染料标记（上图）。直接标记使用细胞表面抗原特异性的荧光标记抗体（如图所示），而间接标记使用荧光标记二抗，以检测未标记的细胞结合抗体。细胞呈单细胞流通过喷嘴，并穿过激光束（中图）。光电倍增管（PMT）检测光的散射，确定细胞大小和颗粒性，以及不同荧光染料的散射光。这些信息由计算机（CPU）进行分析。通过检测大量的细胞，可以确定具有特定特征的细胞比例，并可以测量这些细胞上各种分子的表达水平。图的下半部分显示了如何表示这些数据，本例中的示例是在来自小鼠脾脏的B细胞样本上表达的两种表面免疫球蛋白，IgM和IgD。这两种免疫球蛋白用不同颜色的染料标记。当只分析一种分子的表达（IgM或IgD）时，数据通常以峰图的形式显示，如下图左侧所示。峰图显示表示单个测量参数（如大小、粒度、荧光强度）的细胞分布。当测量每个细胞的两个或多个参数（IgM和IgD）时，数据可以使用各种二维图来展示，如下图右侧所示，所有四个图代表相同的数据，在每种情况下，水平轴代表IgM荧光强度，垂直轴代表IgD荧光强度。双色图比柱状图提供更多的信息，例如，它们允许识别"两种颜色都亮""一种颜色暗，另一种颜色亮""两种颜色都暗""两种颜色都为负"等的单元格。图中左下部分的点簇代表不表达免疫球蛋白的细胞，大多数是T细胞。标准散点图（左上角）为每个测量荧光的细胞放置一个点。这种格式对于识别位于主要组之外但在包含大量相同类型单元格的区域中趋于饱和的单元格很有效。显示这些数据的第二种方法是彩色点图（左下角），它使用颜色密度来表示高密度区域。轮廓图（右上角）绘制5%的"概率"轮廓，绘制的轮廓线表示每个连续5%的细胞群体；这种格式提供了高密度和低密度区域的最佳单色可视化效果。右下角的图是一个5%的概率等值线图，它也将外围单元格显示为点。

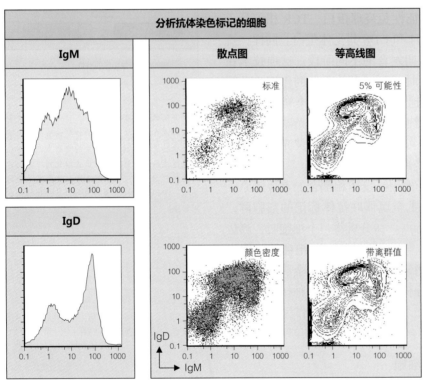

A – 20 同种类 T 细胞系的分离

　　T 细胞的特异性和功能分析在很大程度上依赖于对 T 细胞单克隆群体的研究，主要分为四种不同的方式——T 细胞杂交、克隆 T 细胞系、T 细胞肿瘤和有限稀释培养。与 B 细胞杂交瘤相似（见第 A–7 节），能由特异性抗原诱导增殖的正常 T 细胞可以与恶性 T 细胞淋巴瘤系融合产生 T 细胞杂交系。该杂交系表达正常的 TCR，但增殖能力来自淋巴瘤细胞。T 细胞杂交系可以克隆产生大量具有相同 TCR 的细胞群。受到其特异性抗原刺激时，这些细胞可以释放细胞因子，如 T 细胞生长因子 IL-2。检测这些细胞因子的产生可以评价 T 细胞杂交系的抗原特异性。

　　T 细胞杂交系是极好的分析 T 细胞特异性的工具，原因是它们在悬浮培养中很容易生长。但其不足之处在于：①由于它们一直处于分裂状态，所以不能用来分析抗原对特异性 T 细胞增殖的调控作用；②由于它们会形成肿瘤，T 细胞杂交系也不能转移到动物中进行体内功能测试；③T 细胞杂交系的功能分析还会被其伴侣肿瘤细胞影响。因此，T 细胞的生长调节和 T 细胞的效应功能，必须用 T 细胞克隆进行研究。这些来源于多种 T 细胞培养的克隆细胞系是具有单一类型和抗原特异性的 T 细胞，称为 T 细胞系，其生长依赖于用特定抗原的周期性再刺激，并且依赖于经常性的 T 细胞生长因子的添加（图 A.23）。T 细胞克隆需要定期用抗原重新刺激，相较于 T 细胞杂交系更烦琐，但因为它们的生长取决于特定的抗原识别，所以它们保持了抗原特异性，而在 T 细胞杂交系中抗原特异性经常丢失。克隆的 T 细胞株可用于研究体外和体内的效应功能。此外，T 细胞增殖是克隆选择的一个重要方面，只能在克隆的 T 细胞系中进行检测。而 T 细胞系的生长依赖于抗原识别。因此，两种单克隆 T 细胞系（T 细胞杂交和抗原依赖性 T 细胞克隆）在实验研究中具有重要的应用价值。

　　由于还没有找到合适的融合肿瘤细胞来制造 T 细胞杂交系，因此人类 T 细胞的研究很大程度上仍然依赖于 T 细胞克隆。Jurkat 是一种人类 T 细胞淋巴瘤细胞系，因其抗原受体与抗受体的单克隆抗体交联时分泌 IL-2 而被广泛研究。与 T 细胞杂交系相同，Jurkat 细胞系最有趣的特征之一是它在 TCR 交联时停止生长。这使得缺乏受体或有信号转导途径缺陷的突变体可以通过加入抗受体的抗体培养、筛选那些继续生长的细胞。因此，T 细胞肿瘤、T 细胞杂交系和克隆的 T 细胞系在实验免疫学中都有重要的应用。

　　最后，通过有限稀释（见第 A-21 节）可以将任何来源的原代 T 细胞分离为单个的抗原特异性细胞，而不是先建立一个混合的 T 细胞系再分离出衍生克隆亚群。在 T 细胞系的生长过程中，特定的 T 细胞克隆往往可以主宰培养，以至于影响对原始样品的数量和特异性的了解，而直接克隆原代 T 细胞可以避免这种人为影响。

A-21　有限稀释培养

　　在很多情况下，确定特异性抗原激活淋巴细胞（特别是 T 细胞）的频率以测量个体对特定抗原的反应效率非常重要，这也可以确定特定免疫记忆建立的程度。有许多方法可以做到这一点，例如直接检测 TCR 的特异性，或检测细胞因子分泌或细胞毒性来明确细胞的某些特定功能。

　　淋巴细胞群体的应答可以总体反映免疫应答的强度，有限稀释培养法可以测定淋巴细胞对指定抗原做出应答的概率。这种方法利用的是泊松分布分析，这是一个描述对象如何随机分布的统计函数。例如，当一份异质性 T 细胞样本被均分到一系列培养孔中时，一些孔里

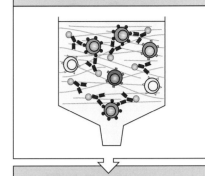
杂合的淋巴细胞与结合了磁性粒子或磁珠的抗体混合，然后加在铁丝网上

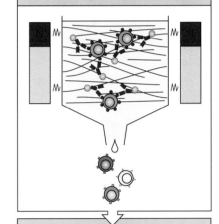
当施加磁场时，结合细胞黏附在铁丝网上；未标记的细胞被清除

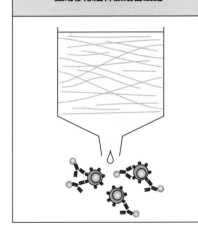
磁场移除后释放结合细胞

图A.22　顺磁性粒子或磁珠结合的抗体可以分离淋巴细胞亚群
某种表达于特定细胞表面并与顺磁性粒子或磁珠结合的小鼠单克隆抗体与杂合的淋巴细胞混合后，加在柱子中的铁丝网上。当施加磁场后，结合了抗体的细胞吸附在铁丝网上，而没有结合抗体的细胞被清除，这些细胞由于不表达目标分子而被阴性选择。除去磁场后，结合的细胞被释放出来，它们存在抗体识别的抗原称为阳性选择。

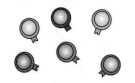

免疫动物的T细胞由不同种类的细胞组成

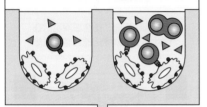

将T细胞与APC和抗原一起培养。抗原特异性T细胞增殖，而不识别抗原的T细胞不增殖

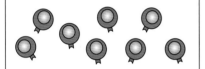

通过有限IL-2的稀释培养，可以克隆抗原特异性T细胞

图A.23 克隆T细胞系的产生

来自免疫供体的T细胞包含具有不同特异性的细胞混合物，由抗原和APC激活。通过有限T细胞生长因子IL-2的稀释（见第A-21节）培养单个应答细胞，该因子选择性地刺激反应细胞增殖。从这些单细胞中，鉴定出抗原特异性克隆株，并可通过用抗原、APC和IL-2培养。

面没有抗原特异性的T细胞，而另外一些孔里是对某一种抗原或两种抗原具有特异性的T细胞，依此类推。这些孔里的T细胞能被特异性抗原、APC和生长因子所激活。在培养一段时间使T细胞生长和分化后，再检测每个孔中T细胞对抗原的应答，如细胞因子的释放或对特定靶细胞的杀伤能力等（图A.24）。这个分析需要设定多个剂量组进行重复测定。将没有应答的孔所占比例取对数值与每孔中的初始细胞数单元绘制成图表。如果样品是单一类型、只识别一种特异性抗原的T细胞，获得的应答则具有唯一性，就可以得到一条直线。从图表中的泊松分布来看，当阴性孔的比例为37%时，平均每个孔里具有一个抗原特异性细胞。因此，抗原特异性细胞在整个群体中出现的概率等于当37%的孔为阴性时每个孔中细胞数量的倒数。在抗原激活细胞以后，抗原特异性细胞出现的概率大幅上升，提示了抗原特异性细胞的增殖。同样，有限稀释培养法也适用于测量B细胞对特定抗原产生应答的概率。

图A.24 特异性淋巴细胞出现的概率可用有限性稀释法测定

将来自正常或免疫小鼠的各种数量的淋巴细胞添加到单个培养孔中，用抗原和APC或多克隆有丝分裂原刺激并添加生长因子。几天后，测试这些细胞对抗原的特异性反应，如对靶细胞的细胞毒性杀伤。最初包含特定T细胞的每孔都会对其目标做出反应，并且从泊松分布可以确定，当37%的孔为阴性时，培养开始时平均每个孔包含一个特定T细胞。在示例中，对于未免疫小鼠，每孔加入16万个T细胞使37%的孔为阴性，因此抗原特异性T细胞出现的概率为1/16万。当小鼠接受免疫后，仅添加1100个T细胞时，37%的孔为阴性，因此免疫后特异性T细胞出现的概率为1/1100，反应性细胞增加150倍。

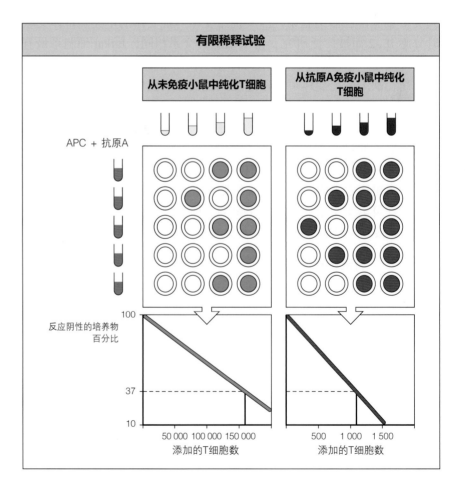

有限稀释试验

从未免疫小鼠中纯化T细胞

从抗原A免疫小鼠中纯化T细胞

APC + 抗原A

反应阴性的培养物百分比

添加的T细胞数

添加的T细胞数

A-22 酶联免疫斑点试验

ELISPOT 试验是一种改进后的 ELISA 抗原捕获实验（见第 A-4 节），它是检测 T 细胞应答频率和细胞因子产生的重要方法。其原理是用目的抗原刺激 T 细胞群体，然后使其沉淀在被包被的待测细胞因子抗体的塑料板上（图 A.25），活化的 T 细胞分泌的细胞因子能被塑料板上包被的抗体捕获，除去细胞后，加入抗细胞因子二抗即可显示结合在激活 T 细胞周围的细胞因子环（"斑点"），ELISPOT 实验的名称也由此得来。通过计数每个斑点并结合最初添加到板上的 T 细胞数量，可以很容易地计算出 T 细胞分泌特定细胞因子的频率。ELISPOT 也可用于检测 B 细胞分泌的特异性抗体，即通过抗原包被的塑料板表面去捕获特异性抗体和标记的抗免疫球蛋白以检测结合的抗体。

A-23 基于细胞因子产物或转录因子表达鉴定 T 细胞亚群

在单细胞水平上检测细胞因子面临的一个问题是细胞因子被 T 细胞分泌到周围介质中后，会丢失与原始细胞的所有联系。目前已有三种方案可以确定细胞产生的细胞因子谱。第一种方法是胞内细胞因子染色（图 A.26），这依赖于使用代谢毒物抑制蛋白质在细胞内运输的作用，使细胞因子积聚在细胞的内质网和囊泡内。随后，使用温和的洗涤剂使细胞固定并增加其通透性，使得抗体可进入这些细胞内的小室以检测细胞因子。这种方法可以同时对 T 细胞的其他标记物进行染色，因此可以很容易地测定特定 T 细胞（如产生 IL-10 的 CD25$^+$ CD4$^+$ T 细胞）的比例。

在第二种细胞因子捕获方法中，待分析的细胞在实验过程中不被杀死。该技术将来自不同抗体的重链和轻链结合在一起，得到一个嵌合抗体分子，其抗原结合位点识别不同的配体（图 A.27）。用于检测细胞因子表达的双特异性抗体中，一个抗原结合位点特异性识别 T 细胞表面标志物，另一个则特异性识别待检测的细胞因子。双特异性抗体通过细胞表面标记物的结合位点与 T 细胞结合，使细胞因子结合位点游离。如果 T 细胞分泌特定的细胞因子，它就会在从细胞表面扩散之前被结合抗体捕获。然后，可以通过向细胞中添加荧光标记的抗细胞因子特异性二抗来检测。

第三种方法是利用细胞因子基因报告小鼠来识别产生特定细胞因子的 T 细胞。在小鼠中，将编码容易被检测到的蛋白质（"报告蛋白"）的 cDNA 克隆插入目标细胞因子基因，形成以靶基因 3' UTR

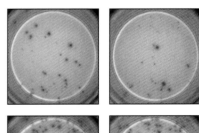

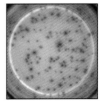 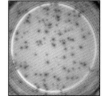

图A.25　可用ELISPOT实验测定T细胞分泌细胞因子的比例

ELISPOT试验是ELISA试验的一种衍生版，用包被在塑料板表面的抗体捕获单个T细胞分泌的细胞因子。细胞因子特异性抗体与塑料组织培养孔的表面结合后，除去未结合的抗体（第一张图）。然后将活化的T细胞加入孔中并沉降到抗体涂覆的表面上（第二张图）。如果T细胞分泌适当的细胞因子，抗体分子就会捕捉到T细胞周围的抗体分子（第三张图）。将T细胞移除后，使用酶标记的针对同一细胞因子的二抗检测特异性细胞因子。当该抗体结合时，可形成有色反应产物（第四张图）。每一个最初分泌细胞因子的T细胞都会产生一个斑点，这就是该实验命名的由来。在最后一组中显示了不同刺激下分泌IFN-γ的T细胞的ELISPOT测定结果。在这个例子中，来自干细胞移植受体的T细胞接受对照肽（上面两个图）或巨细胞病毒肽的处理（下面两个图）。可以看出，在底部两个图中存在更多数量的斑点，这清楚地表明患者T细胞能够响应病毒肽刺激并产生IFN-γ。照片由S. Nowack提供。

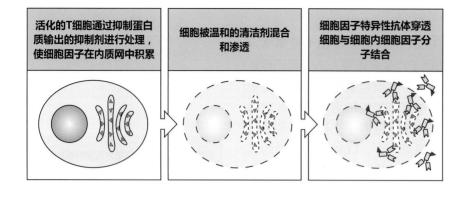

图A.26 细胞因子染色可鉴别出分泌细胞因子的细胞

细胞因子在细胞内积聚后，荧光染料标记的抗体可用于检测活化T细胞分泌的细胞因子。通过处理活化的T细胞抑制其蛋白质分泌，细胞因子分子积聚到足够高的浓度以进行有效检测。在这种处理过的细胞中，指定分泌的蛋白质被保留在内质网中（左图）。然后固定这些处理过的细胞，使细胞内和细胞膜内的蛋白质交联，这样当细胞在温和的洗涤剂（中图）中溶解细胞膜而通透时，这些蛋白质不会丢失。荧光染色抗体现在可以进入通透细胞并与细胞内的细胞因子结合（右图）。以这种方式进行细胞标记，还可以用结合细胞表面蛋白质的抗体标记，以确定T细胞分泌特定细胞因子的亚群。

– IRES – 报告基因形式的小鼠转基因序列。IRES 序列可从与编码细胞因子相同的 mRNA 中翻译报告蛋白，因此，报告蛋白只有在细胞因子 mRNA 表达时才产生（图 A.28）。这种应用中常见的报告蛋白是荧光蛋白，如 GFP。通常插入的 GFP 包含一个点突变以提高其作为实验目的的光谱特性。这类 GFP 称为"增强型 GFP"，或简称"eGFP"。eGFP 可以通过流式细胞仪或在荧光显微镜下利用常用的检测荧光染料 FITC 的设置条件进行检测。由于这些荧光蛋白的广泛用途，人们已经利用基因工程技术将 GFP 原蛋白进行改造而获得了许多衍生物。每种衍生物都有不同的荧光特性，因此能够被特异性识别，它们还可被联合使用，在同一时间提供多种细胞因子的信息（图 A.29）。

检测 T 细胞亚群中细胞因子表达的技术已被用于检测 T 细胞和其他淋巴细胞表达的转录因子，这为识别功能淋巴细胞亚群提供了一种替代方法。例如，应用谱系定义型的转录因子的特异性抗体来标记通透处理后的细胞。如上所述，对于细胞内细胞因子染色，可以通过流式细胞术或免疫荧光显微术检查。各种表达报告基因的小鼠品系也已经被开发出来，在这些小鼠中，编码转录因子的基因位点经改造后表达

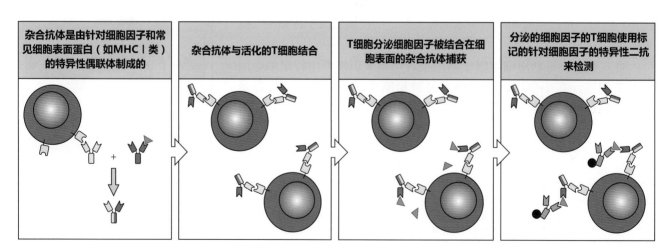

图A.27 含有细胞特异性和细胞因子特异性结合位点的杂合抗体可用于测定活细胞分泌的细胞因子，并纯化分泌特定细胞因子的细胞

杂合抗体可以通过将来自不同特异性的抗体的重链和轻链配对在一起，例如针对MHC I类分子的抗体和针对细胞因子如IL-4的抗体（第一张图）。然后将杂合抗体加入到活化的T细胞群中，并通过MHC I类结合臂（第二张图）与每个细胞结合。如果群体中的一些细胞分泌IL-4，则其被杂合抗体的细胞因子特异性臂捕获（第三张图）。细胞因子的存在继而可以用荧光标记的二抗检测，例如使用荧光标记的二抗特异性结合同一细胞因子，但与杂交抗体结合的位点不同（最后一张图）。标记细胞用流式细胞术分析或用荧光激活细胞分选仪（FACS）分离，或者通过耦联到磁珠上的第二种细胞因子特异性抗体，将产生细胞因子的细胞分离出来。

图A.28 细胞因子基因敲入报告小鼠可在体内追踪表达细胞因子的细胞

为了在完整的动物中识别表达特异性细胞因子的细胞，通过同源重组修饰编码细胞因子的基因（图A.44和第A-35节）。将内部核糖体进入位点（IRES）和荧光蛋白基因如eGFP插入到细胞因子基因的最后一个外显子的3'端，并处于细胞因子蛋白终止密码子的下游以及mRNA转录终止和多腺苷酸化信号（poly-A位点）的上游。IRES元件允许核糖体在mRNA的内部位置启动第二个蛋白编码序列的翻译。当修饰位点被转录剪接形成成熟的mRNA时，完整的细胞因子蛋白和荧光报告蛋白（如eGFP）从同一转录本中产生，从而使通过流式细胞式检测的细胞因子表达细胞的鉴定和表征成为可能。

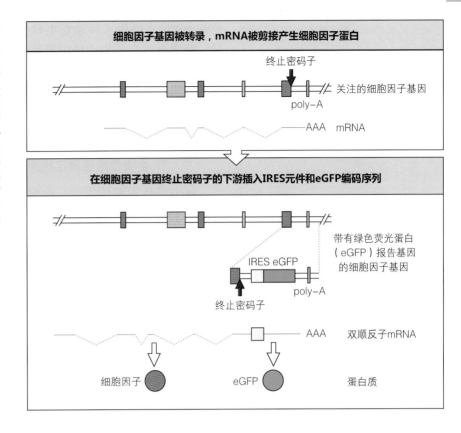

荧光蛋白，如 eGFP 蛋白。对于这两种方法，利用转录因子识别淋巴细胞亚群的优点是不需要在抗体染色前刺激细胞或评估报告蛋白的表达，因为谱系定义型转录因子是由细胞型表达的。因此，这些方法已被广泛用于通过显微镜在完整组织中观察 T 细胞和其他淋巴细胞亚群。

A-24 利用抗原肽：MHC 四聚体鉴定 T 细胞受体特异性

多年来，免疫学家一直无法直接通过特异性受体识别抗原特异性 T 细胞。外来抗原不能直接用于识别 T 细胞。与 B 细胞不同，T 细胞不能单独识别抗原，而是识别与自身 MHC 分子结合的抗原肽复合物。此外，TCR 和抗原肽：MHC 复合物相互作用的亲和性在实际过程中非常低，以至于试图用它们的特异性抗原肽：MHC 复合物来标记 T 细胞经常失败。通过制备抗原肽：MHC 复合物多聚体，可以增加其相互作用的亲合力，这个技术思路使得标记抗原特异性 T 细胞的想法得以实现。

细菌酶 BirA 可以识别特定的氨基酸序列，从而将抗原肽生物素化。含有该靶序列的重组 MHC 分子被用来合成抗原肽：MHC 复合物，然后进行生物素化。亲和素或链霉亲和素（来源于细菌的一种亲和素类似物）有四个位点可与生物素以极高的亲和力相结合。将生物素化的抗原肽：MHC 复合物与亲和素或链霉亲和素混合后形成一个抗原肽：MHC 四聚体（由四个抗原肽：MHC 复合体结合一个单个的链霉亲和素分子而形成，图 A.30）。通常情况下，链霉亲和素部分被荧光标记，以检测那些能够结合抗原肽：MHC 四聚体的 T 细胞。

抗原肽：MHC 四聚体已被用来鉴定抗原特异性 T 细胞的群体，如

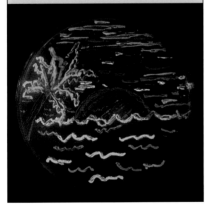

图A.29 荧光蛋白有多种颜色可供选择
GFP的衍生物和红荧光珊瑚蛋白可以产生8种不同的荧光颜色。用表达每种荧光蛋白的细菌菌株绘制海滩场景。由Roger Tsien提供。

急性 EB 病毒感染（传染性单核细胞增多症）患者特征性 T 细胞的数量，结果显示在感染个体中高达 80% 的外周 T 细胞可特异地识别单个抗原肽：MHC 四聚体。这项技术同样可以用于对 HIV 患者或巨细胞病毒感染者的抗原特异性 T 细胞进行长期示踪分析。这些制剂在鉴别哪些细胞对非经典的 MHC Ⅰ 类分子响应是很重要的，例如对 HLA-E 或 HLA-G 分子的结果显示，它们是被 NK 细胞受体的亚型所识别的。

A-25 生物传感器测定抗原受体与其配体的结合和解离率

研究受体与配体的相互作用面临两个重要问题，即这种相互作用的结合强度或亲和性如何，以及结合和解离的速率是多少？这些参数通常需使用纯化的蛋白质进行评估。天然状态下这些受体是完整的膜蛋白，它们的可溶性形式可通过截短这些蛋白质消除其跨膜结构域来制备。使用这些纯化的蛋白质时，结合率可以通过配体与固定在镀金玻璃载玻片上的受体的结合来测量，并使用表面等离子体共振（surface plasmon resonance，SPR）的现象来检测结合（图 A.31）。对表面等离子体共振的完整解释超出了这本书的范围，因为它基于先进的物理和量子力学原理。简而言之，它依赖于从镀金玻璃载玻片表面反射的一束光的总内部反射来实现的。当光被反射时，它的能量激发了金涂层中的电子，这些被激发的电子受到所有与玻璃涂层表面结合的分子电场的影响。与表面结合的分子越多，对受激电子的影响就越大，这反过来又会影响反射光。因此，反射光成为与载玻片镀金表面结合的原子数量的敏感量度。当纯化后的受体被固定在镀金玻璃载玻片表面，制成生物传感器"芯片"。在该表面流动含有配体的溶液时，配体可以与受体结合直至其达到平衡（图 A.31）。如果配体随后被洗掉，则可以很容易地追踪受配体的解离，并计算解离速率。然后可以在芯片上流动不同浓度配体的新溶液，并再次测量结合率。在此实验中，结合率可以用多种方法计算。最简单的方法是用结合率和解离率的比值对亲合力做出估计。通过测量不同浓度配体的结合率可以得到更准确的估计。通过测量平衡时的结合率，斯卡查德图（Scatchard plot）可以测定受体与配体相互作用的安全性。

A-26 淋巴细胞增殖实验

在适应性免疫应答中发挥作用的少量抗原特异性淋巴细胞在分化为功能性效应细胞之前必须进行大量增殖，以获取足够的特异性效应

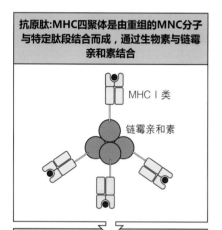

抗原肽:MHC四聚体是由重组的MNC分子与特定肽段结合而成，通过生物素与链霉亲和素结合

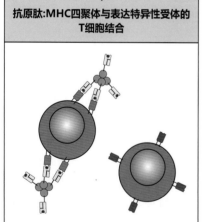

抗原肽:MHC四聚体与表达特异性受体的T细胞结合

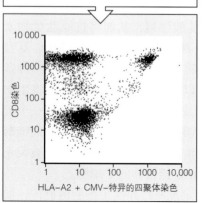

图A.30 抗原肽:MHC复合物与链霉亲和素结合形成四聚体，能够染色抗原特异性T细胞

抗原肽:MHC四聚体由重组:MHC复合物组成，其中包含一个确定的肽表位。含有生物素的MHC分子可以化学合成，但通常重组MHC重链与细菌的生物素化序列相连，后者用于向MHC分子中添加单个生物素基团。链霉亲和素是一个四聚体，每个亚基有一个生物素的单一结合位点。因此，链霉亲和素:肽:MHC复合物形成抗原肽:MHC复合物的四聚体（上图）。尽管TCR与单个抗原肽:MHC配体结合亲和力不稳定，但四聚物能够使受体更多的抗原肽:MHC复合物同时绑定到特定的TCR-抗原肽:MHC复合物（中图）。通常情况下，链霉素亲和素分子与氟铬耦联，这样与T细胞的结合就可以通过流式细胞术进行监测。在下图所示的例子中，T细胞被CD3和CD8特异性抗体以及含有巨细胞病毒肽的HLA-A2分子四聚体同时染色。只显示CD3⁺细胞，纵轴显示CD8染色，横轴显示四聚体染色。图左下角CD8⁻细胞（多数为CD4⁺）未见特异性四聚体染色，而右上方CD8⁺细胞体积也未见四聚体染色。然而，可以清楚地看到右上角四聚体阳性CD8⁺细胞的离散群体，约占CD8⁺细胞总数的5%。数据由G. Aubert提供。

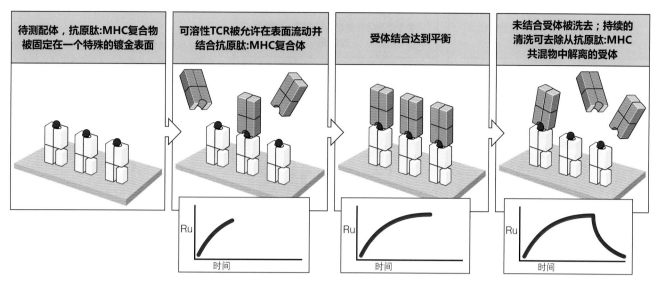

待测配体，抗原肽:MHC复合物被固定在一个特殊的镀金表面	可溶性TCR被允许在表面流动并结合抗原肽:MHC复合体	受体结合达到平衡	未结合受体被洗去；持续的清洗可去除从抗原肽:MHC共混物中解离的受体

图A.31　利用生物传感器可以实时测量受体与配体之间的相互作用

生物传感器能够通过对偏振光光束在芯片表面的总内反射的间接影响来测量分子在镀金玻璃芯片表面的结合。反射光角度和强度的变化是用共振单位（Ru）来测量的，并在"传感图"中绘制出与时间的关系。根据要分析的受体–配体对的确切性质，可以将受体或配体固定在芯片表面。如图所示，抗原肽:MHC复合物被固定在这样的表面（第一张图）。溶液中的TCR在表面流动，并与固定抗原肽:MHC复合物结合（第二张图）。当T细胞与受体结合时，传感图（主图下方的插图）反映了蛋白质结合量的增加。当结合达到饱和或平衡状态时（第三张图），传感图显示平台期，因为没有更多的蛋白质结合。此时，可以洗去未结合的受体。随着持续冲洗，结合的受体开始解离并在洗涤液的流动中除去（最后一张图）。此时传感图显示出一个下降的曲线，反映了受体和配体的解离速率。

细胞。因此，诱导淋巴细胞增殖的问题是研究中的核心问题。然而，检测正常淋巴细胞对特异性抗原的反应是很困难的，因为只有小部分细胞会被刺激分裂。某些物质诱导多种或全部淋巴细胞增殖，对淋巴细胞培养有重要的促进作用。这些物质在许多不同特异性或克隆起源的淋巴细胞中诱导有丝分裂，因此被统称为多克隆有丝分裂原。T细胞和B细胞受不同多克隆有丝分裂原刺激（图A.32）。多克隆有丝分裂原在本质上似乎具有与抗原相同的生长反应机制。淋巴细胞通常作为静止细胞存在于细胞周期的G_0期。当受到多克隆有丝分裂原刺激时，它们迅速进入G_1期，并在细胞周期中增殖。在大多数研究中，检测淋巴细胞增殖最简单的方法是将^3H–胸苷掺入DNA中。该实验用于临床评估受诊的免疫缺陷患者的淋巴细胞应对非特异性刺激时的增殖能力。

不使用放射性同位素而检测淋巴细胞增殖的一种替代方法是荧光分析法，可由FACS进行。在该实验中，将淋巴细胞与荧光染料如羧基荧光素琥珀酰亚胺酯（CFSE）一起孵育。这种染料一旦进入细胞质，就可与蛋白质的赖氨酸残基共价结合。每次细胞分裂时，CFSE的数量就会减半，这是因为每个子细胞都得到了一半的CFSE标记蛋白。当一个细胞群分裂时通过流式细胞仪（FACS）分析，可以检测到CFSE荧光峰，其中每个峰值代表经过一定分裂代数的细胞（图A.33）。该方法可以检测多达7～8个细胞分裂代数，之后CFSE荧光将无法检测。

一旦利用多克隆有丝分裂原的增殖反应作为检测手段对淋巴细胞培养实验进行优化，就有可能通过测量T细胞供体先前免疫过的抗原对^3H–胸腺嘧啶核苷的反应来检测培养液中的抗原特异性T细胞的增

丝裂原	作用的细胞
植物血凝素（PHA）（红芸豆）	T细胞
刀豆蛋白A（ConA）（刀豆）	T细胞
商陆丝裂原（PWM）（商陆）	T细胞和B细胞
脂多糖（LPS）（大肠埃希菌）	B细胞（鼠）

图A.32　许多植物来源的多克隆有丝分裂原在组织培养过程中刺激淋巴细胞增殖

许多有丝分裂原被用来检测人类外周血淋巴细胞增殖的能力。

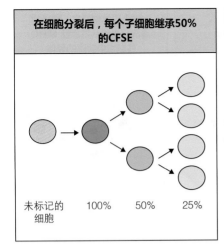

在细胞分裂后，每个子细胞继承50%的CFSE

未标记的细胞　100%　50%　25%

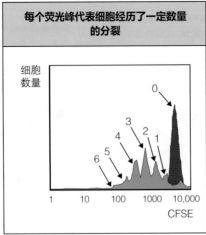

每个荧光峰代表细胞经历了一定数量的分裂

细胞数量

CFSE

图A.33　基于CFSE稀释的流式细胞术检测细胞增殖
首先将细胞与荧光染料如羧基荧光素琥珀酰亚胺酯（CFSE）共孵育。这种染料可进入细胞，一旦进入细胞质，就会与细胞蛋白上的赖氨酸残基共价偶联。每次细胞分裂时，CFSE的量被稀释一半，因为每个子细胞都继承了一半CFSE标记的蛋白质。细胞分裂可以通过流式细胞术进行分析，其中CFSE荧光直方图显示一系列的峰值，每个峰值代表细胞分裂数固定的细胞。在最佳条件下，本实验最多可检测到7～8个细胞分裂，之后CFSE荧光将无法检测。

殖（图 A.34）。这是评估免疫后 T 细胞反应最常用的方法，但它不能表明反应性 T 细胞的功能，必须通过功能测定来确定（如第 A-28 和第 A-29 节所述）。

A-27 凋亡检测

凋亡细胞可通过 TUNEL（TdT 依赖性 dUTP- 生物素缺口末端标记）染色来检测。在该技术中，通过使用酶末端脱氧核苷酸转移酶（TdT），使凋亡细胞中产生的 DNA 片段的 3' 端被生物素耦联的尿苷标记，然后再用酶标记的链霉亲和素蛋白检测生物素，当这种酶的无色底物被添加到组织切片或细胞培养物中时，它只会在凋亡的细胞中产生一种有颜色的沉淀物（图 A.35）。

实验动物细胞凋亡的检测常采用其他方法。一种简单的方法是用荧光标记的蛋白质 Annexin V 标记细胞。这种蛋白质对磷脂酰丝氨酸（PS，一种特殊的膜磷脂）有很高的亲和力。在正常细胞中，PS 只存在于质膜的内小叶上，因此不能与在细胞外的 Annexin V 结合；当细胞凋亡时，PS 被转运到细胞外表面，则可以与荧光标记的 Annexin V 结合，然后可通过 FACS 检测（图 A.36）。Annexin V 染色常与活性染料如碘化丙啶（PI）或 7- 氨基放线菌素 D（7-AAD）配合使用，这两种染料与 DNA 结合时会发出荧光，但在细胞膜完整性丧失之前无法进入活细胞或凋亡细胞。因此，当与 Annexin V 结合时，凋亡早期阶段的细胞可被识别为 Annexin V 阳性和 PI/7-AAD 阴性，而凋亡晚期细胞则同时为 Annexin V 阳性和 PI/7-AAD 阳性。

另一种通过流式细胞术检测凋亡细胞的灵敏方法是检测活化的 caspase 3，这是一种半胱氨酸蛋白酶，在

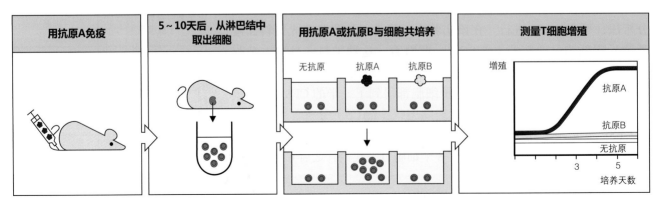

图A.34　抗原特异性T细胞增殖常被用作T细胞应答的检测手段
当来源于小鼠或人类的被抗原A免疫的T细胞暴露于抗原A和APC时，T细胞就会发生增殖，但当与宿主未免疫的无关抗原（抗原B）一起培养时T细胞不会增殖。通过将³H-胸腺嘧啶掺入主动分裂细胞的DNA中并对其定量，可以评估细胞的增殖。抗原特异性增殖是特异性CD4⁺T细胞免疫的一个标志。

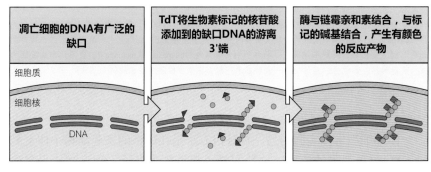
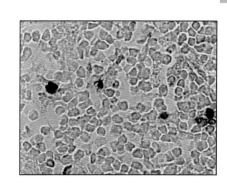

图A.35　在TUNEL实验中，通过末端脱氧核苷酸转移酶（TdT）标记片段DNA，提示凋亡细胞

当细胞经历程序性细胞死亡或凋亡时，它们的DNA就会分裂（第一张图），TdT能够将核苷酸添加到DNA片段的末端，通常添加生物素标记的核苷酸（dUTP）（第二张图）。生物素化的DNA可以通过链霉亲和素检测，链霉亲和素与生物素结合，然后与酶偶联结合，将无色底物转化为不溶性的有色产物（第三张图），用光学显微镜可以检测到这种被染色的细胞，如图所示，胸腺皮质凋亡细胞（染色红色），图片由R. Budd和J. Russell提供。

凋亡细胞死亡程序的执行阶段起作用。胱天蛋白酶原3最初是由细胞以一种叫作胱天蛋白酶原的非活性前体形式合成的。当细胞凋亡时，胱天蛋白酶原3被分裂成两个亚基形成二聚体，成为有活性的caspase 3。现在已经研发出只检测活化的caspase 3的抗体，这些抗体经荧光耦合后可以用来检测已经被固定并透膜的凋亡细胞（图 A.37）。

A－28　细胞毒性 T 细胞的检测

活化的 CD8⁺ T 细胞通常杀死任何表达它们所识别的特定抗原肽：MHC Ⅰ 类分子的细胞，因此，CD8⁺ T 细胞功能可以用最简单、最快速的 T 细胞生物测定法来测定，即 CTL 杀伤实验。这通常可以通过测定 ^{51}Cr 的释放来检测。其原理是活细胞会吸收放射性标记的铬酸钠（$Na_2{}^{51}CrO_4$），但不会自发释放，当这些标记细胞被杀死时，放射性的铬酸盐被释放出来而存在于靶细胞和 CTL 混合物的上清液中便可进行测量（图 A.38）。在类似的实验中，增殖的靶细胞（如肿瘤细胞）可以用 ^{3}H－胸苷标记，^{3}H－胸苷可掺入增殖细胞的 DNA 中，当受到 CTL 的攻击后，靶细胞的 DNA 迅速破碎并保留在滤液中，而大的、未破碎的 DNA 则可通过过滤器收集，从而可以测量这些片段的释放或者 ^{3}H－胸苷在染色体 DNA 中的保留情况。这些检测方法为检测 CTL 的活性提供了一种快速、灵敏和特异的方法。

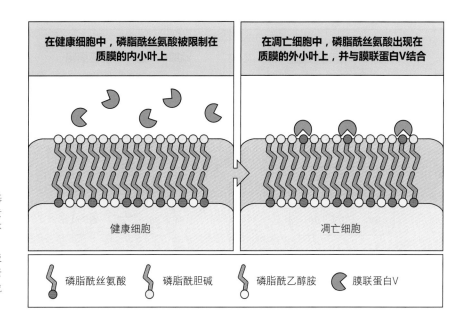

图A.36　膜联蛋白V检测凋亡细胞

在正常细胞中，膜磷脂磷脂酰丝氨酸的极性基团朝向细胞膜的胞质面。当细胞凋亡时，负责维持磷脂酰丝氨酸极性的酶，称为翻转酶，不再活跃。结果，磷脂酰丝氨酸变得随机定向，许多分子在细胞膜的细胞外表面暴露它们的极性基团。膜联蛋白V与暴露的磷脂酰丝氨酸紧密结合，如果荧光标记膜联蛋白V，可用于流式细胞仪检测凋亡细胞。

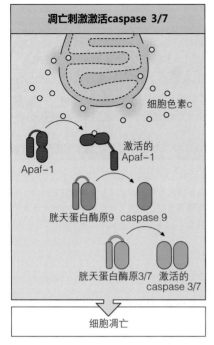

凋亡刺激激活caspase 3/7

激活的 Apaf-1

Apaf-1

胱天蛋白酶原9 caspase 9

胱天蛋白酶原3/7 激活的 caspase 3/7

细胞凋亡

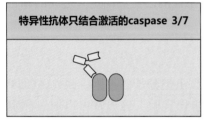

特异性抗体只结合激活的caspase 3/7

图A.37　通过细胞内染色检测凋亡细胞的胱天蛋白酶活性

凋亡早期细胞色素c从线粒体中释放出来，细胞色素c与Apaf-1结合，导致胱天蛋白酶原9被切割成活性caspase 9。caspase 9然后切割胱天蛋白酶原3和胱天蛋白酶原7，产生它们的活性形式，即"刽子手"胱天蛋白酶，促进细胞死亡。抗体识别具有活性的caspase 3或caspase 7，但不识别这些酶的胱天蛋白酶原，因此可以通过检测相关抗体来判断正在凋亡的渗透性细胞。

体外细胞毒性实验的另一种替代方法是在完整的实验动物个体上测量 CTL 对靶细胞的杀伤，这种实验通常是在感染了一种已知能引起强烈 CTL 反应的病原体（如病毒）的小鼠上进行的。将靶细胞与抗原肽孵育，使抗原肽与靶细胞表面的 MHC Ⅰ类分子结合，然后用低浓度的荧光染料 CFSE（是一种可对活细胞进行荧光标记的细胞染色试剂）孵育这些细胞（图 A.26）。其中未给予抗原肽的对照细胞群与高浓度的 CFSE 孵育，可使这些细胞与含抗原的靶细胞区别开来，然后将两个细胞群以 1∶1 的比例混合，注射到实验动物体内 4 小时后，从动物体内提取脾脏细胞，用流式细胞仪（FACS）分析，根据两种 CFSE 标记细胞的比例来计算特异性靶细胞的裂解（图 A.39）。

A-29　CD4+T 细胞检测

CD4+T 细胞的功能是参与激活而非杀死携带特定抗原的细胞。CD4+T 细胞对 B 细胞或巨噬细胞的活化作用在很大程度上由细胞因子介导，这些细胞因子在 T 细胞识别抗原时释放。因此，CD4+T 细胞功能通常通过测量细胞因子释放的类型和数量来评价。因为各种效应 T 细胞释放不同数量和类型的细胞因子，所以可通过测量 T 细胞产生的蛋白质来推测它的潜在功能。

细胞因子可以通过其在细胞生长过程中的生物学活性来检测，在生物学活性测定中，细胞因子既可以作为生长因子，也可以作为生长抑制剂。一种更特异的检测方法是被称为捕获 ELISA 或夹心 ELISA 的改良版的 ELISA 法（见第 A-4 节）。在该实验中，细胞因子可通过检测其作为桥梁而介导两个针对这个细胞因子不同表位的单克隆抗体

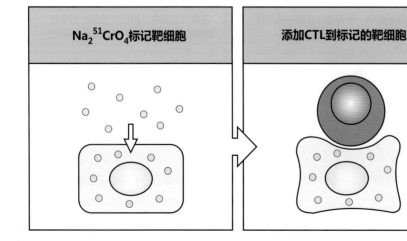

| Na₂⁵¹CrO₄标记靶细胞 | 添加CTL到标记的靶细胞 | 被杀死的细胞释放放射性铬 |

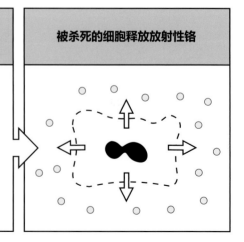

图A.38　CTL活性通常通过标记靶细胞释放铬来评估

靶细胞用放射性铬标记为Na₂⁵¹CrO₄，清洗以去除多余的放射性，并暴露于CTL。通过测量培养基中释放放射性铬来评估细胞破坏情况，靶细胞与CTL混合后的4小时内即可检测到。

图A.39　用CFSE标记靶细胞测定CTL活性

为了检测实验动物的CTL活性，将荧光染料CFSE标记的靶细胞注射感染了病毒的小鼠体内，第一组靶细胞与病毒肽预孵育，病毒肽与靶细胞上的MHC I 类分子结合，这组细胞用低浓度的CFSE标记；第二组细胞与对照（非病毒）肽孵育，并用高浓度的CFSE标记。这两组细胞以1 : 1的比例混合在一起，并注射到受感染的小鼠体内，4小时后处死小鼠，用流式细胞术对靶细胞进行分析，检测两种靶细胞的比例，提供了一种病毒肽化靶细胞特异性裂解的方法。

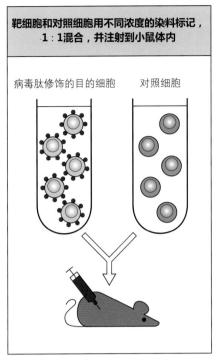

靶细胞和对照细胞用不同浓度的染料标记，1 : 1混合，并注射到小鼠体内

病毒肽修饰的目的细胞　　对照细胞

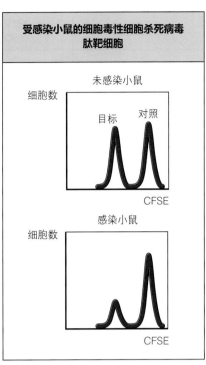

受感染小鼠的细胞毒性细胞杀死病毒肽靶细胞

未感染小鼠

细胞数

目标　　对照

CFSE

感染小鼠

细胞数

CFSE

结合的能力来定量。分泌细胞因子的细胞也可通过 ELISPOT 试验来检测（见第 A–22 节）。夹心 ELISA 和 ELISPOT 避免了细胞因子生物测定的一个主要问题，即不同细胞因子在生物测定中刺激相同反应的能力。生物测定必须始终通过中和针对细胞因子的单克隆抗体抑制反应来确认。另一种识别细胞所产生的特定细胞因子的方法是用荧光标记的抗该细胞因子的单克隆抗体对细胞进行染色，然后用流式细胞仪对其进行识别和计数（见第 A–23 节）。

　　还有一种检测细胞因子产生的方法是确定 T 细胞中相关细胞因子 mRNA 的数量，这可以通过原位杂交对单个细胞进行定位，也可以通过逆转录聚合酶链反应（RT-PCR）对细胞群体进行定量分析。逆转录酶是某些 RNA 病毒（如 HIV）用来将 RNA 基因组转化为 DNA 拷贝的一种酶。在 RT-PCR 中，从细胞中分离出 mRNA，通过逆转录酶在体外制备 cDNA 拷贝，然后使用特异性引物序列，选择性地通过 PCR 扩增所需的 cDNA。当 PCR 反应产物在琼脂糖凝胶上进行电泳时，扩增出的 DNA 可以显示为一个特定大小的条带，扩增的 cDNA 序列的数量将与其 mRNA 的表达水平成正比，受到刺激的 T 细胞产生一种特定的细胞因子时，将产生大量的该细胞因子的 mRNA，因此 RT-PCR 扩增产物中 将相应地包含大量这些 mRNA 所对应的 cDNA。mRNA 的水平通常通过与所有细胞均表达的"管家基因"产生的 mRNA 的 RT-PCR 结果进行比较来进行相对定量分析。

A–30　保护性免疫力的转移

　　病原体的保护性免疫可能包括体液免疫、细胞免疫或两者共同发挥作用。在实验动物研究中（如近交系小鼠），保护性免疫可以通过血清或淋巴细胞从免疫供体动物转移到未免疫的同源受体（即遗传背景相同的动物）。如果可以通过血清的转移来提供对感染的保护，则该免疫是由循环抗体提供的，称为体液免疫。抗血清或纯化抗体的免疫转移可保护机体免受许多病原体和毒素（如破伤风和蛇毒）的侵害（图 A.40）。然而，尽管这种保护可立即发挥作用，但这种保护是短暂的，只有在被转移的抗体在受体体内保持活性的情况下才能持久存在，因此，这种转移称为被动免疫，以区别于能提供持久免疫的抗原主动免疫。被动免疫的一个缺点是受体可能对用于转移免疫的抗血清产生免疫应答。马血清或羊血清是人类常用的抗蛇毒液来源，反复给药可能导致血清病（见第 14–5 节）。如果受体对外来血清过敏，则会导致过敏反应（见第 14–10 节）。

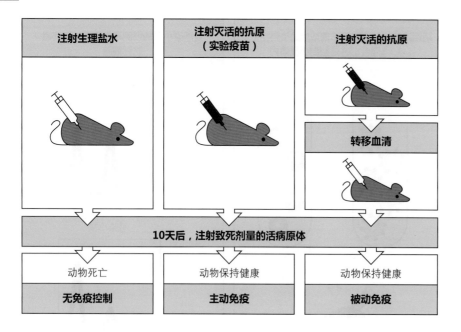

图A.40　动物接种疫苗后体内存在保护性免疫的实验研究

小鼠注射实验疫苗如热杀灭的病原体，或对照品如盐溶液，然后对不同的群体进行致命性或致病性剂量的实验，或以无关的病原体作为特异性对照（未显示）。未接种疫苗的动物死亡或严重感染（左图）。成功的免疫接种被认为是免疫小鼠免受实验病原体感染的特殊保护，称为主动免疫，这个过程称为主动免疫接种（中图）。如果这种免疫保护可以从免疫供体转移到具有血清的正常同基因受体，那么免疫是由抗体介导的，这种免疫称为体液免疫，而这一过程称为被动免疫（右图）。如果只有将免疫供体的淋巴细胞注入正常的同基因受体才能转移免疫，那么免疫就称为细胞免疫和免疫转移。这一过程称为过继转移或过继免疫（未显示）。被动免疫是短暂的，因为抗体最终被降解，但是过继转移的免疫功能是由免疫细胞介导的，免疫细胞可以存活并提供更持久的保护。

很多疾病的保护不能经由血清转移，但可以通过供体淋巴细胞转移。将来自免疫供体的淋巴细胞从免疫供体转移到正常的同系受体称为过继转移或过继免疫，而转移的免疫称为过继免疫。只有淋巴细胞才能转移的免疫称为细胞介导免疫。这种细胞转移必须在基因相同的捐献者和接受者之间进行，例如同一种近交系小鼠的成员，这样供体淋巴细胞就不会被受体排斥，也不会攻击接受者的组织。免疫的过继转移在临床上用于癌症治疗或作为骨髓移植的辅助手段，在这些情况下一般给予患者自身的 T 细胞或骨髓供体的 T 细胞。

A-31　过继性淋巴细胞转移

来自 X 射线或伽马射线源的电离辐射会杀死淋巴和其他免疫细胞，从而使身体的其他组织免受伤害，这使得在通过过继转移恢复免疫功能之前消除受体动物的免疫功能成为可能，并允许在没有其他淋巴细胞的情况下研究过继转移细胞的效果。James Gowans 最初使用这一技术来证明淋巴细胞在免疫应答中的作用，他指出，所有活跃的免疫应答功能都可以通过免疫供体的淋巴细胞转移到受照射的受者身上。

过继转移实验的一种常用方法是利用 TCR 或 BCR 转基因小鼠（见第 A-34 节）。在这种情况下，过继转移的淋巴细胞是一个具有固定抗原特异性的同质群体，这些细胞可以转移到同一种近交系的未处理的受体动物身上，而不需要消耗宿主的免疫系统以及它们对免疫或免疫应答的能力，并可以对所有引起的感染进行监测。该实验策略的一个优点是相对少量的抗原特异性 T 细胞或 B 细胞可以被转移；接受者的淋巴细胞群被稀释之后，这些细胞的反应可以在宿主的免疫系统执行的正常免疫应答环境中被监测。通常，转移的细胞具有丰富的细胞表面受体"标记"，如 CD45（图 A.41）。当供体淋巴细胞表达 CD45 的一个等位基因变体并且受体细胞表达不同的变体时，通过用一种与 CD45 的某一种变体结合的抗体染色可以很容易地区分转移的细

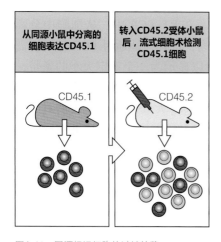

图A.41　同源标记细胞的过继转移

造血细胞可以在基因相同（或几乎相同）的小鼠之间进行转移，转移的细胞通常是受体中的少数群体，是通过表达丰富的细胞表面受体的等位基因变异来识别的。一个常用的受体是 CD45，它有两个等位基因，可以通过等位基因特异性抗体来区分。当 CD45.1⁺小鼠（除了 CD45.2的表达）的细胞被转移到相同品系的小鼠中时，供体细胞可通过抗体染色、流式细胞术或免疫荧光显微镜等方法进行鉴定。

胞与宿主细胞。当两个品系的小鼠在基因上除了一个单基因外都是相同的，我们就认为他们是同源的。在上述实例中，供体和受体被称为"CD45 同质体"。然而应当注意的是，在一个品系是 TCR 或 BCR 转基因的情况下，这一术语并不完全准确，因为转基因 DNA 的存在作为一种基因差异很容易被忽视。这种过继转移研究是研究完整免疫系统的基石，它们提供了一种快速、方便的方法来确定许多基因缺陷的影响，如细胞表面受体、转录因子、细胞因子和细胞存活 / 细胞死亡基因中的缺陷以及对 T 细胞或 B 细胞产生保护性免疫反应的能力的影响。

A–32　造血干细胞转移

所有造血系统起源的细胞都可以通过高剂量的 γ 辐射或 X 射线治疗来剔除，再通过用供体骨髓或其他动物纯化的 HSC 输注来替换整个造血系统，包括淋巴细胞。由此产生的动物称为辐射骨髓嵌合体，来自希腊语 "chimera"，意指一种神话中的动物，有狮子的头、蛇的尾巴，以及山羊的身体。这项技术被用于检测免疫细胞系的发育，而不是检测它们的功能。它在研究 T 细胞的发育方面具有特别重要的意义。基于同样原理的技术也可应用于人类疾病治疗，例如当造血系统失败时发生的再生障碍性贫血，以及核事故或在某些癌症的治疗过程中需根除并替换骨髓等。骨髓是人类 HSC 的主要来源，但是在供体接受了如 GM-CSF 等造血生长因子的治疗后，越来越多的干细胞可以直接从外周血或脐带血中获得。脐带血中富含干细胞（见第 15 章）。

A–33　体内注射抗体

对实验动物或人类输入抗体是一种调控免疫系统的有效方法。这取决于抗体识别的靶分子以及每种抗体的内在特性。体内注射抗体可以抑制靶分子的功能，或者在某些情况下，可以消除表达特异性分子的细胞群体。

在动物模型中，靶向单个细胞因子的抗体被用来抑制细胞因子在免疫应答过程中的功能。例如，在细胞内发生原生感染后，IL-12 在 CD4$^+$ T 细胞向 Th1 系分化的过程中起到了重要作用。靶向细胞因子的方案在人类疾病治疗方面也取得了很大的成功。炎症性自身免疫病类风湿性关节炎（见第 16 章）最常见的治疗方法之一是注射一种与细胞因子 TNF-α 结合的抗体。在这种情况下，抑制 TNF-α 活性可以缓解患者的关节炎症状。这种成功的抗体疗法极大地促进了体内抑制细胞因子作用相关策略的研究进展。另一种成功的方法是生产一种具有细胞因子受体 - 配体结合结构域与抗体重链的恒定区域（Fc）的融合杂交蛋白（图 A.42）。这种 Fc 融合蛋白不仅具有抗体的稳定性和较长的半衰期，还具有细胞因子受体的结合特性。在体内，Fc 融合蛋白与细胞因子结合，可干扰细胞因子对免疫细胞上的受体的结合能力。例如，含有 TNF-α 受体配体结合结构域的 Fc 融合蛋白也被用于类风湿性关节炎患者的治疗。

抗体注射还可以通过干扰 T 细胞表面受体（如 CTLA4 或 PD1）来增强免疫应答。当被它们的配体被激活时，这些受体通常会抑制免疫应答。通过小鼠实验，结合并抑制这些受体的抗体被发现可以增强对肿瘤的免疫反应，在某些情况下可导致肿瘤的根除。目前，这些治疗

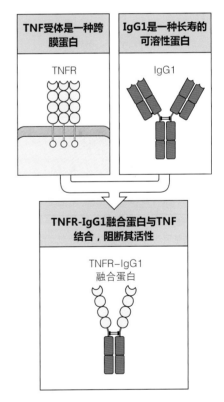

图 A.42　体内注射抗体是一种有效的治疗方法 细胞因子 TNF-α 通过与 TNFR 结合并触发信号，导致包括类风湿关节炎在内的多种慢性炎症。为了治疗这些疾病，一种由 IgG 1 恒定区域结构域组成的融合蛋白被融合到 TNFR 的胞外部分，从而产生了一种称为依那西普的治疗性蛋白质。当应用于患者时，这种融合蛋白能有效地结合 TNF-α 并防止其触发 TNFR 信号，从而减少炎症反应。

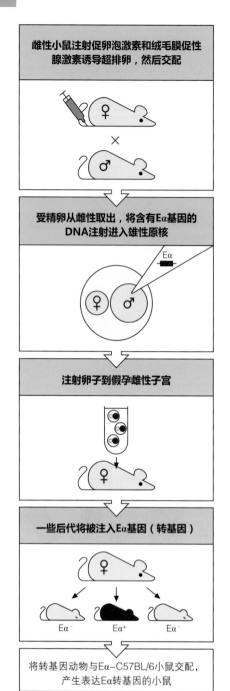

雌性小鼠注射促卵泡激素和绒毛膜促性腺激素诱导超排卵，然后交配

受精卵从雌性取出，将含有Eα基因的DNA注射进入雄性原核

Eα

注射卵子到假孕雌性子宫

一些后代将被注入Eα基因（转基因）

Eα⁻ Eα⁺ Eα⁻

将转基因动物与Eα–C57BL/6小鼠交配，产生表达Eα转基因的小鼠

图 A.43 转基因小鼠可以研究基因在体内的功能和表达

DNA编码一种有趣的蛋白质，小鼠MHC Ⅱ类蛋白质Eα被纯化，并被微注射到受精的雄性原核中。然后将这些卵子植入假孕雌性小鼠体内。在所产生的后代的细胞中筛选是否存在转基因，阳性小鼠作为创建者，将转基因传递给后代，从而建立携带一个或多个额外基因的转基因小鼠系列。通过将Eα基因转化到携带内源性Eα基因失活突变的C57BL/6小鼠中，检测Eα基因的功能。

手段正在对人体多种类型的肿瘤进行测试，初步结果显示出该手段具有很大的前景。体内注射抗体也可以用来耗竭特定的细胞亚群。

抗体在体内消耗的速率是可变的，其机制依赖于 ADCC 的过程（见第 10–23 节和图 10.36）。当一个细胞被抗体包裹时，它就成为 NK 细胞的靶点，NK 细胞可以表达 CD 16（FCγRⅢ）的 FC 受体。FcγRⅢ 的交联诱导 NK 细胞杀伤抗体包裹的靶细胞。虽然 FcγRⅢ 是 IgG 的受体，但是对 IgG 亚型的亲和力并不相同。因此，在注射某一抗体后 ADCC 的效率取决于其交联 FcγRⅢ 和诱导 NK 细胞杀伤的能力。这种技术的常见用途包括用 CD4 的抗体清除 CD4⁺ T 细胞，或用 CD8 的抗体清除 CD8⁺ T 细胞。在接受器官移植的患者中，通过注射抗 TCR 复合物组分 CD3 特异性抗体而使 T 细胞瞬间耗尽。在移植后的早期阶段，会产生一种严重但暂时的免疫抑制状态。与所有体内抗体耗竭方案一样，随着淋巴细胞的不断补充，该亚群的细胞逐渐恢复。

A – 34 转基因小鼠

基因的功能在传统上是通过观察整个生物体中自发突变的影响来研究的，最近也可以通过分析培养细胞中的靶向突变的影响来研究。基因克隆和体外诱变技术的出现，使得在整个动物体内产生特定的突变成为可能。转基因技术可以使小鼠发生基因多拷贝或基因改变，目前这已经是一个很成熟的技术了。通过显微注射向受精卵的雄性原核中将一个克隆的基因导入小鼠基因组中，然后植入假孕雌性小鼠的子宫中以制备转基因小鼠。在一些卵子中，注入的 DNA 会随机整合到基因组中，从而产生具有已知结构的、额外的遗传因素的转基因小鼠（图 A.43）。

这项技术允许人们研究新发现的基因对发育的影响，确定正常组织特异性表达所需的基因的调控区域，以研究其过度表达或在不适当组织中表达的影响，并探讨突变对基因功能的影响。转基因小鼠在研究 TCR 和 BCR 在淋巴细胞发育中的作用特别有效（如第 8 章所述），并为过继转移研究提供已知抗原特异性的初始 T 细胞和 B 细胞来源（见第 A–31 节），这在很大程度上是因为在 T 细胞和 B 细胞发育过程中转基因编码的 TCR 和 BCR 的表达抢占了内源性抗原受体基因的重排和表达，从而产生具有已知特异性抗原受体的同质细胞群体。

A – 35 靶向破坏导致基因敲除

在许多情况下，只有获得一个不表达特定基因的突变体动物时，该基因的功能才能被充分了解。过去是通过突变表型的鉴定而发现基因的，而现在更常见的方法是发现和分离正常基因，然后在体内用有缺陷的拷贝取代该基因而研究其功能。这一手段称"基因敲除"。有两个方面的科研进展使得基因敲除成为可能，即一个强有力的通过同源重组筛选靶向突变的技术路线，以及一个能持续的胚胎干细胞（ES 细胞）培养方法。这里胚胎干细胞是指一旦植入囊胚即可在嵌合体小鼠中产生所有细胞谱系的胚胎细胞。

基因靶向技术利用了同源重组的机制（图 A.44），对目标基因的克隆拷贝进行修改，使其失去功能，然后将其导入 ES 细胞，它们与细胞基因组中的同源基因进行重组，从而以无功能的拷贝取代正常基因。同源重组在哺乳动物细胞中是一种低频度事件，因此需要一种强有力的选择策略来检测发生这种重组的细胞。最常见的是引入基因结构被插入的抗生素耐药基因［如新霉素耐药基因（neo）］来破坏。

如果这个结构与内源性拷贝发生同源重组，内源性基因则被破坏，但抗生素耐药基因仍能发挥功能，由于对新霉素类药物 G418 的耐药性，从而使含有该基因的细胞在培养过程中被选择。然而，抗生素耐药性本身只表明细胞已经获取并整合了新霉素耐药基因。为了能够辨别发生同源重组的细胞，构建的末端通常携带单纯疱疹病毒（HSV-tk）的胸苷激酶基因。随机结合 DNA 的细胞通常保留包括 HSV-tk 在内的整个 DNA 结构，而在希望引入的基因结构与细胞 DNA 之间的同源重组则使结构末端的非同源 HSV-tk 基因被消除。携带 HSV-tk 的细胞可被抗病毒药物更昔洛韦杀死，因此同源重组的细胞具有同时对新霉素和更昔洛韦两者抗性的独特特征。当这些药物被添加到培养物中时，发生同源重组的细胞将被有效地选择出来。

要在体内敲除一个基因，只需破坏 ES 细胞中一个基因拷贝即可。这些 ES 细胞随后被注入囊胚，再植入子宫。携带被破坏基因的细胞被整合到发育中的胚胎，并贡献于由此产生的嵌合体后代的所有组织，包括生殖系的组织。因此，突变的基因可以被传递给原始嵌合体的一些后代，并进一步繁殖为携带突变基因的纯合体，从而产生完全缺乏特定基因表达的小鼠（图 A.45）。随后，基因缺失对功能的影响可以被进一步研究。

图A.44　特异性基因的缺失可以通过同源重组来完成

当DNA片段被导入细胞时，它们可以两种不同的方式整合到细胞DNA中。如果它们随机插入DNA断裂的部位，整个片段通常被整合在一起，通常是几个拷贝。然而，染色体外DNA也可以与该基因的细胞拷贝进行同源重组，在这种情况下，只有中心的同源区可以被整合到细胞DNA中。选择一个标记基因如耐新霉素（neo）基因插入到基因编码区不会阻止同源重组，还可以达到两个目的。首先，已经整合注射的DNA的任何细胞都不受新霉素类抗生素G418的影响。其次，当该基因与同源细胞DNA重组时，Neo基因破坏了该细胞修饰基因的编码序列。如果编码单纯疱疹病毒胸苷激酶（HSV-tk）的基因位于DNA结构的一端或两端，则同源重组体可以与随机插入区分开来，通常被称为"靶向结构"，因为它是靶向细胞基因的。在随机DNA整合中，HSV-tk是保留的。HSV-tk使细胞对抗病毒药物更昔洛韦敏感。然而，由于HSV-tk与目的DNA不同源，因此在同源重组体中丢失。因此，经过同源重组的细胞对G418和更昔洛韦都具有独特的耐药性，并可以在这两种抗生素的混合物中存活。基因是成功缺失必须通过Southern杂交或使用Neo基因中的引物和位于靶向结构区域以外的细胞DNA的PCR来确认。通过使用两个不同的抗性基因，一个可以破坏一个基因的两个细胞拷贝，产生一个缺失突变体（未显示）。

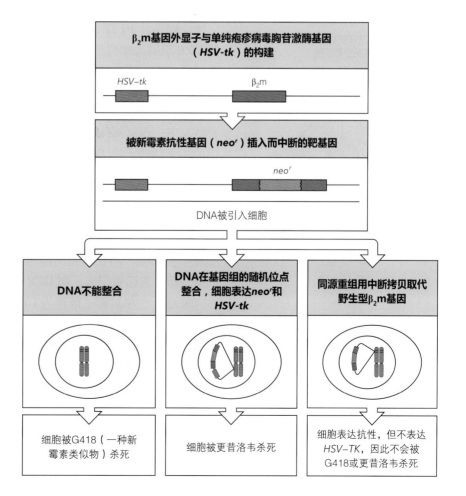

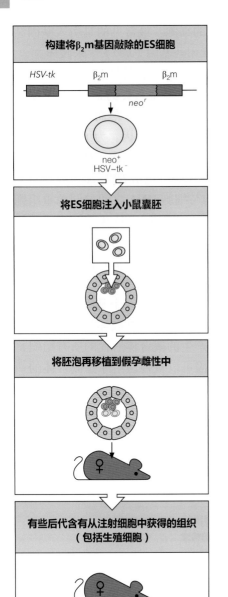

构建将β₂m基因敲除的ES细胞

HSV-tk   β₂m   β₂m

neo^r

neo^+
HSV-tk^-

将ES细胞注入小鼠囊胚

将胚泡再移植到假孕雌性中

有些后代含有从注射细胞中获得的组织（包括生殖细胞）

培育嵌合小鼠以产生纯合的β₂m缺失小鼠

图A.45　胚胎干细胞中的基因敲除使突变小鼠得以产生

胚胎干细胞（ES细胞）的同源重组可以使特定基因失活。同源重组如图A.44所述。在这个例子中，编码β₂m的基因在ES细胞中通过与靶向结构的同源重组而被破坏。只有一个基因的拷贝需要被破坏。将发生同源重组的ES细胞注射到小鼠囊胚中。如果突变的ES细胞在产生的嵌合体小鼠中产生生殖细胞（在图中有条纹），突变基因可以转移给他们的后代。通过将突变体基因培育成纯合子，可以对后代进行检测，以确定突变表型是否产生。在这种情况下，纯合子突变小鼠细胞上缺乏MHC I类分子，因为MHC I类分子必须与β₂m配对才能获得表面表达。然后，β₂m缺乏的小鼠可以用转基因小鼠繁殖，以获得缺失基因的更细微的突变体，从而在体内测试这些突变体的效果。

　　此外，基因中对其功能至关重要的部分也可以通过转基因技术将该基因的不同变异体转入基因组来确定是否可以恢复其功能。通过基因敲除和转基因技术来改造小鼠基因组，在实践中革新了我们对单个基因在淋巴细胞的发育和功能中作用的认识。

　　由于最常用的 ES 细胞来源于一种遗传背景界定不甚清楚的被称作129 品系的小鼠，因此基因敲除的功能分析通常需要与另一个小鼠品系进行充分的反向杂交。我们可以通过 neo^r 基因的存在来跟踪突变体基因的存在。经过充分的回交后，再将小鼠进行杂交，在稳定的遗传背景下产生突变体。

　　当基因的功能对动物的生存至关重要时，基因敲除就会出现问题。在这种情况下，该基因被称为隐性致死基因，使得纯合子的动物不可能产生。这时，我们可以使用组织特异性或发育调控基因缺失来研究这种基因的功能。这种方法是利用了噬菌体 P1 将其自身从宿主细胞的基因组中分离时所使用的特殊系统（特定的 DNA 序列和酶）。完整的噬菌体 P1 DNA 的两侧是重组信号序列，称为 loxP 位点。重组酶 CRE 识别这些位点，切割 DNA，连接两端，从而以圆圈的形式切除中间的 DNA。这一机制可以适用于只在转基因动物某些组织或在发育的某个特定时间中敲除特定的基因。首先，通过同源重组在一个基因的侧翼，或者仅仅是一个外显子的侧翼引入 loxP 位点（图 A.46）。通常情况下，将这些位点导入基因的侧翼或内含子 DNA 并不会破坏该基因的正常功能。接下来，将携带有这种 loxP 突变基因的小鼠与转基因表达由组织特异性或可诱导性启动子控制的 Cre 重组酶的小鼠进行杂交。当 Cre 重组酶在合适的组织中或在诱导下有活性时，它会在插入的 loxP 位点之间切除 DNA，从而使基因或外显子失活。例如，当使用T 细胞特异性启动子来驱动 Cre 重组酶的表达时，一个基因就只能在 T 细胞中被删除，而在动物的所有其他细胞中保持功能。这种极其强大的遗传技术也已被用来证明 BCR 在 B 细胞生存中的重要性。

　　最近，一种新的、被称为 CRISPR/Cas9 系统的技术已被开发用于诱导小鼠特定基因的破坏。这项技术是从使用基于 RNA 的策略的细菌系统改进而来的，在入侵的病原体或质粒的基因组中产生双链 DNA 断裂，属于一种细菌免疫。Cas9 基因编码一种内切酶，通过对其改造将核定位信号整合到该酶的蛋白编码序列中，以对真核细胞进行改造。为了针对特定基因靶向导入突变，我们可以合成一个导向 RNA，它包括一个与目标基因同源的短序列（约 20 个核苷酸），以及结合 Cas9酶的序列。导向 RNA 招募 Cas9 到所靶向的基因组位置，在那里，核酸内切酶将产生双链 DNA 断裂（图 A.47）。当这个断裂被非同源的末

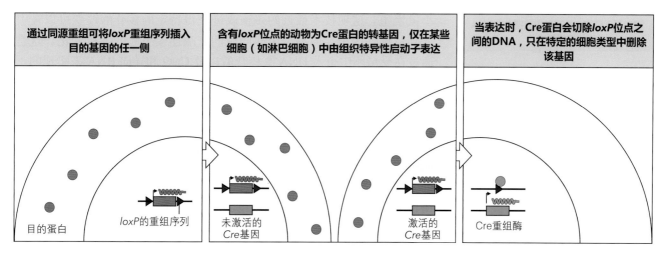

| 通过同源重组可将loxP重组序列插入目的基因的任一侧 | 含有loxP位点的动物为Cre蛋白的转基因，仅在某些细胞（如淋巴细胞）中由组织特异性启动子表达 | 当表达时，Cre蛋白会切除loxP位点之间的DNA，只在特定的细胞类型中删除该基因 |

图A.46 P1噬菌体重组系统可用于消除特定细胞系中的基因

p1噬菌体蛋白CRE切割DNA，DNA重组信号序列被称为loxP的序列所限制。这些序列可以通过同源重组（左图）导入到基因的两端。同时，携带loxP基因的动物也可以被转化为编码Cre蛋白的基因，该基因受组织特异性启动子的控制，因此只在某些特定细胞中，或只在发育过程中的特定时间表达（中间图）。在表达Cre蛋白的细胞中，它识别loxP序列并切除介于两者之间的DNA（右图）。因此，单个基因只能在某些细胞类型或特定时间才能被删除。通过这种方式，可以分析对正常发育中小鼠至关重要的基因在发育动物和（或）特定细胞类型中的功能。基因显示为方框，RNA显示为曲线，蛋白质显示为蓝色小球。

端连接DNA修复途径修复时，通常会引入小的插入或删除，从而导致原序列的中断。

这种强大的技术可以在培养的细胞和细胞系中产生纯合子基因缺陷，更重要的是，它也可以作为一步式产生纯合子突变小鼠的方法。在后一种方法中编码Cas9的RNA分子与导向RNA混合并注入单细胞小鼠受精卵中（图A.43）。基于CRISPR/Cas9系统的有效性，这些胚胎常常在目标基因的两个等位基因上都存在突变。因此，在将胚胎移植到寄养母鼠体内后，由这些胚胎所产生的幼鼠已经是纯合体，故不需要长时间的

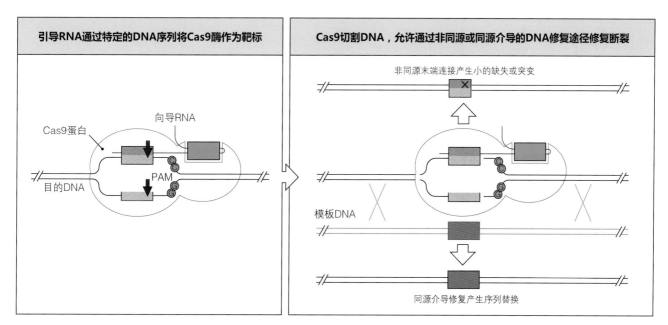

| 引导RNA通过特定的DNA序列将Cas9酶作为靶标 | Cas9切割DNA，允许通过非同源或同源介导的DNA修复途径修复断裂 |

图A.47 利用细菌CRISPR/Cas9系统进行基因工程

基因工程可以通过两个组分，细菌Cas9酶和一个向导RNA（左图）来靶向细胞中特定的基因位点。向导RNA是单链RNA，包含两个串联序列区域，第一个区域与被靶向基因具有同源性，第二个区域可以被Cas9酶识别。引导RNA使Cas酶以同源基因组区为靶标，通过Cas9内切酶3~4核苷酸促进相邻基序上游的双链DNA断裂（右图）。Cas9内切酶所需的PAM序列是二核苷酸GG（另一链上是CC）。当双链DNA断裂通过非同源末端连接途径修复时，小的缺失和（或）点突变被引入到靶基因中，往往导致基因功能的丧失。在靶基因中诱导特定的序列替换，除Cas9和引导RNA外，还向细胞提供模板DNA。该模板是与目标基因同源的双链DNA序列，但是包含特定的核苷酸改变。在这个模板存在的情况下，细胞将通过同源重组而不是非同源的末端连接来修复Cas9介导的双链断裂，从而用模板DNA中提供的序列替换原始序列。

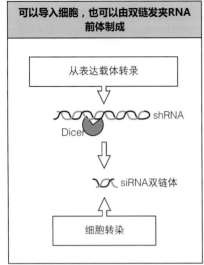

可以导入细胞，也可以由双链发夹RNA
前体制成

从表达载体转录

shRNA

Dicer

siRNA双链体

细胞转染

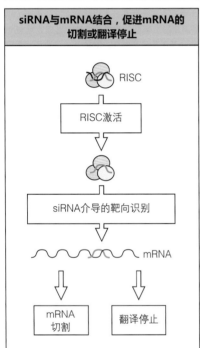

siRNA与mRNA结合，促进mRNA的
切割或翻译停止

RISC

RISC激活

siRNA介导的靶向识别

mRNA

mRNA
切割

翻译停止

图A.48　利用RNAi途径敲除基因表达
与mRNA转录体同源的小双链RNA分子以
mRNA为靶点进行降解或翻译停止。这种途径
是由短发夹RNA（shRNA）的表达启动，它
可以从一个引入细胞的表达载体中产生，或
者用小分子双链RNA（siRNA）直接转染细
胞。shRNA分子由酶Dicer加工生成siRNA重
复序列。siRNA双链结合到RISC复合物，该
复合物分离两个RNA链，保留siRNA的非编码
链。这种非编码链靶向siRNA-RISC复合物到
mRNA，导致mRNA降解或翻译终止。

小鼠繁殖。这项技术最近的一项改进使得特定的核苷酸改变可以被引入到目标基因中，而不是由非同源的末端连接引起的随机变化。这是通过在受精卵中引入 DNA 寡核苷酸以及 Cas9 和导向 RNA 来实现的。寡核酸含有与目标基因同源的序列侧翼以及所需的碱基变化。当该寡核苷酸存在时，Cas9 引入的双链断裂将优先通过同源定向过程修复，从而以寡核苷酸的序列替换受损的 DNA（图 A.47）。

A－36　RNA 干扰（RNAi）抑制基因表达

在某些情况下，我们可以通过降低甚至消除一个基因在特定细胞中的表达来评估该基因的功能。这可以通过利用一种称为 RNA 干扰（RNAi）的系统来实现，该系统存在于许多真核细胞类型中。当小双链 RNA 分子（称为小干扰 RNA，siRNA）被引入细胞时，这两条 RNA 链被分离，其中一条与一种称为 RISC（RNA 诱导的沉默复合物）的酶复合物结合。结合的 siRNA 以 RISC 复合物为靶点，与具有同源性的 mRNA 结合，导致翻译停止或 mRNA 降解，从而导致基因沉默（图 A.48）。对于不易用 siRNA 分子直接转染的细胞，如原代淋巴细胞和髓系细胞，可以利用重组病毒实现基因沉默。在这种情况下，编码小发夹 RNA（shRNA）的基因被引入病毒载体中，该病毒载体可以包装成具有感染性的病毒颗粒。shRNA 编码形成双链发夹结构的小 RNA；这些发夹由细胞中的酶处理，以产生基因沉默所需的 siRNA。（图 A.48）。因为很多类型的初级造血细胞很容易被重组病毒（如逆转录病毒和慢病毒）所转导，所以 shRNA 可以有效地沉默这些细胞类型中的基因。

（陈允梓　王保龙译，杨亚男校）

CD抗原

CD抗原	主要表达细胞	分子质量（kDa）	功能	别名	蛋白家族
CD1a、CD1b、CD1c、CD1d	皮质胸腺细胞、朗格汉斯细胞、DC、B细胞（CD1c）、小肠上皮细胞、平滑肌细胞、血管（CD1d）	43～49	MHC Ⅰ类样分子，与 β_2m 相连，提呈脂类抗原		免疫球蛋白
CD2	T细胞、胸腺细胞、NK细胞	45～58	黏附分子，结合CD58（LFA-3），结合胞内Lck，激活T细胞	T11、LFA-2	免疫球蛋白
CD3	胸腺细胞、T细胞	γ：25～28 δ：20 ε：20	与TCR相连，参与TCR膜表达和信号传导	T3	免疫球蛋白
CD4	胸腺细胞亚群、Th细胞和Treg、部分ILC3（LT；细胞）、部分NKT细胞、部分单核细胞和巨噬细胞	55	与MHC Ⅱ类分子结合的共受体，结合细胞膜的胞质面Lck，HIV-1和HIV-2 gp120的受体	T3，L3T4	免疫球蛋白
CD5	胸腺细胞、T细胞、B细胞亚群	67	减弱TCR信号，增强T细胞中的Akt信号，Th2和Th17分化必需	T1、Ly1	清道夫受体
CD6	胸腺细胞、T细胞、慢性淋巴白血病中的B细胞	100～130	结合CD166	T12	清道夫受体
CD7	多能造血干细胞、胸腺细胞、T细胞	40	功能未知，胞质区交联结合PI3K，T细胞急性淋巴白血病和多能造血干细胞白血病的标志分子	GP40、P41、Tp40、LEU-9	免疫球蛋白
CD8	胸腺细胞亚群、CTL，α链同源二聚体表达在一个DC亚群和小肠淋巴细胞上	α：32～34 β：32～34	与MHC Ⅰ类分子结合的共受体，结合细胞膜的胞质面的Lck	T8、Lyt2、Lyt3	免疫球蛋白
CD9	前B细胞、单核细胞、嗜酸性粒细胞、嗜碱性粒细胞、血小板、活化的T细胞、脑和外周神经、血管平滑肌细胞	24	通过FcγRIIa调控血小板聚集和活化，介导细胞迁移	MIC3、MRP-1、BTCC-1、DRAP-27、TSPAN29	四次跨膜蛋白，即跨膜蛋白4（TM4）
CD10	前B细胞、前T细胞、骨髓基质细胞、部分内皮细胞	100	锌金属蛋白，前B急性淋巴细胞白血病标志分子	中性内肽酶、常见急性淋巴细胞白血病抗原（CALLA）	
CD11a	淋巴细胞、粒细胞、单核细胞和巨噬细胞	180	整合素LFA-1 αL亚单位（与CD18组成LFA-1），结合CD54（ICAM-1）、CD102（ICAM-2）、CD50（ICAM-3）	LFA-1	整合素α
CD11b	髓系细胞、NK细胞	170	整合素CR3 αM亚单位（与CD18组成CR3），结合CD54、iC3b和细胞外基质蛋白	Mac-1、Mac-1a、CR3、CR3A、Ly40	整合素α
CD11c	髓系细胞	150	整合素CR4 αX亚单位（与CD18组成CR4），结合纤维蛋白原	CR4、p150、p95	整合素α
CD11d	白细胞	125	整合素αD亚单位，与CD18组成整合素，结合CD50	ADB2	整合素α
CDw12	单核细胞、粒细胞、血小板	90～120	未知		
CD13	髓单核细胞	150～170	锌金属蛋白酶	氨基酸肽酶N	

CD抗原	主要表达细胞	分子质量（kDa）	功能	别名	蛋白家族
CD14	髓单核细胞	53～55	LPS 和 LPS 结合蛋白复合物的受体		
CD15	中性粒细胞、嗜酸性粒细胞、单核细胞	59	糖脂和许多细胞膜糖蛋白上的末端三糖	Le^x	
CD15s	淋巴细胞、内皮细胞	43	CD62E、CD62P 的配体	s-Le^x	聚 N- 乙酰内酯胺
CD15u	记忆 T 细胞亚群、NK 细胞	41	硫酸酯化 CD15		糖类结构
CD16a	NK 细胞	50～80	低亲和力 Fc 受体，参与吞噬和 ADCC，与 CD16b 类似	FcγRⅢa	免疫球蛋白
CD16b	中性粒细胞、巨噬细胞	50～80	低亲和力 Fc 受体，参与吞噬和 ADCC，与 CD16a 类似	FcγRⅢb	免疫球蛋白
CD17	中性粒细胞、单核细胞、血小板		乳酰神经酰胺，一种细胞表面糖鞘脂		
CD18	白细胞	95	整合素 β2 亚单位，与 CD11a、CD11b、CD11c、CD11d 组成不同的整合素二聚体	LAD、MF17、MFI7、LCAMB、LFA-1、Mac-1	整合素 β
CD19	B 细胞	95	与 CD21(CR2)和 CD81(TAPA-1)组成 B 细胞的共受体，胞质区结合酪氨酸激酶和 PI3K		免疫球蛋白
CD20	B 细胞	33～37	CD20 寡聚体形成钙离子通道，可能调控 B 细胞活化，参与 B 细胞发育和浆细胞分化		含有 4 个跨膜片段
CD21	成熟 B 细胞、FDC	145	补体成分 C3d 的受体，EB 病毒的受体；与 CD19/CD81 形成 B 细胞共受体	CR2	补体调控蛋白
CD22	成熟 B 细胞	α：130 β：140	结合唾液酸盐	BL-CAM、SIGLEC-2、Lyb8	免疫球蛋白
CD23	成熟 B 细胞、活化的巨噬细胞、嗜酸性粒细胞、FDC、血小板	45	IgE 低亲和力受体，调控 IgE 合成，CD19/CD21/CD81 共受体的配体	FcεRⅡ、FCE2、CD23A、CLEC4J、BLAST-2	C 型凝集素
CD24	B 细胞、粒细胞	35～45	唾液酸糖蛋白，通过糖基磷脂酰肌醇（GPI）锚定在细胞膜表面	小鼠热稳定抗原（HSA）的人类同源体	
CD25	活化的 T 细胞、B 细胞、部分 ILC 和单核细胞	55	IL-2 受体 α 链	Tac、IL2RA	CCP
CD26	活化的 B 细胞和 T 细胞、巨噬细胞、高表达在 Treg	110	外肽酶，从多肽中裂解 X-Pro 或 X-Ala 二肽的 N 端	二肽基肽酶Ⅳ	Ⅱ 型跨膜糖蛋白
CD27	髓质胸腺细胞、T 细胞、NK 细胞和部分 B 细胞	55	结合 CD70，T 细胞和 B 细胞的共刺激信号	S152、Tp55、TNFRSF7	TNF 受体
CD28	T 细胞亚群、活化的 B 细胞	44	结合 CD80(B7.1)和 CD86(B7.2)，提供初始 T 细胞活化的共刺激信号（第二信号）	Tp44	免疫球蛋白和 CD86（B7.2）
CD29	白细胞	130	整合素 β1 亚单位，与 CD49a 共同形成 VLA-1 整合素		整合素 β
CD30	活化的 T 细胞、B 细胞、NK 细胞、单核细胞	120	结合 CD30L（CD153）；CD30 交联后增强 B 细胞和 T 细胞增殖	Ki-1	TNF 受体

CD抗原	主要表达细胞	分子质量（kDa）	功能	别名	蛋白家族
CD31	单核细胞、血小板、粒细胞、T细胞亚群、内皮细胞	130～140	黏附分子，介导白细胞–内皮细胞以及内皮细胞之间的相互作用	PECAM-1	免疫球蛋白
CD32	单核细胞、粒细胞、B细胞、嗜酸性粒细胞	40	低亲和力Fc受体，结合形成免疫复合物的多聚免疫球蛋白	FcγRII	免疫球蛋白
CD33	髓系前体细胞、单核细胞	67	与唾液酸结合	SIGLEC-3	免疫球蛋白
CD34	造血细胞前体、毛细血管内皮细胞	105～120	CD62L（L选择素）的配体，将骨髓干细胞附着于基质细胞的细胞外基质		黏蛋白
CD35	红细胞、B细胞、单核细胞、中性粒细胞、嗜酸性粒细胞、FDC	250	补体受体1，结合C3b和C4b，介导吞噬作用	CR1	CCP
CD36	血小板、单核细胞、内皮细胞	88	血小板黏附分子，参与凋亡细胞的识别和吞噬	血小板GPIV、GPIIIb	
CD37	成熟B细胞、成熟T细胞、髓系细胞	40～52	可能参与T细胞/B细胞间相互作用；与CD53、CD81、CD82和MHCⅡ类分子形成复合体	TSPAN26	跨膜蛋白4
CD38	早期B细胞和T细胞、活化的T细胞、生发中心B细胞、浆细胞	45	NAD糖水解酶，促进B细胞增殖	T10	
CD39	活化的B细胞、活化的NK细胞、巨噬细胞、DC	78	参与CD4⁺Treg的抑制功能，可能介导B细胞的黏附	ENTPD1；ATPDase；NTPDase-1	
CD40	B细胞、巨噬细胞、DC、基底上皮细胞	48	结合CD154（CD40L）；B细胞的共刺激信号的受体，促进B细胞生长，分化和同种型转换，促进生发中心的形成和记忆B细胞的发育；促进巨噬细胞和DC产生细胞因子	TNFRSF5	TNF受体
CD41	血小板、巨核细胞	二聚体：GPIIba：125 GPIIbb：22	αIIb整合素，与CD61结合形成GPIIb，结合纤维蛋白原，纤连蛋白，von Willebrand因子和血小板反应蛋白	GPIIb	整合素α
CD42a、b、c、d	血小板、巨核细胞	a：23 b：135，23 c：22 d：85	结合von Willebrand因子，凝血酶；对于创伤处血小板黏附至关重要	a：GPIX b：GPIbα c：GPIbβ d：GPV	富含亮氨酸的重复序列
CD43	白细胞，静息B细胞除外	115～135（中性粒细胞）95～115（T细胞）	45 nm长的扩展结构，抗黏附	leukosialin, sialophorin	黏蛋白
CD44	白细胞、红细胞	80～95	结合透明质酸，介导白细胞的黏附	Hermes抗原、Pgp-1	连接蛋白
CD45	所有造血细胞	180～240（多种异构体）	酪氨酸磷酸酶，通过B细胞和T细胞的抗原受体增强信号转导，因为选择性剪接，有多种异构体（见下）	白细胞共同抗原（LCA）、T200、B220	蛋白质酪氨酸磷酸酶（PTP）；Ⅲ型纤连蛋白
CD45RO	T细胞亚群（记忆T细胞）、B细胞亚群、单核细胞、巨噬细胞	180	CD45不含A、B、C外显子的异构体		PTP；Ⅲ型纤连蛋白
CD45RA	B细胞，T细胞亚群（初始T细胞）、单核细胞	205～220	CD45含有A外显子的异构体		PTP；Ⅲ型纤连蛋白
CD45RB	T细胞亚群（小鼠初始T细胞）B细胞、单核细胞、巨噬细胞、粒细胞	190～220	CD45含有B外显子的异构体	T200	PTP；Ⅲ型纤连蛋白

CD抗原	主要表达细胞	分子质量（kDa）	功能	别名	蛋白家族
CD46	造血和非造血有核细胞	56/66(剪切变体)	膜辅因子蛋白，结合 C3b 和 C4b 使之通过 I 因子降解	MCP	CCP
CD47	所有细胞	47～52	黏附分子，血小板反应蛋白受体	IAP、MER6、OA3	免疫球蛋白
CD48	白细胞	40～47	CD244 的配体	Blast-1	免疫球蛋白
CD49a	活化的 T 细胞、单核细胞、神经细胞、平滑肌细胞	200	α1 整合素，与 CD29 组成 VLA-1，结合胶原蛋白、层粘连蛋白 1	VLA-1	整合素 α
CD49b	B 细胞、单核细胞、血小板、巨核细胞、神经元、上皮细胞、内皮细胞、破骨细胞	160	α2 整合素，与 CD29 组成 VLA-2，结合胶原蛋白、层粘连蛋白	VLA-2，血小板，GPIa	整合素 α
CD49c	B 细胞、多数贴壁细胞	125、30	α3 整合素，与 CD29 组成 VLA-3，结合层黏连蛋白 5、纤连蛋白、胶原蛋白、巢蛋白、侵袭素	VLA-3	整合素 α
CD49d	广泛分布，包括 B 细胞、胸腺细胞、单核细胞、粒细胞、DC	150	α4 整合素，与 CD29 组成 VLA-4，结合纤连蛋白、MAdCAM-1、VCAM-1	VLA-4	整合素 α
CD49e	广泛分布，包括记忆 T 细胞、单核细胞、血小板	135、25	α5 整合素，与 CD29 组成 VLA-5，结合纤连蛋白、侵袭素	VLA-5	整合素 α
CD49f	T 细胞、单核细胞、血小板、巨核细胞、滋养层细胞	125、25	α6 整合素，与 CD29 组成 VLA-6，结合层黏连蛋白、侵袭素、merosine	VLA-6	整合素 α
CD50	胸腺细胞、T 细胞、B 细胞、单核细胞、粒细胞	130	结合整合素 CD11a/CD18	ICAM-3	免疫球蛋白
CD51	血小板、巨核细胞	125、24	αV 整合素，与 CD61 组成玻连蛋白受体，结合玻连蛋白、von Willebrand 因子，纤维蛋白原和血小板反应蛋白；可能是凋亡细胞的受体	玻连蛋白受体	整合素 α
CD52	胸腺细胞、T 细胞、B 细胞（除浆细胞）、单核细胞、粒细胞、精子	25	未知，治疗上作为从骨髓中消耗 T 细胞的抗体靶标	CAMPATH-1、HE5	
CD53	白细胞	35～42	有助于转导 CD2 在 T 细胞和 NK 细胞中产生的信号；可能调控生长	MRC OX44	跨膜蛋白 4
CD54	造血和非造血细胞	75～115	ICAM-1 结合 CD11a/CD18 整合素（LFA-1）和 CD11b/CD18 整合素（Mac-1），鼻病毒受体	ICAM-1	免疫球蛋白
CD55	造血和非造血细胞	60～70	衰变加速因子（DAF），结合 C3b，分解 C3/C5 转化酶	DAF	CCP
CD56	NK 细胞、一些活化的 T 细胞	135～220	神经细胞黏附分子（NCAM）的亚型，黏附分子	NKH-1	免疫球蛋白
CD57	NK 细胞、一些 T 细胞亚群、B 细胞和单核细胞		寡糖，存在于许多细胞表面糖蛋白上	HNK-1，Leu-7	
CD58	造血和非造血细胞	55～70	白细胞功能相关抗原 -3（LFA-3），结合 CD2，黏附分子	LFA-3	免疫球蛋白
CD59	造血和非造血细胞	19	结合补体成分 C8 和 C9，阻断攻膜复合物的组装	保护素，MAC 抑制物	Ly-6

CD抗原	主要表达细胞	分子质量（kDa）	功能	别名	蛋白家族
CD60a	T 细胞、血小板、角质形成细胞，平滑肌细胞	70	二唾液酸神经节苷脂 D3（GD3）		糖类结构
CD60b	T 细胞、血小板、角质形成细胞、平滑肌细胞	70	9-O- 乙酰 -GD3		糖类结构
CD60c	T 细胞、血小板、角质形成细胞、平滑肌细胞	70	7-O- 乙酰 -GD3		糖类结构
CD61	血小板、巨核细胞、巨噬细胞	110	整合素 β3 亚单位，与 CD41（GPⅡb/Ⅲa）或与 CD51（玻连蛋白受体）一起参与血小板聚集		整合素 β
CD62E	内皮细胞	140	内皮细胞白细胞黏附分子（ELAM），结合 s-Le^x，介导中性粒细胞在内皮上的滚动	ELAM-1、E 选择素	C 型凝集素、EGF、CCP
CD62L	B 细胞、T 细胞、单核细胞、NK 细胞	150	白细胞黏附分子（LAM），结合 CD34、GlyCAM，介导与内皮的滚动	LAM-1、L 选择素、LECAM-1	C 型凝集素、EGF、CCP
CD62P	血小板、巨核细胞、内皮细胞	140	黏附分子，结合 CD162（PSGL-1），介导血小板与内皮细胞、单核细胞的相互作用以及白细胞在内皮细胞上滚动	P 选择素、PADGEM	C 型凝集素、EGF、CCP
CD63	活化的血小板、单核细胞、巨噬细胞	53	未知，溶酶体膜蛋白，活化后易位至细胞表面	血小板活化抗原	跨膜蛋白 4
CD64	单核细胞、巨噬细胞	72	IgG 的高亲和力受体，结合 IgG3 > IgG1 > IgG4 >>> IgG2，介导吞噬作用，抗原捕获，ADCC	FcγRI	免疫球蛋白
CD65	髓系细胞	47	神经酰胺十二糖的低聚糖组分		
CD66a	中性粒细胞、NK 细胞	160～180	抑制活化的 NK 细胞中 NKG2D 介导的细胞溶解功能和信号传导	C-CAM、BGP1、CEA-1、CEA-7、MHVR1	免疫球蛋白
CD66b	粒细胞	95～100	调节人嗜酸性粒细胞的黏附和活化	CEACAM8、CD67、CGM6、NCA-95（以前称 CD67）	免疫球蛋白
CD66c	中性粒细胞、结肠癌	90	调节 CD8$^+$ T 细胞对多发性骨髓瘤的反应	CEACAM6、NCA	免疫球蛋白
CD66d	中性粒细胞	30	指导几种细菌的吞噬作用，可以调节固有免疫反应	CEACAM3、CEA、CGM1、W264、W282	免疫球蛋白
CD66e	成人结肠上皮、结肠癌	180～200	抵抗呼吸道的细菌和病毒感染	CEACAM5	免疫球蛋白
CD66f	巨噬细胞		上调巨噬细胞中精氨酸酶活性并抑制 NO 的产生，诱导单核细胞旁路活化，抑制辅助细胞依赖性 T 细胞增殖	妊娠特异性 β-1- 糖蛋白 1（PSG1），SP1，B1G1，DHFRP2	免疫球蛋白
CD68	单核细胞、巨噬细胞、中性粒细胞、嗜碱性粒细胞、大淋巴细胞	110	未知	巨噬细胞黏蛋白、GP110、LAMP4、SCARD1	溶酶体 / 内体相关膜蛋白（LAMP）、清道夫受体

CD抗原	主要表达细胞	分子质量（kDa）	功能	别名	蛋白家族
CD69	活化的 T 细胞和 B 细胞、活化的巨噬细胞和 NK 细胞	28、32（同型二聚体）	下调 S1PR1 促进次级淋巴组织的滞留，可能在调节增殖中发挥作用，可能在 NK 细胞和血小板中传递信号	活化诱导剂分子（AIM）	C 型凝集素
CD70	活化的 T 细胞、B 细胞、巨噬细胞	75、95、170	CD27 的配体，可能在 B 细胞和 T 细胞的共刺激中起作用	Ki-24	TNF
CD71	所有增殖细胞、活化的白细胞	95（同源二聚体）	转铁蛋白受体	T9	
CD72	B 细胞（除浆细胞外）	42（同源二聚体）	SLAM、NKG2 的配体	Lyb-2	C 型凝集素
CD73	B 细胞亚群、T 细胞亚群	69	Ecto-5'- 核苷酸酶，使核苷酸去磷酸化以允许核苷摄取，淋巴细胞分化标记	NT5E、NT5、NTE、E5NT、CALJA	
CD74	B 细胞、巨噬细胞、单核细胞、表达 MHC Ⅱ 类分子的细胞	33、35、41、43（可变的起始和剪切）	MHC Ⅱ 类相关恒定链	Ii、Iγ	
CD75	成熟 B 细胞、T 细胞亚群	47	氨基乳糖苷，CD22 配体，介导 B 细胞间黏附	CD76	
CD75s			α-2，6 - 唾液酸氨基乳糖苷		糖类结构
CD77	生发中心 B 细胞	77	中性鞘糖脂（Galα1 → 4Galβ1 → 4Glcβ1 → 神经酰胺），结合志贺毒素，交联诱导凋亡	球蛋白神经酰胺（Gb3）Pk 血型	
CD79α、β	B 细胞	α：40 ~ 45 β：37	BCR 的组成部分，类似于 CD3，是细胞表面表达和信号转导所必需的	Igα、Igβ	免疫球蛋白
CD80	B 细胞亚群	60	共刺激分子，CD28 和 CTLA-4 的配体	B7（现在 B7.1）、BB1	免疫球蛋白
CD81	淋巴细胞	26	与 CD19、CD21 一起形成 B 细胞共受体	抗增殖抗体的靶点（TAPA-1）	跨膜蛋白 4
CD82	白细胞	50 ~ 53	未知	R2	跨膜蛋白 4
CD83	DC、B 细胞、朗格汉斯细胞	43	调节抗原提呈；这种蛋白的可溶性形式可以与 DC 结合并抑制其成熟	HB15	免疫球蛋白
CD84	单核细胞、血小板、循环 B 细胞	73	与 SAP（SH2D1A）和 FYN 相互作用，调节血小板功能和 LPS 诱导的巨噬细胞的细胞因子分泌	CDw84、SLAMF5、Ly9b	免疫球蛋白
CD85	DC、单核细胞、巨噬细胞和淋巴细胞		与 APC 上的 MHC Ⅰ 类分子结合，抑制活化	LILR1-9、ILT2、LIR1、MIR7	免疫球蛋白
CD86	单核细胞、活化的 B 细胞、DC	80	CD28 和 CTLA4 的配体	B7.2	免疫球蛋白
CD87	粒细胞、单核细胞、巨噬细胞、T 细胞、NK 细胞、多种非造血细胞	35 ~ 59	尿激酶纤溶酶原激活剂的受体	uPAR	Ly-6
CD88	多形核白细胞、巨噬细胞、肥大细胞	43	补体成分 C5a 受体	C5aR	GPCR
CD89	单核细胞、巨噬细胞、粒细胞、中性粒细胞、B 细胞亚群、T 细胞亚群	50 ~ 70	IgA 受体	FcαR	免疫球蛋白
CD90	CD34+ 祖胸腺细胞（人）、胸腺细胞、T 细胞（小鼠）、ILC、部分 NK 细胞	18	炎症部位白细胞的黏附和转运	Thy-1	免疫球蛋白
CD91	单核细胞、许多非造血细胞	515、85	α2 - 巨球蛋白受体		EGF，低密度脂蛋白受体

CD抗原	主要表达细胞	分子质量（kDa）	功能	别名	蛋白家族
CD92	中性粒细胞、单核细胞、血小板、内皮细胞	70	胆碱转运体		
CD93	中性粒细胞、单核细胞、内皮细胞	120	细胞间黏附和清除凋亡细胞/碎片	C1QR1	
CD94	T细胞亚群、NK细胞	43	调节NK细胞功能	KLRD1	C型凝集素
CD95	细胞种类繁多、在体内分布不确定	45	与TNF样Fas配体结合，诱导细胞凋亡	Apo-1、Fas	TNF受体
CD96	活化的T细胞、NK细胞	160	活化的T细胞与NK细胞的黏附作用，可能影响抗原呈递	T细胞活化增加晚期表达（TACTILE）	免疫球蛋白
CD97	活化的B细胞和T细胞、单核细胞、粒细胞	75～85	与CD55结合	GR1	EGF、GPCR
CD98	T细胞、B细胞、NK细胞、粒细胞、所有人类细胞系	80、45（异源二聚体）	二碱基的中性氨基酸转运体	SLC3A2、Ly10、4F2	
CD99	外周血淋巴细胞、胸腺细胞	32	白细胞迁移、T细胞黏附、神经节苷脂GM1和跨膜蛋白转运，以及T细胞通过胱天蛋白酶非依赖途径死亡	MIC2、E2	
CD100	造血细胞	150（同源二聚体）	神经丛蛋白B1的配体，与钙调蛋白相互作用	SEMA4D	免疫球蛋白，信号素蛋白
CD101	单核细胞、粒细胞、DC、活化的T细胞	120（同源二聚体）	抑制T细胞产生依赖TCR/CD3的IL-2，诱导DC产生IL-10	BPC#4	免疫球蛋白
CD102	静息淋巴细胞、单核细胞、血管内皮细胞（最强）	55～65	与CD11a/CD18（LFA-1）结合，但不与CD11b/CD18（Mac-1）结合	ICAM-2	免疫球蛋白
CD103	IEL、2%～6%的外周血淋巴细胞	150、25	αE整合素	HML-1、α6、αE整合素	整合素α
CD104	CD4⁻CD8⁻胸腺细胞、神经元、上皮细胞和一些内皮细胞、施万细胞、滋养层细胞	220	整合素β4，与CD49f组成整合素α6β4，与层黏连蛋白结合	β4整合素	整合素β
CD105	内皮细胞、活化的单核细胞和巨噬细胞、骨髓细胞亚群	90（同源二聚体）	结合TGF-β	内皮素	
CD106	内皮细胞	100～110	黏附分子、VLA-4（α4β1整合素）的配体	VCAM-1	免疫球蛋白
CD107a	活化的血小板、活化的T细胞、活化的中性粒细胞、活化的内皮细胞、NK细胞	110	影响内体/囊泡分选，保护NK细胞免于脱颗粒所致的损伤	溶酶体相关膜蛋白-1（LAMP-1）	
CD107b	活化的血小板、活化的T细胞、NK细胞、活化的中性粒细胞、活化的内皮细胞	120	影响内体/囊泡分选，保护NK细胞免于脱颗粒所致的损伤	LAMP-2	
CD108	红细胞、循环淋巴细胞、淋巴母细胞	80	神经丛状蛋白C1受体，影响单核细胞和CD4活化/分化	GR2、John Milton Hagen血型抗原，SEMA7A	信号素蛋白
CD109	活化的T细胞、活化的血小板、血管内皮细胞	170	结合和负向TGF-β信号	血小板活化因子，GR56	α-巨球蛋白/补体
CD110	血小板	71	促血小板生成素的受体	MPL、TPO-R	造血受体
CD111	髓系细胞	57	参与组织的上皮细胞和内皮细胞的黏附和紧密连接	PPR1/Nectin1	免疫球蛋白
CD112	髓系细胞	58	黏附连接的组成部分	PRR2	

CD抗原	主要表达细胞	分子质量（kDa）	功能	别名	蛋白家族
CD113	神经元		可能参与细胞黏附和神经突触的形成；黏附连接的组成部分	NECTIN3、PVRL3	免疫球蛋白
CD114	粒细胞、单核细胞	150	G-CSF 受体	CSF3R、GCSFR	免疫球蛋白、Ⅲ型纤连蛋白
CD115	单核细胞、巨噬细胞	150	M-CSF 受体	M-CSFR、CSF1R、C-FMS	免疫球蛋白、酪氨酸激酶
CD116	单核细胞、中性粒细胞、嗜酸性粒细胞、内皮细胞	70～85	GM-CSF 受体 a 链	GM-CSFRα	细胞因子受体、Ⅲ型纤连蛋白
CD117	造血祖细胞	145	SCF 受体	c-Kit	免疫球蛋白、酪氨酸激酶
CD118	广泛细胞表达		IFN-α、IFN-β 受体	IFN-α、IFN-βR	
CD119	巨噬细胞、单核细胞、B 细胞、内皮细胞	90～100	IFN-γ 受体	IFN-γR、IFNGR1	Ⅲ型纤连蛋白
CD120a	造血细胞和非造血细胞，上皮细胞表达量最高	50～60	TNFR，结合 TNF-α 和 LT	TNFR-Ⅰ	TNFR
CD120b	造血细胞和非造血细胞，髓系细胞表达量最高	70～85	TNFR，结合 TNF-α 和 LT	TNFR-Ⅱ	TNFR
CD121a	胸腺细胞、T 细胞	80	Ⅰ型 IL-1 受体，结合 IL-1α、IL-1β	Ⅰ型 IFN-1 受体	免疫球蛋白
CD121b	B 细胞、巨噬细胞、单核细胞	60～70	Ⅱ型 IL-1 受体，结合 IL-1α、IL-1β	Ⅱ型 IFN-1 受体	免疫球蛋白
CD122	NK 细胞、静止 T 细胞亚群、一些 B 细胞系	75	IL-2 受体 β 链	IL-2Rβ	细胞因子受体、Ⅲ型纤连蛋白
CD123	骨髓干细胞、粒细胞、单核细胞、巨核细胞	70	IL-3 受体 α 链	IL-3Rα	细胞因子受体、Ⅲ型纤连蛋白
CD124	成熟的 B 细胞和 T 细胞、造血细胞前体	130～150	IL-4 受体	IL-4R	细胞因子受体、Ⅲ型纤连蛋白
CD125	嗜酸性粒细胞、嗜碱性粒细胞、活化的 B 细胞	55～60	IL-5 受体	IL-5R	细胞因子受体、Ⅲ型纤连蛋白
CD126	活化的 B 细胞和浆细胞（强）、大多数白细胞（弱）	80	IL-6 受体 α 亚基	IL-6Rα	免疫球蛋白、细胞因子受体、Ⅲ型纤连蛋白
CD127	骨髓淋巴样前体、祖 B 细胞、成熟 T 细胞、ILC、单核细胞	68～79（可能形成同源二聚体）	IL-7 受体	IL-7R	Ⅲ型纤连蛋白
CD128a、CD128b	中性粒细胞、嗜碱性粒细胞、T 细胞亚群	58～67	IL-8 受体	IL-8R、CXCR1	GPCR
CD129	嗜酸性粒细胞、胸腺细胞、中性粒细胞	57	IL-9 受体	IL-9R	IL2RG
CD130	大多数细胞类型，活化的 B 细胞和浆细胞表达较强	130	IL-6、IL-11、制瘤素（OSM）和白血病抑制因子（LIF）受体的共同亚基	IL-6Rβ、IL-11Rβ、OSMRβ、LIFRβ、IFRβ	免疫球蛋白、细胞因子受体、Ⅲ型纤连蛋白
CD131	髓系祖细胞、粒细胞	140	IL-3、IL-5 和 GM-CSF 受体共同的 β 亚基	IL-3Rβ、IL-5Rβ、GM-CSFRβ	细胞因子受体、Ⅲ型纤连蛋白
CD132	B 细胞、T 细胞、NK 细胞、肥大细胞、中性粒细胞	64	IL-2 受体 γ 链，IL-2、IL-4、IL-7、IL-9、IL-15 受体的共同亚基	IL-2RG、SCIDX	细胞因子受体
CD133	干 / 祖细胞	97	未知	Prominin-1、AC133	

CD抗原	主要表达细胞	分子质量（kDa）	功能	别名	蛋白家族
CD134	活化的 T 细胞	50	OX40L 的受体，为 CD4+T 细胞提供共刺激	OX40	TNFR
CD135	多能前体细胞、粒单核细胞和 B 细胞祖细胞	130、155	FLT-3L 受体，对 HSC 和白细胞祖细胞的发育有重要作用	FLT3、FLK2、STK-1	免疫球蛋白、酪氨酸激酶
CD136	单核细胞、上皮细胞、中枢和外周神经系统	180	趋化、吞噬、细胞生长和分化	MSP-R、RON	酪氨酸激酶
CD137	T 细胞、B 细胞、单核细胞、部分上皮细胞	28	T 细胞增殖共刺激分子	4-1BB、TNFRSF9	TNFR
CD138	B 细胞	32	硫酸肝素蛋白聚糖，与 I 型胶原结合	多配体聚糖-1	
CD139	B 细胞	209、228	未知		
CD140a、CD140b	基质细胞、部分内皮细胞	a：180 b：180	血小板源性生长因子（PDGF）受体 α 链和 β 链		
CD141	血管内皮细胞	105	抗凝血剂，结合凝血酶，然后复合物激活蛋白 C	血栓调节蛋白	C 型凝集素、EGF
CD142	表皮角质形成细胞、各种上皮细胞、星形胶质细胞、施万细胞。除非由炎症介质诱导，不存在于与血浆直接接触的细胞中	45～47	凝血的主要起始因素。结合Ⅶa 因子形成复合物，激活Ⅶ、Ⅸ、Ⅹ 因子	组织因子、促凝血酶原激酶	Ⅲ型纤连蛋白
CD143	内皮细胞，除大血管和肾脏外，肾和小肠刷缘上皮细胞，神经元、活化的巨噬细胞和部分 T 细胞。血浆中为可溶型	170～180	Zn^{2+} 金属肽酶二肽酶，从前体形式裂解血管紧张素 I 和缓激肽	血管紧张素转换酶（ACE）	
CD144	内皮细胞	130	形成内皮细胞的黏附连接	钙黏素-5、VE-钙黏素	钙黏素
CD145	内皮细胞、部分基质细胞	25、90、110	未知		
CD146	内皮细胞、T 细胞、间充质干细胞	130	维持 HSC 和祖细胞，可能调节血管生成	MCAM、MUC18、S-ENDO	免疫球蛋白
CD147	白细胞、红细胞、血小板、内皮细胞	55～65	激活一些基质金属蛋白酶，CyPA、CypB 和某些整合素的受体	M6、neurothelin、EMMPRIN、basigin、OX-47	免疫球蛋白
CD148	粒细胞、单核细胞、DC、T 细胞、成纤维细胞、神经细胞	240～260	细胞生长接触抑制	HPTPη	Ⅲ型纤连蛋白，蛋白酪氨酸磷酸酶
CD150	胸腺细胞、活化淋巴细胞	75～95	与 FYN、PTPN11、SH2D1A(SAP) 和 SH2D1B 相互作用，在 T 细胞和 B 细胞的信号传导中起重要作用	SLAMF1	免疫球蛋白，SLAM
CD151	血小板、巨核细胞、上皮细胞、内皮细胞	32	与 β1 整合素作用	PETA-3、SFA-1	跨膜蛋白 4
CD152	活化的 T 细胞	33	B7.1（CD80）、B7.2（CD86）的受体，T 细胞活化的负调节因子	CTLA-4	免疫球蛋白
CD153	活化的 T 细胞、活化的巨噬细胞、中性粒细胞、B 细胞	38～40	CD30 配体，抑制生发中心 B 细胞发生 Ig 类别转换	CD30L、TNFSF8L	TNF
CD154	活化 CD4+T 细胞	30（三聚体）	CD40 的配体，B 细胞增殖和活化的诱导剂	CD40L、TRAP、T-BAM、gp39	TNFR

CD抗原	主要表达细胞	分子质量（kDa）	功能	别名	蛋白家族
CD155	单核细胞、巨噬细胞、胸腺细胞，中枢神经系统神经元	80～90	正常功能未知；脊髓灰质炎病毒受体	脊髓灰质炎病毒受体	免疫球蛋白
CD156a	中性粒细胞、单核细胞	69	金属蛋白酶，裂解 TNF-αR1	ADAM8、MS2	
CD156b			TNF-α 转换酶（TACE）、裂解 TNF-α 前体产生成熟的 TNF-α	ADAM17	
CD156c	神经细胞		潜在的黏附分子和已知的加工的淀粉样前体蛋白	ADAM10	
CD157	粒细胞、单核细胞、骨髓基质细胞、血管内皮细胞、FDC	42～45（在单核细胞是 50 kDa）	ADP–核糖环化酶，环状 ADP–核糖水解酶	BST-1	
CD158	NK 细胞		KIR 家族		
CD158a	NK 细胞亚型	50 或 58	通过结合 MHC Ⅰ类分子来抑制 NK 细胞的细胞毒性	p50.1、p58.1	免疫球蛋白
CD158b	NK 细胞亚型	50 或 58	通过结合 HLA-Cw3 和相关的等位基因来抑制 NK 细胞的细胞毒性	p50.2、p58.2	免疫球蛋白
CD159a	NK 细胞	26	结合 CD94 形成 NK 细胞受体；通过结合 MHC Ⅰ类分子来抑制 NK 细胞的细胞毒性	NKG2A	
CD160	T 细胞、NK 细胞、IEL	27	结合经典和非经典 MHC Ⅰ分子，激活磷酸肌醇激酶以触发细胞毒性和分泌细胞因子	NK1	
CD161	NK 细胞、T 细胞、ILC	44	调节 NK 细胞毒性	NKRP1	C 型凝集素
CD162	中性粒细胞、淋巴细胞、单核细胞	120（同源二聚体）	CD62P 配体	PSGL-1	黏蛋白
CD162R	NK 细胞			PEN5	
CD163	单核细胞、巨噬细胞	130	通过巨噬细胞清除血红蛋白/触珠蛋白复合物，可作为细菌的天然免疫传感器	M130	富含半胱氨酸的清道夫受体（SRCR）
CD164	上皮细胞、单核细胞、骨髓基质细胞	80	黏附受体	MUC24（多糖化蛋白 24）	黏蛋白
CD165	胸腺细胞、胸腺上皮细胞、中枢神经系统神经元、胰岛、鲍曼囊	37	胸腺细胞与胸腺上皮之间的黏附	Gp37、AD2	
CD166	活化的 T 细胞、胸腺上皮、成纤维细胞、神经元	100～105	CD6 的配体，参与整合素轴突延长	ALCAM、BEN、DM-GRASP、SC-1	免疫球蛋白
CD167a	正常和转化上皮细胞	63、64（二聚体）	结合胶原蛋白	DDR1、trkE、cak、eddr1	盘状蛋白相关的受体酪氨酸激酶
CD168	乳腺癌细胞	五个亚型：58、60、64、70、84	黏附分子，透明质酸介导的调节细胞迁移的受体	RHAMM	
CD169	巨噬细胞的亚型	185	黏附分子，结合甲烷硅基化的碳水化合物。可能介导巨噬细胞与粒细胞和淋巴细胞的结合	唾液酸黏附蛋白	免疫球蛋白、唾液酸黏附蛋白
CD170	中性粒细胞	67（同源二聚体）	黏附分子，唾液酸结合的类胰岛样凝集素（Siglec），胞质尾含有 ITIM 基序	Siglec-5、OBBP2、CD33L2	免疫球蛋白、唾液酸黏附蛋白
CD171	神经元、施万细胞、淋巴细胞和粒单核细胞、B 细胞、CD4+ T 细胞（不是 CD8+ T 细胞）	200～220（准确分子量随细胞类型而变化）	黏附分子，结合 CD9、CD24、CD56，也有同类分子间结合	L1、NCAM-L1	免疫球蛋白

CD抗原	主要表达细胞	分子质量（kDa）	功能	别名	蛋白家族
CD172a		115 ～ 120	黏附分子；跨膜蛋白是活化的受体酪氨酸激酶（RTK）的底物，并与SH2 结构域结合	SIRP、SHPS1、MYD-1、SIRP-α-1、PTPNS1	免疫球蛋白
CD173	所有细胞	41	H2 型血型，碳水化合物部分		
CD174	所有细胞	42	Lewis y 血型，碳水化合物部分		
CD175	所有细胞		Tn 血型，碳水化合物部分		
CD175s	所有细胞		Sialyl-Tn 血型，碳水化合物部分		
CD176	所有细胞		TF 血型，碳水化合物部分		
CD177	髓系细胞	56 ～ 64	NB1 是一种 GPI 连接的中性粒细胞特异性抗原，仅在 NB1 阳性的成年人（97% 的健康供者）中性粒细胞亚群中发现，NB1 首次表达于髓系细胞分化阶段	NB1	
CD178	活化的 T 细胞	38 ～ 42	Fas 配体；与 Fas 结合诱导细胞凋亡	FasL	TNF
CD179a	早期 B 细胞	16 ～ 18	免疫球蛋白 ι 链与 CD179b 非共价结合，形成替代轻链，是前 B 细胞受体的组成部分，在 B 细胞早期分化中起着关键作用	VpreB、IGVPB、IGι	免疫球蛋白
CD179b	B 细胞	22	免疫球蛋白 λ 样多肽 1 与 CD179a 非共价结合，形成一个替代轻链，选择性地在 B 细胞发育的早期阶段表达。CD179b 基因突变已被证明会导致人类 B 细胞发育受损和无球蛋白血症	IGLL1、λ5（IGL5）、IGVPB、14.	免疫球蛋白
CD180	B 细胞	95 ～ 105	由细胞外 LRR 组成的 1 型膜蛋白。与 MD-1 形成细胞表面受体复合物 RP105/MD-1，通过与 TLR4 协同工作，控制 B 细胞识别和LPS 信号传导	LY64、RP105	TLR
CD181	中性粒细胞、单核细胞、NK 细胞、肥大细胞、嗜碱性粒细胞，部分 T 细胞		CXCL6、CXCL8（IL-8）的受体，对中性粒细胞转运很重要	CXCR1、IL8Rα	趋化因子受体、A 类 GPCR
CD182	中性粒细胞、单核细胞、NK 细胞、肥大细胞、嗜碱性粒细胞、部分 T 细胞		CXCL1、CXCL2、CXCL3、CXCL5、CXCL6 和 CXCL8（IL-8）的受体。中性粒细胞的转运和迁移出骨髓	CXCR2、ILRβ	趋化因子受体、A 类 GPCR
CD183	特别是慢性淋巴增生性疾病的恶性 B 细胞	46 ～ 52	CXC 趋化因子受体，参与恶性 B 细胞趋化。结合 INP10 和 MIG[3]。	CXCR3、G 蛋白偶联受体 9（GPR9）	趋化因子受体、GPCR
CD184	优先表达于较不成熟的 CD34[+]HSC	46 ～ 52	与 SDF-1（LESTR/fusin）结合；作为 T 细胞融合和进入的辅助因子；HIV-1 营养株	CXCR4、NPY3R、LESTR、fusin、HM89	趋化因子受体、GPCR
CD185	B 细胞、Tfh 细胞和部分 CD8 T 细胞		CXCL13 受体。B 细胞和 T 细胞转运入淋巴组织的 B 细胞区	CXCR5	趋化因子受体、A 类 GPCR
CD186	Th17、部分 NK 细胞、部分 NKT 细胞。部分 ILC3		CXCL16 受体和 HIV 共受体	CXCR6	趋化因子受体、A 类 GPCR

CD抗原	主要表达细胞	分子质量（kDa）	功能	别名	蛋白家族
CD191	单核细胞、巨噬细胞、中性粒细胞、Th1、DC		CCL3、CCL5、CCL8、CCL14 和 CCL16 的受体。参与先天免疫细胞和适应性免疫细胞运输的各种过程	CCR1	趋化因子受体、A 类 GPCR
CD192	单核细胞、巨噬细胞、Th1、嗜碱性粒细胞、NK 细胞		CCL2、CCL7、CCL8、CCL12、CCL13 和 CCL16 的受体。对单核细胞的转运和 Th1 反应很重要	CCR2	趋化因子受体、A 类 GPCR
CD193	嗜酸性粒细胞、嗜碱性粒细胞、肥大细胞		CCL5、CCL7、CCL8、CCL11、CCL13、CCL15、CCL24 和 CCL28 的受体，参与嗜酸性粒细胞的转运	CCR3	趋化因子受体、A 类 GPCR
CD194	Th2、Treg、Th17、CD8 T 细胞，单核细胞、B 细胞	41	CCL17、CCL22 的受体，T 细胞向皮肤归巢和 Th2 反应	CCR4	趋化因子受体、A 类 GPCR
CD195	早幼粒细胞	40	CC 型趋化因子受体。结合 MIP-1α、MIP-1β 和 RANTES。可能在控制粒细胞谱系增殖或分化方面发挥作用。和 CD4 一起作为原发性嗜巨噬细胞 HIV-1 分离株的共受体	CMKBR5、CCR5、CKR-5、CC-CKR-5、CKR5	趋化因子受体，GPCR
CD196	Th17、γ:δ T 细胞、NKT 细胞、NK 细胞、Treg、Tfh 细胞、ILC		CCL20 和 CCL21 的受体，对 GALT 的发育和 Th17 反应很有必要	CCR6	趋化因子受体、A 类 GPCR
CD197	活化的 B 细胞和 T 细胞，在感染 EB 病毒的 B 细胞和感染 HHV6 或 HHV7 的 T 细胞中均明显上调	46～52	MIP-3β 趋化因子受体；可能是 EB 病毒对 B 细胞或正常淋巴细胞功能影响的介质	CCR7、EBI1（EB 病毒诱导基因 1）、CMKBR7、BLR2	趋化因子受体、GPCR
CDw198	Th2、Treg、γ:δ T 细胞、单核细胞、巨噬细胞		CCL1、CCL8 和 CCL18 的受体，对 Th2 免疫和胸腺生成很必要	CCR8	趋化因子受体、A 类 GPCR
CDw199	肠道 T 细胞、胸腺细胞、B 细胞、DC		CCL25 受体，是 GALT 发育和胸腺生成所必需的	CCR9	趋化因子受体、A 类 GPCR
CD200	正常的大脑和 B 细胞系	41（大鼠胸腺细胞）47（大鼠脑）	通过 MoAb MRCOX-2 鉴定的抗原，非谱系分子，功能未知	MOX-2、MOX-1	免疫球蛋白
CD201	内皮细胞	49	EPCR，能与蛋白 C 和活化蛋白 C 高亲和力结合，内皮细胞暴露于 TNF 后下调	EPCR	CD1 MHC
CD202b	内皮细胞	140	受体酪氨酸激酶，结合血管生成素-1；在血管生成，特别是在内皮细胞的血管网络形成中起重要作用。TEK 的缺陷与遗传性静脉畸形有关；TEK 信号通路在静脉形态发生过程中对内皮细胞平滑肌细胞间的通讯起着至关重要的作用	VMCM、TEK（酪氨酸激酶，内皮细胞）、TIE2（具有 Ig 和 EGF 同源域的酪氨酸激酶）、VMCM1	免疫球蛋白、酪氨酸激酶
CD203c	髓系细胞（子宫、嗜碱性粒细胞和肥大细胞）	101	属于参与细胞外核苷酸水解的一系列胞外酶。它们能催化多种分子的磷酸二酯键和磷酸硫酸盐键的裂解，包括脱氧核糖核酸、NAD 和核苷酸糖	NPP3、B10、PDNP3、PD-1β、gp130RB13-6	Ⅱ型跨膜蛋白、外核苷酸焦磷酸酶/磷酸二酯酶（E-NPP）
CD204	髓系细胞	220	介导大量带负电的大分子的结合、内化和加工。参与动脉粥样硬化形成过程中胆固醇在动脉壁的病理沉积	巨噬细胞清道夫受体（MSR1）	胶原蛋白样、清道夫受体

CD抗原	主要表达细胞	分子质量（kDa）	功能	别名	蛋白家族
CD205	DC	205	淋巴细胞抗原75；DC上推测的抗原摄取受体	LY75、DEC-205、GP200-MR6	Ⅰ型跨膜蛋白
CD206	巨噬细胞、内皮细胞	175～190	Ⅰ型膜糖蛋白；是唯一已知的含有多个C型CRD（糖类识别结构域）的C型凝集素；结合潜在致病的病毒、细菌和真菌表面的高甘露糖结构结合	巨噬细胞甘露糖受体	C型凝集素
CD207	朗格汉斯细胞	40	Ⅱ型跨膜蛋白；朗格汉斯细胞特异性C型凝集素；膜叠加和拉链导致BG（Birbeck颗粒）形成的有效诱导剂	朗格汉斯细胞产生的特异性凝集素	C型凝集素
CD208	淋巴器官中并指状DC	70～90	与CD68同源，是一种溶酶体蛋白，参与特殊抗原处理区的重塑和MHC Ⅱ类限制性抗原提呈。在成熟DC中，可被CD40L、TNF-α和LPS诱导上调	D溶酶体相关膜蛋白、DC-LAMP	MHC
CD209	DC	44	C型凝集素，结合ICAM3和HIV-1包膜糖蛋白gp120，通过稳定DC/T细胞接触区使TCR参与，促进表达CD4和趋化因子受体的反式细胞的有效感染；Ⅱ型跨膜蛋白	DC-SIGN（DC特异性ICAM3-捕获非整合素	C型凝集素
CD210	B细胞、Th和单核/巨噬细胞系细胞	90～110	IL-10受体α和β链	IL-10Rα、IL-10RA、HIL-10R、IL-10Rβ、IL-10RB、CRF2-4、CRFB4	Ⅱ类细胞因子受体
CD212	活化的CD4+T细胞、CD8+T细胞和NK细胞	130	IL-12受体β链；一种参与IL-12信号转导的Ⅰ型跨膜蛋白	IL-12R、IL-12RB	血细胞生成素细胞因子受体
CD213a1	B细胞、单核细胞、成纤维细胞、内皮细胞	60～70	与IL-13低亲和力结合的受体；与IL-4Rα可形成IL-13的功能性受体，也可作为IL-4信号转导的共同细胞因子受体γ链的替代辅助蛋白	IL-13Rα1、NR4、IL-13Ra	造血细胞因子受体
CD213a2	B细胞、单核细胞、成纤维细胞、内皮细胞		IL-13受体，作为单体与IL-13高亲和力结合，但不与IL-4结合；表达IL-13RA2的人细胞以高亲和力与IL-13特异性结合	IL-13Rα2、IL-13BP	造血细胞因子受体
CD215	NK细胞、CD8+T细胞		与IL2RB（CD122）和IL2RG（CD132）形成复合物，促进细胞增殖和BCL2的表达	IL-15Ra	IL2G
CD217	活化的记忆T细胞		IFN-17受体二聚体	IL-17R、CTLA-8	趋化因子/细胞因子受体
CD218a	巨噬细胞、中性粒细胞、NK细胞、T细胞		信号传导诱导细胞毒性反应	IL-18Ra	免疫球蛋白
CD218b	巨噬细胞、中性粒细胞、NK细胞、T细胞		信号传导诱导细胞毒性反应	IL-18Rb	免疫球蛋白
CD220	非谱系分子	α：130 β：95	胰岛素受体；包含两个α和两个β亚基的完整跨膜糖蛋白；该受体结合胰岛素并具有酪氨酸蛋白激酶活性，自身磷酸化激活激酶活性	胰岛素受体	酪氨酸蛋白激酶的胰岛素受体家族

CD抗原	主要表达细胞	分子质量（kDa）	功能	别名	蛋白家族
CD221	非谱系分子	α：135 β：90	胰岛素样生长因子Ⅰ，受体以高亲和力结合胰岛素样生长因子。它具有酪氨酸激酶活性，在转化过程中起关键作用。前体的裂解产生α和β亚基	IGF1R、JTK13	酪氨酸蛋白激酶的胰岛素受体家族
CD222	非谱系分子	250	裂解并激活膜结合的TGFβ；其他功能包括IGF-Ⅱ的内化，溶酶体酶和其他含M6P蛋白的内化或分选	IGF2R、CIMPR、CI-MPR、IGF2R、M6P-R	哺乳动物凝集素
CD223	活化的T细胞和NK细胞	70	参与淋巴细胞活化；与HLAⅡ类抗原结合；下调抗原特异性反应；促进LAG3与CD4密切作用	淋巴细胞活化基因3 LAG-3	免疫球蛋白
CD224	非线性分子	62（未加工的前体）	主要是一种膜结合酶；在γ-谷氨酰循环中起关键作用，γ-谷氨酰循环是谷胱甘肽合成和降解的途径。这种酶由两个多肽链组成，这两个多肽链是由单个多肽以前体形式合成的	γ-谷氨酰转移酶、GGT1、D22S672、D22S732	γ-谷氨酰转移酶
CD225	白细胞和内皮细胞	16～17	IFN诱导的跨膜蛋白1参与细胞生长的调控。它是参与抗增殖和同型黏附信号转导的多聚体复合物的组分	Leu13、IFITM1、IFI17	IFN诱导的跨膜蛋白
CD226	NK细胞、血小板、单核细胞和T细胞亚群	65	黏附糖蛋白；介导细胞与其他含未知配体的细胞黏附，CD226与抗体交联导致细胞活化	DNAM-1（PTA1）、DNAX、TLiSA1	免疫球蛋白
CD227	人上皮肿瘤，如乳腺癌	122（非糖基化）	上皮黏蛋白含有数量不等的20个氨基酸重复序列，产生许多不同的等位基因。直接或间接与肌动蛋白细胞骨架相互作用	PUM、MUC.1、黏蛋白1	黏蛋白
CD228	主要是人类黑色素瘤	97	单克隆抗体133.2和96.5识别的肿瘤相关抗原（黑色素瘤），参与细胞铁摄取	黑素转铁蛋白、P97	转铁蛋白
CD229	淋巴细胞	90～120	可能通过同源相互作用参与T细胞与辅助细胞之间的黏附反应	Ly9	免疫球蛋白（CD2亚家族）
CD230	在正常细胞和受感染细胞中均有表达	27～30	功能尚不清楚。大量存在于人类和动物的大脑中，这些动物感染了神经退行性疾病，即传染性海绵状脑病或朊病毒病（克-雅病、ass综合征、致死性家族型失眠）	CJD、PRIP、朊蛋白（p27～30）	朊病毒
CD231	急性T细胞白血病、神经母细胞瘤细胞和正常脑神经元	150	可能参与细胞增殖和运动。也是一种细胞表面糖蛋白，是急性T细胞白血病的特异性标记物。在神经母细胞瘤中也可发现	TALLA-1、TM4SF2、A15、MXS1、CCG-B7	跨膜蛋白4（TM4SF也称为跨膜四超家族）
CD232	非谱系分子	200	免疫活性脑信号蛋白受体（病毒编码的脑信号蛋白受体）	VESPR、PLXN、PLXN-C1	神经丛蛋白
CD233	红系细胞	93	条带3是红细胞膜的主要整合糖蛋白。它有两个功能域。其整合结构域介导膜上无机阴离子的1：1交换，而其细胞质结构域为细胞骨架蛋白、糖酵解酶和血红蛋白提供结合位点。多功能运输蛋白质	SLC4A1、Diego血型、D1、AE1、EPB3	阴离子交换剂

CD抗原	主要表达细胞	分子质量（kDa）	功能	别名	蛋白家族
CD234	红系细胞和非红系细胞	35	Fy– 糖蛋白；达菲血型抗原；许多趋化因子（如 IL–8、GRO、RANTES、MCP–1 和 TARC）的非特异性受体。它也是人疟原虫间日疟原虫和诺氏疟原虫的受体，在炎症和疟疾感染中起作用	GPD、CCBP1、DARC（达菲抗原 / 趋化因子受体）	GPCR 家族 1、趋化因子受体
CD235a	红系细胞	31	人红细胞膜的主要富含碳水化合物的唾液糖蛋白，它含有 MN 和 Ss 血型的抗原决定簇。位于红细胞膜外的 N 端糖基化片段具有 MN 血型受体，并与流感病毒结合	血型糖蛋白 A、GPA、MNS	血型糖蛋白 A
CD235b	红系细胞	GYPD 小于 GYPC（24 kDa vs 32 kDa）	人红细胞膜上的一种次要唾液糖蛋白；GYPB 与 GYPA 一起负责 MNS 血型系统；Ss 血型抗原位于血型糖蛋白 B 上	血型糖蛋白 B、MNS、GPB	血型糖蛋白 A
CD236	红系细胞	24	血型糖蛋白 C（GPC）和血型糖蛋白 D（GPD）是人红细胞膜上密切相关的唾液糖蛋白；GPD 是 GPC 的一种普遍存在的缩短异构体，由同一基因的选择性剪接产生；Webb 和 Duch 抗原，也称为血型糖蛋白 D，是血型糖蛋白 C 基因单点突变的结果	血型糖蛋白 D、GPD、GYPD	Ⅲ 型膜蛋白
CD236R	红系细胞	32	血型糖蛋白 C（GPC）与 Gerbich（Ge）血型缺陷有关；它是一种次要的红细胞膜成分，约占细胞膜唾液糖蛋白的 4%，但与主要的红细胞膜血型糖蛋白 A 和 B 几乎没有同源性；它在调节红细胞的机械稳定性中起重要作用，是恶性疟原虫裂殖子的受体	血型糖蛋白 C、GYPC、GPC	Ⅲ 型膜蛋白
CD238	红系细胞	93	凯尔血型抗原；与具有中性内肽酶活性的锌金属糖蛋白家族的同源，Ⅱ 型跨膜糖蛋白	KELL	肽酶 M13（锌金属蛋白酶），也称为脑啡肽酶亚家族
CD239	红系细胞	78	一种 I 型膜蛋白；人 F8/G253 抗原 B–CAM 是一种细胞表面糖蛋白，在正常的胎儿和成人组织中表达受限，在某些细胞类型发生恶性转化后表达上调；其整体结构类似于人肿瘤标志物 MUC18 和鸡神经黏附分子 SC1	B–CAM（B– 细胞黏附分子）、LU、Lutheran 血型	免疫球蛋白
CD240CE	红系细胞	45.5	恒河猴血型，CcEe 抗原；可能是寡聚复合物的一部分，其可能在红细胞膜中具有转运或通道功能；它具有高度疏水性并深埋在磷脂双层中	RHCE、RH30A、RHPI、Rh4	Rh
CD240D	红系细胞	45.5（产物 – 30）	恒河猴血型，D 抗原；可能是寡聚复合物的一部分，其可能在红细胞膜中具有转运或通道功能；在白种人 RHD 阴性表型中不存在	RhD、Rh4、RhPI、RhII、Rh30D	Rh

CD抗原	主要表达细胞	分子质量（kDa）	功能	别名	蛋白家族
CD241	红系细胞	50	恒河猴血型相关糖蛋白 RH50，RH 抗原多亚基复合物的组分；将 Rh 膜复合物运输和组装到红细胞表面所需的。与 RH 高度同源，30 kDa 组分。RhAg 缺陷是一种慢性溶血性贫血的病因，与气孔增多和球细胞增多、渗透脆性降低、阳离子渗透性提高有关	RhAg、RH50A	Rh
CD242	红系细胞	42	ICAM-4、Landsteiner-Wiener 血型。LW 分子可能导致与镰状细胞病急性疼痛发作相关的血管闭塞事件	ICAM-4、LW	免疫球蛋白，ICAM
CD243	干 / 祖细胞	170	多药耐药蛋白 1（P- 糖蛋白）；已显示 P-gp 利用 ATP 将疏水性药物泵出细胞，从而增加其细胞内浓度并因此增加其毒性；MDR1 基因在多药耐药细胞系中扩增	MDR-1、p-170	ATP 结合转运蛋白的 ABC 超家族
CD244	NK 细胞	66	2B4 是与 CD2 相关的细胞表面糖蛋白，涉及 NK 细胞和 T 细胞功能的调节。2B4 的主要功能似乎是调节其他受体 – 配体相互作用以增强白细胞活化	2B4、NK 细胞激活诱导配体（NAIL）	免疫球蛋白、SLAM
CD245	T 细胞	220 ~ 240	细胞周期蛋白 E/Cdk2 相互作用蛋白 p220。NPAT 参与了关键的 S 期并且将周期性细胞周期蛋白 E/Cdk2 激酶对复制依赖性组蛋白的活性基因转录联系起来。NPAT 基因可能是对细胞维持至关重要，可能是管家基因的一员	NPAT	
CD246	表达于小肠、睾丸和大脑，但不在正常淋巴细胞中	177（糖基化后，产生 200 kDa 的成熟糖蛋白）	间变性（CD30+ 大细胞）淋巴瘤激酶；在脑发育中起重要作用，参与间变性淋巴结非霍奇金淋巴瘤或易位 t（2；5）（p23；q35）或 inv2（23；q35）霍奇金病。通过 NPM1 部分介导的 NPM1-ALK 的寡聚化激活通过激酶功能的肿瘤发生	ALK	胰岛素受体家族的酪氨酸蛋白激酶
CD247	T 细胞、NK 细胞	16	TCRζ；在 TCR 复合物的组装和表达以及抗原触发时的信号转导中具有可能的作用。TCRζ 与 TCRα:β 和 γ:δ 异源二聚体和 CD3-γ、CD3-δ 和 CD3-ε 一起形成 TCR-CD3 复合物。ζ 链在将抗原识别与几种细胞内信号转导途径偶联中起重要作用。抗原的低表达导致免疫应答受损	ζ 链、CD3Z	免疫球蛋白
CD248	脂肪细胞、平滑肌	80	细胞黏附	CD164L1、内皮唾液酸蛋白	C 型凝集素、EGF
CD249	肾脏中的周细胞和足细胞	109	氨肽酶	ENPEP、APA、gp160、EAP	肽酶 M1
CD252	活化的 B 细胞、DC	21	T 细胞激活	TNFSF4、GP34、OX4OL、TXGP1、CD134L、OX-40L、OX40L	TNF

CD抗原	主要表达细胞	分子质量（kDa）	功能	别名	蛋白家族
CD253	B 细胞、DC、NK 细胞、单核细胞、巨噬细胞	33	诱导细胞凋亡	TNFSF10、TL2、APO2L、TRAIL、Apo-2L	TNF
CD254	成骨细胞、T 细胞	35	破骨细胞和 DC 发育和功能	TNFSF11、RANKL、ODF、OPGL、sOdf、CD254、OPTB2、TRANCE、hRANKL2	TNF
CD256	DC、单核细胞、CD33⁺髓系细胞	27	B 细胞激活	TNFSF13、APRIL、TALL2、TRDL-1、UNQ383/PRO715	TNF
CD257	DC、单核细胞、CD33⁺髓系细胞	31	B 细胞激活	TNFSF13B、BAFF、BLYS、TALL-1、TALL1、THANK、TNFSF20、ZTNF4、△BAFF	TNF
CD258	B 细胞、NK 细胞	26	细胞凋亡，淋巴细胞黏附	TNFSF14、LTg、TR2、HVEML、LIGHT、LTBR	TNF
CD261	B 细胞、CD8⁺T 细胞	50	TRAIL 受体，诱导细胞凋亡	TNFRSF10A、APO2、DR4、MGC9365、TRAILR-1、TRAILR1	TNFR
CD262	B 细胞、CD33⁺髓系细胞	48	TRAIL 受体诱导细胞凋亡	TNFRSF10B、DR5、KILLER、KILLER/DR5、TRAIL-R2、TRAILR2、TRICK2、TRICK2A、TRICK2B、TRICKB、ZTNFR9	TNFR
CD263	各种细胞类型	27	抑制 TRAIL 诱导的细胞凋亡	TNFRSF10C、DCR1、LIT、TRAILR3、TRID	TNFR
CD264	各种细胞类型	42	抑制 TRAIL 诱导的细胞凋亡	TNFRSF10D、DCR2、TRAILR4、TRUNDD	TNFR
CD265	破骨细胞、DC	66	RANKL 的受体	TNFRSF11A、EOF、FEO、ODFR、OFE、PDB2、RANK、TRANCER	TNFR
CD266	NK 细胞、CD33⁺髓系细胞、单核细胞	14	TWEAK 的受体	TNFRSF12A、FN14、TWEAKR、TWEAK	TNFR
CD267	B 细胞	32	APRIL 和 BAFF 通过它传递信号，B 细胞激活	TNFRSF13B、CVID、TACI、CD267、FLJ39942、MGC39952、MGC133214、TNFRSF14B	TNFR
CD268	B 细胞	19	BAFF 受体	TNFRSF13C、BAFFR、CD268、BAFF-R、MGC138235	TNFR
CD269	B 细胞、DC	20	APRIL 和 BAFF 通过它传递信号，B 细胞激活	TNFRSF17、BCM、BCMA	TNFR
CD270	B 细胞、DC、T 细胞、NK 细胞、CD33⁺髓系细胞、单核细胞	30	LIGHT 的受体	TNFRSF14、TR2、ATAR、HVEA、HVEM、LIGHTR	TNFR

CD抗原	主要表达细胞	分子质量（kDa）	功能	别名	蛋白家族
CD271	间充质干细胞和一些肿瘤细胞	45	各种神经营养因子的受体	NGFR、TNFRSF16、p75（NTR）	TNFR
CD272	B 细胞、T 细胞（Th1，γ:δ T 细胞）	33	减弱 B 细胞和 T 细胞激活	BTLA1、FLJ16065	免疫球蛋白
CD273	DC	31	PD-1 的配体	PDCD1LG2、B7DC、Btdc、PDL2、PD-L2、PDCD1L2、bA574F11.2	免疫球蛋白
CD274	APC	33	结合 PD-1	PDL1、B7-H、B7H1、PD-L1、PDCD1L1	免疫球蛋白
CD275	APC	33	结合 ICOS，免疫系统的多种功能	ICOS-L、B7-H2、B7H2、B7RP-1、B7RP1、GL50、ICOSLG、KIAA0653、LICOS	免疫球蛋白
CD276	APC	57	减弱 T 细胞活性	B7H3	免疫球蛋白
CD277	T 细胞、NK 细胞	58	减弱 T 细胞活性	BTN3A1、BTF5、BT3.1	免疫球蛋白
CD278	T 细胞、B 细胞、ILC2、一些 ILC3	23	ICOSL 的受体，免疫系统的多种功能	ICOS、AILIM、MGC39850	
CD279	T 细胞、B 细胞	32	多种免疫细胞上的抑制分子	PD1、PDCD1、SLEB2、hPD-l	免疫球蛋白
CD280	各种细胞类型	166	甘露糖受体，结合细胞外基质	MRC2、UPARAP、ENDO180、KIAA0709	C 型凝集素、Ⅱ型纤连蛋白
CD281	许多不同的免疫细胞	90	结合细菌脂蛋白，与 TLR2 二聚化	TLR1、TIL、rsc786、KIAA0012、DKFZp547I0610、DKFZp564I0682	TLR
CD282	DC、单核细胞、CD33+ 髓系细胞、B 细胞	89	结合许多微生物分子	TLR2、TIL4	TLR
CD283	DC、NK 细胞、T 细胞、B 细胞	104	结合双链 RNA 和 polyI:C	TLR3	TLR
CD284	巨噬细胞、单核细胞、DC、上皮细胞	96	结合 LPS	TLR4、TOLL、hToll	TLR
CD286	B 细胞，单核细胞，NK 细胞	92	结合细菌脂蛋白，与 TLR2 二聚化	TLR6	TLR
CD288	单核细胞，NK 细胞，T 细胞，巨噬细胞	120	结合单链 RNA	TLR8	TLR
CD289	DC、B 细胞、巨噬细胞、中性粒细胞、NK 细胞、小胶质细胞	116	结合 CpG DNA	TLR9	TLR
CD290	B 细胞、DC	95	配体未知	TLR10	TLR
CD292	各种细胞类型、骨骼肌	60	BMP 受体	BMPR1A、ALK3、ACVRLK3	Ⅰ型跨膜蛋白
CDw293				BMPR1B	
CD294	NK 细胞	43	由前列腺素 D2 激活	GPR44、CRTh2	A 类 GPCR
CD295	间充质干细胞	132	瘦蛋白受体	LEPR、OBR	免疫球蛋白、Ⅲ型纤连蛋白、IL-6R
CD296	心肌细胞	36	ADP 核糖基转移酶活性	ART1、ART2、RT6	

CD抗原	主要表达细胞	分子质量（kDa）	功能	别名	蛋白家族
CD297	红系细胞	36	ADP 核糖基转移酶活性	DO、DOK1、CD297、ART4	
CD298	各种细胞类型	32	Na⁺-K⁺ATP 酶的亚基	ATP1B3、ATPB-3、FLJ29027	P 型 ATP 酶
CD299	淋巴结和肝脏的内皮细胞	45	DC-SIGN 受体，DC/T 细胞相互作用	CLEC4M、DC-SIGN2、DC-SIGNR、DCSIGNR、HP10347、LSIGN、MGC47866	C 型凝集素
CD300A	B 细胞、T 细胞、NK 细胞、单核细胞、CD33⁺髓系细胞	33	T 细胞、B 细胞和 NK 细胞上的抑制性受体	CMRF-35-H9、CMRF35H、CMRF35H9、IRC1、IRC2、IRp60	免疫球蛋白
CD300C	CD33⁺骨髓细胞，单核细胞	24	多种细胞类型上的活化性受体	CMRF-35A、CMRF35A、CMRF35A1、LIR	免疫球蛋白
CD301	DC、单核细胞、CD33⁺髓系细胞	35	巨噬细胞黏附和迁移	CLEC10A、HML、HML2、CLECSF13、CLECSF14	C 型凝集素
CD302	DC、单核细胞、CD33⁺髓系细胞	26	巨噬细胞黏附和迁移	DCL-1、BIMLEC、KIAA0022	C 型凝集素
CD303	pDC	25	参与 pDC 功能	CLEC4C、BDCA2、CLECSF11、DLEC、HECL、PRO34150、CLECSF7	C 型凝集素
CD304	Treg、pDC	103	细胞迁移和存活，与 iTreg 相比，胸腺细胞优先表达	Neuropilin-1、NRP1、NRP、VEGF165R	
CD305	各种造血细胞	31	多种免疫细胞上的抑制性受体	LAIR-1	免疫球蛋白
CD306	NK 细胞	16	未知	LAIR2	免疫球蛋白
CD307a	B 细胞	47	B 细胞信号和功能	FCRH1、IFGP1、IRTA5、FCRL1	免疫球蛋白
CD307b	B 细胞	56	B 细胞信号和功能	FCRH2、IFGP4、IRTA4、SPAP1、SPAP1A、SPAP1B、SPAP1C、FCRL2	免疫球蛋白
CD307c	B 细胞、NK 细胞	81	B 细胞信号和功能	FCRH3、IFGP3、IRTA3、SPAP2、FCRL3	免疫球蛋白
CD307d	记忆 B 细胞	57	B 细胞信号和功能	FCRH4、IGFP2、IRTA1、FCRL4	免疫球蛋白
CD307e	B 细胞、DC	106	B 细胞信号和功能	CD307、FCRH5、IRTA2、BXMAS1、PRO820	免疫球蛋白
CD309	内皮细胞	151	VEGF 信号传导，造血功能	KDR、FLK1、VEGFR、VEGFR2	免疫球蛋白、Ⅲ型酪氨酸激酶
CD312	DC、NK 细胞、单核细胞、CD33⁺骨髓细胞	90	GPCR 参与中性粒细胞活化	EMR2	EGF、B 类 GPCR
CD314	T 细胞、NK 细胞	25	NK 细胞和 T 细胞活化	KLRK1、KLR、NKG2D、NKG2-D、D12S2489E	C 型凝集素

CD抗原	主要表达细胞	分子质量（kDa）	功能	别名	蛋白家族
CD315	平滑肌细胞	99	与 CD316 相互作用	PTGFRN、FPRP、EWI-F、CD9P-1、SMAP-6、FLJ11001、KIAA1436	免疫球蛋白
CD316	角质形成细胞	65	调节整合素功能	IGSF8、EWI2、PGRL、CD81P3	免疫球蛋白
CD317	各种造血细胞	20	IFN 诱导的抗病毒蛋白	BST2	
CD318	上皮细胞	93	细胞迁移和肿瘤发展	CDCP1、FLJ22969、MGC31813	
CD319	B 细胞、NK 细胞、DC	37	B 细胞和 NK 细胞功能和增殖	SLAMF7、19A、CRACC、CS1	免疫球蛋白
CD320	B 细胞	29	转钴胺素的受体	8D6A、8D6	低密度脂蛋白受体
CD321	DC、T 细胞、NK 细胞、CD33⁺髓系细胞	33	免疫细胞与内皮的相互作用可能作为呼肠孤病毒的受体	F11R、JAM、KAT、JAM1、JCAM、JAM-1、PAM-1	免疫球蛋白
CD322	内皮细胞	33	免疫细胞跨内皮细胞迁移	JAM2、C21orf43、VE-JAM、VEJAM	免疫球蛋白
CD324	内皮细胞	97	细胞黏附，上皮发育	E-Cadherin、CDH1、Arc-1、CDHE、ECAD、LCAM、UVO	钙黏素
CD325	神经元、平滑肌细胞、心肌细胞	100	细胞黏附，神经发育	N-Cadherin、CDH2、CDHN、NCAD	钙黏素
CD326	上皮细胞	35	细胞信号和迁移，促进增殖	Ep-CAM、TACSTD1、CO17-1A、EGP、EGP40、GA733-2、KSA、M4S1、MIC18、MK-1、TROP1、hEGP-2	
CD327	神经元	50	唾液酸结合多种免疫细胞	CD33L、CD33L1、OBBP1、SIGLEC-6	免疫球蛋白唾液酸结合型凝集素
CD328	NK 细胞、CD33⁺髓系细胞、单核细胞	51	唾液酸结合多种免疫细胞	p75、QA79、AIRM1、CDw328、SIGLEC-7、p75/AIRM1	免疫球蛋白唾液酸结合型凝集素
CD329	CD33⁺髓系细胞、单核细胞	50	唾液酸结合多种免疫细胞	CDw329、OBBP-LIK	免疫球蛋白唾液酸结合型凝集素
CD331	多种细胞类型	92	细胞增殖和存活，骨骼发育	FGFR1、H2、H3、H4、H5、CEK、FLG、FLT2、KAL2、BFGFR、C-FGR、N-SAM	免疫球蛋白、FGFR、酪氨酸激酶
CD332	多种细胞类型	92	细胞增殖和存活，颅面发育	FGFR2、BEK、JWS、CEK3、CFD1、ECT1、KGFR、TK14、TK25、BFR-1、K-SAM	免疫球蛋白、FGFR、酪氨酸激酶

CD抗原	主要表达细胞	分子质量（kDa）	功能	别名	蛋白家族
CD333	多种细胞类型	87	细胞增殖和存活，骨骼发育	FGFR3、ACH、CEK2、JTK4、HSFGFR3EX	免疫球蛋白、FGFR、酪氨酸激酶
CD334	多种细胞类型	88	细胞增殖和存活，胆汁酸合成	FGFR4、TKF、JTK2、MGC20292	免疫球蛋白、FGFR、酪氨酸激酶
CD335	NK 细胞、ILC	34	NK 细胞功能	NKp46、LY94、NKP46、NCR1	免疫球蛋白
CD336	NK 细胞	30	NK 细胞功能	NKp44、LY95、NKP44、NCR2	免疫球蛋白
CD337	NK 细胞	22	NK 细胞功能	NKp30、1C7、LY117、NCR3	免疫球蛋白
CD338	红系细胞	72	ABC 转运体，在干细胞中发挥作用	ABCG2、MRX、MXR、ABCP、BCRP、BMDP、MXR1、ABC15、BCRP1、CDw338、EST157481、MGC102821	ATP 结合盒式转运体
CD339	多种细胞类型	134	Notch 受体配体	JAG1、AGS、AHD、AWS、HJ1、JAGL1	EGF
CD340	多种细胞类型，某些侵袭性乳腺癌	134	EGFR，促进细胞增殖	HER2、ERBB2、NEU、NGL、TKR1、HER-2、c-erbB2、HER-2/neu	ERBB、酪氨酸激酶
CD344	脂肪细胞	60	Wnt 和 Norrin 信号通路	EVR1、FEVR、Fz-4、FzE4、GPCR、FZD4S、MGC34390	F 类 GPCR
CD349	多种细胞类型	65	Wnt 信号通路	FZD9、FZD3	F 类 GPCR
CD350	多种细胞类型	65	Wnt 信号通路	FZD10、FzE7、FZ-10、hFz10	F 类 GPCR
CD351	多种细胞类型	57	IgA 和 IgM 的 Fc 受体	FCA/MR、FKSG87、FCAMR	免疫球蛋白
CD352	B 细胞、T 细胞、NKT 细胞、NK 细胞	37	T 细胞、B 细胞和 NKT 细胞的发育和功能	SLAMF6、KALI、NTBA、KALIb、Ly108、NTB-A、SF2000	免疫球蛋白
CD353	多种细胞类型	32	B 细胞发育	SLAMF8、BLAME、SBBI42	免疫球蛋白
CD354	CD33⁺ 髓系细胞、单核细胞	26	增强髓系细胞炎症	TREM-1	免疫球蛋白
CD355	T 细胞、NK 细胞	45	TCR 信号，细胞因子生成	CRTAM	免疫球蛋白
CD357	活化的 T 细胞	26	调节 Treg 抑制功能	TNFRSF18、AITR、GITR、GITR-D、TNFRSF18	TNFR
CD358	DC	72	诱导细胞凋亡	TNFRSF21、DR6、BM-018、TNFRSF21	TNFR

CD抗原	主要表达细胞	分子质量（kDa）	功能	别名	蛋白家族
CD360	B 细胞	59	IL21 受体，大量免疫功能	IL21R、NILR	Ⅰ型细胞因子受体、Ⅲ型纤连蛋白
CD361	多种造血细胞	49	未知	EVDB、D17S376、EVI2B	
CD362	内皮细胞、成纤维细胞、神经元和 B 细胞	22	细胞组织，和细胞外基质相互作用	HSPG、HSPG1、SYND2、SDC2	Syndecan 蛋白多糖
CD363	多种细胞类型，包括效应淋巴细胞	43	S1PR1，免疫细胞存活、运动和从淋巴结移出	EDG1、S1P1、ECGF1、EDG-1、CHEDG1	A 类 GPCR
CD364	Treg 细胞		未知	MSMBBP、PI16	
CD365	T 细胞		T 细胞活化	HAVCR、TIM-1	免疫球蛋白
CD366	T 细胞		诱导细胞凋亡	HAVCR2、TIM-3	免疫球蛋白
CD367	DC		HIV 受体，在交叉致敏 CD8⁺T 细胞以及与 DC 相互作用中很重要	DCIR、CLEC4A	C 型凝集素
CD368	单核细胞、巨噬细胞		内吞作用受体	MCL、CLEC-6、CLEC4D、CLECSF8	C 型凝集素
CD369	中性粒细胞、DC、单核细胞、巨噬细胞、B 细胞		抗真菌免疫重要的 PRR，识别真菌壁中的葡聚糖和碳水化合物	DECTIN-1、CLECSF12、CLEC7A	C 型凝集素
CD370	DC、NK 细胞		在抗病毒免疫中 CD8⁺T 细胞的交叉致敏很重要	DNGR1、CLEC9A	C 型凝集素
CD371	DC		未知	MICL、CLL-1、CLEC12A	C 型凝集素

（张明顺译，吴 萍校）

细胞因子及其受体

家族	细胞因子 （别名）	大小 （氨基酸数和 分子形式）	受体 （c：共同亚单位）	产生细胞	功能	敲除细胞因子或其受 体后的效应 （已知的）
CSF	G-CSF （CSF-3）	174，单体*	G-CSFR	成纤维细胞、单核 细胞	刺激中性粒细胞的发育和 分化	G-CSF，G-CSFR： 中性粒细胞的产生和动员 缺陷
	GM-CSF （CSF-2）	127，单体*	CD116，βc	巨噬细胞、T细胞	刺激髓样单核细胞系细 胞，尤其是DC的生长和 分化	GM-CSF，GM-CSFR：肺 泡蛋白沉积症
	M-CSF （CSF-1）	α：224 β：492 γ：406 活性形式为同源 或异源二聚体	CSF-1R （c-fms）	T细胞、骨髓基质 细胞，成骨细胞	刺激单核细胞系细胞的 生长	石骨症
IFN	IFN-α（至少 有12种不同 的蛋白质）	166，单体	CD118、IFNAR2	白细胞、DC、 pDC、cDC	抗病毒，增加MHC Ⅰ类 分子的表达	CD118：抗病毒活性减弱
	IFN-β	166，单体	CD118、IFNAR2	成纤维细胞	抗病毒，增加MHC Ⅰ类 分子的表达	IFN-β：对特定病毒的敏感 性提高
	IFN-γ	143，同源二聚体	CD119、IFNGR2	T细胞、NK细胞、 中性粒细胞、ILC1、 IEL	活化巨噬细胞，增加 MHC分子和抗原加工组 分的表达，Ig类别转换， 抑制Th17和Th2	IFN-γ，CD119：对细菌感 染和肿瘤的抵抗力减弱
IL	IL-1α	159，单体	CD121a（IL-1RⅠ）、 CD121b（IL-1RⅡ）	巨噬细胞、上皮 细胞	发热，活化T细胞，活化 巨噬细胞	IL-1RⅠ：减少IL-6的产生
	IL-1β	153，单体	CD121a（IL-1RⅠ）、 CD121b（IL-1RⅡ）	巨噬细胞、上皮 细胞	发热，活化T细胞，活化 巨噬细胞	IL-1β：降低急性G21期 应答
	IL-1 RA	152，单体	CD121a	单核细胞、巨噬细 胞、中性粒细胞、 肝细胞	虽能结合IL-1受体但无 激发作用，是IL-1功能 的天然拮抗剂	IL-1RA：体重减轻，对内 毒素（脓毒症休克）的敏 感性增强
	IL-2 （T细胞生长 因子）	133，单体	CD25α、CD122β、 CD132（γc）	T细胞	Treg稳态和功能，T细 胞增殖和分化	IL-2：T细胞增殖失调， 结肠炎 IL-2Rα：T细胞发育不完 全的自身免疫 IL-2Rβ：T细胞自身免疫 增加 IL-2Rγc：重度联合免疫缺 陷症
	IL-3 （多集落刺激 因子）	133，单体	CD123、βc	T细胞、胸腺上皮 细胞、基质细胞	在早期造血阶段起协同 作用	IL-3：嗜酸性粒细胞发育 受阻。骨髓细胞对IL-5和 GM-CSF无应答

家族	细胞因子（别名）	大小（氨基酸数和分子形式）	受体（c：共同亚单位）	产生细胞	功能	敲除细胞因子或其受体后的效应（已知的）
IL	IL-4（BCGF-1，BSF-1）	129，单体	CD124、CD132（γc）	T 细胞、肥大细胞、ILC2	活化 B 细胞，IgE 类别转换，诱导分化为 Th2 细胞	IL-4：IgE 的合成减少
	IL-5（BCGF-2）	115，同源二聚体	CD125，βc	T 细胞、肥大细胞、ILC2	嗜酸性粒细胞的生长和分化	IL-5：IgE 和 IgG1 的合成减少（小鼠）；IL-9、IL-10 和嗜酸性粒细胞水平下降
	IL-6（IFN-B502，BSF-2，BCDF）	184，单体	CD126、CD130	T 细胞、B 细胞、巨噬细胞、内皮细胞	T 细胞和 B 细胞的生长和分化，急性期蛋白质的产生，发热	IL-6：急性期反应降低，IgA 的产生减少
	IL-7	152，单体*	CD127、CD132（γc）	非 T 细胞、基质细胞	前 B 细胞、前 T 细胞和 ILC 的生长	IL-7：早期的胸腺和淋巴细胞增殖严重受损
	IL-9	125，单体*	IL-9R、CD132（γc）	T 细胞	增强肥大细胞的活性，刺激 Th2 和 ILC2 细胞	肥大细胞增殖缺陷
	IL-10（细胞因子合成抑制因子）	160，同源二聚体	IL-10Rα、IL-10Rβc（CRF2-4，IL-10R2）	巨噬细胞、DC、T 细胞、B 细胞	有效抑制巨噬细胞的功能	IL-10 和 IL-20Rβc：生长迟缓，贫血，慢性小肠结肠炎
	IL-11	178，单体	IL-11R、CD130	基质成纤维细胞	在造血过程中与 IL-3 和 IL-4 发挥协同作用	IL-11R：蜕膜化缺陷
	IL-12（NK 细胞刺激因子）	197（p35）和 306（p40c），异源二聚体	IL-12Rβ1c+IL-12Rβ2	巨噬细胞、DC	活化 NK 细胞，诱导 CD4+T 细胞分化为 Th1 样细胞	IL-12：降低 IFN-γ 的产生和 Th1 应答
	IL-13（p600）	132，单体	IL-13R、CD132（γc）（可能还包括 CD24）	T 细胞、ILC2	B 细胞生长和分化，抑制巨噬细胞产生炎症细胞因子，抑制 Th1，诱导变态反应/哮喘	IL-13：同种型特异性应答调节缺陷
	IL-15（T 细胞生长因子）	114，单体	IL-15Rα、CD122（IL-2Rβ）CD132（γc）	多种非 T 细胞	与 IL-2 类似，刺激小肠上皮细胞、T 细胞和 NK 细胞的生长，延长 CD8+ 记忆 T 细胞的寿命	IL-15：NK 细胞和记忆 CD8+T 细胞的数量减少 IL-15Rα：淋巴细胞减少
	IL-16	130，同源四聚体	CD4	T 细胞、肥大细胞、嗜酸性粒细胞	CD4+T 细胞，单核细胞和嗜酸性粒细胞的趋化因子，对 IL-2 激活的 T 细胞具有抗凋亡作用	
	IL-17A（mCTLA-8）	150，同源二聚体	IL-17AR（CD217）	Th17、CD8+T 细胞，NK 细胞、γ:δ T 细胞、中性粒细胞、ILC3	诱导上皮细胞、内皮细胞和成纤维细胞分泌细胞因子和抗菌肽，促进炎症反应	IL-17R：向感染部位迁移的中性粒细胞数量减少
	IL-17F（ML-1）	134，同源二聚体	IL-17AR（CD217）	Th17、CD8+T 细胞，NK 细胞、γ:δ T 细胞、中性粒细胞、ILC3	诱导上皮细胞、内皮细胞和成纤维细胞分泌细胞因子，促进炎症反应	
	IL-18（IGIF，IFN-α 诱导因子）	157，单体	IL-1Rrp（IL-1R 相关蛋白）	活化的巨噬细胞和库普弗细胞	诱导 T 细胞和 NK 细胞分泌 IFN-γ，促进 Th1 分化	NK 细胞活性降低和 Th1 应答缺陷
	IL-19	153，单体	IL-20Rα+IL-10Rβc	单核细胞	诱导单核细胞合成 IL-6 和 TNF-α	

家族	细胞因子（别名）	大小（氨基酸数和分子形式）	受体（c：共同亚单位）	产生细胞	功能	敲除细胞因子或其受体后的效应（已知的）
IL	IL-20	152	IL-20Rα+IL-10Rβc；IL-22Rαc+IL-10Rβc	Th1、单核细胞、上皮细胞	促进 Th2 细胞，刺激角质形成细胞增殖和 TNF-α 合成	
	IL-21	133	IL-21R+CD132（γc）	Th2、T 细胞、初始 Tfh	稳定生发中心，诱导 B 细胞、T 细胞和 NK 细胞增殖	IgE 合成增多
	IL-22（IL-TIF）	146	IL-22Rαc+IL-10Rβc	NK 细胞、Th17、Th22、ILC3、中性粒细胞、γ:δ T 细胞	诱导抗菌肽的产生，诱导肝脏急性期蛋白、促炎因子；上皮屏障	对黏膜感染的敏感性提高
	IL-23	170（p19）和 306（p40c），异源二聚体	IL-12Rβ1+IL-23R	DC、巨噬细胞	诱导 Th17 记忆 T 细胞的增殖，增加 IFN-γ 的产生	炎症反应缺陷
	IL-24（MDA-7）	157	IL-22Rαc+IL-10Rβc；IL-20Rα+IL-10Rβc	单核细胞、T 细胞	抑制肿瘤生长，伤口愈合	
	IL-25（IL-17E）	145	IL-17BR（IL-17Rh1）	Th2 细胞、肥大细胞、上皮细胞	促进 Th2 细胞因子产生	Th2 反应缺陷
	IL-26（AK155）	150	IL-20Rα+IL-10Rβc	T 细胞（Th17）、NK 细胞	促炎，刺激上皮细胞	
	IL-27	142（p28）和 229（EBI3），异源二聚体	WSX-1+CD130c	单核细胞、巨噬细胞、DC	通过 T-bet 诱导 T 细胞表达 IL-12R，诱导 IL-10 产生	EBI3：NKT 细胞数量减少 WSX-1：弓形虫感染反应过度反应和炎症引起的死亡
	IL-28A、B（IFN-B502、3）	175	IL-28Rαc+IL-10Rβc	DC	抗病毒	
	IL-29（IFN-λ1）	181	IL-28Rαc+IL-10Rβc	DC	抗病毒	
	IL-30（p28，IL27A，IL-27p28）	243	参见 IL-27			
	IL-31	164	IL31A+OSMR	Th2	促炎，皮肤病变	IL-31A：提高了 OSM 的响应能力
	IL-32（NK4，TAIF）	188	未知	NK 细胞、T 细胞、上皮细胞、单核细胞	诱导产生 TNF-α	
	IL-33（NF-HEV）	270，异源二聚体	ST2（IL1RL1）+IL1RAP	HEV、平滑肌细胞和上皮细胞	诱导产生 Th2 细胞因子（IL-4、IL-5、IL-13）	IL-33：减弱右旋糖酐诱导的结肠炎；降低 LPS 诱导的全身炎症反应
	IL-34（C16orf77）	242，同源二聚体	CSF-1R	多种细胞类型	促进髓系细胞/破骨细胞的生长和发育	
	IL-35	197［IL-12α（p35）］+229（EB13）异源二聚体	IL-12RB2 和 gp130 异源二聚体	Treg 细胞、B 细胞	免疫抑制	

家族	细胞因子（别名）	大小（氨基酸数和分子形式）	受体（c：共同亚单位）	产生细胞	功能	敲除细胞因子或其受体后的效应（已知的）
IL	IL-36α、IL-36β、IL-36γ	（20 kDa）155 ~ 169	IL-1Rrp2, Acp	角质形成细胞、单核细胞	巨噬细胞和 DC 的促炎刺激剂	
	IL-36 Ra		IL-1Rp2, Acp		IL-36 拮抗剂	
	IL-37	（17 ~ 24kDa）同源二聚体	IL-18Rα？	单核细胞、DC、上皮细胞、乳腺肿瘤细胞	抑制 DC、单核细胞产生 IL-1、IL-6、IL-12 等细胞因子，与 TGF 起协同作用	siRNA 敲降：增加促炎细胞因子
	TSLP	140，单体	IL-7Rα, TSLPR	上皮细胞，特别是肺和皮肤上皮细胞	刺激造血细胞和 DC，诱导 Th2 反应	TSLP：抵抗对过敏和哮喘反应的诱导
	LIF（白血病抑制因子）	179，单体	LIFR, CD130	骨髓基质、成纤维细胞	维持胚胎干细胞功能，类似于 IL-6、IL-11、OSM	LIFR：出生时或出生后不久死亡；HSC 减少
	OSM（OM, 肿瘤抑制素 M）	196，单体	OSMR 或 LIFR, CD130	T 细胞、巨噬细胞	刺激卡波西肉瘤细胞，抑制黑色素瘤生长	OSMR：肝再生障碍
TNF	TNF-α（恶病质素）	157，三聚体	p55（CD120a），p75（CD120b）	巨噬细胞、NK 细胞、T 细胞	促炎，活化内皮细胞	p55：抵抗感染性休克，对李斯特菌易感，STNFαR：周期性发热
	LT-α	171，三聚体	p55（CD120a），p75（CD120b）	T 细胞、B 细胞	致死，活化内皮细胞，淋巴结发育	LT-α：淋巴结缺失，抗体减少，IgM 增加
	LT-β	跨膜，与 LT-α 形成三聚体	LTβR 或 HVEM	T 细胞、B 细胞、ILC3	淋巴结发育	外周淋巴结、派尔集合淋巴结和脾脏发育不良
	CD40 配体（CD40L）	三聚体	CD40	T 细胞、肥大细胞	B 细胞活化，类别转换	CD40L：抗体应答减弱，无类别转换，T 细胞应答减弱（高 IgM 综合征）
	Fas 配体（FasL）	三聚体	CD95（Fas）	T 细胞、基质（？）	凋亡，Ca²⁺ 非依赖性细胞毒性	Fas, FasL：突变形式导致淋巴细胞增生和自身免疫病
	CD27 配体（CD27L）	三聚体（？）	CD27	T 细胞	刺激 T 细胞增殖	
	CD30 配体（CD30L）	三聚体（？）	CD30	T 细胞	刺激 T 细胞和 B 细胞增殖	CD30：胸腺增大，同种异型反应增强
	4-1BBL	三聚体（？）	4-1BB	T 细胞	协同刺激 T 细胞和 B 细胞	
	Trail（AP0-2L）	281，三聚体	DR4, DR5, DCR1, DCR2 和 OPG	T 细胞、单核细胞	活化的 T 细胞、肿瘤细胞和被病毒感染的细胞的凋亡	易患肿瘤表型
	OPG-L（RANK-L）	316，三聚体	RANK/OPG	成骨细胞、T 细胞	刺激破骨细胞和骨吸收	OPG-L：骨硬化，矮小，无齿；OPG：骨质疏松症
	APRIL	86	TAC1 或 BCMA	活化的 T 细胞	B 细胞增殖	IgA 类别转换受阻
	LIGHT	240	HVEM, LTβR	T 细胞	激活 DC	CD8⁺ T 细胞扩增缺陷
	TWEAK	102	TWEAKR（Fn14）	巨噬细胞、EB 病毒转化细胞	血管生成	

家族	细胞因子 （别名）	大小 （氨基酸数和 分子形式）	受体 （c：共同亚单位）	产生细胞	功能	敲除细胞因子或其受 体后的效应 （已知的）
TNF	BAFF （CD257, BLyS）	153	TAC1、BCMA 或 BR3	B 细胞	B 细胞增殖	BAFF：B 细胞功能障碍
待定类	TGF-β1	112，同源和异源 三聚体	TGF-βR	软骨细胞、单核细 胞、T 细胞	产生 iTreg 和 Th17，诱 导 IgA 类别转换	TGF-β：致死性炎症 反应
	MIF	115，单体	MIF-R	T 细胞、垂体细胞	抑制巨噬细胞迁移，刺激 巨噬细胞活化，诱导类固 醇抵抗	MIF：抵抗脓毒症休克，对 革兰氏阴性菌的低反应性

★可能以二聚体的形式起作用。

由圣路易斯华盛顿大学医学院的 Robert Schreiber 以及伯明翰阿拉巴马大学的 Daniel DiToro、Carson Moseley 和 Jeff Singer 编写。

（温　爽译，吴　萍校）

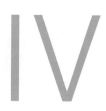

趋化因子及其受体

趋化因子分类名	常用名	染色体	靶细胞	特异性受体
CXCL （†ELR+）				
1	GROα	4	中性粒细胞、成纤维细胞	CXCR2
2	GROβ	4	中性粒细胞、成纤维细胞	CXCR2
3	GROγ	4	中性粒细胞、成纤维细胞	CXCR2
5	ENA-78	4	中性粒细胞、内皮细胞	CXCR2 >> CXCR1
6	GCP-2	4	中性粒细胞、内皮细胞	CXCR2 > CXCR1
7	NAP-2（PBP/CTAP-Ⅲ/β-B44TG）	4	成纤维细胞、中性粒细胞、内皮细胞	CXCR1、CXCR2
8	IL-8	4	中性粒细胞、嗜碱性粒细胞、CD8⁺细胞亚群、内皮细胞	CXCR1、CXCR2
14	BRAK/bolekine	5	T细胞、单核细胞、B细胞	未知
15	lungkine/WECHE	5	中性粒细胞、上皮细胞、内皮细胞	未知
（†ELR−）				
4	PF4	4	成纤维细胞、内皮细胞	CXCR3B（替代剪接）
9	Mig	4	活化的T细胞（Th1 > Th2）、NK细胞、B细胞、内皮细胞、pDC	CXCR3A 和 CXCR3B
10	IP-10	4	活化的T细胞（Th1 > Th2）、NK细胞、B细胞、内皮细胞	CXCR3A 和 CXCR3B
11	I-TAC	4	活化的T细胞（Th1 > Th2）、NK细胞、B细胞、内皮细胞	CXCR3A、CXCR3B 和 CXCR7
12	SDF-1α/β	10	CD34⁺骨髓细胞、胸腺细胞、单核细胞/巨噬细胞、初始活化T细胞、B细胞、浆细胞、中性粒细胞、未成熟DC、成熟DC、pDC	CXCR4、CXCR7
13	BLC/BCA-1	4	初始B细胞、活化CD4⁺T细胞、未成熟DC、成熟DC	CXCR5 >> CXCR3
16	sexckine	17	活化的T细胞、NKT细胞、内皮细胞	CXCR6
CCL				
1	I-309	17	中性粒细胞（仅TCA-3）、T细胞（Th2 > Th1）单核细胞	CCR8
2	MCP-1	17	T细胞（Th2 > Th1）、单核细胞、嗜碱性粒细胞、未成熟DC、NK细胞	CCR2
3	MIP-1α/LD78	17	单核细胞/巨噬细胞、T细胞（Th1 > Th2）、NK细胞、嗜碱性粒细胞、未成熟DC、嗜酸性粒细胞、中性粒细胞、星形胶质细胞、成纤维细胞、破骨细胞	CCR1、CCR5

趋化因子分类名	常用名	染色体	靶细胞	特异性受体
4	MIP-1β	17	单核细胞/巨噬细胞、T细胞（Th1>Th2）、NK细胞、嗜碱性粒细胞、未成熟DC、嗜酸性粒细胞、B细胞	CCR5>>CCR1
5	RANTES	17	单核细胞/巨噬细胞、T细胞（记忆T细胞>T细胞；Th1>Th2）、NK细胞、嗜碱性粒细胞、嗜酸性粒细胞、未成熟DC	CCR1、CCR3、CCR5
6	C10/MRP-1	11（仅小鼠中表达）	单核细胞、B细胞、CD4⁺T细胞、NK细胞	CCR1
7	MCP-3	17	Th2>Th1、单核细胞、嗜酸性粒细胞、嗜碱性粒细胞、未成熟DC、NK细胞	CCR1、CCR2、CCR3、CCR5
8	MCP-2	17	Th2>Th1、单核细胞、嗜酸性粒细胞、嗜碱性粒细胞、未成熟DC、NK细胞	CCR1、CCR2、CCR5
9	MRP-2/MIP-1γ	11（仅小鼠中表达）	T细胞、单核细胞、脂肪细胞	CCR1
11	Eotaxin	17	嗜酸性粒细胞、嗜碱性粒细胞、肥大细胞、Th2细胞	CCR3>>CCR5
12	MCP-5	11（仅小鼠中表达）	嗜酸性粒细胞、单核细胞、T细胞、B细胞	CCR2
13	MCP-4	17	Th2>Th1、单核细胞、嗜酸性粒细胞、嗜碱性粒细胞、DC	CCR2、CCR3
14a	HCC-1	17	单核细胞	CCR1、CCR3、CCR5
14b	HCC-3	17	单核细胞	未知
15	MIP-5/HCC-2	17	T细胞、单核细胞、嗜酸性粒细胞、DC	CCR1、CCR3
16	HCC-4/LEC	17	单核细胞、T细胞、NK细胞、未成熟DC	CCR1、CCR2、CCR5、CCR8
17	TARC	16	T细胞（Th2>Th1）、未成熟DC、胸腺细胞、Treg	CCR4>>CCR8
18	DC-CK1/PARC	17	初始T细胞>活化T细胞、未成熟DC、冠状带B细胞	PITPNM3
19	MIP-3β/ELC	9	初始T细胞、成熟DC、B细胞	CCR7
20	MIP-3α/LARC	2	T细胞（记忆T细胞、Th17细胞）、血单个核细胞、未成熟DC、活化B细胞、NKT细胞、GALT发育	CCR6
21	6Ckine/SLC	9	初始T细胞、B细胞、胸腺细胞、NK细胞、成熟DC	CCR7
22	MDC	16	未成熟DC、NK细胞、T细胞（Th2>Th1）、胸腺细胞、内皮细胞、单核细胞、Treg	CCR4
23	MPIF-1/CK-β\8	17	单核细胞、T细胞、静息中性粒细胞	CCR1，FPRL-1
24	Eotaxin-2/MPIF-2	7	嗜酸性粒细胞、嗜碱性粒细胞、T细胞	CCR3
25	TECK	19	巨噬细胞、胸腺细胞、DC、IEL、IgA浆细胞、黏膜记忆T细胞	CCR9
26	Eotaxin-3	7	嗜酸性粒细胞、嗜碱性粒细胞、成纤维细胞	CCR3
27	CTACK	9	皮肤归巢记忆T细胞、B细胞	CCR10
28	MEC	5	T细胞、嗜酸性粒细胞、IgA⁺B细胞	CCR10>CCR3
C与CX3C				
XCL1	lymphotactin	1	T细胞、NK细胞、CD8α⁺DC	XCR1
XCL2	SCM-1β	1	T细胞、NK细胞、CD8α⁺DC	XCR1
CX3CL1	fractalkine	16	活化T细胞、单核细胞、中性粒细胞、NK细胞、未成熟DC、肥大细胞、星形胶质细胞、神经元、小胶质细胞	CX3CR1

非典型趋化因子受体

趋化因子配体	靶细胞	特异性受体
chemerin 和 resolvin E1	巨噬细胞、未成熟 DC、肥大细胞、pDC、脂肪细胞、成纤维细胞、内皮细胞、口腔上皮细胞	CMKLR1/chem23
CCL5、CCL19 和 chemerin	所有的造血细胞、小胶质细胞、星形胶质细胞、肺上皮细胞	CCRL2/CRAM
炎性 CC 趋化因子	淋巴内皮细胞	D6
各种 CXC 和 CC 趋化因子	红细胞、浦肯野细胞、血内皮细胞、肾脏上皮细胞	Duffy/DARC
CCL19、CCL21、CCL25	胸腺上皮细胞、淋巴结基质细胞、角质形成细胞	CCXCKR

趋化因子染色体位置是指人类的，当没有人类同源体时列出小鼠染色体。

†ELR 指 CXC 基序第一个半胱氨酸残基之前的三种氨基酸。如果这些氨基酸是 Glu-Leu-Arg（即 ELR+），则该趋化因子可以趋化中性粒细胞；如果不是（即 ELR-），则趋化淋巴细胞。

NIH 国家癌症研究所 Joost Oppenheim 编写。

（温　爽译，吴　萍校）

传记

Emil von Behring（1854–1917）与 Shibasaburo Kitasato 一起发现了抗毒素抗体。

Baruj Benacerraf（1920–2011）发现了免疫应答基因，并参与首次证明了 MHC 限制性。

Bruce Beutler（1957–）发现了 TLR 在小鼠先天免疫中的作用，TLR-4 自发失活突变的小鼠对 LPS 的激活效应没有反应。

Jules Bordet（1870–1961）发现补体是正常血清中的一种不耐热成分，能增强特异性抗体的抗菌能力。

Ogden C. Bruton（1908–2003）首次报道了一种免疫缺陷疾病，描述了一位男童不能产生抗体。因为这种情况是 X 连锁遗传，其特征是血清中无免疫球蛋白（无丙种球蛋白血症），因此称为 X 连锁无丙种球蛋白血症。

Frank MacFarlane Burnet（1899–1985）提出了第一个公认的适应性免疫的克隆选择假说。

Robin Coombs（1921–2006）首次开发了抗免疫球蛋白抗体来检测引起新生儿溶血病的抗体。这种疾病的测试至今仍被称为库姆斯试验（Coombs test）。

Jean Dausset（1916–2009）是研究人类 MHC 或 HLA 的先驱。

Peter Doherty（1940–）**和 Rolf Zinkernagel**（1944–）证明了 T 细胞对抗原的识别受到 MHC 的限制，从而确立了由 MHC 编码的蛋白质的生物学作用，并充分阐明了抗原加工及其在 T 细胞对抗原的识别过程中发挥的重要性。

Gerald Edelman（1929–2014）对免疫球蛋白的结构方面有重要发现，包括抗体分子的第一个完整序列。

Paul Ehrlich（1854–1915）提出体液免疫理论的先驱，提出了著名的抗体生成侧链学说，与目前有关表面受体的理论有惊人的相似。

James Gowans（1924–）发现适应性免疫是由淋巴细胞介导的，将免疫学家的注意力集中在这些小细胞上。

Jules Hoffman（1941–）发现 TLR 在果蝇先天免疫中的作用。

Michael Heidelberger（1888–1991）开发了定量沉淀分析方法，开创了定量免疫化学的时代。

Charles A. Janeway, Jr.（1945–2003）认识到共刺激对启动适应性免疫反应的重要性。他推测先天免疫系统受体的存在，这些受体通过识别 PAMP 来激活适应性免疫系统。他的实验室发现了第一个具有这种功能的哺乳动物 TLR。他也是本书的主要作者。

Edward Jenner（1749–1823）通过接种牛痘或牛痘病毒成功地保护人类免受天花感染，为免疫学奠定基础。

Niels Jerne（1911–1994）发展了溶血空斑试验和一些重要的免疫学理论，包括克隆选择学说的早期设想、淋巴细胞受体对 MHC 识别的内在倾向性以及独特型网络。

Shibasaburo Kitasato（1852–1931）与 Emil von Behring 一起发现了抗体。

Robert Koch（1843–1910）制定证明传染病的标准，即 Koch 法则。

Georges Köhler（1946–1995）与 César Milstein 开创了从杂交的抗体形成细胞中制备单克隆抗体的技术。

Karl Landsteiner（1868–1943）发现了 ABO 血型抗原。他还以半抗原为模型抗原详细研究了抗体结合的特异性。

Peter Medawar（1915–1987）用皮肤移植证明了耐受性是淋巴样细胞的一种获得性特性，这是克隆选择学说的重要内容。

Èlie Metchnikoff（1845–1916）是细胞免疫理论的首位倡导者，主要研究吞噬细胞在宿主防御中的重要作用。

César Milstein（1927–2002）与 Georges Köhler 最先创建单克隆抗体制备技术。

Ray Owen（1915–2014）发现具有共同胎盘但基因不同的双胞胎牛犊，能共享胎盘血液循环，对彼此的组织具有免疫耐受性。

Louis Pasteur（1822–1895）法国微生物学家和免疫学家，他证实了 Jenner 开启的免疫接种的概念，制备了预防鸡霍乱和狂犬病的疫苗。

Rodney Porter（1917–1985）解析了抗体分子的多肽结构，为蛋白质测序分析奠定了基础。

Ignác Semmelweis（1818–1865）德国匈牙利医生，首先确定了医院卫生与传染病、产褥热之间的联系，并因此在医疗实践中引入了消毒措施。

George Snell（1903–1996）研究了小鼠 MHC 的基因，并提供了生物学分析所需的同类系小鼠，为当今研究 MHC 在 T 细胞生物学中的作用奠定了基础。

Ralph Steinman（1943–2011）发现 DC 是 T 细胞反应的强大激活剂，并阐述了这些细胞在控制针对病原体的免疫反应的特征和强度中所起的作用。

Tomio Tada（1934–2010）在 20 世纪 70 年代从间接实验证据中首次提出了"抑制性 T 细胞"调节免疫反应的概念。由于当时还无法证实这种细胞的存在，因此这一概念并未被接受。直到研究人员在 80 年代鉴定出现在被称为"调节性 T 细胞"的细胞时，Tada 的工作才得到认可。

Susumu Tonegawa（1939-）发现了免疫受体基因在体细胞中的重排机制，这是人类和小鼠的抗体及 TCR 多样性产生的基础。

Jürg Tschop（1951-2011）描述了补体系统和 T 细胞溶解机制，发现了炎症小体，在凋亡和固有免疫领域做出了开创性的贡献。

Don C.Wiley（1944-2001）解析了 MHC Ⅰ 类蛋白质的第一个晶体结构，很好地解释了 T 细胞如何识别 MHC 分子结合的抗原。

（温　爽译，吴　萍校）

图片致谢

第 1 章

图 1.1 转载自耶鲁大学 Harvey Cushing/John Hay Whitney 医学图书馆。图 1.4 第二组照片来自 Tilney L G，Portnoy D A：Actin filaments and the growth，movement，and spread of the intracellular bacterial parasite，*Listeria monocytogenes. J. Cell. Biol.*，1989，109：1597–1608。经洛克菲勒大学出版社许可。图 1.24 图片来自 Mowat A，Viney J：The anatomical basis of intestinal immunity. *Immunol. Rev.*，1997，156：145–166。图 1.34 来自 Kaplan G 等：Efficacy of a cell–mediated reaction to the purified protein derivative of tuberculin in the disposal of Mycobacterium leprae from human skin. *PNAS*，1988，85：5210–5214。

第 2 章

图 2.7 顶图来自 Button B 等：A periciliary brush promotes the lung health by separating the mucus layer from airway epithelia. *Science*，2012，337：937–941。经 AAAS 许可。图 2.12 改编自 Mukherjee S 等的显微镜照片：Antibacterial membrane attack by a pore–forming intestinal C–type lectin. *Nature*，2014，505：103–107。图 2.35 经 Bhakdi S 等许可进行了复制：Functions and relevance of the terminal complement sequence. *Blut*，1990，60：309–318. © 1990 Springer–Verlag。

第 3 章

图 3.12 经 Jin M S 等许可转载：Crystal structure of the TLR1–TLR2 heterodimer induced by binding of a triacylated lipopeptide. *Cell*，2007，130：1071–1082. © 2007，经 Elsevier 许可。图 3.13 经 Macmillan Publishers Ltd. Park B S 等许可转载：The structural basis of lipopolysaccharide recognition by the TLR4–MD–2 complex. *Nature*，2009，458：1191–1195。图 3.34 经 Macmillan Publishers Ltd. Emsley J 等许可进行的模型重刻：Structure of pentameric human serum amyloid P component. *Nature*，1994，367：338–345。

第 4 章

图 4.5 来自 Green N M：Electron microscopy of the immunoglobulins. *Adv. Immunol.*，1969，11：1–30. © 1969，经 Elsevier 许可。图 4.15 和图 4.24 模型结构来自 Garcia K C 等：An αβ T cell receptor structure at 2.5Å and its orientation in the TCR–MHC complex. *Science*，1996，274：209–219。经 AAAS 许可转载。

第 6 章

图 6.6 经 Macmillan Publishers Ltd. Whitby F G 等许可转载：Structural basis for the activation of 20S proteasomes by 11S regulators. *Nature*，2000，408：115–120。图 6.7 下图来自 Velarde

G 等：Three–dimensional structure of transporter associated with antigen processing（TAP）obtained by single particle image analysis. *J. Biol. Chem.*，2001，276：46054–46063. © 2001，ASBMB。图 6.22 结构图片来自 Mitaksov V E 和 Fremont D：Structural definition of the H–2Kd peptide–binding motif. *J. Biol. Chem.*，2006，281：10618–10625. ©2006 美国生物化学和分子生物学学会。图 6.25 经 Macmillan Publishers Ltd. Fields B A 等许可转载的分子模型：Crystal structure of a T–cell receptor β–chain complexed with a superantigen. *Nature*，1996，384：188–192。

第 8 章

图 8.19 经 Macmillan Publishers Ltd. Surh C D、Sprent J 许可转载的照片：T–cell apoptosis detected in situ during positive and negative selection in the thymus. *Nature*，1994，372：100–103。

第 9 章

图 9.12 经 Macmillan Publishers Ltd. Pierre P、Turley S J 等许可转载的荧光显微照片：Development regulation of MHC class II transport in mouse dendritic cells. *Nature*，1997，388：787–792。图 9.38 c 图来自 Henkart P A 和 Martz E（eds）：第二届细胞介导细胞毒性国际研讨会 . © 1985，Kluwer/Plumn 出版社，得到斯普林格科学与商业媒体的许可。

第 10 章

图 10.17 左图来自 Szakal A K 等：Isolated follicular dendritic cells：cytochemical antigen localization，Nomarski，SEM，and TEM morphology. *J. Immunol.*，1985，134：1349–1359. ©1985，美国免疫学家协会。图 10.17 中间和右图来自 Szakal A K 等：Microanatomy of lymphoid tissue during humoral immune responses：structure function relationships. *Ann. Rev. Immunol.*，1989，7：91–109. © 1989，Annual Reviews www.annual reviews.org。

第 12 章

图 12.4 经 Macmillan Publishers Ltd. Dethlefsen L、McFall–Ngai M、Relman D A 许可改编：An ecological and evolutionary perspective on human–microbe mutualism and disease. *Nature*，2007，449：811–818. © 2007。图 12.10 左下方显微镜图片来自 Niess J H 等：CX3CR1 mediated dendritic cell access to the intestinal lumen and bacterial clearance. *Science*，2005，307：254–258。经 AAAS 许可转载。图 12.10 底部中间显微镜图片来自 McDole J R. 等：Goblet cells deliver luminal antigen to CD103+ DCs in the small intestine. *Nature*，2012，483：345–349。经 Macmillan Publishers Ltd. 许可。图 12.10 右下方的显

微镜图片来自 Farache J 等：Luminal bacteria recruit CD103+ dendritic cells into the intestinal epithelium to sample bacterial antigens for presentation. Immunity, 2013, 38：581–595。得到 Elsevier 的许可。

第 13 章

图 13.20 左上方图片来自 Kaplan G、Cohn Z A：The immunobiology of leprosy. Int. Rev. Exp. Pathol., 1986, 28：45–78. © 1986, 经 Elsevier 许可。图 13.37 基于 Palella F J 等的数据：Declining morbidity and mortality among patients with advanced human immunodeficiency virus infection. HIV Outpatient Study Investigators. N. Engl. J. Med., 1998, 338：853–860。图 13.40 经 Macmillan Publishers Ltd. Wei X 等许可改编：Viral dynamics in human immunodeficiency virus type 1 infection. Nature, 1995, 373：117–122。

第 14 章

图 14.5 上图来自 Sprecher E 等：Deleterious mutations in SPINK5 in a patient with congenital ichthyosiform erythroderma：molecular testing as a helpful diagnostic tool for Netherton syndrome. Clin. Exp. Dermatol., 2004, 29：513–517。图 14.14 图片来自 Finotto S 等：Development of spontaneous airway changes consistent with human asthma in mice lacking T–bet. Science, 2002, 295：336–338。经 AAAS 许可转载。图 14.24 左侧图片来自 Mowat A M、Viney J L：The anatomical basis of intestinal immunity. Immunol. Rev., 1997, 156：145–166。

第 16 章

图 16.16 图片由 Herberman R、Callewert D（eds）复制：Mechanisms of cytotoxicity by natural killer cells. ©1985, 经 Elsevier 许可转载。

名词解释

1. -umab：用于人类治疗的全人源性单克隆抗体的后缀。

2. -ximab：用于人类治疗的嵌合（即小鼠/人）单克隆抗体的后缀。

3. -zumab：用于人类治疗的人源化单克隆抗体的后缀。

4. 1 型免疫（type 1 immunity）：一类旨在消除细胞内病原体的免疫应答类型。

5. 1 型糖尿病（type 1 diabetes mellitus）：由于胰岛 β 细胞被破坏、胰岛素产生缺陷而导致的疾病，这种疾病被认为是由对 β 细胞的自身免疫攻击引起的。由于注射胰岛素可以显著改善症状，所以也称为胰岛素依赖性糖尿病（IDDM）。

6. 21 - 羟化酶（21-hydroxylase）：一种由 MHC 基因座位编码的非免疫功能酶，参与生理情况下肾上腺皮质醇的合成。

7. 2B4：NK 细胞表面受体，属于信号淋巴细胞活化分子（SLAM）家族，与另一种 SLAM 受体 CD48 结合后，可通过 SAP 和 Fyn 传递信号促进细胞存活和增殖。

8. 2 型白细胞黏附缺陷（leukocyte adhesion deficiency type 2）：由硫酸化的唾液酸化路易斯寡糖 X（s-Le^x）产生缺陷引起的疾病，这种缺陷可影响中性粒细胞与 P 选择素和 E 选择素之间的相互作用，从而减弱中性粒细胞迁移到感染部位的能力。

9. 2 型免疫（type 2 immunity）：一类旨在消除寄生虫、促进屏障和黏膜免疫的免疫应答类型。

10. 3 型免疫（type 3 immunity）：一类旨在消除细菌和真菌等细胞外病原体的免疫应答类型。

11. Akt：PI3 激酶下游激活的一种丝氨酸/苏氨酸蛋白激酶，其下游的许多靶分子参与细胞生长和存活，如 mTOR 通路的激活。

12. AP-1：一种异源二聚体转录因子，当淋巴细胞抗原受体和固有免疫细胞 TLR 受到刺激发生细胞内信号转导时 AP-1 被激活。大多数 AP-1 由一个 Fos 家族成员和一个 Jun 家族成员组成。AP-1 主要促进细胞因子和趋化因子基因的表达。

13. ASC（PYCARD）：含有热蛋白和 CARD 结构域的接头蛋白，参与炎症小体中 caspase 1 的激活。

14. B-1 B 细胞（B-1 B cell）：一类非典型的、自我更新的 B 细胞（也称为 CD5$^+$ B 细胞），主要定居于腹膜腔和胸膜腔中，属于固有免疫细胞。其抗原受体较 B2 细胞（传统 B 细胞）缺乏多样性，是体内天然抗体的主要来源。

15. B7 分子，B7.1 和 B7.2（B7 molecule，B7.1 and B7.2）：专职抗原提呈细胞（如 DC）表面表达的蛋白，是 T 细胞的主要共刺激分子。B7.1（CD80）和 B7.2（CD86）属于免疫球蛋白超家族，其配体为 T 细胞表面的 CD28 和 CTLA-4 分子。

16. BAFF：B 细胞激活因子，属于 TNF 家族，与受体 BAFF-R 和 TACI 结合促进 B 细胞存活。

17. BAFF-R：BAFF 的受体，可激活经典和非经典 NFκB 信号通路，促进 B 细胞存活。

18. BATF3：DC 表达的属于 AP1 家族的转录因子，AP1 家族还包括 c-Jun、Fos 等许多其他因子。

19. Bcl-2 家族（Bcl-2 family）：一个胞内蛋白家族，包括促进细胞凋亡的成员（Bax、Bak 和 Bok）和抑制细胞凋亡的成员（Bcl-2、Bcl-W 和 Bcl-XL）。

20. Bcl-6：一种可抑制 B 细胞分化为浆细胞的转录抑制因子。

21. B 细胞，B 淋巴细胞（B cell，B lymphocyte）：是介导适应性免疫应答的两种抗原特异性淋巴细胞之一，另一种是 T 细胞。B 细胞的功能是产生抗体。B 细胞分为两类：传统 B 细胞具有高度多样性抗原受体，由骨髓产生，进入血液和淋巴组织中；B-1 细胞其抗原受体具有较少多样性，定居于腹膜腔和胸膜腔，具有自我更新能力。

22. B 细胞共受体（B-cell co-receptor）：B 细胞表面的跨膜信号传导受体，由 CD19、CD81 和 CD21（补体受体 2）组成，其与结合在细菌抗原上的补体片段结合，与此同时 B 细胞受体也结合细菌抗原。该复合物与 B 细胞受体的交联可使 B 细胞对抗原刺激的反应性增强 100 倍左右。

23. B 细胞共受体复合物（B-cell co-receptor complex）：B 细胞表面的跨膜信号传导受体，由 CD19、CD81 和 CD21（补体受体 2）组成，其与结合在细菌抗原上的补体片段结合，与此同时 B 细胞受体也结合细菌抗原。该复合物与 B 细胞受体的交联可使 B 细胞对抗原刺激的反应性增强 100 倍左右。

24. B 细胞和 T 细胞衰减因子（B and T lymphocyte attenuator，BTLA）：B 细胞和 T 细胞表达的抑制性 CD28 相关受体，与 TNF 受体家族成员疱疹病毒进入分子（HVEM）相互作用。

25. B 细胞抗原受体，B 细胞受体（B-cell antigen receptor，B-cell receptor，BCR）：B 细胞表面的特异性抗原受体，为跨膜免疫球蛋白单体分子（负责识别和结合抗原），其与 Igα/Igβ 异二聚体（负责传递抗原刺激信号）结合形成复合物。当受到抗原刺激时，B 细胞分化为浆细胞产生抗体，产生的抗体与该 B 细胞表达的 BCR 具有相同的抗原特异性。

26. B 细胞丝裂原（B-cell mitogen）：非特异性刺激 B 细胞增殖的物质。

27. B 因子（factor B）：参与补体激活旁路途径的蛋白，在旁路途径中被裂解为 Ba 和活性蛋白酶 Bb，后者结合 C3b 形成旁路途径 C3 转化酶 C3bBb。

28. c–Maf：参与滤泡辅助性 T 细胞（Tfh）发育的转录因子。

29. C1 复合物，C1（C1 complex，C1）：补体激活经典途径中首先被激活的蛋白质复合物，由 C1q 结合 2 个 C1r 和 2 个 C1s 组成，C1r 和 C1s 活化后具有丝氨酸蛋白酶活性，C1q 与病原体或抗体结合激活 C1r，后者裂解并激活 C1s，活化的 C1s 裂解 C4 和 C2。

30. C1 抑制物（C1 inhibitor，C1INH）：一种抑制 C1 功能的蛋白，与 C1r:C1s 结合抑制其酶活性。C1INH 缺陷引起血管活性肽生成过多，导致皮下和喉部水肿，称为遗传性血管水肿。

31. C2：参与经典途径和凝集素途径的补体蛋白，被 C1 复合物裂解为 C2b 和 C2a。C2a 是活性蛋白酶，参与构成经典的 C3 转化酶 C4b2a。

32. C3：参与所有补体激活途径的补体蛋白。C3 裂解产生 C3b，后者共价结合到微生物表面，促进吞噬细胞对微生物的吞噬作用。

33. C3（H$_2$O）Bb：见液相 C3 转化酶。

34. C3a：见过敏毒素。

35. C3b2Bb：补体激活旁路途径的 C5 转化酶。

36. C3bBb：补体激活旁路途径的 C3 转化酶。

37. C3dg：iC3b 的裂解产物，产生后仍然继续附着在微生物表面，与补体受体 CR2 结合。

38. C3f：是 I 因子和 MCP 从 C3b 分子上裂解的一个小片段，其解离后在微生物表面留下 iC3b。

39. C3 转化酶（C3 convertase）：在病原体表面将 C3 裂解为 C3b 和 C3a 的酶复合物。补体激活经典途径和凝集素途径的 C3 转化酶是由膜结合 C4b 和蛋白酶 C2a 形成的 C4b2a 复合物，旁路途径的 C3 转化酶是由膜结合 C3b 和蛋白酶 Bb 形成的 C3bBb 复合物。

40. C4：参与补体激活经典途径和凝集素途径的补体蛋白；C4 被 C1s 裂解产生 C4b，后者参与构成经典的 C3 转化酶。

41. C4b2a：补体激活经典途径和凝集素途径的 C3 转化酶。

42. C4b2a3b：补体激活经典途径和凝集素途径的 C5 转化酶。

43. C4b 结合蛋白（C4b-binding protein，C4BP）：一种补体调节蛋白，可通过置换 C4b2a 复合物中的 C2a，导致在宿主细胞表面形成的经典途径 C3 转化酶失活。C4BP 可与吸附在宿主细胞表面的 C4b 结合，但不能与吸附在病原体表面的 C4b 结合。

44. C5a：见过敏毒素。

45. C5a 受体（C5a receptor）：补体中促炎症片段 C5a 的细胞表面受体，表达于巨噬细胞和中性粒细胞表面。

46. C5b：C5 的裂解片段，可启动攻膜复合物（MAC）的形成。

47. C5L2（GPR77）：吞噬细胞表达的 C5a 的非信号诱饵受体。

48. C5 转化酶（C5 convertase）：将 C5 裂解为 C5a 和 C5b 的酶复合物。

49. C6，C7，C8，C9：与 C5b 共同组成攻膜复合物的补体蛋白。攻膜复合物在靶细胞上打孔导致细胞裂解。

50. CCL19：由淋巴结 T 细胞区 DC 和基质细胞合成的趋化因子，与 CCR7 结合，发挥募集初始 T 细胞的作用。

51. CCL20：由滤泡相关上皮细胞合成的趋化因子，与 CCR6 结合，募集活化的 T 细胞、B 细胞、NK 细胞和树突状细胞进入肠道相关淋巴组织（GALT）。

52. CCL21：由淋巴结 T 细胞区 DC 和基质细胞合成的趋化因子，与 CCR7 结合，发挥招募初始 T 细胞的作用。

53. CCL25（TECK）：由小肠上皮细胞合成的趋化因子，与 CCR9 结合，招募肠归巢 T 细胞和 B 细胞。

54. CCL28〔黏膜上皮趋化因子（mucosal epithelial chemokine，MEC）〕：由结肠细胞、唾液腺和泌乳的乳腺细胞合成的趋化因子，与 CCR10 结合，招募产生 IgA 的 B 细胞进入这些组织。

55. CCL9（MIP-1γ）：由滤泡相关上皮细胞合成的趋化因子，与 CCR6 结合，募集活化的 T 细胞、B 细胞、NK 细胞和树突状细胞进入肠道相关淋巴组织（GALT）。

56. CCR1：表达于中性粒细胞、单核细胞、B 细胞和树突状细胞表面的趋化因子受体，结合包括 CCL6 和 CCL9 在内的多种趋化因子。

57. CCR10：由多种细胞表达的趋化因子受体，结合 CCL27 和 CCL28，介导肠道内产生 IgA 的 B 细胞的募集。

58. CCR6：滤泡和边缘区的 B 细胞以及树突状细胞表达的趋化因子受体，结合 CCL20。

59. CCR7：所有初始 T 细胞和 B 细胞，以及某些记忆 T 细胞和 B 细胞（如中枢记忆 T 细胞）表达的趋化因子受体，与淋巴组织中树突状细胞和基质细胞产生的 CCL19 和 CCL21 结合。

60. CCR9：DC、T 细胞、胸腺细胞和某些 γ:δ T 细胞表达的趋化因子受体，结合 CCL25，介导肠归巢细胞的募集。

61. CC 趋化因子（CC chemokine）：趋化因子的两个主要亚家族之一，其特点是氨基端有两个相邻的半胱氨酸（C）。家族成员以 CCL1、CCL2 等来命名。各种趋化因子见附录Ⅳ。

62. CD1：一个 MHC Ⅰ类分子样蛋白的小家族，由非 MHC 基因编码，可向 CD4$^+$ T 细胞提呈脂类抗原。

63. CD103：整合素 α$_E$:β$_7$，是胃肠道 DC 亚群的细胞表面标志，参与对食物抗原和共生微生物群抗原的免疫耐受的诱导。

64. CD11b（α$_M$ 整合素）：由巨噬细胞和某些 DC 表达的整合素，与 β2 整合素亚单位（CD18）组成补体受体 3（CR3）发挥作用。

65. CD127：也称为 IL-7 受体 α（IL-7Rα），与 IL-2 受体家族的共有 γ 链配对形成 IL-7 受体。在初始 T 细胞和部分记忆 T 细胞上表达，参与维持细胞的存活。

66. CD19：见 B 细胞共受体。

67. CD21：即补体受体 2（CR2）。见 B 细胞共受体。

68. CD22：B 细胞的抑制性受体，与哺乳动物细胞上唾液酸修饰的糖蛋白结合，其胞质区含 ITIM 基序。

69. CD23：IgE 的低亲和力 Fc 受体。

70. CD25：即 IL-2 受体 α（IL-2Rα），是 IL-2 受体（除 IL-2Rα 外，还包括 IL-2Rβ 和共有 γ 链）中与 IL-2 高亲和力结合的部分。T 细胞活化后 CD25 分子表达上调，Treg 则组成性表达 CD25 分子来应对 IL-2 的应答。

71. CD27：初始 T 细胞上组成性表达的 TNF 受体家族蛋白，与 DC 表面的 CD70 结合，为 T 细胞活化的早期阶段提供强有力的共刺激信号。

72. CD28：初始 T 细胞表面的主要共刺激受体，与专职性抗原提呈细胞（如 DC）表面的 B7 共刺激分子结合，为 T 细胞活化提供最重要的共刺激信号。

73. CD30，CD30 配体（CD30，CD30 ligand）：B 细胞表面的 CD30 和辅助性 T 细胞表面的 CD30 配体（CD30L）是参与刺激抗原激活的初始 B 细胞增殖的共刺激分子。

74. CD31：在淋巴细胞表面以及内皮细胞连接处均表达的细胞黏附分子。CD31-CD31 的相互作用有助于白细胞穿出血管内皮细胞进入组织中。

75. CD3 复合物（CD3 complex）：由 γε、δε 和 ζζ（少数为 ζη）六条肽链组成的复合物，转导 T 细胞受体识别抗原所产生的活化信号。每条肽链胞质区均含有 1 个或多个 ITAM 信号基序。

76. CD4：是识别 MHC II 类分子提呈的抗原肽的 T 细胞受体的共受体，与 MHC II 类分子的侧面（β2 结构域）相结合。

77. CD40，CD40 配体（CD40，CD40 ligand）：B 细胞表面的 CD40 和活化的辅助性 T 细胞表面的 CD40 配体（CD40L，CD154）是重要的共刺激分子，CD40 和 CD40L 的相互作用参与抗原激活的初始 B 细胞的增殖和类别转换过程。

78. CD40 配体缺陷（CD40 ligand deficiency）：以 IgG、IgE 或 IgA 类抗体产生减少或缺乏，甚至 IgM 反应缺失，而血清 IgM 水平正常或升高为特征的免疫缺陷病。其发病机制是由于编码 CD40 配体（CD154）的基因缺陷，导致 Ig 类别转换障碍。因编码 CD40L 的基因定位于 X 染色体，且 IgM 抗体水平高于其他免疫球蛋白，因此该疾病也称为 X 连锁高 IgM 综合征。

79. CD44：即吞噬细胞糖蛋白 1（Pgp1）。CD44 是初始淋巴细胞表达的细胞表面糖蛋白，在活化的 T 细胞上表达上调。它是透明质酸的配体，介导细胞与细胞以及细胞与细胞外基质的黏附作用。CD44 高表达是效应 T 细胞和记忆 T 细胞的标志。

80. CD45：在所有白细胞上表达的跨膜酪氨酸磷酸酶，以不同的亚型表达于包括不同 T 细胞亚群在内的多种细胞类型上。也称为白细胞共同抗原，是除红细胞以外所有造血干细胞来源细胞的共同表面标记。

81. CD45RO：CD45 的剪接变体之一，是记忆 T 细胞的表面标志。

82. CD59［保护素（protectin）］：一种膜型补体调节蛋白，其通过阻断 C9 与 C5b678 复合物结合来抑制攻膜复合物（MAC）的形成，从而保护宿主细胞免受补体破坏。

83. CD69：T 细胞受抗原激活后迅速表达的一种细胞表面蛋白，它可下调鞘氨醇 1- 磷酸受体 1（S1PR1）的表达，从而使活化的 T 细胞留在次级淋巴组织的 T 细胞区内，增殖分化为效应 T 细胞。

84. CD70：活化 DC 上表达的 CD27 的配体，与初始 T 细胞表面的 CD27 结合，为 T 细胞活化的早期阶段提供强有力的共刺激信号。

85. CD8：是识别 MHC I 类分子提呈的抗原肽的 T 细胞受体的共受体，与 MHC I 类分子的侧面（α3 结构域）相结合。

86. CD81：见 B 细胞共受体。

87. CD84：信号淋巴细胞活化分子。

88. CD86（B7-2）：免疫球蛋白超家族中的一种跨膜蛋白，在抗原提呈细胞表面表达，与 T 细胞表面表达的 CD28 分子结合。

89. CD94：C 型凝集素家族成员，是 NK 细胞 KLR 型受体的亚基之一。

90. cGAS（环状 GAMP 合成酶）：由双链 DNA 激活而形成环鸟苷一磷酸 - 腺苷一磷酸的一种胞质酶。见环状二核苷酸。

91. CR1（CD35）：吞噬细胞表达的可结合 C3b 的补体受体。CR1 可促进吞噬细胞对颗粒性抗原的吞噬作用，并抑制宿主细胞表面 C3 转化酶的形成。

92. CR2（CD21）：参与构成 B 细胞共受体复合物的补体受体。它通过结合包被在抗原表面的 C3b 裂解产物（尤其是 C3 dg），与 B 细胞受体交联，使 B 细胞对抗原刺激的敏感性增强至少 100 倍。同时，CR2 也是 EB 病毒感染 B 细胞的受体。

93. CR3（CD11b:CD18）：补体受体 3。既可作为黏附分子又可作为补体受体发挥作用的一种 β2 整合素。吞噬细胞表面的 CR3 与病原体表面 C3b 的裂解产物 iC3b 结合，促进吞噬细胞对病原体的吞噬。

94. CR4（CD11c:CD18）：既可作为黏附分子又可作为补体受体发挥作用的一种 β2 整合素。吞噬细胞表面的 CR4 与病原体表面 C3b 的裂解产物 iC3b 结合，促进吞噬细胞对病原体的吞噬。

95. CTLA-4：T 细胞上 B7 分子的高亲和力抑制性受体，与 B7 结合抑制 T 细胞活化。

96. CX3CR1：表达于单核细胞、巨噬细胞、NK 细胞和活化 T 细胞上的趋化因子受体，结合 CXCL1。

97. CXCL12（SDF-1）：由生发中心暗区基质细胞产生的趋化因子，与中心母细胞表达的 CXCR4 结合。

98. CXCL13：在滤泡和生发中心明区产生的趋化因子，与循环 B 细胞和中心细胞表达的 CXCR5 结合。

99. CXCR5：由循环 B 细胞和活化 T 细胞表达的趋化因子受体，与趋化因子 CXCL13 结合，趋化细胞迁移至滤泡中。

100. CXC 趋化因子（CXC chemokine）：趋化因子的两个主要亚家族之一，其特点是氨基端有 Cys-X-Cys（CXC）基序。家族成员以 CXCL1、CXCL2 等来命名。各种趋化因子列表见附录Ⅳ。

101. C 反应蛋白（C-reactive protein）：是与磷酸胆碱结合的一种急性期蛋白，磷酸胆碱是肺炎链球菌和其他多种细菌表面 C 多糖的一种组成成分，C 反应蛋白通过与细菌表面磷酸胆碱的结合，调理吞噬细胞对细菌的摄取作用。

102. C 型凝集素（C-type lectin）：一大类 Ca^{2+} 依赖性糖结合蛋白，其中许多蛋白在固有免疫中发挥重要作用。

103. DAP10，DAP12：含有免疫受体酪氨酸激活基序（ITAM）的信号链，与 NK 细胞表面某些活化受体的跨膜区非共价结合，转导活化信号。

104. DC-SIGN：树突状细胞表面可高亲和力结合 ICAM-3 的凝集素。

105. Dectin-1：中性粒细胞和巨噬细胞表面的吞噬受体，识别真菌细胞壁的常见成分 β-1，3-连接葡聚糖。

106. DN1，DN2，DN3，DN4：胸腺中 $CD4^+CD8^+$ 双阳性 T 细胞发育的四个阶段。TCRβ 链基因重排从 DN2 阶段开始，到 DN4 阶段完成。

107. DNA 依赖性蛋白激酶（DNA-dependent protein kinase，DNA-PK）：是 DNA 修复途径中参与免疫球蛋白和 T 细胞受体基因重排的蛋白激酶。

108. DR4，DR5：TNFR 超家族成员，由多种细胞表达，可受 TRAIL 激活诱导凋亡。

109. D 因子（factor D）：补体激活旁路途径中的一种丝氨酸蛋白酶，裂解 B 因子形成 Ba 和 Bb。

110. E - 钙黏素（E-cadherin）：上皮细胞表达的在相邻细胞间黏附连接形成中发挥重要作用的整合素。

111. E3 连接酶（E3 ligase）：具有引导泛素分子从 E2 泛素结合酶转移到特定靶蛋白上活性的酶。

112. ERp57：在内质网中将抗原肽装载到 MHC Ⅰ类分子上的伴侣蛋白。

113. E 选择素（E-selectin）：见选择素。

114. F（ab'）₂ 片段［F（ab'）$_2$ fragment］：由不含 Fc 段的两个相连的抗原结合臂（Fab 片段）所形成的抗体片段，通过胃蛋白酶裂解 IgG 而产生。

115. Fab 段（Fab fragment）：由不含 Fc 段的抗体的单个抗原结合臂所形成的抗体片段，通过木瓜蛋白酶裂解 IgG 而产生。Fab 段含有一条完整的轻链加上重链氨基末端的可变区以及第一个恒定区，链间通过二硫键连接。

116. FcγR1（CD64）：由单核细胞和巨噬细胞高表达的 Fc 受体，在 IgG 的 Fc 受体中具有最高的亲和力。

117. FcγRⅡB-1：B 细胞表面识别 IgG 抗体 Fc 区的抑制性受体，其胞质区含有免疫受体酪氨酸抑制基序（ITIM）。

118. FcγRⅢ：结合 IgG 分子 Fc 区的细胞表面受体。大多数 Fcγ 受体仅结合凝聚的 IgG，因此可以由此来区分聚合的抗体和游离的 IgG。Fcγ 受体在吞噬细胞、B 细胞、NK 细胞和滤泡 DC 表面均有不同水平的表达，在体液免疫中发挥关键作用，可桥联抗体与效应细胞的功能。

119. FcεRⅠ：IgE Fc 区的高亲和力受体，主要在肥大细胞和嗜碱性粒细胞表面表达，当多价抗原与结合在 FcεRⅠ 上的 IgE 相互作用并与附近受体发生交联时，导致表达受体的细胞活化。

120. Fc 段，Fc 区（Fc fragment，Fc region）：IgG 分子两条重链近羧基端的 1/2 部分通过铰链区二硫键连接而形成的片段，由木瓜蛋白酶裂解 IgG 产生。在完整抗体分子中，这部分常称为 Fc 区。

121. Fc 受体（Fc receptor）：结合不同免疫球蛋白的 Fc 段的细胞表面受体家族，如 Fcγ 受体结合 IgG，Fcε 受体结合 IgE。

122. FK506：见他克莫司。

123. FK 结合蛋白（FK-binding protein，FKBP）：一类与亲环蛋白相关、结合免疫抑制药物 FK506（他克莫司）的脯氨酰异构酶。

124. FMet-Leu-Phe（fMLF）受体［fMet-Leu-Phe（fMLF）receptor］：中性粒细胞和巨噬细胞表面表达的识别细菌特异性多肽 fMet-Leu-Phe 的模式识别受体。fMet-Leu-Phe 发挥趋化因子的作用。

125. Fyn：见 Src 家族蛋白酪氨酸激酶。

126. Griscelli 综合征（Griscelli syndrome）：影响溶酶体分泌途径的遗传性免疫缺陷病，是由于控制细胞内囊泡运动的小 GTP 酶 Rab27a 发生突变所致。

127. G 蛋白偶联受体（G-protein-coupled receptor，GPCR）：一大类七次跨膜细胞表面受体，在结合配体后与细胞内异三聚体 G 蛋白结合，并通过激活 G 蛋白传递信号。趋化因子受体是重要的 GPCR。

128. H-2 基因座，H-2 基因（H-2 locus，H-2 gene）：小鼠的主要组织相容性复合体（MHC），其单倍型以小写的上标表示，如 $H-2^b$。

129. H2-M3：小鼠的非经典 MHC Ib 类蛋白，可结合并提呈含 N - 甲酰化氨基末端的肽，供 CD8 T 细胞识别。

130. HER-2/neu：在许多肿瘤尤其是乳腺癌中过度表达的受体酪氨酸激酶，是治疗乳腺癌的药物曲妥珠单抗（赫赛汀）作用的靶点。

131. HLA-DM：一种类似于人 MHC Ⅱ类分子的恒定 MHC 蛋白，可将抗原肽装载到 MHC Ⅱ类分子上。小鼠的同源蛋白称为 H-2M 或 H2-DM。

132. HLA-DO：结合 HLA-DM 的恒定 MHC Ⅱ类分子，可抑制胞内囊泡中 MHC Ⅱ类分子上 CLIP 的解离。小鼠的同源蛋白称为 H-2O 或 H2-DO。

133. H 因子（factor H）：血浆中的补体调节蛋白，可通过与

B 因子竞争结合 C3b，将 Bb 从转化酶中置换出来。

134. H 因子结合蛋白（factor H binding protein, fHbp）：由脑膜炎奈瑟菌产生的蛋白质，可通过将 H 因子募集到膜上，灭活沉积在其表面的 C3b，从而逃避补体的破坏作用。

135. iC3b：C3b 裂解产生的灭活的补体片段。

136. IFN-α，IFN-β：病毒感染时细胞产生的抗病毒细胞因子，有助于正常细胞抵抗病毒感染。IFN-α 和 IFN-β 结合相同的受体，通过 Janus 家族酪氨酸激酶传递信号。也称为 I 型干扰素。

137. IFN-γ：由效应 CD4Th1 细胞、CD8 T 细胞和 NK 细胞产生的一类干扰素。其主要功能是激活巨噬细胞，通过不同于 I 型干扰素的受体发挥作用。

138. IFN-γ 诱导蛋白 16（IFN-γ-inducible protein 16，IFN16）：NOD 样受体家族的 PYHIN 亚家族成员，氨基端含 HIN 结构域。在双链 DNA 刺激下，其可激活 STING 途径。

139. IFN-γ 诱导的溶酶体巯醇还原酶（IFN-γ-induced lysosomal thiol reductase，GILT）：存在于许多抗原提呈细胞内，可使二硫键变性从而促进蛋白质降解和加工。

140. IFN-λ：也称为 III 型干扰素，包括 IL-28A、IL-28B 和 IL-29，与少数上皮组织表达的共有受体结合。

141. IFN-λ 受体（IFN-λ receptor）：由一个独特的 IL-28Rα 亚基和 IL-10 受体 β 亚基组成的受体，识别 IL-28A、IL-28B 和 IL-29。

142. IgA：重链为 α 链的免疫球蛋白类别，有单体和多聚体（主要是二聚体）两种形式。多聚体 IgA 是黏膜淋巴组织分泌的主要抗体。

143. IgA 缺乏症（IgA deficiency）：IgA 是重链为 α 链的免疫球蛋白类别，IgA 缺乏症是最常见的免疫缺陷类型。IgA 的单体形式和多聚体（主要是二聚体）形式均可发生缺陷。多聚体 IgA 是黏膜淋巴组织分泌的主要抗体。

144. IgD：重链为 δ 链的免疫球蛋白类别，是成熟 B 细胞的膜表面免疫球蛋白。

145. IgE：重链为 ε 链的免疫球蛋白类别，在抗寄生虫感染和过敏反应中发挥作用。

146. IgG：重链为 γ 链的免疫球蛋白类别，是血浆中含量最丰富的免疫球蛋白。

147. IgM：重链为 μ 链的免疫球蛋白类别，是 B 细胞上首先出现的膜表面免疫球蛋白（未成熟 B 细胞的标志），也是受抗原刺激后最先被分泌的免疫球蛋白。

148. IgM 五聚体（pentameric IgM）：由 J 链连接产生的 IgM 抗体，对抗原具有较高的亲和力。

149. IgW：软骨鱼类中存在的由六个免疫球蛋白结构域组成的重链同种型。

150. II 类细胞因子受体（class II cytokine receptor）：细胞因子家族的一组异二聚体受体，包括干扰素（IFN）-α、IFN-β、IFN-γ 和 IL-10 受体。

151. III 型分泌系统（type III secretion system，T3SS）：革兰氏阴性细菌的特殊附属物，通过直接分泌效应蛋白到细胞质中辅助真核细胞感染。

152. IκB：与 NFκB 同源二聚体（由 p50 和 p65 亚基组成）组成性结合的胞质蛋白，当 IκB 被活化的 IκB 激酶（IKK）磷酸化后发生降解，NFκB 二聚体释放出来，作为转录激活因子发挥作用。

153. IκB 激酶（IκB kinase，IKK）：是由 IKKα、IKKβ 和 IKKγ（或 NEMO）组成的多亚基蛋白复合物。

154. IKKε：是在 TLR-3 信号通路下游 IRF3 磷酸化过程中，与 TBK1（TANK 结合激酶 1）相互作用的激酶。

155. IL-1β：由活化的巨噬细胞产生的一类细胞因子，在免疫应答中发挥活化血管内皮、激活淋巴细胞和引起发热等多种作用。

156. IL-1 家族：细胞因子的四大家族之一，包含 11 种在结构上与 IL-1α 相似的细胞因子，大多数都具有促炎症功能。

157. IL-21：由 T 细胞（如滤泡辅助性 T 细胞）产生的一种细胞因子，可激活 STAT3 并促进细胞（特别是生发中心 B 细胞）的存活和增殖。

158. IL-4 受体相关激酶缺陷（IRAK4 deficiency）：一种免疫缺陷病，以复发性细菌感染为特点，由于 *IRAK4* 基因失活突变导致 Toll 样受体（TLR）信号阻断引起。

159. IL-6：由活化的巨噬细胞产生的细胞因子，具有活化淋巴细胞、刺激抗体产生和引起发热等功能。

160. IL-7 受体（IL-7 receptor，IL-7Rα）：见 CD127。

161. ILC1：以产生 IFN-γ 为特征的固有淋巴样细胞（ILC）亚群。

162. iNKT：见恒定 NKT 细胞。

163. I 类细胞因子受体（class I cytokine receptor）：细胞因子中血细胞生成素超家族的受体。包含含有 γ 链的 IL-2、IL-4、IL-7、IL-15 和 IL-21 受体，以及含共有 β 链的 GM-CSF、IL-3 和 IL-5 受体。

164. I 型干扰素（type I interferon）：主要发挥抗病毒作用，包含 IFN-α 和 IFN-β。

165. I 因子（factor I）：血浆中的补体调节蛋白酶，可裂解 C3b 成为灭活的衍生物 iC3b，从而抑制 C3 转化酶的形成。

166. I 因子缺陷（factor I deficiency）：由遗传决定的补体调节蛋白 I 因子缺陷。导致补体激活失调，从而使补体蛋白迅速耗竭。I 因子缺陷者常患有反复的细菌感染，特别是多发的化脓性细菌感染。

167. JAK 家族（Janus kinase family）：JAK-STAT 胞内信号通路的酶，将多种细胞因子受体与细胞核内的基因转录联系在一起。STAT 蛋白被胞质内的激酶磷酸化后迁移到细胞核内并激活大量基因。

168. JAK 抑制剂（JAK inhibitor，Jakinib）：选择性抑制一种或多种 JAK 激酶的小分子激酶抑制剂。

169. Jun 激酶（Jun kinase）：一种蛋白激酶，能磷酸化转录因子 c-Jun，使其与 c-Fos 结合进而形成 AP-1 转录因子。

170. J 基因片段（joining gene segment，J gene segment）：编码免疫球蛋白和 T 细胞受体可变区中 J 区的短 DNA 序列。在经过重排的轻链、TCRα 或 TCRγ 基因中，J 基因片段与 V 基因片段连接；在经过重排的重链、TCRβ、TCRδ 基因中，J 基因片段与 D 基因片段连接。

171. J 链（J chain）：B 细胞产生的多肽链，可将免疫球蛋白 IgM 或 IgA 通过二硫键连接形成多聚体，也是多聚免疫球蛋白受体的结合位点。

172. Lck：一种 Src 家族蛋白酪氨酸激酶，与 CD4 和 CD8 的胞质端结合并磷酸化 T 细胞受体信号链的胞质端，一旦 T 细胞结合抗原就能辅助激活来自 T 细胞受体复合物的信号。

173. LFA-1：见白细胞功能抗原。

174. LGP2：作为 RIG-I 样受体（RLR）家族的一员，与 RIG-1 和 MDA-5 在病毒 RNA 识别中发挥协同作用。

175. LIP10：恒定链的剪切片段，保留与 MHC Ⅱ 类蛋白结合的跨膜片段，辅助复合体定位到内体。

176. LIP22：恒定链的初始裂解片段，能与 MHC Ⅱ 类分子结合。

177. LPS 结合蛋白（LPS-binding protein）：血液和细胞外液中能结合细菌产生的脂多糖（LPS）的蛋白质。

178. Ly49 受体（Ly49 receptor）：由小鼠而非人的 NK 细胞表达的 C 型凝集素家族，这些受体具有激活或抑制的功能。

179. L 选择素（L-selectin）：淋巴细胞表达的选择素家族黏附分子。L 选择素与高内皮细胞小静脉（HEV）上的 CD34 和糖基化依赖的细胞黏附分子 -1（GlyCAM-1）结合，启动初始淋巴细胞向淋巴组织的迁移。

180. M1 型巨噬细胞（M1 macrophage）：也被命名为"经典"激活的巨噬细胞，1 型巨噬细胞具有促炎作用。

181. M2 型巨噬细胞（M2 macrophage）：也称为"替代"激活的巨噬细胞，产生于 2 型免疫反应的环境下（如寄生虫感染），促进组织重塑与修复。

182. MAIT 细胞（MAIT cell）：黏膜相关恒定 T 细胞是一种在进化上高度保守的 T 淋巴细胞亚群，具有与 NK 细胞相似的功能。

183. MAL：一种在 TLR-2/1、TLR-2/6 和 TLR-4 的信号传导中与 myd88 相关的衔接蛋白。

184. MASP-1、MASP-2、MASP-3：补体激活的经典途径和凝集素途径中的丝氨酸蛋白酶，可结合 C1q、纤维胶原素和甘露糖结合凝集素（MBL），并在补体激活后裂解 C4。

185. MBL 相关丝氨酸蛋白酶（MBL-associated serine protease）：见 MASP-1、MASP-2、MASP-3。

186. MD-2：TLR-4 的辅助蛋白。

187. MEK1：Raf-MEK1-Erk 信号通路中的一种丝裂原活化蛋白激酶（MAPK），是淋巴细胞中导致转录因子 AP-1 活化的信号通路的一部分。

188. MF-59：一种基于角鲨烷和水的专有佐剂，在欧洲和加拿大与流感疫苗联合使用。

189. MHC Ⅰ 类（MHC class Ⅰ）：见 MHC Ⅰ 类分子。

190. MHC Ⅰ 类分子（MHC class Ⅰ molecule）：由 MHC 基因座位编码的多态性细胞表面蛋白，在大多数细胞上表达，它们将胞质溶胶中产生的抗原肽提呈给 CD8⁺ T 细胞，并结合共受体 CD8。

191. MHC Ⅰ 类缺陷（MHC class Ⅰ deficiency）：一种免疫缺陷病，细胞表面缺乏 MHC Ⅰ 类分子，通常是由于 TAP-1 或 TAP-2 的遗传缺陷所致。

192. MHC Ⅱ 类（MHC class Ⅱ）：见 MHC Ⅱ 类分子。

193. MHC Ⅱ 类分子（MHC class Ⅱ molecule）：由 MHC 基因座位编码的多态性细胞表面蛋白，主要表达于专职性抗原提呈细胞表面。它们将来源于胞外病原体的抗原肽提呈给 CD4⁺ T 细胞，同时结合共受体 CD4。

194. MHC Ⅱ 类分子反式激活因子（MHC class Ⅱ transactivator，CIITA）：激活 MHC Ⅱ 类基因转录的蛋白质，CIITA 基因缺陷是导致 MHC Ⅱ 类缺陷的原因之一。

195. MHC Ⅱ 类分子相关恒定链多肽（class Ⅱ -associated invariant chain peptide，CLIP）：恒定链（Ii）经蛋白酶切割形成的长度可变的多肽。CLIP 以不稳定的形式与 MHC Ⅱ 类分子结合，由 HLA-DM 将其从 MHC Ⅱ 类分子抗原肽结合槽中解离。

196. MHC Ⅱ 类区室（MHC class Ⅱ compartment，MIIC）：一种细胞囊泡，MHC Ⅱ 类分子在此聚集，在 HLA-DM 的辅助下，结合抗原肽，并向细胞表面迁移。

197. MHC Ⅱ 类缺陷（MHC class Ⅱ deficiency）：由于各种遗传因素而导致的一种罕见的免疫缺陷疾病，细胞上缺乏 MHC Ⅱ 类分子。患者患严重免疫缺陷，CD4⁺ T 细胞很少。

198. MHC 单体型（MHC haplotype）：MHC 的一组等位基因，从一个亲本遗传并保持不变（即没有发生重组）。

199. MHC 分子（MHC molecule）：由 MHC Ⅰ 类和 MHC Ⅱ 类基因编码的高度多态性细胞表面蛋白，参与提呈抗原肽给 T 细胞，也被称为组织相容性抗原。

200. MHC 限制性（MHC restriction）：抗原肽只有与特定的自身 MHC 分子结合才能被特定的 T 细胞识别。MHC 限制性是 T 细胞发育成熟的结果。

201. MIC-A，MIC-B：由多种细胞的应激、感染或转化诱导的 MHC -Ib 类蛋白，可被 NKG2D 识别。

202. Motheaten：SHP-1 蛋白磷酸酶的一种突变，损害某些抑制性受体如 Ly49 的功能，导致包括 NK 细胞在内的各种细胞过度活化。由于慢性炎症，这种突变的小鼠有一种"虫蛀"的外观。

203. MR1：一种"非经典"MHC -Ib 类分子，结合细菌产生的某些叶酸代谢产物，供黏膜相关恒定 T 细胞（MAIT）识别。

204. MSH2、MSH6：错配修复蛋白，可以检测尿苷并招募核酸酶以去除受损的相邻核苷酸。

205. mTORC1，mTORC2：分别与调节蛋白 Raptor 和 Rictor 形成的活性复合物 mTOR。

206. Muckle-Wells 综合征（Muckle-Wells syndrome）：一种遗传性偶发性自身炎症性疾病，由编码 NLRP3（炎症小体的一种成分）的基因突变引起。

207. MYD88：一种接头蛋白，在除 TLR3 外的所有 Toll 样受体（TLR）蛋白的信号传导中发挥作用。

208. M 细胞（M cell）：派尔集合淋巴结上的肠上皮中的特殊上皮细胞类型，抗原和病原体通过它进入肠道。

209. NADPH 氧化酶（NADPH oxidase）：在激活吞噬细胞的吞噬溶酶体膜中被组装和激活的多组分酶复合物，它可以通过氧依赖型的反应（即呼吸爆发）产生超氧化物。

210. NAIP2：一种 NOD 样受体（NLR）蛋白，与 NLRC4 共同识别鼠伤寒沙门菌 III 型分泌系统的 PrgJ 蛋白，在感染中激活炎症小体。

211. NAIP5：一种 NOD 样受体（NLR）蛋白，与 NLRC4 共同识别细胞内鞭毛蛋白以在感染中激活炎症小体。

212. NFIL3：一种转录因子，在几种类型的免疫细胞（包括某些类型的 NK 细胞）发育过程中发挥重要作用。

213. NFκB：由 Toll 样受体（TLR）以及由 P50 和 P65 亚单位构成的抗原受体信号激活的异二聚体转录因子。

214. Nivolumab：人抗 PD-1 抗体，用于转移性黑色素瘤的检查点阻断治疗。

215. NKG2：为 NK 细胞的细胞凝集素受体（KLR）家族受体提供亚集的 C 型凝集素家族。

216. NKG2D：激活 NK 细胞、细胞毒性 T 细胞和 γ:δ T 细胞的 C 型凝集素受体，识别应激反应蛋白 MIC-A 和 MIC-B。

217. NK 细胞受体复合物（NK receptor complex，NKC）：一组编码 NK 细胞受体家族的基因。

218. NLRC4：与 NAIP2 和 NAIP5 相互协作的 NOD 样受体（NLR）家族成员。

219. NLRP3：一个具有嘧啶结构域的胞内 NOD 样受体（NLR）蛋白家族成员，是细胞损伤的传感器，属于炎症小体的一部分，有时也称为 NALP3。

220. NLRP 家族：一组包含 14 个 NOD 样受体（NLR）蛋白，包含一个热蛋白结构域，在炎症小体的信号形成中发挥作用。

221. NOD1，NOD2：NOD 亚家族的胞内蛋白，包含一个富含亮氨酸重复序列（LRR）结构域，可结合细菌细胞壁成分，激活 NFκB 通路并启动炎症反应。

222. NOD 家族（NOD subfamily）：NLR 蛋白的一个亚类，包含一个可以激活下游信号的 CARD 结构域。

223. NOD 样受体（NOD-like receptor，NLR）：包含与其他各种结构域相关的核苷酸寡聚结构域（NOD）的一大家族蛋白，通常用来检测微生物和细胞应激。

224. NY-ESO-1：包括黑色素瘤在内的多种人类肿瘤表达的一种特殊的高免疫原性癌 - 睾丸抗原。

225. Omenn 综合征（Omenn syndrome）：一种严重的免疫缺陷病，特征是任一 *RAG* 基因缺陷，受影响的个体产生少量的功能性 RAG 蛋白，允许少量的 V（D）J 重组。

226. PECAM-1：见 CD31。

227. PIP₂：磷脂酰肌醇 3，4 - 二磷酸，一种膜相关磷脂，被磷脂酶 C-γ 切割，产生信号分子二酰甘油和肌醇三磷酸，并被 PI₃ 激酶磷酸化生成 PIP₃。

228. PIP₃：磷脂酰肌醇 3，4，5 - 三磷酸，一种与膜相关的磷脂，可以招募含有血小板白细胞 C 激酶底物同源性（PH）域的细胞内信号分子到细胞膜。

229. PKR：由 IFN-α 和 IFN-β 激活的丝氨酸 / 苏氨酸激酶。磷酸化真核起始因子 eIF-2，抑制翻译，从而有助于抑制病毒复制。

230. Pyrin：几种蛋白质相互作用的结构域中的一个，结构上与 CARD、TIR、DD 和 DED 结构域相关但不同。

231. P 核苷酸（P-nucleotide）：在 RAG 介导的重排过程中，由发夹中间产物的不对称开口产生的重排 V 区基因的基因片段之间形成的短回文核苷酸序列。

232. P 选择素糖蛋白配体 - 1（P-selectin glycoprotein ligand-1，PSGL-1）：活化效应 T 细胞表达的蛋白，是内皮细胞上 P 选择素的配体，能使活化 T 细胞进入所有组织。

233. P 因子（factor P）：由活化的中性粒细胞产生的可稳定旁路途径 C3 转化酶 C3bBb 的血浆蛋白。

234. Qa-1 determinant modifiers（Qdm）：一类源于各种 HLA I 类分子的肽，可与人类 HLA-E 和小鼠 QA-1 蛋白结合，然后被抑制性 NKG2A:CD94 受体识别。

235. Rac：见 Rho 家族小 GTP 酶蛋白。

236. RAET1：10 个 MHC - Ib 类蛋白构成的家族，是 NKG2D 的配体，包括几个 UL16 结合蛋白（ULBP）。

237. Raf：Raf-MEK1-Erk 信号级联中的一种蛋白激酶，是该途径中由小 GTP 酶 Ras 激活的第一种蛋白激酶。

238. RAG-1：重组激活基因 RAG-1 和 RAG-2 编码的蛋白质类，形成一个启动 V（D）J 重组的二聚体。

239. Ras：一种在细胞内信号通路中发挥重要作用的小 GTP 酶，包括来自淋巴细胞抗原受体的 GTP 酶。

240. Ras 激酶抑制器（kinase suppressor of Ras）：Raf-MEK1-Erk MAP- 激酶级联中一种支架蛋白，可与三种抗原受体信号结合进而促进信号级联反应的相互作用。

241. RegIIIγ：一种由小鼠肠道中的帕内特细胞产生 C 型凝集素家族的抗菌蛋白。

242. Relish：果蝇 NFκB 转录因子家族的一个独特成员，革兰氏阴性菌刺激后能诱导几种抗菌肽的表达。

243. Rheb：一种小 GTP 酶，其 GTP 结合形式可激活 mTOR，并被 GTP 酶激活蛋白（GAP）复合物 TSC1/2 2 灭活。

244. Rho：见 Rho 家族小 GTP 酶蛋白。

245. Rho 家族小 GTP 酶蛋白（Rho family small GTPase protein）：几种不同的小 GTP 酶家族成员，通过不同受体传导的信号调节肌动蛋白细胞骨架，如 Rac、Rho 和 Cdc4。

246. RIG-I 样受体（RIG-I-like receptor，RLR）：细胞内病毒传感器家族，使用羧基末端 RNA 解旋酶样结构域探测各种形式的病毒 RNA，这些信号通过 MAV 激活抗病毒免疫，包括 RIG-I、MDA-5 和 LGP2。

247. RIP2：一个包含丝氨酸苏氨酸激酶的卡片结构域，在 NOD 蛋白的信号传导中激活 NFκB 转录因子。

248. S1PR1：表达于循环淋巴细胞上的一种 G 蛋白偶联受体（GPCR），结合趋化磷脂，即鞘氨醇 1-磷酸，能够形成趋化梯度，促进非活化淋巴细胞从次级淋巴组织流出进入淋巴管和血液。另见 CD69。

249. scid 小鼠（scid）：由于 DNA 修复蛋白 DNA-PK 的突变所致的重度联合免疫缺陷的突变小鼠。

250. Sec61：一种多亚单位跨膜蛋白孔复合物，位于内质网膜中，允许肽从内质网转移到细胞质中。

251. sipuleucel-T（Provenge）：用于治疗前列腺癌的细胞免疫疗法，能够结合由患者单核 DC 提呈的前列腺酸性磷酸酶作为肿瘤排斥抗原。

252. Skint-1：一种由胸腺基质细胞和角质形成细胞表达的跨膜免疫球蛋白超家族成员，有助于树突状表皮 T 细胞（γ:δT 细胞）的发育。

253. SLP65：B 细胞中的支架蛋白质，招募蛋白传递抗原受体的胞内信号通路，也称为 BLNK。

254. SLP76：一种参与淋巴细胞抗原受体信号通路的支架蛋白。

255. SPT5：一种在 B 细胞中进行同型转换所需的转录延伸因子，与 RNA 聚合酶结合进而使辅助因子能够招募到基因组中的靶点。

256. SR-AⅠ，SR-AⅡ：见清道夫受体。

257. Src 家族蛋白酪氨酸激酶（Src-family protein tyrosine kinase）：以 SRC 同源蛋白域（SH1、SH2 和 SH3）为特征的受体相关蛋白酪氨酸激酶。SH1 结构域包含激酶，SH2 结构域可结合磷酸酪氨酸残基，SH3 结构域可与其他蛋白质中富含脯氨酸的区域相互作用。在 T 细胞和 B 细胞中，它们参与传递来自抗原受体的信号。

258. SRC 同源 2 结构域（SH2/Src homology 2 domain）：见 SRC 家族蛋白酪氨酸激酶。

259. STIM1：一种在内质网中充当 Ca^{2+} 传感器的跨膜蛋白，当 Ca^{2+} 从内质网中耗尽时，STIM1 被激活并诱导质膜 CRAC 通道开放。

260. Syk：一种在 B 细胞中发现的胞质酪氨酸激酶，在 B 细胞受体的信号通路中发挥用。

261. T-bet：一种在多种免疫细胞中具有活性的转录因子，最典型的是与 ILC1 和 Th1 功能相关。

262. T-DM1：一种结合曲妥珠单抗和 Mertansine 的抗体药物偶联物，用于治疗复发性转移性乳腺癌。

263. TAB1，TAB2：一种结合 K63 连接的多泛素链的衔接复合体，TAB1/2 与 TAK1 形成的复合物将 TAK1 靶向到信号支架中进而磷酸化底物，如 IKKα。

264. TACI：一种在 B 细胞上表达的 BAFF 受体，激活典型的 NFκB 通路。

265. TAK1：一种由 IRAK 复合物磷酸化激活的丝氨酸苏氨酸激酶，可激活下游靶点，如 IKKβ 和 MAPK。

266. TAP 相关蛋白（tapasin）：MHC Ⅰ 类分子组装中的关键分子，缺乏这种蛋白质的细胞表面上只能表达不稳定的 MHC Ⅰ 类分子。

267. TBK1（TANK-binding kinase）：一种在 TLR-3 和 MAV 信号传导过程中被激活的丝氨酸苏氨酸激酶，用于磷酸化和激活 IRF3，诱导 I 型干扰素基因表达。

268. Th1：效应 CD4$^+$T 细胞的一个亚群，以其产生的细胞因子为特征，主要参与活化巨噬细胞和刺激 B 细胞产生抗体。

269. Th17：一种以产生细胞因子 IL-17 为特征的 CD4$^+$T 细胞亚群，辅助招募中性粒细胞到感染部位。

270. Th2：效应 CD4$^+$T 细胞的一个亚群，以其产生的细胞因子为特征，参与刺激 B 细胞产生抗体，通常称为辅助 CD4$^+$T 细胞。

271. TI-1 抗原（TI-1 antigen）：见胸腺非依赖型抗原。

272. TI-2 抗原（TI-2 antigen）：见胸腺非依赖型抗原。

273. TLR-1：与 TLR-2 在细胞表面以异二聚体形式起作用的 Toll 样受体，能够识别脂磷杂环酸和细菌脂蛋白。

274. TLR-11，TLR-12：小鼠的 Toll 样受体（TLR），可识别 profilin 和 profilin 样蛋白。

275. TLR-2：与 TLR-1 或 TLR-6 在细胞表面以异二聚体形式作用的 Toll 样受体，能够识别脂磷胆碱酸和细菌脂蛋白。

276. TLR-3：识别双链病毒 RNA 的膜内 Toll 样受体（TLR）。

277. TLR-4：与辅助蛋白 MD-2 和 CD14 结合，识别细菌脂多糖和脂磷杂环酸的 Toll 样受体（TLR）。

278. TLR-5：识别细菌鞭毛蛋白的细胞表面 Toll 样受体（TLR）。

279. TLR-6：与 TLR-2 以异二聚体的形式发挥作用，识别脂磷胆碱酸和细菌脂蛋白的细胞表面 Toll 样受体（TLR）。

280. TLR-7：识别单链病毒 RNA 的膜内 Toll 样受体（TLR）。

281. TLR-8：识别单链病毒 RNA 的膜内 Toll 样受体（TLR）。

282. TLR-9：识别含有非甲基化 CPG 的 DNA 的膜内 Toll 样受体（TLR）。

283. TNF-α 转换酶（TNF-α-converting enzyme，TACE）：一种负责裂解膜相关形式 TNF-α 的蛋白酶，使得细胞因子以可溶性形式释放并进入全身循环。

284. Toll-IL-1 受体域（TIR）：Toll 样受体（TLR）和 IL-1 受体胞质尾部的结构域，与细胞内信号蛋白的类似结构域相互作用。

285. Toll 样受体（Toll-like receptor，TLR）：巨噬细胞、DC 和其他一些细胞上的固有受体，识别病原体及其产物如细菌脂多糖，识别刺激后产生细胞因子启动免疫应答。

286. TRAF-3：一种在 TLR-3 信号传导中产生 K63 多泛素信号支架，诱导 I 型干扰素基因表达的 E3 连接酶。

287. TRAM：一种在 TLR-4 信号中与 TRIF 配对的接头蛋白。

288. Transib：一个可追溯到 5 亿多年前由可转座因子组成的超家族，在不同物种中产生转座子。

289. TRIF：一种仅参与 TLR-3 信号传导的接头蛋白，当与 TRAM 配对时，在 TLR-4 信号传导发挥作用。

290. TRIKA1：E2 泛素连接酶 UBC13 和辅因子 Uve1A 形成的复合物，在 MyD88 下游的 TLR 信号中与 TRAF-6 相互作用形成 K63 多泛素信号支架。

291. TRIM21（tripartite motif-containing 21）：一种细胞溶质 Fc 受体和 E3 连接酶，被 IgG 激活后能在抗体包衣病毒进入细胞质后泛素化病毒蛋白。

292. TRIM25：一种 E3 泛素连接酶，参与由 RIG-I 和 MDA-5 发出的 MAV 激活信号。

293. TSC：作为 Rheb 非磷酸化状态下 GTP 酶激活蛋白（GAP）的蛋白复合物，Akt 磷酸化可灭活 TSC。

294. T 细胞，T 淋巴细胞（T cell，T lymphocyte）：负责适应性免疫应答的一种抗原特异性淋巴细胞，另一种是 B 细胞。T 细胞起源于骨髓，但大部分在胸腺中发育，主要负责细胞介导的适应性免疫应答。T 细胞表面高度可变的抗原受体被称为 T 细胞受体，能识别结合细胞表面的抗原肽：MHC 复合物。T 细胞有两个主要的谱系即携带 α:β 受体和携带 γ:δ 受体的 T 细胞。效应 T 细胞在免疫应答中总是以抗原特异性方式与另一个细胞相互作用，T 细胞可激活巨噬细胞，帮助 B 细胞产生抗体，杀死感染病毒及其他细胞内病原体的细胞。

295. T 细胞活化的衔接因子（linker for activation of T cell）：一种细胞质衔接蛋白，含有几种被酪氨酸激酶 Zap-70 磷酸化的酪氨酸，有助于协调 T 细胞激活中的下游信号通路。

296. T 细胞激活核转录因子（nuclear factor of activated T cell，NFAT）：由淋巴细胞抗原受体信号激活引起的细胞质 Ca^{2+} 的增加进而被激活的转录因子家族。

297. T 细胞可塑性（T-cell plasticity）：CD4$^+$ T 细胞发育过程中具有的灵活性，使效应 T 细胞亚群在其功能或支持这些功能的转录网络中具有可塑性。

298. T 细胞区（T-cell area）：外周淋巴器官中富含初始 T 细胞的区域，与滤泡不同，此区域是启动适应性免疫应答的部位。

299. T 细胞受体（T-cell receptor，TCR）：T 细胞表面识别抗原的受体，通常由一个高度可变的 α 链和 β 链的二硫键连接异二聚体组成，具有可以传递信号的恒定 CD3 和 ζ 蛋白。携带这类受体的 T 细胞通常被称为 αβ T 细胞，而由可变 γ 和 δ 链组成的替代受体与 CD3 和 ζ 共同表达于 T 细胞表面。

300. UNC93B1：一种多脂跨膜蛋白，在 TLR-3、TLR-7 和 TLR-9 从内质网组装转运到内体中发挥必需作用。

301. V（D）J 重组［V（D）J recombination］：脊椎动物淋巴细胞发育过程，将不同的基因片段重组成编码免疫球蛋白和 T 细胞受体的完整蛋白链的序列。

302. V（D）J 重组酶［V（D）J recombinase］：一种包含 RAG-1 和 RAG-2 的多蛋白复合物，也可与其他蛋白质参与细胞 DNA 修复。

303. VCAM-1：一种在炎症部位由血管内皮表达的黏附分子，可结合整合素 VLA-4，使效应 T 细胞进入感染部位。

304. V 基因片段（V gene segment）：免疫球蛋白和 T 细胞受体基因座中编码蛋白质链前 95 个氨基酸的基因片段。在胚系基因组中有多个不同的 V 基因片段。为产生一个编码 V 域的完整外显子，必须重新排列一个 V 基因片段，以与一个 J 或一个重新排列的 DJ 基因片段结合。

305. XCR1：一种由 DC 亚群选择性表达的用于交叉提呈的趋化因子受体，其发育需要转录因子 BATF3。

306. X 盒结合蛋白 1（X-box binding protein 1，XBP1）：一种可诱导浆细胞最佳蛋白质分泌所需基因的转录因子，是未折叠蛋白反应的一部分。XBP1mRNA 通过 ER 应激产生的信号从非活性形式剪接为活性形式。

307. X 连锁高 IgM 综合征（X-linked hyper IgM syndrome）：见 CD40 配体缺陷。

308. X 连锁淋巴细胞增生综合征［X-linked lymphoproliferative（XLP）syndrome］：由 SH2D1A（XLP1）或 XIAP（XLP2）基因突变引起的罕见免疫缺陷疾病，患有这种缺陷的男孩通常在儿童时期会出现大量的 EB 病毒感染，有时还会出现淋巴瘤。

309. X 连锁免疫缺陷（X-linked immunodeficiency）：一种由蛋白酪氨酸激酶 Btk 缺陷引起的小鼠免疫缺陷病。在人类中与 X 连锁无丙种球蛋白血症共享基因缺陷，但导致比人类疾病中更弱的 B 细胞缺陷。

310. X 连锁少汗性外胚层发育不良与免疫缺陷（X-linked hypohidrotic ectodermal dysplasia and immunodeficiency）：一种由蛋白 NEMO 突变引起的具有类似于高 IgM 综合征特征的综合征。NEMO 是 NFκB 信号通路的一个组成部分，该综合征也称为 NEMO 缺乏症。

311. X 连锁无丙种球蛋白血症（X-linked agammaglobulinemia，XLA）：一种 B 细胞在 B 细胞前阶段发育受阻未形成成熟的 B 细胞或抗体的遗传性疾病。这种疾病是由于编码蛋白酪氨酸激酶 Btk（编码在 X 染色体上）的基因缺陷引起的。

312. X 连锁重度联合免疫缺陷病（X-linked severe combined immunodeficiency，X-linked SCID）：一种免疫缺陷疾病，由于编码不同细胞因子受体共享的 γc 链的基因缺陷引起的胸腺内早期 T 细胞发育失败，未能产生成熟 T 细胞或 T 细胞依赖性抗体。

313. ZAP-70［ζ 链相关蛋白（ζ-chain-associated protein）］：一种在 T 细胞中发现的胞质酪氨酸激酶，与 T 细胞受体的磷酸化 ζ 链结合，是 T 细胞激活信号传导的关键酶。

314. ZFP318：一种在成熟和活化的 B 细胞（而非未成熟的 B 细胞）中表达的剪接体蛋白，有利于从免疫球蛋白重链的重排 VDJ 外显子剪接到 cδ 外显子，从而促进表面 IgD 的表达。

315. α- 半乳糖神经酰胺（α-galactoceramide, α-GalCer）：最初从海绵中提取的一种免疫原性糖脂，可由多种细菌产生，是细菌表面由 CD1 分子提呈、可被恒定自然杀伤 T 细胞（iNKT）识别的配体。

316. α – 防御素（α-defensin）：由中性粒细胞和肠帕内特细胞产生的一类抗菌肽。

317. α:β 异源二聚体（α:β heterodimer）：由一条 α 链和一条 β 链形成的二聚体，共同组成 α:β T 细胞受体的抗原结合部位。

318. α₄:β₁ 整合素（α₄:β₁ integrin, VLA-4、CD49d/CD29）：见整合素。

319. α 干扰素受体（interferon-α receptor, IFNAR）：识别 IFN-α 和 IFN-β，激活 STAT1 和 STAT2 并诱导许多干扰素刺激基因表达的受体。

320. β – 防御素（β-defensin）：几乎所有多细胞生物都可产生的抗菌肽。哺乳动物主要由呼吸道、泌尿生殖道、皮肤和舌的上皮细胞所产生。

321. β1i（LMP2）、β2i（MECL-1）、β5i（LMP7）：三者为替代蛋白酶体亚单位，在干扰素诱导下，这三个亚单位可取代蛋白酶体中组成型催化亚单位 β1、β2 和 β5，从而形成免疫蛋白酶体。

322. β₂ 微球蛋白（β2-microglobulin β₂m）：MHC Ⅰ 类分子的轻链，由非 MHC 基因编码，与重链或 α 链非共价结合。

323. β5t：胸腺上皮细胞表达的替代性蛋白酶体亚单位，可取代蛋白酶体中的 β5 亚单位，形成胸腺蛋白酶体，在 T 细胞发育过程中降解抗原为抗原肽，供胸腺细胞识别。

324. β 链（β strand）：一种蛋白质二级结构，其中几个连续氨基酸的多肽骨架呈扁平或平面构象排列，通常用箭头表示。

325. β 片层（β sheet）：由 β 股折叠形成的蛋白质二级结构，通过主链酰胺和羰基之间的非共价结合维持 β 链的稳定。在"平行"β 片层中，相邻的链走向相同；在"反向平行"β 片层中，相邻的链走向相反。免疫球蛋白结构域是由两个反向平行的 β 片层形成的 β 桶状结构。

326. β 三明治（β sandwich）：由两个 β 片层叠在一起形成的蛋白质二级结构，如免疫球蛋白折叠。

327. γ – 谷氨酰二氨基庚二酸（γ-glutamyl diaminopimelic acid, iE-DAP）：革兰氏阴性菌肽聚糖的降解产物，被 NOD1 识别。

328. γ:δ T 细胞（γ:δ T-cell）：T 细胞受体为抗原识别链 γ 和 δ 组成的 γ:δ 异二聚体的 T 细胞亚群。

329. γ:δ T 细胞受体（γ:δ T-cell receptor）：由一个 T 细胞亚群表达的不同于 α:β T 细胞受体的抗原受体。由 γ 链和 δ 链组成，两条链的编码基因经过基因重排而产生。

330. κ 链（κ chain）：免疫球蛋白轻链两种类型或同种类型中的一种。

331. λ 链（λ chain）：免疫球蛋白轻链的两种类型或同型中的一种。

332. ζ 链（ζ chain）：一种与 T 细胞受体相关的信号链，其胞质尾部有三个免疫受体酪氨酸激活基序（ITAM）。

333. 阿巴西普（abatacept）：一种含有 CTLA-4 胞外结构域的 Fc 融合蛋白，通过结合 B7 分子阻断 T 细胞活化的共刺激信号，用于治疗类风湿关节炎。

334. 阿蒂斯反应（Arthus reaction）：把抗原皮下注射到致敏个体（体内含针对该抗原的特异性 IgG 类抗体）时发生的局部皮肤反应。在皮下细胞外间隙中抗原与 IgG 类抗体形成免疫复合物激活补体和吞噬细胞，产生局部炎症反应。

335. 阿来西普（alefacept）：重组 CD58-IgG1 融合蛋白，阻断 CD58 与 CD2 的结合，用于治疗银屑病。

336. 阿仑单抗（alemtuzumab）：为 CD52 的抗体，用于清除淋巴细胞，例如，在慢性髓性白血病患者同种异体骨髓移植过程中，用阿仑单抗来清除 T 细胞。

337. 阿那白滞素（anakinra）：一种重组 IL-1 受体拮抗剂（IL-1RA），用于阻断 IL-1 受体活化从而治疗类风湿关节炎。

338. 巴利昔单抗（basiliximab）：人 CD25 抗体，可阻断 T 细胞 IL-2 受体信号通路，用于治疗肾移植排斥反应。

339. 白细胞功能抗原（leukocyte functional antigen, LFA）：白细胞上的细胞黏附分子，最初是用单克隆抗体鉴定的。LFA-1 是 β2 整合素；LFA-2（现在通常称为 CD2）和 LFA-3（现在称为 CD58）是免疫球蛋白超家族的成员。LFA-1 在 T 细胞与内皮细胞和抗原提呈细胞的黏附中尤为重要。

340. 白细胞介素（interleukin, IL）：白细胞产生的细胞因子总称，本书中使用更通用的术语——细胞因子。白细胞介素常用于命名特定的细胞因子，如 IL-2。一些关键的白细胞介素在词汇表中以缩写名称列出，如 IL-1β 和 IL-2。细胞因子详见附录 Ⅲ。

341. 白细胞黏附缺陷症（leukocyte adhesion deficiency, LAD）：一种免疫缺陷疾病，白细胞进入胞外病原体感染部位的能力受到影响，无法消除感染。原因有多种，包括白细胞整合素的共同 β 链的缺乏。

342. 白细胞受体复合物（leukocyte receptor complex, LRC）：包括杀伤细胞免疫球蛋白样受体（KIR）基因的一大簇免疫球蛋白样受体基因。

343. 半抗原（hapten）：任何能被特定抗体识别但单独不能诱导免疫应答的小分子物质。半抗原必须与蛋白质分子偶联才可诱导抗体的产生和 T 细胞应答。

344. 半抗原载体效应（hapten carrier effect）：指某些小化学基团（半抗原）需与蛋白质载体结合后才能诱导免疫应答，产生抗半抗原的抗体。

345. 胞壁酰二肽（muramyl dipeptide, MDP）：大多数细菌肽聚糖的一种成分，能够识别细胞内传感器 NOD2。

346. 被动免疫（passive immunization）：将抗体或免疫血清注射到受体中以提供特异性免疫保护。见主动免疫。

347. 被膜下淋巴窦（subcapsular sinus, SCS）：由吞噬细胞

（包括包膜下巨噬细胞）排列形成的淋巴结中的淋巴进入部位，这些巨噬细胞捕获从组织中排出的微粒和调理抗原。

348. 鼻相关淋巴组织（nasal-associated lymphoid tissue, NALT）：上呼吸道的淋巴组织。在人类中，NALT 由 Waldeyer 环组成，包括腺样体、腭部和舌扁桃体，以及位于咽周围的其他类似淋巴组织，属于黏膜免疫系统的一部分。

349. 边缘地带（marginal zone）：位于脾脏白髓边缘的淋巴组织区域。

350. 边缘地带 B 细胞（marginal zone B cell）：在脾脏边缘区发现的一个独特的 B 细胞群，它们不参与循环，具有与传统的 B 细胞区别的独特的表面蛋白。

351. 鞭毛蛋白（flagellin）：是构成鞭毛主要成分的蛋白（鞭毛是细菌运动时使用的尾状结构），TLR-5 可识别从鞭毛中分离出来的完整鞭毛蛋白。

352. 变态反应，超敏反应（allergic reaction）：由致敏 B 细胞或 T 细胞介导的对无害环境抗原或变应原产生的特异性免疫应答。变态反应可由多种机制引起，最常见的机制是变应原与肥大细胞表面的 IgE 结合，致使肥大细胞释放组胺和其他生物活性分子，从而引起哮喘、花粉症和其他常见变态反应的症状和体征。

353. 变应性鼻炎，过敏性鼻炎（allergic rhinitis）：鼻黏膜的变态反应，导致黏液分泌过多、鼻痒和打喷嚏。

354. 变应性接触性皮炎（allergic contact dermatitis）：主要由 T 细胞介导的、在接触变应原部位出现皮疹的免疫超敏反应。刺激物通常是某种化学物质，如有毒常春藤植物叶子中的漆酚油，其可使正常宿主分子半抗原化从而引起过敏。

355. 变应性结膜炎，过敏性结膜炎（allergic conjunctivitis）：致敏个体接触空气变应原所发生的眼结膜变态反应，常伴有鼻过敏症状，如变应性鼻结膜炎或花粉症。

356. 变应性哮喘，过敏性哮喘（allergic asthma）：对吸入性抗原的一种变态反应，引起支气管收缩、气道黏液分泌增多和呼吸困难。

357. 变应原脱敏（allergen desensitization）：旨在将过敏性免疫应答转变为无症状非过敏性应答，或针对引起不良临床症状的变应原诱导免疫耐受的免疫治疗技术。这个过程涉及将过敏个体暴露于不断增加剂量的变应原中。

358. 表面活性剂蛋白质 A 和 D（surfactant proteins A and D, SP-A and SP-D）：有助于保护肺部上皮表面免受感染的急性期蛋白。

359. 表面免疫球蛋白（surface immunoglobulin, sIg）：作为 B 细胞受体的膜结合免疫球蛋白。

360. 表位（epitope）：抗原分子上被抗体或抗原受体识别的位点。T 细胞表位是与 MHC 分子结合的短肽，B 细胞表位是抗原分子表面典型的结构基序。表位也称为抗原决定簇。

361. 表位扩展（epitope spreading）：指免疫系统先针对抗原的原发表位发生免疫应答，随着反应持续，可相继对其他表位（隐蔽表位）发生免疫应答。通过表位扩展，可增加对自身抗原应答的多样性。

362. 病毒蛋白酶（viral protease）：由人类免疫缺陷病毒编码的酶，将病毒基因的长多蛋白产物分解成单个蛋白质。

363. 病毒进入抑制剂（viral entry inhibitor）：抑制 HIV 进入宿主细胞的药物。

364. 病毒整合酶抑制剂（viral integrase inhibitor）：抑制 HIV 整合酶作用的药物，使病毒不能整合到宿主细胞基因组中。

365. 病原体相关分子模式（pathogenassociated molecular pattern, PAMP）：固有免疫细胞识别的病原体相关分子。

366. 柏林病人（Berlin patient）：是一名在柏林接受造血干细胞（HSC）移植治疗的白血病兼 AIDS 患者，其骨髓捐赠者先天性 HIV 共受体（CCR5）缺陷。在接受干细胞移植后，其 HIV 感染也被治愈了，并且是全世界已知的唯一被认为完全清除 HIV 的患者，即所谓的"消毒"治愈。

367. 补体（complement）：一组共同发挥抵御胞外病原体感染作用的血浆蛋白。补体蛋白结合在病原体表面，介导吞噬细胞对病原体的清除，也可直接杀伤特定病原体。补体系统可通过三种途径激活，见经典途径、旁路途径、凝集素途径。

368. 补体激活（complement activation）：生理条件下无活性的补体系统蛋白在感染发生时被激活。见经典途径、旁路途径、凝集素途径。

369. 补体受体（complement receptor, CR）：能够识别并结合包被在病原体等抗原上的补体分子的各种细胞表面蛋白。吞噬细胞上的 CR 使其能够鉴别和结合包被有补体蛋白的病原体，并对病原体进行摄取和破坏。见 CR1、CR2、CR3、CR4、CRIg 和 C1 复合物。

370. 补体调节蛋白（complement regulatory protein）：调控补体活性并抑制补体在宿主细胞表面被激活的蛋白质。

371. 补体系统（complement system）：一组共同发挥抵御胞外病原体感染作用的血浆蛋白。补体蛋白结合在病原体表面，介导吞噬细胞对病原体的清除，也可直接杀伤特定病原体。补体系统可通过三种途径激活，见经典途径、旁路途径、凝集素途径。

372. 布鲁顿酪氨酸激酶（Bruton's tyrosine kinase, Btk）：一种 Tec 家族酪氨酸激酶，在 B 细胞受体信号转导中发挥重要作用。Btk 基因突变导致人免疫缺陷病——X 连锁无丙种球蛋白血症。

373. 肠系膜淋巴结（mesenteric lymph node）：位于结缔组织（肠系膜）中的淋巴结，将肠系维持在腹部的后壁上，耗竭肠道相关淋巴样组织。

374. 肠相关淋巴组织（gut-associated lymphoid tissue, GALT）：与胃肠道相关的淋巴组织，包括派尔集合淋巴结、阑尾和肠壁中的孤立淋巴滤泡等，是肠黏膜发生适应性免疫应答的部位，并通过淋巴管与引流的肠系膜淋巴结相连。

375. 常见变异型免疫缺陷病（common variable immunodeficiency, CVID）：一种常见的抗体产生缺陷，只影响一种或几种抗体类型，可能是由遗传缺陷造成的。

376. 超分子活化复合物（supramolecular activation complex,

SMAC）：T 细胞与其靶细胞接触形成的结构，其中结合配体的抗原受体与其他细胞表面信号和黏附分子在膜表面聚集，也称为超分子黏附复合物。

377. 超急性移植排斥反应（hyperacute graft rejection）：由受者体内预先形成的抗移植器官抗原的天然抗体引起的即刻排斥反应。抗体与内皮细胞结合，触发凝血级联反应，导致器官充血、缺血和迅速坏死。

378. 超氧化物歧化酶（superoxide dismutase，SOD）：一种将吞噬酶体中产生的超氧化物离子转化为过氧化氢的酶，过氧化氢是进一步产生抗菌代谢产物的底物。

379. 成熟 B 细胞（mature B cell）：表面表达 IgM 和 IgD 的 B 细胞，具有识别抗原的应答能力。

380. 程序性死亡配体 - 1（programmed death ligand-1，PD-L1，B7-H1）：与抑制剂受体 PD-1 结合的跨膜受体。PD-L1 表达多种细胞，且不受炎症细胞因子的调节。

381. 程序性死亡配体 - 2（programmed death ligand-2，PD-L2，B7-DC）：与抑制性受体 PD-1 结合的跨膜受体，主要表达于 DC。

382. 程序性死亡因子 - 1（programmed death-1，PD-1）：是 T 细胞表面表达的一种可与配体 PD-L1 和 PD-L2 结合的受体，激活后可抑制来自抗原受体的信号传导。PD-1 的胞质尾部含有一个 ITIM 基序。它是激活 T 细胞杀伤肿瘤的癌症治疗方案中的治疗靶点。

383. 迟发相反应（late-phase reaction）：初次接触抗原后几个小时发生的过敏反应。表现为多种白细胞亚群聚集到变应原暴露部位。

384. 迟发型超敏反应（delayed-type hypersensitivity reaction）：由皮肤抗原刺激致敏的 Th1 CD4 淋巴细胞和 CD8 淋巴细胞而诱导细胞介导的免疫。之所以称为迟发型超敏反应，是因为在接触抗原数小时到数天之后才会出现反应。在过去的 Gell 和 Coombs 分类中称为Ⅳ型超敏反应。

385. 初次免疫应答（primary immune response）：第一次接触特定抗原后产生的适应性免疫应答。

386. 初级病灶（primary focus）：淋巴结髓质中的浆细胞产生早期抗体的部位，早于生发中心反应和浆细胞分化。

387. 初级颗粒（primary granule）：中性粒细胞中的颗粒，与溶酶体相对应，含有抗菌肽，如防御素和其他抗菌剂。

388. 初级淋巴滤泡（primary lymphoid follicle）：外周淋巴器官静息 B 细胞聚集。见次级淋巴滤泡（secondary lymphoid follicle）。

389. 初级淋巴器官（primary lymphoid organ）：中枢淋巴器官。

390. 初始 T 细胞（naive T cell）：与效应细胞和记忆淋巴细胞不同，初始 T 细胞是未受抗原刺激也未产生过免疫应答的淋巴细胞。

391. 初始淋巴细胞（naive lymphocyte）：胸腺或骨髓中正常发育但尚未被外来（或自身）抗原激活的 T 细胞或 B 细胞。

392. 传染性单核细胞增多症（infectious mononucleosis）：常见于 EB 病毒感染，表现为发热、乏力和淋巴结肿大。也称为腺热。

393. 次级淋巴滤泡（econdary lymphoid follicle）：在持续的适应性免疫应答中含有增殖活化 B 细胞生发中心的滤泡。

394. 次级淋巴器官，次级淋巴组织（secondary lymphoid organ，secondary lymphoid tissue）：见外周淋巴器官、外周淋巴组织。

395. 次要淋巴细胞刺激抗原（minor lymphocyte stimulating antigen，Ml antigen）：非 MHC 抗原的一个古老术语，负责对来自不同品系小鼠的细胞产生异常强烈的 T 细胞反应，目前已知是由内源性逆转录病毒编码的超抗原。

396. 次要组织相容性抗原（minor histocompatibility antigen）：与 MCH 分子结合的多态性蛋白肽，被 T 细胞识别后，可导致移植排斥反应。

397. 达珠单抗（daclizumab）：人 CD25 抗体，可阻断 T 细胞中的 IL-2 受体信号转导，用于治疗肾移植排斥反应。

398. 单核苷酸多态性（single-nucleotide polymorphism，SNP）：基因组中个体间单个碱基的不同。

399. 单克隆抗体（monoclonal antibody）：由单个 B 细胞克隆产生的完全相同的抗体。

400. 单链 RNA（single-stranded RNA，ssRNA）：通常局限于细胞核和细胞质中，在病毒生命周期中作为内体中 TLR-7、TLR-8 和 TLR-9 的配体。

401. 单链抗体（single-chain antibody）：指由骆驼或鲨鱼产生的纯重链 IgG，缺乏传统抗体的轻链。

402. 单阳性胸腺细胞（single-positive thymocyte）：一种成熟的 T 细胞，单一表达 CD4 或 CD8 共受体。

403. 蛋白激酶（protein kinase）：在特定氨基酸残基即酪氨酸、苏氨酸或丝氨酸的蛋白质中加入磷酸基的酶。

404. 蛋白激酶 C-θ（protein kinase C-θ，PKC-θ）：一种丝氨酸/苏氨酸激酶，由二酰甘油激活，作为淋巴细胞抗原受体信号通路的一部分。

405. 蛋白磷酸酶（protein phosphatase）：从蛋白激酶磷酸化的酪氨酸、苏氨酸或丝氨酸残基上去除磷酸基的酶。

406. 蛋白酶体（proteasome）：一种大的胞内多亚基蛋白酶，能降解蛋白质产生肽。

407. 蛋白水解膜辅因子（membrane cofactor of proteolysis，MCP/CD46）：一种补体调节蛋白，也是宿主细胞膜蛋白，与 I 因子结合可将 C3b 裂解为非活性衍生物 iC3b，从而阻止转化酶的形成。

408. 等位排斥（allelic exclusion）：在杂合子个体中，一个特定基因的两个等位基因中只有一个可以得到表达。在免疫学中，等位排斥是指抗原受体各条链基因的限制性表达，使得每个淋巴细胞产生具有单一抗原特异性的免疫球蛋白或 T 细胞受体。

409. 迪格奥尔格综合征（DiGeorge syndrome）：以胸腺上皮发育障碍为特征的隐性遗传性免疫缺陷病，还表现为甲状旁腺缺失、大血管异常。

410. 毒性休克综合征（toxic shock syndrome）：一种补体调节蛋白缺陷，导致结合在红细胞上的补体激活，发生红细胞溶血的一种疾病。

411. 多发性硬化（multiple sclerosis）：一种神经性自身免疫病，以中枢神经系统灶性脱髓鞘、脑内淋巴细胞浸润和慢性进行性病程为特征。

412. 多泛素链（polyubiquitin chain）：泛素聚合物中一个泛素单体内赖氨酸残基共价连接到第二个泛素羧基末端。

413. 多基因的（polygenic）：包含几个编码功能相同的蛋白质的独立位点，如 MHC。见多态性。

414. 多聚免疫球蛋白受体（polymeric immunoglobulin receptor，pIgR）：黏膜和腺上皮细胞基底外侧表面的，聚合免疫球蛋白 IgA 和 IgM 的受体，可将 IgA（或 IgM）运输到分泌物中。

415. 多克隆激活（polyclonal activation）：无论抗原特异性如何，有丝分裂原可激活淋巴细胞导致多种抗原特异性淋巴细胞克隆的活化。

416. 多能前体细胞（multipotent progenitor cell，MPP）：能同时产生淋巴和骨髓细胞但不再自我更新的骨髓干细胞。

417. 多能性（pluripotent）：通常指祖细胞产生各种器官所有可能谱系的能力。

418. 多态的（polymorphic）：存在多种不同形式，如基因中存在的不同的等位基因。

419. 多态性（polymorphism）：基因多态性指基因中某一个基因位点的变异在所有变异发生中的频率大于 1%。

420. 多糖胶囊（polysaccharide capsule）：革兰氏阴性和革兰氏阳性细菌中的一种独特结构，位于细胞膜和细胞壁之外，不借助抗体或补体就能防止巨噬细胞直接吞噬。

421. 多样性基因片段，D 基因片段（diversity gene segment，D_H）：在重排的免疫球蛋白重链基因和 T 细胞受体 β 和 δ 链基因中，连接 V 和 J 基因片段的短 DNA 序列。见基因片段。

422. 腭扁桃体（palatine tonsil）：一对周围淋巴组织，位于喉两侧，可产生适应性免疫应答，是黏膜免疫系统的一部分。

423. 二次免疫（secondary immunization）：在最初免疫后的一段时间内再次或辅助注射抗原刺激再次免疫反应。

424. 法氏囊（bursa of Fabricius）：禽类的肠相关淋巴器官，是禽类 B 细胞发育的场所。

425. 泛素（ubiquitin）：一种可以与其他蛋白质结合并作为蛋白质相互作用模块或通过蛋白酶体降解靶点的蛋白质。

426. 泛素 – 蛋白酶体系统（ubiquitin–proteasome system，UPS）：一种涉及靶蛋白的 K48 连接泛素化进而被蛋白酶体识别降解的控制系统。

427. 泛素化（ubiquitination）：根据连接的性质，泛素与靶蛋白的一个或多个亚基结合，进而通过蛋白酶体降解，形成信号传导支架的过程。

428. 泛素连接酶（ubiquitin ligase）：将泛素共价连接到其他蛋白质表面暴露的赖氨酸残基上的酶。

429. 芳香烃受体（aryl hydrocarbon receptor，AhR）：一种碱性螺旋 – 环 – 螺旋转录因子，可被各种芳香族配体（包括众所周知的二恶英）激活。它在 ILC、IEL 等几种免疫细胞的生理活动中发挥作用。

430. 防御素：见 α – 防御素、β – 防御素。

431. 非典型溶血尿毒综合征（atypical hemolytic uremic syndrome）：一种以血小板和红细胞受损与肾脏炎症为特征的疾病，由于个体体内补体调节蛋白遗传缺陷导致补体激活失控所致。

432. 非结构蛋白 1（non-structural protein 1，NS1）：一种流感病毒 A 蛋白，能抑制病毒传感器 RIG-I 和 MDA-5 下游的中间信号蛋白 TRIM25，从而逃避固有免疫。

433. 非经典 MHC Ib 类基因（nonclassical MHC class Ib gene）：一类编码与 MHC I 类分子有关的蛋白质，但其不具有高度多态性，只可提呈有限的抗原。

434. 非经典 NFκB 通路（non-canonical NFκB pathway）：一种不同于抗原受体刺激激活的 NFκB 激活途径。这一途径导致 NFκB 诱导激酶（NIK）的激活，进而磷酸化并激活 IκB 激酶 α（IKKα），诱导 NFκB 前体蛋白 p100 裂解形成活性 p52 亚单位。

435. 非经典炎性小体（non-canonical inflammasome）：不依赖 caspase 1 但依赖于 caspase 11（小鼠）或 caspase 4 或 caspase 5（人）的炎症小体的替代形式。

436. 非消耗性抗体（non-depleting antibody）：一种免疫抑制性抗体，阻断靶蛋白在细胞上的功能而不破坏细胞。

437. 肥大细胞（mast cell）：一种大型的富含颗粒的细胞，存在于全身的结缔组织中，其中黏膜下组织和真皮中含量最丰富。该细胞内的颗粒储存生物活性分子，包括血管活性胺组胺，在细胞被激活时释放。肥大细胞被认为与寄生虫的防御有关，在过敏反应中发挥关键作用。

438. 肺出血肾炎综合征（Goodpasture's syndrome）：一种自身免疫病，机体针对 IV 型胶原（存在于基底膜）产生自身抗体，引起肾脏和肺脏的广泛炎症。

439. 分化抗原（differentiation antigen）：指一类具有限制性表达模式的基因编码的产物，在肿瘤治疗中可作为免疫疗法的靶向抗原。

440. 分泌片（secretory component，SC）：多聚免疫球蛋白的受体片段，附着于分泌型 IgA，介导其穿越上皮细胞。

441. 分泌型 IgA（secretory IgA，SIgA）：含有 J 链和分泌片的二聚体 IgA 抗体，是大多数人分泌物中免疫球蛋白的主要形式。

442. 分子模拟（molecular mimicry）：某些病原体抗原与宿主抗原之间存在相似性，即产生的抗体和 T 细胞将对宿主组织产生免疫应答，这可能是产生某些自身免疫的原因。

443. 芬戈莫德（fingolimod）：干扰鞘氨醇的作用、导致效应 T 细胞在淋巴器官中滞留的小分子免疫抑制药物。

444. 风湿热（rheumatic fever）：由某些链球菌感染产生的抗体引起的疾病，这些抗体与肾脏、关节和心脏抗原可发生交叉反应。

445. 弗氏完全佐剂（Freund's complete adjuvant）：含有灭活分枝杆菌的油和水的乳剂，用于增强机体对实验抗原的免疫应答。

446. 辐射敏感性 SCID（radiation-sensitive SCID, RS-SCID）：由于 DNA 修复途径缺陷导致的重度联合免疫缺陷，使细胞不能进行 V（D）J 重组，也不能修复辐射诱导的双链断裂。

447. 辐照敏感的重度联合免疫缺陷（irradiation-sensitive SCID, IR-SCID）：一种由于 DNA 修复蛋白突变导致的重度联合免疫缺陷，如 Artemis 导致的针对电离辐射的异常敏感和 V（D）J 重组缺陷。

448. 辅助效应细胞（accessory effector cell）：可辅助适应性免疫应答但不参与特异性抗原识别的细胞，包括吞噬细胞、中性粒细胞、肥大细胞和 NK 细胞。

449. 辅助性 CD4 T 细胞，辅助性 T 细胞（helper CD4 T cell, helper T cell）：在抗原刺激下，可刺激或"帮助"B 细胞产生抗体的效应 CD4 T 细胞。效应 CD4 T 细胞中 Th2、Th1 和 Tfh 亚群可执行该功能。

450. 钙联蛋白（calnexin）：内质网（ER）中的一种伴侣蛋白，与免疫球蛋白超家族蛋白中发生部分折叠的成员相结合，并将其留在内质网中直至折叠完成。

451. 钙调磷酸酶（calcineurin）：在 T 细胞受体信号转导中发挥关键作用的胞质丝氨酸 / 苏氨酸磷酸酶。免疫抑制药物环孢素 A 和他克莫司可使其失活，从而抑制 T 细胞应答。

452. 干扰素（interferon, IFN）：因具有干扰病毒复制的功能而得名的一类细胞因子家族。IFN-α 和 IFN-β 参与抗病毒免疫应答，IFN-γ 在免疫系统中发挥其他作用。

453. 干扰素刺激基因（interferon stimulated gene, ISG）：由干扰素诱导的一类基因，其中许多基因能够提高固有免疫进而增强对病原体的防御，如寡腺苷酸合成酶、PKR、Mx、IFIT 和 IFITM 蛋白。

454. 干扰素刺激基因因子（ISGF）：见干扰素调节因子 - 9。

455. 干扰素基因刺激剂（STING）：胞质中锚定在内质网膜上的一种二聚蛋白复合物，可识别胞内感染。被特异性环二核苷酸激活后可激活 TBK1，磷酸化 IRF3，诱导 I 型干扰素基因转录。

456. 干扰素调节因子（interferonregulatoryfactor, IRF）：由九个转录因子组成，能调控多种免疫应答。例如，IRF3 和 IRF7 可由 Toll 样受体（TLR）信号诱导激活。几种干扰素调节因子可促进 I 型干扰素基因的表达。

457. 干扰素调节因子 - 9（IRF9）：转录因子 IRF 家族的一员，可与激活的 STAT1 和 STAT2 相互作用形成干扰素刺激基因因子 - 3（ISGF3）复合物，进而诱导多种干扰素刺激基因（ISG）的转录。

458. 干扰素诱导蛋白（IFN-induced protein with tetratricoid repeat, IFIT）：由干扰素诱导的一小类宿主蛋白，在感染过程中通过与 eIF3 相互作用参与调节蛋白翻译。

459. 干扰素诱导性跨膜蛋白（interferon-induced transmembrane protein, IFITM）：由干扰素诱导的一小类宿主跨膜蛋白，在细胞的囊泡室发挥作用，抑制病毒复制的各个步骤。

460. 甘露糖结合凝集素（mannose-binding lectin, MBL）：甘露糖结合蛋白存在于血液中，它能识别表面携带甘露糖的病原体，并通过凝集素途径激活补体系统，属于固有免疫的重要组成部分。

461. 甘露糖受体（mannose receptor, MR）：巨噬细胞上的一种受体，特异性识别病原体表面而非宿主细胞表面的含有碳水化合物的甘露糖。

462. 肝胆途径（hepatobiliary route）：黏膜内产生的二聚体 IgA 进入固有层门静脉后被转运至肝脏，随后通过胞吞转运作用到达胆管的途径。这一途径在人类中并不重要。

463. 高 IgE 综合征（hyper IgE syndrome, HIES）：也称为 Job 综合征，该疾病以皮肤和肺部反复感染以及血清高浓度 IgE 为特征。

464. 高 IgM 2 型免疫缺陷（hyper IgM type 2 immunodeficiency）：见活化诱导的胞苷脱氨酶。

465. 高 IgM 综合征（hyper IgM syndrome）：是一组以 IgM 抗体过量产生为特征的遗传性疾病。此类疾病的发病机制是由于多种参与类别转换的蛋白（如 CD40 配体和酶 AID）的编码基因缺陷所致。见活化诱导的胞苷脱氨酶、CD40 配体缺陷。

466. 高变区（hypervariable region）：见互补决定区。

467. 高内皮细胞，高内皮细胞小静脉（high endothelial cell, high endothelial venule, HEV）：淋巴组织中特化的微静脉血管。淋巴细胞通过黏附于微静脉壁的高内皮细胞并穿过内皮间隙，从血液迁移到淋巴组织中。

468. 高效抗逆转录病毒疗法（highly active antiretroviral therapy, HAART）：用于控制 HIV 感染的药物组合。包含阻止反转录的核苷类似物和抑制病毒蛋白酶的药物。

469. 格雷夫斯病（Graves disease）：抗甲状腺刺激素受体的抗体刺激甲状腺细胞持续分泌过量甲状腺素，导致甲状腺功能亢进的一种自身免疫病。

470. 攻膜（membrane attack）：基于攻膜复合物（MAC）形成的补体效应通路。

471. 攻膜复合物（membrane attack complex, MAC）：由 C5b 到 C9 组成的蛋白复合物，在病原体表面组装成跨膜亲水孔，导致细胞裂解。

472. 共刺激分子（co-stimulatory molecule）：抗原提呈细胞上向初始 T 细胞传递共刺激信号的细胞表面蛋白。如树突状细胞表面的 B7 分子，是初始 T 细胞表面 CD28 分子的配体。

473. 共刺激受体（co-stimulatory receptor）：初始淋巴细胞表面负责接收抗原信号以外的其他刺激信号的受体，这些受体传递的刺激信号是淋巴细胞完全活化所必需的，如 B 细胞表面的 CD30 和 CD40，以及 T 细胞表面的 CD27 和 CD28。

474. 共济失调毛细血管扩张症（ataxia telangiectasia, ATM）：一种以共济失调和多处毛细血管扩张为特征的疾病，常伴有临床免疫缺陷。该病由 ATM 蛋白缺陷引起，ATM 蛋白参与调节 V（D）J 重组和类别转换重组相关的 DNA 修复通路。

475. 共生微生物群，共生微生物（commensal microbiota, commensal microorganism）：与宿主共生通常无害的微生物（主要是细菌），如人类和其他动物的肠道细菌。许多共生体在某些方面对其宿主还是有利的。

476. 共受体（co-receptor）：通过与相关配体结合，可增强某一受体对其配体敏感性并参与信号转导的细胞表面蛋白。T 细胞和 B 细胞上的抗原受体与它们的共受体协同发挥作用。T 细胞共受体是 T 细胞表面的 CD4 或 CD8 分子，B 细胞共受体是由 B 细胞表面的三个分子组成的复合物（其中之一是 CR2）。

477. 共同淋巴样前体细胞（common lymphoid progenitor, CLP）：可分化为除固有淋巴样细胞（ILC）外所有类型淋巴细胞的干细胞。

478. 共同黏膜免疫系统（common mucosal immune system）：黏膜免疫系统作为一个整体，在黏膜系统的某一部位被激活的淋巴细胞，可以作为效应细胞再循环到黏膜系统其他部位发挥作用。

479. 共同髓样祖细胞（common myeloid progenitor, CMP）：可分化为免疫系统髓系细胞（包括固有免疫系统的巨噬细胞、粒细胞、肥大细胞和树突状细胞）的干细胞。这种干细胞也会分化为巨核细胞和红细胞。

480. 共显性（codominant）：描述的是杂合子中某个基因的两个等位基因表达量大致相等的情况。大多数基因显示共显性，如高度多态性的 MHC 基因。

481. 共有 β 链（common β chain）：细胞因子 IL-3、IL-5 和 GM-CSF 受体共有的信号转导亚单位，为跨膜多肽（CD131）。

482. 共有 γ 链（common γ chain, γc）：细胞因子受体某一亚群共有的跨膜多肽链（CD132）。

483. 供体淋巴细胞输注（donor lymphocyte infusion, DLI）：在骨髓移植治疗肿瘤时，将成熟淋巴细胞（即 T 细胞）从供者转移到患者体内，以帮助清除残留的肿瘤细胞。

484. 构象表位，不连续表位（conformational epitope, discontinuous epitope）：蛋白质抗原上，由几个序列上不连续排列、但在空间上相互靠近形成特定构象的区域所形成的抗原结构（表位）。结合构象表位的抗体仅结合天然折叠蛋白。

485. 孤立淋巴滤泡（isolated lymphoid follicle, ILF）：一种存在于肠壁内主要由 B 细胞组成的淋巴组织。

486. 骨架区（framework region）：免疫球蛋白和 T 细胞受体 V 区中氨基酸组成和排列顺序变化相对不大的区域，为 V 区中的高变区提供蛋白质支架。

487. 骨髓单核细胞系（myelomonocytic series）：源于骨髓单核细胞骨髓前体的固有免疫细胞，包括中性粒细胞、嗜碱性粒细胞、嗜酸性粒细胞、单核细胞和 DC。

488. 骨髓样（myeloid）：指血细胞系，包括除淋巴细胞外的所有白细胞。

489. 固有层（lamina propria）：黏膜上皮下的一层结缔组织，含有淋巴细胞和其他免疫细胞。

490. 固有淋巴样细胞（innate lymphoid cell, ILC）：是一类与 T 细胞具有重叠特性但不表达抗原受体的固有免疫细胞。分为 ILC1、ILC2、ILC3 和 NK 细胞几个亚群，分别表现出与 Th1、Th2，Th17 和 CD8 T 细胞大致相似的特性。

491. 固有免疫（innate immunity）：在诱导适应性免疫之前，病原体首先遭遇的机体的各种先天性防御机制，如组织屏障、抗菌肽、补体系统以及表达非特异性病原体识别受体的巨噬细胞和中性粒细胞等。固有免疫是所有个体内与生俱来、始终存在的防御机制，不会因反复暴露于特定病原体而增强，对一组相似的病原体均产生反应，而不是只对特定病原体反应。见适应性免疫。

492. 固有识别受体（innate recognition receptor）：泛指能够识别多种炎症诱导物的一大类蛋白质，由胚系基因编码但其表达不需要经过体细胞的基因重排。

493. 冠状带（mantle zone）：围绕淋巴滤泡的 B 细胞边缘。

494. 胱天蛋白酶（caspase）：能在天冬氨酸残基上对蛋白质进行裂解的半胱氨酸蛋白酶家族。该家族成员在细胞凋亡和细胞因子多肽原加工过程中发挥重要作用。

495. 胱天蛋白酶 11（caspase 11）：该胱天蛋白酶与人 caspase 4 和 caspase 5 同源。Toll 样受体（TLR）信号诱导其表达，胞内脂多糖（LPS）可直接激活 caspase 11，导致细胞焦亡。

496. 胱天蛋白酶 8（caspase 8）：是激活细胞凋亡过程的起始胱天蛋白酶，可被多种受体激活。

497. 胱天蛋白酶募集结构域（caspase recruitment domain, CARD）：存在于某些受体尾部的蛋白质结构域，与其他含 CARD 结构域的蛋白（包括胱天蛋白酶）二聚化，从而将这些蛋白招募到信号通路中。

498. 胱天蛋白酶原 1（pro-caspase 1）：胱天蛋白酶 1 的非活性前体，是 NLRP3 炎症小体的一部分。

499. 广谱中和抗体（broadly neutralizing antibody）：阻断多种病毒感染的抗体。对于 HIV 而言，广谱中和抗体可阻断病毒与 CD4 和（或）趋化因子共受体的结合。

500. 归巢（homing）：淋巴细胞向特定组织内迁移。

501. 归巢受体（homing receptor）：淋巴细胞上可识别特定组织的趋化因子、细胞因子和黏附分子的受体，介导淋巴细胞进入该组织。

502. 过渡阶段（transitional stage）：在脾脏中，未成熟 B 细胞发育成成熟 B 细胞的阶段，之后 B 细胞表达 B 细胞共受体成分 CD21。

503. 过渡性免疫（transitional immunity）：指某些适应性免疫系统（如 MAIT、γδT 细胞）对感染后表达的非肽配体（如各种 MHC-Ib 类分子）的识别。

504. 过敏（allergy）：对正常无害环境抗原产生过度免疫应答从而导致相应临床症状的现象，是机体初次接触抗原产生的抗体或致敏 T 细胞与再次接触的同一抗原相互作用的结果。

505. 过敏毒素（anaphylatoxin）：C5a 和 C3a，是补体激活过程中通过裂解产生的促炎性补体片段。它们通过与相应受体结合，将体液和炎性细胞募集到其产生部位。

506. 过敏反应（anaphylaxis）：对抗原产生的一种快速的全身性的变态反应，如对直接注入血液的昆虫毒液或花生等食物产生的过敏。严重的全身反应可能是致命的，如循环衰竭、气管肿胀引起的窒息等。过敏反应的发生是由于抗原与肥大细胞表面 Fcε 受体上结合的 IgE 特异性结合，导致炎症介质的全身释放。

507. 过敏性休克（anaphylactic shock）：见过敏反应。

508. 含 SH2 的磷酸酶（SH2-containing phosphatase，SHP）：一种含有 SH2 的蛋白磷酸酶。

509. 含肌醇磷酸酶的 SH2（SH2-containing inositol phosphatase，SHIP）：一种含有肌醇磷酸酶的 SH2，PIP$_3$ 去磷酸化进而产生 PIP$_2$。

510. 核苷酸结合寡聚化结构域（nucleotide-binding oligomerization domain，NOD）：一种保守结构域，存在于大量蛋白质中，由 ATP 结合盒（ABC）识别转运体，介导蛋白质同寡聚。

511. 黑色素瘤分化相关蛋白 5（melanoma differentiation-associated 5，MDA-5，helicard）：该蛋白质含有一个类似于 RIG-I 的 RNA 解旋酶样结构域，可检测细胞内病毒感染后的双链 RNA。

512. 黑色素瘤缺乏因子 2（absent in melanoma 2，AIM2）：NOD 样受体家族中 PYHIN 亚家族的成员之一，N 端含 HIN 结构域，它可识别病毒双链 DNA 从而激活 caspase 1。

513. 黑色素瘤相关抗原（melanoma-associated antigen，MAGE）：功能多样或未知的异质蛋白质群，其特征是仅限于在肿瘤（即黑色素瘤）或睾丸生殖细胞的有限表达。

514. 恒定 Ig 结构域（C 结构域）：构成免疫球蛋白分子每条链恒定区的蛋白质结构域类型。

515. 恒定链（invariant chain，Ii，CD74）：一种多肽，能封闭内质网中新合成的 MHC II 类分子的肽结合槽，以防止其他肽段与其结合，恒定链在内体中被降解进而允许抗原肽的装载。

516. 恒定区，C 区（constant region，C region）：免疫球蛋白或 T 细胞受体中氨基酸序列中相对恒定的区域，也称为抗体的 Fc 段。抗体恒定区发挥特定的效应功能，见可变区。

517. 恒定自然杀伤细胞（invariant NKT cell，iNKT cell）：一类能够表达 T 细胞 α 链和 β 链受体的固有样淋巴细胞（ILC），可限制性地识别由 CD1 MHC 类 Ib 分子提呈的糖脂类抗原。这种细胞也表达 NK 细胞的表面标志 NK1.1。

518. 红髓（red pulp）：脾脏中红细胞被分解的非淋巴区。

519. 呼吸爆发（respiratory burst）：中性粒细胞和巨噬细胞通过吞噬摄取调理素处理的分子所需的代谢氧，如补体抗体介导的细菌吞噬，产生有毒的代谢物，这些代谢物与杀伤微生物有关。

520. 互补决定区（complementarity-determining region，CDR）：免疫球蛋白和 T 细胞受体 V 区中决定其结合抗原特异性以及与特异性配体接触的区域。CDR 是抗原受体中变化最大的部位，有助于抗原受体多样性的形成。抗原受体每条肽链 V 区中各有三个 CDR 区（CDR1、CDR2 和 CDR3）。

521. 化脓性关节炎、坏疽性脓皮病和痤疮（pyogenic arthritis，pyoderma gangrenosum，and acne，PAPA）：由一种与热蛋白相互作用的蛋白质突变引起的自身炎症综合征。

522. 踝蛋白（talin）：一种参与活化的整合素（如 LFA-1）与细胞骨架连接的胞内蛋白，使细胞运动和迁移发生改变，如中性粒细胞穿透血管内皮细胞。

523. 环孢素 A（cyclosporin A，CsA）：一种强大的非细胞毒性免疫抑制药物，可抑制 T 细胞受体信号的转导，阻止 T 细胞活化和效应功能的发挥。环孢蛋白与亲环素形成的复合物可结合钙调磷酸酶并使其失活。

524. 环磷酰胺（cyclophosphamide）：一种可用作免疫抑制药物的 DNA 烷化剂，通过杀伤快速分裂的细胞（如受到抗原刺激而增殖的淋巴细胞）发挥作用。

525. 环状二核苷酸（cyclic dinucleotide，CDN）：鸟苷一磷酸和（或）腺苷一磷酸形成的环二聚体，可由多种细菌产生，作为第二信使发挥作用，并可被 STING 识别。

526. 缓激肽（bradykinin）：由于组织损伤所产生的一种血管活性肽，发挥炎症介质作用。

527. 混合淋巴细胞反应（mixed lymphocyte reaction，MLR）：供者和受者的淋巴细胞共培养的组织相容性试验。如果两人组织不相容，受者的 T 细胞会识别供体细胞上的同种异体 MHC 分子为"异物"进而增殖。

528. 活化诱导的胞苷脱氨酶（activation-induced cytidine deaminase，AID）：通过直接催化免疫球蛋白 V 区或转换区 DNA 单链中的胞嘧啶脱氨基来启动体细胞高频突变和类别转换的酶。患者体内 AID 活性缺失导致体细胞高频突变和类别转换障碍，从而引起 IgM 高表达，并影响抗体亲和力成熟。

529. 活化诱导的细胞死亡（activation-induced cell death）：当自身反应性 T 细胞在胸腺内发育成熟并迁移到外周后，被诱导死亡的过程。

530. 活化状态蛋白抑制剂（protein inhibitor of activated STAT，PIAS）：抑制 STAT 家族转录因子的一个小的蛋白质家族。

531. 活性氧（reactive oxygen species，ROS）：由吞噬细胞（如中性粒细胞和巨噬细胞）在摄取微生物后产生的超氧阴离子（O$_2^-$）和过氧化氢（H$_2$O$_2$），有助于杀死摄入的微生物。

532. 肌醇 1，4，5 - 三磷酸酯（inositol 1，4，5-trisphosphate，IP3）：一种可溶性的第二信使，由磷脂酶 C-γ 裂解膜肌醇磷脂产生。与内质网膜上的受体结合，导致内质网中储存的 Ca^{2+} 释放到胞质中。

533. 基因重排（gene rearrangement）：免疫球蛋白和 T 细胞受体基因座位中的基因片段进行体细胞重组以产生功能基因的过程。基因重排造成了免疫球蛋白和 T 细胞受体可变区的多样性。

534. 基因片段（gene segment）：免疫球蛋白和 T 细胞受体基

因座位上编码抗原受体可变区不同部位的短 DNA 序列群。每种类型的基因片段通过体细胞重组连接在一起，形成完整的可变区外显子。基因片段可分为三种类型：V 基因片段编码可变区前 95 个氨基酸，D 基因片段（仅存在于重链和 TCRα 链基因座位中）编码约 5 个氨基酸，J 基因片段编码最后 10 ~ 15 个氨基酸。在胚系 DNA 中每种类型的基因片段都含多个拷贝，但只能在每种类型中各取一个片段连接在一起形成可变区编码基因。

535. 基质细胞（stromal cell）：中枢和外周淋巴器官中的非淋巴细胞，提供淋巴细胞发育、存活和迁移所需的可溶性和细胞结合信号。

536. 激动剂选择（agonist selection）：胸腺中 T 细胞通过与相对高亲和力配体相互作用而发生阳性选择的过程。

537. 激活蛋白 1（activator protein 1，AP-1）：淋巴细胞内的一种转录因子，参与淋巴细胞抗原识别受体抗原后的细胞内活化信号转导过程。

538. 激活受体（activating receptor）：NK 细胞表面的一种受体，其刺激可激发 NK 细胞的细胞毒性。

539. 激肽系统（kinin system）：由组织损伤触发的血浆蛋白酶促级联反应，产生几种炎性介质，包括血管活性肽、缓激肽。

540. 急性排斥反应（acute rejection）：遗传无关供体的组织或器官移植术后 10 ~ 13 天发生的排斥反应，免疫抑制剂治疗可阻止其发生。

541. 急性期（acute phase）：就 HIV 感染而言，指一个人感染后不久的一段时期，以流感样症状、血液中存在大量病毒以及循环 CD4 T 细胞数量减少为特征。

542. 急性期蛋白（acute-phase protein）：发生感染（急性期反应）时产生的固有免疫蛋白在血液中循环，并参与宿主早期抗感染免疫，如甘露糖结合凝集素（MBL）。

543. 急性期反应（acute-phase response）：感染早期发生的血液中蛋白质的变化，包括产生急性期蛋白，其主要在肝脏中合成。

544. 急性脱敏（acute desensitization）：可快速诱导对变应原（如胰岛素或青霉素等某些必须使用的药物）的暂时耐受的一种免疫治疗技术，也称为快速脱敏。实施得当时，仅引起轻度到中度的过敏症状。

545. 记忆 B 细胞（memory B cell）：见记忆细胞。

546. 记忆细胞（memory cell）：介导 B 细胞和 T 细胞的免疫记忆，比初始淋巴细胞对抗原更敏感，再次遇到抗原时反应迅速。

547. 季节性过敏性鼻结膜炎（seasonal allergic rhinoconjuncti-vitis）：IgE 介导的过敏性鼻炎和结膜炎，由暴露于特定季节性抗原引起，如草或杂草花粉。通常称为花粉热。

548. 继发性免疫缺陷（secondary immunodeficiency）：由于感染（如 HIV 感染）、其他疾病（如白血病）、营养不良等引起的免疫功能缺陷。

549. 加强免疫（booster immunization）：见二次免疫。

550. 加速性排斥反应（accelerated rejection）：第二次移植同一供者移植物时出现的较第一次更快的移植排斥反应，这是适应性免疫应答介导移植物排斥反应发生的证据之一。

551. 家族性地中海热（familial Mediterranean fever，FMF）：一种严重的自身炎症性疾病，为常染色体隐性遗传疾病。其发病机制是编码热蛋白（在粒细胞和单核细胞中表达）的基因（*MEFV*）发生突变。患者体内缺陷的热蛋白可自发激活炎症小体。

552. 家族性寒冷性自身炎症综合征（familial cold autoinflam-matory syndrome，FCAS）：编码 NLRP3（NOD 样受体家族成员，参与构成炎症小体）的 *NLRP3* 基因突变引起的阵发性自身炎症性疾病，因感冒而诱发。

553. 家族性噬血细胞性淋巴组织细胞增生症（familial hemo-phagocytic lymphohistiocytosis，FHL）：由于参与细胞毒性颗粒形成或释放的蛋白遗传缺陷，而引起的一系列进行性和潜在致命的炎症性疾病。多克隆 CD8⁺ T 细胞在淋巴器官和其他器官内大量聚集，与吞噬血细胞（包括红细胞和白细胞）的活化巨噬细胞有关。

554. 检查点阻断（checkpoint blockade）：通过干扰调节淋巴细胞的正常抑制信号来治疗肿瘤的方法。

555. 减毒作用（attenuation）：通过培养减弱人或动物病原体致病性的过程，使其能在宿主体内生长并诱导免疫而不产生严重临床疾病。

556. 减数分裂重组 11 同系物 a（meitotic recombination 11 homolog a，MRE11A）：一种参与 DNA 损伤和修复机制的蛋白质，能识别胞质双链 DNA 并激活 STING 通路。

557. 碱基切除修复（base-excision repair）：一种可导致突变的 DNA 修复类型，参与 B 细胞体细胞高频突变和类别转换过程。

558. 间接识别（indirect allorecognition）：是宿主识别移植组织的一种途径。由受者的抗原提呈细胞摄取移植物的同种异体蛋白，并通过受者自身 MHC 分子提呈给 T 细胞识别。

559. 浆母细胞（plasmablast）：淋巴结中的 B 细胞，具有浆细胞的某些特征。

560. 浆细胞（plasma cell）：终末分化活化 B 细胞。浆细胞是机体主要的抗体分泌细胞，存在于淋巴结髓质、脾红髓、骨髓和黏膜组织中。

561. 浆细胞样树突状细胞（plasmacytoid dendritic cell，pDC）：DC 的一个独特谱系，病原体及其产物活化 Toll 样受体（TLR）等受体后分泌大量干扰素。

562. 交叉激活（cross-priming）：树突状细胞通过 MHC I 类分子提呈外源性抗原肽（而不是在树突状细胞内合成的内源性抗原肽），激活 CD8 T 细胞（即交叉提呈）。见直接提呈。

563. 交叉提呈（cross-presentation）：指树突状细胞将摄取的细胞外蛋白处理为可经 MHC I 类分子提呈的抗原肽的过程。通过交叉提呈，可将外源性抗原通过 MHC I 类分子提呈，从而激活 CD8 T 细胞。

564. 交感性眼炎（sympathetic ophthalmia）：一只眼睛受外伤后导致另一只眼睛发生的自身免疫应答。

565. 胶原凝集素（collectin）：钙依赖性糖结合蛋白（凝集素）家族，含有胶原样序列，如甘露糖结合凝集素（MBL）。

566. 铰链区（hinge region）：在免疫球蛋白中连接 Fab 臂和 Fc 段的弹性结构域。IgG 和 IgA 分子的铰链区易伸展弯曲，使得两条 Fab 臂可在较大范围内调整角度，从而适合与不同间隔距离的表位相结合。

567. 接头（adaptor）：在信号通路分子之间尤其是受体和其他信号蛋白之间形成物理连接的非酶类蛋白，其作用是将信号通路分子招募到功能性蛋白复合物中。

568. 结合疫苗（conjugate vaccine）：由细菌荚膜聚糖与已知具有免疫原性的蛋白质（如破伤风类毒素）结合制成的抗菌疫苗。

569. 结核菌素皮内试验（Mantoux test）：一种结核病的筛查试验，将无菌过滤的结核杆菌甘油提取物（Tb）皮内注射，48～72 小时后读取结果。硬结是由于炎症细胞渗入皮肤而引起的硬肿，可以表明既往曾接触过结核病，或者是既往接种过疫苗，或者是目前感染了结核杆菌。一般来说，注射部位直径大于 10 mm 的硬结表明需要进行进一步测试来评估是否存在结核病感染。

570. 仅有重链的 IgG（heavy-chain-only IgG，hcIgG）：由某些骆驼科动物产生的抗体，由重链二聚体组成，没有相连的轻链，且保留了结合抗原的能力。

571. 进行性多灶性白质脑病（progressive multifocal leukoencephalopathy，PML）：由免疫力低下患者受到 JC 病毒的机会性感染导致的疾病，可发生于免疫治疗后。

572. 经典 C3 转化酶（classical C3 convertase）：活化的补体成分 C4b2a 复合物，在补体激活经典途径中裂解病原体表面 C3 产生 C3b。

573. 经典单核细胞（classical monocyte）：循环中单核细胞的主要形式，可被募集到炎症部位并分化成巨噬细胞。

574. 经典的 MHC Ⅰ类基因（classical MHC class Ⅰ gene）：MHC Ⅰ类基因，其编码产物的功能是提呈抗原肽供 T 细胞识别。见非经典 MHC Ⅰb 类基因。

575. 经典活化的巨噬细胞（classically activated macrophage）：见 M1 型巨噬细胞。

576. 经典树突状细胞［conventional（or classical）dendritic cell，cDC］：主要参与初始 T 细胞的抗原提呈和活化的树突状细胞。见浆细胞样树突状细胞。

577. 经典途径（classical pathway）：指由 C1 直接结合到细菌表面或细菌表面的抗体所启动的补体激活途径，从而将细菌标记为外来异物。另见旁路途径、凝集素途径。

578. 巨胞饮（macropinocytosis）：大量细胞外液进入细胞内囊泡的过程，是树突状细胞从周围环境中摄取多种抗原的一种方式。

579. 巨噬细胞（macrophage）：大多数组织中都存在的大的单核吞噬细胞，具有多种功能，如清除细胞、病原体识别细胞、促炎细胞因子的产生。巨噬细胞由胚胎和骨髓前体产生。

580. 巨细胞病毒 UL16 蛋白（cytomegalovirus UL16 protein）：巨细胞病毒的一种非必需的糖蛋白，可被 NK 细胞表达的天然受体识别。

581. 巨型前 B 细胞（large pre-B cell）：祖 B 细胞发育的下一阶段，此细胞表达前 B 细胞受体并经历几轮分裂。

582. 巨自噬（macroautophagy）：细胞吞噬大量自身细胞质后送到溶酶体内进行降解的过程。

583. 具有胶原结构的巨噬细胞受体（macrophage receptor with a collagenous structure，MARCO）：见清道夫受体。

584. 聚合酶停滞（polymerase stalling）：在基因转录过程中，RNA 聚合酶在基因位点内的位置停滞，这是一个受调控的过程，并参与同型转换。

585. 抗淋巴细胞球蛋白（anti-lymphocyte globulin）：在异体内产生的抗人 T 细胞的血清，用于暂时抑制移植中的免疫应答。

586. 抗体（antibody）：与称为抗原的特定物质特异性结合的蛋白质。每个抗体分子具有独特的结构，使其能够特异性结合相应的抗原，但所有抗体都具有相同的整体结构，统称为免疫球蛋白。抗体由 B 细胞受到病原体感染或免疫刺激时分化为浆细胞产生，并结合到病原体上中和病原体或介导吞噬细胞对病原体的吞噬和清除。

587. 抗体导向酶/前药疗法（antibody-directed enzyme/pro-drug therapy，ADEPT）：利用抗体作为载体将前药的专一性活化酶选择性地结合于肿瘤部位，使无毒性的前药区域特异性地在肿瘤组织内转化为活性细胞毒性药物，杀伤肿瘤。

588. 抗体结合部位（antibody combining site）：见抗原结合部位。

589. 抗体谱（antibody repertoire）：个体体内所有抗体的总类别。

590. 抗体依赖性细胞介导的细胞毒作用（antibody-dependent cell-mediated cytotoxicity，ADCC）：抗体的 Fc 段与杀伤细胞表面的 FcR 结合，介导杀伤细胞直接杀伤抗体包被的靶细胞。表面具有 Fc 受体 FcγR Ⅲ 的 NK 细胞是介导 ADCC 的主要细胞。

591. 抗血清（antiserum）：来自免疫个体凝固血的液体成分，含有针对免疫原的抗体。一份抗血清是多种不同抗体的混合物，这些抗体都与抗原结合，但每种抗体具有各自不同的结构、各自识别的抗原表位以及各自的交叉反应体系。这种异质性使每种抗血清都具有独特性。

592. 抗原（antigen）：能与抗体特异性结合或其肽段可被 T 细胞受体识别的分子。

593. 抗原加工相关转运体-1 和-2（transporter associated with antigen processing-1 and -2，TAP1/TAP2）：与抗原加工相关的转

运体。在内质网膜中形成异二聚体 TAP-1:TAP-2 复合物的 ATP 结合蛋白，短肽通过该复合物从胞质溶胶运输到内质网腔中，进而在内质网腔中与 MHC Ⅰ 类分子结合。

594. 抗原加工（antigen processing）：异物蛋白在细胞内降解为能与 MHC 分子结合并提呈给 T 细胞识别的小分子多肽的过程。所有蛋白质抗原在被 MHC 分子提呈前必须经加工形成小分子多肽。

595. 抗原加工相关内质网氨肽酶（endoplasmic reticulum aminopeptidase associated with antigen processing，ERAAP）：内质网中将多肽修剪至可与 MHC Ⅰ 类分子结合的酶。

596. 抗原结合部位（antigen-binding site）：抗体两臂末端接触并非共价结合抗原的部位，该部位的抗原特异性取决于其空间构象和氨基酸组成。

597. 抗原决定簇（antigenic determinant）：抗原分子中与特定抗体或抗原受体的抗原结合部位相结合的部分，又称抗原表位。

598. 抗原受体（antigen receptor）：淋巴细胞用来识别抗原的细胞表面受体，每个淋巴细胞具有单一抗原特异性的受体。

599. 抗原肽：MHC 二聚复合物（pseudo-dimericpeptide：MHC complex）：抗原提呈细胞表面的 MHC 与肽构成的复合物，可激活 T 细胞。

600. 抗原肽：MHC 四聚体（peptide:MHC tetramer）：特异性肽、荧光、链霉亲和素和 MHC 结合形成的四聚体复合物，用于鉴定抗原特异性 T 细胞的亚群。

601. 抗原提呈（antigen presentation）：细胞将抗原以抗原肽：MHC 分子复合物的形式提呈给 T 细胞识别。

602. 抗原提呈细胞（antigen-presenting cell，APC）：能够加工处理抗原并在细胞表面表达抗原肽及激活初始 T 细胞所需的共刺激分子的高度专业化的细胞。初始 T 细胞的主要抗原提呈细胞有树突状细胞、巨噬细胞和 B 细胞。

603. 抗原性变异（antigenic variation）：某些病原体（如非洲锥虫）的表面抗原在子代与亲代之间发生变化，使子代能够逃避针对亲代的抗体的结合。

604. 抗原性漂移（antigenic drift）：流感病毒不断发生小幅度遗传变异的过程，病毒基因的点突变导致病毒表面抗原结构的微小差异。

605. 抗原性转换（antigenic shift）：流感病毒表面抗原发生的质的变化，由流感病毒与另一流感病毒（通常来自动物）的基因组片段重组引起。

606. 科斯特曼病（Kostmann's disease）：一种严重的先天性中性粒细胞减少症，中性粒细胞计数较低，具有遗传性。科斯特曼病是由于线粒体蛋白 HAX1 缺陷引起，导致发育中的髓系细胞凋亡和持续性中性粒细胞减少。

607. 可变 Ig 结构域（V 结构域）：免疫球蛋白和 T 细胞受体多肽链的氨基末端蛋白结构域，是链中最易变的部分。

608. 可变淋巴细胞受体（variable lymphocyte receptor，VLR）：由体细胞基因重排过程产生的含有可变受体和淋巴细胞样细胞表达的分泌蛋白的非免疫球蛋白。

609. 可变区（variable region）：免疫球蛋白或 T 细胞受体的区域，由其组成的多肽链的氨基端域形成，此区域是分子中最易变的部分，包含抗原结合位点。

610. 克隆扩增（clonal expansion）：抗原特异性淋巴细胞受到抗原刺激后发生的增殖，继而分化为效应细胞。克隆扩增是适应性免疫的重要步骤，使少量的抗原特异性细胞数量增加，从而可以有效地对抗引起免疫应答的病原体。

611. 克隆清除（clonal deletion）：在中枢免疫器官发育过程中，结合自身抗原的未成熟淋巴细胞被清除的现象，从而产生自身免疫耐受。克隆清除是中枢耐受形成的主要机制，也可发生于外周耐受中。

612. 克隆型（clonotypic）：表示某一克隆所有成员特有的特征。例如，抗原受体在淋巴细胞中的分布可以称为克隆型的，因为特定克隆的细胞都具有相同的抗原受体。

613. 克隆选择学说（clonal selection theory）：适应性免疫的核心理论。该学说指出：适应性免疫应答由机体具有自身耐受性的抗原特异性淋巴细胞所介导。这些特异性淋巴细胞在特定抗原刺激下增殖、分化为抗原特异性效应细胞，并清除抗原，同时分化为记忆细胞以维持免疫。克隆选择学说是由澳大利亚科学家 Macfarlane Burnet 在 Niels Jerne 和 David Talmage 早期的理论基础上提出的。

614. 克罗恩病（Crohn's disease）：由于对肠道共生菌群过度应答引起的慢性炎症性肠病。

615. 口服耐受（oral tolerance）：通过口服（肠内）途径预先给予同一抗原，抑制免疫系统对抗原的特异性全身免疫反应。

616. 溃疡性结肠炎（ulcerative colitis）：两种主要炎症性肠病之一，被认为是由于对共生肠道微生物群的异常过度反应所致。另见克罗恩病。

617. 老年性黄斑变性（age-related macular degeneration）：导致老年人失明的主要原因，H 因子基因中某些单核苷酸多态性会增加患病风险。

618. 酪氨酸蛋白激酶（tyrosine protein kinase）：专门磷酸化蛋白质中酪氨酸残基的酶，在活化 T 细胞和 B 细胞的信号通路中起关键作用。

619. 酪氨酸磷酸酶（tyrosine phosphatase）：从蛋白质磷酸化酪氨酸残基中去除磷酸基的酶。另见 CD45。

620. 酪氨酸酶（tyrosinase）：黑色素合成途径中的酶，也是黑色素瘤中常见的肿瘤排斥抗原。

621. 雷帕霉素（rapamycin）：一种免疫抑制药物，阻断哺乳动物中雷帕霉素的靶点丝氨酸 / 苏氨酸激酶（mTOR）的细胞内信号通路，这种靶点是抑制细胞凋亡和 T 细胞扩张所必需的，也叫西罗莫司。

622. 雷帕霉素哺乳动物靶点（mammalian target of rapamycin，mTOR）：丝氨酸 / 苏氨酸激酶，在调节细胞代谢等许多方面发挥作用，可与调节蛋白 Raptor 或 Rictor 联合作用。雷帕霉素抑制了 Raptor/mTOR 复合物（mTORC1）。

623. 类别转换，类别转换重组（class switching, class switch recombination）：又称同型转换（isotype switching），指活化 B 细胞中以不同的同种型来取代重链恒定区，从而使 IgM 转换为 IgG、IgA 或 IgE 的体细胞基因重组过程。类别转换可改变抗体效应功能，但不改变其抗原特异性，也称为同种型转换。见体细胞高频突变。

624. 类毒素（toxoid）：保留免疫原性但无毒可用于免疫的灭活毒素。

625. 类风湿性关节炎（rheumatoid arthritis, RA）：一种常见的由于自身免疫反应引起的炎症性关节疾病。

626. 类风湿因子（rheumatoid factor）：一种 IgM 类抗 IgG 抗体，最先在类风湿性关节炎患者中发现，也存在于健康人中。

627. 利妥昔单抗（rituximab）：一种抗 CD20 的嵌合抗体，用于消除治疗非霍奇金淋巴瘤的 B 细胞。

628. 粒细胞（granulocyte）：具多叶核和胞质颗粒的白细胞。包括中性粒细胞、嗜酸性粒细胞和嗜碱性粒细胞。也称为多形核白细胞。

629. 连接多样性（junctional diversity）：在连接 V、D 和 J 基因片段过程中，由于连接不精准和非模板核苷酸的插入而产生的抗原特异性受体序列的多样性。

630. 连续表位，线性表位（continuous epitope, linear epitope）：蛋白质中由连续线性排列的氨基酸所形成的抗原性结构（表位）。结合连续表位的抗体可以与变性蛋白结合。T 细胞识别的表位是连续表位，也称为线性表位。

631. 淋巴（lymph）：积聚在组织中并由淋巴管排出的细胞外液，淋巴管将其通过淋巴系统输送到胸导管，胸导管将其送回血液。主要由淋巴细胞组成的组织。

632. 淋巴毒素（lymphotoxin, LT）：肿瘤坏死因子（TNF）家族的细胞因子，对某些细胞具有直接的细胞毒性。常以 LT-α 链的三聚体（lt-α3）或 LT-α 和 LT-β 链的异源三聚体（LT-α2:β1）形式出现。

633. 淋巴母细胞（lymphoblast）：一种尚未完全分化的淋巴细胞，激活后增大，RNA 和蛋白质合成速度加快。

634. 淋巴器官（lymphoid organ）：大量淋巴细胞与非淋巴间质相互作用的组织。产生淋巴细胞的中枢或初级淋巴器官是胸腺和骨髓。适应性免疫主要发生在外周或次级淋巴器官即淋巴结、脾脏和黏膜相关的淋巴器官，如扁桃体和派尔集合淋巴结。

635. 淋巴系统（lymphatic system）：淋巴管系统，携带血管和周围淋巴组织中的细胞外液通过胸导管，并返回血液。

636. 淋巴细胞（lymphocyte）：一类表面具有多样性抗原受体的白细胞，负责适应性免疫应答。主要分为 B 细胞和 T 细胞，分别介导体液免疫和细胞免疫应答。一旦识别抗原，淋巴细胞分化为淋巴母细胞，然后再增殖并分化成抗原特异性效应细胞。

637. 淋巴细胞生成（lymphopoiesis）：从一个共同的淋巴祖细胞分化出的淋巴样细胞。

638. 淋巴细胞受体库（lymphocyte receptor repertoire）：所有由 B 细胞和 T 细胞携带的高度可变抗原受体。

639. 淋巴组织诱导（lymphoid tissue inducer, LTi）细胞：起源于胎儿肝脏中的血缘细胞，进入血液形成淋巴结和其他外周淋巴器官。

640. 磷脂酶 C-γ（phospholipase C-γ, PLC-γ）：不同受体的细胞内信号通路中的关键酶。受体结合后，通过膜募集和酪氨酸磷酸化激活，并将膜肌醇磷脂分解成肌醇三磷酸和二酰甘油。

641. 磷脂酰肌醇激酶（phosphatidylinositol kinase）：在膜脂上磷酸化肌醇头基以产生具有多种功能的磷酸化衍生物的细胞内信号。

642. 硫酸化的唾液酸化路易斯寡糖 X（sulfated sialyl-Lewis^x）：一种硫酸化的四糖碳水化合物结构，与多种细胞表面蛋白质结合，可结合细胞（如中性粒细胞）表面的 P 选择素和 E 选择素分子，进而介导与内皮细胞的相互作用。

643. 硫唑嘌呤（azathioprine）：一种强细胞毒性药物，进入体内转化为其活性形式，杀伤包括增殖淋巴细胞在内的快速增殖细胞，作为免疫抑制剂用于治疗自身免疫病和防止移植排斥反应。

644. 鲁索利替尼（ruxolitinib）：JAK1 和 JAK2 的抑制剂，被批准用于治疗骨髓纤维化。

645. 裸淋巴细胞综合征（bare lymphocyte syndrome）：见 MHC I 类缺陷、MHC II 类缺陷。

646. 裸鼠（nude）：小鼠的突变种，无毛和胸腺基质形成缺陷，使得突变的纯合小鼠不能形成成熟的 T 细胞。

647. 滤泡 B 细胞（follicular B cell）：存在于血液、脾脏和淋巴结中的大多数长寿命再循环经典 B 细胞。也称为 B-2 B 细胞。

648. 滤泡辅助性 T 细胞（T follicular helper cell, Tfh）：一种在淋巴滤泡中发现的效应 T 细胞，为 B 细胞产生抗体和进行类别转换提供帮助。

649. 滤泡树突状细胞（follicular dendritic cell, FDC）：外周淋巴器官淋巴滤泡中的一类来源不明确的细胞类型，其利用表面非内化的 Fc 受体捕获抗原 - 抗体复合物，并在生发中心反应期间提供给 B 细胞进行内化和加工。

650. 滤泡相关上皮（follicle-associated epithelium）：将肠壁淋巴组织与肠腔分隔开来的特化上皮。除肠细胞外，其还含有微褶皱细胞，可将肠腔内的抗原转运至肠壁淋巴组织中。

651. 慢病毒（lentivirus）：一组逆转录病毒，包括人类免疫缺陷病毒 HIV-1。经历长时间的潜伏期后会引起疾病。

652. 慢性排斥反应（chronic rejection）：移植器官的晚期衰竭，可由免疫学或非免疫学机制引起。

653. 慢性肉芽肿病（chronic granulomatous disease, CGD）：由于吞噬细胞清除细菌功能缺陷而形成多发性肉芽肿的免疫缺陷病。其发病机制是由于吞噬细胞内缺乏 NADPH 氧化酶，导致超氧自由基产生障碍，从而不能有效杀灭被吞噬的细菌。

654. 慢性同种异体移植血管病变（chronic allograft vasculo-pathy）：可导致移植器官晚期衰竭的慢性损伤。移植物血管动脉硬化导致移植物灌注不足，最终引起纤维化和萎缩。

655. 锚定残基（anchor residue）：抗原肽中决定其与 MHC Ⅰ 类分子结合特异性的特定氨基酸残基。也存在与 MHC Ⅱ 类分子结合的锚定残基，但不如 MHC Ⅰ 类分子的明显。

656. 免疫蛋白酶体（Immunoproteasome）：在暴露于干扰素的细胞中发现的一种蛋白酶体，包含三个不同于正常蛋白酶体的亚单位。

657. 免疫毒素（immunotoxin）：与来自植物或微生物的毒性蛋白化学偶联的抗体。抗体可将毒素部分靶向特异性细胞。

658. 免疫复合物（immune complex）：抗体结合其同源抗原所形成的复合物。活化的补体蛋白，尤其是 C3b，常与免疫复合物结合。当有足够量的抗体与多价抗原交联时，形成大分子免疫复合物，这类免疫复合物可被表达 Fc 受体和补体受体的网状内皮系统细胞清除；而当抗原过量时，则形成小的可溶性免疫复合物，这类复合物易沉积在小血管中并对其造成损伤。

659. 免疫忽视（immunological ignorance）：自身免疫耐受的机制之一，体内可检测到自身反应性淋巴细胞及其靶抗原，但却不发生自身免疫攻击。

660. 免疫豁免部位（immunologically privileged site）：机体的某些特殊部位（如脑），将同种异体组织移植到这些部位，通常不会诱导排斥反应。免疫豁免的产生可能是由于存在细胞和抗原迁移的物理屏障以及免疫抑制性细胞因子。

661. 免疫记忆（immunological memory）：免疫系统再次接触相同抗原时产生更快、更有效应答的能力。免疫记忆是对特定抗原的特异性记忆，可维持较长时间。

662. 免疫监视（immune surveillance）：免疫系统在肿瘤细胞可被临床检测到之前对其识别及在某些情况下进行清除。

663. 免疫球蛋白（immunoglobulin，Ig）：抗体和 B 细胞受体所属的蛋白质家族。

664. 免疫球蛋白超家族（immunoglobulin superfamily）：至少含有一个 Ig 结构域或 Ig 样结构域的蛋白质大家族，参与免疫系统和其他生物系统中的抗原识别以及细胞间相互作用。

665. 免疫球蛋白家族补体受体（complement receptor of the immunoglobulin family，CRIg）：与灭活的 C3b 结合的补体受体。

666. 免疫球蛋白结构域（immunoglobulin domain）：最初在抗体分子中发现但存在于多种蛋白中的蛋白结构域。

667. 免疫球蛋白谱（immunoglobulin repertoire）：个体内存在的抗原特异性免疫球蛋白（抗体和 B 细胞受体）的种类，也称为抗体库。

668. 免疫球蛋白新抗原受体（immunoglobulin new antigen receptor，IgNAR）：鲨鱼体内仅有重链的 Ig 分子形式。

669. 免疫球蛋白样蛋白（immunoglobulin-like protein）：含有一种或多种免疫球蛋白样结构域的蛋白。免疫球蛋白样结构域在结构上与免疫球蛋白结构域相似。

670. 免疫球蛋白样结构域（Ig 样结构域）（immunoglobulin-like domain，Ig-like domain）：结构上与免疫球蛋白结构域相关的蛋白结构域。

671. 免疫球蛋白折叠（immunoglobulin fold）：免疫球蛋白结构域的三级结构，是由二硫键连接两个 β 片层形成的"三明治"结构。

672. 免疫缺陷病（immunodeficiency disease）：免疫系统先天发育不全或后天损伤而导致免疫成分缺失、免疫功能障碍的遗传性或获得性疾病。

673. 免疫缺陷信号通路［lmd（immunodeficiency）signaling pathway］：一种存在于昆虫体内对革兰氏阴性菌感染的防御机制，该信号通路激活可导致双翅肽（diptericin）、攻击素（attacin）和天蚕素（cecropin）等抗菌肽的产生。

674. 免疫失调，多内分泌腺病，肠病，X 连锁（immune dysre-gulation，polyendocrinopathy，enteropathy，X-linked，IPEX）：一种非常罕见的遗传性疾病，由于转录因子 FoxP3 基因突变导致 $CD4^+CD25^+$ 调节性 T 细胞缺陷，进而导致自身免疫病。

675. 免疫受体酪氨酸激活基序（immunoreceptor tyrosine-based activation motif，ITAM）：是受体（如淋巴细胞抗原受体）信号转导链中的基序，受体激活后 ITAM 中的酪氨酸残基被磷酸化，可募集其他信号转导蛋白，启动激活信号的转导。

676. 免疫受体酪氨酸抑制基序（immunoreceptor tyrosine-based inhibition motif，ITIM）：是抑制性受体信号转导链中的基序，ITIM 中的酪氨酸残基被磷酸化，可募集酪氨酸磷酸酶（去除经酪氨酸激酶添加的磷酸基团），产生抑制信号，抑制激活信号的转导。

677. 免疫受体酪氨酸转换基序（immunoreceptor tyrosine-based switch motif，ITSM）：存在于一些抑制性受体胞质区的基序。

678. 免疫逃逸（immune evasion）：病原体逃避宿主免疫防御检测和（或）清除的机制。

679. 免疫调节（immune modulation）：通过调节向 Th1 或 Th2 细胞的偏离等机制自主改变免疫应答过程。

680. 免疫调节治疗（immunomodulatory therapy）：使免疫应答向有利于机体的方向改变的治疗方法，如减少或防止自身免疫或变态反应。

681. 免疫突触（immunological synapse）：是 T 细胞和与之接触的靶细胞之间形成的高度有序的界面，由结合抗原的 T 细胞受体和两个细胞表面相互结合的细胞黏附分子构成。也称为超分子黏附复合物。

682. 免疫系统（immune system）：参与固有免疫和适应性免疫的组织、细胞和分子。

683. 免疫学（Immunology）：研究宿主抗感染的各个方面以及免疫应答不良后果的学科。

684. 免疫应答基因（Ir gene）：一种具有遗传多态性的基因，能控制对特定抗原的免疫应答强度，现在已知是由于 MHC

分子尤其是 MHC Ⅱ类分子的等位基因差异影响特定多肽与 MHC 的结合进而调控免疫应答强度。

685. 免疫原（Immunogenic）：任何能够在单独注射入人或动物体内时引起适应性免疫应答的分子。

686. 莫罗单抗（muromomab）：一种抗人 CD3 的小鼠抗体，用于治疗移植排斥反应，是第一种被批准为人类药物的单克隆抗体。

687. 模式识别受体（pattern recognition receptor，PRR）：存在于固有免疫细胞表面，用于识别病原体表面病原体相关分子模式（PAMP）的受体。

688. 膜免疫球蛋白（membrane immunoglobulin，mIg）：存在于 B 细胞表面的跨膜免疫球蛋白，也是识别抗原的 B 细胞受体。

689. 末端脱氧核苷酸转移酶（terminal deoxynucleotidyl transferase，TdT）：在 T 细胞受体基因片段和免疫球蛋白 V 区基因装配过程中插入非模板化 N 核苷酸的酶。

690. 木瓜蛋白酶（papain）：一种在二硫键的氨基末端切割 IgG 抗体分子的酶，产生两个 Fab 片段和一个 Fc 片段。

691. 那他珠单抗（natalizumab）：人源化 α4 整合素抗体，用于治疗克罗恩病和多发性硬化，用于阻断淋巴细胞对内皮层的黏附，阻断淋巴细胞向组织的迁移。

692. 耐受（tolerance）：对抗原无反应。对自身抗原的耐受性是免疫系统的一个基本特征，当耐受丧失时，免疫系统会破坏自身组织，如自身免疫病。

693. 耐受的（tolerant）：描述免疫耐受的状态，在这种状态下，个体对特定抗原无反应。

694. 囊性纤维化（cystic fibrosis）：由于 *CFTR* 基因缺陷引起的疾病，导致黏液异常黏稠，引起严重的反复肺部感染。

695. 内毒素（endotoxin）：由受损细菌释放的细菌细胞壁来源的毒素。其可诱导细胞因子的合成，大量内毒素可引起一种称为脓毒症休克或内毒素休克的全身反应。

696. 内分泌（endocrine）：生物活性分子的一种作用方式，如由某组织分泌的激素或细胞因子，通过循环系统作用于远距离的组织。

697. 内皮细胞蛋白 C 受体（endothelial protein C receptor，EPCR）：在内皮细胞上被诱导表达的非经典 MHC Ⅰ类分子，可与凝血因子 ⅩⅣ（蛋白 C）相互作用并可被某些 γδ T 细胞识别。

698. 内皮细胞激活（endothelial activation）：由炎症引起的小血管内皮细胞壁的变化，如血管通透性增加、细胞黏附分子和细胞因子的产生等。

699. 内源性细胞凋亡途径（intrinsic pathway of apoptosis）：介导细胞针对如紫外照射、化疗、饥饿或者缺乏生存所需的生长因子等有害刺激的凋亡的信号途径。此途径由线粒体损伤启动，也称为细胞凋亡的线粒体途径。

700. 内质网相关蛋白降解（endoplasmic reticulum-associated protein degradation，ERAD）：内质网中识别不完全蛋白或错误折叠蛋白并确保它们最终降解的酶系统。

701. 逆转录病毒（retrovirus）：一种单链 RNA 病毒，利用病毒酶反转录酶将其基因组转录成一个 DNA 中间产物，整合到宿主细胞基因组中进行病毒复制。

702. 黏蛋白（mucin）：高度糖基化细胞表面蛋白。在淋巴细胞归巢过程中，黏蛋白样分子与 L 选择素结合。

703. 黏膜免疫系统（mucosal immune system）：保护内部黏膜表面（如肠道、呼吸道和泌尿生殖道的内侧）的免疫系统，这是几乎所有病原体和其他抗原进入的地方。另见黏膜相关淋巴组织。

704. 黏膜耐受（mucosal tolerance）：通过黏膜途径预先进行抗原刺激，诱导全身免疫系统对特异性抗原产生免疫抑制反应。

705. 黏膜细胞黏附分子 – 1（MAdCAM-1）：由淋巴细胞表面蛋白 L 选择素和 VLA-4 识别，使淋巴细胞能够特异性归巢到黏膜组织的黏附分子。

706. 黏膜相关淋巴组织（mucosa – associated lymphoid tissue，MALT）：黏膜表面所有淋巴组织的总称，可启动适应性免疫反应，包括肠道相关淋巴组织（GALT）、鼻相关淋巴组织（NALT）和支气管相关淋巴组织（BALT）。

707. 鸟嘌呤核苷酸交换因子（guanine nucleotide exchange factor，GEF）：有助于小 G 蛋白上的 GDP 和 GTP 相互转换，从而活化 Ras 和 Rho 等 G 蛋白的一类蛋白质家族。

708. 凝集素（lectin）：一种糖类结合蛋白。

709. 凝集素途径（lectin pathway）：由甘露糖结合凝集素（MBL）或纤维胶凝蛋白结合细菌激活的补体激活途径。

710. 脓毒症（sepsis）：血液中的细菌感染，一种非常严重且致命的疾病。

711. 脓毒症休克（septic shock）：革兰氏阴性菌内毒素感染血液后产生的全身性休克反应，主要由全身释放的 TNF-α 和其他细胞因子引起，也称为内毒素休克。

712. 帕内特细胞，潘氏细胞（Paneth cell）：小肠隐窝底部的特殊上皮细胞，分泌抗菌肽。

713. 派尔集合淋巴结（Peyer's patch）：小肠上皮下的外周淋巴器官，在回肠中可启动适应性免疫反应，包含淋巴滤泡和 T 细胞区，属于是肠道相关淋巴组织（GALT）的一部分。

714. 派姆单抗（pembrolizumab）：人抗 PD-1 抗体，用于转移性黑色素瘤的检查点阻断治疗。

715. 旁分泌（paracrine）：细胞因子或其他生物活性分子作用于邻近细胞的过程。

716. 旁路活化的巨噬细胞（alternatively activated macrophage）：见 M2 型巨噬细胞。

717. 旁路途径（alternative pathway）：补体激活的一种形式，由 C3 自发水解引起，并利用 B 因子和 D 因子形成独特的 C3 转化酶 C3bBb。

718. 胚系理论（germline theory）：一种已被否定的假说，认为抗体多样性的形成是由于每个抗体都由单独的胚系基因编码。虽然软骨鱼类的胚系中确实有一些重排的 V 区，但这种假说对大多数脊椎动物来说并不正确。

719. 皮肤淋巴细胞抗原（cutaneous lymphocyte antigen，CLA）：人体中参与淋巴细胞向皮肤归巢过程的细胞表面分子。

720. 皮质（cortex）：是组织或器官的外层，在淋巴结中皮质即淋巴滤泡，主要由 B 细胞聚集而成。

721. 皮质旁区域（paracortical area）：淋巴结的 T 细胞区。

722. 脾脏（spleen）：腹腔左上角的一个器官，由红髓和白髓构成，红髓参与清除衰老的血细胞，白髓淋巴细胞会对血液中的抗原产生免疫应答。

723. 嘌呤核苷磷酸化酶（purine nucleotide phosphorylase，PNP）：PNP 缺乏会引起嘌呤核苷在细胞内积累，对 T 细胞的发育具有毒性，导致重度联合免疫缺陷。

724. 平衡阶段（equilibrium phase）：抗肿瘤免疫应答的一个阶段，肿瘤免疫编辑使得免疫应答持续对肿瘤细胞的抗原特性进行塑造。

725. 葡萄球菌蛋白 A（staphylococcal protein A，SPA）：阻止抗体 Fc 区与 C1 结合的葡萄球菌蛋白，从而阻止补体激活。

726. 前 B 细胞受体（pre-B-cell receptor）：由包含免疫球蛋白重链以及替代轻链蛋白、免疫球蛋白 α 和免疫球蛋白 β 信号亚单位的前 B 细胞受体。该受体的信号可诱导前 B 细胞进入细胞周期，关闭 RAG 基因降解 RAG 蛋白，并通过细胞分裂进行扩增。

727. 前 T 细胞受体（pre-T-cell receptor）：T 细胞前体阶段 T 细胞发育产生的受体。

728. 嵌合抗原受体（chimeric antigen receptor，CAR）：由抗原特异性受体的胞外结构域（如单链抗体）与转导激活和共刺激信号的胞内结构域结合形成的基因工程融合蛋白，表达于 T 细胞表面，用于肿瘤免疫治疗。

729. 强直性脊柱炎（ankylosing spondylitis）：导致椎体融合的脊柱炎症性疾病，与 HLA-B27 密切相关。

730. 桥本甲状腺炎（Hashimoto's thyroiditis）：以持续高表达抗甲状腺特异性抗原的抗体为特征的自身免疫病。

731. 鞘氨醇 1 – 磷酸（sphingosine 1-phosphate，S1P）：一种具有趋化活性的磷脂，可控制 T 细胞从淋巴结中排出。

732. 鞘氨醇 1 – 磷酸受体（sphingosine 1-phosphate receptor，S1PR1）：一种由鞘氨醇 1 – 磷酸激活的 G 蛋白偶联受体（GPCR），也是血液中调节生理过程的脂质介质，可将初始淋巴细胞从组织运输到血液中。

733. 鞘脂（sphingolipid）：一类含有鞘氨醇（2 – 氨基 – 4 – 十八烷 – 1，3 – 二醇）的膜脂，是一种含有不饱和 18 烃链的氨基醇。

734. 亲和力（affinity）：一个分子在某个位点上与另一个分子结合的强度，如单价抗体 Fab 段与单价抗原的结合。

735. 亲和力成熟（affinity maturation）：适应性免疫应答过程中，产生的抗体对其特异性抗原的亲和力增高的现象。这种现象在再次及后续的免疫中尤为突出。

736. 亲和力假说（affinity hypothesis）：假说提出了如何根据 T 细胞受体与自身抗原肽：MHC 复合物结合的强度，来决定胸腺中 T 细胞是进行阳性选择还是阴性选择。高亲和力相互作用则诱导细胞凋亡，导致阳性选择；低亲和力相互作用可通过免疫忽视使细胞免于死亡，导致阴性选择。

737. 轻链（light chain，L chain）：组成免疫球蛋白分子的两种多肽链中较小的一种。它由一个 V 区结构域和一个 C 区结构域组成，通过二硫键连接到重链上。轻链由不同的遗传位点产生，主要有两类，称为 κ 链和 λ 链。

738. 轻链可变区（light-chain variable region，V_L）：免疫球蛋白轻链的 V 区。

739. 清道夫受体（scavenger receptor）：巨噬细胞和其他细胞上的受体，结合多种配体，如细菌细胞壁成分，并将其从血液中清除。肝脏中的库普弗细胞尤其富含清道夫受体，包括 SR-A I 、SR-A II 和 MARCO。

740. 趋化效应（chemotaxis）：细胞对环境中的化学信号做出反应而发生的运动。

741. 趋化因子（chemokine）：可刺激细胞（尤其是吞噬细胞和淋巴细胞）迁移和活化的小分子趋化蛋白，在炎症反应中发挥核心作用。各种趋化因子列表见附录 IV。

742. 曲妥珠单抗（trastuzumab）：人源化 HER-2/neu 抗体在乳腺癌治疗中的应用。

743. 全基因组关联研究（genome-wide association study，GWAS）：在普通人群中，通过对多个个体基因组中单核苷酸多态性（SNP）的检测，来寻找疾病频率与变异等位基因之间相关性的遗传关联研究。

744. 全身免疫系统（systemic immune system）：淋巴结和脾脏区别于黏膜免疫系统的名称。

745. 犬尿酸代谢物（kynurenine metabolite）：色氨酸在各种免疫细胞或肝脏中表达的吲哚胺 – 2，3 – 双加氧酶（IDO）或色氨酸 – 2，3 – 双加氧酶（TDO）的作用下产生的各种化合物。

746. 群体免疫（herd immunity）：通过为他人接种疫苗和减少自然传染源，使群体中未接种疫苗的个体获得的保护。

747. 人类白细胞抗原（human leukocyte antigen，HLA）：人 MHC 的遗传名称。单个基因座位以大写字母来命名，如 HLA-A；等位基因以数字来命名，如 HLA-A*0201。

748. 人类免疫缺陷病毒（human immunodeficiency virus，HIV）：适应性免疫缺陷综合征（艾滋病）的致病因子。HIV 是慢病毒家族中的反转录病毒，可选择性地感染巨噬细胞和 CD4 T 细胞，使这些细胞缓慢耗竭，最终导致免疫缺陷。HIV 主要有两型：HIV-1 和 HIV-2，其中世界范围内大多数艾滋病由 HIV-1 引起，而 HIV-2 主要在西非流行，但目前也有蔓延的趋势。

749. 人源化（humanization）：通过基因工程技术，将具有目标抗原特异性的小鼠抗体高变区插入到其他人源抗体中，用于人的治疗。与完全鼠源性抗体相比，此类抗体较少在人体内诱导免疫应答。

750. 乳糜泻（celiac disease）：对麸质（存在于小麦、燕麦和大麦中的蛋白质复合物）过敏导致的小肠上部慢性病变。表现为肠壁慢性炎症、绒毛破坏、肠道吸收营养功能受损。

751. 三级免疫应答（tertiary immune response）：第三次注射相同抗原引起的适应性免疫应答，比初次应答起效更快，反应更强。

752. 杀伤细胞免疫球蛋白样受体（killer cell immunoglobulin–like receptor, KIR）：NK 细胞表达的一种受体家族，可控制细胞的细胞毒性作用。此家族的受体包括激活型和抑制型受体。

753. 杀伤细胞凝集素样受体（killer cell lectin–like receptor, KLR）：NK 细胞表达的一种受体家族，控制细胞的细胞毒性作用。此家族的受体包括激活型和抑制型受体。

754. 上皮内淋巴细胞（intraepithelial lymphocyte, IEL）：位于肠等黏膜表面上皮细胞的淋巴细胞，主要是 T 细胞，肠道中主要是 CD8⁺T 细胞。

755. 干燥综合征（Sjögren's syndrome）：一种自身免疫病，外分泌腺特别是眼睛的泪腺和口腔的唾液腺被免疫系统破坏，导致眼睛和口腔干燥。

756. 生发中心（germinal center）：在适应性免疫应答过程中，淋巴滤泡中 B 细胞发生强烈增殖和分化的部位。体细胞高频突变和类别转换均发生在生发中心。

757. 生理性炎症（physiological inflammation）：正常健康肠的肠壁含有大量的效应淋巴细胞和其他细胞，被认为是共生物和食物抗原持续刺激的结果。

758. 生物疗法（biologics therapy）：运用抗体、细胞因子等天然蛋白质以及抗血清或全细胞等进行的医学治疗。

759. 失能（anergy）：对抗原无应答的状态。当机体不能对测试抗原发生迟发型超敏反应时，称为失能。而对于 T 细胞和 B 细胞而言，当在最适刺激条件下仍不能对特异性抗原产生应答时，则称为 T 细胞和 B 细胞失能。

760. 实验性自身免疫性脑脊髓炎（experimental autoimmune encephalomyelitis, EAE）：中枢神经系统的一种炎症性疾病，可用神经抗原和强佐剂免疫小鼠后诱导发病。

761. 视黄酸诱导基因 I（RIG–I）：见 RIG–I 样受体。

762. 视黄酸早期诱导 1（retinoic acid early inducible 1, RAE1）**蛋白家族**：几种小鼠 MHC Ib 类蛋白，是人类 RAET1 家族蛋白的同源序列，包括 H60 和 MULT1，也是小鼠 NKG2D 的配体。

763. 适应性免疫（adaptive immunity）：由适应性免疫应答赋予的对感染的免疫力。

764. 适应性免疫缺陷综合征（acquired immune deficiency syndrome, AIDS）：感染人类免疫缺陷病毒（HIV–1）引起的疾病。当感染者 CD4 T 细胞严重缺失时发生 AIDS，导致机会病原体感染。

765. 嗜碱性粒细胞（basophil）：一种胞质中含有可被碱性染料染色的细胞颗粒的白细胞，其功能与肥大细胞相似。

766. 嗜酸性粒细胞（eosinophil）：一种胞质中含有可被伊红染色的细胞颗粒的白细胞，在抗寄生虫感染中发挥重要作

用，也作为效应细胞参与过敏反应。

767. 嗜酸性粒细胞趋化因子（eotaxin）：主要作用于嗜酸性粒细胞的 CC 亚家族趋化因子，包括 CCL11（嗜酸性粒细胞趋化因子 1）、CCL24（嗜酸性粒细胞趋化因子 2）和 CCL26（嗜酸性粒细胞趋化因子 3）。

768. 噬血细胞性淋巴组织细胞综合征［hemophagocytic lympho-histiocytic（HLH）syndrome］：与巨噬细胞活化有关的 CD8 阳性淋巴细胞的增殖失调。活化的巨噬细胞吞噬包括红细胞和白细胞在内的血细胞。

769. 受体编辑（receptor editing）：将未成熟 B 细胞上的自身反应性抗原受体的轻链或重链替换为不具有自身反应性的新重排链。

770. 受体介导的内吞作用（receptor – mediated endocytosis）：与细胞表面受体结合介导的分子内化。

771. 受体酪氨酸激酶（receptor tyrosine kinase）：在胞质尾部具有内在酪氨酸激酶活性的受体。

772. 受体丝氨酸 / 苏氨酸激酶（receptor serine/threonine kinase）：在胞质尾部具有内在丝氨酸 / 苏氨酸激酶活性的受体。

773. 输入淋巴管（afferent lymphatic vessel）：将细胞外液从组织中排出，并从感染部位携带抗原、巨噬细胞和树突状细胞（DC）进入淋巴结或其他外周淋巴器官的淋巴管。

774. 树突状上皮 T 细胞（dendritic epidermal T cell, DETC）：存在于小鼠和其他一些物种皮肤中的一类特殊的 γ:δ T 细胞，但在人皮肤中未发现。它们表达 Vᵧ5:Vδ1，与角质形成细胞表达的配体（如 Skint–1）相互作用。

775. 树突状细胞（dendritic cell, DC）：大多数组织（包括淋巴组织）中都存在骨髓来源的 DC。根据功能主要可分为两类。一类是在外周组织中摄取抗原的经典 DC，通过与病原体接触而活化，并迁移到外周淋巴器官，将抗原肽提呈给 T 细胞识别，启动 T 细胞应答，此类 DC 是功能最强的抗原提呈细胞。另一类是浆细胞样 DC，它们也能摄取和提呈抗原，但其在发生感染时的主要功能是通过受体（如 TLR）识别病原体并产生大量干扰素，发挥抗病毒作用。这两种类型的 DC 都不同于滤泡 DC，后者在淋巴滤泡中将抗原提供给 B 细胞识别。

776. 衰变加速因子（decay–accelerating factor, DAF, CD55）：可保护细胞免受补体裂解的一种细胞表面蛋白。DAF 缺乏可导致阵发性睡眠性血红蛋白尿症。

777. 双阳性胸腺细胞（double–positive thymocyte）：胸腺中同时表达 CD4 和 CD8 共受体的未成熟 T 细胞。占胸腺细胞的大多数（约 80%），是成熟 CD4 和 CD8 T 细胞的前体细胞。

778. 双阴性胸腺细胞（double–negative thymocyte）：胸腺中不表达 CD4 和 CD8 两种共受体的未成熟 T 细胞，是后续在胸腺中发育的 T 细胞的前体细胞。在正常胸腺中，约占胸腺细胞的 5%。

779. 丝裂原活化蛋白激酶（mitogen–activated protein kinase, MAPK）：一系列的蛋白激酶，在多种细胞配体的刺激下被磷酸化和激活，并通过磷酸化关键转录因子导致新的基因表

达。MAPK 是许多信号通路的一部分，尤其是那些导致细胞增殖的通路，在不同的生物体中有不同的名称。

780. 速发型超敏反应（immediate hypersensitivity reaction）：接触抗原数秒至数分钟内即发生的变态反应，主要由肥大细胞或嗜碱性粒细胞活化引起。

781. 髓源性抑制细胞（myeloid–derived suppressor cell, MDSC）：肿瘤中能抑制肿瘤内 T 细胞活化的细胞。

782. 髓质（medulla）：器官的中枢或集合点。胸腺髓质是每个胸腺叶的中心区域，富含骨髓源性抗原提呈细胞和独特髓质上皮细胞。淋巴结的髓质是巨噬细胞和浆细胞集中的部位，淋巴通过它流向传出淋巴管。

783. 损伤相关分子模式（damage–associated molecular pattern, DAMP）：见病原体相关分子模式。

784. 他克莫司（tacrolimus）：一种免疫抑制剂多肽药物，通过抑制钙调磷酸酶结合 FK 结合蛋白（FKBP）并使 T 细胞失活，从而阻断 T 细胞激活核转录因子（NFAT）的激活，也称为 FK506。

785. 他汀类（statins）：用于降低胆固醇的 HMG–CoA 还原酶药物抑制剂。

786. 肽聚糖（peptidoglycan）：由固有免疫细胞的受体识别的细菌细胞壁的一种成分。

787. 逃逸阶段（escape phase）：抗肿瘤免疫应答的最后阶段，当肿瘤细胞的抗原性靶点被肿瘤免疫编辑去除后，肿瘤细胞可逃避免疫系统的检测和攻击。

788. 体细胞多样性理论（somatic diversification theory）：普遍认为免疫球蛋白库是由少量体细胞中多样化的 V 基因形成的假说理论。见胚系理论。

789. 体细胞高频突变（somatic hypermutation）：产生变异免疫球蛋白的重组免疫球蛋白基因 V 区 DNA 突变，其中一些产物与抗原具有较高的亲和力。这些突变只影响体细胞，不通过种系遗传。

790. 体细胞基因治疗（somatic gene therapy）：将功能基因导入体细胞治疗疾病的方法。

791. 体液免疫，体液免疫应答（humoral immunity, humoral immune response）：由血液中循环的蛋白质引起的免疫，如抗体引起的适应性免疫或补体引起的固有免疫。适应性体液免疫可通过转移含特异性抗体的血清而转移给未免疫的受者。

792. 天然干扰素产生细胞（natural interferon–producing cell）：见浆细胞样树突状细胞。

793. 天然抗体（natural antibody）：免疫系统在没有任何感染的情况下产生的抗体。它们对自身和微生物抗原具有广泛的特异性，能与多种病原体反应，并能激活补体。

794. 天然细胞毒性受体（natural cytotoxicity receptor, NCR）：激活 NK 细胞受体，识别受感染细胞并刺激 NK 细胞杀死被感染细胞。

795. 调节耐受（regulatory tolerance）：在调节性 T 细胞作用下产生的耐受性。

796. 调节性 T 细胞（regulatory T cell）：抑制 T 细胞反应并参与控制免疫反应和预防自身免疫的效应 CD4⁺ T 细胞。它具有几个不同的亚群，特别是胸腺中产生的天然调节性 T 细胞谱系，以及在某些细胞因子环境中与周围初始 CD4⁺ T 细胞分化的诱导性调节性 T 细胞。

797. 调理作用（opsonization）：病原体表面的抗体或补体沉积，使其更易被吞噬细胞摄取。

798. 同基因移植物（syngeneic graft）：两个基因相同的个体之间的移植。

799. 同型（isotype）：根据免疫球蛋白恒定区来命名。轻链可以是 κ 或 λ 同型。重链可以是 μ、δ、γ、α 或 ε 同型。不同的重链同型有不同的效应功能且决定了抗体的类型和功能属性（分别是 IgM、IgD、IgG、IgA 和 IgE）。

800. 同型排斥（isotypic exclusion）：描述 B 细胞或抗体仅能表达一类轻链同型，κ 链或 λ 链。

801. 同种抗体（alloantibody）：针对来自同一种属遗传背景不同的个体的抗原所产生的抗体。

802. 同种抗原（alloantigen）：来自同一种属遗传背景不同的个体的抗原。

803. 同种异体的（allogeneic）：描述两个个体或两个品系小鼠在 MHC 基因上的差异。该术语也可用于表示其他基因座位上等位基因的差异。

804. 同种异体反应性（alloreactivity）：T 细胞对非己 MHC 分子的识别，也称为同种反应或同种异体反应。

805. 同种异体移植排斥（allograft rejection）：对来自同一种属遗传背景不同供者的移植组织或器官的免疫排斥反应，主要由受者免疫系统对移植物上非己 MHC 分子的识别应答所引起。

806. 同种异体移植物（allograft）：来自同一种属的同种异体（遗传背景不同）供者的移植组织。同种异体移植物一般都会被排斥，除非受者处于免疫抑制状态。

807. 吞噬凋亡体的巨噬细胞（tingible body macrophage）：在适应免疫应答生发中心中大量产生的吞噬凋亡 B 细胞的吞噬细胞。

808. 吞噬泡（phagophore）：新月形双膜胞质结构。

809. 吞噬溶酶体（phagolysosome）：由吞噬体（含有被摄取的物质）和溶酶体融合形成的细胞内囊泡，分解被摄取的物质。

810. 吞噬体（phagosome）：吞噬细胞摄取颗粒物质时形成的细胞内囊泡。

811. 托法替尼（tofacitinib）：一种用于治疗类风湿性关节炎的 JAK3 和 JAK1 抑制剂，目前正在研究其在其他炎症性疾病中的作用。

812. 托珠单抗（tocilizumab）：用于治疗类风湿性关节炎的人源化抗 IL–6 受体抗体。

813. 脱嘌呤 / 脱嘧啶核酸内切酶 1（apurinic / apyrimidinic endo–nuclease 1, APE1）：参与类别转换重组过程的 DNA 修复内切酶。

814. 外源性细胞凋亡途径（extrinsic pathway of apoptosis）：由细胞外配体结合特定细胞表面受体（死亡受体）传递信号所触发的促使细胞经历程序性死亡（细胞凋亡）的途径。

815. 外周淋巴器官，外周淋巴组织（peripheral lymphoid organ, peripheral lymphoid tissue）：也称为次级淋巴器官和组织，主要包括淋巴结、脾脏和黏膜相关的淋巴组织，是适应性免疫反应发生的部位，与中央淋巴器官（淋巴细胞发育场所）不同。

816. 外周耐受（peripheral tolerance）：成熟淋巴细胞在外周组织中获得的耐受性，与未成熟淋巴细胞在发育过程中获得的中枢耐受不同。

817. 晚期祖 B 细胞（late pro-B cell）：B 细胞 V_H 与 DJ_H 连接的发育阶段。

818. 威斯科特 - 奥尔德里奇综合征（Wiskott–Aldrich syndrome, WAS）：一种以 WASp 突变导致细胞骨架缺陷的免疫缺陷疾病，WASp 与肌动蛋白细胞骨架相互作用。由于 T - 毛囊辅助细胞与 B 细胞相互作用的缺陷，本病患者极易感染化脓性细菌。

819. 威斯科特 - 奥尔德里奇综合征蛋白（Wiskott–Aldrich syndrome protein, WASp）：WAS 患者的蛋白质缺陷，激活后可促进肌动蛋白聚合。

820. 微生态失调（dysbiosis）：多种原因（如抗生素、遗传异常）导致的微生物群稳态失衡，通常与艰难梭菌等病原微生物的生长有关。

821. 微生物群（microbiome）：见共生微生物。

822. 微自噬（microautophagy）：胞质溶胶连续内化进入囊泡系统。

823. 卫生假说（hygiene hypothesis）：1989 年首次提出的一个假说，认为减少对环境微生物的接触是 20 世纪中后期过敏发病率增加的原因。

824. 未成熟 B 细胞（immature B cell）：已完成重链和轻链 V 基因重排并表达膜表面 IgM 的 B 细胞，但尚未完全成熟，未表达膜表面 IgD。

825. 胃蛋白酶（pepsin）：一种蛋白酶，在二硫键的羧基末端侧切割抗体分子，产生 2 个 F（ab'）片段和几个 Fc 区片段。

826. 无丙种球蛋白血症（agammaglobulinemia）：血液中抗体缺失引起的病症。另见 X 连锁无丙种球蛋白血症。

827. 无菌损伤（sterile injury）：由于创伤、缺血、代谢应激或自身免疫造成的组织损伤，具有许多与感染相似的免疫特征。

828. 无菌小鼠（germ-free mice）：在完全无肠道微生物和其他微生物的情况下饲养的小鼠。这类小鼠的免疫系统极度衰竭，但只要抗原与强佐剂混合使用，它们几乎可以对任何特定抗原做出正常的应答。

829. 无症状期（asymptomatic phase）：就人类免疫缺陷病毒（HIV）感染而言，指感染部分得到控制而没有出现症状的时期，这一时期可能会持续数年。

830. 系统性红斑狼疮（systemic lupus erythematosus, SLE）：一种以 DNA、RNA 和核酸相关蛋白质与自身抗体形成免疫复合物造成小血管损伤（特别是肾脏）为特点的自身免疫病。

831. 细胞超敏反应（cellular hypersensitivity reaction）：主要由抗原特异性 T 细胞介导的超敏反应。

832. 细胞毒性 T 细胞（cytotoxic T cell）：能够杀伤靶细胞的 T 细胞，通常是 CD8 T 细胞，作用于胞质中存活或繁殖的胞内病原体感染，少数也可为 CD4 T 细胞。

833. 细胞间黏附分子（intercellular adhesion molecule, ICAM）：包括 ICAM-1、ICAM-2 和 ICAM-3，是与白细胞整合素 CD11a:CD18（LFA-1）结合的免疫球蛋白超家族细胞黏附分子，对淋巴细胞及其他白细胞与抗原提呈细胞及内皮细胞的结合至关重要。

834. 细胞焦亡（pyroptosis）：与炎症小体激活产生的大量促炎细胞因子（如 IL-1β 和 IL-18）有关的程序性细胞死亡的一种形式。

835. 细胞介导的免疫应答（cell-mediated immune response）：以抗原特异性效应 T 细胞为主介导的适应性免疫应答。这种应答所赋予的对感染的免疫力称为细胞介导的免疫。T 细胞第一次接触特定抗原而发生的应答称为初次细胞介导的免疫应答。

836. 细胞黏附分子（cell-adhesion molecule）：介导细胞间或细胞与细胞外基质间相互结合的多种细胞表面蛋白。整合素、选择素和免疫球蛋白超家族成员（如 ICAM-1）均是在免疫系统中发挥重要作用的细胞黏附分子。

837. 细胞外信号相关激酶（extracellular signal-related kinase, Erk）：一种蛋白激酶，属于 T 细胞受体信号通路调控元件之一即 MAPK 家族的一员。Erk 也在其他细胞类型的受体通路中发挥作用。

838. 细胞因子（cytokine）：由细胞合成可影响其他细胞（尤其是免疫细胞）生物学行为的蛋白质。由淋巴细胞产生的细胞因子通常称为白细胞介素（IL）。细胞因子及其受体列表见附录Ⅲ。见趋化因子。

839. 细胞因子信号转导抑制因子（suppressor of cytokine signaling, SOCS）：与 JAK 激酶相互作用以抑制活化受体信号传导的调节蛋白。

840. 线粒体抗病毒信号蛋白（mitochondrial antiviral signaling protein, MAVS）：一种连接在线粒体外膜上的包含 CARD 结构域的蛋白质，向 RIG-I 和 MDA-5 下游发送信号，以激活 IRF3 和 NFκB，最终以应对病毒感染。

841. 腺苷酸合成酶（oligoadenylate synthetase）：干扰素刺激细胞产生的酶，可合成不寻常的核苷酸聚合物，进而激活一种能降解病毒 RNA 的核糖核酸酶。

842. 腺苷脱氨酶缺乏症［adenosine deaminase（ADA）deficiency］：一种以不产生腺苷脱氨酶为特征的遗传缺陷，导致毒性嘌呤核苷和核苷酸在细胞内积聚，从而引起胸腺内大多数发育中的淋巴细胞死亡，是导致重度联合免疫缺陷的原因。

843. 腺样体（adenoid）：位于鼻腔的成对黏膜相关淋巴组织。

844. 消除性免疫（sterilizing immunity）：完全消除病原体的免疫反应。

845. 消耗性抗体（depleting antibody）：在体内靶向破坏淋巴细胞的免疫抑制单克隆抗体，用于治疗急性移植排斥反应。

846. 小胶质细胞（microglial cell）：中枢神经系统中由胚胎衍生的组织巨噬细胞，终身依赖 IL-34 进行局部自我更新。

847. 小前 B 细胞（small pre-B cell）：B 细胞发育的一个阶段，在大的前 B 细胞之后，在此阶段停止细胞增殖，而启动轻链基因重排。

848. 效应 CD4 T 细胞（effector CD4 T cell）：表达 CD4 共受体分子的分化效应 T 细胞亚群，包括 Th1、Th2、Th17 和调节性 T 细胞。

849. 效应 T 细胞（effector T lymphocyte）：执行免疫应答功能（如细胞杀伤和细胞激活），以清除体内感染因子的 T 细胞。效应 T 细胞可分为几个亚群，每个亚群在免疫应答中都具有特定的功能。

850. 效应胱天蛋白酶（effector caspase）：细胞内受凋亡信号激活并介导凋亡相关的细胞变化的蛋白酶。启动子胱天蛋白酶在效应胱天蛋白酶上游发挥作用，启动胱天蛋白酶级联反应。

851. 效应机制（effector mechanism）：病原体被破坏并从体内清除的过程。固有免疫应答和适应性免疫应答以大多数相同的效应机制来消除病原体。

852. 效应记忆 T 细胞（effector memory T cell，TEM）：在血液和外周组织之间再循环的记忆淋巴细胞，在非淋巴组织中接受相同抗原再次刺激时，可迅速成熟为效应 T 细胞。

853. 效应淋巴细胞（effector lymphocyte）：由初始淋巴细胞受抗原激活分化而来的、介导对病原体清除的终末细胞。区别于记忆淋巴细胞，后者需进一步分化为效应淋巴细胞。

854. 效应模块（effector module）：是指细胞免疫和体液免疫、固有免疫和适应性免疫共同作用清除特定种类病原体的免疫机制。

855. 心磷脂（cardiolipin）：存在于多种细菌和线粒体内膜中的脂质，是人 γ:δ T 细胞识别的配体。

856. 新表位（neoepitope）：一种由蛋白质突变产生的肿瘤排斥抗原，可由自身 MHC 分子提呈给 T 细胞。

857. 新生儿 Fc 受体（neonatal Fc receptor，FcRn）：一种可通过胎盘和其他上皮细胞（如肠道上皮细胞）将 IgG 从母体转运至胎儿的受体。

858. 新生儿溶血症（hemolytic disease of the newborn）：一种严重的 Rh 溶血性疾病，是由于母体中的抗 Rh 抗体进入胎儿体内引起严重的溶血性贫血，以至于胎儿外周血中出现大量未成熟红细胞。

859. 信号接头（signal joint）：在 V（D）J 重组过程中，通过 RSS 重组在 DNA 中形成的非编码连接。

860. 信号淋巴细胞活化分子（signaling lymphocyte activation molecule，SLAM）：一种调节淋巴细胞间黏附的细胞表面受体家族，包括 SLAM、2B4、CD84、LY106、LY9 和 CRAC。

861. 信号转换器和转录激活器（signal transducers and activators of transcription，STAT）：由多种细胞因子和生长因子受体激活的七成员的转录因子家族。

862. 胸腺（thymus）：位于胸部中上部胸骨后方为 T 细胞提供发育场所的一种中枢淋巴器官。

863. 胸腺白血病抗原（thymus leukemia antigen，TL）：肠上皮细胞表达的非经典 MHC I b 类分子，也是 CD8α:α 的配体。

864. 胸腺非依赖性抗原（thymus-independent antigen，TI-Ag）：不需要 T 细胞辅助就能够诱导抗体产生的抗原。有两种类型的 TI 抗原：能够激活固有 B 细胞的 TI-1 抗原和可通过交联 B 细胞受体来激活 B 细胞的 TI-2 抗原。

865. 胸腺基质（thymic stroma）：胸腺的上皮细胞和结缔组织，构成 T 细胞发育的基本微环境。

866. 胸腺基质淋巴细胞生成素（thymic stromal lymphopoietin，TSLP）：一种与促进胚胎肝脏 B 细胞发育有关的细胞因子。在蠕虫感染中黏膜上皮细胞会产生胸腺基质淋巴生成素，进而与巨噬细胞、ILC2S 和 Th2 细胞相互作用促进 2 型免疫应答。

867. 胸腺皮质（thymic cortex）：胸腺前体细胞（胸腺细胞）增殖、T 细胞受体基因重排并进行胸腺选择（尤其是胸腺皮质上皮细胞的阳性选择）的每个胸腺小叶的外部区域。

868. 胸腺细胞（thymocyte）：在胸腺中发育的 T 细胞，大多数功能不成熟，无法启动保护性 T 细胞反应。

869. 胸腺依赖性抗原（thymus-dependent antigen，TD）：只有在 T 细胞的辅助下才能引起免疫应答抗原。

870. 休克（shock）：由细胞因子如 TNF-α 引起的全身性致命的循环衰竭。

871. 序列基序（sequence motif）：一种由不同基因或蛋白质共享的核苷酸或氨基酸模式。

872. 选择素（selectin）：白细胞和内皮细胞表达的黏附分子，可结合具有黏蛋白样特征的特定糖蛋白上的糖基。

873. 血凝素（hemagglutinin，HA）：可引起血细胞凝集的物质，如识别人红细胞表面 ABO 血型抗原的抗体或流感病毒血凝素（在病毒与内体膜融合过程中发挥作用的糖蛋白）。

874. 血清病（serum sickness）：一种自限性的免疫超敏反应，最初见于对大量异体血清注射（最常见的是青霉素）治疗，由抗原 – 抗体形成的免疫复合物沉积在组织（特别是肾脏）中引起。

875. 血清型（serotype）：通过特异性抗体鉴定同一种属不同菌株细菌或其他病原体的名称。

876. 血细胞生成素超家族（hematopoietin superfamily）：一大类结构相关的细胞因子，包括生长因子和多种白细胞介素，在适应性免疫和固有免疫中均发挥作用。

877. 寻常型天疱疮（pemphigus vulgaris）：一种以皮肤和黏膜严重起泡为特征的自身免疫病。

878. 巡逻单核细胞（patrolling monocyte）：一种循环单核细胞，黏附并在血管内皮巡视，与经典单核细胞相比，Ly6c 呈低表达。

879. 严重先天性中性粒细胞减少症（severe congenital neutropenia，SCN）：一种遗传性中性粒细胞持续减少的疾病，这与周期性中性粒细胞减少不同，在周期性中性粒细胞减少中，中性粒细胞数从接近正常值波动到非常低或不存在大约需要 21 天。

880. 炎性单核细胞（inflammatory monocyte）：活化的单核细胞，可产生多种促炎症细胞因子。

881. 炎性趋化因子（inflammatory chemokine）：在感染或损伤时产生的趋化因子，趋化免疫细胞进入炎症部位。

882. 炎性小体（inflammasome）：细胞内 NOD 样受体激活后形成的一种促炎性蛋白复合物，该复合物中的活性胱天蛋白酶的产生可将细胞因子前蛋白加工为活性细胞因子。

883. 炎症介质（inflammatory mediator）：由免疫细胞产生的细胞因子等化学物质，作用于靶细胞以促进对微生物的防御。

884. 炎症性肠病（inflammatory bowel disease，IBD）：肠道内一系列免疫性炎症性疾病的统称，如克罗恩病和结肠炎。

885. 炎症诱导物（inflammatory inducer）：提示存在入侵的微生物或细胞损伤的化学标志物，如细菌脂多糖、胞外 ATP 或尿酸盐晶体。

886. 阳性选择（positive selection）：T 细胞在胸腺中发育的一个过程，即筛选只有能够识别由自身 MHC 分子提呈的抗原的 T 细胞才能成熟的过程。

887. 液相 C3 转化酶（fluid-phase C3 convertase）：短寿命的旁路途径 C3 转化酶 C3（H_2O）Bb，在血浆中低水平持续产生，可启动补体旁路途径。

888. 伊匹木单抗（ipilimumab）：抗人 CTLA-4 单抗，用于治疗黑色素瘤，第一种检查点阻断免疫疗法药物。

889. 移植物抗白血病效应（graft-versus-leukemia effect）：用骨髓移植物治疗白血病时的一种有益的副作用，移植物中成熟 T 细胞识别受者白血病细胞上的次要组织相容性抗原或肿瘤特异性抗原并对它们进行攻击。

890. 移植物抗宿主病（graft-versus-host disease，GVHD）：由来自遗传基因不同供体的移植物中的成熟 T 细胞对受者组织进行攻击，引起多种症状，有时可导致非常严重的后果。

891. 遗传性血管性水肿（hereditary angioedema，HAE）：补体系统 C1 抑制物遗传缺陷所致的疾病。C1 抑制物缺陷，补体系统自发激活，导致弥散性血管通透性增高，引起水肿。最严重的是喉头水肿，可导致窒息。

892. 异源亚型免疫（heterosubtypic immunity）：通过感染一种毒株而获得的对病原体的免疫保护，通常指机体获得对 A 型流感病毒不同亚型的交叉保护作用。

893. 异种免疫（xenoimmunity）：由免疫介导的疾病，指针对非人类物种的外来抗原的免疫，如共生微生物群的细菌源性抗原是炎症性肠病（IBD）的靶点。

894. 抑制性受体（inhibitory receptor）：NK 细胞表面的受体，刺激该受体可抑制 NK 细胞的细胞毒活性。

895. 疫苗接种（vaccination）：通过注射死的或者减毒的原体或其抗原（疫苗）的死的或减毒的（非致病的）形式，诱导对病原体的适应性免疫。

896. 阴性选择（negative selection）：在胸腺细胞发育过程中，自身反应性胸腺细胞从细胞库中删除的过程。自体反应性 B 细胞在骨髓中也会经历类似的过程。

897. 银屑病（psoriasis）：慢性自身免疫病，被认为是由皮肤上的 T 细胞导致，但也可能涉及指甲和关节（银屑病性关节病）。

898. 银屑病性关节病（psoriatic arthropathy）：见银屑病。

899. 引流淋巴结（draining lymph node）：感染部位下游的淋巴结，淋巴系统从该部位接收抗原和微生物。在免疫应答过程中，引流淋巴结通常会明显增大并可以被触诊，最初称为肿大的腺体。

900. 吲哚胺 2，3-双加氧酶（indoleamine 2，3-dioxygenase，IDO）：由免疫细胞和某些肿瘤表达的能将色氨酸分解为具有免疫抑制功能的犬尿酸代谢产物的酶。

901. 隐蔽表位（cryptic epitope）：在抗原被分解和加工后才能被淋巴细胞受体识别的表位。

902. 英夫利昔单抗（infliximab）：用于治疗克罗恩病和类风湿性关节炎等炎症性疾病的 TNF-α 嵌合抗体。

903. 诱导多能干细胞（induced pluripotent stem cell，iPS cell）：通过导入转录因子混合物使成人体细胞去分化而生成的多能干细胞。

904. 诱导性共刺激分子（inducible co-stimulatory，ICOS）：CD28 相关的共刺激受体，在活化的 T 细胞上被诱导表达并能增强 T 细胞应答。ICOS 与共刺激配体 ICOSL（ICOS 配体）结合，后者不同于 B7 分子。

905. 原发性免疫缺陷（primary immunodeficiency）：由于遗传缺陷而缺乏免疫功能。

906. 再次免疫应答（secondary immune response）：再次接触抗原时产生的免疫应答。与初次反应相比，暴露后能快速启动再次免疫应答，记忆淋巴细胞重新激活后产生更高水平的抗体，并产生类别转换的抗体。

907. 早发性结节病（early-onset sarcoidosis）：与 NOD2 突变激活相关的疾病，以肝脏等组织炎症为特征。

908. 早期祖 B 细胞（early pro-B cell）：见祖 B 细胞。

909. 造血干细胞（hematopoietic stem cell，HSC）：骨髓中能分化为所有血细胞类型的多能细胞。

910. 阵发性睡眠性血红蛋白尿症（paroxysmal nocturnal hemoglobinuria）：一种导致与红细胞结合的补体激活导致自发性红细胞溶血的补体调节蛋白缺陷疾病。

911. 整合素（integrin）：参与细胞间和细胞与细胞外基质间相互作用的异二聚体细胞表面蛋白，在淋巴细胞与抗原提呈细胞间的黏附相互作用以及淋巴细胞和白细胞与血管壁的黏附及向组织迁移过程中发挥重要作用。

912. 整合素 α₄:β₇（integrin α4:β7）：是与 VCAM-1、MAdCAM-1 和纤连蛋白结合的整合素，由多种细胞如上皮内淋巴细胞

（IEL）表达并介导这些细胞归巢至肠黏膜固有层。

913. 支气管相关淋巴组织（bronchus-associated lymphoid tissue, BALT）：在一些动物的支气管中发现的器官化的淋巴组织。成人呼吸道中通常没有这种器官化的淋巴组织，但可见于一些婴幼儿呼吸道内。

914. 直接识别（direct allorecognition）：是宿主识别移植组织的一种途径。供者的抗原提呈细胞离开移植物，通过淋巴迁移到区域淋巴结，直接激活表达相应 T 细胞受体的 T 细胞。

915. 直接提呈（direct presentation）：特定细胞将细胞内产生的蛋白加工处理为小分子多肽，由 MHC Ⅰ类分子进行提呈的过程。通过直接提呈，可使抗原提呈细胞（如 DC）或非免疫细胞成为细胞毒性 T 细胞（CTL）的靶细胞。

916. 脂多糖（lipopolysaccharide, LPS）：为革兰氏阴性菌细胞壁的组成成分，可刺激巨噬细胞和树突状细胞上的 TLR-4 信号。

917. 脂磷壁酸（lipoteichoic acid）：Toll 样受体识别的细菌细胞壁成分。

918. 脂肽抗原（lipopeptide antigen）：从微生物脂质中提取的一组不同的抗原，通常由非经典的 MHC Ib 类分子（如 CD1 分子）提呈给包括 iNKT 细胞在内的 T 细胞群。

919. 致敏作用（sensitization）：易感个体第一次接触变应原时产生的急性适应性免疫反应。这些已致敏的个体再次接触变应原就会引起过敏反应。

920. 中和（neutralization）：通过抗体的结合抑制病毒的传染性或毒素分子的毒性。

921. 中和抗体（neutralizing antibody）：能抑制病毒传染性或毒素毒性的抗体。

922. 中枢记忆 T 细胞（central memory T cell, TCM）：表达 CCR7 并在血液和次级淋巴组织之间再循环的记忆 T 细胞。在次级淋巴组织中接受相同抗原再次刺激可分化为完全成熟的效应 T 细胞。

923. 中枢淋巴器官，中枢淋巴组织（central lymphoid organ, central lymphoid tissue）：是淋巴细胞发生、分化、发育和成熟的场所。人的中枢淋巴器官包括骨髓和胸腺。B 细胞在骨髓中发育成熟，而 T 细胞由来自骨髓的祖细胞在胸腺中发育成熟。也称为初级淋巴器官。

924. 中心母细胞（centroblast）：外周淋巴器官淋巴滤泡生发中心的暗区中存在的体积大、分裂速度快的活化 B 细胞。

925. 中心耐受（central tolerance）：淋巴细胞在中枢淋巴器官中发育时建立的对自身抗原的免疫耐受。见外周耐受。

926. 中性粒细胞（neutrophil）：人类外周血中数量最多的白细胞。中性粒细胞是具有多叶核和中性染色颗粒的吞噬细胞。它们会进入感染组织吞噬并杀死细胞外病原体。

927. 中性粒细胞胞外杀菌网络（neutrophil extracellular trap, NET）：中性粒细胞在感染部位凋亡后释放到细胞外的染色质网状结构，作为一种支架，诱捕细胞外细菌以增强其他吞噬细胞的吞噬作用。

928. 中性粒细胞弹性蛋白酶（neutrophil elastase）：储存在中性粒细胞颗粒中的蛋白水解酶，参与抗菌肽的加工。

929. 肿瘤坏死因子家族（TNF family）：细胞因子家族，原型为 TNF-α，包含分泌的 TNF-α 和淋巴毒素，以及膜结合的 CD40 配体。

930. 肿瘤坏死因子受体（TNF receptor）：细胞因子受体家族，一部分可导致细胞凋亡（如 Fas 和 TNFR-Ⅰ），一部分导致细胞激活。

931. 肿瘤坏死因子受体相关因子 6（TNF receptor-associated factor 6, TRAF-6）：一种在 TLR-4 信号传导中产生 K63 多泛素信号支架来激活 NFκB 通路的 E3 连接酶。

932. 肿瘤坏死因子受体相关周期性综合征（TNF-receptor associated periodic syndrome, TRAPS）：一种自身炎症性疾病，特征是由编码肿瘤坏死因子受体 I 的基因突变引起的反复、周期性的炎症和发热。有缺陷的肿瘤坏死因子受体 I 蛋白异常折叠并在细胞中积聚，从而自发地激活肿瘤坏死因子α的产生。另见家族性地中海热。

933. 肿瘤坏死因子相关凋亡诱导配体（TNF-related apoptosis-inducing ligand, TRAIL）：在某些细胞（如 NK 细胞）的细胞表面表达的肿瘤坏死因子家族的成员，通过结合"死亡"受体 DR4 和 DR5 诱导目标细胞的细胞死亡。

934. 肿瘤免疫编辑（cancer immunoediting）：肿瘤发展过程中，当肿瘤细胞发生了有利于其生存及逃避免疫系统攻击的突变时，这些发生突变的细胞被选择存活下来并继续生长。这一过程称为肿瘤免疫编辑。

935. 肿瘤排斥抗原（tumor rejection antigen, TRA）：肿瘤细胞表面的抗原，可被 T 细胞识别进而攻击肿瘤细胞。TRA 是与肿瘤细胞表面的 MHC Ⅰ类分子结合的突变或过度表达的肽。

936. 重度联合免疫缺陷（severe combined immunodeficiency, SCID）：由于各种原因引起 B 细胞（抗体）和 T 细胞功能缺陷导致的一种致命的免疫缺陷病。

937. 重链，H 链（heavy chain, H chain）：免疫球蛋白分子中两种肽链之一，另一种称为轻链。重链有几种不同的类别或同种型（α、δ、ε、γ 和 μ），每种都赋予抗体分子独特的功能活性。每个免疫球蛋白分子含有两条相同的重链。

938. 重链可变区（heavy-chain variable region, V_H）：参考免疫球蛋白重链 V 区。

939. 重症肌无力（myasthenia gravis）：一种自身免疫病，针对骨骼肌细胞上乙酰胆碱受体的自身抗体引起神经肌肉连接阻塞，导致进行性虚弱并最终死亡。

940. 主动免疫（active immunization）：用抗原免疫机体，使之产生适应性免疫。

941. 主要组织相容性复合体（major histocompatibility complex, MHC）：人类 6 号染色体上的一簇基因，编码一组称为 MHC 分子的膜糖蛋白。MHC 也编码参与抗原处理和宿主防御等方面的蛋白质。MHC 分子的基因是人类基因组中最具多态性的基因，在不同的基因座上有大量的等位基因。

942. 自然杀伤细胞，NK 细胞（natural killer cell，NK cell）：一种在抵抗病毒和其他细胞内病原体的固有免疫应答和抗体依赖的细胞介导的细胞毒作用（ADCC）中发挥重要作用的 ILC。NK 细胞表达活化受体和抑制受体，但不表达 T 细胞或 B 细胞的抗原特异性受体。

943. 自身反应性抗原（autoantigen）：可诱导自身免疫系统产生应答的自身成分。

944. 自身抗体（autoantibody）：自身抗原的特异性抗体。

945. 自身抗原（self antigen）：个体组织中的潜在抗原，除了在自身免疫病中发生应答外，通常不产生免疫应答。

946. 自身免疫（autoimmunity）：针对自身抗原的适应性免疫。

947. 自身免疫病（autoimmune disease）：对自身抗原产生适应性免疫应答导致病理损伤而引起的疾病。

948. 自身免疫性淋巴增生综合征（autoimmune lymphoproliferative syndrome，ALPS）：由于 *Fas* 基因缺陷导致细胞不能正常凋亡，从而引起异常免疫应答（如自身免疫应答）的遗传综合征。

949. 自身免疫性溶血性贫血（autoimmune hemolytic anemia）：自身抗体结合红细胞表面抗原介导红细胞破坏，导致红细胞水平低下（贫血）的一种病理状态。

950. 自身免疫性血小板减少性紫癜（autoimmune thrombocytopenic purpura）：针对血小板的自身抗体所引起的自身免疫病。抗体与血小板结合后，被表达 Fc 受体和补体受体的细胞所摄取，导致血小板数量减少，引起紫癜（出血）。

951. 自身炎症性疾病（autoinflammatory disease）：在没有感染的情况下，由失调的炎症所引起的疾病。引起该病的原因很多，包括遗传基因缺陷。

952. 自噬（autophagy）：细胞在溶酶体中对自身细胞器和蛋白质的消化和分解。这可能是细胞加工处理胞质蛋白再以 MHC Ⅱ类分子提呈的途径之一。

953. 自噬体（autophagosome）：通过吞噬胞质内容物并与溶酶体融合发挥大分子自发吞噬作用的双层膜结构。

954. 自体移植物（autograft）：从同一个体的某个部位移植到另一个部位的移植组织，即供体和受体为同一个体的移植组织。

955. 自我耐受（self-tolerance）：不对人体自身抗原作出免疫应答的现象。

956. 自我调节异常（dysregulated self）：也称自我压力诱导（stress-induced self），指在被感染的或恶性细胞中发生的、可被固有免疫系统检测到的各种表面受体的表达变化。

957. 组胺（histamine）：储存于肥大细胞颗粒中的血管活性胺。抗原与结合在肥大细胞表面的 IgE 结合，导致肥大细胞脱颗粒释放组胺，引起局部血管扩张和平滑肌收缩等 IgE 介导的超敏反应的相关症状。抗组胺药是拮抗组胺作用的药物。

958. 组织蛋白酶（cathepsin）：常在进入囊泡途经的抗原加工处理过程中发挥作用的半胱氨酸蛋白酶家族。

959. 组织定居的记忆 T 细胞（tissue-resident memory T cell，TRM）：在屏障组织中长期停留而不迁移的记忆淋巴细胞，在病原体进入部位用抗原或细胞因子重新刺激后，可快速产生免疫效应。

960. 祖 B 细胞（pro-B cell）：B 细胞发育的一个阶段，B 细胞表面表达标记蛋白，但尚未完成重链的基因重排。

961. 佐剂（adjuvant）：与抗原混合注入体内可增强机体对抗原的免疫应答能力。

（邵晓轶　吴凤娇译，吴　萍校）